ENZYKLOPAEDIE DER KLINISCHEN MEDIZIN

HERAUSGEGEBEN VON

L. LANGSTEIN
BERLIN

C. VON NOORDEN
FRANKFURT A. M.

C. PIRQUET
WIEN

A. SCHITTENHELM
KIEL

SPEZIELLER TEIL

HANDBUCH DER KRANKHEITEN DES BLUTES UND DER BLUTBILDENDEN ORGANE

HAEMOPHILIE · HAEMOGLOBINURIE HAEMATOPORPHYRIE

IN ZWEI BÄNDEN

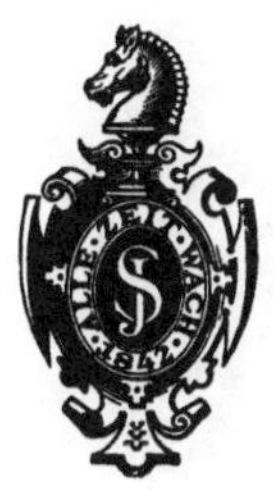

BERLIN
VERLAG VON JULIUS SPRINGER
1925

HANDBUCH DER KRANKHEITEN DES BLUTES UND DER BLUTBILDENDEN ORGANE

HAEMOPHILIE · HAEMOGLOBINURIE HAEMATOPORPHYRIE

BEARBEITET VON

L. **ASCHOFF**-FREIBURG · M. **BÜRGER**-KIEL · E. **FRANK**-BRESLAU
H. **GÜNTHER**-LEIPZIG · H. **HIRSCHFELD**-BERLIN · O. **NAEGELI**-ZÜRICH · F. **SALTZMAN**-HELSINGFORS · O. **SCHAUMAN** †-HELSINGFORS · F. **SCHELLONG**-KIEL · A. **SCHITTENHELM**-KIEL · E. **WÖHLISCH**-WÜRZBURG

HERAUSGEGEBEN VON

A. SCHITTENHELM

ERSTER BAND

MIT 110 ABBILDUNGEN

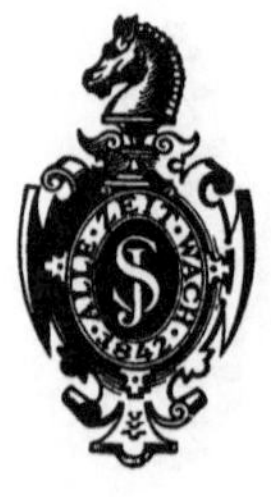

BERLIN
VERLAG VON JULIUS SPRINGER
1925

ISBN 978-3-642-47282-4 ISBN 978-3-642-47706-5 (eBook)
DOI 10.1007/978-3-642-47706-5

SOFTCOVER REPRINT OF THE HARDCOVER 1ST EDITION 1925

Vorwort.

Das vorliegende Buch ist wie das in der Enzyklopädie erschienene Lehrbuch der Röntgendiagnostik schon vor dem Kriege in Bearbeitung genommen. Das von Prof. Hirschfeld geschriebene Kapitel lag damals bereits fertig vor, der inzwischen leider verstorbene Helsingforser Kliniker Prof. Schauman hatte einen großen Teil seines Manuskriptes fertiggestellt, dessen Veröffentlichung nach gründlicher Durcharbeitung sein Schüler Dozent Dr. Saltzman übernommen hat. Die Erkenntnisse in der Physiologie und Pathologie der blutbildenden Organe sind mittlerweile stark fortgeschritten. Es war daher notwendig, die Disposition weitgehend zu ändern und neue Gesichtspunkte allerorts zu berücksichtigen. Ganz besonders gilt das für die hämorrhagischen Diathesen, welche Prof. Frank zur Darstellung brachte. Die engen Beziehungen, welche das retikulo-endotheliale System nach den neueren Forschungen mit der Blutbildung verbindet, ließen es mir als notwendig erscheinen, auch eine eingehendere Barbeitung dieses neueren Gebietes in das Blutbuch aufzunehmen. Dem Kapitel von Geh. Rat Aschoff ist seine wertvolle Darstellung des retikulo-endothelialen Systems, die in dem 26. Band der Ergebnisse der inneren Medizin und Kinderheilkunde erschienen ist, zu Grunde gelegt. Die Ergänzung dazu in pathologisch-physiologischer Hinsicht und den klinischen Teil habe ich selbst geschrieben. Es sollen in diesem Kapitel vor allem Ausblicke gebracht werden auf die Vielseitigkeit, mit der das retikulo-endotheliale System in die Blutbildung eingreift und über diese hinaus auf den ganzen Körperhaushalt einwirkt. Auch die übrigen Kapitel des Buches bringen allenthalben Neues und so hoffe ich, daß das vorliegende Werk eine willkommene Ergänzung der bereits vorhandenen gleichartigen Bücher, besonders des bekannten und geschätzten Lehrbuches von Prof. Naegeli darstellen wird.

Anhangsweise haben die Hämophilie, die Hämoglobinurie und die Hämatoporphyrie eine eingehende Darstellung gefunden, Krankheiten die in enger Beziehung zum Blute stehen, deren Erörterung daher den Inhalt des vorliegenden Handbuches zweckmäßig ergänzen.

Kiel, im Mai 1925.

A. Schittenhelm.

Inhaltsverzeichnis.

Allgemeine Embryologie, Morphologie und Biologie der Blutzellen und der blutbildenden Organe.

Von Professor Dr. O. Naegeli-Zürich.

Bemerkungen zur pathologischen Physiologie des Blutes.

Von Professor Dr. M. Bürger-Kiel.

Symptomatische Blutveränderungen.

Von Professor Dr. H. Hirschfeld-Berlin.

Leukämie und verwandte Zustände.

Von Professor Dr. H. Hirschfeld-Berlin.

Inhalt des II. Bandes.

(Ausführliches Inhaltsverzeichnis siehe Band II.)

Allgemeine Embryologie, Morphologie und Biologie der Blutzellen und der blutbildenden Organe.

Von

O. Naegeli-Zürich.

Mit 39 Abbildungen.

Einleitung.

Historische Entwicklung der Ansichten über die Blutmorphologie bis zu den heutigen Auffassungen.

Von der ersten Entdeckung der roten Blutkörperchen (Leeuwenhoek 1673) und der Leukozyten (Hewson) verging außerordentlich lange Zeit, bis die klinische Forschung in die feinere Morphologie der Blutzellen, geschweige denn in die Pathologie derselben, eindringen konnte. Es lag das fast ausschließlich an der mangelhaften Technik der Blutuntersuchung, und erst mit jener Zeit, in der uns Ehrlich durch seine grundlegenden farbanalytischen Untersuchungen durch die Verwendung fixierter und nachher gefärbter Blutausstriche völlig neue Bahnen erschlossen hatte, konnte eine unerwartete Menge von unter sich verschiedenen Zellarten entdeckt und deren Verhalten unter krankhaften Verhältnissen der praktischen Medizin nutzbar gemacht werden. Freilich hatte schon vorher Max Schultze verschiedene Gestalten der weißen Blutkörperchen unterschieden; doch reichten seine Merkmale nicht aus, um mit Sicherheit in der Fülle der Formen sich auszufinden und gar von den roten Blutzellen waren außer Größen- und Gestaltsveränderungen (Anisozytose und Poikilozytose) und der Entdeckung der ungefärbt aber nur sehr schwer mit Sicherheit erkennbaren kernhaltigen roten Blutkörperchen (Klebs, Recklinghausen) keine andern Veränderungen festgestellt worden. Es ist daher das unbestrittene Verdienst Ehrlichs, den Grund und Boden für eine brauchbare und in der Pathologie außerordentlich fruchtbringende Morphologie der Blutzellen gefunden zu haben.

Unter den roten Blutzellen unterschied Ehrlich zunächst kernhaltige und kernlose und unter den kernhaltigen Erythroblasten die Megaloblasten mit großen protoplasmalosen und netzförmig gebauten, ziemlich schwach färbbaren Kernen, anderseits die Normoblasten von ungefähr normaler Größe mit einem sehr dunkel gefärbten grobbalkigen Kerngerüst. Ehrlich konnte bereits darauf hinweisen, daß die Megaloblasten der frühembryonalen Periode angehören und daß ihr Auftreten als eine Art Rückschlag in embryonale Bahnen aufzufassen ist.

Dieser genetisch-embryologische Unterschied hat auch prinzipiell allen weiteren Forschungen stand gehalten, ja in neuerer Zeit ist er immer mehr vertieft und in seiner Bedeutung gewürdigt worden; in Einzelheiten hat sich, dank einer rastlosen weiteren Durchforschung, freilich die eine oder andere Ansicht etwas modifiziert, worauf erst später, bei der speziellen Besprechung der Zellen eingegangen werden kann.

Eine weitere wichtige Feststellung war das Auftreten der Polychromasie der roten Blutkörperchen, jener Erscheinung, bei der das Protoplasma nicht allein die sauren, sondern gleichzeitig auch die basischen Farbstoffe aufnimmt und daher einen bläulichen Farbenton aufweist. Die Polychromasie erwies sich bald als ein häufiges Vorkommnis, das aber im Gegensatz zu der ersten Ehrlichschen Auffassung immer mehr und mehr nicht als Degeneration, sondern als fast ausschließliches Zeichen der Regeneration gedeutet werden mußte.

Ähnlich ging es mit der basophilen Punktierung der Erythrozyten, jener Erscheinung, bei der im Protoplasma meist zahlreiche feine, stark basophile Pünktchen oder Stippchen gefunden werden (Foà, Askanazy, dann besonders A. Lazarus). Auch hier hat die ursprüngliche, auf Degeneration lautende Auffassung, die lange Zeit in Grawitz einen unermüdlichen Verteidiger gefunden hatte, endlich allgemein verlassen werden müssen, als durch viele klinische, biologische, morphologische und embryologische Momente durch P. Schmidt und Naegeli der regenerative Charakter so überzeugend nachgewiesen werden konnte, daß heute wohl gar niemand mehr die frühere Ansicht vertreten will.

Wir sehen an diesen Beispielen, und das scheint mir von allgemeiner Bedeutung zu sein, daß zur Aufklärung des Charakters einer morphologischen Erscheinung höchst selten morphologische Momente allein genügen, sondern daß in der Hämatologie vor allem biologische Gesichtspunkte Aufschluß verschaffen, gewonnen aus klinischen und tierexperimentellen Forschungen, unterstützt durch eingehende histochemische und embryologische Untersuchungen.

Endlich haben auch die Kernreste (Howell-Jolly) und die Ringkörper (Cabot) als die offenkundigen Reste der Entkernung ein lebhaftes Interesse erwecken können.

Noch immer viel umstritten ist bis auf den heutigen Tag das weit größere Gebiet der weißen Blutzellen geblieben. Ehrlich hatte fünf Arten von Leukozyten nach dem verschiedenen Verhalten von Kernen, Protoplasma und Granulation unterschieden: Die Neutrophilen mit stark gewundenem und polymorphem Kernstab und feiner neutrophiler Körnelung, die Eosinophilen mit plumperen und weniger geteilten Kernen und sehr reichlicher, grober, stark azidophiler Körnelung, die Mastzellen mit plumpen, unregelmäßig gelappten Kernen und stark wasserlöslicher, grober Granulation, die großen Mononukleären und Übergangsformen (heute = Monozyten) mit wenig gelapptem, heller strukturiertem Kern und schwach basophilem Protoplasma mit feiner Körnelung und endlich die Lymphozyten mit den meist runden oder ovalen, dunkeln, grobbalkigen Kernen und einem stark basophilen Protoplasma.

Für die Lymphozyten fand Ehrlich in den Lymphknoten die Stammformen als völlig gleich gebaute kleine und als etwas abweichende, aber doch prinzipiell gleich strukturierte große Lymphozyten, für die granulierten Formen dagegen entdeckte er in den blutbildenden Organen des Knochenmarks und unter krankhaften Verhältnissen auch im zirkulierenden Blute Vorstufen mit rundem, lichter gebauten Kern, die Myelozyten, und zwar nahm er neutrophile, eosinophile und Mast-Myelozyten an.

Als weiterer Ausbau der Ehrlichschen Lehre konnte die Aufstellung der Myeloblasten durch Naegeli 1900 aufgefaßt werden. Es sind dies Zellen, die als Vorstufen der Myelozyten noch keinerlei Granulation und einen noch deutlicher engmaschig-netzförmigen weichgebauten Kern mit deutlichen Nukleolen aufweisen.

Die Aufstellung der Myoblasten erwies sich als absolut notwendig, um unter dem großen Heer ähnlich aussehender lymphoider Zellen eine logische Trennung nach genetischen Grundsätzen durchzuführen.

Gegen diese Ehrlichsche Lehre kam es in der Folgezeit zu zahlreichen Angriffen aller Art. Einmal sollten nach der Ansicht mancher Forscher (Arnold und seine Schüler, May und Grünwald) die Granulationen nicht spezifisch verschieden sein und sollten z. B. eosinophile und neutrophile Körner ineinander übergehen können, oder wie z. B. selbst Grawitz noch vertreten hatte, sie sollten wenigstens unter krankhaften Verhältnissen nicht mehr stets voneinander unterscheidbar sein. Von diesen Einwendungen blieb nur so viel als richtig, daß, wie Ehrlich übrigens selbst zuerst und mit aller Schärfe betont hatte, gewisse Granulationen mit ihrer Reifung ein anderes, aber ein ganz gesetzmäßig verändertes, tinktorielles Verhalten aufweisen können, und es darf heute der ganze Angriff auf die Lehre von der Spezifität der Granula in den weißen Blutzellen als auf der ganzen Linie abgeschlagen angesehen werden, so daß heute kein einziger Autor mehr an der Richtigkeit der Ehrlichschen Auffassung zweifelt.

Auch von anatomischer Seite (Weidenreich) wird die volle Verschiedenheit jeder Leukozytengranulation von einer anderen und das ausschließliche Vorkommen einer einzigen reifen Granulation in einer Zelle vollkommen anerkannt.

Die Artspezifität der erwähnten Leukozyten, wie sie oben kurz beschrieben worden, ist aber auch heute noch nicht so vollständig anerkannt, so haben bis heute erst die Neutrophilen und Eosinophilen als völlig besondere Elemente ihr Bürgerrecht errungen, während die Mastzellen noch von manchen Autoren lediglich als Degenerationsprodukte angesehen werden. Vornehmlich sind es aber die Lymphozyten, die großen Mononukleären und Übergangsformen (Monozyten), sowie die Myeloblasten, die besonders von anatomischer Seite (Weidenreich, Maximow, Dominici, z. T. auch Marchand) nicht als besondere Arten betrachtet, und unter dem Sammelbegriff Lymphozyt im alten Sinne zusammengefaßt werden, während sämtliche klinisch arbeitenden Autoren, auch die gemäßigten Dualisten Pappenheim und Hirschfeld, für eine volle Sonderstellung eingetreten sind.

Die Ursache dieses Gegensatzes zwischen den reinen Anatomen und den Klinikern erscheint mir vollständig verständlich, wenn man bedenkt, daß von anatomischer Seite die reine Morphologie zur Trennung herangezogen wird, und dabei meistens die Schnittfärbung zur Anwendung kommt, die niemals imstande ist, die feinen Einzelheiten der Kernstruktur in so klarer Weise zu zeigen, wie ein gutes Ausstrichpräparat, ganz abgesehen davon, daß eine Darstellung der Azurgranula in den Lymphozyten sowie der Monozytengranula in Schnitten niemals gelingt. Da aber z. B. Maximow weder dem Protoplasma noch der Kernstruktur eine entscheidende Bedeutung für eine artliche Trennung beilegt, so muß natürlich bei derartigen an sich von vornherein unrichtigen Auffassungen jede prinzipielle Scheidung als völlig überflüssig erscheinen.

Aber diese Trennung muß vorgenommen werden. Einmal ist sie in jedem guten Ausstrichpräparat mit Sicherheit durchzuführen nach den Kriterien, die weiter unten gegeben werden; dann aber zwingt das ganz verschiedene biologische Auftreten und Verhalten der Zellen unter krankhaften Verhältnissen zu einer vollkommenen Scheidung. Die Klinik kann dies tagtäglich mit neuen Beispielen belegen.

So sehen wir bei jeder Leukämie, daß mit der Verschlimmerung die Zahl der Myeloblasten zunimmt und mit der Besserung zurückgeht, daß bei Infektionskrankheiten eine starke Monozytenvermehrung keinerlei schlimme Bedeutung hat, weil es sich um die Vermehrung einer normalen Zellart handelt, während in dem Auftreten von Myelozyten und Myeloblasten wieder uns schwere Störungen der Knochenmarksfunktion sich verraten und daher auch gleichzeitig kernhaltige rote Blutkörperchen ins peripherische Blut ausgeschlemmt werden.

Auch lassen sich zahlreiche Affektionen anführen, bei denen im ganzen Verlauf die Lymphozyten und Monozyten vollständig gegensätzlich sich verhalten. Am allerdeutlichsten tritt dies wohl bei der perniziösen Anämie zutage und diese Verhältnisse geben uns geradezu ausgezeichnete Einblicke in den Verlauf und in die Prognose.

Wir sehen also, daß in der Hämatologie gar nicht selten der rein morphologische Gesichtspunkt allein nicht imstande ist, über großen oder geringen Wert einer morphologischen Veränderung in den Zellen zu entscheiden, und daß erst die klinisch-biologische Betrachtung einen und dann zusammen mit der Morphologie allerdings sicheren Aufschluß geben kann.

Ich kann nicht genug betonen, daß die gleiche Erscheinung auf dem ganzen Gebiet der Naturwissenschaften zutage tritt, daß beispielsweise in der Botanik und Zoologie überaus häufig die rein morphologische Untersuchung zu keinen sicheren Resultaten führt und erst durch die biologische Prüfung ein entscheidendes Urteil gewonnen wird, das alsdann aber auch allgemeine Zustimmung findet. Ja selbst über den Wert oder Unwert einzelner kleiner Erscheinungen kann oft erst durch biologische Prüfung in der Kultur entschieden werden, so erweist sich z. B. die Art der Behaarung bei Pflanzen, ein scheinbar recht äußerliches Zeichen, als eine viel wichtigere und konstantere Erscheinung als andere zunächst viel auffälligere Merkmale. Dies gilt aber nur für einzelne Familien, z. B. für Potentillae, und in anderen Gruppen ist dieses selbe Kriterium dann ganz unzuverlässig.

Man darf übrigens sagen, daß unter den klinisch arbeitenden Hämatologen die Differenzen heute nur noch sehr gering sind und nur auf theoretisch verschiedene Auffassungen und Ableitungen zurückgehen und nicht die morphologischen Erscheinungen selbst berühren. So unterscheiden jetzt auch die Anhänger einer monophyletischen Abstammung aller Zellarten aus Lymphozyten morphologisch sehr genau zwischen Myeloblasten und Lymphozyten und haben, wie z. B. Pappenheim, gerade für diese Trennung ein reichliches Beobachtungsmaterial beigebracht, so daß also die praktische Trennung der Formen, ja auch die klinische Bewertung der Bedeutung eine durchaus gleiche und also allgemeingültige geworden ist.

Ein gewisser prinzipieller Gegensatz besteht heute einzig noch in der Frage der Abstammung der weißen Blutzellen, ob gemäß der erweiterten Ehrlichschen Lehre vom Dualismus der Gewebssysteme zwei voneinander völlig verschiedene Stammzellen ohne jede Zwischenformen, also Myeloblasten für das myeloische und Lymphoblasten für das lymphatische System, angenommen werden müssen, oder ob eine einzige Zellart je nach ihrer „Betätigung" und je nach den „an sie gestellten funktionellen Aufgaben", beide später in ihrem Schicksal verschiedene Zellen hervorgehen lassen können. Es ist hier indessen noch nicht der Ort, auf diese schwierigen Probleme einzugehen, und ich ziehe es vor, später, nach Erledigung aller morphologischen und embryologischen Verhältnisse, darauf zurückzukommen.

I. Embryologie der roten und weißen Blutzellen.

Im Blute der menschlichen Embryonen treten zuerst sehr große kernhaltige Blutkörperchen auf, Megaloblasten. In den jüngsten Stadien nimmt der Kern dieser Zellen einen sehr bedeutenden Teil der Zelle ein. Er hat eine feine, weiche, fein netzförmige Kernstruktur und zeigt bei nicht sehr starker Scheidung von Basi- und Oxychromatin eine verhältnismäßig schwache Färbung. Das Protoplasma ist zuerst in allen Megaloblasten stark basophil oder, wie man gewöhnlich bei Erythrozyten sagt, polychromatisch. Allmählich nimmt nun diese Protoplasma-Basophilie an Intensität ab, der Kern wird kleiner und kleiner, die Netzstruktur verliert sich mehr und mehr, der Kern verdichtet sich (Pyknose) und nimmt jetzt basische Farbstoffe intensiver an, weil das Basichromatin sich direkt zusammengeschlossen hat. Zuweilen beobachtet man kleinere Abschnürungen von Kernsubstanz, öfters in Häufchen zu 3—6 Körnchen beieinander liegend. Auf dem Wege der intrazellulären Auflösung verschwindet der Kern, nachdem er an Größe enorm zurückgegangen ist und zuletzt oft nur noch etwas über Granulagröße aufgewiesen hat. Inzwischen ist jetzt die chemische Affinität des Protoplasmas für saure Farbstoffe, das Zeichen der Reife, die Orthochromasie, immer stärker ausgeprägt worden und es sind aus den Megaloblasten große embryonale Megalozyten geworden mit reicher Hämoglobinausstattung, mäßig deutlicher Delle und ohne weitere, färberisch erkennbare Struktur.

Bevor jedoch alle Megaloblasten verschwunden sind, hat sich eine neue zweite Generation von kernhaltigen Blutkörperchen eingestellt, die Normoblasten. Sie sind von Beginn an ganz wesentlich kleiner, betragen nur etwa 8—12 μ, ihr Kern ist viel gröber gebaut, mehr balkenartig, färbt sich auch in den jüngsten Exemplaren weit intensiver mit Kernfarbstoff. Das Protoplasma ist zunächst ebenfalls ganz tief basophil. Der weitere Reifungsprozeß verläuft prinzipiell gleich. Mehr und mehr verkleinert sich der Kern durch Pyknose, zeigt oft eine Art Radkernstruktur, doch geht dann auch diese durch die fortschreitende Kernschrumpfung völlig verloren und es resultieren kleine, ungemein dunkelfarben pyknotische Kerne, während das Protoplasma ebenfalls mit der Reifung immer mehr Orthochromasie zeigt. Schließlich verkleinern sich auch die pyknotischen Kerne immer mehr und mehr, bis zu Granulagröße und können zuletzt nur noch als winzige Kernreste, fast immer in der Peripherie der Zellen, als Chromatinstäubchen, nachgewiesen werden. Zuletzt entsteht das gewöhnliche rote Blutkörperchen, der Normozyt, ohne erkennbare Reste von Kernsubstanz, rein oxyphil, oder bei Embryonen öfters noch etwas polychromatisch.

Es ist wichtig, darauf hinzuweisen, daß jene ringförmigen und schleifenförmigen Gebilde, die hier und da bei gewissen Anämien im postfötalen Leben auftreten (Ringkörper), beim Embryo nie gefunden werden.

Beim menschlichen Embryo ist ferner, wie bereits erwähnt, zwar die Polychromasie oder Basophilie der roten Blutzellen ungeheuer häufig, dagegen die basophile Punktierung bisher nur sehr spärlich getroffen worden, während sie nach meiner Feststellung bei Tierembryonen in manchen Stadien 50—70% aller Zellen ausmacht. Vielleicht liegt dieser Unterschied darin begründet, daß bisher nur abgestorbene menschliche Früchte zur Untersuchung gelangt sind. Die Hyperchromie (abnorm intensiver Farbenton) vieler embryonaler Blutkörperchen fällt bei den Färbungen deutlich auf und läßt sich auch durch Bestimmung des Färbeindexes als reiche Hämoglobinspeicherung beweisen.

Mit Anilinwasser-Säurefuchsinfärbung nach den Prinzipien von Altmann und Differenzierung in Pikrinsäure-Alkohol zeigen viele embryonale Blutkörperchen statt der normalen, azidophilen, ausschließlichen Rotfärbung teilweise gelbes Protoplasma und daneben rote Fleckung (Naegeli - Freifeld). Die gleiche Veränderung der Erythrozyten kann auch im postfetalen Leben, alsdann aber nur unter krankhaften Verhältnissen gefunden werden.

Die Leukozyten des zirkulierenden Blutes bei Embryonen und so auch bei den menschlichen Feten treten wesentlich später auf als die kernhaltigen roten Blutkörperchen und zeigen sich noch sehr lange Zeit in minimalen Zahlen. Die zuerst erscheinenden sind in jeder Hinsicht typische Myeloblasten, mit den gleichen Protoplasma- und Kernverhältnissen, wie wir sie bei diesen Zellen im Knochenmark und im peripherischen Blut postembryonal bei Leukämie antreffen. Es kann keine Rede davon sein, daß außer den Myeloblasten noch andere, von ihnen abweichende „primitive Leukozyten" vorhanden wären. Nach den Myeloblasten zeigen sich dann Myelozyten, Neutrophile, Eosinophile, Monozyten, recht spät erst Lymphozyten mit typischen grobbalkigen Lymphozytenkernen.

Alle neueren Untersuchungen, besonders auch von amerikanischer Seite, ergeben die Gewißheit, daß im peripherischen Embryonalblut die Lymphozyten außerordentlich spät sich zeigen, und wenn Maximow früher die zuerst vorhandenen Zellen mit basophilem Protoplasma als „Lymphozyten" bezeichnet hatte, so mußte er später das Bedenkliche seiner Nomenklatur selbst zugeben.

Über die Zahlenverhältnisse des Auftretens dieser Zellen sind wir für menschliche Embryonen bisher nicht einwandfrei unterrichtet, weil bisher ein genügend reichliches, in jeder Hinsicht normales Material nicht zur Untersuchung gekommen ist. Die meisten bisher untersuchten menschlichen Feten zeigen eben in ihrem Blute pathologische Verhältnisse und weit höhere Leukozytenzahlen als je bei gesunden Embryonen bisher festgestellt werden konnten, da wir eben fast immer das Embryonalblut nach Ablauf krankhafter Vorgänge zur Untersuchung bekommen.

Blutplättchen sind ohne Schwierigkeit auch im embryonalen Blute nachweisbar und zeigen keinerlei Besonderheiten gegenüber den postfetalen Stadien.

Wenn wir nun nach den Blutbildungsstätten des Embryo suchen, so ergeben sich außerordentlich abweichende Verhältnisse gegenüber dem postfetalen Zustande, und zwar müssen zwei Stadien unterschieden werden: 1. In früh-embryonalen Stadien sehen wir nämlich in allen Organen Stätten der Blutbildung, und zwar als prähepatische (Ferrata) Megaloblastenbildung im Bindegewebe, besonders auch in der Umgebung der Gefäße, jedoch zweifellos auch ohne jede nachweisbare Beziehung zu Gefäßen (Naegeli - Fischer, Marchand), während Schridde die ausschließliche Entstehung aus Gefäßwandzellen vertritt. Es hat eben das jugendliche embryonale undifferenzierte Bindegewebe die Fähigkeit, überall rote und weiße Blutkörperchen entstehen zu lassen. 2. Später, im zweiten Stadium aber sind es gewisse Organe, in denen die Bildung ganz intensiv als Normoblastenbildung vor sich geht. So sehen wir zwar im Bindegewebe der Thymus, des Pankreas und an unzähligen anderen Orten Streifen und Nester von Blutzellenbildung, aber diese Formationen gehören dem eigentlichen Parenchym selbst nicht an, sondern liegen eben im Bindegewebe und sind nie besonders mächtig. Dagegen zeigt sich in der Leber, zwischen den Leberzellenbalken und in der Umgebung von Gefäßen, auch von recht dickwandigen, eine ungeheuer mächtige Blutbildung, und dabei treffen wir niemals lymphatische Follikel, sondern stets dominierend Erythropoëse mit kernhaltigen Blutkörperchen, immer nur Normoblasten, wenn auch oft in großen Formen, in allen Stadien und daneben Myeloblasten, Myelozyten und alle Abkömmlinge. Diese Bildung in der Leber nimmt in den letzten Embryonalmonaten sehr stark ab. Eine Zeitlang findet man auch im Gewebe der embryonalen Milz Erythropoëse und starke myeloische Bildung. Im ganzen bleibt aber die Tätigkeit der Blutzellenbildung hier eine beschränkte, und es kann niemals davon gesprochen werden, daß, wie man sich früher ausgedrückt hat, die Blutzellenbildung von der Leber auf die Milz übergehe; vielmehr ist die Erythro- und Myelopoëse in der Milz im Vergleich zur Leber immer eine ganz bescheidene und fällt in eine Zeit, in der auch die Leber noch stark blutbildendes Organ ist (Naegeli).

Vom dritten Embryonalmonat an entsteht das Knochenmark. Eindringende Periostknospen bringen zahlreiche Gefäße und in deren Umgebung myeloische und erythropoëtische Bildungen und schaffen dadurch ein richtiges Knochenmarksgewebe, ohne daß man jemals zur Embryonalzeit das Auftreten von lymphatischen Follikeln entdecken könnte.

Wenn wir nun in den Hauptbildungsstätten Leber und Milz auf guten Schnitt- und Ausstrichpräparaten die vorhandenen Zellen untersuchen, so zeigt sich klar, daß zuerst Erythroblasten und Myeloblasten völlig dominieren und erst später die Zahl der granulierten Zellen des myeloischen Parenchyms allmählich zunimmt und daß die vorhandenen Zellen mit den auch sonst, z. B. bei Leukämien, vertretenen Myeloblasten bis in die kleinsten Einzelheiten identisch sind. Namentlich ist die Struktur der Kerne die beweisende, engmaschig retikuläre und zeigen sich Nukleolen fast immer in der Mehrzahl und von gleicher Beschaffenheit wie bei den leukämischen Myeloblasten. Es kann daher, zumal noch bei der Abwesenheit jeder lymphatischen Gewebsformation (niemals Follikel- oder ähnlicher Bildungen) nicht an das Vorkommen einer Stammzelle der weißen Blutzellen gedacht werden, aus der gleichzeitig beide Gewebssysteme hervorgehen.

Auch die später in erheblicher Zahl vorhandenen Myelozyten, die in gewissen Stadien auch in der Milz relativ recht reichlich gefunden werden, können in keiner Weise von den postfetal im Knochenmark vorkommenden unterschieden werden.

Bei der Geburt hat normalerweise die Bildung von roten Blutzellen und von weißen Zellen der myeloischen Reihe im Bindegewebe längst aufgehört und ebenso kann man meist nur noch ganz verschwindende Reste in der Leber oder in der Milz entdecken. Außer den lymphatischen Formationen, die sich im späteren Teil des Fetallebens in den Lymphknoten, in der Umgebung eines Konvolutes von Lymphgefäßen und in der Milz als Malpighische Follikel gebildet haben, ist die ganze Blutbildung nur noch auf ein Organ beschränkt, auf das Knochenmark, in dem lymphatische Bildungen nur in der allernächsten Nähe der Gefäße und nur in äußerst geringem Grade als vereinzelte Zellen lymphatischen Charakters getroffen werden können.

Ich möchte nicht unterlassen, nochmals darauf hinzuweisen, daß von anatomischer Seite (besonders Maximow) eine derartige scharfe Trennung der Gewebe weder für die Zeit des Erwachsenen, noch für die embryonale Periode anerkannt wird und daß eben alle Myeloblasten als Lymphozyten schlankweg erklärt werden. Die Erklärung dafür habe ich schon oben zu geben versucht mit dem Hinweis, daß Maximow weder dem Kern noch dem Protoplasma der Zellen artliche Unterschiede zuschreibt und die vorhandenen Differenzen als gelegentliche variable, durch die besondere Funktion und Betätigung bedingte erklärt. In neuester Zeit gibt freilich Mollier zu, daß diese frühembryonalen Zellen mit Lymphozyten auch morphologisch nicht übereinstimmen und daß deren Bezeichnung als Lymphozyten eine „willkürliche Annahme" wäre. Auch Maximow hat die Berechtigung der Einwände der Dualisten gegen die Bezeichnung all dieser embryonaler Zellen als Lymphozyten zugeben müssen und selbst Weidenreich schlägt jetzt den Namen „primitive Leukozyten" vor. Dieser Ausdruck verliert aber seine Berechtigung, wenn es tatsächlich gelungen ist, diese Zellen mit den auch postfetal im Knochenmark vorkommenden Myeloblasten überzeugend zu identifizieren, und dies halte ich für vollständig erreicht.

Es wäre noch zuzufügen, daß in den Stätten der myeloischen Bildungen beim Fetus schon sehr früh Indophenolblausynthese, eine mit jeder Sicherheit den myeloischen Zellen zukommende Erscheinung, demonstriert werden kann (Dunn), daß erst in späteren Zeiten und an anderen Orten lymphatische Follikel entstehen, daß Erythropoëse auch bei Erwachsenen stets nur im myeloischen Gewebe und nie im lymphatischen vorkommt, daß alle Zwischenformen von Myeloblasten zu typischen Myelozyten demonstriert werden können, so daß gegen die hier vorgetragene dualistische Auffassung schwerlich mit gewichtigen und überzeugenden Argumenten noch gekämpft werden kann, zumal auch Klinik und Histologie der postfetalen normalen und pathologischen Blutzellenbildung überzeugend in gleicher Weise spricht. Es wäre dabei einzig einzuräumen, daß nur von embryonalen Mesenchymzellen sowohl Myeloblasten wie Lymphoblasten entstehen können, was ich immer angenommen habe, aber dann entweder das eine oder das andere, nicht aber beides gleichzeitig und gleichsam beliebig, sondern nach festen Gesetzen und Bedingungen. Marchand sieht bei der Anerkennung dieser (leider kaum beweisbaren) Hypothese die Unterschiede zwischen myeloischem und lymphatischem Gewebe als weniger prinzipiell an und hält deshalb die bisherige Trennung für unnötig scharf formuliert. Darin vermag ich ihm freilich nun nicht zu folgen; denn die Entwicklung einer undifferenzierten Zelle nach verschiedenen Richtungen ist etwas durchaus geläufiges (entodermale Zellen zu Leber- wie Pankreaszellen); aber die entstandenen Zellderivate sind eben doch prinzipiell verschieden und niemals kommt es je wieder zu einer Verwischung der entstandenen scharfen Grenzen. Auch bei den beiden Leukozyten bildenden Geweben können wir später, selbst bei den schwersten Funktionsstörungen (Leukämien) keinerlei Übergänge, weder histologisch noch zytologisch, nachweisen.

Noch größer wären freilich die genetischen Differenzen, wenn entsprechend der Lehre Schriddes die Myeloblasten aus Blutgefäß- und die Lymphoblasten aus Lymphgefäß-Wandzellen hervorgingen. Diese Lehre erschiene ja gewiß sehr sympatisch und bei dem Anschluß der myeloischen Bildungen an die Blutgefäße, der lymphatischen an die Lymphwege auch sehr plausibel. Zur Zeit verhalten aber fast alle Autoren sich ablehnend gegen diese Auffassung und ich habe schon oben darauf hingewiesen, daß auch in embryonalem Bindegewebe, fern von Gefäßen, myeloische Bildungen vorkommen.

Myeloische Metaplasie.

Bei schweren Anämien und Infektionen und bei ganz besonders großen Ansprüchen an die Bildung roter und weißer Blutzellen sieht man auch postembryonal wieder außerhalb des Knochenmarkes ein Erwachen der Blutbildung, und zwar genau an denselben Orten, wie einst in der Embryonalzeit. Leber und Milz und in viel geringerem Grade gewöhnlich die Lymphknoten sind der hauptsächlichste Sitz dieser Bildungen, die aber bei genauerem Nachsehen überall im Organismus und stets im Anschluß an die Gefäße entstehen. Dabei bilden sich wieder Normoblasten und Myeloblasten und Myelozyten, aber niemals Lymphozyten, und die Leber bekommt histologisch wieder den gleichen Bau und die gleiche Zellzusammensetzung wie in früher Embryonalzeit und genau wie zu jener Zeit fehlen der Leber alle lymphatischen Symptome vollständig.

Es kann gar keinem Zweifel unterliegen, daß es sich um einen atavistischen Rückschlag der Blutbildung und zwar in funktioneller Beziehung handelt; denn es läßt sich bei besonderen Fällen von Leukämie beweisen, daß die jetzt im Blut kreisenden Zellen unter Umständen ganz vorwiegend diesen extramyeloischen Formationen entstammen, z. B. wenn das Knochenmark fast nur Myelozyten enthält, das Blut aber und genau so auch die Herde der myeloischen Formationen, fast nur Myeloblasten.

Enorm hochgradig kann dann die Blutbildung in der Leber werden, so daß eigentliche Leukoblastome entstehen, die die Leberzellenbalken komprimieren bis zu dünnen Zellsäulen, und schließlich können sie die Zellbalken ganz zertrümmern und die Leberzellen isolieren.

In höchster Ausprägung sieht man solche Vorgänge in der frühesten Kindheit bei schwersten Anämien mit hoher Leukozytose (Anaemia pseudoleucaemica oder pseudoperniciosa infantum), am allerstärksten aber bei der myeloischen Leukämie. Diese Krankheit stellt den maximalsten Fall myeloischer Metaplasie dar, die sich aber nur quantitativ von anderen Zuständen prinzipiell gleicher Art unterscheidet. Dabei ist der lymphatische Apparat schwer bedrängt von dem allein stark wuchernden myeloischen und lymphatischen Gewebe, geht an vielen Stellen durch Druck völlig zugrunde, während freilich dann an anderen Orten offenbar kompensatorische Hyperplasie einsetzen kann.

Für die Entstehung der myeloischen Metaplasie kann man nur die Entwicklung von Blutzellen aus indifferent gebliebenen Mesenchymzellen als Erklärung beibringen, ein Vorgang, wie er in gleicher Weise und im weitesten Umfang in der Embryonalzeit vorhanden gewesen war.

Dieses Wiedererwachen der Blutneubildung bei ganz enormen Ansprüchen an die Blutzellenbildung stellt sich genau an den gleichen Stellen wie beim Embryo wieder ein, also ganz besonders in Leber und in Milz, und wenn die Bildung auch in den Lymphknoten einsetzt, so entwickeln sich die neuen Zellen auch dort niemals aus den Follikeln oder gar aus den jungen Lymphozyten (Lymphoblasten) der Keimzentren, sondern aus dem adventitiellen Gewebe im Zentrum des Lymphknotens.

Eine lymphatische Metaplasie als Analogen gibt es dagegen nicht. Der lymphatische Apparat ist beim Embryo noch wenig entwickelt und dieses System nimmt erst beim Kinde größeren Umfang an. Zunächst sind es auch nur die schon vorhandenen lymphatischen Follikel und Gewebsbildungen, die eine Hyperplasie erkennen lassen. Bei den allerstärksten Graden lymphatischer Zellneubildung erkennt man dann auch adventitielle Bildung, besonders auch im Knochenmark.

Stets bleiben aber die beiden Zustände sehr stark voneinander verschieden; so entsteht bei lymphatischer Mehrbildung, so ganz besonders bei Lymphadenosen, ein rundlicher Follikel in der Leber periazinös, während die myeloische Metaplasie nur intraazinös einsetzt und höchstens periadventitielle Streifen außerhalb des Azinus erzeugt. Analog geht die Mehrbildung in der Milz bei Lymphadenosen vom Malpighischen Follikel aus, die myeloische aber von der Pulpa.

Stets ist auch die myeloische Metaplasie mit Erythropoëse verbunden, während die lymphatische Hyperplasie gar keine Normoblasten und rote Blutkörperchen erzeugt.

Diese „nicht wegzuleugnenden Gegensätze“ sind die stärksten Beweise für die Existenz zweier Gewebssysteme, des lymphatischen und des myeloischen, und damit die stärksten Argumente für die Richtigkeit des Ehrlichschen Dualismus der hämopoëtischen Gewebe.

II. Spezielle Morphologie der roten und weißen Blutzellen.

A. Die roten Blutkörperchen.

Die roten Blutkörperchen des Menschen sind nach der zur Zeit am meisten vertretenen Auffassung runde, kernlose bikonkave Scheiben von biskuitähnlicher Form, mit einer Delle in der Mitte, die bei der Flächenansicht als eine hämoglobinarme blasse Stelle zum Vorschein kommt. Ungefärbt zeigen sie einen gelblichen Farbton. Der gewöhnliche Durchmesser beträgt ca. 7,5 μ mit Abweichungen nach oben und unten von ca. $1^1/_2$ μ, doch pflegt die weitaus größte Mehrzahl der vorhandenen Zellen im Durchmesser sich sehr nahe an die Zahl von 7,5 μ zu halten. Nach Fixation färben sich die Zellen normalerweise nur mit sauren Farbstoffen (Eosin, Orange) und lehnen jede Beimischung einer basischen Farbe ab. Man bezeichnet das als Orthochromasie im Gegensatz zu Polychromasie, die unter krankhaften Verhältnissen vorkommt, bei denen dann neben sauren auch basische Farbstoffe aufgenommen werden, wodurch ein mehr oder weniger starker blauer Farbton entsteht.

Ein Teil der Autoren, besonders Weidenreich, vertritt die Glocken- oder Napfform als die normale Form der roten Blutkörperchen. Dagegen hat sich aber in neuester Zeit eine lebhafte Opposition erhoben. Die Frage ist indessen sehr schwer zu entscheiden, weil die roten Blutkörperchen eine außerordentlich große Elastizität aufweisen, so daß sie je nach den Verhältnissen sehr rasch jede erdenkbare Form annehmen können. Damit erscheint das Problem, welche Form die normale sei, von recht untergeordneter Bedeutung.

Die roten Blutkörperchen besitzen eine mosaikartige, cholesterinhaltige Hülle, indem ein Teil der Membranbausteine aus Cholesterin besteht, das kein Wasser durchläßt, ein anderer Teil aber aus protoplasmatischen Substanzen, welche die Eigenschaft einer semipermeablen Membran besitzen. Durch diese heute wohl allgemein vertretene Auffassung (Nathanson) erklärt es sich, warum die roten Blutkörperchen Osmose zeigen und trotzdem eine Art Fetthülle besitzen, die bei 51° schmilzt und bei 62° Hämoglobin austreten läßt (Albrecht und Hedinger).

Ob es sich bei dieser Hülle um eine wirkliche histologische Membran handelt, ist sehr bestritten, und schwer zu entscheiden, jedenfalls ist eine solche mit gewöhnlichen Färbungen nicht nachweisbar und bei komplizierten Färbemethoden ist man vor Artefakten nicht geschützt. Eine Membran im physikalischen Sinne muß aber vorhanden sein.

Nicht weniger geteilt sind auch die Ansichten über das Bestehen eines Stromas im Innern der roten Blutkörperchen. Auch in dieser Frage sind die Färbemethoden kaum zu einem überzeugenden Ergebnis gelangt, da man immer mit der Möglichkeit von Artefakten, Farbniederschlägen auf die Erythrozytenhülle oder Ausfällung von Eiweißkörpern rechnen müßte, was besonders für die Vitalfärbungen geltend gemacht werden muß, die bisher ganz besonders zum Nachweis des Vorkommens eines netzförmigen Gerüstes im Innern der Blutkörperchen herangezogen worden sind.

Am zwingendsten erscheinen mir noch die Ergebnisse der physikalischen Chemie in dieser Frage, weil sich die roten Blutzellen nach Hamburger nicht wie eine Zelle aus Membran und einfach flüssigem Inhalt verhalten, so daß dieser Autor die Existenz eines Gerüstes fordert und direkt aus dem physikalischchemischen Verhalten die Menge der Gerüstsubstanz zu 43—51% berechnet.

An sich schon erscheint es wenig wahrscheinlich, daß die roten Blutzellen im Gegensatz zu allen anderen Zellen kein inneres Protoplasmagerüst besitzen sollten. Jedenfalls haben sie als jugendliche Zellen ein solches besessen und es liegt sehr nahe, die bei den unreifen Zellen vorhandene Basophilie als den Ausdruck eines Gerüstes aufzufassen.

Das rote Blutkörperchen ist ausgefüllt von Hämoglobin, das die Farbe der Zelle bedingt. So sieht man deshalb an jenen Stellen, in denen von Hämoglobin sehr wenig vorhanden ist, helle Lücken und so kommt auch die bekannte Dellenerscheinung durch den geringen Gehalt an Hämoglobin in der Mitte der Zellen zustande.

Von verschiedenen Autoren sind im Innern des Blutkörperchens noch „Innenkörper", „Nukleoide" angenommen und „zur Darstellung gebracht" worden, Körper, die alle mit dem Verschwinden des Kerns in Beziehung gebracht worden sind. Doch erscheint bei Berücksichtigung aller Verhältnisse heute die ganze Nukleoidtheorie sehr unsicher, und ganz sicher handelt es sich bei den meisten „Darstellungen" um zweifellose Artefakte der verschiedensten Natur (Weidenreich).

In allerletzter Zeit hat Schilling mit komplizierten Färbemethoden eine ganz neue Auffassung vom Bau der Erythrozyten vertreten, wonach diese Gebilde stets Kerne und einen sehr eigenartigen Bau besitzen sollten; doch sind diese Probleme bisher noch nicht weiter geprüft worden und müssen zunächst noch der Diskussion unterworfen werden.

Sichergestellt ist einzig, daß man gar nicht selten, besonders bei intensiver Giemsafärbung in der Peripherie der Zellen oft 1—2 an der Grenze der Sichtbarkeit stehende leuchtend rot gefärbte Körperchen sieht, die Chromatinstäubchen, deren Beziehung zur Kernreduktion früher bereits gedacht worden ist und außer Zweifel steht (siehe Abb. 6).

1. Die Erythroblasten.

Die kernhaltigen roten Blutkörperchen finden sich unter physiologischen Verhältnissen beim Menschen ausschließlich im roten Knochenmark (Neumann 1868), unter pathologischen Zuständen ist es aber nichts Seltenes, daß sie auch im peripherischen Blute auftauchen. Man unterscheidet also, wie bereits oben bei Besprechung der Embryologie erwähnt worden ist, zwischen Megaloblasten und Normoblasten.

Die Megaloblasten Ehrlichs sind Zellen, die an Größe die gewöhnlichen roten Blutkörperchen erheblich übertreffen. Ihr Kern zeigt in jugendlichen Stadien eine relativ geringe Färbbarkeit, weil das Basichromatin des Kerns nicht in dicken Balken, sondern mehr in feinen, netzähnlichen, zarten, schleifenförmigen Fäden angeordnet ist, so daß dabei ein starker Unterschied zu den normalen kernhaltigen Zellen mit grobem, balkigem, stark färbbarem Basichromatin zustande kommt.

Die jugendlichen Megaloblasten zeigen sehr intensive Polychromasie oder Basophilie des Protoplasmas. Allmählich mit der Reifung kommt es zu einem Mischton der Ortho- und Polychromasie und schließlich resultieren orthochromatische Zellen mit einem aufdringlichen roten Farbenton (bei Eosin oder eosinsaurem Methylenblau oder dessen weiteren Produkten), so daß sowohl bei ungefärbter wie bei gefärbter Betrachtung ohne weiteres die Annahme gemacht werden muß, es sei das die Färbung der Zellen stets allein bedingende Hämoglobin hier in besonderer Reichlichkeit vertreten. Diese Annahme erhellt dann auch aus der Bestimmung des Färbeindex und ebenso deutlich und klar aus allen Bestimmungen des Einzelzellvolumens, das bei Anwesenheit von Megalozyten stets größer als normal gefunden wird (Alder). Gleichzeitig mit dem Übergang der Protoplasmafärbung von Basophilie zu Orthochromasie gehen im Kern umgreifende Änderungen vor sich. Er schrumpft immer mehr zusammen; die Basichromatinzeichnung wird immer verschwommener, damit die Kernfärbung intensiver. Je weiter aber diese Pyknose vorwärts schreitet, desto weniger wird es möglich, nach dem Kern allein einen Megaloblasten mit

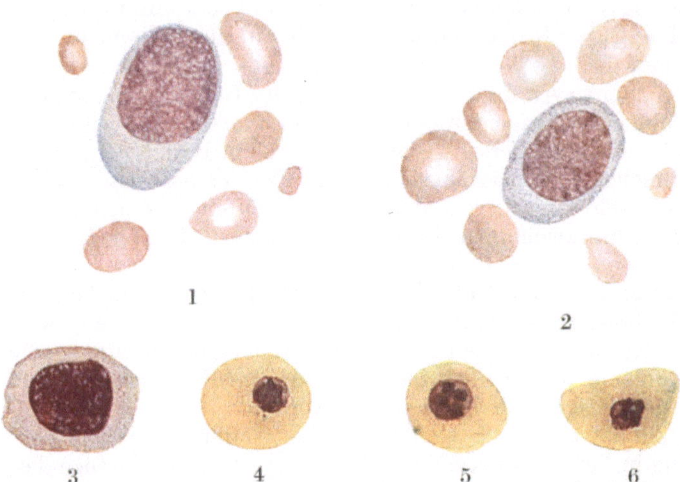

Abb. 1. Megaloblasten. 1—2 sehr junge Zellen mit bläulichem polychromatischen Protoplasma und sehr fein netzförmig gebautem Kern. Zellen 3—6 dann allmähliche Reifung unter Verkleinerung der Zellen, Verdichtung des Kernes, Verkleinerung und Verschwinden der Polychromasie.

Sicherheit zu erkennen. Schließlich bleibt ein im Vergleich zu den jugendlichen Kernen sehr kleiner pyknotischer Rest in der Zelle zurück, der sich andauernd weiter verkleinert bis zu den weiter unten besprochenen Kernresten.

Die Normoblasten lassen sich stets am besten durch die abweichende, viel gröbere, balkenartige Netzstruktur der Kerne unterscheiden, während die

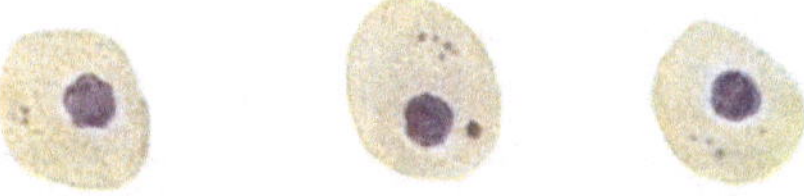

Abb. 2. Megaloblasten mit Kernabscheidungen (embryonales Kaninchenblut).

Zelle meist ganz erheblich kleiner ist als bei den Megaloblasten. Indessen kann es keinem Zweifel unterliegen, daß in bezug auf Größe die extremsten Formen beider Arten der Erythroblasten nahe zusammenkommen können, wenn durch besonders lebhafte Regeneration sehr unreife jugendliche Normoblasten, die Makroblasten (Naegeli) ins Blut eintreten.

Die jüngsten Makroblasten mit stark basophilem Leib können noch sehr deutliche kleine Nukleolen zeigen und werden dann in neuerer Zeit öfters als Proerythroblasten und ganz speziell als Pronormoblasten (Ferrata) bezeichnet. Pappenheim hatte sie lymphoide Vorstufen der Erythroblasten genannt. Man kann sich aber bei kritischer Untersuchung immer und immer wieder davon überzeugen, daß diese Formen gar nichts mit Lymphozyten oder Myeloblasten zu tun haben und in der Konstruktur von diesen Arten abweichen. Das erkennt man besonders klar bei schweren Kinderanämien.

Auch bei den Normoblasten führt die fortschreitende Pyknose des Kernes zuerst zu radspeichenähnlichen Formen, dann zu Kernen ohne jede deutlich erkennbare Struktur und sodann zur allmählichen Verkleinerung und intrazellulären Auflösung.

Das Protoplasma der Normoblasten macht die gleiche Änderung von stärkster Basophilie zu Orthochromasie durch.

Eine sehr lange und eifrig erörterte Frage ist diejenige nach der *prinzipiellen Verschiedenheit* der beiden Erythroblastenarten.

Ich möchte heute, nach Durcharbeitung eines weiteren embryologischen und klinischen Materials, mich noch entschiedener als früher für eine *völlige Trennung* aussprechen und nur das zugeben, daß es praktisch bei älteren Megalo-

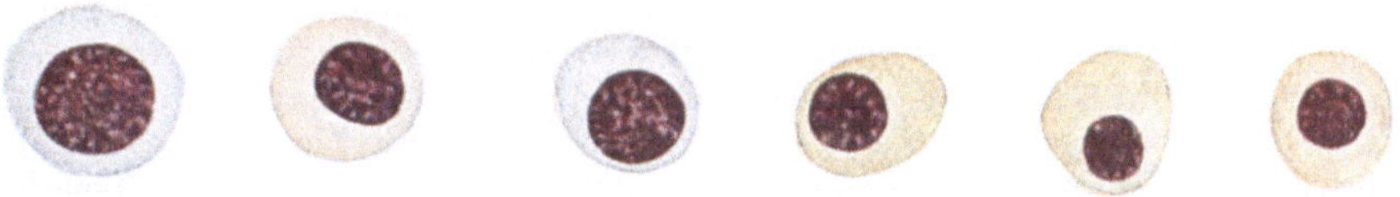

Abb. 3. Junge Normoblasten mit relativ großem Leib (Makroblasten), zum Teil mit bläulichem polychromatischen Protoplasma.

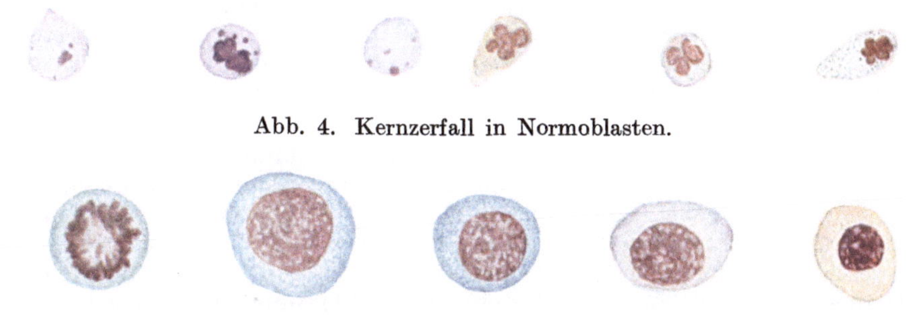

Abb. 4. Kernzerfall in Normoblasten.

Abb. 5. Junge Normoblasten (Makroblasten) aus der fötalen Leber, meist stark polychromatisch. Zelle 1 in Mitose.

blasten unmöglich sein kann zu sagen, ob ein etwas großer Normoblast oder ein schon wesentlich kleiner gewordener Megaloblast vorliegt. Diese Schwierigkeit ist auch sehr gut zu begreifen; denn man hat mit der weiter vorgeschrittenen Pyknose des Kernes auch die Möglichkeit verloren, sich an das vor allem wichtige Merkmal für die Trennung zu halten.

Entscheidend in der aufgeworfenen Frage ist vor allem, daß beim Embryo, wie das ganz besonders beim Kaninchen überaus deutlich nachzuweisen ist (*Naegeli*), zwei voneinander scharf geschiedene Erythroblastengenerationen als erste megaloblastische und als zweite normoblastische auftreten, und da bei den embryonalen Verhältnissen Prinzipien besonders stark zum Durchbruch kommen, so darf man diesem Argument eine besonders große Beweiskraft zuschreiben. Sodann spricht für die prinzipielle Trennung besonders auch der Umstand, daß beim Embryo Zwischenformen zwischen den beiden Erythroblastenarten in der Kernstruktur nicht vorkommen. Ich habe darauf in neuerer Zeit wieder eingehend gefahndet und kann mich ganz bestimmt ausdrücken.

Endlich ist doch auch das biologisch verschiedene Auftreten der beiden Erythroblasten unter krankhaften Verhältnissen als wichtiges Beweismoment anzusehen, obwohl gerade hier mitunter Schwierigkeiten darin bestehen, daß junge, ziemlich große Normoblasten bisher sicherlich viel zu oft mit Megaloblasten verwechselt worden sind. Um diesen Irrtum allmählich auszurotten, habe ich den Begriff der Makroblasten eingeführt. Es ist dies natürlich keine neue Zellart, sondern nur ein jugendliches Normoblastenstadium, das besonders bei sehr starker Regeneration gar nicht selten vorkommt und bisher so stark zu der Vermengung der beiden Erythroblastenarten beigetragen hat. Sie reifen aber zu Normozyten aus und haben daher eine ganz andere biologische Bedeutung als die Megaloblasten. Man kann sich im Zweifelsfalle recht gut an die rein praktische Tatsache halten, daß z. B. bei perniziöser Anämie am häufigsten und sicherlich zuerst alte orthochromatische große und ausgesprochen hämoglobinreiche Megaloblasten auftreten und fast immer erst viel später daneben auch junge Megaloblasten und stets nur spärlich vorkommen. Pappenheim hat das oft ganz richtig so ausgedrückt, daß er sagt, es reifen die Megaloblasten bei der perniziösen Anämie zu alten Elementen, haben dann ein großes Protoplasma mit viel Hämoglobin und einen kleinen, stark pyknotischen Kern. Dagegen möchte ich die Auffassung heute ablehnen, daß eine differenzierende Reihe von Megaloblasten zu Normoblasten führe, so daß man also schwer oder eigentlich überhaupt nicht klassifizierbare Zwischenglieder antreffen könne. Auch in den Knochenmarksbefunden bei normalen Menschen, bei denen vereinzelte spärliche Megaloblasten von verschiedenen Autoren schon getroffen worden sind, hat es sich jedenfalls auch nur um etwas größere Normoblasten mit recht jugendlichem Kern gehandelt.

So darf heute der Ehrlichsche Satz, daß die beiden Erythroblastenarten prinzipiell zu trennen sind, als sicherlich zu recht bestehend anerkannt werden. Niemals darf man die Megaloblasten als die „letzte Ersatzreserve" der kernhaltigen Zellen hinstellen, sondern ihr Auftreten ist streng gebunden entweder an embryonale Verhältnisse oder dann an ganz bestimmte, außergewöhnliche, nicht banale Intoxikationen, wobei die Blutbildung dann eine Umbildung in embryonale Bahnen der Zellbildung durchmacht. Es braucht dazu ganz bestimmter, offenbar toxischer Einflüsse, über deren Natur wir leider noch gar nicht genügend unterrichtet sind. Sicherlich ist es aber niemals die Schwere der Anämie an sich, die zum Zurückgreifen der Zellbildung auf die Megaloblasten führt; denn man sieht diese Zellen schon bei sehr wenig weit vorgeschrittenen und ganz frischen perniziösen Anämien, wie anderseits auch die allerschwersten sekundären Anämien durch Karzinom und Blutung nie andere Erythroblasten als eben Normoblasten zum Vorschein bringen. Die früher zugegebenen Ausnahmen bei Knochenmarkskarzinomatosis kann ich heute nach der speziellen Durchprüfung eines ungewöhnlich großen Materials an metastatischen Karzinosen nicht mehr zugeben. Stets finden sich nur Makroblasten. Dasselbe gilt für die Anaemia pseudoperniciosa infantum, bei der auch ich es früher für sehr wahrscheinlich angesehen habe, daß ein embryonaler Rückschlag so leicht möglich sei, weil der Körper ja eben noch vor kurzer Zeit diese Zellen gebildet hatte. Die scharfe Trennung der beiden Erythroblastengenerationen erweist sich immer mehr als von kardinaler Bedeutung. Neben anderen später geschilderten Kriterien ist sie es vornehmlich, die eine unrichtige Diagnosen- und Prognosenstellung bei schweren Anämien vermeiden läßt.

Entkernung der Erythroblasten. Die große Mehrzahl aller Autoren sieht in der oben geschilderten Art der intrazellulären Kernauflösung den einzigen physiologischen Prozeß der Entkernung und kann auch, gemäß der oben durchgeführten Schilderung im Gegensatz zu früheren Annahmen, keinen Unterschied der Entkernung zwischen Megaloblasten und Normoblasten entdecken. Immerhin haben sich auch in letzter Zeit noch einzelne namhafte Forscher, wie Albrecht und Maximow, für Kernausstoßung ausgesprochen, Maximow besonders auch für die embryonalen Verhältnisse. Es fällt schwer, diese Vorgänge als tatsächlich bestehend anzusehen, wenn man alle die unzweifelhaften Rückbildungs- und Verkleinerungsprozesse des Kernes innerhalb der Zelle so außerordentlich eindeutig vor sich gehen sieht, wie es tatsächlich im embryonalen und sehr oft auch im pathologischen Blute der Fall ist, und ich möchte mich nach langem Studium dieser Frage mit ebenso großer Entschiedenheit wie Schridde durchaus gegen das Vorkommen von Kernausstoßung wenden.

In Blutausstrichpräparaten des postfetalen Menschen kann man freilich oft gar nicht so selten Bilder sehen, die die Kernausstoßung „fast handgreiflich" demonstrieren; allein eine genauere Prüfung des Präparates zeigt oft, daß sicherlich Quetschungen vorliegen, weil die Austrittsrichtung der Kerne überall dieselbe ist. Auch kann man ungeheure Unterschiede in verschiedenen Präparaten der gleichen Blutprobe nachweisen, je nachdem ein starker oder ein ganz geringer Druck beim Ausstreichen zur Anwendung kam. Auch der ursprüngliche Rindfleischsche Versuch, das Beobachten des Kernaustrittes an überlebend gehaltenen Zellen, kann keinerlei Beweiskraft heute mehr beanspruchen, da Veränderungen der Isotonie unter nekrobiotischen Erscheinungen

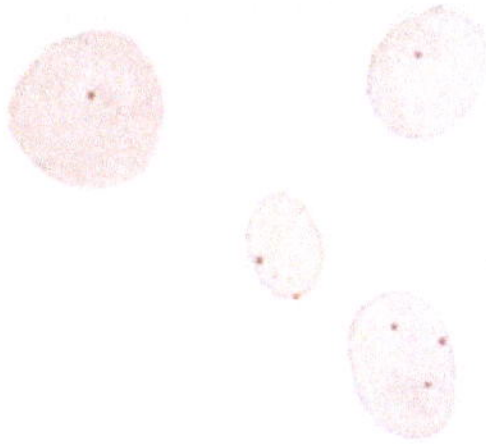

Abb. 6. Feinste azurophile Kernreste, Chromatinstäubchen (siehe auch Abb. 4).

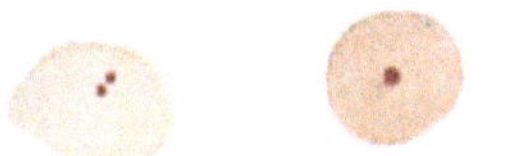

Abb. 7. Jollykörperchen.

als Ursache angesprochen werden müssen. Es wäre höchstens als möglich, nicht aber einmal als sicher anzusehen, daß einmal unter krankhaften Verhältnissen schwerere Isotoniestörung des Protoplasmas zu einem ähnlichen, also eben pathologischen Kernaustritt führt, oder dann wenigstens bei der Herstellung von Ausstrichpräparaten diesen Austritt ganz besonders begünstigen könnte.

Der zwingendste Gegenbeweis gegen die Kernausstoßung liegt eben in dem überaus häufigen Vorkommen von Kernresten und Kerntrümmern im Innern der Zelle.

Kernreste. Kernreste finden sich im zirkulierenden Blute unter sehr verschiedenen Umständen, besonders bei schweren Anämien, wenn eine kräftige Regeneration mit viel Erythroblasten einsetzt und dann auch zahlreiche junge unreife Elemente ausgeschwemmt werden; dann besonders auch bei Leukämie und im embryonalen Blute.

Kernreste färben sich meist intensiv dunkel, manchmal, wenn sie noch umfangreicher sind, bei Giemsafärbung blau und nur wenn die Kernreste stark verkleinert sind, tritt dann das leuchtende Rot bei der Färbung wieder deutlich zum Vorschein.

Mitunter findet man in einer Zelle eine ganze Anzahl grober, ziemlich großer, mitunter fast ziemlich gleich großer Kernbröckel. Man spricht in diesem Falle von Kernzerreißung, von Karyorrhexis. Es können so hübsche, rosettenartige Gebilde entstehen, die man besonders bei schweren Anämien mit starker

Regeneration beobachtet, so daß man dann von einer „überstürzten Entkernung“ (Pappenheim) gesprochen hat, die nützlich wäre, weil sie rascher zu kernlosen Zellen führen sollte. Ob diese Ansicht richtig ist, möchte ich sehr bezweifeln. Man könnte wohl ebenso gut, freilich nur in postfetalen Befunden, auch an eine toxische Kernschädigung denken.

Als Seltenheit sieht man bei perniziöser Anämie, und ganz häufig sogar in der großen Mehrzahl der Zellen bei Kaninchenembryonen, eigenartige Kernabschnürungen an den Megaloblasten, auf die ich 1918 hingewiesen habe, und die ein besonderes Interesse deshalb beanspruchen, weil wir hier aufs allerdeutlichste sichere Kernabschnürungen vor uns haben, die mit Giemsa sich blau und nicht rot färben. Es sind das kleine Häufchen von 3—6 beieinander liegenden Körnchen, die zuerst in der Nähe des Kernes liegen und später mehr an die Peripherie tendieren. Gewöhnlich sieht man in der gleichen Zelle mehrere derartige Häufchen in typischer Weise angeordnet.

Seit langem bekannt sind die sogenannten Howell-Jolly-Körper, kreisrunde, außerordentlich tief purpurgefärbte, in der Mitte der Zelle liegende Kernreste, die so klein wie ein grobes Granulum sein können, oft aber noch etwas größer sind, immerhin nicht mehr so groß, daß man den Eindruck eines Kernes gewinnt. Diese Gebilde sind die unmittelbaren Verkleinerungsformen der pyknotischen Kerne und liegen an der gleichen Stelle im Zentrum der Zelle.

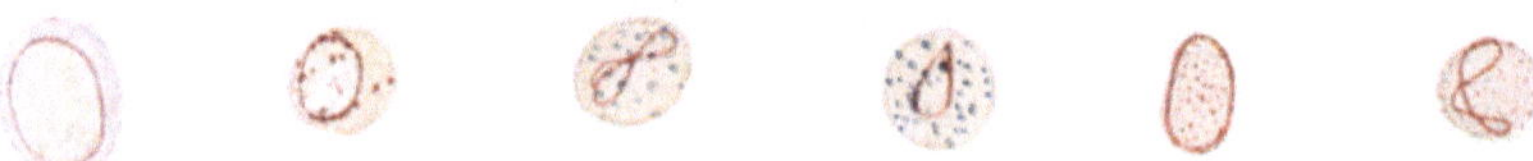

Abb. 8. Ringkörper, zum Teil mit roter azurophiler Granulation, zum Teil mit blauer basophiler Punktierung.

Sie sind durch viele Zwischenformen mit den aus der Pyknose hervorgehenden kleinsten Kernen verbunden und führen ihrerseits über zu den Chromatinstäubchen, die man fast immer nur noch als leuchtend rote Körnchen in der Peripherie des Erythrozyten sieht.

Ringkörper. Zu den interessantesten und eigenartigsten Befunden, die man in Blutpräparaten überhaupt machen kann, gehören die von Cabot zuerst gesehenen Ringkörper, die mitunter völlig kreisrund, wie etwa an Stelle einer Kernmembran eines Erythroblasten zur Beobachtung kommen, häufiger als ovale Gebilde oder als mehrfach verschlungene Schleifen in Form von 8 oder als mehrfache Schlingen. Sie färben sich am häufigsten leuchtend rot und bestehen sehr oft aus einer ganzen Kette von roten, aneinandergereihten Körnern, mitunter färben sie sich, wie schon Cabot gefunden hatte, auch blau oder es ist oft nicht möglich, an einzelnen Stellen das Blau und Rot der Ringkörper auseinanderzuhalten. Man kann sie aber ohne größere Schwierigkeit auch als negativ, ungefärbt, erkennen bei Giemsafärbungen, die nicht lange und intensiv genug durchgeführt sind, um eine sichere Färbung der Ringe zustande zu bringen.

Nach der fast allgemein vertretenen Auffassung handelt es sich hier um Kernwandreste und dafür spricht mir besonders auch der Umstand, daß die Kreise und Schlingen im Blute der perniziösen Anämie viel größer sind, und also dem weit größeren Kern in seiner Kernwand entsprechen als bei normozytischem Blute. Es muß sich dabei mit Sicherheit um eine pathologische Entkernung handeln; denn etwas irgendwie Ähnliches ist bei Embryonen niemals zu entdecken. Die Ringkörper können mitunter in großer Zahl im Blute gefunden werden, aber doch immer nur dann, wenn darin auch Erythroblasten kreisen. So sieht man dies bei den verschiedensten schweren Anämien, besonders bei Anaemia pseudoleucaemica infantum, bei schwerer Bleivergiftung, bei akuten Leukämien usw.

2. Azurophile Strichelung und Fleckung bei Giemsafärbung.

Bei der Anwesenheit von vielen Ringkörpern und allen Stadien von Kerntrümmern sah ich recht oft auch, und zwar häufig in den gleichen Zellen, kleine Protoplasmateile fein rot gefleckt oder gestrichelt (Giemsafärbung). Wenn man derartige Bilder, die z. B. bei schweren Bleianämien und bei perniziöser Anämie keineswegs selten sind, eingehend studiert und außerdem in den Präparaten keinerlei Niederschläge oder Artefakte sieht, so muß man unbedingt annehmen, daß hier an lokalisierter Stelle in der Zelle eine Auflösung von Kernsubstanz stattgefunden hat. Ähnliche Bilder fehlen vollständig im embryonalen Blut, so daß hier offenbar ein ebenfalls ausschließlich pathologischer und ungewöhnlicher Vorgang vorliegt.

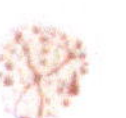
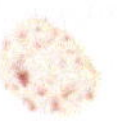
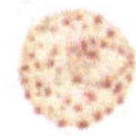

Abb. 9. Azurophile rote Granulation.

Polychromasie. Wie bereits hervorgehoben worden ist, versteht man seit langer Zeit unter diesem Begriff eine Eigenschaft, daß das sonst nur mit sauren Farbstoffen färbbare Protoplasma der roten Blutzellen auch gleichzeitig durch basische Farben tingiert werden kann, so daß dann meistens eine Mischung der Farbtöne zustande kommt. Einfacher und besser wäre für dieses Verhalten eigentlich der Ausdruck Basophilie, wie ihn auch Schridde gebraucht; doch dürfte es schwer sein, jetzt noch den so stark eingebürgerten Namen wieder zu verdrängen. Frühere Bezeichnungen lauteten polychromatophile Degeneration (Gabritschewsky) und anämische Degeneration (Ehrlich). Diese letzteren Namen sind aber heute wohl mit Recht ganz verlassen, weil es sich überzeugend herausgestellt hat, daß die Polychromasie keine Degeneration, sondern, im fließenden Blute wenigstens, der Ausdruck jugendlicher Zellen ist. Bei den stärksten Graden der Polychromasie sind bei Giemsafärbung zuweilen die roten Zellen direkt tiefblau gefärbt, so daß nicht Geübte die ungewohnten Gebilde gar nicht richtig deuten können. Bei geringeren Graden resultiert eine Mischfarbe von blau und rot und bei den schwächsten Graden verrät nur noch eine ganz leichte Farbenabweichung das Bestehen einer geringen Polychromasie.

Abb. 10. Polychromatische Erythrozyten. (Polychromatische Erythroblasten siehe Abb. 1, 3 und 5.)

Polychromatische Erythrozyten sind sehr häufige Erscheinungen. Normal finden sie sich im Knochenmark, entsprechend ihrer Bedeutung als jugendliche Zellen. Hier sind dann ganz besonders die Erythroblasten in allen Stadien der Polychromasie vorhanden. Im zirkulierenden Blut bei Tieren ist Polychromasie keineswegs selten und oft besonders bei ganz jungen Tieren recht reichlich vorhanden. Bei gesunden Menschen trifft man aber höchstens zur Zeit der Geburt und kurze Zeit nachher eine gewisse Zahl derartiger basophiler Elemente, bei Erwachsenen sonst nur überaus selten, so daß die Frage dann kaum entschieden werden kann, ob wirklich bereits ganz leichte, klinisch nicht erkennbare, krankhafte Verhältnisse mitspielen, oder ob das noch an der Grenze des Physiologischen steht. Zahlreich wird die Veränderung ferner getroffen bei

Anämien aller Art, bei vielen Infektionskrankheiten, auch ohne Anämie. Wir werden indessen bei der Besprechung biologischer Fragen sehen, daß selbst bei den allerschwersten Anämien polychromatische rote Blutkörperchen fehlen können.

Beim Aufbewahren von Blut außerhalb der Blutbahn kann man unter Umständen ziemlich bald tinktoriell gleich aussehende Gebilde sehen, so daß sie also, wenigstens färberisch gleich aussehend, auch unter degenerativen Verhältnissen entstehen könnten. Im zirkulierenden Blut dürfte es sich aber doch immer um jugendliche Formen handeln, weil gerade bei den schwersten Anämien und Intoxikationen die bisher vorhandenen polychromatischen Zellen völlig verschwinden, eine Erscheinung, die zweifellos als Insuffizienz des Knochenmarks bezeichnet werden muß insofern, als das Mark nicht mehr imstande ist, junge unreife Gebilde entstehen und in die Blutbahn absondern zu lassen.

Recht oft sehen die Ränder der so veränderten Zellen sehr unregelmäßig aus und zeigen keinerlei runde Kontur. Das wird uns nicht wundernehmen; denn jugendliche Elemente sind stets ganz besonders verletzbar, so daß wir deshalb noch keineswegs zu der Annahme einer Degeneration geleitet werden müssen.

Jedenfalls hat die Polychromasie entgegen der Ansicht von Weidenreich nichts mit einer Färbung der Zellmembran zu tun; denn gerade über der Delle, wo doch zwei Zellmembranen fast direkt übereinander liegen, ist die Polychromasie sehr gering, was bei der Annahme einer Membranveränderung nicht erklärt werden könnte und in den bei Anämien nicht seltenen Zellen mit ungleich verteiltem Hämoglobingehalt sieht man Polychromasie auch nur dort, wo Hämoglobin vorhanden ist. Besonders zeigt sich das an den Zellen der Chlorose. Im ultravioletten Licht löst sich die Polychromasie nach dem Urteil aller Forscher in eine Unmenge feinster Körnchen auf. Die Annahme, daß darin Kernabkömmlinge zu sehen wären, ist wohl sicher deshalb zurückzuweisen, weil schon die allerjüngsten Erythroblasten mit ganz tadellosen jugendlichen Kernen hochgradigste Polychromasie aufweisen. Es darf deshalb wohl bestimmt an eine vom Kern ganz unabhängige Protoplasma-Eigenschaft gedacht werden und es liegt sehr nahe, dabei an die Färbung einer Gerüstsubstanz im roten Blutkörperchen zu denken.

Gewöhnlich werden polychromatische Zellen von den meisten Autoren als hämoglobinarm erklärt. Diese Auffassung halte ich für irrig; denn es wäre sonst der hohe Färbewert des Embryonalblutes, besonders auch bei den so stark kleinzelligen hämolytischen Anämien ganz unverständlich.

Bei längerer Giemsafärbung in dünnen Präparaten sieht man nicht selten, aber nur bei schweren Anämien, eine gleichmäßige Rotfärbung der ganzen Zelle. Ich habe dies für eine eigenartige, wohl durch besondere physikalisch-chemische Verhältnisse bedingte Färbung einer Polychromasie erklärt, weil sie nur an ganz flachgedrückten Blutkörperchen und nur an den dünnsten Präparatstellen gesehen wird. Von anderer Seite (Ferrata und Viglioli) wird meiner Auffassung, daß es sich um Polychromasie handle, beigetreten, die Ursache aber in einer Kernauflösung gesehen, welcher Meinung ich niemals beitreten kann. Zweifellos handelt es sich dabei um eine ausschließlich pathologische Form von Polychromasie oder Basophilie, weil die Erscheinung gar nicht an den Zellen des normalen Knochenmarks und ebenso auch nicht im Embryonalblute gesehen wird. Dagegen finden sich dann in diesen Zellen häufig Ringkörper, Kernreste und rote Granula, also zum größeren Teil ebenfalls nur pathologisch auffindbare Veränderungen.

3. Basophile Punktierung der Erythrozyten.

Unter basophiler Punktierung der roten Blutzellen versteht man das Auftreten von intensiv basophilen, gröberen und feineren, rundlichen oder eckigen Körnchen und Stippchen, die ausschließlich im hämoglobinhaltigen Teil der Zellen sich zeigen und daher ebenfalls ganz sicher nicht als Färbung oder Fällung in der Erythrozytenmembran angesprochen werden können. Sie finden sich bald nur in geringer Zahl und sind dann gewöhnlich groß und grob, bald aber in größter Menge, so daß sie nicht gezählt werden können. Als Seltenheit sieht man die Körnchen bei schweren Anämien ringförmig um einen Normoblastenkern angeordnet oder gar völlig wie ein Ringkörper angeordnet und reihenförmig gestellt, häufiger dagegen kann man ein oder mehrere gröbere Körner unter einem Haufen von feineren antreffen oder es sind feine, stäbchenförmige, selten schleifenförmige Gebilde vorhanden.

Basophil punktierte Blutkörperchen kommen besonders häufig bei Anämien vor, aber gar nicht selten reichlich auch ohne Anämie. Dies zeigt sich schon unter physiologischen Verhältnissen, z. B. nach Genuß von Blutwurst, überhaupt nach innerer Aufnahme von Blut (Grawitz). Vereinzelte Exemplare trifft man bei anscheinend gesunden Menschen, immerhin nicht häufig. Bei Tieren kommen sie sehr häufig physiologisch vor, und über das massenhafte

Abb. 11. Verschiedene Formen basophiler Punktierung (siehe auch Abb. 8).

Vorkommen bei gesunden Tierembryonen ist oben schon nach den von mir erhobenen Befunden gesprochen worden, wie über das bisher nur vereinzelte Auffinden bei menschlichen Feten. Sie finden sich völlig unabhängig von der Schwere der Anämie und sind nicht durch die Anämie an sich bedingt, sondern durch Regenerationsvorgänge des Organismus bei den Anämien. Deshalb können sie mit zu den letzten Erscheinungen einer überwundenen Blutarmut gehören, wenn der Hb-Anstieg bis 100% und höher schon geführt hatte.

Praktisch hat die Veränderung eine besondere Bedeutung für die Diagnose der Bleivergiftung gewonnen, seitdem Behrendt, Borchardt und später namentlich Grawitz das oft massenhafte Auftreten bei dieser Intoxikation bekannt gegeben haben. Man ist aber zweifellos viel zu weit gegangen, wenn stets von einem massenhaften und konstanten Vorkommen bei Saturnismus gesprochen worden ist. Es gibt zahlreiche Fälle dieser Vergiftung bei Malern ohne jede basophile Punktierung und recht oft ist die Zahl der Zellen, die man entdecken kann, eine so überaus geringe, daß man mehr wie 10 Minuten bei größter Übung suchen muß, um auch nur ganz wenige Exemplare zu finden.

Unter diesen Umständen kann aber meines Erachtens von einem beweisenden Befunde für Bleivergiftung nicht mehr gesprochen werden, höchstens noch von einem Indizium. Sicher beweisend ist nur das Vorkommen großer, ja in ungeheurer Zahl und auch hier wieder erst, wenn eine nennenswerte Anämie nicht vorhanden ist. Wenn ich also durchaus den sehr hohen Wert dieser Blutveränderung für die Erkennung und Beurteilung des Saturnismus hervorhebe, so muß ich immerhin doch vor einer allzu schematischen und nach meinen ausgedehnten Erfahrungen ganz sicher irrigen Auffassung warnen, die dahin formuliert worden ist, es müßte jedesmal eine sehr große Zahl, ein massenhaftes Vorkommen eine Conditio sine qua non sein.

Für die Ableitung der basophilen Punktierung ergeben sich eine ganze Reihe von Möglichkeiten, ohne daß irgend ein Modus heute bereits als durchaus sichergestellt bezeichnet werden könnte. Anfänglich wurde der Ursprung aus dem Kern fast von allen Autoren vertreten; später führten besonders chemisch-tinktorielle Gründe mehr zu der Auffassung einer Protoplasmaabstammung. Trotz einer sehr eingehenden Kritik dieser Frage (ich verweise ganz besonders auf die Ausführungen in meinem Lehrbuch) ist ein sicherer Entscheid heute noch gar nicht möglich, weil die Sache viel zu kompliziert liegt und verschiedene Möglichkeiten sich eröffnen.

Für gar nicht unwahrscheinlich halte ich eine Ableitung aus dem eigenartigen basophil punktierten Protoplasma, das alle Zellen in Mitose aufweisen. Zwar ist die Farbe nicht völlig übereinstimmend, aber doch würde eine nur ganz geringe Änderung, die z. B. unter pathologischen Verhältnissen eintreten könnte, zur völligen Gleichheit führen können. Manche andere Erfahrungen führen aber wieder mehr zur Ableitung aus dem Kern und in dieser Frage ist der Befund von Kernabsprengungen bei Megaloblasten ein sicherer Beweis, daß zweifellose Kernabkömmlinge später tinktoriell sich anders als die Kerne selbst verhalten können und nur noch blaue Färbung bei Giemsa annehmen.

Die wichtigste Frage indessen betrifft das große Streitobjekt der letzten Jahre, ob man in der Veränderung eine reine Degeneration, z. B. durch Gifte erzeugt, zu sehen habe, oder ob es sich zwar um embryonale und pathologische, aber im wesentlichen doch mit der Regeneration verbundene Vorgänge handelt.

Ich habe in dieser Frage mit der Zeit ein außerordentlich großes Tatsachenmaterial angesammelt und mit größter Entschiedenheit die regenerative Bedeutung der basophilen Punktierung vertreten, und diese Auffassung ist heute die allgemein gültige geworden, nachdem sie z. B. vor 1904 nur noch von ganz wenigen Autoren geteilt worden war.

Es sind im wesentlichen biologische Gesichtspunkte, die den entscheidenden Ausschlag gegeben haben, vor allem das massenhafte Vorkommen der basophilen Granulation bei gesunden Embryonen, dann das Verschwinden der Punktierung bei den schwersten Anämien wegen Knochenmarksinsuffizienz, selbst wenn die Zelle vorher reichlich vertreten war, endlich das ausnahmslose Verschwinden vor dem Intoxikationstode, z. B. bei experimenteller Bleivergiftung (Sabrazès, Lutoslawski, Naegeli), das Verschwinden selbst vor dem Tode an Saturnismus (Stadler) und vor allem das Fehlen jeder basophilen Punktierung bei den Fällen von aplastischer Anämie, worauf ich ganz besonders hinweisen möchte. Bei diesen Anämien fehlen alle Regenerationszeichen. Man findet weder Erythroblasten, noch Polychromasie und punktierte basophile Zellen, ebenso vermißt man alle Ringkörper und Reste von Kernen. Bei allen regenerativen Zuständen bildet aber das reichliche Auftreten der Punktierung eine ganz gewöhnliche Erfahrung. Wir werden bei der Besprechung biologischer Probleme noch eingehender auf diese Frage eingehen, müssen aber den Satz heute als zweifellos erwiesen ansehen: Basophil punktierte rote Blutzellen sind Gebilde einer an sich zwar pathologischen (oder embryonalen) Veränderung, jedoch kommen sie nur bei Regenerationsphänomenen vor und sind daher als eine pathologische oder embryonale Reaktion des Knochenmarks und als klinische Zeichen einer pathologischen Regeneration aufzufassen. Von einem ausschließlichen Vorkommen unter dem Einfluß von Giften kann natürlich überhaupt nicht mehr gesprochen werden, seitdem das massenhafte Vorkommen im embryonalen Blut und das noch häufigere in den embryonalen Blutbildungsstätten durch mich nachgewiesen werden konnte und anderseits bei den allerschwersten tödlichen Vergiftungen, z. B. gerade durch Blei, trotzdem jede Spur der Punktierung im Blute vermißt wird.

Bei schweren Anämien findet man gelegentlich, und dann meist nicht selten, auch eine bei Giemsa rote basophile Punktierung, bei der nun die Ableitung aus Kernresten oder Kernwandresten (Ringkörpern) keinerlei Schwierigkeiten in chemisch - tinktorieller Beziehung bieten. Beim Embryo ist diese Veränderung niemals zu sehen; sie muß deshalb gleichfalls als eine ausschließlich pathologische angesprochen werden. Da sie sich überaus häufig in Zellen mit roter (azurophiler) Polychromasie, neben Kernen und Kernresten, und besonders auch neben Ringkörpern findet, so spricht schon ihr Vorkommen mit all diesen Gebilden für ihre regenerative Bedeutung. Morphologisch ergeben sich gegenüber der gewöhnlichen blauen Punktierung keinerlei Unterschiede.

4. Größen- und Formveränderungen der Erythrozyten.

Unter **Anisozytose** versteht man eine unter krankhaften Verhältnissen vorkommende ausgeprägte Größendifferenz unter den roten Blutzellen; dabei können folgende Fälle vorliegen:

1. Aniso-Megalozytose: Es finden sich im Blut neben normal großen und neben kleinen Zellen ganz ausgesprochen große mit einem Durchmesser von 12—15 und mehr μ, und gleichzeitig sind diese Zellen sehr reichlich mit Hämoglobin gefüllt, zeigen daher aufs deutlichste den Zustand der sogenannten Hyperchromasie (Pappenheim). Diese Megalozyten erscheinen auch im ungefärbten Präparat und in der Kammer bei der Zählung deutlich voluminöser und fallen in den Ausstrichpräparaten besonders auch durch ihre ganz besonders ausgesprochene azidophile Färbung auf, das heißt, sie sind bei den üblichen Färbungen intensiv rot gefärbt. Wir haben bereits auf das im embryonalen Leben vorhandene Vorkommen einer Megalozytose hingewiesen. Die Zellen finden sich unter pathologischen Umständen ganz ausgesprochen bei perniziösen Anämien, freilich in sehr verschiedener Zahl, und ganz besonders häufig bei den Remissionen der Krankheit, sofern wenigstens die Remission noch nicht eine allzu weitgehende ist. Es werden auch viele dieser oft länger anhaltenden Besserungen ausschließlich durch Megalozytenbildung (Brösamlen) erreicht. Außerdem findet man den Megalozyten entsprechende Formen noch bei schweren Kinderanämien, auch sonst ab und zu, doch mehr vereinzelt, und nie das Gesamtbild beherrschend, bei den verschiedensten Anämien, wobei immerhin zu bemerken ist, daß sehr viele und hochgradige Formen von Blutarmut jede Spur von Megalozyten vermissen lassen.

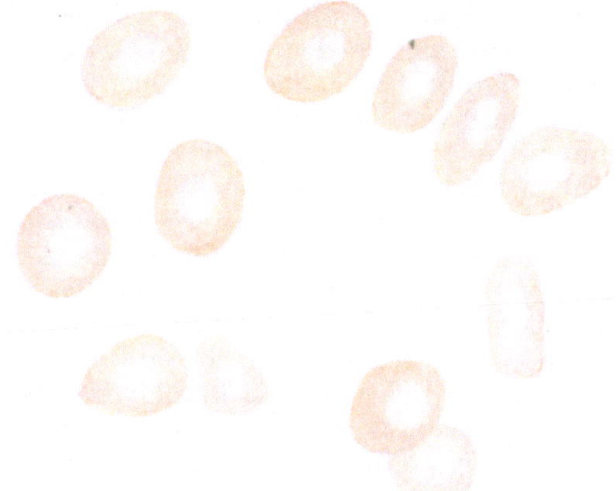

Abb. 12. Megaloyztose (gut gefärbte große Erythrozyten der ersten Generation der Blutzellbildung).

Die Entstehung dieser Zellen ist stets auf das Knochenmark, und zwar auf eine abnorme regenerative Tätigkeit zurückzuführen. Von einem Ursprung im peripherischen Blut kann durchaus keine Rede sein, speziell ist an Quellung nicht zu denken, da alle physikalischen Verhältnisse dagegen sprechen und ebenso wenig kann man, wie Pappenheim angenommen hatte, eine Entstehung durch eine Hämoglobindegeneration im peripherischen Blute zugeben, die etwa einer Methämoglobinbildung ähnlich wäre. Die Gegengründe möchte ich später bei Erörterung der biologischen Erscheinungen auseinandersetzen.

Die Feststellung einer Megalozytose in dem obigen, meiner Ansicht nach allein richtigen Sinne, hat eine fundamentale Bedeutung für die Diagnose der perniziösen Anämie und stellt das zweifellos wichtigste und hämatologisch sofort auffällige Moment für die Erkennung der Krankheit dar.

Es gibt auch blasse, hämoglobinarme Megalozyten (Naegeli), so bei perniziöser Anämie nach Milzexstirpation. Es verliert der Körper nach Milzentfernung die Fähigkeit, das Eisen zurückzuhalten und für den Hb-Aufbau zu verwenden (Asher). So wird die Hb-Armut der Zellen verständlich. Von großem biologischen Interesse ist dann die Tatsache, daß die Bildung großer Zellen offenbar das Wichtigste bei der perniziösen Anämie darstellt und nicht die starke Hb-Füllung. Es belegt diese Tatsache den von vornherein verschiedenen Bau des Stromas bei Megalozyten.

2. Aniso-Makrozytose. Bei diesen bei den verschiedenen Anämien häufig vorkommenden Zuständen findet man gewöhnlich neben zahlreichen, normal großen und oft ebenfalls häufigen kleinen roten Blutzellen eine gewisse, meist nicht allzu bedeutende Zahl zwar auch großer Elemente, die aber doch in der Größe fast immer erheblich gegenüber den ausgesprochenen Megalozyten zurückbleiben und wohl nur ausnahmsweise 12 μ überschreiten. Sie unterscheiden sich vor allem dadurch, daß das Protoplasma entweder noch sehr deutlich polychromatisch ist, und dann handelt es sich um junge, noch nicht reife Zellen (gar nicht selten dann gleichzeitig mit Kernresten), oder um große blasse Zellen mit ganz abnorm starker Delle, so z. B. besonders bei Chlorose. Im letzteren Falle liegen wohl zweifellos Quellungen vor, die wohl zumeist im peripherischen Blute entstehen, bei denen aber doch wohl eine schon angeborene, im Knochenmark bereits bestandene Minderwertigkeit anzunehmen ist, wodurch sich dann die krankhafte Funktion der Blutbildungsstätte verrät.

Die Scheidung zwischen echten Megalozyten und Makrozyten erbringt die Vitalfärbung. Bei dieser Methode nehmen die jungen, nicht ausgereiften Zellen, und das sind die Makrozyten, eine vitale Granulierung an, die Megalozyten als ausgereifte Zellen aber nicht. Im Einzelfalle kann diese Trennung von der größten diagnostischen und prognostischen Bedeutung sein. Heute möchte ich als sicher hinstellen, daß wirkliche Megalozyten postembryonal nur bei perniziöser Anämie vorkommen; es wird aber nicht an jeder einzelnen Zelle die Trennung jedesmal gelingen. Das erscheint keineswegs wunderbar, wenn man die geringen Kriterien berücksichtigt, die wir heute zur Scheidung der beiden Zellen heranziehen können, Trotzdem dürfen wir klar gezeichnete prinzipielle Unterschiede nicht leichthin gering bewerten oder aufgeben, auch wenn wir aus äußeren und erklärlichen Gründen uns nicht jedesmal sicher auskennen sollten.

3. Aniso-Mikrozytose. Es wiegen kleine Zellen vor, die erheblich unter den gewöhnlichen Durchschnitt herabgehen. Dabei handelt es sich entweder um abnorm kleine Bildungen bereits im Knochenmark, besonders bei überstürzter Zelltätigkeit, oder vielfach auch um Abschnürungsprozesse in der Blutbahn durch ein anisotonisches Serum; an Jugendformen, an die man früher gedacht hat, ist ganz gewiß nicht zu denken. Je nach der Entstehung können dabei kleine, aber normal gefärbte, oder dann kleine und sehr hämoglobinarme Formen vorkommen. Bei den meisten Anämien sind Mikrozyten häufig.

Von besonders diagnostischer Bedeutung sind sie aber für die Annahme einer konstitutionellen hämolytischen Anämie, aber auch nur dann, wenn durch die Methoden der Volumenbestimmung der einzelnen Zelle ein über die Norm hinausgehendes Zellvolumen bewiesen wird.

Man muß aber heute auch bei den Mikrozyten trennen und die Gruppe der Mikrozyten beim hämolytischen Ikterus als eine hochgradige spezifische und eigenartige Art der Mikrozyten absondern. Hier ist wiederum der Zell- und Stromabau ein etwas ganz eigenartiger, kugeliger Bau, wie die Volumenbestimmung beweist. Dieser abnorme Zellbau ist prinzipiell bedeutungsvoller als die verminderte osmotische Resistenz.

Unter **Poikilozytose** versteht man die Unregelmäßigkeit der äußeren Gestalt bei den roten Blutzellen, so daß diese Keulen-, Birnen-, Ambos- und andere Formen annehmen, häufig auch ausläuferartige Fortsätze ausstrecken, die im Nativpräparate oft stundenlang Pendelbewegungen ausführen.

Sehr gewöhnlich verbindet sich die Poikilozytose mit Anisozytose und dabei ganz vorwiegend mit der Mikrozytose. Als Ursache gilt, wie bei dieser, ein Abschnürungsprozeß an den roten Blutzellen in der Strombahn unter dem Einfluß von verändertem, nicht isotonischem Serum.

Poikilozytose ist eine sehr häufige und gerade deshalb eine diagnostisch wenig bedeutende Erscheinung. Man kann mit um so größerer Wahrscheinlichkeit auf sie zählen, je hochgradiger die Anämie ist. Speziell bei der Chlorose kommt sie stark ausgesprochen vor. Nur ausnahmsweise kann man sehr hochgradige Anämien sehen, bei denen doch jede Poikilo-Mikrozytose fehlt. Diese Fälle legen den Gedanken nahe, daß es wohl nicht allein auf die Anämie und die dabei veränderten Serumverhältnisse zur Entstehung der Poikilozytose ankommt, sondern sicherlich auch auf die primäre Gestaltung und Bildung der Zellen an der Blutbildungsstätte, im Knochenmark, indem schlecht entwickelte und mangelhaft gebaute Elemente zweifellos der Serumanisotonie keinen Widerstand bieten. Bei schwer pathologischen Affektionen, die auch das Knochenmark stark in Mitleidenschaft ziehen, kann man daher selbst bei 5 bis 6 Millionen roten Zellen in der Raumeinheit noch Poikilozytose antreffen, z. B. bei hochgradig gebesserten Leukämien unter Röntgenbehandlung.

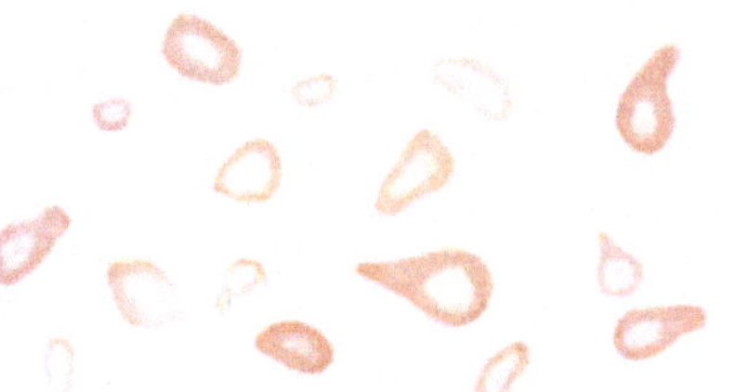
Abb. 13. Mikrozytose und Poikiloyztose.

Die **Anisochromie** bezeichnet jene Erscheinungen, die wir an den roten Blutkörperchen unter krankhaften Verhältnissen recht oft finden, daß die Färbung der verschiedenen Zellen verschieden intensiv ausfällt. Da nun die Färbung ausschließlich vom Hämoglobingehalt abhängt, so weichen anisochrome Blutzellen durch ihre Hämoglobinausstattung voneinander ab. Es ist bereits früher der gewöhnlich abnorm stark mit Hämoglobin versehenen Megalozyten gedacht worden, desgleichen der durch Quellung blaß aussehenden Zellen. Aber auch, ohne daß gleichzeitig große Unterschiede in Betracht kommen, sind die Erythrozyten bei vielen Krankheiten und hauptsächlich wiederum bei den Anämien und Knochenmarksaffektionen aller Art anisochrom. Da auch die Anisochromie durch verschiedene Faktoren genetisch bedingt sein kann, Quellung bei Plasmaimbibition und primär schlechte Zellbildung im Knochenmark, so hat sie an sich allein keinen nennenswerten diagnostischen Wert.

Bei der Anwesenheit einer großen Zahl von abnorm gut gefärbten Zellen muß der Färbewert des einzelnen roten Blutkörperchens, gewöhnlich Färbeindex genannt, hoch ausfallen, und natürlich dann ganz besonders hoch, wenn gleichzeitig die Zellen auch ungewöhnlich hämoglobinreiche Megalozyten sind, wie bei perniziöser Anämie. Umgekehrt erniedrigt eine Anisochromie mit dominierend schwach gefärbten, hämoglobinarmen Zellen den Färbeindex außerordentlich.

Die Erkrankungen mit ausgesprochener Megalozytose müssen daher mit starker Erhöhung des Färbewertes einhergehen und das ist denn auch bei der perniziösen Anämie in ganz ausgesprochenem Grade der Fall. Einzig wenn bei dieser Krankheit neben reichlichen Megalozyten durch abnorme Plasmaeinflüsse oder andere Störungen auch ungewöhnlich viele Mikrozyten ent-

Abb. 14. Blasse Erythrozyten (Chlorose). Abb. 15. Normal gefärbte Erythrozyten.

stehen — das ist aber selten —, dann wird durch diese Vermehrung der Zellenzahl der an sich sonst hohe Färbeindex stark herabgedrückt und kann dann bis etwas unter 1,0 herabsinken. Nach meinen Erfahrungen ist das die einzige und zudem seltene Ausnahme, daß der Färbewert bei dieser Krankheit unter den normalen Wert herabgeht; freilich ist dabei als selbstverständlich voraus-

Abb. 16. Normozyten (Zellen von normaler Größe).

gesetzt, daß die Hämoglobinbestimmung wie die Erythrozytenzählung ganz besonders genau und zuverlässig durchgeführt worden sind. Es muß also der Eindruck, den die Färbung der einzelnen roten Blutzellen im mikroskopischen Bilde erweckt, in voller Übereinstimmung mit dem Färbewert, der aus den Hämoglobin- und Erythrozytenzahlen hervorgeht, sich befinden. Wäre es einmal gegen Erwarten nicht der Fall, so dürfte irgendwo bei den ermittelten Zahlen ein Fehler sein.

Bei manchen Anämien trifft man nicht selten auch rote Blutzellen, deren Hämoglobin im Innern ganz unregelmäßig verteilt ist, so daß helle Lücken und Striche entstehen, oder das Hämoglobin hat sich nur am Rande und in der mittleren Zone angesammelt, wobei dann die inneren und äußeren

Hämoglobinzonen durch einen breiten Streifen mitunter in Verbindung stehen. Es bleibt daher ein großer halbmondförmiger Anteil des Protoplasmas vollständig hell. Ich habe bereits früher darauf hingewiesen, daß in dieser hellen Partie dann auch niemals Polychromasie oder basophile Punktierung gesehen werden kann, auch dann nicht, wenn diese Zustände in den hämoglobinhaltigen Teilen sehr ausgeprägt vorhanden sind. Derartige Zellen sind bei Chlorose z. B. gar nicht selten. Sie sind meist etwas vergrößert, also Makrozyten, und sind sicherlich unter dem Einfluß von Quellung und Plasmaimbibition entstanden.

Als hämoglobinämische Degeneration hat Ehrlich jene Veränderung bezeichnet, bei der im Zentrum des Blutkörperchens sich fast alles Hämoglobin angesammelt hat, so daß ein rötlicher, hämoglobinämischer Innenkörper entsteht, ein Innenkörper, der natürlich mit den anderen, früher erwähnten, in ihrer Existenz äußerst problematischen Innenkörpern nichts zu tun hat.

Die von Ehrlich zuerst gesehene Veränderung trifft man nur in seltenen Fällen bei eigentlichen Blutgiften und ist ganz besonders für die Nitrobenzolvergiftung charakteristisch.

Ein hoher Färbeindex ist stets vollständig unabhängig von Momenten, die in der Zirkulation erst zur Einwirkung kommen, und gibt uns daher sofort einen tiefen Einblick in die Funktionsverhältnisse des Knochenmarks. Auch bei niedrigem Färbeindex dürfte in der weitaus größten Mehrzahl der Fälle eine Knochenmarksläsion und damit eine insuffiziente Ausbildung der Zelle vorliegen, weil die Abschnürung durch isotonisches Serum doch nur ganz ausnahmsweise eine beträchtliche Rolle spielt, und die reine Plasmaimbibition an dem Verhältnis von Hämoglobinwert zur Zellenzahl nichts ändern kann.

Die Berechnung des Färbeindex hat daher eine besondere Bedeutung, speziell auch in diagnostischer Beziehung.

Veränderungen der roten Blutzellen bei Vitalfärbungen. Bei Vitalfärbung liegen zwar größtenteils Artefakte vor; doch können auch diese, wenn sie mit einer gewissen Konstanz auftreten, eine Bedeutung beanspruchen, indem sie doch auf Veränderungen in der Erythrozytenstruktur hinweisen.

Bei Vitalfärbung an den roten Blutzellen trifft man eigenartige Netzwerke und Körnchen, die bei der gewöhnlich mit Methylenblau vorgenommenen Vitalfärbung erhebliche Ähnlichkeit mit der früher besprochenen basophilen Punktierung annehmen; doch handelt es sich um etwas durchaus Verschiedenes, worüber wohl heute alle Autoren völlig einig sind. Denn es gibt gar nicht selten Fälle, in denen im fixierten und gefärbten Präparat jede Spur einer basophilen Granulierung vermißt wird, während die Vitalfärbung doch recht bedeutende Zahlen von vital-granulären Zellen ergibt.

Die Bedeutung dieser nur in Vitalfärbung nachweisbaren Veränderungen ist sichergestellt. Es handelt sich ausnahmslos um jugendliche Zellen, die z. B. beim Embryo in großer Zahl vorkommen und auch bei Neugeborenen noch häufig angetroffen werden (11% Hertz). Neugeborene Tiere haben bei nur wenigen Polychromatischen bis zu 30—40% vital-granuläre Zellen. Dadurch ist auch die Verschiedenheit dieser Erscheinungen von der Polychromasie nachgewiesen.

In besonderer Häufigkeit trifft man die vital granulären Erythrozyten bei der hämolytischen Anämie, dort freilich neben großen Massen von polychromatischen Zellen, aber meist ohne basophil Punktierte. Der Nachweis gehört daher zur Diagnose dieser hämolytischen Anämie als ein wertvoller Anhaltspunkt. Bewiesen wird aber im Grunde genommen nur, daß andauernd sehr viele, ja ungewöhnlich viele jugendliche Zellen bei dieser Anämie in die

Blutbahn hineingeworfen werden. Dieses ausgezeichnete Erhaltenbleiben einer kräftigen Regeneration trotz starker Erythrozytenzerstörung ist aber in der Tat ein Befund von erheblicher Bedeutung, der die konstitutionelle hämolytische Anämie auszeichnet.

B. Die weißen Blutkörperchen.

Die weißen Blutkörperchen des menschlichen Blutes treten in einer Reihe von Arten auf, deren Morphologie durchaus verschieden ist und deren Abstammung auf zwei leukozytenbildende Gewebssysteme, myeloisches und lymphatisches Gewebe zurückgeführt werden muß (dualistische Lehre von Ehrlich). Auch die Aufgaben und Funktionen der verschiedenen Arten sind vollständig verschieden, ebenso ihr Verhalten unter pathologischen Verhältnissen. Durch alle diese Verhältnisse rechtfertigt sich eine recht scharfe Trennung, die für

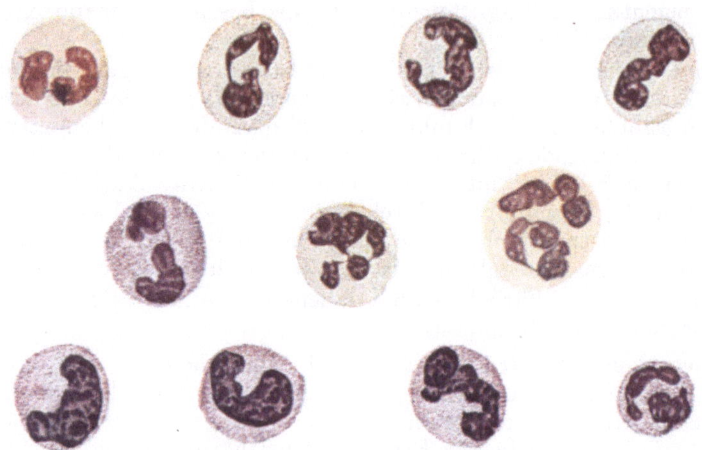

Abb. 17. Neutrophil granulierte Zellen in verschiedener Segmentierung der Kerne. Zellen 6 und 7 übersegmentiert bei perniziöser Anämie; Zellen 8—11 schlecht segmentiert, Kern verklumpt, toxische grobe Granulation (Infektionskrankheiten).

einzelne Formen freilich nur in guten Ausstrichpräparaten und mit guten Färbemethoden mit jeder Sicherheit durchgeführt werden kann, hier aber dann stets und mit Leichtigkeit gelingt.

1. Die neutrophilen polymorphkernigen Leukozyten.

Diese im normalen Blut stark vorherrschende und darin zu ca. 65—70 % vorkommende Zellart ist etwas größer als die roten Blutzellen und erreicht einen Durchmesser von 9—12 μ. Diese Zellart ist vor allem sofort durch die eigenartige Kernform erkennbar, indem ein schlank ausgezogener, gewöhnlich an mehreren Stellen zusammengeschnürter oder durch dünne Verbindungsbrücken (Kernfäden) zusammenhängender Kern vorliegt, der sich mit Kernfarben stark färbt, dabei aber deutlich eine Felderung aus dunkel gefärbtem Basichromatin und farblosen Oxychromatinlücken unterscheiden läßt. Bei plastischer Betrachtung sitzt das Basichromatin wie ein Korbwerk besonders an der Peripherie, ohne das Zentrum indessen freizulassen. So entsteht die höchst charakteristische Felderung der Kerne.

Die Kernform ist unerschöpflich in ihrer Polymorphie; gewöhnlich kann man normalerweise 3—5 mehr oder weniger stark getrennte Abschnitte unterscheiden. Bei relativ jugendlichen Zellen mit noch geringerer Trennung von Basi- und Oxychromatin ist die Teilung geringer und sind die einzelnen Abschnitte nicht durch Kernfäden auseinandergezogen, auch sind dann die Kernabschnitte breiter als gewöhnlich. Von diesen schwach gelappten, auch nach allen übrigen Kriterien zweifellos jugendlichen Zellen führt eine ununterbrochene Kette zu der Stammzelle der Art, zu den Myelozyten; doch ist diese Reihe nur unter krankhaften Verhältnissen im Blute zu treffen.

Das Protoplasma der neutrophilen Zellen ist oxyphil oder zeigt nur spurweise eine Andeutung von leichtester Basophilie, stärker noch an den jugendlicheren Exemplaren. Erfüllt ist der Zelleib von einer außerordentlich großen, unzählbaren Zahl von feinen neutrophilen Körnchen. Ungefärbt bietet die Granulation keinen Glanz, ist aber ganz gut erkennbar und ungefähr stets in gleicher Größe der Körnchen vertreten.

Bei jugendlichen Zellen tritt in der neutrophilen Granulation öfters noch eine Spur basophiler Reaktion zutage. Am deutlichsten pflegt dies bei der Jenner-Färbung der Fall zu sein, wo man an einzelnen Körnchen direkt blaue Färbung erhalten kann. Bei reiner Giemsafärbung gelingt es unter normalen Verhältnissen nur schwer, die ungemein reichliche Granulation der Zellen zum

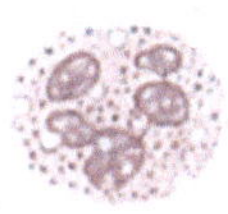
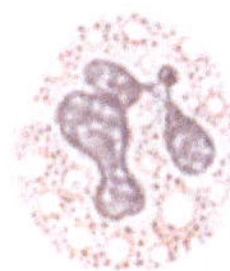
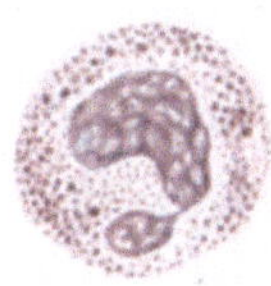
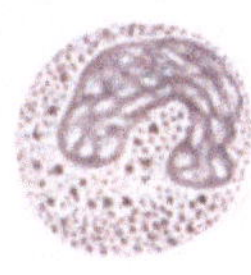
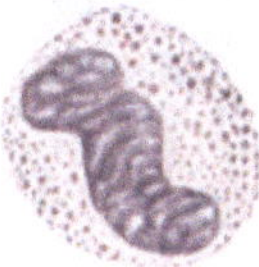

Abb. 18. Schwer toxisch veränderte Neutrophile.

Vorschein zu bringen und sind nur hier und da Körnchen ganz schwach gefärbt; dagegen ist es nun der Vorzug der kombinierten Jenner-Giemsa-Färbung nach Pappenheim, daß die Granulation sehr viel deutlicher zum Ausdruck kommt. Dagegen gelingt beim Auftreten von vielen jugendlichen Zellen, z. B. bei Leukozytose, auch die Darstellung einer großen Körnchenzahl mit reiner Giemsa-Färbung sehr leicht und zweifellos deshalb, weil jetzt eine kleine Spur von Basophilie der Granula als Zeichen einer gewissen Unreife die Färbung erleichtert. In zweifelhaften Fällen müßte die Triazidfärbung von Ehrlich, die ebenfalls eine Unmenge Granula in jeder normalen Zelle zur Darstellung bringt, herangezogen werden. Die neutrophilen Zellen entstammen normalerweise ausschließlich dem Knochenmark, weil nur dieses ihre Vorstufen, die Myelozyten enthält.

Die neutrophilen Leukozyten enthalten proteolytische Fermente und bedingen daher die Autolyse, z. B. der Pneumonie. Sie enthalten auch oxydierende Fermente und geben daher intensive Indophenolblausynthese, bläuen bei großer Zahl im Blute die Guajaktinktur. Viele vitale Eigenschaften werden bei der Besprechung der Biologie erörtert werden.

Die Zahl der Neutrophilen beträgt normal ca. $65^0/_0$, oder in absoluten Werten etwa 4500 auf den Kubikmillimeter. Unter pathologischen Verhältnissen treten enorme Schwankungen auf.

2. Die eosinophilen Leukozyten.

Diese schon den älteren Autoren bekannten Zellen unterscheiden sich schon ungefärbt, und hier eigentlich am leichtesten, von der vorigen Zellart durch das Vorhandensein einer groben Granulation, die einen gelblichen, fettähnlichen Glanz zeigt, so daß die Zellen früher für Fettkörnchenkugeln gehalten worden sind.

Die eosinophilen Leukozyten sind durchwegs etwas größer als die neutrophilen, der Kern zeigt ganz andere Gestaltungstendenzen. Er ist vor allem viel plumper und weniger gelappt, gewöhnlich nur zweilappig, mitunter zeigt er aber auch mehrere getrennte gröbere Lappen. Auch bei stärkerer Kernpolymorphie entstehen niemals jene schlank ausgezogenen Stäbe wie bei der vorigen Zellart, dagegen sind häufig die zwei Hauptstücke des Kerns durch einen feinen und recht lang ausgezogenen Kernfaden verbunden.

Der Kern verhält sich bei allen Färbungen gegenüber Kernfarben als weniger intensiv färbbar; er ist mithin stets deutlich blasser im Vergleich zu den Kernen der Neutrophilen. Dabei zeigt er prinzipiell die gleiche Struktur, ein Netz- oder Wabenwerk aus Basichromatin und Oxychromatinlücken.

Vom Protoplasma ist gewöhnlich nichts zu sehen, so sehr ist es von der groben Granulation ausgefüllt. Diese hat eine ganz ausgesprochen konstante Farbenaffinität zu sauren Farbstoffen. Jedenfalls ist es ganz extrem selten

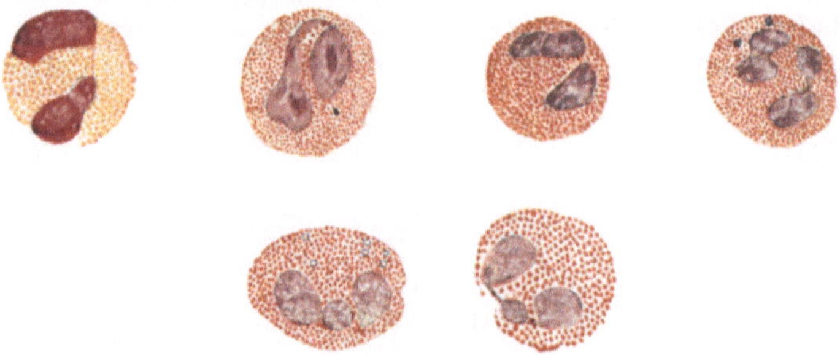

Abb. 19. Eosinophil granulierte Zellen.

(Trichinosis, Leukämie!), daß einzelne Granula Blaufärbung aufweisen als Jugendbasophilie. Dagegen sieht man in den meisten Zellen einige rundlich-zackige Einschlußkörper von verschiedener Größe, die sich nicht färben, daher je nach der Beleuchtung bald hell aufglänzen, bald schwarz aussehen. Es ist dabei ganz unklar, was vorliegt; auch war dieser Befund in der Literatur außer in meinem Lehrbuch fast nie erwähnt, obwohl die Erscheinung außerordentlich häufig, oft in fast allen eosinophilen Zellen zu erheben ist. Später hat dann Liebreich diese Erscheinung besonders beschrieben und die Körnchen als α'-Granula bezeichnet.

Die Granula sind zweifellos Eiweißkörper und haben mit Fett nicht das geringste zu tun. Sie geben auch starke Oxydasenreaktion und Indophenolblausynthese. Sie enthalten reichlich Eisen, entbehren aber nach Petry der Hämatingruppe und deshalb wird in neuerer Zeit jede Beziehung zu Hämoglobin von den angesehensten Autoren mit aller Bestimmtheit abgelehnt.

Das Protoplasma der Zellen verrät bei besonders darauf gerichteter Untersuchung, z. B. bei einer Methylenblaufärbung, fast immer einen ganz leichten Grad von Basophilie, der bei Leukozytosen, also beim Auftreten von reichlichen Jugendformen, stärker ausgebildet zu sein pflegt und dann viel leichter zu sehen ist. Diese kleine Anomalie gegenüber der Norm erlaubt es, eine lange bestehende Eosinophilie anzunehmen, da offenkundig in dem reichlichen Auftreten von Eosinophilen mit bei Giemsa so deutlich blassen und nicht völlig mit Körnchen ausgefüllten Protoplasma eine gewisse Insuffizienz der Zellbildung vorliegt, wie sie eben durch die länger dauernde starke Inanspruchnahme der Bildungsorgane entstehen muß.

Die normale Zahl der Eosinophilen beträgt 2—4%, oder absolut ca. 100 bis 200 im Kubikmillimeter. Unter zahlreichen Verhältnissen zeigen sie starke Vermehrung oder auch weitgehendste Verminderung. Die Abstammung der eosinophilen Zellen aus eosinophilen Myelozyten des Knochenmarks ist völlig sichergestellt und leicht durch eine große Zahl zweifelloser Zwischenformen zu beweisen. Von zahlreichen Autoren wird auch eine histiogene Genese aus Lymphozyten angenommen, obwohl gerade in der neueren Zeit wieder sehr viele angesehene Autoren aus gewichtigen Gründen diesen Bildungsmodus aufs allerbestimmteste ablehnen.

Bei der Ansammlung im Gewebe findet man freilich oft große Mengen von Eosinophilen; dagegen hat dabei im Gegensatz zum Knochenmarke noch niemand Mitosen gesehen. Das Vorhandensein von einkernigen, als Myelozyten gedeuteten Formen ist dabei durchaus zweifelhaft, weil die Kernstruktur dieser Zellen nicht eine zarte jugendliche, sondern eine grobe ältere ist, und weil die einkernigen Zellen vielfach nur scheinbar einkernig sind und wie der kleine, schon stark in Basi- und Oxychromatin getrennte Kern verrät, durch Schnitteffekte zustande kommen. Außerdem führen in Gewebsschnitten mancher Organe von Makrophagen aufgenommene azidophile Körnchen leicht zu Täuschungen, indem durch Phagozytose ganz ähnliche, aber doch durchaus genetisch völlig verschiedene Bildungen als scheinbar einkernige eosinophile Zellen entstehen können. Am überzeugendsten spricht aber nach meinem Dafürhalten gegen eine Entstehung aus Lymphozyten die Tatsache, daß unter gar keinen Umständen jemals im peripherischen Blute Zwischenformen zwischen Lymphozyten und Eosinophilen gesehen worden sind, oder daß auch nur jemand behauptet hätte, derartige intermediäre Gebilde zu sehen. Da sonst Zwischenformen unter krankhaften Verhältnissen in der peripherischen Blutbahn sehr leicht auftreten, wie besonders an den neutrophilen Zellen mit großer Deutlichkeit gezeigt werden kann, so scheint eine derartige histogene Entstehung als durchaus unsicher und unbewiesen, zumal nur Übergangsbilder an Schnittpräparaten als Beweismaterial herangezogen werden und es überhaupt zum mindesten als recht unwahrscheinlich erscheinen muß, daß ein zweiter, durchaus verschiedener Bildungsmodus im Gewebe vorkäme, zumal wir für neutrophile Zellen ebenfalls nichts Ähnliches kennen.

Daß die eosinophilen Granula beträchtlich endogene Protoplasmabildungen darstellen, geht mit überzeugender Sicherheit daraus hervor, daß diese eosinophilen Granula bei jedem Tier wieder andere Form und Gestalt zeigen (Stäubli), und daß auf Blutinjektion heterogenen Blutes beim Versuchstier immer nur Eosinophile mit den Zelleigentümlichkeiten der betreffenden Tierspezies zum Vorschein kommen.

In letzter Zeit hat Liebreich behauptet, daß eosinophile Zellen im Blute künstlich gemacht werden können, und daß sie im Zusammenhang mit der Fibrinbildung stehen. Tatsächlich kann man schon bei langsamer Gerinnung, wie beim hämophilen Blute, auffällig große Mengen eosinophiler Zellen zu Gesicht bekommen, wenn man die oberste Gerinnungsschicht abhebt.

Liebreich meint, durch die „künstliche" Erzeugung eosinophiler Zellen die ganze Blutmorphologie und alle an sie geknüpften Lehren über den Haufen werfen zu können.

Tatsächlich handelt es sich bei seinen Beobachtungen nur um Sedimentierung und dadurch bedingten Anreicherung, die nach den Untersuchungen auf meiner Klinik (Liebmann) völlig ausbleibt, wenn man, wie bei Typhus abdominalis, Blut benützt, das an sich frei von eosinophilen Zellen ist. Da außerdem die

Fibrinbildung gar kein vitaler Prozeß ist, so fällt die Theorie von Liebreich für normales Geschehen sofort in sich zusammen. Auf die so außerordentlich naheliegenden anderen, aus der Morphologie stammenden Gegengründe brauche ich nicht weiter einzugehen.

3. Die Mastzellen. Die basophil granulierten Zellen.

Die Mastzellen des Blutes sind eine weitere Art myeloischer Leukozyten, wenn auch noch manche Autoren an ihrer myeloischen Abstammung zweifeln oder gar sie überhaupt nicht als vollwertige Zellen betrachten wollen, sondern als Degenerationsformen.

Sie finden sich nur recht spärlich im Blute, $^1/_3$ bis $^1/_2$%. Es sind fast immer kleinere Gebilde, wenigstens unter normalen Verhältnissen, und übertreffen nur unbedeutend die roten Blutzellen an Größe. Ihr Kern ist höchst eigenartig grob gelappt und zerschnitten und zeigt außer den Lappungen noch oft kleinere Abschnürungen, die aber alle mit dem Kern wieder zusammenhängen, meist mit breiteren Brücken.

Auch diese Kernform ist so charakteristisch, daß selbst bei fehlender Granulafärbung der Geübte die Zelle an ihrem Kern ohne weiteres erkennt; es wiederholen sich eben auch bei dieser Zellart die gleichen Gestaltungstendenzen immer

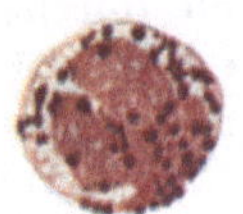
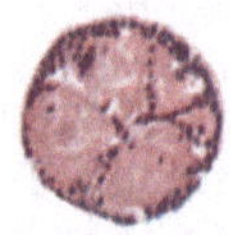
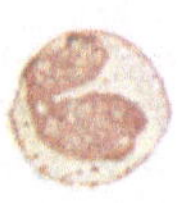
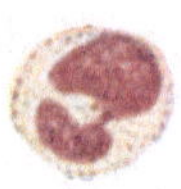
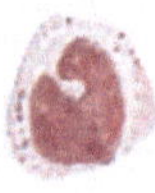

Abb. 20. Mastzellen mit malvenfarbenen deutlichen Granula. Granula zum Teil aufgelöst, wasserlöslich.

wieder, die eben mit zu den charakteristischen Erbanlagen dieser Zellen gehören. Der Kern färbt sich sehr deutlich schwächer als z. B. bei den Neutrophilen, und zwar bei allen Färbemethoden. Wenn man einmal bei etwas geringerer Granulazahl den Aufbau des Kernes deutlich studieren kann, so zeigt sich derselbe in ähnlicher, wenn auch nicht ganz gleicher Weise aus Basi- und Oxychromatin in feiner netzförmiger Struktur sehr regelmäßig aufgebaut wie bei den bisher besprochenen Leukozyten. Nur pflegen die Oxychromatinlücken schmäler zu sein und besondere Netzverdickungen gibt es nicht. Dabei ist mit jeder Deutlichkeit zu sehen, daß der Kern auch nicht die allergeringste Ähnlichkeit mit dem Lymphozytenkern aufweist, dessen grobes, starres Balkenwerk ihm gänzlich fehlt und daß jeder Mastzellenkern die ganz typische oben beschriebene Struktur aufweist. Von degenerierten Kernen kann daher niemals die Rede sein. Auch in dieser Frage hat wieder die eingehende Morphologie allein schon die Haltlosigkeit der von den Monophyletikern aufgestellten Behauptungen gezeigt.

Das Protoplasma ist gewöhnlich wenig sichtbar, ist oxyphil, hat nur geringe Basophilie-Beimischung (reine Methylenblaufärbung). Es finden sich in ihm grobe runde etwas verschieden große Granula, die ungefärbt nicht leuchten, stark wasserlöslich sind und daher bei vielen Färbungen entweder ausgewaschen erscheinen oder doch nur unvollständig zur Darstellung kommen. Vielfach sind daher in den Präparaten die Granula verschmolzen und verklumpt. Daher sind sie immer und immer wieder als Protoplasmadegenerationen und nicht als Granula angesprochen worden. Ich habe die Überzeugung, daß derartige Ansichten nicht aufgekommen wären, wenn man schon früher, so wie heute, mit der kombinierten Jenner-Giemsamethode gefärbt hätte, bei der die Granula schön gleichmäßig erhalten bleiben und so vollkommen den übrigen Granulationen entsprechen, daß man an ihrer Granula-Natur nicht zweifeln kann.

Wenn die Granulation durch zu starken Wassergehalt der Farblösungen ganz oder teilweise sich auflöst, so sieht man den Kern gewöhnlich metachromatisch violett gefärbt. Im Protoplasma finden sich dann helle Lücken an Stelle der Körnelung.

Die Granula verhalten sich übrigens auch durch positive Indophenolblau-Synthese und Peroxydasenreaktion wie echte Granula und als myeloische Elemente. Es gibt übrigens noch zahlreiche andere Methoden, mit denen die Granula ebenfalls als scharf konturierte rundliche Gebilde, unter sich nur unbedeutend in der Größe verschieden, dargestellt werden können.

Die Granula nehmen bei den Färbungen den Farbenton des basischen Farbstoffes an, bieten aber häufig eine Metachromasie. Bei Giemsa erscheinen sie malvenfarben, bei Jenner violett. Bei der kombinierten Färbung zeigen sich alle Spielarten dieser Färbungen, je nach der Einwirkung der Farbstoffe. An den dünnen Stellen herrscht gewöhnlich Giemsafärbung, an den dickeren kommt die reine Jennerfärbung zur Darstellung.

Die Abstammung der Zellen aus dem Knochenmark wird zwar von manchen Autoren auch heute noch bestritten, von anderen aber anerkannt, insbesondere sprechen die biologischen Verhältnisse, vor allem die enorme Vermehrung der Mastzellen bei Leukämie und Polyzythämie entscheidend für die Richtigkeit dieser Auffassung.

Die Zahl der Mastzellen beträgt normal beim Gesunden ca. 0,4$^0/_0$ der Leukozyten. Vermehrungen sind gar nicht selten und können sehr leicht das drei- und mehrfache betragen; sie werden aber wenig beachtet aus dem rein äußerlichen und an sich natürlich völlig unrichtigen Grunde, weil auch dann die Prozentsätze der Mastzellen noch sehr niedrig bleiben.

4. Die Monozyten.

(Große Mononukleäre von Ehrlich und Übergangsformen.)

Diese Zellen finden sich im Blute in etwa 6—8$^0/_0$ der Leukozyten und sind die größten, im normalen Blute vorkommenden Gebilde, so daß sie oft einen Durchmesser von 15—20 μ erreichen.

Sie zeigen einen großen Kern, der entweder fast gar nicht gelappt ist (dies sind die großen Mononukleären von Ehrlich) oder, und das ist viel häufiger der Fall, der Kern zeigt eine Reihe von Einkerbungen und Abschnürungen, so daß wiederum höchst eigenartige besondere Kernformen resultieren. Seltener kommen auch stärkere Abschnürungen vor. Auch wenn die Polymorphie einmal ausnahmsweise ungewöhnlich stark ausfällt, so entsteht doch niemals eine mit den Neutrophilen identische Kernform und trotz dieser „Reifung" bleibt dann das Protoplasma der Zelle in völlig gleichem Zustand wie bei den wenig gelappten oder ungelappten Formen und verliert seine Basophilie niemals.

Der Kern zeigt eine eigenartige Chromatinstruktur, die sich relativ, im Vergleich zu den Kernen der Neutrophilen, heller und schwächer färbt. Man findet meist ein ziemlich grobes Netzwerk mit nicht unbedeutenden Verdickungen an den Knotenpunkten des Netzes, und ohne eine dichtere Anhäufung des Chromatins an der Kernperipherie. Nukleolen sind nur bei der Vitalfärbung mit Sicherheit darstellbar und als kleine Gebilde in der Zahl von 3—4 gewöhnlich vorhanden.

Bei jungen Exemplaren ist freilich das Netzwerk sehr viel feiner und gleichmäßiger und bei den allerjüngsten, den Monoblasten, ist dies am stärksten ausgesprochen, und dann kann man gewöhnlich auch ohne Schwierigkeit Nukleolen erkennen.

Das Protoplasma nimmt immer einen beträchtlichen Teil der Zelle in Anspruch. Es zeigt ein basophiles Protoplasmaretikulum, ohne jede perinukleäre Lücke, sondern geht überall und ausnahmslos ohne Aufhellung bis an den Kern hinan. Dabei ist die Basophilie dieses Retikulums viel geringer als bei

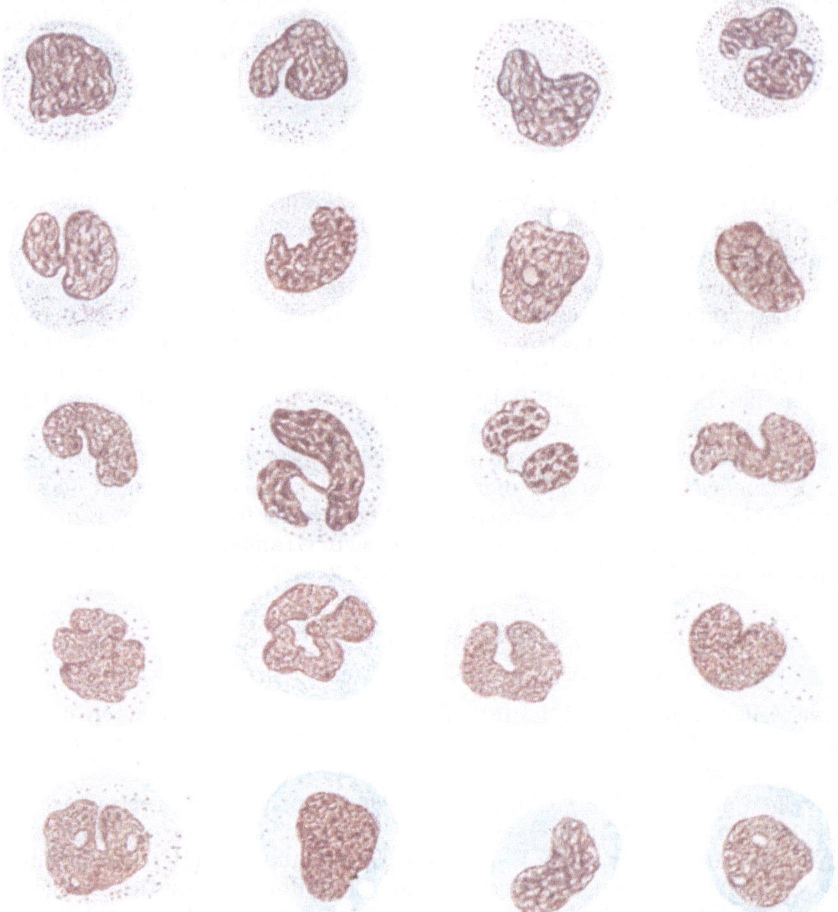

Abb. 21. Monozyten. Zellen 1—6: Verschiedene Kernform (Protoplasma schiefergrau fein granuliert). Zelle 7: Zelle enthält im Protoplasma eine Vakuole. Zellen 8 und 9: Granulation fein, weniger zahlreich. Zelle 10: Granulation spärlich. Kern segmentiert. Zelle 11: Kern segmentiert, wenig Granulation vorhanden. Zelle 12: Spärliche Granula. Zelle 13 bis 17: Junge retikulär gebaute Kerne. Chromatingerüst fein. (In Zelle 17 deutlich 2 Nukleolen zu erkennen, Granulierung spärlich. In Zelle 14 [schwere Kinderanämie] Protoplasma stark basophil, Kern schleifenförmig.) Zelle 18: ähnlich, 2 Vakuolen. Zelle 19: Ältere Zelle, ungranuliert, von Plasmazelle schwer abzugrenzen. Zelle 20: Monoblast. Kern wabig, Chromatin noch wabig, Protoplasma feinfleckig.

den Lymphozyten. In guten Ausstrichen sieht das Protoplasma daher bei Giemsa nicht hell himmelblau, sondern düster graublau aus; bei der kombinierten Jenner-Giemsa-Färbung tritt allerdings ganz besonders an den dickeren Stellen die Jenner-Blaufärbung viel stärker hervor.

Im Zelleib finden sich nun charakteristische sehr feine staubförmige Granula, die noch viel feiner aussehen als diejenigen in den Zellen der Neutrophilen und die schon ohne Schwierigkeit im ungefärbten Präparat und im Dunkelfeld gesehen werden können. Sie füllen dabei den Zelleib vollständig aus. Bei den früher üblichen Färbungen kamen sie nicht in dieser Reichlichkeit färberisch zur Darstellung. Bei guter Giemsafärbung aber und an guten Ausstrichen kann man sich stets überzeugen, daß die Granulationen entsprechend den im Nativpräparat festgestellten Verhältnissen in ungeheurer Zahl den ganzen Zelleib ausfüllt und ganz besonders reichlich in den peripherischen Teilen angesammelt ist. Sie erscheint dann fein leuchtendrot, überdeckt die Basophilie des Protoplasmas fast vollständig, so daß dieselbe nur noch unbedeutend zum Ausdruck kommt.

Bei weniger gut ausgebreiteten und weniger lang gefärbten Zellen kommt auch bei Giemsa nur ein Teil der Granula zur Darstellung und alsdann erinnern

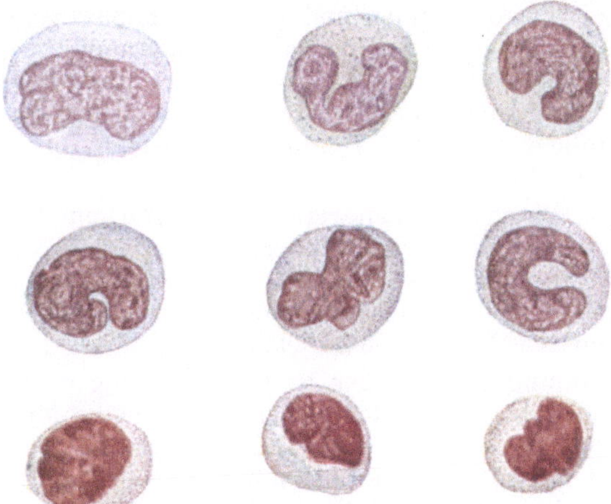

Abb. 22. Monozyten (1—6 bei schwacher, 7—9 bei vorherrschender Azurrotfärbung).

die vorhandenen Körnchen an die Azurgranula der Lymphozyten, jedoch nur an die feinen; denn gröbere Körnchen kommen nie vor.

Da die Granulation sich ebenfalls teilweise, wenn zwar auch nicht konstant, mit Triazid färben läßt, so wurde sie früher ganz allgemein als neutrophile angesprochen. Mit der Anwendung der Romanowski-Giemsa-Färbungen wurde nun im Gegensatz zu früher mehr die Übereinstimmung mit der Azurgranulation verfochten. Doch sind zweifellos beide Ansichten nicht richtig und handelt es sich um eine besondere (Naegeli), nur den Monozyten eigene Granulation (Monozytengranulation). Bei der gelegentlichen Triazid-Färbbarkeit handelt es sich wohl um Mitfärbung und darf alsdann wegen einer, an sich nicht einmal konstanten Färbung doch nicht von Identität mit der neutrophilen Körnelung gesprochen werden. Dagegen spricht überzeugend schon das physikalische Verhalten. Für die Identität mit der Azurgranulation kann natürlich ebenso wenig das färberische Verhalten als allein entscheidend hingestellt werden, denn die Rotfärbung mit Methylenazur ist eine auch vielen anderen Gebilden zukommende und keine spezifische Eigenschaft.

Gegen die Übereinstimmung mit der Lymphozyten-Azurgranulation spricht ebenfalls die konstant viel größere Feinheit der Körnelung, ihre ungeheuere Zahl, die stets, bei richtiger Granuladarstellung, den ganzen Zelleib ausfüllt, während die Azurkörnelung nur in einem Teil der Zellen auftritt und nie derart reichlich vorkommt. Besonders entscheidend ist ferner auch die positive Indophenolblausynthese, die den Azurgranula stets vollständig abgeht. Freilich wird in jüngster Zeit von Schilling angegeben, daß nicht alle Monozyten Indophenolblausynthese geben. Bei dem Versagen der Reaktion könnte es sich aber sehr wohl um pathologische Verhältnisse handeln, wie wir ganz Analoges auch bei den Neutrophilen unter dem Einfluß von Krankheiten recht häufig feststellen. Auch wenn bei den Lymphozyten, wie z. B. bei der chronischen lymphatischen Leukämie, auf Tausenden von Zellen nie Azurgranula gefunden werden, so ist doch jeder Monozyt in ganz typischer Weise von seinen Körnchen vollgestopft, wodurch die Ableitung der Monozyten aus Lymphozyten natürlich kaum möglich erscheint, wobei viele andere Momente, wie die verschiedene Kernstruktur, zunächst außer Betracht gelassen werden.

Auch die biologischen Erscheinungen im Auftreten der Zellen sprechen für volle Selbständigkeit dieser Zellart; sie können bei den stärksten Lymphozytosen überaus spärlich vorkommen und zwar bei monatelanger Beobachtung der Zahlenverhältnisse, wie z. B. bei der perniziösen Anämie, bei der die Monozyten in den schweren Stadien des Leidens auf minimale Werte vermindert sind. Andererseits findet man bei weitgehender Zerstörung der lymphatischen Organe und bei äußerst niedrigen Lymphozytenwerten im Blute hohe und gesteigerte Werte der Monozyten.

Wenn freilich bei manchen parasitären oder mit starkem Blutverfall einhergehenden Krankheiten Lymphozytose und Monozytose sich vereint vorfinden, so erscheint mir das gar nicht verwunderlich. In solchen Fällen haben die Monozyten eben ganz besondere spezifische Funktionen zu erfüllen, wie ganz besonders das Studium des Malariablutes lehrt.

Über die Abstammung dieser Zellen ist eine Einigung noch durchaus nicht erzielt. Die Anhänger der dualistischen Lehre führen die Monozyten auf das Knochenmark als Bildungsstätte zurück. Es muß aber ohne weiteres zugegeben werden, daß sie dort nur schwer in größerer Zahl nachgewiesen werden können, wobei freilich wegen der enormen Fülle der Zellen die Herstellung guter Ausstriche und damit guter Darstellungsbilder, die für die sichere Erkennung der Monozyten ganz besonders nötig sind, sehr erschwert ist. Ich kann aber versichern, daß man auf Knochenmarksabstrichen ganz jugendliche Monozyten und auch Monoblasten erhalten kann.

Für myeloische Genese spricht vor allem die Kernstruktur, die an den jüngsten Formen vollständig myeloischen Charakter hat, so daß die Abgrenzung von anderen myeloischen Zellen sehr schwer fallen kann, dann die nur den Zellen des myeloischen Staates eigene Indophenolblausynthese und das Auftreten unter pathologischen Verhältnissen. So erscheinen sie bei den weitgehendsten Zerstörungen des lymphatischen Apparates, z. B. bei generalisiertem tuberkulösem Granulom der Lymphknoten mit enormer, Jahre andauernder Lymphozytenverminderung, an Menge durchaus nicht vermindert; desgleichen sind sie bei dem ebenfalls die Lymphknoten und die Milz zerstörenden malignen Granulom (Lymphogranulomatose) erheblich vermehrt bei stärkster monatelang andauernder Lymphozytenverminderung.

Von großer Bedeutung erscheinen mir Untersuchungen über die Zellen des Ductus thoracicus beim Menschen, die ich durch einen meiner Schüler (Lejeune), habe vornehmen lassen. Dabei konnte nicht ein einziges Stück von Monozyten aufgefunden werden, nur war die Größenvariation unter den Lymphozyten sehr beträchtlich, so daß frühere Untersucher größere Lymphozyten den Monozyten gleichgesetzt haben mußten, was natürlich zu großen Irrtümern hatte führen müssen. Somit scheint die sonst schon überaus problematische Ableitung aus den Lymphknoten völlig erschüttert.

Die Schwierigkeiten, bei dieser Zellart die Abstammung einwandfrei histologisch nachzuweisen, sind deshalb so groß, weil es durchaus nicht gelingt, die Granula in Schnitten zur Darstellung zu bringen. Da aber die Kerne in ihrer jugendlichen mononukleären Gestalt gegenüber zahlreichen anderen Zellkernen der blutbildenden Gewebe im Schnittpräparat nicht unterschieden werden können und auch die Kernstruktur im Schnitt nicht annähernd so klar zur Darstellung zu bringen ist wie im Ausstrichpräparat, so sind die Bedingungen für eine histologische Beweisführung zur Zeit überhaupt nicht vorhanden. Die Ableitung der Monozyten aus den Zellen des retikulo-endothelialen Gewebes halte ich für unrichtig. Makrophagie, die diesen beiden Zellarten zukommt, ist im Organismus weit verbreitet und kein Kriterium für örtliche Trennung oder Zusammenfügung. Der Kern der Monozyten ist, und das erkläre ich mit aller Bestimmtheit, doch ganz anders gebaut als der Kern der Endothelien, der ein ganz eigenartiges charakteristisches Chromatingefüge besitzt. — Von der Existenz von Zwischenformen kann ich mich nicht überzeugen. (Die Zahl der Monozyten beträgt normal 6—8 $^0/_0$.) — In bezug auf die Reifung des Kerns herrschen die im Kerne alten vorgeschrittenen und die mehr oder weniger eingedellten und gelappten Formen vor.

5. Die Lymphozyten.

Die im Blute des normalen erwachsenen Menschen auftretenden Lymphozyten sind Zellen von der ungefähren Größe eines roten Blutkörperchens. Bei Kindern und unter krankhaften Verhältnissen selbst harmloser Art treten jedoch fast immer auch etwas größere Zellen auf, die man als große normale Lymphozyten bezeichnen kann. Jedoch ist die Abgrenzung dieser Form allein nach der Größe nur sehr schwer durchzuführen, zumal in Ausstrichpräparaten auch der Druck und die Ausbreitung des Präparates stark berücksichtigt werden müssen und der Ausdruck große Lymphozyten sollte allgemein als unklar aufgegeben werden.

Der Kern der Lymphozyten ist meistens rund, oft auch leicht oval und zeigt nicht selten eine deutliche in der Regel aber gar nicht tiefgreifende Kerbe.

Der Kern färbt sich mit Kernfarbstoff äußerst intensiv; er enthält ein dichtes grobes Balkennetz von Basichromatin, das zwischen sich kleine Lücken und Spalten von ungefärbtem Oxychromatin erkennen läßt. Dadurch resultiert eine ganz bestimmte, von den anderen Leukozyten völlig abweichende Kernstruktur. Bei manchen großen Lymphozyten ist das Balkennetz noch besser zu erkennen und feiner, und das sind die wirklich beweisenden Kriterien für junge Lymphozyten; doch kommt es nie zu einem feinmaschigen Netzwerk. Auch färbt sich das Chromatin dieser jungkernigen Lymphozyten weniger intensiv mit Kernfarbstoffen. Dagegen sind ganz abweichende Bildungen jene großzelligen Lymphozyten, die nur ein recht breites Protoplasma besitzen, im Kern aber alte Struktur aufweisen.

Im Kern sieht man oft als Lücke, und dann ganz besonders gut bei bestimmten färberischen Darstellungen Nukleolen, in der weitaus größten Mehrzahl der Lymphozyten einen einzigen rundlich ovalen Nukleolus mit sehr deutlicher Nukleolarwand, nur selten begegnet man zwei Nukleolen. Eine größere Zahl aber wird normalerweise nie gesehen. Das Kernkörperchen ist ganz besonders gut auch an den zerquetschten Lymphozytenkernen bei Giemsafärbung durch seine blaue Farbe zu erkennen.

Das Protoplasma ist granulär und enthält ein feines basophiles Retikulum, besonders stark in der Randzone ausgeprägt, ganz schwach aber gegen den Kern zu, so daß hier gewöhnlich ein heller perinukleärer Hof entsteht, der freilich nur an einer Seite des Kernes zu sehen ist.

Im Protoplasma trifft man in höchstens $^1/_3$ der Lymphozyten, gewöhnlich bei einer noch kleineren Zahl nur bei Giemsa nachweisbare hellrot leuchtende Azurgranula. Sie sind bald grob, bald feiner, füllen das Protoplasma nicht ganz aus, sondern finden sich fast immer mehr einzeln oder als kleine Häufchen.

Bei Färbung nach dem Altmannschen Prinzip trifft man in der perinukleären Zone auch stäbchenförmige fuchsinophile Granula; dabei ist dann das übrige

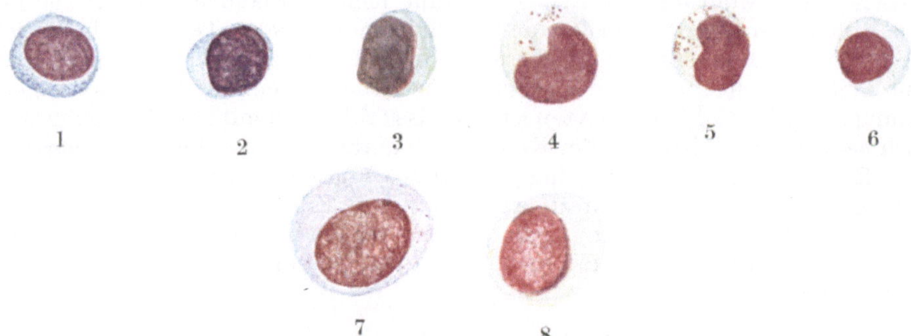

Abb. 23. Lymphozyten verschiedener Größe, Zellen 4—6 mit Azurgranula, 7 und 8 Lymphoblasten.

Lymphozytenprotoplasma hellgelb und ohne Körnchen. Solche Gebilde sind nur den Lymphozyten eigen. Wohl kann man in anderen Zellen, z. B. in Myeloblasten, auch mit Säurefuchsin rot gefärbte Gebilde färben; diese haben aber eine ganz andere Gestalt und sind als undifferenzierte Gebilde, Chondriokonten zu bezeichnen.

Die Größe des Protoplasmas ist äußerst verschieden, mitunter sieht man nur einen schmalen Protoplasmastreifen. Fast nacktkernige Lymphozyten

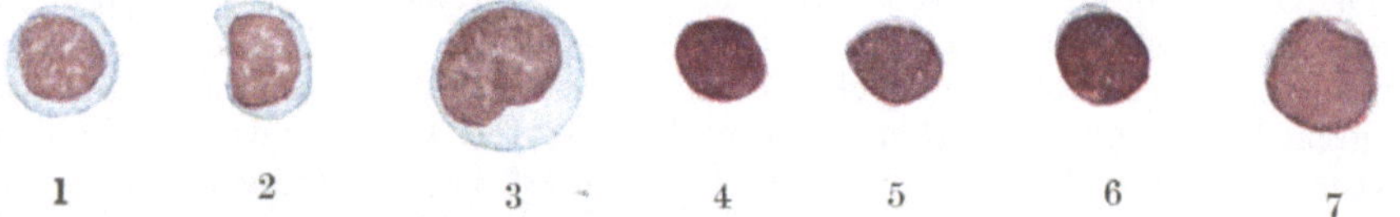

Abb. 24. Verschiedene Lymphozyten, Zellen 4—7 fast nacktkernig (Lymphadenose).

finden sich jedoch nur unter krankhaften Zuständen. Auch Zellen mit breiterem Protoplasma, das dann meist an einer Seite stärker ausgeprägt ist, kommen normal öfters vor, doch ist ihr Auftreten ein sehr verschiedenes, und es sind die Ursachen nicht klar, warum das Blut manchmal eine wesentlich höhere Zahl von solchen breit-protoplasmatischen Elementen besitzt. Zum Teil mögen diese Elemente älteren Zellen entsprechen. Doch läßt sich das zur Stunde kaum beweisen, und es ist sicher, daß besonders auch jugendliche Elemente, nach dem Kern beurteilt, oft breitleibig ausfallen.

Die Färbung des Protoplasmas erscheint in dünnen guten Ausstrichen bei Giemsafärbung himmelblau und unterscheidet sich darin scharf von dem düsteren Graublau der Monozyten; doch finden sich besonders unter krankhaften Verhältnissen auch Zellen mit intensiver dunkelblau gefärbtem Protoplasma, die in der Regel jungen Elementen entsprechen, für welche Annahme besonders auch die noch deutlichere und hellere Chromatinstruktur der Kerne spricht.

Die bereits mehrfach besprochenen meist großen jungkernigen Lymphozyten entsprechen den Lymphoblasten der Keimzentren. Sie sind aber nicht prinzipiell von den gewöhnlichen Lymphozyten verschieden, sondern stellen nur Zustandsbilder der Zellen dar, Zellphasen, die mit der Mitose in Beziehung stehen.

Die Abstammung der Lymphozyten aus dem lymphatischen Gewebe des ganzen Organismus ist vollständig klar. Die Zahl dieser Zellen beträgt normal 20—25 $^0/_0$ auf ca. 7000 weiße Blutkörperchen.

6. Pathologische Lymphozyten.

Bei krankhaften Funktionszuständen und hyperplastischen Wucherungsprozessen des lymphatischen Systems finden wir veränderte, nicht bloß jugendliche Lymphozyten, deren Erkennung gewissen Schwierigkeiten begegnen kann. Recht oft treten besonders große und außerordentlich leicht lädierbare Formen auf mit oft blasseren und im Chromatinaufbau jugendlicheren Kernen und auch mit breitem Protoplasma, das bei Giemsa eine himmelblaue

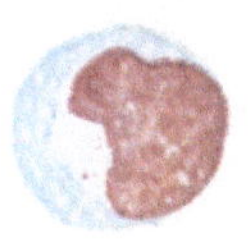
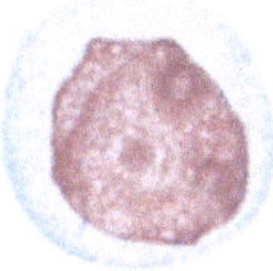
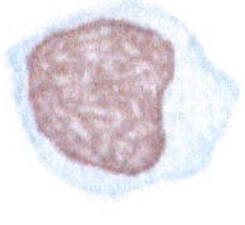
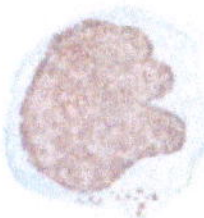

Abb. 25. Pathologische Lymphozyten.

oder eine dunkelblaue Farbe aufweist und manchmal Azurgranula besitzt, oft derselben aber auch völlig entbehrt.

Von besonderer Bedeutung sind hier die ganz eigenartigen Kernlappungen, wie sie sonst nicht vorkommen (Riederzellen), die als grobe Ausbuchtungen und Lappungen erkennbar sind, mitunter übereinander liegen und das Bild von Kernkonvoluten geben. Das Protoplasma kann andererseits auch recht schmal ausfallen, trotz relativ sehr erheblicher Größe der Zelle und auch des Kernes. Häufig trifft man runde Vakuolen einzeln oder in der Mehrahl im Zelleib.

Proteolytisches Ferment fehlt diesen krankhaften Lymphozyten, ebenso geben sie selbst bei enormen Zahlen im Blute keine Guajakreaktion und keine Indophenolblausynthese. Bei akuten Leukämien können sämtliche Zellen der lymphatischen Reihe in der geschilderten Weise krankhaft verändert sein und alle normalen Lymphozyten fehlen. Bei weniger schwer krankhaften Zuständen kommen zahlreiche normale Lymphozyten nebenbei vor und gibt es Zwischenformen, die zwischen beiden Kategorien in der Mitte stehen.

Diese Zellen weichen besonders durch ihren Kern völlig ab von den jugendlichen Lymphozyten oder Lymphoblasten und haben eine ganz andere Bedeutung, indem sie eine schwere Funktionsstörung des lymphatischen Systems verraten. In der Regel handelt es sich bei reichlichem Auftreten dieser Zellart und dem völligen oder fast vollständigen Zurückdrängen normaler Lymphozyten um leukämische Zustände und nur selten und mehr vereinzelt sieht man bei pathogenetisch unklaren, aber heilbaren Hyperplasien des lymphatischen Apparates gleiche oder doch sehr ähnliche Gebilde, die sich von den Zellen der akuten Lymphadenosen morphologisch nur schwer unterscheiden lassen.

Bei einer großen Zahl der als pathologische Lymphozyten geschilderten Zellen, ganz besonders bei den sogenannten „Riederzellen" haben aber myeloische Elemente vorgelegen, bei denen die abnorme Lappungstendenz der Kerne nichts Auffälliges darstellt. Offenbar muß dieses Gebiet der pathologischen Lymphozyten eine erneute Durchprüfung erfahren, da bisher zu viel Verwechslungen mit pathologischen Myeloblasten vorgekommen sind. Jedenfalls scheinen alle jene Gebilde mit besonders auffällig starken Kernlappungstendenzen zu den Myeloblasten zu zählen; denn, wie ich mich immer mehr überzeuge, kommt den Lyphozyten auch unter pathologischen Verhältnissen doch nur eine bescheidene Variationsfähigkeit der Kernpolymorphie zu.

7. Lymphozytäre und lymphoblastische Plasmazellen.

Diese Zellen fallen zunächst durch die außerordentlich intensive ultramarinblaue Färbung des Protoplasmas auf und stellen meistens größere Gebilde dar. Sodann findet man gewöhnlich grobe Vakuolen im Zelleib. Der Kern liegt häufig exzentrisch, hat einen stark ausgesprochenen perinukleären Hof und zeigt eine höchst auffällige Felderung oder Schilderung, indem kleine, dreieckige, sehr dunkle Chromatinteile reichlich im Kern liegen.

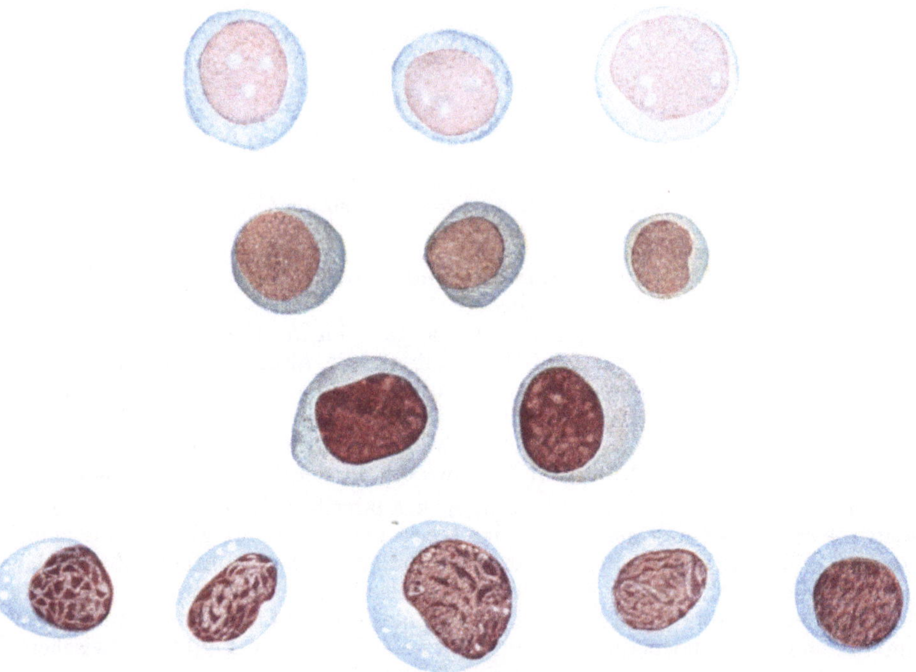

Abb. 26 Plasmazellen.

Solche typische Plasmazellen mit allen Kriterien der Plasmazellen finden sich vereinzelt gelegentlich bei Lymphadenosen, in großer Zahl bei Rubeolen (bis zu 30%, Maximum gewöhnlich am 4. Krankheitstage) und mehr vereinzelt auch sonst bei Drüsenschwellung, höchst selten einmal über 1% der Leukozyten.

Zwischen Lymphozyten und typischen Plasmazellen gibt es nun eine Unmasse von Zwischenstufen. So kann z. B. der perinukleäre Hof fehlen, oder das Protoplasma ist nicht vakuolisiert, oder der Kern liegt nicht, oder doch nicht ausgesprochen exzentrisch, oder die intensive Basophilie des Zelleibes ist etwas weniger ausgesprochen, oder die eigenartige Felderung des Kernchromatins ist nicht so deutlich. Andererseits sieht man dann auch Lymphozyten ohne jede Plasmareaktion (hochgradige Basophilie) mit dem typisch gefelderten Kern (früher als Radkernlymphozyten bezeichnet), der nun auch exzentrisch liegen kann. Durch die Existenz von Zwischenformen zu Lymphozyten und durch die klinischen Verhältnisse im Auftreten ist die Ableitung dieser Zellen aus den lymphatischen Bildungsstätten als vollständig sicher anzusehen.

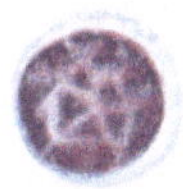

Abb. 27. Radkern-lymphozyt.

Als lymphozytäre Plasmazellen bezeichnet man jene Formen mit sehr grobbalkigem Kern, der ganz oder fast ganz mit dem gewöhnlichen Lymphozytenkern übereinstimmt. Es gibt dann große wie kleine Formen. Zu den charakteristischen Erscheinungen dieser Zellform gehört dann der exzentrische Kern und der große perinukleäre Hof.

Als lymphoblastische Plasmazellen muß man jene Gebilde bezeichnen, die zwar typische Protoplasmafärbung (ultramarinblau) aufweisen, deren Kern aber wie der Kern der Lymphoblasten ein mehr netzartiges, feineres Basichromatingerüst zeigt. Der Kern darf aber niemals ein sehr feines regelmäßiges, engmaschiges Kerngerüst zeigen. Lymphoblastische Zellen sind gewöhnlich größere Elemente und sie finden sich bei starker entzündlicher Lymphozytose, so vor allem bei Rubeolae, aber auch sonst, besonders im jugendlichen Alter.

8. Myeloblastische Plasmazellen.

Diese Zellen zeigen die gleiche intensive Basophilie des Protoplasmas wie die Plasmazellen, haben daher die gleiche auffällig ultramarinblaue Färbung, sind gewöhnlich große Elemente, stark exzentrische Kerne finden sich indessen nicht und ein perinukleärer Hof wird vermißt. Das Protoplasma kann im übrigen Vakuolen zeigen oder sie auch vermissen lassen.

Das Hauptunterscheidungsmittel vor den anderen lymphatischen Plasmazellen ist der Kern, der hier feinmaschig, netzförmig, wie bei den Myeloblastenkernen aussieht. Diese Zellen finden sich bei starken neutrophilen Leukozytosen. Da diese Zellen sich mit den myeloischen Zellen vereint finden und einen genau den Myeloblasten entsprechenden Kern zeigen, sind sie als pathologische Myeloblasten anzusprechen. Von jugendlichen Myeloblasten weichen sie durch die Plasmaveränderung des Protoplasmas ab, das ultramarinblau und nicht heller oder dunkler blau ist.

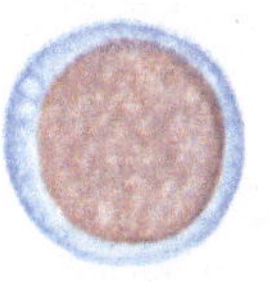
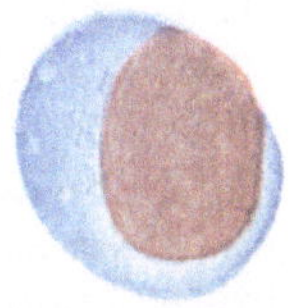

Abb. 28. Myeloblastische Plasmazellen.

Ein Teil dieser Zellen entspricht offenbar dem, was Türk als **Reizungsformen** bezeichnet hatte. Da aber die Charakterisierung dieser Zellen in der früheren Zeit nicht genügend genau gegeben werden konnte und diese Zellkategorie bei Türk offenbar nicht einheitlich gefaßt worden ist, so tut man besser, den Begriff der Reizungsformen ganz aufzugeben, weil niemand heute nachträglich mit Bestimmtheit sagen kann, was für Zellen eigentlich Türk im Auge gehabt hatte.

9. Myelozyten.

Die Myelozyten sind die rundkernigen, normal nur im Knochenmark vorhandenen Vorstufen der Leukozyten und daher gibt es neutrophile, eosinophile und basophile Myelozyten. Meiner Auffassung nach gehört der Monoblast in die gleiche Reihe. Entsprechend der Zelljugend ist auch der Kern sehr viel weniger gealtert. Die mit dem Reifen sonst auftretende Scheidung von Basi- und Oxychromatin ist nicht vollkommen; man sieht vielmehr ein straffes Balkenwerk des Basichromatins ohne helle Oxychromatinlücken. Die Kernform ist rund, rundlich oval oder bohnenförmig. Durch Kernfäden auseinandergezogene Kernteile kommen nicht vor. Entsprechend der Jugend verhält sich auch das Protoplasma ausgesprochen basophil, jedoch sind hier erhebliche Differenzen je nach dem Zellalter deutlich wahrnehmbar, indem die noch stark unreifen Myelozyten

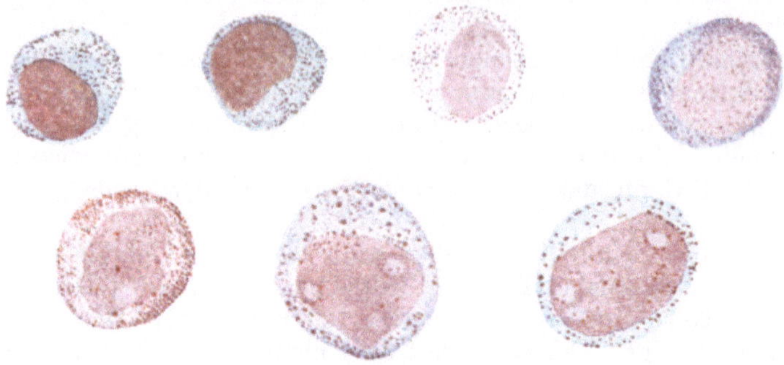

Abb. 29. Unreife neutrophile Myelozyten.

einen tiefblauen Zelleib zeigen, während die schon weiter gereiften mehr und mehr diese Basophilie verlieren, so daß das Blau bei den im Reifeprozeß am weitesten fortgeschrittenen, zumal bei Giemsafärbung, nur noch schwach zum Ausdruck kommt.

Die Zellen sind meist erheblich größer als die Leukozyten des normalen Blutes, indessen ist auf die Größe kein entscheidender Wert zu legen, es kommen auch kleine Exemplare vor. In den noch weniger reifen Zellen kann man oft ziemlich große, bei Giemsafärbung blaue Nukleolen erkennen.

Man unterscheidet am zweckmäßigsten

1. **Unreife Myelozyten.** Protoplasma bei Giemsa blau, Kern noch deutlich netzförmig locker gebaut, meist mit deutlichen Nukleolen, Granula alle oder fast alle unreif, bei Giemsa purpurfarben.

2. **Halbreife Myelozyten.** Protoplasma unreif schmutzig bräunlich, Kern älter, mehr streifig, Nukleolen undeutlich oder fehlend. Granula wenigstens teilweise bräunlich-gelblich.

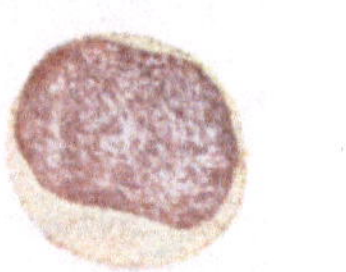 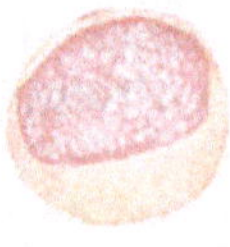 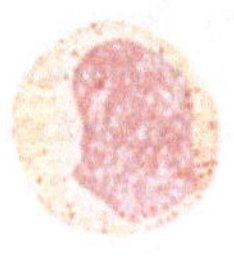

Abb. 30. Reife Myelozyten.

3. **Reife Myelozyten.** Protoplasma nicht blau, schon ganz oder fast ganz oxyphil. Granula hellgelblich. Kern meist kleiner; straffes, streifiges Gerüst, Nukleolen nicht mehr sofort auffällig.

4. **Meta-Myelozyten.** Diese Zellen stehen den reifen Blutleukozyten schon sehr nahe, haben gewöhnlich schon die Größe derselben, sind im Protoplasma auch ausgesprochen oxyphil, im Kernbau sehr ähnlich den reifen Zellen, aber der Kern ist noch nicht segmentiert, sondern hufeisen- und bohnenförmig, also

erst im Beginn der Segmentierung, daher noch jung, vollsaftiger und breitlappiger in den Kernteilen.

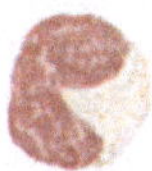
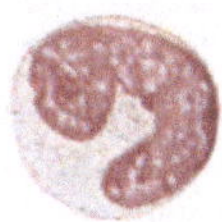
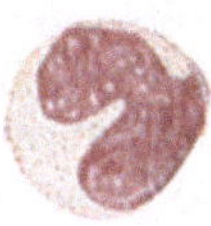

Abb. 31. Meta-Myelozyten.

a) Neutrophile Myelozyten. Die Granulationen zeigen einen auffälligen Farbenwechsel mit ihrer Reifung. Ungefärbt erscheinen sie stets überaus fein und werden daher auch bei der besonders geeigneten Triazidfärbung äußerst fein, direkt staubartig dargestellt. Bei der heute herrschenden Giemsafärbung und deren Modifikationen aber verraten die jugendlichen Granula eine ausgesprochene Basophilie, die besonders klar als direkte Blaufärbung auch bei Jennerfärbung hervortritt. Als Granula mit einer jugendlichen basophilen Komponente erscheinen daher diese neutrophilen Granula purpurrot und auffälligerweise ganz bedeutend gröber als bei Triazidfärbung oder ungefärbt im Naturpräparate. Es kann sich daher nur darum handeln, daß eine Farbstoffadsorption stattfindet. Das Purpurrot der unreifen neutrophilen Granulationen ist viel dunkler und matter als das Rot der Lymphozytenazurgranula und zeigt nicht wie dieses einen leuchtenden Glanz. Die beiden Granulationen sind daher total voneinander verschieden und es würde zu den größten Verwirrungen führen, wenn man nur wegen der bei beiden eintretenden Färbung durch Azurrot den Namen azurophile Granulation gebrauchen wollte. Dieser Ausdruck muß vielmehr für die Lymphozytengranula reserviert bleiben; denn azurophil sind noch außerordentlich viele andere Substanzen, die deshalb doch unter sich die größte Verschiedenheit zeigen, morphologisch wie tinktoriell chemisch. Auch gelingt es ja nicht schwer, die dunkel purpurrote, matte nicht glänzende unreife neutrophile Körnelung scharf von der eigentlich azurophilen zu trennen.

Mit der Reifung der Zellen verschwindet aber das dunkle Purpurrot der Granula mehr und mehr und geht allmählich in ein Rotbraun über, und gleichzeitig fallen bei der Färbung auch die Körnchen bedeutend feiner und nicht mehr grob aus. Allmählich wird der gleiche Farbenton der Körnchen wie in den neutrophilen Leukozyten erreicht, das ist ein helles Gelbbraun. Wir sehen alsdann eine ganze Reihe von morphologisch und tinktoriell verschieden erscheinenden Myelozyten, Stadien, die lediglich durch ihr verschiedenes individuelles Zellalter voneinander abweichen und es empfiehlt sich, namentlich aus didaktischen Gründen zu unterscheiden und zur Beurteilung der Suffizienz oder Insuffizienz der Zellbildung im Knochenmark die oben besprochenen Myelozytenstadien zu unterscheiden.

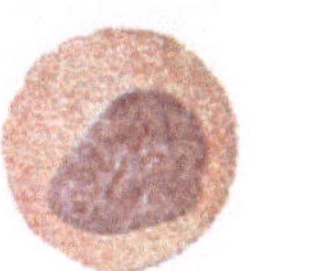
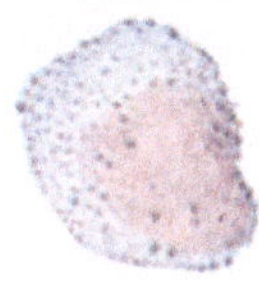

Abb. 32. Eosinophile Myelozyten.

b) Eosinophile Myelozyten. Die Vorstufen der eosinophilen Leukozyten des Blutes stimmen in ihrem Kern völlig mit dem Kern der neutrophilen Myelozyten überein. Er ist also rundlich, rundlich oval oder leicht bohnenförmig, zeigt ein netzförmiges Chromatingerüst oder in älteren Exemplaren ein straffes Netzwerk von Basichromatin ohne völlige Scheidung von Oxy- und Basichromatin. Das Protoplasma ist ausgesprochen basophil und darin finden sich grobe Granula, die bei Giemsafärbung bald blau, bald rot, gewöhnlich zum Teil blau und zum Teil rot gefärbt sind. Je mehr blaue Granula sich in der Zelle finden, desto mehr ist sie unreif und dann gewöhnlich auch viel größer. Man könnte natürlich, genau wie bei den neutrophilen Geschwisterzellen, auch verschiedene Reifestadien nomenklatorisch auseinanderhalten, doch pflegt man dies hier viel weniger zu tun, weil eosinophile Myelozyten im Blute fast nur bei Leukämien oder gewöhnlich auch hier nur in wenigen Prozenten vorkommen.

c) Mastmyelozyten. Über das tatsächliche Vorkommen von Mastmyelozyten besteht immer noch Kontroverse, indem einige Autoren solche Gebilde nicht zulassen wollen. Für das Studium der Frage ist das Material beschränkt, da nur ein Teil der Leukämien im Blute eine größere Zahl von Mastmyelozyten aufweist. In solchen Fällen aber habe ich mich sicher überzeugt, daß typische Mastmyelozyten vorkommen, erkennbar an der Größe der Zellen und an dem einfachen runden oder ovalen Kern, der ein netzförmiges oder streifiges Kerngerüst zeigt, an dem basophilen Protoplasma, in dem entweder reife, bei Giemsafärbung malvenfarbene, stärker wasserbeständige grobe Granula liegen oder unreife basophile blaue, oder öfters eine Mischung von beiden. Auffällig ist dabei, daß die Zelle nicht vollkommen von der Granulation erfüllt wird, sondern daß oft besonders bei den unreifen blauen Körnern das Protoplasma an manchen Stellen zunächst frei erscheint und ebenfalls blaue Farbe verrät.

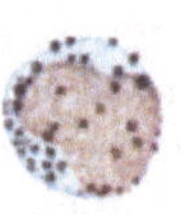
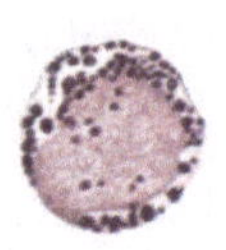
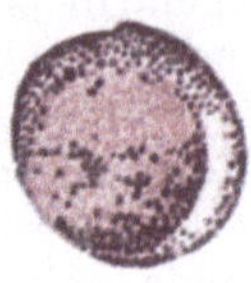

Abb. 33. Mastmyelozyten.

Eine Verwechslung könnte mit jungen unreifen eosinophilen Myelozyten stattfinden. Doch zeigt sich bei diesen das Protoplasma stets ganz dicht voll Granula gefüllt und läßt sich das ausgesprochene Rot einzelner Granula leicht von dem malvenfarbigen der Mastzellengranulas unterscheiden. In den Leukämiefällen, denen ich die Beschreibung der Mastmyelozyten entnommen habe, waren übrigens Mastzellen und daher auch deren Vorstufen in äußerst großer Menge vorhanden; es haben aber eosinophile Zellen fast völlig gefehlt, so daß schon deshalb ein Irrtum als ausgeschlossen zu betrachten ist.

10. Myeloblasten.

Mit diesem Namen habe ich die Vorstufen der Myelozyten bezeichnet, die sich durch Freisein des Protoplasmas an Granula und durch eine sehr feine

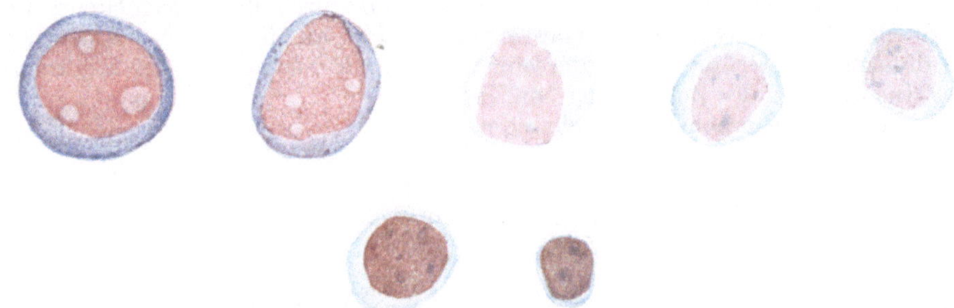

Abb. 34. Myeloblasten (Zelle 7 Mikromyeloblast).

engmaschige, netzförmig gebaute Kernstruktur unterscheiden, die außerdem fast stets bei genügender Ausbreitung der Zelle Nukleolen erkennen lassen, und zwar meist 2—4, die als verschieden große, rundlich ovale helle oder blaugefärbte Lücken hervortreten, ohne daß eine stärker gefärbte Randschicht deutlich zu erkennen wäre, wie das z. B. bei den Lymphozyten-Nukleolen so überaus stark färberisch zur Geltung kommt. Das Protoplasma ist natürlich entsprechend der Jugend der Zelle stark basophil, also tiefblau, und zwar handelt es sich um ein Netzwerk des Protoplasmas (Spongioplasma), das bis an den Kern herangeht, das zwar in der zentralen Partie weniger stark gefärbt erscheint, aber doch niemals einen typischen perinukleären hellen Hof erkennen läßt (wie das bei den Lymphozyten so oft der Fall ist). Es liegt also nur eine Aufhellung um den Kern herum vor, wie eine solche auch bei anderen Zellen, z. B. gerade auch an den Myelozyten gesehen werden kann.

Von den Myeloblasten zu den unreifen Myelozyten gibt es eine Menge von gewöhnlich reichlich vorhandenen Zwischenformen, wie das bei der Richtigkeit der angenommenen Bestimmungen erwartet werden muß. Recht oft finden sich Zellen, die in allen Eigenschaften noch vollständig den Myeloblasten entsprechen, aber sie zeigen da oder dort schon einige Körnchen und sind daher als Zwischenformen anzusprechen.

Ich würde empfehlen, solche Zellen den unreifen Myelozyten zuzuzählen; denn mit dem Auftreten einer Granulation, auch wenn sie spärlich ist, hat das Myeloblastenstadium aufgehört.

Es sind auch die Myeloblasten meistens größere Gebilde, 12—15 μ und mehr, doch ist es keineswegs ganz selten, daß auch kleine, bis zur Größe der gewöhnlichen Lymphozyten des normalen Blutes herabgehende Zellen getroffen werden und solche Zellen können bei stürmischer leukämischer Zellbildung vollständig dominieren.

Als pathologische Myeloblasten mit Riederkernformen sind jene bei Myelosen und besonders auch Chloromyelosen beobachteten Myeloblasten anzusprechen, die zwar in bezug auf Chromatinbau des Kernes und Basophilie des Protoplasmas völlig mit den Myeloblasten übereinstimmen, jedoch ganz ungewöhnliche und abenteuerliche Kernformen aufweisen, abnorme Lappung und Einbuchtung, die häufig ein ganzes Kernkonvolut zeigen, bei dem der vielfach geteilte Kern einzelne Abschnitte als übereinandergelagert erkennen läßt.

Es gibt aber bei Leukämien noch andere pathologische Myeloblasten, bei denen das ganz Abnorme nicht lediglich in der äußeren Kerngestaltung liegt, sondern in einer ungleichen Entwicklung zu Kern-, Protoplasma- und Granulabildung. Dann sehen wir vor allem Zellen, die im Kern viel älter gebaut sind, indem die netzförmige oder leicht streifige Kernstruktur schon starke Chromatinverdickung erfahren hat, während das Protoplasma noch keinerlei Granula oder nur feine rote (azurophile) Körnchen enthält, die sich gegenüber der groben purpurroten Körnelung wie rudimentär ausnehmen.

In anderen Zellen nimmt das Protoplasma sogar an einzelnen Partien oxyphilen Charakter an wie bei reifen Zellen, aber Körnchen sind doch noch nirgends gebildet oder auch nur in der geschilderten rudimentären Art. Das Disharmonische in der Entwicklung dieser Zellen ist also klar zutage tretend. Dazu kommt, daß auch solche Zellen recht oft pathologische Kernlappung im Sinne der Riederzellen darbieten.

Man könnte solche Gebilde nach dem Alter des Kerns sehr wohl auch als pathologische Myelozyten bezeichnen; da sie aber vorwiegend bei stürmischen Myeloblastenwucherungen vorkommen, so stelle ich sie doch lieber zu den abnormen Myeloblasten.

Die Myeloblasten finden sich normal nur im Knochenmark und anderen etwa vorhandenen, z. B. embryonalen, myeloischen Formationen und in den

Myoblasten	Pathologische Myeloblasten	Lymphozyten
Kernform: rund oder rundlich oval	Rund oder pathologisch gelappt	Rundlich oval, oft eine Kerbe
Struktur: fein, engmaschig, netzförmig	Netzförmig - streifig mit ±-dickem Chromatinnetz	Grobbalkig mit Oxychromatinlücken und Spalten
Nukleolen: meist 2—4 verschieden groß, ohne deutliche Nukleolarwandschicht	1 bis 4	1, seltener 2, rundlich-oval, deutliche Nukleolarwandschicht
Protoplasma: stark basophiles Retikulum bis an den Kern, in dessen Nähe blasser. Tiefblaue Protoplasmafärbung	Basophil, am Kernrand öfters oxyphil	Starkes basophiles Retikulum, am Kern meist perinukleärer Hof Himmelblaue, seltener dunklere Protoplasmafärbung
Granula: stets 0	0 oder rudimentäre, hellrote, spärliche Körnelung	Leuchtend rote grobe oder feine, stets aber wenige Azurgranula, doch nur in einem Teil der Zellen
Zwischenformen zu andern **Zellen:** fast immer sehr reichlich zu **Myelozyten:** durch Auftreten einer purpurroten, matten, nicht leuchtenden, oft grob erscheinenden unreif neutrophilen Granulation	Alle Zwischenformen zu normalen Myeloblasten	Durchaus keine
Auftreten: nur unter schwer pathologischen Funktionsstörungen des myeloischen Systems: Myelosen, besonders akute Polyzythämie. Starke Leukozytosen neben Myelozyten	So gut wie nur bei akuten Leukämien und bei schweren Verschlimmerungen und agonal bei chronischen Myelosen	Normal

Gebieten der myeloischen Metaplasie. Ins Blut sieht man sie übertreten ganz besonders bei akuten Myelosen und weniger reichlich auch bei chronischen, hier dann aber in starker Zunahme mit der Verschlimmerung des Befindens. Auch bei starken Leukozytosen kann man neben Myelozyten vereinzelte Exemplare treffen, ebenso bei anderen abnormen Funktionen des Knochenmarkes, z. B. bei Intoxikationen oder nicht gar so selten auch bei Polyzythämie oder Knochenmarkkarzinosen.

Die Unterscheidung der Myeloblasten von anderen lymphoiden Zellarten kann gewisse Schwierigkeiten bieten, so daß es doch wohl erwünscht ist, eine differentialdiagnostische Erörterung anzuschließen. Im folgenden soll eine solche Übersicht gegeben werden, wie sich die Zellen bei der heute weitaus am häufigsten durchgeführten Giemsafärbung zeichnen.

Es sind hier die Plasmazellen weggelassen, da diese durch das Ultramarinblau sich leicht von anderen lymphoiden Zellen abtrennen lassen. Ich verweise auf die früheren Ausführungen S. 38 und die Variabilität der Formen.

Jungkernige Lymphozyten (Lymphoblast)	Monozyten und pathologische Monozyten	Monoblasten
Rundlich oval	Rundlich, aber oft eine Eindellung	Rund
Viel deutlicheres, mehr grobes Balkennetz.	Streifig-netzartig mit Netzverdikkungen	Fast rein netzförmig
1—2; seltener auch mehrere. Nukleolarwandschicht nicht deutlich	Nur bei Vitalfärbung sichtbar, meist 3—4 kleine.	2 bis 4
Ebenso Hellblau — dunkelblau	Schwach basophiles Retikulum, bis direkt an den Kern ohne Abschwächung. Düster graublau, schieferfarben. Bei pathologischen Formen auch fast rein blau	Basophil bis leicht schiefergrau
Leuchtend rote Azurgranula. Mitunter reichlich. Ungranulierte Zellen oft häufig	Bei guter Ausbreitung und Färbung massenhaft höchst feine Monozytengranula besonders reichlich in der peripheren Zone Nur unter schweren pathologischen Verhältnissen Granula z. T. gröber und oft auch spärlich oder fehlend	0 oder ganz spärlich
Zu reifen normalen Lymphozyten alle Zwischenformen	Keine! Nur alle möglichen Umwandlungsbildungen des Kerns bei völlig gleichbleibendem Protoplasma zu stärkeren Eindellungen und groben Lappungen als Ehrlichsche „Übergangsformen"	Zu Monozyten vorhanden
Bei Kindern normal, bei Erwachsenen vereinzelt bei Affektionen des lymphatischen Systems oder reichlich bei Lymphadenosen	Normal. Pathologische Formen bei Intoxikationen und Infektionen	Bei erheblicher Monozytenvermehrung und Neubildung

11. Megakaryozyten (Knochenmarksriesenzellen).

Die Knochenmarksriesenzellen sind außerordentlich große Gebilde, die ein großes Kernkonvolut mit vielen Nukleolen besitzen, ferner ein basophiles Protoplasma, das den Kern in breiter Zone umgibt und in der inneren Schicht dann eine sehr feine, bei Giemsa rote Granulation aufweist. Diese Zellen sind in myeloischen Organen nicht selten, werden ab und zu, z. B. bei starken Leukozytosen ausgeschwemmt (Parenchymzellenembolie), bleiben aber fast immer in den Lungenkapillaren stecken. Zur Seltenheit kommt es vor, daß einmal ganz vereinzelt solche Gebilde doch die Lungenkapillaren passieren können, wobei sie jedoch meist ihr Protoplasma abstreifen und verlieren, so daß im peripherischen Blute meist nur noch die eigenartigen Kernkonvolute erscheinen. Die Kerne treten in Blutpräparaten außerordentlich plastisch wie doppelt konturiert heraus, so daß sie der Geübte sofort erkennt. Sie zeigen auch eine ungemein stark ausgeprägte Chromatinstruktur.

Die Protoplasmafetzen, die dem Kern anliegen oder auch frei vorkommen, sind basophil oder oxyphil und zeigen die feine Körnelung, die in jeder Weise mit der azurophilen Substanz der Blutplättchen übereinstimmt, sowohl in der

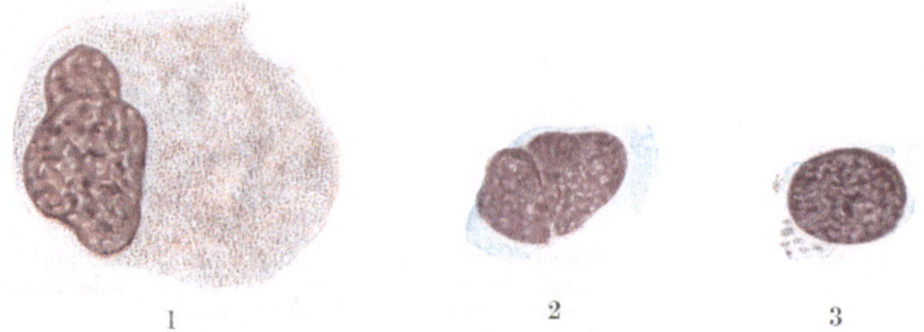

Abb. 35. Megakaryozyten. Zelle 1: Mit Azurgranulierung (junge Maus, Knochenmark). Zelle 2: Große Zelle mit Kernlappung, Protoplasma noch basophil. Zelle 3: Mit Plättchen.

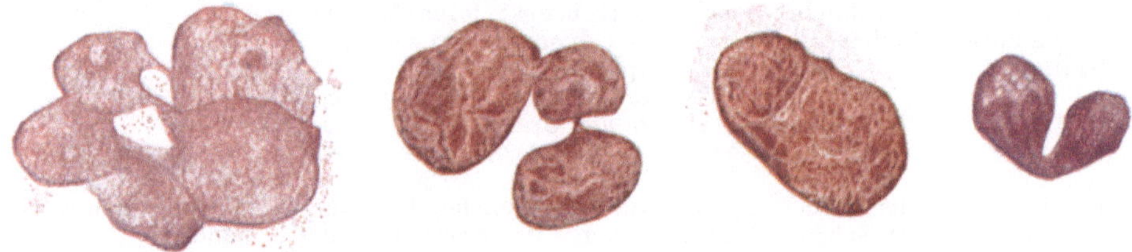

Abb. 36. Knochenmarksriesenzellen.

Größe wie in der Färbung. Ich sah diese Zellen regelmäßig bei myeloischer Leukämie und auch bei Polyzythämie in sehr deutlicher Weise, vereinzelt bei Infektionskrankheiten.

C. Die Blutplättchen.

In jedem ungefärbten Blutpräparat sieht man kleine rundlich erscheinende, 2—3,6 μ messende, grauweiße Gebilde, die Blutplättchen, die sehr rasch sich zu kleinen Haufen anordnen, dann verkleben und schon nach wenigen Minuten eine graue, amorphe Masse bilden, an die sich dann bald die Fäden der Gerinnung anlegen.

Nach den Angaben von Achard und Aynaud kann man aber über die wahre Form der Plättchen nur durch besondere Vorsichtsmaßregeln bei der Untersuchung unterrichtet werden, da jede Berührung mit Gewebssäften die Plättchen zerstört und deformiert. Die beiden französischen Autoren entnehmen daher das Blut zur Beobachtung mit paraffinierten Spritzen und bringen es dann in paraffinierte Gefäße bei 38^0 Temperatur. Die so erhaltenen Blutplättchen zeigen kleine dünne Stäbchen ohne jede Eigenbewegung, verschiedene Schichten sind nicht vorhanden, sondern das Stäbchen besitzt diffus verteilt chromatophile Substanz, aber keinerlei Kern.

In den Blutausstrichpräparaten, in denen nach Achard die Plättchen vollkommen verändert und deformiert sind, kann man z. B. bei Giemsafärbung leicht zwei Schichten unterscheiden, eine äußere bläuliche basophile und eine innere gekörnelte chromatophile. Ein irgendwie als Kern erscheinendes Gebilde ist auch dabei nicht vorhanden, wohl aber die azurophilen Körnchen, deren Größe verschieden sein kann, und die in den feinsten Körnchen völlig mit den Granula der Knochenmarksriesenzellen übereinstimmen.

Bei der besonderen Darstellungsweise von Deetjen, und mit einem bestimmten Phosphatagar, beobachtet man freilich kernähnliche Gebilde, doch ist deren Präexistenz sehr bestritten und sehr unwahrscheinlich.

Die Ableitung der Blutplättchen wurde früher durch zahlreiche Theorien zu erklären versucht, die aber heute wohl keinen Wert mehr haben, weil die meisten Erklärungsversuche zweifellos irrig waren und den eigenartigen Bau der Plättchen mit chromatophiler Substanz durchaus nicht erklären konnten. Jedenfalls darf man von vornherein jede Theorie, die die Plättchen als bloße Abschnürungsprodukte der roten oder weißen Zellen hinstellen will, glatt abweisen, da nach derartigen Theorien niemals Gebilde von so konstanter Form und Größe und von so spezifischem Bau und auch von so eigenartiger Funktion entstehen könnten.

In neuerer Zeit hat dann Wright auf Grund histologischer Bilder die Plättchen als Abschnürungsprodukte von Knochenmarksriesenzellen erklärt und fast alle Autoren haben sich dieser Auffassung angeschlossen.

Die Gründe, die diese Ableitung rasch zum Durchbruch gebracht haben, liegen nicht nur in Beobachtung des Knochenmarkes, an dem man die Abschnürung der Plättchen vom Protoplasma der Knochenmarksriesenzellen beobachten kann, sondern auch in der oben schon erwähnten Übereinstimmung der chromatophilen Körnchen in den Blutplättchen mit denjenigen des Megakaryozytenprotoplasmas, wie ein überzeugender Vergleich besonders im strömenden Blut vorgenommen werden kann, sobald Protoplasmateile dieser Riesenzellen ins Blut eingeschwemmt werden (Naegeli). — Ferner zeigt sich, daß bei all jenen Leichen Blutplättchen spärlich oder pathologisch sind, bei denen histologisch im Marke eine Verminderung oder Zerstörung der Riesenzellen vorkommt, so bei perniziöser Anämie, Benzolvergiftung und hämorrhagischen Diathesen.

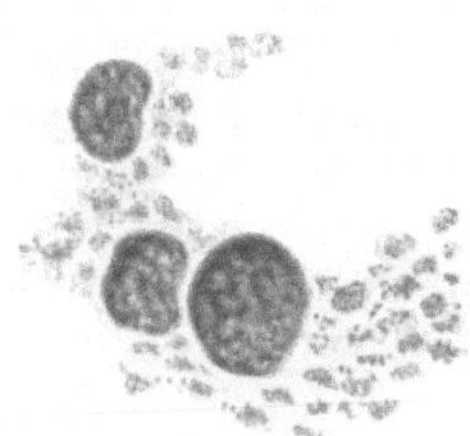

Abb. 37. Megakaryozytenteile in großer Zahl (chronische Myelose).

Die hier auftretenden pathologischen Blutplättchen sind oft groß (Riesenplättchen) oder es fehlt die sonst eintretende Verteilung der Abschnürungen in viele gleich große Plättchen. Man kann dabei jetzt im Blute enorm große Plättchenschwänze und Plättchenwürstchen sehen. Bei anderen pathologischen Formen der Blutplättchen ist der Leib des Plättchens noch ganz auffällig blau, basophil oder es finden sich nur wenige oder einige auffällig grobe azurophil reagierende Körnchen. Aus diesen abnormen Plättchen kann man in der Tat auf Zerstörung oder schlechte Funktion der Knochenmarkszellen schließen und nachfolgende histologische Untersuchungen erweisen die Richtigkeit der Annahme.

Nur mit der Möglichkeit einer peripheren Plättchenzerstörung, z. B. in der Milz, muß außerdem gerechnet werden.

Von hohem Interesse ist der Nachweis von Alder und Huber in meinem Institut, daß bei niederen Tieren die Spindelzellen (Thrombozyten) den ganzen Knochenmarksriesenzellen entsprechen und daher die Thrombozytenkerne die gleiche höchst eigenartige charakteristische Struktur wie die Knochenmarksriesenzellenkerne besitzen.

Erst von der Stufe der Säuger an findet man Megakaryozyten im myeloischen Gewebe und erst jetzt auch Blutplättchen.

D. Die Blutstäubchen.

Unter Blutstäubchen bezeichnet man feine Körnchen im Blute, die sich oft zu Ketten ordnen und lange Zeit lebhafte tanzende Bewegungen ausführen. Nach der heutigen Auffassung handelt es sich zumeist um Fettpartikelchen, weil die Zahl nach fetthaltigen Mahlzeiten außerordentlich ansteigt.

Wahrscheinlich aber liegen zum Teil noch andere Gebilde vor; denn es fällt nicht schwer, mit basischen Farbstoffen einen Teil der kleinen Körnchen zu färben im Nativpräparat, während ein anderer Teil jede Färbung ablehnt.

E. Endothelzellen im Blute.

Gelegentlich trifft man im Blute typische Endothelien mit eigenartig strukturiertem ovalen Kern und lang gezogenem rein basophilen Protoplasma. Mitunter liegen sie in Komplexen und sind dann sicherlich nur mechanisch von der Kapillarwand weggedrückt, wie man bei Untersuchungen von Embryonalblut bei menschlichen Föten auch 10 und mehr Endothelien beieinander liegen sehen kann. Von Bedeutung sind Endothelien, wenn sie nach Art von Makrophagen Einschlüsse enthalten. Das ist offenbar bei Endocarditis lenta am häufigsten so. Normale Endothelien unterscheiden sich in schärfster Weise durch den Kernbau von Monozyten. Pathologische Endothelzellen bei Sepsis sind oft ganz abenteuerliche Gebilde, haben offenbar jetzt pathologisch veränderte Kerne von viel mehr jugendlichem Charakter, so daß eine gewisse oberflächliche Ähnlichkeit mit Monozyten vorgetäuscht wird.

Histiozyten des retikulo-endothelialen Apparates im Sinne von Aschoff habe ich nie im Blute gesehen. Ich zweifle sehr stark daran, daß sie als fixe Zellen je ins Blut einwandern.

III. Allgemeine Biologie der Blutzellen.

A. Biologie der roten Blutzellen.

1. Physiologische Zustände.

Die roten Blutkörperchen haben die Aufgabe, den Gaswechsel zu vermitteln. Sie nehmen in der Lunge Sauerstoff auf und geben dafür die im Organismus gebildete Kohlensäure ab. Sie spielen ferner eine wichtige Rolle für eine Reihe osmotischer Prozesse, indem Erythrozyten in nicht unbeträchtlicher Weise Wasser aufnehmen und dabei ihr Volumen vergrößern können. Eine Durchgängigkeit für Salze besteht nicht, wohl aber für elektro-negative Ionen, Cl', CO_3'', SO_4'', NO_3'. Dabei hängt die Durchgängigkeit für Ionen in hohem Grade von der Menge der CO_3''-Ionen in den Erythrozyten ab.

Normalerweise beträgt die Zahl der Erythrozyten beim Erwachsenen ca. 4,5 Millionen für das weibliche Geschlecht und 5,0 Millionen für das männliche; doch sind dies nur ungefähre Werte, die gar nicht selten erhebliche Abweichungen erfahren, ohne daß man deshalb von irgendwie krankhaften Zuständen reden könnte.

Dabei besteht ebenfalls mit ca. 20% physiologischen Schwankungen ein Hämoglobingehalt von 13—14% des Blutgewichtes, ein Wert, der bei den meisten Untersuchungsmethoden nach Prozenten angenommen wird, indem man einen Durchschnittswert einer Reihe gesunder Individuen gleich 100%

setzt. Bei den jetzt herausgegebenen Sahlischen Hämometern werden dagegen viel zu hohe Vergleichswerte angegeben, bei denen dann ein bestimmter Wert, z. B. 100, einem bestimmten absoluten Wert (im herangezogenen Beispiel = 17,2 mg Hb) entspricht. Damit sind dann sehr hohe Werte mit 100 bezeichnet, als etwa diejenigen, die überhaupt noch als oberste Grenze der physiologischen Schwankung erreicht werden.

Als physiologische Schwankungen sehe ich nur solche Hb- und Erythrozytenschwankungen an, bei denen die Zellen völlig normal gebildet sind, als nicht vereinzelt blaß, klein oder poikilozytotisch sind. Es muß dann auch der Färbewert 1,0 und die Hb-Füllung[1]) der einzelnen Zellen 2,3 betragen; denn nur dann liegt normale Zellbildung vor. Isolierte Erythrozytenerhöhungen, z. B. auf 6,0 Millionen bei nur 100% Hb sind dagegen pathologisch und entsprechen meist einer nur scheinbar ausgeglichenen Anämie, bei der die Kompensation durch eine Polyglobulie erreicht worden ist, die aber unmöglich dauernd so bestehen bleiben kann. Entweder versagt das Mark bei der dauernden Mehrbelastung, und dann ist wieder deutliche Anämie da, oder es tritt wirkliche Heilung und damit Verschwinden der Polyglobulie ein.

Bei Neugeborenen werden in den ersten Tagen besonders hohe Werte für Hämoglobin und rote Blutzellen beobachtet, die aber bald wieder herabgehen. Bei kleinen Kindern sind die Zahlenwerte für beide Größen durchschnittlich erheblich geringer als bei Erwachsenen und dieses Verhalten bleibt etwa bis zum 10. Lebensjahre.

Die Schwankungen bei der Menstruation sind geringfügige. Im allgemeinen trifft man eine kleine Verminderung nach Ablauf der Menses.

Über die Änderung im Verlauf der Gravidität liegen zwar zahlreiche Untersuchungen vor, jedoch lauten die Ergebnisse nicht übereinstimmend. Wahrscheinlich sind die Schwankungen nicht große.

Die früher angegebene Polaranämie und Tropenanämie bestehen nicht zu Recht, sondern sind entweder Scheinanämien ohne wirkliche Verminderung, oder sie beruhen nicht auf physiologischen, sondern auf pathologischen Faktoren. Die sogenannte Proletarieranämie ist außerordentlich zweifelhaft. Eine wirklich wissenschaftlich gesicherte, auf eingehende Beobachtungen beruhende Basis besitzen wir dafür nicht. Gewöhnlich liegen bei Leuten, bei denen man an die Möglichkeit einer solchen Anämie auf dem Boden von schlechten hygienischen und sozialen Verhältnissen denkt, nur blasses Aussehen, aber keine wirklichen Hb- oder Erythrozytenverminderungen vor. Vereinzelt gefundene wirkliche Anämien sind aber außerordentlich vieldeutig in ihrer Genese.

Durch vasomotorische Verhältnisse, Schwitzprozeduren, thermische Reize, Körperbewegungen können zwar in der Raumeinheit Schwankungen der Erythrozytenzahlen deutlich zum Ausdruck kommen, sie gleichen sich aber außerordentlich rasch wieder aus.

Ein besonderes Interesse hat die Höhenpolyglobulie gefunden, die Erfahrung, daß im Hochgebirge eine, wie man zuerst glaubte, sehr bedeutende Vermehrung der Erythrozyten nach relativ kurzer Zeit eintritt und damit auch eine Hämoglobinzunahme. Nach der Rückkehr ins Tiefland zeigen sich sehr rasch, in ca. 8 Tagen, wieder die früheren Verhältnisse (siehe darüber Kapitel Polyglobulie). Nach den neueren Untersuchungen von Bürker, die mit ganz besonders großer Genauigkeit durchgeführt worden sind, entsteht zwar eine

[1]) Die Hb-Füllung des einzelnen roten Blutkörperchens wird ermittelt aus dem Verhältnis $\frac{\text{Hb}\,\%}{\text{Gesamtblutkörperchen-Vol.}\,\%}$, normal $\frac{100\,\%}{43\,\%} = 2,3$. Dabei ist das Volumen der weißen Blutzellen und der Blutplättchen als zu geringfügig vernachlässigt.

Vermehrung im Hochgebierge, aber diese ist nur mäßig (ca. 10%) und klingt nicht so rasch ab, sondern bleibt öfters recht lange als Dauerwirkung erhalten.

Außerdem hat sich jetzt gezeigt, daß verschiedene Individuen auf den Reiz des Höhenklimas ganz verschieden reagieren und daß es sich um eine individuelle biologische Reaktion des blutbildenden Apparates handelt (Ruppaner, Frenkel) und absolut nicht um eine mechanische Erscheinung. Unsere Auffassungen über die Höhenpolyglobulie haben also eine ganz grundsätzliche Änderung erfahren. Viele Leute reagieren auf Höhenklimareiz überhaupt nicht oder nur ganz unbedeutend. Das war mir immer schon daraus klar, daß die Viskositätswerte des Gesamtblutes in der Höhe gar nicht groß von jenen des Tieflandes abweichen. Bei anderen freilich, die nicht völlig gesund sind, kann das Hochgebirge einen sehr wohltätigen Stimulus für die Blutbildung darstellen.

Bei den Ballonfahrten zeigen sich auch recht deutliche Steigerungen der Erythrozytenzahlen (z. B. bis 12%), aber diese Vermehrung hatte auch wieder aufgehört, sobald fester Boden erreicht worden war. Mithin kann es sich hier nur um eine Zunahme handeln, bei der vasomotorische Momente und ähnliche Umstände eine entscheidende Bedeutung beanspruchen.

Morphologische Veränderungen der roten Zellen, die mit Sicherheit durch physiologische Verhältnisse bedingt werden, kennen wir eigentlich nicht, wenn wir absehen von ganz spärlichem Auftreten einiger kernhaltigen roten Blutkörperchen kurz nach der Geburt, und den gleichzeitig vorhandenen etwas reichlicheren polychromatischen Zellen. Auf das recht zahlreiche Vorkommen vitalgranulärer Erythrozyten bei Neugeborenen ist bereits aufmerksam gemacht worden.

Wir können freilich bei ganz gesunden Menschen ab und zu einmal und immer nur höchst vereinzelt eine polychromatische oder eine basophil punktierte Zelle auffinden, hier und da auch Mikrozyten, aber es ist kaum je mit Sicherheit zu sagen, ob nicht doch latente und geringfügige krankhafte Prozesse dazu Veranlassung gegeben haben, zumal zwischen Gesundheit und Krankheit eine keineswegs schmale Zone sich einschaltet und pathologische Prozesse sich nicht selten unter der Schwelle der klinischen Beobachtung abspielen.

Eine als physiologisch gedeutete Mikrozythämie des Blutes in der Höhe hat bei neueren Untersuchungen nicht gefunden werden können. Gerade bei dem Auftreten von kleinen Zellen muß unter etwas abnormen Verhältnissen stets an die Möglichkeit artefizieller Produkte gedacht werden.

Im übrigen ist Mikrozythämie gewöhnlich eines der ersten Zeichen einer gewissen Knochenmarksinsuffizienz und würde daher außer bei ganz ungewöhnlich kurz dauernden Mehrforderungen an die Erythropoese eine pathologische Erscheinung darstellen.

Die Lebensdauer der Erythrozyten ist nicht bekannt und die früheren Berechnungen, besonders aus den Urobilinmengen, können nicht als irgendwie zuverlässig angesehen werden, so daß es mit den genauen, zahlenmäßigen Angaben über die Lebensdauer eines Erythrozyten schlecht bestellt ist. Auch konnten wir im Blute niemals, etwa nach morphologischen Gesichtspunkten, gewisse Zellen als die älteren ansprechen, da wir derartige Kriterien nicht besitzen. Die roten Blutzellen werden daher offenbar schon dann als abgenützte und unbrauchbare Elemente aus dem Kreislauf zurückgezogen, wenn auch das geübteste Auge des Mikroskopikers noch nichts irgendwie Abweichendes entdeckt.

Der Untergang der älteren Blutzellen vollzieht sich daher nicht in der Zirkulation, sondern in Organen, hauptsächlich im Knochenmark, in Milz und Lymphknoten. In diesen Organen kann man dann auch schon physiologisch außerdem eine phagozytäre Aufnahme von wohl funktionsuntüchtigen Zellen in Makrophagen sehen, wobei ein allmählicher Zerfall eintritt und schließlich eisenhaltiges Pigment entsteht. Wahrscheinlich ist das nicht die einzige Art des Blutunterganges. Jedenfalls erhält die Leber Hämoglobinderivate und wandelt sie in Gallenfarbstoff um, so daß uns aus diesem Zusammenhang die engen Beziehungen zwischen Pleiocholie und erhöhtem Blutuntergang verständlich werden.

In neuerer Zeit wird dem retikulo-endothelialen Apparate der Milz, Kupfferschen Kernzellen eine ganz besondere Bedeutung für den Blutuntergang beigelegt zumeist in dem Sinne, daß die Zellen dieses biologischen Systems, zu dem auch die Endothelien gehören, in aktiver Weise beim Blutuntergang tätig sind. Doch versucht die Minkowskische Schule die Funktion dieser Zellen mehr in passiver Weise, als Schutzorgane für die Gewebe, hinzustellen.

2. Pathologische Zustände.

Unter pathologischen Verhältnissen zeigen sich im Blute eine sehr große Zahl von Veränderungen, die wir bei gesunden vermissen. Es wäre aber nicht leicht, klar zu unterscheiden, welche Veränderungen nun auf Degeneration und welche auf Regeneration zu beziehen sind, denn diese beiden Vorgänge treten natürlich fast stets gleichzeitig auf, solange wenigstens der Körper imstande ist, gegenüber Schädlichkeiten kompensatorisch durch Mehrleistung zu reagieren.

Man muß außerdem noch sehr berücksichtigen, daß gewisse Veränderungen freilich pathologisch sein können, insofern als sie physiologisch nicht vorkommen oder doch nur bei embryonalen Prozessen getroffen werden, aber daß sie gleichwohl regenerativen Charakter besitzen. Man muß daher zwischen reiner physiologischer und pathologischer Regeneration unterscheiden und beide Prozesse dem degenerativen gegenüberstellen; denn es ist noch lange nicht alles degenerativ, was unter krankhaften Umständen auftritt. Es gibt auch Veränderungen, die man weder als degenerativ noch als regenerativ bezeichnen kann, z. B. die Pachydermie der roten Blutzellen, wie sie von Morawitz bei experimentellen Blutgiftanämien entdeckt worden ist.

So konnte gezeigt werden, daß unter dem Einfluß von Blutgiften (z. B. Phenylhydrazin) eine ganz enorme Steigerung der Resistenz der roten Blutkörperchen gegenüber Salzlösung zustande kommt als eine scheinbare Immunität. Die roten Zellen lösten sich, im Gegensatz zu normalen Verhältnissen in schwach kochsalzhaltigem Wasser (unterhalb 0,45 %₀ NaCl; dies ist die etwa normale Grenze) nicht auf, ja sie bleiben sogar gegenüber reinem Wasser widerstandsfähig. Dabei war nachzuweisen, daß die neuen, stärker resistenten Zellen nicht vom Knochenmark gebildet werden, sondern die in der Zirkulation befindlichen Zellen hatten sich verändert, auch war die Abweichung nicht vom Serum abhängig, eine gewaschene rote Zelle verhielt sich ganz gleichsinnig.

Es konnte dann nachgewiesen werden, daß unter dem Einfluß des Giftes eine sehr starke Vermehrung des Stromas der roten Blutzellen eingetreten war, so daß das Sediment der lackfarbenen roten Blutzellen bis zehnmal größe ausfiel als normal. Rosenthal konnte dann zeigen, daß selbst in vitro osmotische Resistenzvermehrung und Stromazunahme eintreten kann ohne Lipoidvermehrung.

Man muß also annehmen, daß es sich nicht im gewöhnlichen Sinne um einen biologischen Prozeß, sondern um unmittelbare Giftwirkung auf rote Blutzellen handelt, bei der vielleicht Veränderungen durch Quellung zu Gewichts- und Serumschwankungen und inneren Umlagerungen führen. Die Veränderungen dauerten auch nicht lange, sondern nur wenige Tage.

Derartige Erscheinungen der Resistenzsteigerung an den Erythrozyten sind nun unter krankhaften Verhältnissen nicht selten zu beobachten, besonders bei Stauungsikterus, bei perniziöser Anämie, bei Karzinom, während bei Hämoglobinurie die osmotische Resistenz nicht erheblich verändert ist, wohl aber die thermische und mechanische Resistenz herabgesetzt. Eine ganz ausgesprochene Resistenzverminderung kommt bei dem Krankheitsbild der hämolytischen Anämie mit Ikterus vor und muß hier als eine konstitutionelle Änderung der Blutzellen aufgefaßt werden, da das Leiden hier familiär und angeboren auftritt. Ich habe versucht, diese Keimplasmaalteration in Analogie zu ähnlichen naturwissenschaftlichen Problemen als Mutation zu bezeichnen.

Es ist klar, daß man die Pachydermie als Resistenzsteigerung, nicht als Degeneration bezeichnen kann; denn sie ist ja außerordentlich zweckmäßig, führt auch gar nicht zum Untergang der Zellen, sondern verhindert ihn, und kann nach kurzer Zeit wieder völlig verschwinden. Als regeneratives Phänomen kann man sie auch nicht ansehen, da sie nicht durch eine reaktive Tätigkeit der Bildungsstätten der Erythrozyten entstanden ist.

Auch die höchst prägnante, oft hochgradige Resistenzverminderung bei hämolytischer Anämie kann nicht in das gewöhnliche Schema, regenerative oder degenerative Prozesse hineingezwängt werden, weil es sich um eine konstitutionelle Abweichung handelt. Obwohl zwar diese Abweichung an sich höchst ungünstig ist, so bliebe es doch eine überaus oberflächliche Betrachtungsweise, sie nun sofort als Degeneration zu deuten. Das entspräche nur einer ganz anthropozentrischen Auffassung und würde schließlich dazu führen, jede konstitutionelle Störung als Degeneration zu deuten, z. B. auch Hernien und maligne Tumoren. Daß wir bei einer solchen Auffassung uns nur mit einem nichtssagenden Wort über die bestehenden Schwierigkeiten hinwegtäuschen, dürfte völlig klar sein.

Zu einer interessanten Änderung unserer Auffassung hat auch das eingehendere Studium der Megalozytenbildung bei perniziöser Anämie geführt. Man hat dabei früher immer von Degeneration der Zellen gesprochen und daher den Ausdruck megaloblastische und megalozytische Degeneration verwendet.

Nun sehen wir aber diese Zellen im Fötalleben in großer Zahl und anfänglich ausschließlich auftreten und wenn sie dort zweifellos zweckmäßig sind, so kann ihr Wiederauftreten beim Erwachsenen zwar als durchaus abnorm und pathologisch bezeichnet, nicht wohl aber als reine Degeneration hingestellt werden. Das eingehende Studium der perniziösen Anämie zeigt aber, daß viele Kranke, ja offenbar alle oder fast alle, wenn nicht besondere Komplikationen (z. B. Milzexstirpation) vorliegt, von kryptogenetischer Biermerscher Anämie ihre oft viele Monate dauernden Remissionen durch Megalozytenbildung und daher durch megaloblastische Umwandlung des Knochenmarks erreichen, daß ferner diese Patienten schon mit einer sehr geringen Zahl ($1^1/_2$—2 Millionen) Erythrozyten sich so kräftig fühlen, um das Krankenhaus zu verlassen und ihrer gewohnten Arbeit wieder nachzugehen. Man kann daher unmöglich so eminent leistungsfähige Zellen, die „morphologische und funktionelle Riesen" sind, als degenerierte Gebilde betrachten. Man muß daher den Vorgang der Megalozytenbildung als einen zweifellos reaktiven Prozeß, als Regeneration, freilich als durchaus pathologische bezeichnen. Eine Dauerheilung wird damit auch gar nicht erreicht, freilich aber das Leben für Jahre verlängert.

Vollkommen ähnlich scheint es sich nun auch mit den basophil punktierten Erythrozyten zu verhalten. Auch diese Gebilde kommen massenhaft im Embryonalblut und in den Blutbildungsstätten des Fötus vor. Sie können schon deshalb nicht, entgegen einer lange gültigen Auffassung, rein degenerative Bildungen sein, entstanden unter Gifteinfluß. Wenn wir nun aber sehen, daß sie vor dem Tode des Versuchstieres völlig verschwinden, auch bei der tödlichen

Bleianämie nicht mehr gefunden werden, und selbst bei massenhafter Anwesenheit bei Saturnismus zurückgehen, sofern eine andere Krankheit hinzutritt, daß sie ferner den aregenerativen (aplastischen) Anämien völlig fehlen, bei Bleivergiftung nur erhalten bleiben, solange die Anämie noch nicht völlig ausgeglichen ist, und sich ungefähr parallel den anämischen Zuständen vermehren, so können auch hier nur zwar pathologische, aber eben doch regenerative Elemente in Frage kommen.

Bei den polychromatischen Zellen drang die Regenerationstheorie ihrer Bedeutung schneller durch, weil die massenhafte Zahl polychromatischer Zellen beim Embryo und im normalen Knochenmark rasch der degenerativen Auffassung unüberwindbare Schwierigkeiten bereitete. Daß unter gewissen Umständen auch eine degenerative, vielleicht nur äußerlich gleich aussehende Polychromasie entstehen konnte, ist nicht ganz ausgeschlossen, weil überlebend gehaltenes Blut die Erscheinung bieten kann. Aber es spricht auch hier wieder das Fehlen der Polychromasie bei aregenerativen Anämien trotz der schwersten tödlichen Erkrankung des Individuums außerordentlich gewichtig für die Auffassung, daß wenigstens die im Blute kreisenden polychromatischen Zellen regenerativen Ursprungs sind.

Über die biologische Bedeutung der kernhaltigen Zellen des strömenden Blutes konnte natürlich niemals ein stärkerer Zweifel auftauchen. Solche Gebilde sind ja die handgreiflichen Zeugen einer Regeneration, die Normoblasten als die Träger der normalen Regeneration, die Megaloblasten als die Anzeichen einer pathologischen reaktiv-regenerativen Bildung. Damit steht nun auch völlig im Einklang, daß das völlige Fehlen der Erythroblasten trotz schwerster Anämie bald als ein Zeichen des Versagens der Regeneration aufgefaßt wurde.

In dieser Beziehung ist aber doch recht große Vorsicht geboten. Es zeigt uns das Beispiel der Chlorose, daß trotz der lebhaftesten Neubildung und rapidester Besserung des Blutbefundes die ganze Regeneration in den blutbildenden Organen ablaufen kann, und die Organe suffizient genug sind, um alle unreifen Gebilde vom zirkulierenden Blut auszuschließen, so daß man alsdann nur selten, oft sogar niemals Normoblasten auffinden kann. Andererseits vermißt man oft bei schwerster perniziöser Anämie alle kernhaltigen roten Blutzellen, ganz plötzlich vor dem Tode treten sie aber noch massenhaft auf. Alsdann muß eine Insuffizienz des Knochenmarks angenommen werden, die erst sub finem vitae eintritt. Es gibt endlich noch einen nicht seltenen dritten Fall, bei dem immer alle Erythroblasten im strömenden Blute bei lange dauernder Untersuchung vermißt werden; man denkt an besonders ungenügende Neubildung, an aregeneratives oder aplastisches Mark; aber die Sektion ergibt doch große Mengen von kernhaltigen roten Blutkörperchen im Knochenmark der kurzen und auch der langen Röhrenknochen, so daß also doch kräftige regenerative Prozesse tätig waren (pseudoaplastisches Mark), die sich aber nicht im Blute verrieten. Im letzteren Falle würde freilich besonderes Gewicht auf das Auftreten von polychromatischen, basophil punktierten, und vital granulierten Zellen zu legen sein, so daß daraus bei reichlichem Vorkommen dieser Zellen die Regeneration trotz des Fehlens der Erythroblasten sicher nachweisbar bliebe.

Es kann sich also die Regeneration auch mehr im verborgenen vollziehen und für das Auftreten der regenerativen Erscheinung im Blute, insbesondere der Erythroblasten, kämen daher zwei biologisch durchaus ungleichwertige Prozesse in Frage:

1. A b n o r m s t ü r m i s c h e R e g e n e r a t i o n, so daß durch den starken Reiz der Neubildung zahlreiche Erythroblasten ins Blut gelangen. Man bezeichnet

das seit Noorden als Blutkrisen. Sie zeigen oft große, ja unglaubliche Mengen von kernhaltigen roten Zellen, aber schon in ganz kurzer Zeit kann oft kein einziges Stück mehr entdeckt werden. Ganz ähnlich kann man auch starke Schübe von Polychromasie und basophil punktierten roten Zellen entdecken, die schon am folgenden Tage nicht mehr erscheinen.

2. Insuffizienz des Knochenmarks, das unter bestimmten Umständen, besonders sub finem vitae nicht mehr imstande ist, unreife Zellen zurückzuhalten, wie es sonst einer richtigen Knochenmarksfunktion zukäme.

Unter beiden so verschiedenen Verhältnissen sind starke quantitative Abstufungen nicht nur nach der Menge der auftretenden jungen Zellen möglich, sondern auch nach der Art der jungen Blutelemente. In den leichteren Graden werden polychromatische, dann basophil punktierte und in den schwersten Stadien der Insuffizienz Erythroblasten an die Strombahn abgegeben.

Es gäbe noch eine ganze Reihe morphologisch veränderter Erythrozyten, für die die gleichen Gesichtspunkte geltend gemacht werden könnten. Z. B. ist es völlig sicher, daß entsprechend der viel geringeren Insuffizienz des Knochenmarkes bei sehr vielen Anämien zuerst nur Zellen mit Kernresten und Kerntrümmern erscheinen und erst mit dem weiteren Verlauf und der Verschlimmerung kommen die Erythroblasten mit intakten Kernen.

Ringkörper und Zellen mit roter basophiler Granulation gehören in die gleiche Kategorie. Sie fehlen aber durchaus dem Embryonalblut und sind daher bei ihrem Auftreten zwar gewiß auch als regenerative Bildungen zu bewerten, aber außerdem noch viel hochgradiger pathologische Gebilde.

Wenn wir mithin die Regenerationserscheinungen der roten Blutzellen übersichtlich darstellen wollen, so möchte sich wohl die folgende Anordnung empfehlen.

I. Junge, an sich normale Zellen, schon im normalen Knochenmark vorkommend und auch im Blut des Neugeborenen: vital granuläre Rote. Polychromasie. Kernreste. Normoblasten.

II. Junge Zellen, aber nur embryonal im Knochenmark; daher zeigt ihr Auftreten doch pathologische Regeneration an: basophil Punktierte. Megalozyten, Megaloblasten.

III. Junge Zellen, aber nicht einmal im embryonalen Knochenmark. Daher mit besonders starker, gleichzeitiger pathologischer Komponente: Zellen mit Ringkörpern. Zellen mit roten basophilen Granula.

Diese Anordnung, bei der auch in den einzelnen Gruppen das Fortschreiten von den leichteren zu den schwereren Prozessen zum Ausdruck zu bringen versucht wurde, spiegelt nicht die klinischen Gesichtspunkte, sondern rein biologische wieder.

So kann, wie bei schwerer Bleianämie, die ganze Schar der Zellen, mit Ausnahme freilich von Megaloblasten und Megalozyten, aber mit Einschluß zahlreicher Zellen mit Ringkörpern und roter basophiler Granulation, auftauchen, ohne daß deshalb die Anämie besonders hochgradig wäre (z. B. nur 3,2 Millionen Rote und 45% Hämoglobin), oder gar die Prognose als ernst bezeichnet werden müßte.

Andererseits ist bei der kryptogenetischen perniziösen Anämie die ganze Zahl der regenerativen Bildungen an den roten Blutzellen vertreten, einschließlich der biologisch als die schwerste Veränderung zu taxierenden Zellen mit Ringkörpern und roten basophilen Granula, aber der megaloblastische Typus der Blutbildung verrät die klinisch schwerste Anämie, selbst wenn der Grad derselben ein durchaus nicht bedeutender ist und in Remissionsstadien sogar 100%

Hämoglobin bei ca. 3,5—4,0 Millionen roten Zellen vorhanden sein kann. Ohne Erkennung und Möglichkeit zur Beseitigung der Ursache aber gibt es bei diesem Typus der Anämie keine Heilung.

Wenn wir nun schließlich auf die rein degenerativen Erscheinungen an den roten Blutzellen zu sprechen kommen, so sind es ihrer nicht viele und deshalb müssen wir eben annehmen, daß irgendwie unbrauchbare Zellen schon frühzeitig aus der Zirkulation zurückgezogen werden. Als degenerative Erscheinung ist zu bewerten das frühzeitige Auftreten von Stechapfelbildung an den roten Blutzellen, jedoch nur bei einer Untersuchung unter allen Vorsichtsmaßregeln, so daß so wenig als möglich Artefakte entstehen können und auch dann erst, wenn die Erscheinung im ganzen Präparat, auch im Zentrum, nicht nur an den Rändern mit Verdunstung, beobachtet werden kann. Eine klinische Bedeutung hat jedoch diese Prüfung bisher nicht erlangt.

Ferner muß eine starke Poikilozytose als degeneratives Symptom bewertet werden, weil offenbar nur an schlecht ausgebildeten Zellen mit großer Leichtigkeit Abschnürung und damit Poikilozytosenbildung eintreten kann. Weil auf gleichem Wege auch Mikrozyten entstehen, so kann mit gewisser Vorsicht auch das reichliche Auftreten von Mikrozyten als Beweis degenerativer Elemente angesehen werden; jedoch muß man berücksichtigen, daß natürlich eine gewisse Kleinheit der Zellen noch keineswegs etwas Degeneratives zu sein braucht und einer Mikrozytose auch eine konstitutionelle Variation (Mutation), wie bei der hämolytischen Anämie, oder eine gewisse funktionelle Erschöpfung der Knochenmarkstätigkeit bei enormer Inanspruchnahme zugrunde liegen kann.

Auch das Auftreten von sehr blassen, und durch Quellung vergrößerten Zellen weist darauf hin, daß wohl zweifellos diese Zellen schon im Knochenmark schlecht ausgebildet und daher minderwertig sind, so daß sie dem Einflusse des Plasmas wenig Widerstand bieten.

Aber auch beim Auftreten von blassen Erythrozyten kann es sich um etwas anderes als um Degeneration handeln. So sehen wir unter sehr starkem Eisen- oder Arsenreiz eine enorme Neubildung von Zellen der Erythropoese, die in staunenswerter Art, z. B. bei Chlorose in 10 Tagen einen Hämoglobinwert von 28—30% auf 72% heraufschnellen läßt. Das Mark ist also fabelhaft leistungsfähig und hier von Degeneration zu sprechen, wäre widersinnig. Aber es ist doch sehr begreiflich, daß bei einer solchen Massenbildung die jungen Zellen noch nicht vollständig ausgebildet sind und daher in ihrer Hämoglobinausrüstung unter der Norm zurückbleiben, so daß der Färbewert unter 1,0 und die Hb-Füllung unter dem Normalwert von 2,3 bleibt. Gerade bei überaus raschem Ausgleich von Anämien kommt das vor. Die frühere Erscheinung sehen wir beim Fehlen von Bildungsmaterial für Hb, z. B. bei den Nachkommen von eisenfrei ernährten Ratten (M. B. Schmidt) oder bei perniziöser Anämie nach Milzexstirpation (Naegeli). Daß es sich dabei aber doch nicht um eine Degeneration, sondern um einen Mangel an Ba steinen handelt, zeigt die rasche Änderung auf reichliche Eisenzufuhr. Wir sehen, daß das Wort Degeneration auch in der Hämatologie vielfach irrtümlich verwendet wird und große Vorsicht bei seinem Gebrauch geboten erscheint.

Unter schweren krankhaften Erscheinungen, wie sie bei Verwendung eigentlicher Blutgifte eintreten können, sieht man noch andere sicher degenerative Erscheinungen an den roten Blutzellen. Hierher gehört die hämoglobinämische Degeneration nach Nitrobenzolvergiftung, ferner die sog. Blaukörner von Heinz, sichtbar als Protuberanzen an den Erythrozyten bei vitaler Methylviolett-Kochsalzlösung, entstanden unter dem Einfluß verschiedener Blutgifte.

B. Biologie der weißen Blutzellen.

1. Physiologische Zustände.

Die Lebenserscheinungen der weißen Blutzellen sind außerordentlich verschieden und es ist wahrscheinlich, daß wir heute noch lange nicht alle Funktionen der Leukozyten erkennen. Entsprechend der großen Bedeutung für den Organismus sieht man denn auch fast unter allen erdenkbaren physiologischen und pathologischen Verhältnissen Schwankungen in der Leukozytenzusammensetzung des Blutes. So kommt es offenbar wegen starker funktioneller Inanspruchnahme sehr oft zur starken Vermehrung und andererseits auch wieder zur starken Verminderung. Dabei ist von besonderer Bedeutung die Tatsache, daß unter krankhaften Verhältnissen wenigstens sehr oft eine bestimmte Zellart die große Zahlenschwankung durchmacht und damit verrät, daß sie ganz besonders in ihren Lebenserscheinungen getroffen worden ist. Nicht selten werden aber auch mehrere Arten gleichzeitig vermehrt und eine andere Art ganz oder nahezu aus dem zirkulierenden Blute abgestoßen. So entstehen dann eine Reihe von Reaktionen, die unter manchen Umständen fast spezifisch ausfallen und daher auch nicht nur von größtem wissenschaftlichen, sondern auch gar oft von bedeutendem diagnostischen Interesse sind.

Zu den frühzeitig erkannten Lebenserscheinungen der weißen Zellen gehört die amöboide Beweglichkeit, die bei der Untersuchung auf dem geheizten Objekttisch leicht erkannt werden kann, ganz speziell für die polymorphkernigen neutrophilen und eosinophilen Zellen. — Die Lymphozyten besitzen bei dieser Untersuchung nur eine schwache Ortsbewegung, so daß Emigrationsfähigkeit früher diesen Zellen überhaupt nicht zugeschrieben worden ist. Wahrscheinlich liegen die Verhältnisse im lebenden Organismus eben doch ganz anders und günstiger, denn heutzutage nehmen doch so gut wie alle Autoren, die sich mit dieser Frage beschäftigt haben, eine aktive Bewegungsmöglichkeit auch der Lymphozyten an. Daher sieht man denn (Cohnheimscher Versuch) bei Entzündungsprozessen nicht allein die neutrophilen Zellen aus den Gefäßen auswandern, sondern in Exsudaten werden unter gewissen Umständen auch ausgewanderte Lymphozyten reichlich entdeckt. Es zeigt sich aber, daß auch in dieser Frage der Emigration wieder ganz verschiedene und wieder bis zu einem gewissen Grade spezifische Momente eine Rolle spielen. So trifft man in den Eiterungen früh und in großer Menge neutrophile Zellen und jedenfalls im Anfang durchaus keine Eosinophilen, erst später kommen auch Lymphozyten und große wohl sicher histiogene Elemente dazu.

In neuerer Zeit vertreten aber angesehene Autoren die Auffassung, daß die „Lymphozyten" der Exsudate nur lymphozytiforme Rundzellen seien, hervorgegangen aus abgeschilferten Zellen der serösen Häute. Brückner konnte zeigen, daß diese scheinbaren Lymphozyten in der vorderen Augenkammer Irispigment führen und daher niemals Lymphozyten sein können.

Bei parasitären Erkrankungen andererseits sind es die eosinophilen Zellen, die vollständig das Feld beherrschen, ebenso bei Asthma bronchiale. Die Lymphozyten ihrerseits dominieren in den tuberkulösen Ergüssen und später auch in den chronischen Exsudaten, aus denen die ursprünglich fast ausschließlich vorhandenen Neutrophilen mehr und mehr verschwinden, aber bei Nachschüben der Krankheit sofort wieder auftreten.

Die vitalen Funktionen der Leukozyten betreffen vor allem die Phagozytose, dann ganz besonders die fermentativen Betätigungen und endlich auch eine resorbierende Tätigkeit, über die man heute noch am wenigsten unterrichtet ist.

Die **Phagozytose** von Bakterien und Fremdkörpern aller Art ist eine besonders auffällige und lang bekannte Erscheinung. Sie ist so sinnfällig und aufdringlich, daß gerade diese Funktion längere Zeit als die wichtigste angesehen wurde. Auch im Gebiet der phagozytischen Tätigkeit findet eine ziemlich strenge Arbeitsteilung durch die verschiedenen Leukozytenarten statt. Die Neutrophilen nehmen die Bakterien der akuten Infektionen in sich auf und töten sie intrazellulär ab. Sie treiben Mikrophagie der Kokken und Bakterien, während ein gleiches Verhalten für Lymphozyten und Mastzellen gar nicht bekannt ist und für die Eosinophilen jedenfalls, wenn überhaupt, so doch nur ganz selten und in ganz geringem Grade, in Betracht fällt. Bei Monozyten kann man auch nur als Seltenheit Mikroorganismen im Protoplasma aufgenommen sehen, aber mitunter sogar doch im zirkulierenden Blute, besonders wenn die neutrophilen Zellen ganz oder fast ganz fehlen (Erdrückung des myeloischen Gewebes bei Lymphadenose und tödliche Streptokokkeninfektion [Naegeli]).

Die **fermentative Wirkung** der Leukozyten ist eine außerordentlich wichtige und vielseitige und kann in überzeugender Weise sichergestellt werden. Dabei muß eine ganze Reihe von Fermenten unterschieden werden.

1. Proteolytische Fermente kommen nur den Zellen der myeloischen Reihe, nie den Lymphozyten zu. Der Nachweis ist sehr leicht zu führen durch Verdauung der Gelatineplatte (Stern und Eppenstein) oder von Löfflerserum bei 55° (Müller und Jochmann). Im Organismus zeigt sich diese Fähigkeit der myeloischen Zellen am ausgeprägtesten bei der Autolyse, z. B. bei der Lösung der Pneumonie, so daß durch die Verdauung der Fibrinmenge und des Eiweißes der abgestorbenen Zellen die Lunge wieder völlig in den früheren Zustand gesetzt werden kann. Ganz im Gegensatz dazu vermögen Lymphozyten niemals und unter keinen Umständen Autolyse durchzuführen, weil ihnen die dazu nötigen Fermente abgehen. Daher kann eine tuberkulöse Pneumonie, die ganz vorwiegend aus Lymphozyten besteht, nie autolytisch zur Resorption gelangen.

2. Oxydierende Fermente werden nachgewiesen durch die Winkler-Schultzesche Indophenolblausynthese oder durch die Guajakreaktion oder die Phenolphthaleinreaktion. Auch diese Erscheinung kommt nur den Zellen des myeloischen Apparates zu und versagt völlig und ausnahmslos bei den Lymphozyten.

3. Reduzierende Fermente sind schon vor langer Zeit von Ehrlich dadurch sichergestellt worden, daß Methylenblau, ins Innere der Leukozyten aufgenommen, farblos wird, dann aber nach Absterben der Leukozyten durch Oxydation an der Luft sich wieder bläut.

4. Auch fettspaltende, diastatische, Milch zur Gerinnung bringende Fermente konnten entdeckt werden und spielen zweifellos im gesunden wie kranken Organismus eine wichtige Rolle. Höchst wahrscheinlich sind die in den Leukozyten vorhandenen Fermente damit noch lange nicht alle entdeckt; aber das bereits Feststehende gibt uns einen Einblick, wie ungeheuer groß die Tätigkeit des Leukozytenlaboratoriums ist und welche außerordentliche Rolle diese Zellen im Haushalt des Organismus führen.

Die **resorbierende Tätigkeit** der weißen Blutkörperchen ist nachgewiesen durch die Aufnahme von Toxinen (Metschnikoff), dann durch eine Reihe von Untersuchungen von Charles für flüssige Arzneimittel und kolloidale Metalle.

a) Der Untergang der Leukozyten.

Auch der Untergang der weißen Blutzellen erfolgt wie derjenige der roten nicht im zirkulierenden Blute, sondern in den Organen, vornehmlich in Milz, Knochenmark und Lymphknoten. Alle Erwartungen, im strömenden Blut

Degenerationsformen zu entdecken, die etwas mit dem normalen Untergang funktionsunfähiger Zellen zu tun hätten, sind mißlungen. Zwar hat es nicht an Stimmen gefehlt, die eine ganze Reihe von „Schollen“ und „Schatten“ der Blutausstrichpräparate als derartige dem Untergang geweihte Gebilde ansprechen wollten; es ist aber heute klar, daß es sich dabei um Kunstprodukte durch den zu starken Druck der Ausstriche gehandelt hat. Freilich muß man ohne weiteres zugeben, daß im krankhaften, besonders leukämischen Blute solche Gebilde sehr viel häufiger sind; aber dabei handelt es sich wohl mit Sicherheit darum, daß hier sehr junge und daher leicht verletzbare Elemente reichlich vorkommen. Es ist bei Kontrolle völlig überzeugend, daß in besonders gelungenen Ausstrichen ohne nennenswerten Druck derartige Gebilde fehlen oder äußerst selten sind und daß sie bei der schonendsten Untersuchung in der Flüssigkeit der Zellkammer nicht existieren. Daß sie bei der letzteren Untersuchung nicht etwa vorher zugrunde gegangen sind, zeigt die prozentliche Ausrechnung der einzelnen Leukozytenarten in der Kammer und im Ausstrichpräparat, die so genau, als man es erwarten darf, übereinstimmen.

In Milz und Knochenmark trifft man viele untergehende Leukozyten, ebenso gewöhnlich in den Sinus der Lymphknoten, erkennbar an der schlechten Kernstruktur, so daß manche dieser in Zerfall begriffenen Zellen überhaupt keinen Kernbau mehr erkennen lassen und nur homogen sich färbende Kerne zeigen. Außerdem sind die Kerne nicht selten auch in einzelnen Teilen vollständig abgetrennt, so daß nun wirklich polynukleäre Kerne, nicht nur polymorphkernige, entstehen durch Zerreißung der Kernfäden. Granula sind oft stark widerstandsfähig, werden nicht selten von Makrophagen aufgenommen und alsdann allmählich abgebaut.

Ein Teil der Leukozyten geht auch durch Sputum und Stuhl dem Körper verloren.

Wenig unterrichtet sind wir über den Untergang der Lymphozyten, obwohl auch ein solcher ganz selbstverständlich anzunehmen ist und unter pathologischen Umständen, z. B. nach Röntgenbestrahlung bei Lymphadenosen, ganz bedeutend ausfällt.

b) Zahlenschwankungen der Leukozyten und Leukozytenarten unter physiologischen Bedingungen.

Bei den Leukozytosen handelt es sich darum, daß die normalen leukozytenbildenden Organe unter dem Einfluß irgendwelcher Momente in stärkere Funktion kommen und daher auch mehr Zellen als gewöhnlich dem zirkulierenden Blute übergeben. Andere Orte für die Entstehung dieser Zellvermehrung, außer den nur bei ganz besonderen Anforderungen in Tätigkeit tretenden St tten der myeloischen Metaplasie, gibt es nicht, als eben die normal schon funktionierenden Organe und es ist gänzlich undenkbar, daß, wie man früher zum Teil angenommen hat, z. B. aus Eiterherden retrograd wieder Zellen ins Blut in größerer Zahl hineinkommen oder gar Leukozytosen erzeugen und unterhal en. Dagegen spricht schon die ganz enorme Zahl von weißen Blutzellen, die bei einer irgendwie erheblichen Leukozytose im Blut als Plus auftritt, dann ganz besonders die feinere Zellanalyse, die nachweisen kann, daß sehr oft unreife oder doch nicht völlig ausgebildete, an sich aber vollkommen normale Zellen ins Blut übergehen, mithin junge Elemente, z. B. neben kernhaltigen roten Blutzellen, so daß sie alle auf die aktive Tätigkeit und zwar auf eine ungewöhnlich kräftige Reaktion des Knochenmarks hinweisen.

Schon unter normalen Bedingungen kann man die ansehnliche Vermehrung der Leukozyten im strömenden Blute beobachten und noch stärker können die Verschiebungen unter den einzelnen Arten sich gestalten.

In diese physiologische Änderung der Blutzersetzung gehört schon die Tagesschwankung. Nach den Untersuchungen von Ellermann und Erlandsen verläuft dieselbe in folgender Weise:

6 Uhr	7400	Leukozyten
10 „	8800	„
3 „	9200	„
7 „	10000	„

Dabei wird angenommen, daß die beständige Steigerung durch eine Zunahme der Herzarbeit bedingt werde und diese Annahme wird begründet mit dem Hinweis, daß starke Muskeltätigkeit überhaupt zu Leukozytensteigerung führt.

Es wäre allerdings außerordentlich zu wünschen, daß die Frage der Tagesschwankung durch weitere Untersuchungen geklärt würde und wie weit Schwankungen zwischen einzelnen Individuen vorkommen. Es fällt mir immer und immer wieder auf, daß Gesunde selbst ohne Einhaltung der für die Untersuchung der Tagesschwankung zu beobachtenden Ruhelage sehr häufig auch in den späteren Abendstunden bei weitem nicht den nach dem obigen Schema zu erwartenden Wert aufweisen.

Diese Tagesschwankung ist aber die unumgänglich nötige Basis, nach der sich dann erst eine eventuell durch die Mahlzeiten bedingte Verdauungsleukozytose beurteilen läßt. Zahlreiche Autoren haben von einer Verdauungsleukozytose des Menschen gesprochen, dabei aber die physiologische Tagesschwankung gar nicht berücksichtigt (z. B. Rieder (Maximum 37% = 2900; im Mittel 33%), Schwenkenbecher und Siegel und andere, wobei zum Teil (Sirensky) noch viel höhere Zunahmen angenommen worden sind (Minimum 21%; Maximum 140%; durchschnittlich 60%); aber letztere Beobachtung konnte nur unter reichlicher Eiweißkost gemacht werden und die Vermehrung betraf die neutrophilen Zellen.

Demgegenüber ist nun erwiesen, daß bei Tieren eine Verdauungsleukozytose fehlt (Klieneberger und Carl), und daß auch beim Säugling eine solche vermißt wird (Japha). Auch für den erwachsenen Menschen wird von verschiedenen Autoren das Fehlen einer Verdauungsleukozytose behauptet (freilich dürfte die Zahl der Untersuchungen hier noch wesentlich größer sein) und die tatsächlich im Laufe des Tages zu beobachtenden Vermehrungen fänden sich auch bei Enthaltung von jeder Nahrung, könne daher nur als physiologische Tagesschwankung gedeutet werden (Japha).

Es erscheint daher das wirkliche Vorkommen einer über die Tagesschwankung hinausgehenden Verdauungsleukozytose zur Zeit jedenfalls noch durchaus nicht erwiesen und sind weitere Untersuchungen in dieser Frage nötig.

Jedenfalls fällt immer wieder auf, daß bei sehr vielen erst im Laufe des Nachmittags vorgenommenen Leukozytenzählungen erhebliche Einflüsse einer Verdauungsleukozytose vermißt werden und auch bei Hunden am Abend oft nicht höhere Werte als 6—7000 zu konstatieren sind.

Noch mehr gilt dies für pathologische Zustände und das ist auch sehr begreiflich. Denn hier schreiben eben besonders starke Einflüsse auf die blutbildenden Organe die Leukozytenkurven, so daß diese durch so alltägliche Reize kaum berührt werden, weil diese Einflüsse jetzt unter dem Banne der Krankheit die Reizschwelle nicht mehr erreichen.

Seit einer Reihe von Jahren weiß man namentlich durch Grawitz und seine Schüler, daß durch eine lange dauernde und erhebliche Veränderung der Kost beträchtliche Änderungen in der Zusammensetzung der Leukozytenformel eintreten. So kann nach Keuthe eigentlich nur durch Fleisch eine erhebliche Verdauungsleukozytose erzeugt werden. Dabei stiegen die Lymphozyten von

2040 auf 2490, dagegen die Neutrophilen von 3660 auf 5760. Noch viel beträchtlicher sind aber die Veränderungen bei einseitiger Kostfolge.

Von mehreren Autoren wird betont, daß reine Kohlehydraternährung eine erhebliche Vermehrung der Lymphozyten auf Kosten der Leukozyten herbeiführe; Keuthe (von 1800 Lymphozyten auf 3150), desgl. Sirensky, während bei vorwiegend Fettkost die neutrophilen Zellen steigen. In der Kriegszeit und der Nachkriegszeit ist dann von außerordentlich vielen Autoren eine auffällige Zunahme der Lymphozytenprozentwerte und auch der absoluten Werte festgestellt worden (besonders Laempe und Zaupe) und es sind diese Verhältnisse wohl sicher auf die eiweiß- und fettarme Kost zurückzuführen, ein Beweis, wie sehr alle Beurteilung der Leukozytenschwankungen kritisch vorgenommen werden müssen.

Eine weitere physiologisch auftretende Leukozytose ist diejenige nach körperlichen Anstrengungen und Muskeltätigkeit. Ich habe schon vorher darauf hingewiesen, daß man die Tagesschwankung auf den Einfluß der Herztätigkeit zurückführt. Nach größeren Märschen und schwerer körperlicher Arbeit sieht man daher ganz besonders erhebliches Ansteigen der Leukozytenzahl, und gerade um diese unübersichtlichen Einflüsse auszuschalten, untersuchen wir die Patienten in den Morgenstunden und in besonders wichtigen Fällen in ruhiger Bettlage und vor Einnahme jeglicher Nahrung. Die starke körperliche Arbeit verursacht zweifellos in dem Chemismus einer großen Zahl von Organen wesentliche Änderungen und damit Leukozytenverschiebungen und auch besondere Reize zur Ausfuhr und Neubildung und zwar sicherlich nicht, wie das einst Grawitz angenommen hatte, nur wegen der Bildung von abnormen Stoffwechselprodukten in den Muskeln, die entgiftet werden müßten, sondern der Einfluß infolge der veränderten Leber-, Herz-, Lungen- und Drüsentätigkeit darf wohl als ebenso bedeutend hingestellt werden. Durch alle diese Momente kommt es dann zu einer zum Teil wohl mechanisch bedingten und auch durch die beschleunigte Zirkulation begünstigte stärkere Ausschwemmung von Zellen aus den Lymphknoten und dem Knochenmark. Sicherlich spielen aber auch chemotaktische Einflüsse bald eine bedeutende Rolle und außerdem Verschiebungen der Blutzellen in den inneren Organen und Neubildung wie stärkere Ausschwemmung. Unter die geschilderten Verhältnisse der körperlichen Anstrengung zählen sicherlich auch die vermehrte Leukozytenzahl nach Krämpfen jeder Art. Besonders in der psychiatrischen Literatur sind sehr hohe Leukozytenzahlen häufig wiedergegeben und zum Teil mit ganz unglaublichen Zahlen, wie 60000 und mehr, so bei Dementia praecox und in niedrigeren Zahlen bei Epilepsie.

Auch thermisch bedingte Leukozytenschwankungen sind mehrfach festgestellt worden und zwar sowohl bei Kälte- wie bei Wärmeanwendung. Dabei ist dann freilich oft auch an den Einfluß der Vasomotoren und der Verdünnung der Blutflüssigkeit, sowie an das Moment der ungleichen Verteilung der Zellen in den Gefäßen des Körpers zu denken. In diesen Fragen sind aber die bisherigen Resultate ganz außerordentlich schwankend und vielfach nicht überzeugend. Es müßten alle Prüfungen noch viel genauer und unter ganz besonderer Berücksichtigung der feineren Morphologie durchgeführt werden, um Einblicke zu gestatten. Es sollte untersucht werden, ob es zum Auftreten junger Zellen kommt, und namentlich müßte eine Einsicht in die Zusammensetzung des Gesamtblutes nach chemischen und physikalischen Gesichtspunkten gefordert werden. Das was heute in diesen Fragen vorliegt, ist sehr wenig ausreichend zu sicheren Schlüssen. Von Bedeutung ist allerdings, daß alle Autoren derartige Leukozytoseveränderungen als ganz besonders vorübergehend bezeichnen, so daß unter Innehaltung der gewöhnlichen Vorsichtsmaßregeln eine Störung in den Einblick des Geschehens wohl nicht in Frage kommt.

In früherer Zeit hat die Graviditätsleukozytose eine ziemliche Rolle unter den physiologisch vorkommenden Veränderungen der Leukozytenzahl gespielt. Hat doch schon Virchow ein solches Phänomen angenommen und auf die Schwellung der Inguinal- und Lumbaldrüsen zurückgeführt, entsprechend seiner Auffassung über das Zustandekommen der Leukozytose. Wenn man die heute mit neueren Untersuchungsmethoden vorgenommenen Ergebnisse überblickt, so ist von der ganzen Vermehrung in der Gravidität eigentlich nicht allzu viel übrig geblieben. Manchmal wurde eine Zunahme überhaupt nicht gefunden. Ganz besonders bei Mehrgebärenden sind die Werte so wenig erhöht, daß die meisten Autoren die Erscheinung nur für die Erstgebärenden sich hinstellen wollen. Aber auch da ist die Steigerung nicht erheblich, wenn man alle Tagesschwankungen berücksichtigt.

Wenn man freilich dann die genauere Analyse der Zellen vornimmt, so sieht man doch eine recht deutliche Zunahme der neutrophilen Zellen und es sind mir 2 Fälle von Graviditätsleukozytose in Erinnerung, bei denen zunächst ausschließlich nach dem abnormen Blutbild an ein verstecktes Leiden gedacht worden ist, bis dann die Feststellung einer Gravidität in den ersten Monaten die Sachlage geklärt hat, die dann auch der weitere Verlauf durchaus bestätigt hatte.

Auch bei der Graviditätsleukozytose haben manche Autoren zu einer kühnen Erklärung gegriffen, z. B. dahingehend, daß die vermehrt auftretenden Zellen gar im Endometrium des Uterus entstehen sollten oder haben die Zunahme der Zellen mit dem Einfluß von Uteruskontraktionen in Beziehung gebracht. Solche Hypothesen sind aber ganz hinfällig, da wir gewöhnlich nicht einmal bei Tetanus eine Leukozytose finden. Es ist zur Erklärung doch wohl unbedingt das Nächstliegende, eine starke Steigerung aller vitalen Prozesse bei der Gravidität anzunehmen und damit auch eine etwas gesteigerte Funktion der Blutbildungsorte. Lehrreich sind solche früheren Hypothesen vielleicht nur darin gewesen, daß sie gezeigt haben, wie überflüssig und sicherlich auch wie völlig unrichtig die in früherer Zeit für die Leukozytose vorgebrachten Erklärungsversuche gewesen sind.

Während der Geburt können ebenfalls höhere Zellwerte der weißen Zellen festgestellt werden und ebenso bei Neugeborenen, bis 20000 und darüber. Auch hier handelt es sich um Zunahme der neutrophilen Zellen, jedoch als vorübergehende Erscheinung, die bei Neugeborenen schon nach einigen Tagen stark zurückgeht. Für die Erklärung dieser Veränderung beim Neugeborenen müssen offenbar eine ganze Reihe von Momenten herangezogen werden, z. B. die traumatischen Einflüsse während der Geburt, dann der neue Einfluß der Außenwelt, die völlig veränderte Ernährung, das Einsetzen der Atmung, endlich der starke Untergang der roten Blutzellen, der häufig zu Ikterus führt.

2. Leukozytose unter pathologischen Bedingungen.

a) Allgemeine Gesichtspunkte über die Leukozytose bei den Infektionskrankheiten.

Gegenüber den physiologischen Leukozytosen ist die Veränderung in der Zusammensetzung des weißen Blutbildes unter krankhaften Verhältnissen ungleich bedeutungsvoller und gesetzmäßiger und daher auch von hohem diagnostischem Werte. Es hat längere Zeit gebraucht bis man die Gründe erkannt hatte, die zu den außerordentlich von der Norm abweichenden Blutbefunden führten, wie wir sie tatsächlich unter dem Einfluß der Krankheiten erkennen können. Zunächst hat man daran gedacht, daß dem Fieber selbst eine Bedeutung zuzuschreiben sei. Diese Ansicht konnte sich nicht halten; denn man erkannte bald, daß selbst sehr langdauernde und sehr hochgradige Fiebertemperaturen, wie beispielsweise beim Typhus abdominalis, keineswegs zu einer Vermehrung, sondern sogar zu einer Verminderung der weißen Zellen im fließenden Blute führen. Einzelne Autoren wollten auch den veränderten Ernährungsbedingungen während der Krankheit eine gewisse Rolle beilegen oder den verabreichten Arzneien. Es hat sich aber immer mehr gezeigt, daß gegenüber der Macht der Krankheit selbst alle derartigen kleinen Momente gar nicht aufkommen können. Das klinische Studium und die experimentelle Forschung erbrachten aber den sicheren und überzeugenden Beweis, daß es in erster Linie die Toxine der Infektionskrankheiten sind, die einen entscheidenden Einfluß auf die Gestaltung der Blutzusammensetzung hervorrufen (siehe auch Abb. 18).

Eine Zeitlang dachte man, daß die entzündlichen Prozesse im Gegensatz zu den nichtentzündlichen wohl eine Leukozytose hervorrufen müßten, aber auch eine solche Trennung ließ sich nicht halten. Vielmehr erkannte man, daß selbst bei schweren eitrigen Entzündungsprozessen unter Umständen die Zahl der weißen Blutkörperchen ganz gering sein kann. Bordet hatte angenommen, daß die Leukozyten zu virulenten Bakterien eine negative und zu nichtvirulenten eine positive Chemotaxis zeigen, aber da bei der gleichen Krankheit innerhalb kürzester Zeit sogar die Leukozytenvermehrung von einer Verminderung gefolgt sein kann, so ist diese Erklärung nicht haltbar. Alle klinischen und experimentellen Forschungen zeigen mit Überzeugung, daß die Leukozytose bei den Infektionskrankheiten bedingt ist durch einen Reiz auf die blutbildenden Organe, also auf Knochenmark und lymphatischen Apparat, und daß dieser Reiz unter Umständen auch in sein Gegenteil umschlagen kann und daß nach physiologischem Gesetz bei einem besonders starken Reiz das Organ jede Reaktion einstellen kann. Es ist daher die Menge der Toxine für die Reaktion des blutbildenden Apparates maßgebend, und von den Toxinen und nicht von den Bakterien selbst hängt die Leukozytose ab, weil man auch mit abgetöteten Bakterien und mit gelösten Toxinen die ganz gleichen Reaktionen erzeugen kann. Im Tierversuch ergibt sich nun, daß kleine Toxinmengen eine mäßige Reaktion, größere Dosis eine mittelstarke erzeugen können, daß aber auf eine allzuhohe Toxingabe gar keine Leukozytose eintritt. Es zeigt sich also auch hier wieder die Gültigkeit des für alle Organe geltenden Gesetzes von Reiz und Lähmung der Funktion, von Suffizienz und von Insuffizienz. Auch in der Klinik kann man die gleiche Erfahrung immer und immer wieder machen, Man sieht bei einer schweren Pneumonie, wie das Knochenmark zuerst eine kolossale Flut von neutrophilen Leukozyten als Abwehrreaktion ins Blut wirft. Wenn aber die Erkrankung schwerer und schwerer wird, so fällt die Leukozytenzahl ab und wird sogar unternormal, und weil nun dieser Zustand einer besonders starken Toxinbildung entspricht, so ist es klar, daß die abfallende Leukozytose bei noch schwerer werdendem klinischen Bild eine Insuffizienzerscheinung darstellt und daher auch in hohem Grade prognostisch verwertet werden kann.

In gleicher Weise gelten diese Erfahrungen auch für die Lymphozytosen. Ein schwer geschädigter lymphatischer Apparat kann selbstverständlich nur wenig Lymphozyten bilden. Diese Schädigung ist aber in vielen Fällen, namentlich bei akuten Infektionen, gar keine anatomische, wie sonst manchmal bei Zerstörung der Lymphdrüsen durch Tuberkulose oder maligne Tumoren, sondern vielfach eine rein funktionelle und durch die Menge der Toxine bedingte.

So sehen wir beim Typhus, daß sich nach der 2. Woche der lymphatische Apparat bereits wieder weitgehend erholt hat und daß die Lymphozytenzahl sogar den Normalwert überschreiten kann. Aber jede starke Neuproduktion von Typhustoxinen, z. B. durch einen Rückfall, ist sofort imstande, wieder einen Abfall der Lymphozytenwerte herbeizuführen.

Es ist klar, daß auch in diesen Fällen die funktionelle Betrachtungsweise uns einen tiefen Einblick gibt in die Tätigkeit des lymphatischen Apparates.

Besonders deutlich ist der Einfluß der schweren und der leichten allgemeinen Tuberkulose auf das lymphatische System. Immer und immer wieder sehen wir, daß bei schwerer Tuberkulose auf rein funktionellem Wege eine Hemmung der Lymphozytenbildung zustande kommt, und stets machen wir wieder dieselbe Erfahrung, daß mit der Abnahme der Toxinmenge und mit der Besserung des Leidens der lymphatische Apparat sich erholt und die Lymphozytenzahl in die Höhe steigt.

Bei den Funktionsstörungen beider Systeme, des myeloischen wie des lymphatischen, sehen wir, daß im Blut junge, unreife Zellen der beiden Gewebssysteme erscheinen, ein sicherer Beweis dafür, daß eben die Organe nicht in normaler Weise funktionieren und daß sie die Fähigkeit verloren haben, unreife Elemente von der Blutbahn zurückzuhalten. Das Auftreten von Myelozyten und anderen unreifen myeloischen Zellen zeigt uns daher die Schädigung und die überhastete Tätigkeit im myeloischen Parenchym, und das Auftreten von Lymphoblasten, z. B. bei Röteln, zeigt in sehr deutlicher Weise, daß der lymphatische Apparat in eine ganz veränderte Funktion hineingekommen ist. Schon klinisch ist bei Röteln diese Annahme überaus deutlich durch die Hyperplasie der Lymphdrüsen am Hals und am Nacken, und in besonders schweren Fällen kann ja das gesamte lymphatische System mit Drüsenschwellung und Milzschwellung reagieren, und es kann daher direkt klinisch und dann auch hämatologisch ein leukämieähnliches Bild erzeugt werden.

Die feinere Morphologie der Zellen der Leukozytose beweist daher mit Sicherheit den Ursprung und den Ort der Bildung der die Leukozytose unterhaltenden Zellen, und alle die früheren Hypothesen von der Entstehung der Leukozytose in den Herden der Entzündung selbst sind seit dem genaueren Studium der Blutzellen vollkommen verlassen worden.

Wir können daher mit voller Gewißheit den Satz aufstellen, der aus den Zellen der Leukozytose bei Infektionskrankheiten am besten zu beweisen ist, daß die echte Leukozytose eine Funktion des Knochenmarkes, die echte Lymphozytose eine Funktion des lymphatischen Apparates darstellt.

So sieht man denn auch bei der Unterhaltung einer ungewöhnlich starken Leukozytose, daß in der Tat das rote Knochenmark sein Gebiet auf Kosten des untätigen Fettmarkes ausdehnt und daß in vielen sonst fetthaltigen Knochen funktionierendes rotes Zellmark getroffen wird. Analog liegen die Verhältnisse bei lange dauernder Lymphozytose, und es ist oben schon das Beispiel der Röteln mit oft starker und langdauernder Lymphozytose erwähnt, bei dem eine allgemeine und noch viel häufiger eine lokalisierte Lymphknotenhyperplasie eintritt.

Wenn nun die Leukozytosen von der Funktion der blutbildenden Gewebe abhängig sind, so ist klar, daß der im Blut zu einem gewissen Zeitpunkt festgestellte Zustand auch nur dem momentan funktionellen Geschehen an der Stätte der Blutbildung entspricht und daß im Verlauf einige Zeit auch ganz andere Blutbilder bei dem gleichen Kranken und der gleichen Krankheit gefunden werden müssen. Es kann daher nicht, wie man das früher geglaubt hat, irgendeine Leukozytenformel für eine gewisse Krankheit charakteristisch sein, sondern typisch ist eben nur der ganze kurvenmäßig dargestellte Verlauf aller Leukozytenschwankungen. Dann können freilich recht charakteristische Befunde erhoben werden, wie beispielsweise bei den hier wiedergegebenen Kurven einer kruppösen Pneumonie oder eines Typhus abdominalis, einer Grippe oder einer Miliartuberkulose.

Aber auch bei der gleichen Krankheit spielen noch eine Menge weiterer Momente eine große Rolle, so wie oben schon geschildert worden ist, die Menge der Toxine, die den leichten, mittelschweren oder schweren Verlauf der Krankheit bedingen.

Dann ist von erheblichem Einfluß das Alter der Patienten. Die Reaktionen erfolgen in der Jugend außerordentlich viel stärker und zwar sowohl bei den weißen wie auch bei den roten Zellen, und im Alter ist das Mark oft recht torpide und kaum imstande, auf den vorhandenen Reiz zu reagieren. So sehen wir bei jugendlichem Scharlach starke Eosinophilie, bei der gleichen Krankheit des Erwachsenen oft nur geringen Ausschlag in der Vermehrung der eosinophilen Zellen.

Bei der Pneumonie des Kindesalters sind wiederum die Zellvermehrungen ganz anders gewaltiger als bei der gleichen Pneumokokkenaffektion des vorgeschrittenen Lebensalters. Ebenso bietet der kindliche Typhus abdominalis viel stärkere Lymphozytose in den Spätstadien des Leidens.

Bei der infektiösen Beeinflussung der blutbildenden Organe zeigt es sich, daß unter Umständen die Gesamtzahl der weißen Blutzellen niedrig bleibt, in gewöhnlichem Sinne des Wortes also gar keine Leukozytose eintritt, oder daß sogar eine Verminderung der normalen Zahl, eine Leukopenie zustande kommt. Ein genaueres Studium der jetzt vorhandenen Zellen zeigt aber, daß ein wesentlicher Unterschied zwischen all diesen Zuständen oft nicht besteht. Auch jetzt sind die vorhandenen Blutzellen nicht normal, sondern öfter jugendlich unreif, und sie stellen also wiederum eine abnorme Tätigkeit der blutbildenden Gewebe dar. Außerdem kann ganz wohl eine einzelne Leukozytenart, z. B. der Wert der eosinophilen Zellen, stark erhöht sein, obwohl alle anderen Leukozyten prozentlich und absolut vermindert sind. Es würde sich also dann doch wenigstens um eine eosinophile Leukozytose handeln.

Alle diese Zahlenunterschiede treten aber zurück gegenüber der viel wichtigeren und grundlegenden Tatsache, daß auch bei der Leukopenie die Tätigkeit der blutzellenbildenden Gewebe eine vollständig andere als in der Norm ist, und daß daher die rein zahlenmäßige Betrachtung zu Unrecht große Unterschiede heraushebt.

Immerhin müssen wir doch den Ursachen dieser Abnahme der Leukozytenzahlen nachgehen und dann sehen wir, daß Leukopenie entsteht:

1. Als quantitative Hemmung der Zellbildung unter dem Einfluß ganz bestimmter Toxine, wie Typhus abdominalis (wenigstens für den größten Teil des Krankheitsverlaufes), oder Morbilli oder Grippe und einige andere Affektionen.

2. Als Phase der versagenden Reaktionskraft der blutzellenbildenden Gewebe, selbst wenn vorher Leukozytose bestanden hatte, so bei schwerster kruppöser Pneumonie, bei drohender Vasomotorenlähmung oder bei finaler Peritonitis nach Perityphlitis.

3. Bei Inanition und im embryonalen Blut sieht man gleichfalls niedrige Leukozytenzahlen, weil eine geringe Anforderung an die Tätigkeit der Gewebe besteht.

4. Es kann auch geringe Leistungsfähigkeit der blutzellenbildenden Gewebe da sein, wenn z. B. die Lymphknoten bei ausgedehnter Drüsentuberkulose wenig funktionierendes Gewebe aufweisen und ebenso steht es mit dem myeloischen Apparat bei sogenannten aregenerativen Zuständen, bei denen durch Hemmung der Zellproduktion die sonst so notwendige Umwandlung von Fettmark in Zellmark ausgeblieben ist.

5. Eine vermehrte Zerstörung kann besonders bei globuliziden Mitteln eine Leukopenie erzeugen, so vor allem die Röntgen- und die Radiumbestrahlung; aber auch Arsenpräparate und Benzol können den gleichen Einfluß entfalten. Anfänglich tritt bei all diesen Anwendungen in der Tat vermehrte Leukolyse ein. Bewiesen wird das durch die starke Steigerung der Harnsäurewerte. Später aber macht sich bei diesen chemisch und physikalisch wirkenden Eingriffen mehr und mehr die direkte Hemmung der Zellbildung geltend, neben der Zerstörung, und so sieht man denn, daß auch nach Aussetzen der Mittel die Abnahme der weißen und oft auch der roten Zellen noch unaufhaltsam weitergeht.

6. Es kommt ferner in Frage, daß unter dem Einfluß mancher Mittel und Eingriffe auch die Verteilung der Leukozyten im Organismus ungleich sein kann. So enthalten gewisse innere Organe, wie Leber und Lunge, mehr Blutzellen als das peripherische Kapillarblut und man spricht dann von Verschiebungs- oder Verteilungsleukozytose oder Leukopenie.

Diese Verhältnisse sind in letzter Zeit wieder besonders geprüft worden (Gräff, Schilling u. a.) und die Existenz solcher mächtiger, nur nicht von der Funktion der blutbildenden Organe abhängiger Leukozytenschwankungen darf als erwiesen gelten. Hierher zählt auch die Widalsche Hämoklasie, die Erscheinung, daß z. B. auf ganz physiologische Momente, wie Zufuhr von 200 g Milch ein vorübergehender Leukozytensturz an den Zellen des peripheren Blutes beobachtet werden kann, wenn die Leber die zugeführten Eiweißkörper nicht fixieren kann infolge irgendeiner Funktionsschädigung.

Mindestens zum Teil spielen hier wohl Verschiebungsleukozytosen eine Rolle.

b) Die toxische Leukozytose.

Zahlreiche chemische Körper erzeugen Leukozytose, so Kollargol, Antipyrin, Antifebrin, Phenazetin, Kampfer, Digitalis, offenbar indem sie für die blutbildenden Organe selbst toxisch sind, zum Teil vielleicht auch Zellen zerstören, und damit wieder zu reparativer Neubildung Veranlassung geben.

Dabei werden nicht nur die weißen, sondern sehr oft auch die roten Blutzellen beteiligt. Ganz besonders ist das der Fall bei eigentlichen Blutgiften wie Kali chloricum, Pyridin, Pyrogallol, Salvarsan, Benzolkörpern. Hier ist der Zerfall weißer und roter Blutzellen ganz sichergestellt und ebenso auch die Reizung der blutbildenden Gewebe. Es kommt daher zu einer starken Neubildung mit jungen Zellen der weißen und roten Reihen und aus diesen klaren Verhältnissen heraus muß wohl in Analogie auch die erhebliche Zellvermehrung bei den eingangs erwähnten Arzneimitteln erklärt wurden. Gleichwohl ist es sehr wohl möglich, daß die toxische Leukozytose doch noch komplizierter ist und daß durch toxische Substanzen auch in anderen Organen Schädigungen herbeigeführt werden, die dann sekundär zur Leukozytose führen.

Bei sehr vielen akuten Intoxikationen, z. B. bei Quecksilbervergiftungen, Säurevergiftungen, Kupfersulfatintoxikation sieht man Leukozytose mit allen Zeichen starker Markreizung. Eigentlich gehört die bei Infektionskrankheiten besprochene Leukozytose auch in das hier besprochene Gebiet, weil es die Toxine und nicht die Bakterien sind, die zum entscheidenden Einfluß gelangen.

c) Die posthämorrhagische Leukozytose.

Nach Blutungen bemerkt man recht oft eine akute und erhebliche Steigerung der weißen Blutzellen und zwar anfänglich ganz vorherrschend der Neutrophilen. Besonders groß sind die Zunahmen bei intraperitonealen Blutungen, bei denen dann das Blut intraperitoneal zerfällt.

Als Ursache der Leukozytose kommen hier auch verschiedene Momente in Frage.

1. Der Blutverlust bedeutet, wenn er erheblich ist, einen starken Anreiz für die Funktion des Knochenmarks, das in gesteigerter und oft auch in überstürzte Tätigkeit hineinkommt. Sehr deutlich prägt sich das in der Ausbildung der roten Zellen nach der Blutung aus, in geringeren Graden gewöhnlich auch an den weißen. Die Bildung beider Reihen von Blutzellen geht eben im myeloischen Apparat vereint vor sich, wie wir immer und immer wieder feststellen. So ist es nicht wunderbar, daß bei starker reparativer Erythrozytenbildung auch die Bildung der neutrophilen Zellen eine gesteigerte wird.

2. Bei der Blutung in Körperhöhlen zerfällt das Blut. Dadurch werden chemisch wirkende Stoffe frei, die ihrerseits Reize für das myeloische Parenchym darstellen.

3. Gelegentlich ist die Ursache der Blutung selbst schon in paralleler Weise auf das Knochenmark ein erregender Reiz.

4. Die vermehrte Zirkulation nach einer Blutung, die Erregung der Kranken und eine Reihe anderer mehr akzidenteller Vorgänge mögen von Einfluß sein.

In den ersten 8 Tagen nach einer Blutung entleeren sich zuerst die Reserven der weißen Blutzellen im Knochenmark. Erst nach 24 Stunden setzt die Leukozytose als Erscheinung der Neubildung im Knochenmark ein.

d) Die Leukozytose bei malignen Tumoren.

Bei malignen Tumoren sieht man oft, aber nicht regelmäßig, Leukozytose. Auch bei dieser ganz vorwiegend neutrophilen Leukozytose sind viele Momente im Spiele, um die Vermehrung sehr individuell verschieden und auch zeitlich wechselnd zu gestalten.

So sind von kurzer Bedeutung in erster Linie toxische Substanzen, die im malignen Tumor selbst gebildet werden und die Knochenmark und lymphatischen Apparat je nach ihrer Menge reizen oder lähmen. Dabei braucht ein Zellverfall im Tumor nicht vorzuliegen; denn sehr kleine, gar nicht zerfallende Tumoren können nicht nur starke Anämie, sondern auch beträchtliche Leukozytose machen.

In zweiter Linie kommen dann in Betracht die Verjauchung der Geschwülste, damit die Entstehung toxischer Zerfallsprodukte, ferner die Blutverluste und vor allem die Metastasenbildung im Knochenmark selbst.

Man sieht dann um die weißen Tumorknoten im Marke eine hochrote Zone stärkster Hyperämie und jetzt ist unter so abnormen Verhältnissen das Mark nicht imstande, unreife weiße und rote Zellen zurückzuhalten. Es kommt daher zu einer ganz eigenartigen, gelegentlich leukämieähnlichen Ausschwemmung von Myelozyten und Normoblasten, so daß man durch diese Befunde direkt auf Metastasierung im Knochenmarke und damit auf die Existenz eines malignen Tumors aufmerksam gemacht wird.

Freilich zeigen zahlreiche eingehende Untersuchungen (mit Hanhart), daß in vielen Metastasierungen diese abnormen Zellen dauernd im Blute fehlen, besonders bei älteren Leuten mit schlechter Reaktion. Das Problem ist also kein mechanisches, wie man das früher geglaubt hatte, sondern ein biologisches. Die Reizanspruchfähigkeit des myeloischen Apparates spielt die erste Rolle und das mechanische Hinauswerfen jugendlicher Zellen unter dem Wachstum der Geschwulst kommt wohl nicht vor.

e) Die Leukozytose bei Röntgen-, Radium- und Lichtbestrahlungen.

Auch unter dem Einfluß physikalischer Reize wie der Bestrahlung mit Röntgen, Radium und Licht treten Leukozytosen auf. Dabei kommt es oft zu beträchtlicher Zellvernichtung in den bluterzeugenden Parenchymen des Knochenmarkes und des lymphatischen Systems und damit sind dann alle oben bereits erwähnten Bedingungen geschaffen, um eine Reizung der Zellbildung durch toxische Substanzen und eine reparative Zellvermehrung in die Wege zu leiten.

Bei schwächeren Reizen kann eine irritative Beeinflussung der Zellbildung in den blutbildenden Organen isoliert und ohne jede Zellzerstörung ausgelöst werden. Bei höheren Dosen überwiegt aber die Zerstörung der Zellen die eigentliche Hemmung der Zytogenesen.

Daß auch hier die Verhältnisse viel komplizierter liegen als man ursprünglich gedacht hatte, daß auch da die Reaktionsfähigkeit der blutbildenden Gewebe eine große Rolle spielt, ist nach allen Erfahrungen auf diesen Gebieten als sicher anzunehmen.

Die früher als besondere Form unterschiedenen Leukozytosen in der Agonie und bei Kachexien sind nicht aufrecht zu erhalten. Die Grundkrankheiten entscheiden hier über die Gestaltung der Leukozyten-Zusammensetzung und einheitliche Befunde an sich gibt es weder in der Agonie noch bei der Kachexie.

3. Die Unterscheidung verschiedener Leukozytosen nach der Funktion der blutbildenden Organe.

Bei der Beurteilung der Leukozytosen können wir auch eine andere Grundlage als die ätiologische ins Auge fassen. Wir können uns fragen, ob nicht die Art der Zellvermehrung nach den jeweils auftretenden Zellen wichtige Gesichtspunkte über die Funktion der blutbildenden Gewebe gestatte. Nach dieser Fragestellung können wir ja von vornherein neutrophile und eosinophile Leukozytose, Monozytose und Lymphozytose unterscheiden, und diese Vermehrung einzelner Zellkategorien ist bereits oben bei der Besprechung der einzelnen Zellen gewürdigt worden. Aber es können noch neue Momente in Frage kommen, wiederum nach der Art der Zellbildung, wobei weniger die Zellspezies selbst in Frage kommt als ihre normale oder pathologische Gestaltung unter krankhaften Verhältnissen. Auf dieser Grundlage können wir etwa folgende Formen der Leukozytose unterscheiden:

a) Normalzellige, suffiziente Leukozytose ohne toxisch veränderte Zellen.

Hier antwortet der zellbildende Apparat auf den Reiz, ganz besonders bei Entzündungen und Infektionen mit normalen Zellen ohne deutliche Schädigung der gebildeten Elemente. Wir sehen daher vor allem neutrophile Leukozyten, oft in großer Menge, und alle in guter gleichmäßiger Ausbildung der Granulation und mit so gut wie normaler Segmentierung der Kerne. Je nach der Ursache der Krankheit können aber auch in ganz gleicher Weise große Mengen normal gebildeter eosinophiler Zellen, z. B. bei Helminthiasis oder Scharlach auftreten oder Monozyten bei Protozoenaffektionen. Völlig entsprechend sehen wir auch Lymphozytosen ohne jeden pathologischen Beigeschmack für das entsprechende Lebensalter. Es ist klar, daß das Vorherrschen dieses Blutbildes auch bei hoher Leukozytenzahl prognostisch nur gut gedeutet werden kann, nämlich als Antwort des Körpers mit einer kräftigen Reaktion ohne alle Zeichen einer Schädigung des Blutes oder des blutbildenden Apparates und auch ohne alle Zeichen der Erschöpfung der Funktion.

b) Leukozytosen mit toxisch veränderten Zellen.

Hier erscheinen im Blute nicht mehr völlig normal gebaute Leukozyten, sondern die Toxine haben die entstandenen Zellen verändert, und zwar sowohl an den Kernen wie auch an der Granulation, und am Kern sowohl in der Segmentierung wie im ganzen Chromatinaufbau, wie das früher geschildert worden ist. Wir sehen das bei den pathologischen Neutrophilen und den pathologischen

Monozyten ganz besonders deutlich. Solche Zustände sind als schwere zu bewerten. Es droht der Toxintod für den Organismus, ganz besonders bei Grippe und bei Sepsis, und wenn jetzt nach einiger Zeit die Leukozytenzahl herunterfällt, so bereitet sich das Versagen der Markfunktion um so deutlicher vor, je mehr noch weitere Komplikationen, wie besonders Pneumonien, an sich die Zahl der weißen Zellen im Blute erhöhen sollten.

c) Leukozytosen mit starkem Einschlag von jungen Zellen.

Dieser Zustand zeigt eine starke Reaktionsfähigkeit der blutbildenden Gewebe, aber auch die Anspannung aufs äußerste und das Überhastete der Tätigkeit. Ein Erliegen in dem Kampfe mit den Schädlichkeiten ist hier keineswegs ausgeschlossen, weil eben doch schon eine gewisse Insuffizienz in dem Auftauchen der jugendlichen Zellen liegt, die normalerweise in dem Gewebe zurückgehalten werden. Die Gefahr wird hier um so größer, je mehr auch ein Herabsinken der Gesamtzahl eintritt, ganz besonders der neutrophilen Zellen.

Es ist aber zu berücksichtigen, daß unter Umständen auch die Art der Krankheit an sich zu auffälligem Vorherrschen jugendlicher Zellen im Blute führt. Wir sehen das ganz besonders bei Röteln, wo der lymphatische Apparat in überstürzter Weise junge Zellelemente ins Blut wirft, ohne daß deswegen eine schlechte Prognose gestellt werden müßte. Ähnliche Zustände kennen wir auch besonders im Kindesalter und hier auch bei den neutrophilen Zellen, z. B. bei der sogenannten Anaemia pseudoleucaemica infantum.

d) Leukozytosen mit Auftreten von ganz unreifen Vorstufen, vor allem mit Auftreten von unreifen Myelozyten.

Bei starker Ausprägung einer Leukozytose kommt es mitunter zu leukämieähnlichen Bildern. Wir erleben das besonders, wenn gleichzeitig verschiedene Schädlichkeiten auf den blutbildenden Apparat einwirken und es sich um jugendliche, stark reagierende Personen handelt. Am meisten wird das bei Sepsis mit schwerer Anämie angetroffen.

So sah ich bei einer puerperalen perniziösen Anämie nach Hinzutreten von Sepsis fast 30 % Myelozyten. Die Literatur erwähnt ähnliche Beispiele auch nach Knochenbruch und hinzutretenden septischen Infektionen. In eigener Beobachtung erschienen bei ausgedehnter Knochenmarkskarzinosis bei einer 29 jährigen Patientin auf dem Boden eines Mastdarmkrebses und beim Hinzutreten einer hämorrhagischen Diathese gleichfalls Blutbilder, die vollkommen leukämieverdächtig ausgesehen haben. Vielfach ist ähnliches beobachtet worden bei erworbener hämolytischer Anämie auf septischer Grundlage. Wir finden bei dieser Art der Leukozytose neben einer auffällig großen Zahl von Myelozyten recht oft auch hohe Werte von Erythroblasten als Zeichen der schweren Reizung des gesamten myeloischen Systems.

Anders einzuschätzen ist dagegen das Auftreten von Myelozyten in mäßiger Zahl in der Rekonvaleszenz. Es ist eine auffällige Tatsache, daß besonders nach abklingender kruppöser Pneumonie einige Prozente von unreifen Myelozyten auftreten, die vorher ganz gefehlt haben und die jetzt bei absolut günstigem Befinden des Patienten im Blute vorkommen. Es ist mir zweifelhaft, ob die früher für solche Verhältnisse geprägte Erklärung zu Recht besteht, daß erst nachträglich hier eine Knochenmarksinsuffizienz vorkommt.

Bei den hier geschilderten Zuständen können durchaus leukämieähnliche Bilder entstehen, so daß selbst der Geübteste große Schwierigkeiten in der Beurteilung der Sachlage finden muß. Bei dem oben geschilderten Fall von Knochenmarkskarzinosis mit hämorrhagischer Diathese war einzig auffällig, daß große, ganz unreife Zellen der Myelozyten nicht reichlich vorhanden waren und daß Myeloblasten trotz des Bildes der schweren akuten Leukämie fast gar nicht erschienen waren.

Noch schwieriger als diese ungewöhnlichen myeloischen Reaktionen sind die analogen Störungen des lymphatischen Systems zu deuten, bei denen wir gewöhnlich heute von lymphatischen Reaktionen ungewöhnlichen Grades sprechen, mit reichlichem Auftreten von Lymphoblasten. Hier entscheidet meistens das Vorkommen einer großen Zahl von Plasmazellen für eine entzündliche Erscheinung und bewahrt vielfach vor Fehldiagnosen.

Gleichwohl müssen wir unbedingt zugestehen, daß in ganz vereinzelten Fällen die Diagnose Leukozytose oder Leukämie, also vorübergehender Zustand

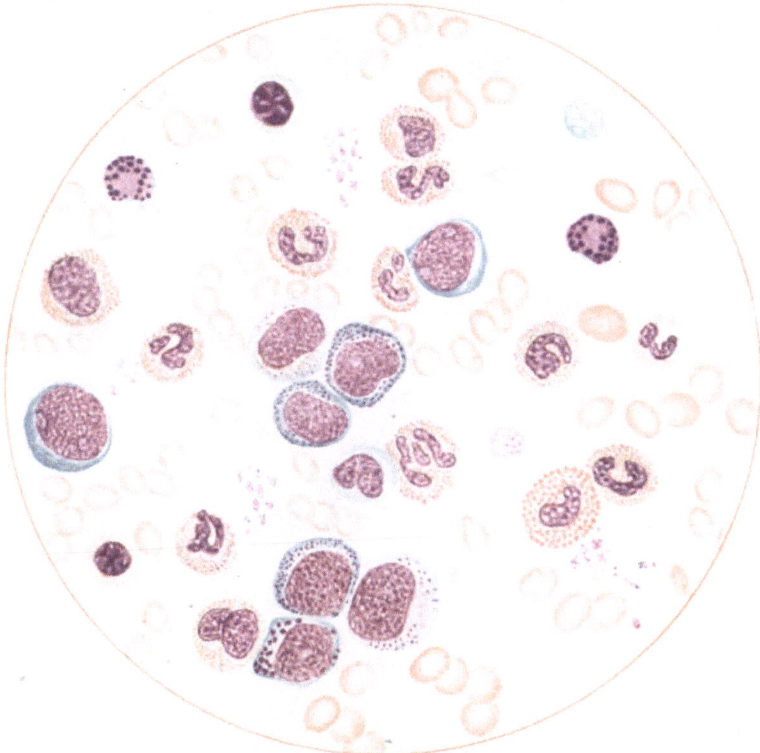

Abb. 38. Chronische Myelose. Fall mit 340 000 weißen Zellen. Links und oben rechts der Mitte je ein Myeloblast, daneben zahlreiche Myelozyten, zumeist unreife. Über dem Myeloblasten links ein reifer Myelozyt (oxyphiles Protoplasma). Links oben Normoblast, links außen oben ein Mastmyelozyt.

und heilbar, oder dauernder Zustand und unheilbar, mindestens zeitweise nicht mit Gewißheit gestellt werden kann. Wir müssen uns daher die Frage vorlegen, ob man nicht die Zellvermehrung bei der Leukämie auch bei voller Berücksichtigung der jungen, ganz unreifen Zellen doch als leukämische Leukozytose deuten darf. Ich würde prinzipiell einer solchen Auffassung das Wort reden, denn es ist ganz auffällig, wie eine beginnende myeloische Leukämie anfänglich zum allergrößten Teil nur reife Zellen ins Blut entsendet und wie erst ganz allmählich gewöhnlich mit steigender Leukozytenzahl mehr und mehr unreife Zellen ins Blut gelangen, so daß man hier ganz gut und genau, wie in den oben erwähnten Beispielen, von einer Erschöpfung der blutzellenbildenden Gewebe sprechen könnte als Erklärung der Gestaltung der leukämischen Leukozytosen.

Bei der lymphatischen Leukämie ist oft lange Zeit fast jede Zelle vollständig ausgereift und erst recht spät und gegen das Ende der Krankheit erscheinen mehr oder weniger unreife Lymphozyten und reife bleiben in großer Zahl erhalten. Eine Tatsache ist aber auch bei dieser Erörterung besonders wichtig, nämlich die Feststellung, daß toxische Zellen den Leukämien fehlen und zwar selbst bei ganz stürmischen leukämischen Verlaufsarten bis zum letzten Tage des Lebens. Wenn bei anderen akuten Leukämien doch auch toxisch veränderte Zellen im Blute erscheinen, so liegt wenigstens nach meiner Erfahrung dann noch eine septische Komplikation vor. Nach biologischen Gesichtspunkten

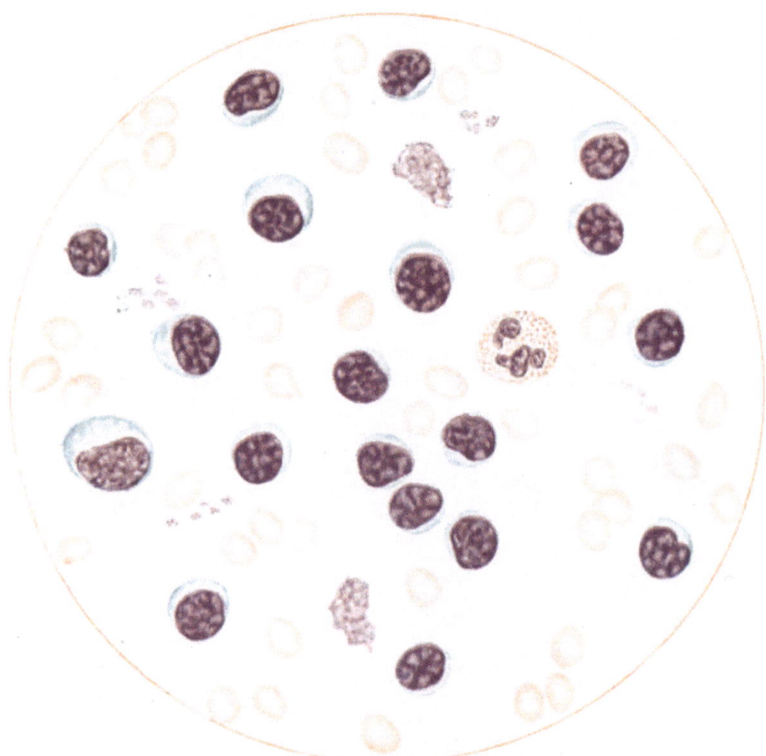

Abb. 39. Chronische Lymphadenose. Altkernige kleine Zellen. Oben und unten je ein zerdrückter Kern (Gumprechtsche Schollen).

kennzeichnet sich also die lymphatische und die myeloische Leukämie als eine Leukozytose mit der Tendenz zum allmählichen Versagen der Organe in der Ausbildung reifer Zellen, jedoch ohne jeden toxischen Einschlag. Biologisch läßt sich das Blutbild und eigentlich auch ebenso sehr das Organbild erklären unter der Annahme einer immer stärker werdenden Reizung zur kräftigsten Neubildung in den blutbildenden Geweben, wobei die leukämische myeloische Metaplasie in ganz analogen und bei jugendlichem Körper oft enorm starken gleichsinnigen Veränderungen die gemeinsamen Erscheinungsformen im Gewebe aufweist. Eine solche Feststellung führt uns vollständig ab von der Annahme von schweren Intoxikations- und Infektionszuständen bei den Leukämien und leitet uns hinüber in das Gebiet einer Regulationsstörung der Organe, in denen durch Versagen der normalen Regulationsverhältnisse eine unaufhaltsame krankhaft überstürzte Neubildung von Blutzellen eintritt.

Bemerkungen zur pathologischen Physiologie des Blutes.

Von

M. Bürger-Kiel.

Zwei Straßen sind in der Blutbahn vereinigt: Die eine den Gaswechsel vermittelnde nimmt ihren Weg von der Lunge über das Blut zu den Geweben, von hier zurück über das Blut zur Lunge. Die andere ermöglicht die Zufuhr der Nahrungsstoffe und des Wassers zu den Geweben und die Ausfuhr der Stoffwechselschlacken aus dem Körper. Sie nimmt ihren Weg vom Darm über das Blut zu den Geweben und zurück über die Straßen des Blutes zu den Ausscheidungsorganen. Schließlich stellt die Blutbahn einen Austauschweg für die von den verschiedenen inkretorischen Organen gelieferten Hormone dar, welcher die Wechselwirkung dieser Organe aufeinander und auf den Gesamtorganismus ermöglicht.

Aus dieser Aufzählung geht schon hervor, daß die Hauptaufgaben des Blutes lediglich vermittelnde sind. Es liegt daher die Frage nahe, ob es überhaupt eine Berechtigung hat, das Blut als ein Organ mit eigenen Funktionen anzusprechen, oder ob es nicht lediglich ein Sekret mit hohem Zellgehalt darstellt, dessen zelluläre und humorale Bestandteile von der Vielheit der Organe geliefert wird. Träfe die letztere Auffassung durchweg zu, hätte es keinen rechten Sinn, von Störungen der Funktionen des Blutes oder mit anderen Worten von einer pathologischen Physiologie des Blutes zu sprechen. Es ist aber einerseits eine erlaubte oder besser gesagt notwendige Konzession an die klinischen Bedürfnisse, diejenigen Zustände, bei denen die Veränderungen des Blutes dominieren, gesondert zu betrachten und darzustellen, anderseits zeigt sich, daß Veränderungen der Blutzusammensetzung, die aus den verschiedensten Ursachen sich herleiten, dem physiologischen Geschehen im Gesamtorganismus ein eben auf diese Blutabartung vorzugsweise zurückzuführendes eigentümliches Gepräge verleihen, das daher sehr wohl zu einer zusammenfassenden Darstellung berechtigt.

Störungen der Funktionen der roten Blutkörperchen.

Die wesentliche Funktion der Erythrozyten ist der Sauerstofftransport von den Lungen in die Gewebe. Dieser wieder ist an den Hämoglobingehalt der Blutkörperchen gebunden. Der Hämoglobingehalt kann bei unverminderter Gesamtzahl der Erythrozyten dadurch vermindert sein, daß das einzelne rote Blutkörperchen an Farbstoff verarmt. Dadurch wird das einzelne rote Blutkörperchen als Sauerstoffträger gegenüber einer Normalzelle minderwertig. Ob auch bei normalem Hämoglobingehalt die Zelle durch eine gegenüber der Norm veränderte Struktur für den aus- und eintretenden Sauerstoff schwerer durchgängig werden kann, ist bisher nicht bekannt. Durch welche Einrichtungen der Körper bei einer Verarmung an Hämoglobin seine Sauerstoffversorgung sichert, soll später im Zusammenhang besprochen werden.

Eine zweite Aufgabe, die den roten Blutkörperchen zugesprochen wird, ist ihre Mitwirkung bei der Lichtabsorption. Es ist schon mehrfach darauf hingewiesen worden, daß die respiratorische Tätigkeit des Blutes nicht an die Farbe gebunden ist; das Oxyhämoglobin ist rot, das bei Weichtieren und Krebsen vorkommende Hämozyanin, welches statt Eisen Kupfer enthält, ist bei Gegenwart von Sauerstoff blau, ohne Sauerstoff dagegen himmelblau bis farblos. Bei Würmern sind grüne, bei den Insekten gelblichgrüne Blut- resp. Hämolymph-Farbstoffe festgestellt worden. Diese Mannigfaltigkeit in den Farben der Blutpigmente macht es von vornherein unwahrscheinlich, daß die die Farbe bedingende Struktur als solche für die chemisch-respiratorische Wirkung allein verantwortlich ist. Grober weist darauf hin, daß das Hämoglobin der Wirbeltiere chemisch verschieden zusammengesetzt ist, sich aber bezüglich desjenigen Molekülteiles, der dieselbe rote Farbe bedingt, übereinstimmend verhält, nämlich die gleiche Strahlenabsorption hervorruft, und das gleiche Spektrum erzeugt. Auch mit serologischen Differenzierungsmethoden zeigt sich eine Verschiedenheit der Hämoglobinzusammensetzung, trotz gleicher Farbe, gleicher Absorption, gleichen Spektrums. Da nun die respiratorische Funktion nicht an die rote Farbe gebunden ist, dieselbe aber innerhalb der Wirbeltierreihe konstant vorkommt, muß die Möglichkeit zugegeben werden, daß dem Hämatin, resp. Hämoglobin noch andere dem Körper nützliche Funktionen zukommen. Unter diesen verdient die Lichtabsorption, auf welche das eigenartige spektrale Verhalten des Blutfarbstoffs hinweist, besondere Beachtung. Der charakteristische Absorptionsstreifen im Gelb und Grün tritt nur in sehr verdünnten Lösungen hervor. Mit wachsender Konzentration wandelt sich das spektrale Bild. Außer den bekannten Streifen zwischen D und E tritt zwischen den Linien G und H eine starke Absorption des ultravioletten Teils des Hämoglobinspektrums auf. Bei weiter gesteigerter Konzentration, sehr intensiv bereits bei 1%iger Lösung, werden nahezu alle Strahlen absorbiert, nur die in der Mitte zwischen D und E gelegenen machen davon eine Ausnahme. Diese letzteren zeigen ein breiteres rotes und ein schmaleres gelbes Strahlenband. Hier wird das Licht zurückgeworfen oder es passiert ungehindert, ohne absorbiert zu werden. Bei einer dem Blute entsprechenden Konzentration von 13—14% würde diese fast totale Lichtabsorption noch viel stärker hervortreten. Eine so konzentrierte Hämoglobinlösung wird in einer einigermaßen dicken Schicht von den stärksten Lichtquellen nicht durchdrungen. Es steht damit in Widerspruch, daß man durch das Ohr und durch die zusammengepreßten Fingerränder hindurch das Oxyhämoglobinspektrum beobachten kann. Durch die feine Kapillarverteilung ist das Blut in dünnster Schicht ausgebreitet, außerdem erleidet das rote Licht in lebenden Geweben eine gewisse Dispersion. Da nun nach den Untersuchungen von Rost und Rollet das Blut in ½%iger Konzentration bereits das gesamte Strahlengebiet von F (486) bis H (396) und dasjenige zwischen D (589) und E (536) zum allergrößten Teil absorbiert, liegt die Frage nahe, welche Vorteile für den Organismus in den spektralen Eigenschaften des Blutes liegen. Grober sucht den Vorteil in der Lichtabsorption und weist darauf hin, daß die menschliche Haut und Schleimhaut nicht rosarot resp. rot gefärbt wäre, wenn nicht das Oxyhämoglobin in den Kapillaren alle anderen Strahlen verschluckte, diese roten aber allein passieren ließe, resp. reflektierte. Neben der Lichtabsorption könnten theoretisch noch andere Strahlen aus dem „Energiespektrum" zur Absorption durch das Hämoglobin gelangen, z. B. elektrische Strahlungen, Wärmestrahlen, Röntgenstrahlen, die Strahlen des Radiums. Für die Lichtstrahlen ist eine Absorption durch lebendes, bluthaltiges Gewebe sichergestellt.

Daß das Licht tatsächlich in die Gewebe eindringt und durch die durchblutete Haut hindurchgelangt, konnte Godlee an Katzen und Hunden zeigen, denen er mit Chlorsilber gefüllte Kapillaren unter die Haut brachte, die Tiere sodann dem Sonnenlicht aussetzte, wo noch eine Reduktion des Chlorsilbers eintrat. In sehr eleganter Weise zeigte Finsen die ungleichmäßige Lichtabsorption des Gewebes, je nachdem es gut oder schlecht durchblutet war. So schwärzte konzentriertes Sonnenlicht, welches 5 Minuten lang durch ein gut durchblutetes Ohr auf ein lichtempfindliches Papier einwirkte, dasselbe nicht, während es durch ein blutleer gemachtes Ohr hindurchfallend bereits nach 20 Sekunden eine deutliche Färbung des lichtempfindlichen Papiers hervorruft. Durch zahlreiche ähnlich angestellte Untersuchungen wurde gezeigt, daß gut durchblutetes lebendes Gewebe nur rotgelbe sowie wenige ultrarote Strahlen passieren läßt. Alle anderen werden infolge der Filterwirkung des Oxyhämoglobins absorbiert. Blutleeres Gewebe wird dagegen von allen Strahlen in ungleich größerer Intensität und Menge durchdrungen. Nur die gut durchblutete Haut wirkt infolgedessen als ein Lichtschirm zur Aufnahme und zur Abwehr der Sonnenstrahlen. Das rote Lichtfilter schützt das Innere des Organismus vor dem Einfluß der blauvioletten und ultravioletten Strahlen.

Die physiologische Bedeutung der Blutfarbe bestünde demnach darin, die zu den Farbkomponenten des Hämoglobins Gelb und Rot komplementären Farben Grün und Blau zu absorbieren. Gerade diese stehen der Körperoberfläche bei der Zusammensetzung des Himmelslichts und bei den Absorptionseigenschaften der Epidermis reichlich zur Verfügung. Grober weist auf die von Engelmann und Gaidukow gefundene komplementäre chromatische Adaptation bei den Algen hin und glaubt, daß ein gleiches Gesetz auch für die rote Blutfarbe der Tiere und Menschen gilt. Durch die gelbrote Farbe des Blutes ist der Körper am besten befähigt, die ihm in den grünblauen Strahlen zuströmende Lichtenergie für seine Zwecke nutzbar zu machen.

Es ist sehr wohl denkbar, daß die eigentümliche Pigmentation, die manche Kranke mit anämischen Zuständen aufweisen, durch den mangelhaften Lichtschutz, den das hämoglobinarme Blut ihnen verleiht, zu erklären ist. Diese Pigmentation tritt bei normalem Hämoglobingehalt erst bei relativ intensiver Lichteinwirkung zutage. Eine interessante Ausnahme macht die Chlorose. Hier gehört die abnorm schwache Sonnenbräunung geradezu zum Krankheitsbild. Ob hier der höhere Wassergehalt der Gewebe, oder nur veränderte Funktion des Adrenalsystems anzuschuldigen ist, muß dahingestellt bleiben.

Literatur.

Engelmann: Botan. Zeit. S. 18. 1883. — Finsen: Die Anwendung konzentrierter chemischer Lichtstrahlen in der Medizin. Leipzig 1899. — Gaidukow: Abh. d. kgl. preuß. Akad. d. Wiss. 1902. — Godlee: Zit. nach Grober. — Grober: Zeitschr. f. allg. Physiol. Bd. 10, H. 2. 1909. — Rollet: Hermanns Handb. d. Physiol. 4, 1, S. 48. 1880. — Rost: Physiol. Ges., Berlin 15. 1. 1909; Arb. a. d. Reichs-Gesundheitsamt. Bd. 32, S. 191.

Die Frage der Einheitlichkeit des Hämoglobins.

Es ist lange Zeit und mit guten Gründen bestritten worden, daß das Hämoglobin ein einheitlicher Körper von bestimmter chemischer Zusammensetzung sei. Vor allem vertrat Bohr die Anschauung, daß das Hämoglobin ein Gemenge von einander ähnlichen Stoffen darstelle, die sich durch den Eisengehalt, ihr Lichtabsorptionsvermögen und ihre Sauerstoffbindungsfähigkeit auch bei Untersuchungen des Blutes der gleichen Tierart nicht unwesentlich voneinander unterscheiden. Danach gäbe es eisenreiches und eisenarmes Hämoglobin. Bohr fand für 1 g Eisen bei maximaler Sättigung verschiedene Mengen Sauerstoff. Ähnliche Anschauungen wurden von Biernacki, Erben, Rosin und Jellinek, Aron und Müller, Aron Mayer, Deganello, Mohr, David und Plesch vertreten, während Hüfner sich für die Einheitlichkeit des Hämoglobins einsetzte.

Der Eisengehalt des Hämoglobins ist sehr verschieden angegeben worden, so bei Lawrow 0,45—0,49%, Butterfield 0,34%, Zinoffsky und Jaquet 0,3%, Lapique und Gilardoni 0,29%. Wahrscheinlich beruhen die Differenzen auf einer ungleichen Reinheit der Hämoglobinpräparate. Sehr konstante Werte erhielt Butterfield, und zwar gleichmäßig an Hämoglobinpräparaten und nativem Blut. Zu fast dem gleichen Wert wie Butterfield kam Masing mit 0,325 mg auf 1 g Hämoglobin, wenn er die Absorptionsverhältnisse, welche Butterfield für sein Spektrophotometer zugrunde legte, zum Ausgang seiner Berechnungen machte. Nach den mit verschiedenen Methoden von Butterfield und Masing gleichmäßig gewonnenen Resultaten läßt sich heute folgendes festhalten: Die Lichtextinktion des menschlichen Oxyhämoglobins ist eine unter allen Verhältnissen gleichmäßige und Lichtabsorption und Eisengehalt des Oxyhämoglobins gehen einander stets parallel.

Literatur.

Aron: Biochem. Zeitschr. S. 1. — Aron und Müller: Arch. f. Physiol. Suppl. S. 110. 1906. — Biernacki: Zeitschr. f. klin. Med. Bd. 24, S. 460, 471. — Bohr: Skandinav. Arch. f. Physiol. Bd. 3, S. 76 u. 101; Nagels Handb. d. Physiol. Bd. 1. Kapitel: Blutgase und respiratorischer Stoffwechsel. — Butterfield: Zeitschr. f. physiol. Chem. Bd. 62. — David: Dtsch. Arch. f. klin. Med. Bd. 94, S. 426. — Deganello: Ref. Fol. haematol. S. 20. 1905. — Erben: Zeitschr. f. klin. Med. Bd. 40, S. 266 u. 275. — Hüfner: Arch. f. Physiol. S. 130. 1894. — Jaquet: Zeitschr. f. physiol. Chem. Bd. 10 u. 14. — Lapique und Gilardoni: Cpt. rend. hebdom. des séances de l'acad. des sciences. T. 130, p. 1333. Zit. nach Bohr. — Lawrow: Zeitschr. f. physiol. Chem. Bd. 26, S. 343. — Masing: Dtsch. Arch. f. klin. Med. Bd. 98, S. 122. 1909. — Mayer: Zeitschr. f. klin. Med. Bd. 49, S. 475. — Mohr: Zeitschr. f. exp. Pathol. u. Therap. Bd. 2, S. 435 u. 450. — Plesch: Zeitschr. f. exp. Pathol. u. Therap. Bd. 6, S. 433 u. 438. — Rosin und Jellinek: Zeitschr. f. klin. Med. Bd. 39, S. 109.

Die Blutgase.

Die im Blute enthaltenen Gase Sauerstoff und Kohlensäure sind darin zum größeren Teile chemisch gebunden und nur zu einem kleinen Bruchteile physikalisch absorbiert. Das Vorhandensein leicht dissoziierbarer chemischer Verbindungen erst gestattet einen für die Zwecke des Organismus ausreichenden Gastransport durch das Blut, für den die einfache physikalische Absorption bei weitem nicht ausreichen würde. Vom Sauerstoff sind 0,65 Volumenprozent im Plasma absorbiert, während im ganzen 18,5 Volumenprozent im Blute zum größten Teil an das Hämoglobin der roten Blutkörperchen gebunden sind.

Für die Sauerstoffmenge, welche von der Volumeneinheit Blut in einer bestimmten Zeit aufgenommen wird, sind folgende Faktoren ausschlaggebend:

1. Der Druck, der den Sauerstoff durch die Membran treibt. Wenn das Blut einen Teil seines Sauerstoffs an die Gewebe abgegeben hat, so tritt es mit verringerter Sauerstoffspannung in die Lungen ein: je größer die O_2-Spannungsdifferenz in der Alveolarluft und im Blute ist, desto mehr Sauerstoff wird ceteris paribus übertreten.

2. Der 2. Faktor, der für die Sauerstoffaufnahme in das arterielle Blut in Betracht kommt, ist das Volumen Sauerstoff, das die Membran in der Zeiteinheit überhaupt passieren kann, d. h. der Spannungsausgleich wird durch bestimmte

physikalische Eigenschaften der Membranen in seinem Ablauf beeinflußt. Als solche kommen hauptsächlich folgende in Betracht: Die spezifische Permeabilität, die Dicke und Flächenausdehnung des respirierenden Epithels. Je dünner die Diffusionsmembran und je größer ihre Flächenausdehnung, einer um so größeren Gasmenge wird sie in der Zeiteinheit den Durchtritt ermöglichen.

3. Als dritter Faktor für den Sauerstoffgehalt des arteriellen Blutes ist dessen Sauerstoffbindungsvermögen unter optimalen Bedingungen zu nennen. Die Sauerstoffmenge, welche ein bestimmtes Blutvolumen aufzunehmen vermag, ist in erster Linie von seinem Hämoglobingehalt abhängig. Bei schwersten Anämien sinkt der O_2-Gehalt ab. Aus der Tatsache, daß diese Abnahme nicht immer der Minderung des Hämoglobins parallel geht, hat man auf eine verschiedene Sauerstoffbindungsfähigkeit des Hämoglobins geschlossen (Bohr). So hat man bei Anämien um 20% mehr O_2 gefunden als dem Hämoglobin entsprach. Friedrich Kraus, Koßler und Scholz haben für ein Gramm spektrophotometrisch gemessenes Hämoglobin Sauerstoffwerte gefunden, welche zwischen 0,91 und 1,97 ccm schwanken. Vielleicht haben die gefundenen Unterschiede noch eine andere Ursache. Es ist vor allem durch die Untersuchungen von Barcroft und seinen Schülern bekannt geworden, daß die Reaktion des Plasmas für das Sauerstoffbindungsvermögen des Blutes mitbestimmend ist. Eine Alkalitätsverminderung des Blutes setzt das Sauerstoffbindungsvermögen des Blutfarbstoffes in meßbarer Weise herab.

4. Der letzte Faktor, welcher für den Sauerstoffgehalt des arteriellen Blutes maßgebend ist, ist die Blutstromgeschwindigkeit. Die gesteigerte Stromgeschwindigkeit des Blutes allein erklärt es, daß das venöse Blut des tätigen Organs nicht selten mehr Sauerstoff enthält als das des ruhenden. Umgekehrt wird bei einer Abnahme der Umlaufgeschwindigkeit des Blutes eine Verminderung des Sauerstoffgehalts im venösen Blut resultieren können, da das langsamer strömende Blut längere Zeit in Kontakt mit dem sauerstoffzehrenden Gewebe stand. Weiterhin muß daran gedacht werden, daß speziell bei starken Anämien weite Kapillargebiete, wie die direkte Beobachtung mit dem Kapillarmikroskop lehrt, aus der Zirkulation temporär ausgeschaltet sind und dadurch das hämoglobinarme Blut vor übermäßigen Sauerstoffverlusten geschützt wird. Diese Einengung der Strombahn halte ich für eine wichtige kompensatorische Einrichtung bei allen Zuständen, welche mit Hämoglobinverminderung einhergehen.

Eine wirkliche Insuffizienz der Sauerstoffaufnahme, resp. der Sauerstoffversorgung des Blutes läßt sich nur durch Untersuchung des arteriellen Blutes feststellen. Solche Untersuchungen sind in Deutschland zuerst in systematischer Weise von Hürter durchgeführt worden und neuerdings in größerem Umfange von amerikanischen Autoren wieder aufgenommen worden. Man hatte schon lange vermutet, daß die Sauerstoffsättigung des Blutes bei ruhiger Atmung nur wenige Prozente hinter der maximalen Sauerstoffkapazität zurückbleibe. Bemerkenswerterweise gilt das gleiche auch für Bedingungen, wie sie kurzdauernde anstrengende körperliche Arbeit schafft. Interessanterweise kann es unter den Bedingungen anstrengender Arbeit sogar zu einer leichten Steigerung des Sauerstoffgehalts des arteriellen Blutes und zu einer Erhöhung der Sauerstoffsättigung des Hämoglobins kommen (Himwich und Barr). Neben Faktoren, welche den Sauerstoffgehalt des Blutes herabzusetzen geeignet sind (gesteigerter Sauerstoffverbrauch der Gewebe, beschleunigte Passage des Blutes durch die Lungen, Verschiebung der Reaktionsverhältnisse des arteriellen Blutes im Sinn einer Säuerung), kommen andere wirksamere zur Geltung, die den Sauerstoffgehalt des arteriellen Blutes während und kurz nach der Arbeit

Tabelle I[1]).

O_2-Gehalt, O_2-Kapazität und -Sättigung des Hämoglobins vor, während und nach kurzdauernder Arbeit.

Name	Datum	O_2-Gehalt			Differenz im O_2-Gehalt		O_2-Kapazität			Differenz in der O_2-Kapazität		Hämoglobinsättigung			Differenz in der Hgl-Sättigung	
		vor	während	nach	während	nach	vor	während	nach	während	nach	vor	während	nach	während	nach
	1922	Vol. %	Vol. %	Vol. %	Vol. %	Vol. %	Vol. %	Vol. %	Vol. %	Vol. %	Vol. %	Vol. %	Vol. %	Vol. %	Vol. %	Vol. %
D. P. B.	8. Aug.	19,7		21,4		1,7	20,5		21,9		1,4	96,1		97,7		1,6
H. E. H.	10. „	18,0	19,7	19,7	1,7	1,7	19,1	20,0	20,2	0,9	1,1	94,2	98,5	97,5	4,3	3,3
D. P. B.	15. „	19,9		22,7		2,8	21,3		23,8		2,5	93,5		95,0		1,5
H. E. H.	25. „	17,6	18,4	18,0	0,8	0,4		19,3	18,9				95,3	95,2		
D. P. B.	17. Okt.	20,6		22,7		2,1	22,1		23,7		1,6	93,2		95,8		2,6
M. F.	19. „	20,8	22,0	22,0	1,2	1,2		22,9	23,0				96,1	95,7		
H. E. H.	17. „	20,0	21,2	20,9	1,2	0,9	21,1		21,6		0,5	94,8		96,8		2,0

Tabelle II.

Resultate älterer Untersuchungen über das Verhalten des Sauerstoffs im Blute vor und nach Arbeit.

Autor	Gehalt			Kapazität			Hgb.-Sättigung			Bemerkungen
	vor	nach	Differenz	vor	nach	Differenz	vor	nach	Differenz	
Geppert und Zuntz	12,19	16,22	+ 4,03	16,09	18,56	+ 2,47	76	87	+ 11	Tetanisierung der Hinterbeine von Hunden.
Hastings	19,3	20,6	+ 1,03	21,3	22,4	+ 1,1	90,6	92,0	+ 1,4	Durchschnitt aus acht Versuchen an Hunden, die in einer Tretmühle liefen.
Barcroft und Mitarbeiter	17,7	16,8	—0,9	—	20,1	—	88,1	83,5	—4,6	J. B. leistete Arbeit auf einem Ergometer (Krogh) bei vermindertem Sauerstoffdruck.
Harrop	21,09	19,9	—1,19	22,04	22,41	+ 0,37	95,6	85,5	—10,1	Erschöpfungsarbeit eines Rekonvaleszenten

in Meereshöhe in die Höhe treiben. Die Hämoglobinkonzentration des Blutes nimmt infolge einer leichten Vermehrung der Erythrozyten während der Arbeit zu. Die stark gesteigerte Atemfrequenz treibt die alveoläre Sauerstoffspannung in die Höhe; von wesentlicher Bedeutung ist ferner die Vergrößerung der Atemfläche, die Lunge wird bei anstrengender Arbeit besser gelüftet und entfaltet,

[1]) Nach Himwhich and Barr: Journ. of biol. chem. Vol. 57, Nr. 2.

das führt zu einer Dehnung der Alveolarwände oder zu einer Verdünnung der Diffusionsmembran. Alle diese Faktoren wirken den erst genannten entgegen, mit dem schließlichen Resultat eines erhöhten Sauerstoffgehalts, einer gesteigerten Sauerstoffkapazität und einer erhöhten Sättigung des Hämoglobins im arteriellen Blute.

Anders liegen die Verhältnisse, wenn die Arbeit unter vermindertem atmosphärischen Sauerstoffdruck geleistet wird, wie Barcroft und seine Mitarbeiter fanden. Unter diesen Bedingungen stellt sich eine Verminderung des Sauerstoffgehalts des arteriellen Blutes ein. Da der niedrige Sauerstoffdruck bereits in der Ruhe eine Hyperpnoe veranlaßt, kann die nach Arbeit sonst eintretende Mehrventilation jetzt kompensatorisch weniger zur Geltung kommen. Es kommt hinzu, daß die Sauerstoffsättigung des Hämoglobins, wie Doi gezeigt hat, schon in der Ruhe bei vermindertem Sauerstoffgehalt der Atmungsluft herabgesetzt ist und damit auch die venöse Sauerstofftension. Diese wird bei Arbeitsleistung zwar noch weiter sinken, erreicht aber unter den angegebenen Bedingungen schon bei verhältnismäßig geringer Anstrengung ein Minimum, denn der venöse Sauerstoffgehalt kann nicht unter den der Gewebe sinken. Letzterer ist praktisch konstant. Eine weitere Senkung der Sauerstofftension, die für eine Vergrößerung des Diffusionspotentials von den Alveolen zu den Kapillaren im Hinblick auf eine raschere Sauerstoffbeladung bei der gegebenen niedrigen Sauerstoffspannung der Luft erforderlich wäre, ist nicht möglich.

Die hier gemachten Andeutungen lassen es wahrscheinlich werden, daß bei vermindertem Sauerstoffdruck der Außenluft körperliche Arbeit eine Verminderung des arteriellen Blutes zur Folge haben können.

Bei und nach der Arbeit in Meereshöhe wurde von Harrop, welcher Rekonvaleszenten bis zur Erschöpfung arbeiten ließ, eine deutliche Verminderung des Sauerstoffgehalts und eine Verminderung der Sauerstoffsättigung des Hämoglobins im arteriellen Blute nachgewiesen.

Bei Anämien fand Hürter folgende Werte im Arterienblut:

Diagnose	Rote Blutkörper Millionen	Hämoglobin %	O_2% gefunden	O_2% berechnet	Differenz	CO_2%
Sekundäre Anämie . . .	3,26	48	8,72	7,4	+ 1,32	45,73
Sekundäre Anämie (nach Hämoptoe)	3,4	40	7,09	7,4	— 0,31	37,93
Perniziöse Anämie Ia . .	2,25	40	6,69	7,4	— 0,71	54,53
Derselbe Fall, 14 Tage später	3,11	69	9,2	11,28	— 2,08	49,79
Perniziöse Anämie II . .	2,39	30	4,55	5,55	— 1,0	52,04
Derselbe Fall, 14 Tage später	2,80	40	7,05	7,4	— 0,35	54,35
Perniziöse Anämie III . .	0,55	18,5	1,55	3,4	— 1,85	35,48

Dreimal bleiben demnach bei den perniziösen Anämien die gefundenen O_2-Werte hinter den bei Gesunden gefundenen Sättigungswerten zurück. Hürter glaubt das Defizit nicht auf eine ungenügende Arterialisation, sondern auf eine nachträgliche O_2-Zehrung beziehen zu müssen, welche Morawitz bei schweren Anämien zuerst gefunden hat.

Vergleichende Blutgasanalysen vom arteriellen und venösen Blut wurden in großem Umfange neuerdings von Eppinger und seinen Mitarbeitern durchgeführt.

Differenzwerte der prozentischen Sauerstoffsättigung.

	Arterielles Blut		Venöses Blut		Differenz der prozentigen Sauerstoffsättigung
	O_2-Hämoglobin	Sättigung %	O_2-Hämoglobin	Sättigung %	
Normalfälle	etwa 18	90–100	11–13	60—70	25–33
Perniziöse Anämie . (Hgl. 30, Erythr. 0,400 Mill.)	2,77	94	1,05	36	58

Er verwendet diese vergleichende Methode besonders zu dem Zwecke, die Stromgeschwindigkeit in einem bestimmten Gewebsabschnitt festzustellen, insofern die Differenz des Sauerstoffgehaltes im arteriellen und venösen Blut als Maß der Blutgeschwindigkeit zu verwerten ist. Je langsamer das Blut die Kapillaren passiert, desto stärker verarmt es an Sauerstoff, desto reicher wird es an Kohlensäure. Unter den angeführten anämischen Fällen sind die Differenzen in der Sauerstoffsättigung des Blutes mit Ausnahme des ersten Falles nicht wesentlich größer als in der Norm.

Literatur.

Barcroft: The respiratory Function of the Blood. Cambridge 1914 und verschiedene Arbeiten im Journ. of physiol. Vol. 39, p. 118 u. 143; ebenda Vol. 41, p. 355. — Bohr: Skandinav. Arch. f. Physiol. Bd. 3, S. 119. 1892. — Doi: Journ. of physiol. Vol. 55, p. 43. 1921. — Eppinger: Über das Asthma cardiale. Berlin: Springer 1924. — Himwhich and Barr: Journ. of biol. chem. Vol. 57, Nr. 2. — Hürter: Dtsch. Arch. f. klin. Med. Bd. 108, S. 1. 1912. — Kraus, Koßler und Scholz: Arch. f. exp. Pathol. u. Pharmakol. Bd. 42, S. 323. 1899.

Die Blutmenge.

Eine exakte Kenntnis der gesamten Blutmenge ist für das tiefere Eindringen in die Probleme der verschiedenen Bluterkrankungen von großer Bedeutung. A priori ist es denkbar, daß bei vollkommen normalen Werten von Hämoglobin und Blutkörperchen in der Volumeneinheit doch infolge einer zu geringen Gesamtblutmenge alle Folgen einer echten Anämie sich einstellen können. Dieser Zustand der Oligämie muß mit Notwendigkeit nach akuten großen Blutverlusten sich einstellen, der Organismus aber sorgt, wie im einzelnen im speziellen Teil des Kapitel „Sekundäre Anämien" näher erörtert wird, für eine rasche Wiederfüllung des Gefäßsystems, welche für den geordneten Betrieb des Kreislaufs unbedingt notwendig ist. Schon nach den nach Aderlässen in dieser Richtung gemachten Erfahrungen läßt sich ableiten, daß der Körper mit einer gewissen Zähigkeit an einer mittleren Gesamtblutmenge festhält.

Vermehrungen der Gesamtblutmenge können resultieren aus einer Zunahme des Gesamtzellvolumens bei gleichbleibender Plasmamenge oder durch Vermehrung der Plasmamenge bei normalem Gesamtzellvolumen (Plasmaplethora). Schließlich ist als Korrelat der Oligämie mit dem Vorkommen einer Polyämie zu rechnen, bei welcher Zellvolumen und Plasmavolumen gleichmäßig vermehrt sind.

Wegen der großen Bedeutung, welche der Kenntnis der Gesamtblutmenge für viele pathologisch-physiologische Fragen zukommt, hat man immer wieder nach neuen Methoden gesucht, die eine solche Bestimmung in einfacher Weise gestatten. Als das brauchbarste Verfahren gilt heute die Kohlenoxydmethode, bei welcher eine gemessene Menge Kohlenoxyd eingeatmet wird und darauf durch gasanalytische Untersuchungen des Blutes die Gesamtblutmenge errechnet wird.

Blutmengenbestimmung nach Griesbach.

Diagnose	Geschlecht	Alter	Körperchenvolumen %	Serum ccm	Blut ccm	Körpergewicht kg	Blut % des Kpgw.	Bemerkung
Sekundäre Anämie . .	weibl.	26	25,5	2248	3018	45,5	6,8	Hb 37%, E. 2,475 Mill.
Desgleichen	weibl.	21	31	2809	4071	50,0	8,0	Hb 36%, E. 2,860 Mill.
Desgleichen	männl.	66	24	3205	4217	56,5	7,7	Hb 34%,
Desgleichen	männl.	52	37	2571	4081	51,8	7,9	Hb 47%, E. 3,98 Mill.
Nach 4 Wochen . . .			46,5	1912	3574	56,0	6,4	Hb 86%, E. 5,4 Mill.
Leichte Anämie, Urtikaria	männl.	30	32,5	2725	4037	58,5	6,9	Hb 58%, E. 3,8 Mill.
Anämie bei Thrombopenie nach Milzexstirpation	weibl.	35	43	2248	3944	57,2	6,9	Hb 54%, E. 3,5 Mill.
Nach 1 Woche. . . .			43	2248	3944	57,7	6,9	
Atypische Anämie in Heilung	weibl.	43	38	2248	3620	47,0	7,7	Hb 63%, E. 5,17 Mill. Milztumor. Megaloblasten
Anämie	weibl.	52	23	3093	4017	52,0	7,9	Hb 50%, E. 3,13 Mill.
Anämie	weibl.	29	27	2304	3156	46,0	6,9	Hb 45%, E. 3,05 Mill.
Anämie bei Ulkus . .	weibl.	16	28	2248	2919	52,5	5,5	Hb 24%, E. 2,0 Mill.
Nach 7 Wochen . . .			29	2141	3015	49,0	6,1	Hb 36%, E. 3,0 Mill.
Nach 4 Monaten . .			38	2500	4032	58,0	7,1	Hb 72%, Ulkus geheilt
Bleivergiftung	männl.	26	43	2364	4148	61,0	6,9	Hb 58%, E. 3,6 Mill. BD = 160 mm
Durchschnitt.			38,7	2470	3681	52,5	7,1	$= \frac{1}{14.1}$
Perniziöse Anämie . .	weibl.	45	13	2364	2718	45,3	6,0	Hb 25%, E. 1,24 Mill.
Desgleichen	weibl.	33	21,5	2427	3219	47,5	6,8	Hb 45%, E. 2,32 Mill.
Desgleichen	männl.	46	11	2500	2869	62,8	4,5	Hb 35%, E. 1,3 Mill.
Desgleichen	männl.	38	21	2725	3449	55,8	6,0	Hb 37%, E. 1,9 Mill.
Desgleichen	männl.	45	18	2899	3535	50,0	7,1	Hb 36%, E. 1,86 Mill.
Desgleichen	männl.	54	17,5	2725	3333	62,4	5,3	Hb 34%, E. 1,6 Mill.
Durchschnitt.			17,0	2606	3177	53,9	6,0	$= \frac{1}{16,7}$

Diagnose	Geschlecht	Alter	Körperchenvolumen %	Serum ccm	Blut ccm	Körpergewicht kg	Blut % des Kpgw.	Bemerkung
Leichte Chlorose . . .	weibl.	22	38	1798	2900	47,5	6,1	Hb 63%, E. 5,96 Mill.
Chlorose	weibl.	20	25	2304	3072	47,8	6,4	Hb 19%, E. 3,2 Mill.
Nach 8 Wochen . . .			44	2364	4221	49,3	8,6	Hb 63%
Chlorose	weibl.	28	40	2000	3333	42,5	7,8	Hb 48%, E. 5,2 Mill.
Polycythaemia rubra .	männl.	62	83	1285	7559	56,4	13,4	Hb $>$ 100%, E. 9,2 Mill.
Nach Bestrahlung . .			63	2092	5654	57,5	9,8	Hb 85%, E. 7,04 Mill.
Polycythaemia rubra .	männl.	57	70	2500	8333	70,0	11,9	Hb 125%, E. 8,44 Mill.
Nach Bestrahlung . .			48,5	2725	5291	73,0	7,2	Hb 91%, E. 5,1 Mill.
Polyzythämie	männl.	49	66	2500	7382	65,0	11,2	Hb 105%, E. 7,1 Mill.
Polyzythämie	männl.	49	74	1912	7354	64,0	11,5	Hb 110%, E. 9,64 Mill.
Durchschnitt.			71	2058	7056	62,6	11,5	$= \frac{1}{8.7}$

Normal 7,2 Volumen-% Männer, 6,6 Volumen-% Frauen.

Plesch fand mit dieser von ihm modifizierten Methode

für Chlorosen . . . . 7,7 —10,8% des Körpergewichtes
,, posthämorrhagische Anämien . . . . 4,6 — 6,6% ,, ,,
,, Nephritis (ohne Ödeme) . . . . . . 8,06— 9,91% ,, ,,
,, die Norm . . . . 5,3% ,, ,,

Oerum fand mit der gleichen Methode:

für perniziöse Anämie . . . 5,1% des Körpergewichts
,, Chlorose . . . . 7,7% ,, ,,
,, posthäm. Anämien . . . 5,35% ,, ,,

Ein anderes Prinzip beruht darauf, Lösungen kolloidaler Farbstoffe, welche sehr langsam aus der Blutbahn austreten, intravenös zu injizieren und nach der Durchmischung im strömenden Blut den Farbstoffgehalt des Blutes chlorimetrisch zu bestimmen. Diese Methode wurde von Griesbach in Deutschland eingeführt; der Autor injiziert 10 ccm einer 1%igen wässerigen Kongorotlösung und findet als Normalwerte

für Männer 7,2 Volumprozente des Körpergewichts
,, Frauen 6,6 ,, ,, ,,

Ich gebe Seite 79 eine Zusammenstellung von Werten, wie sie Griesbach mit seiner Methode gewonnen hat. Man sieht daraus, daß die Abweichungen bei den verschiedensten Blutkrankheiten durchaus nicht so erhebliche sind, wie man früher vielfach annahm. Die höchsten Werte werden bei Polyglobulie gefunden und erreichen nicht ganz das Doppelte der Norm, ein Resultat, welches in guter Übereinstimmung mit älteren Erfahrungen, z. B. von Weber, steht.

Die bei den übrigen Bluterkrankungen gemachten Erfahrungen scheinen das eine mit aller Deutlichkeit zu zeigen, daß die Vermehrung der Gesamtblutmenge als kompensatorischer Faktor bei den verschiedenen Formen der Anämien keine Rolle spielt.

Eine echte Plethora, von der in der alten Literatur so viel die Rede war, existiert nicht, wenn man von den Polyzythämien absieht.

Mit verbesserter kolorimetrischer Methode haben Seyderhelm und Lampe vergleichende Blutmengenbestimmungen durchgeführt. Auch sie finden bei der Polycythaemia rubra Vaquez eine hochgradige Vermehrung der Gesamtmasse der Erythrozyten bei normaler oder gegenüber der Norm verringerter Gesamtplasmamenge. Bei der sekundären Polyglobulie erstreckt sich die Vermehrung der Blutmenge sowohl auf Plasma als auch auf das Gesamterythrozytenvolumen: Es besteht eine echte Polyämie. Die nach Aderlaß entstehende Hydrämie ist keine echte „Plasmaplethora", die ins Blut einströmende Gewebsflüssigkeit ersetzt nur das durch den Aderlaß verlorengegangene Plasma- und Erythrozytenvolumen.

Literatur.

Griesbach: Dtsch. med. Wochenschr. S. 1259. 1921. — Oerum: Dtsch. Arch. f. klin. Med. Bd. 93. 1908. — Plesch: Zeitschr. f. klin. Med. Bd. 63. 1907; Bd. 93. 1922; Kongr. f. inn. Med. 1907; Berl. klin. Wochenschr. S. 1069. 1920. — Seyderhelm und Lampe: Zeitschr. f. d. ges. exp. Med. Bd. 30. 1922. Bd. 35. 1923. Bd. 61. 1924. — Weber: Fol. haematol. Bd. 5, S. 701.

Abweichungen der chemischen Struktur und des physikalisch-chemischen Verhaltens der roten Zellen.

Veränderungen des physikalisch-chemischen Verhaltens der roten Blutkörperchen, besonders bei Einwirkungen von Giften oder anisotonischen Lösungen werden klinisch nicht selten beobachtet. Es ist bisher nicht gelungen, eine diesen Veränderungen im physikalisch-chemischen Verhalten entsprechende Abwandlung der chemischen Struktur nachzuweisen. Der chemische Aufbau der roten Blutkörperchen ist wie der jeder Zelle ein sehr komplizierter. Für die physiologisch-chemischen Fragestellungen liegen die Verhältnisse beim Blut insofern günstiger, als wir es hier in der Hand haben, eine große Masse gleichartigen Zellmaterials der Analyse zuzuführen. Rote und weiße Blutkörperchen lassen sich durch ihre ungleiche Schwere durch Sedimentierung oder durch ihre ungleiche Klebrigkeit durch Wattefiltration leicht voneinander trennen. Dadurch ist die Möglichkeit gegeben, die einzelnen Zellarten des Blutes getrennt zu analysieren. Eigene mit Beumer durchgeführte Untersuchungen stellten sich die Aufgabe, die Lipoidfraktionen der roten Blutkörperchen ihren Gehalt an Stromasubstanz quantitativ festzustellen. Aus 1000 g feuchter Erythrozyten lassen sich nach Entfernung des Hämoglobins 22,6 g getrocknetes Stroma isolieren. Ein geringerer Stromagehalt wurde bei einer Leukämie, bei einer sekundären Anämie infolge Speiseröhrenkrebses und bei einem Diabetes gefunden, erhöhte Werte unter anderem bei schwerer Cholämie infolge Leberkrebses und bei einer tertiären Lues.

Das Verhältnis vom Cholesterin zu den Phosphatiden schwankt nicht unerheblich, was darauf zurückzuführen ist, daß die Blutkörperchen wahrscheinlich aus dem umgebenden Serum fetthaltige Substanzen adsorbieren. welche sich durch einfaches Auswaschen nicht entfernen lassen. Es scheint nach dem bisher vorliegenden Analysenmaterial auch nicht möglich, an dem Quotienten Cholesterin zu Lezithin festzuhalten, da die Blutkörperchen neben dem Lezithin eine Reihe anderer Phosphatide enthalten, welche sich nicht quantitativ von diesem trennen lassen. Die gelegentlich in der Literatur gemachten Angaben über lezithinfreie Blutkörperchen sind sicher unrichtig und beruhen darauf, daß bei kleinen Ausgangsmengen das Lezithin von anderen Phosphatidfraktionen mitgerissen wurde. Das Lezithin ist in den Blutkörperchen des Menschen nur in sehr geringer Menge vorhanden, den überwiegenden Bestandteil der Phosphatide der Blutkörperchenstromata bildet das Sphingomyelin, daneben kommt Kephalin, ein ätherlösliches Diaminomonophosphatid und ein wasserlösliches Phosphatid vor (Bürger und Beumer). Auch Pascucci fand neben verschiedenen Phosphatiden in der Hülle der roten Blutkörperchen auch Zerebroside.

Resistenz der roten Blutkörper.

Für die Frage der Resistenz der roten Blutkörperchen, d. h. ihrer Widerstandsfähigkeit gegen verschiedene Schädigungen ist die Kenntnis des chemischen Aufbaus von besonderer Bedeutung. Nach Overtons Vorstellungen hat jede lebendige Zelle eine aus Phosphatiden, bzw. Cholesterin und Zerebrosiden bestehende „Membran", welche nach dem Tode der Zelle rasch zerfällt. Jede Schädigung der Lipoidmembran führt den Tod der Zelle herbei. Die Bedeutung dieser „Membran" für das Zelleben besteht in erster Linie darin, daß sie semipermeabel ist. Veränderungen der Lipoidmembran werden daher die Widerstandsfähigkeit der Zelle gegen verschiedene Schädigungen vermindern oder erhöhen können. Am ausgiebigsten untersucht ist die Resistenz der Blutkörperchen gegen anisotonische Salzlösungen. Auf Grund der Untersuchungen von Hamburger hat v. Limbeck eine Methode der Resistenzbestimmung gegen osmotische Druckdifferenzen ausgearbeitet. Nach ihm und seinem Mitarbeiter Viola liegt die Minimalresistenz der roten Blutkörperchen bei etwa 0,45%iger Chlornatriumlösung. Andere setzen die Grenze etwas tiefer (bei 0,32%iger NaCl-Lösung, Pipemo).

Simmel[1]) gibt eine Methode an, welche die Resistenz möglichst undenaturierter Erythrozyten in einem hypotonischen aber äquilibrierten Milieu zahlenmäßig zu verfolgen gestattet. Er teilt die Erythrozyten in Gruppen verschiedener Resistenz ein und stellt auf Grund dieser Einteilung ein „Resistenzbild" auf. Sein Verfahren beruht im wesentlichen darauf, daß er eine der Tyrodelösung angenäherte Salzlösung von folgender Zusammensetzung herstellt,

$$8{,}2\ \text{g NaCl};\ 0{,}2\ \text{g KCl};\ 0{,}2\ \text{g MgCl}_2;\ 0{,}2\ \text{g CaCl}_2;$$
$$0{,}1\ \text{g NaH}_2\text{PO}_4;\ 0{,}05\ \text{g NaHCO}_3,$$

deren Gefrierpunkt zwischen 0,56 und 0,57° liegt. Diese Lösung wird als Einheit bezeichnet und von ihr mit Wasser weitere Verdünnungen hergestellt. Es wird dann mit der Erythrozytenpipette Blut aufgenommen und die obigen Lösungen als Zusatzflüssigkeit verwendet. Nach 2 Stunden werden die in den verschieden verdünnten Lösungen erhalten gebliebenen Erythrozyten ausgezählt. Im großen und ganzen ergibt auch diese verfeinerte Methode die gleichen Resultate wie die einfachere von Limbeck.

Resistenzverminderungen wurden gefunden bei schweren Anämien (Karzinomanämien, perniziösen Anämien), nach Aderlässen bei Chlorose, gelegentlich auch bei Tuberkulose. In nahezu gesetzmäßiger Weise zeigte sich die Resistenzabnahme der roten Blutzellen beim hämolytischen Ikterus (Chauffard). Ausnahmen davon kommen vor, und zwar in ein und derselben Familie (Kagan). Die Tatsache der Resistenzverminderung beim hämolytischen Ikterus ist um so interessanter, als beim Ikterus anderer Ätiologie (Stauungsikterus, katharrhalischer Ikterus) konstant Resistenzerhöhungen nachweisbar sind (Vaquez, Ribierre, v. Limbeck). Eine solche Resistenzerhöhung konnte v. Limbeck nach Injektion einer 3%igen Lösung von taurocholsaurem Natron beim Hunde künstlich erzeugen. Bei experimentellen Blutgiftanämien zeigten Morawitz und Pratt, Itami und Pratt eine ganz erstaunliche Steigerung der osmotischen

---

[1]) Simmel fand beim familiären hämolytischen Ikterus für einzelne Familien charakteristische Resistenzbilder. Bemerkenswert ist, daß die veränderte Resistenz auch nach der Milzexstirpation erhalten bleibt. Das hat insofern theoretische Bedeutung, als das Wesen des hämolytischen Ikterus danach in einem fehlerhaften Bau der roten Blutkörperchen zu finden wäre, die den normalen blutzerstörenden Kräften der Milz leichter anheimfallen.

Resistenz der Erythrozyten, die so weit ging, daß anfänglich salzfreies Wasser das Hämoglobin aus den roten Zellen nicht austreten ließ. Man hat dieses eigentümliche physikalisch-chemische Verhalten der roten Blutkörperchen auf eine Vermehrung der Stromata der roten Blutkörperchen zurückführen wollen, einen Zustand, den man als Pachydermie bezeichnete. Ausgehend von diesen Vorstellungen versuchten Bürger und Beumer die Änderung der osmotischen Resistenz, wie sie bei Karzinomkranken von Lang gefunden wurden, auf Änderungen des Phosphatidgehalts der roten Blutkörperchen zurückzuführen. Es wurden im ganzen 7 Liter Blut von 10 Krebskranken sofort nach dem Tode gewonnen. Sie fanden aus 30 g getrocknetem Stromata:

	Ätherextrakt	Alkoholextrakt	Totalextrakt
Normalblutkörperchen . . .	2,3284 = 9,7%	2,942 = 12,2%	21,9%
Karzinomblutkörperchen . .	2,1960 = 7,3%	3,160 = 10,7%	17,8%

Das Ätherextrakt der Erythrozytenstromata enthielt bei

Normalblutkörperchen	74,0%	Cholesterin.
Karzinomblutkörperchen . . .	71,6%	„

Das Alkoholextrakt der Erythrozytenstromata enthielt bei

Normalblutkörperchen	31%	Sphingomyelin.
Karzinomblutkörperchen . . .	35%	„

Man sieht, daß trotz der großen Mengen angewandten Untersuchungsmaterials die Unterschiede in den Hauptlipoidfraktionen nur unwesentliche sind. Es fragt sich, ob man berechtigt ist, in den geringen Abweichungen im Gehalt der Erythrozytenstromata an Cholesterin resp. Sphingomyelin die Ursache für die veränderte Resistenz der Karzinomblutkörperchen zu sehen. Am ehesten ließe sich in dieser Richtung noch die Verminderung des Gesamtlipoidgehalts der Karzinomstromata verwenden.

Resistenz der roten Blutkörperchen gegen toxische Schädigungen. Während die Prüfung der osmotischen Resistenz der roten Blutkörperchen für die Differentialdiagnose der Ikterusformen sich eine erhebliche klinische Bedeutung erringen konnte, hat die Feststellung einer Resistenzerhöhung oder Verminderung gegen chemische Schädigungen bisher eine solche Bedeutung nicht erlangen können, obwohl eine große Zahl von Arbeiten sich seit Jahren mit diesem Thema befassen. So hat man eine Veränderung der Resistenz der Erythrozyten von menschlichen Tumorträgern gegen Kobragift in 78% der Fälle festgestellt (Kraus, Pötzl, Ehrlich und Kraus, Ranzi, Ehrlich). Am meisten untersucht wurde von den bekannten hämolytischen Blutgiften das Saponin. Heuberger und Stepp haben bei einer großen Zahl der verschiedensten Erkrankungen die Saponinresistenz der roten Blutkörperchen geprüft und kommen zu dem Schluß, daß die Resistenz des einzelnen roten Blutkörperchens gegen Saponin in allen untersuchten Krankheitsfällen ziemlich genau die gleiche ist. Die von anderen gefundene Differenz der Saponinresistenz der gewaschenen menschlichen Erythrozyten wird von ihnen auf eine Differenz der Zahl derselben in der Volumeneinheit bezogen. Auch die bei paroxysmaler Hämoglobinurie bei ein und demselben Individuum gefundenen Schwankungen der Saponinresistenz der roten Blutkörperchen (Meyer und Emmerich) werden von den Autoren in ähnlicher Weise gedeutet, wie ich glaube mit Unrecht, da die Schwankungen im Zellgehalt durchaus nicht den Resistenzschwankungen entsprechen. Auf Resistenzschwankungen gegenüber anderen Schädlichkeiten kann, da die Resultate sich im einzelnen stark widersprechen, hier nicht eingegangen werden.

Literatur.

Beumer und Bürger: Arch. f. exp. Pathol. u. Pharmakol. Bd. 71, S. 311. 1923. — Bürger und Beumer: Biochem. Zeitschr. Bd. 56, S. 446. 1913. — Hamburger: Congr. intern. Paris 1900 (Sect. anat. Pathol.). — Heuberger und Stepp: Dtsch. Arch. f. klin.

Med. Bd. 106. 1912. — Itami und Pratt: Biochem. Zeitschr. Bd. 18, S. 303. 1909. — Kagan: Fol. haematol. Bd. 17, S. 211. 1913. — Kraus, Pötzl, Ehrlich: Wien. klin. Wochenschr. Nr. 29. 1909. — Kraus, Ranzi und Ehrlich: Sitzungsber. d. Akad. Wien. Mathem.-naturw. Kl. III, Bd. 119. — Lang: Zeitschr. f. klin. Med. Bd. 47, S. 153. 1902. — v. Limbeck (1): Prag. med. Wochenschr. 1890. — v. Limbeck (2): l. c. — Meyer und Emmerich: Dtsch. Arch. f. klin. Med. Bd. 96, S. 287. 1909. — Morawitz und Pratt: Münch. med. Wochenschr. Nr. 35. 1908. — Pascucci: Hofmeisters Beiträge Bd. 6. 1905. — Pipemo: Ref. in Fol. haematol. Bd. 2. 1905. — Ribierre: Fol. haematol. Bd. 2, S. 160. 1905. — Simmel: Deutsch. Arch. f. klin. Med. Bd. 142. 1923. — Vaquez: Presse méd. 1903. — Viola: Gazz. d. osp. e d. clin. Zit. nach Ribierre: Studio fisico-chimici sul. sangue. Padova 1092.

Die Senkungsgeschwindigkeit der roten Blutkörperchen.

Beobachtungen über eine verschiedene Geschwindigkeit der Blutkörperchen-Sedimentierung sind sehr alt. Die Bildung der sogenannten Speckhaut bei entzündlichen Zuständen, die Crusta phlogistica, war schon Galen bekannt. Bekanntlich kommt es hier erst dann zu einer Gerinnung des Blutes, wenn Blutkörperchen und Plasma bereits durch die größere Agglutinabilität und dadurch beschleunigte Senkungsgeschwindigkeit voneinander getrennt sind. Die Crusta phlogistica ist also nicht, wie man wohl annehmen könnte, durch eine verzögerte Gerinnung bedingt, sondern kann bei im übrigen vollkommen normalem Gerinnungsablauf in Erscheinung treten. Hunter hat wohl als erster diese Erscheinung einer systematischen Untersuchung unterzogen, indem er die Blutkörperchen von Kranken mit entzündlichen Vorgängen mit dem Serum gesunder Menschen zusammenbrachte. Fahraeus hat im Jahre 1917 die physiologische Tatsache, daß im Blut schwangerer Frauen die roten Blutkörperchen schneller zu Boden sinken und sich vom Plasma trennen als im normalen Blut, von neuem in ausgedehnten Untersuchungen studiert. Im Laufe seiner Untersuchungen wurde er, wie Linzenmeier und andere, bald darauf aufmerksam, daß die Eigenschaft beschleunigter Blutkörperchensenkung unter physiologischen Verhältnissen auch während der Menstruation zu beobachten ist.

Säuglinge im Alter von über einem Monat haben eine physiologisch erhöhte, jüngere Säuglinge eine stark verlangsamte Sedimentierungsgeschwindigkeit.

Unter pathologischen Verhältnissen werden sowohl Senkungsbeschleunigungen als auch Verlangsamungen beobachtet. Eine Verlangsamung der Senkungsgeschwindigkeit wurde bei Zuständen mit extremer Kachexie, bei Ikterus, bei Herzinsuffizienz mit schwerer Zyanose, gelegentlich auch bei unkomplizierter Amenorrhöe gesehen, eine Senkungsbeschleunigung wird bei allen akuten Infektionskrankheiten, bei Entzündungsvorgängen, bei chronischen Infektionen (Lues, Tuberkulose, Karzinose, Sarkomatose) gefunden; bei akuten Infektionskrankheiten werden in den ersten Tagen noch normale Werte, in den späteren Zeiten starke Senkungsbeschleunigungen festgestellt. Oft erhält man die größten Ausschläge erst, wenn das Fieber bereits wieder abgeklungen ist. Die Senkungsbeschleunigung scheint mit der Schwere der Infektion zuzunehmen, was für die Beurteilung der verschiedenen Formen der Lungentuberkulose eine gewisse praktische Bedeutung hat, alle chronischen Formen zeigen eine geringere Senkungsbeschleunigung als die akuten, welche mit einem größeren Stoffzerfall einhergehen.

Während sich bei Versuchen in vitro durch Verminderung der Erythrozytenzahl eine ganz erhebliche Abnahme der Senkungsgeschwindigkeit nachweisen läßt, haben größere Blutverluste und Aderlässe bis zu 250 ccm weder eine unmittelbare noch spätere Beeinflussung der Senkungsgeschwindigkeit zur Folge (W. Löhr).

Bei Blutkrankheiten wurden in Fällen von perniziöser Anämie so starke Beschleunigungen des Sedimentierungsvorganges beobachtet, daß sie anderen bei den verschiedensten Krankheiten erhaltenen Werten gar nicht in Parallele gesetzt werden können. In der Remission ist diese Beschleunigung der Erythrozytensenkung wesentlich weniger ausgeprägt (Sadlon). Bemerkenswerterweise scheint die Verminderung der Erythrozytenzahl nicht der ausschlaggebende Faktor zu sein, denn Fälle von sekundären Anämien mit ähnlich niedrigen Erythrozytenzahlen zeigen gegenüber der Norm nur wenig beschleunigte Werte. Bei hypertonischer Polyzythämie (Geisböck) fand Sadlon einen gegenüber dem normalen mindestens um das Fünffache reduzierten Senkungswert.

Eine allgemein anerkannte theoretische Deutung des Phänomens der beschleunigten Blutkörperchensenkungsgeschwindigkeit ist bis heute nicht gefunden. Zwei Auffassungen stehen sich gegenüber, die eine sucht die Erklärung in einer veränderten elektrischen Ladung der roten Blutkörperchen, die andere in einer veränderten chemischen Zusammensetzung des Plasmas. Nach der ersten Hypothese sollen die schneller sedimentierenden Blutkörperchen im Verhältnis zu den sich langsamer senkenden eine geringere elektrische Ladung aufweisen. Zur Feststellung ihrer Ladung werden die roten Blutkörperchen in einer rohrzuckerhaltigen Kochsalzlösung suspensiert, in die Kammer eines Kataphoreseapparates gebracht und bestimmt, bei welcher Lanthankonzentration sie weder zum positiven noch zum negativen Pol wandern, also ungeladen sind. Bei schnell sedimentierenden Blutkörperchen braucht man zur Entladung weniger Lanthan als bei Blutkörperchen mit normaler Senkungsgeschwindigkeit, um ihren isoelektrischen Punkt zu erreichen. Die schneller sedimentierenden roten Blutkörperchen haben eine geringere negative Ladung als die normalen, sie stoßen sich daher weniger gegenseitig ab, d. h. sie konglutinieren leichter. Diese von Höber vertretene Auffassung muß sich auf Beobachtungen stützen, die an einer unphysiologischen Lösung gemacht wurden (Wiechmann), denn eine Messung der Ladung im Plasma ist mit den derzeitigen Methoden nicht möglich. Die zweite Auffassung sucht die Erklärung in Änderung der physikalischen Sruktur der Plasmaeiweißkörper. Defibrinieren hat eine deutliche Verlangsamung der Senkungsgeschwindigkeit zur Folge, ein hoher Gehalt des Blutes an Fibrinogen dagegen eine beschleunigte Senkung. Im allgemeinen scheinen globulinreiche Plasmasorten die Senkungsgeschwindigkeit zu erhöhen, globulinarme dagegen dieselbe zu erniedrigen. Damit steht in guter Übereinstimmung, daß die Blutarten, welche eine beschleunigte Senkung haben, eine Zunahme ihrer Viskosität aufweisen. Fibrinogen und Globulinlösungen haben eine relativ hohe, Albuminlösungen eine relativ niedrige Viskosität. Höber und seine Schüler nehmen neuerdings an, daß bei reichlicherem Angebot von Globulinen diese von den roten Blutkörperchen bevorzugt adsorbiert werden und in der Adsorptionshülle die Albumine mehr oder weniger verdrängen. Der isoelektrische Punkt des Globulins (bei p_H — 5,4) (Rona und Michaelis) liegt der Neutralreaktion des Blutes näher als der isoelektrische Punkt des Albumins (bei p_H — 4,7) (Michaelis und Davidsohn). Die reicher mit Globulinen beladenen Blutkörperchen haben deshalb eine größere Neigung zur Ausflockung, Agglutination und beschleunigten Senkung, weil, je näher der isoelektrische Punkt des Eiweißgemisches der Neutralreaktion des Blutes liegt, um so weniger negative geladene Eiweißionen und um so mehr Neutralteilchen darin enthalten sind, welche eine stärkere Entladung der roten Blutkörperchen herbeiführen. Nach der Höberschen Schule soll nun das Fibrinogen unter allen Plasmaeiweißkörpern seinen isoelektrischen Punkt am weitesten nach dem Neutralpunkt zu haben.

Wöhlisch kommt auf Grund eigener Untersuchungen zu dem Resultat, daß die Stabilität der Plasmaeiweißkörper mit der Lage ihrer isoelektrischen Punkte gar nichts zu tun hat. Nach ihm verhalten sich die Eiweißkörper nach der Lage ihrer isoelektrischen Punkte und ihrer Stabilität in abnehmender Reihe folgendermaßen:

Reihenfolge der Plasmaeiweißkörper:

Nach der Lage des IEP		Nach der Stabilität
Serumalbumin,	p_H—4,65	Serumalbumin
Fibrin-Globulin,	p_H—ca. 4,7	Serumglobulin
Fibrinogen,	p_H—4,85	Fibringlobulin
Serumglobulin,	p_H—5,30	Fibrinogen.
Fibrin,	p_H—ca. 6,0	

Danach würde also die Vorstellung, daß als Hauptursache für die Aufhebung der Suspensionsstabilität die Entladung der Erythrozyten durch eine Absorptionshülle aus genuinen Plasmaeiweißkörpern zu sehen sei, zunächst einige Schwierigkeiten haben. Denn gerade das leichter adsorbierbare Fibrinogen wirkt besonders stark senkungsbeschleunigend und hat seinen isoelektrischen Punkt fast bei derselben H-Ionenkonzentration wie das wenig aktive Albumin. Wöhlisch nimmt unter Beibehaltung der ursprünglichen Höberschen Vorstellungen über die Bedeutung der Ladung an, daß die Erythrozytenoberfläche als Katalysator das Fibrinogen denaturiert und es in Fibrin umwandelt, dessen isoelektrischer Punkt von allen in Betracht kommenden Eiweißkörpern am weitesten nach dem Neutralen zu liegt und so am besten geeignet ist, die Entladung der Erythrozyten herbeizuführen.

Eine allgemeine angenommene Erklärung der differenten Suspensionsstabilität der Blutkörperchen fehlt noch. Eine umfassende Theorie wird auch die von Abderhalden erhobenen Befunde über die Bedeutung von dialysablen Substanzen als senkungsbeschleunigende Faktoren mehr als das bisher geschehen ist, berücksichtigen müssen.

Literatur.

Abderhalden: Zeitschr. f. Fermentforsch. Bd. 4, S. 230. 1921. — Fahraeus: Om Hämagglutinationen Hygiea. 1918; Biochem. Zeitschr. Bd. 89, S. 355. 1918. — Galen: De clementis ex Hippocrate, Opera omnia, Ed. Kühn. Lipsiael. 496. 1921. — Höber: Pflügers Arch. f. d. ges. Physiol. Bd. 101, S. 627. 1904; Bd. 102, S. 196. 1904 (Ladung); Dtsch. med. Wochenschr. 1920. Nr. 16. — Höber und Moral: Klin. Wochenschr. Nr. 49. 1922. — Hunter: Versuche über das Blut, Entzündungen usw. Leipzig. Bd. 2, S. 173. 1797. — Linzenmeier: Münch. med. Wochenschr. Nr. 44. 1920; Arch. f. Gynäkol. Bd. 113, H. 3. 1920; Pflügers Arch. f. d. ges. Physiol. Bd. 181, S. 169. 1920. — Löhr, W.: Die Senkungsgeschwindigkeit der roten Blutkörperchen als diagnostisches Hilfsmittel bei chirurgischen Erkrankungen. Mitt. a. d. Grenzgeb. d. Med. u. Chirurg. Bd. 34, H. 2. 1921. — Michaelis und Davidsohn: Biochem. Zeitschr. Bd. 33, S. 456. 1911. — Rona und Michaelis: Biochem. Zeitschr. Bd. 28, S. 193. 1910. — Wiechmann: Klin. Wochenschr. Nr. 13. 1923 (Übersichtsreferat). — Wöhlisch: Zeitschr. f. d. ges. exp. Med. 1924.

Kompensatorische Vorgänge und Stoffwechsel bei Hämoglobinverarmung des Organismus.

Die Frage, wie sich bei schweren Anämien der Organismus die für sein Leben notwendigen Mengen Sauerstoff verschafft, drängt sich jedem Beobachter auf. Theoretisch stehen verschiedene Wege der Kompensation der Hämoglobinverarmung offen:

1. kann man daran denken, daß die Verarmung an Hämoglobin keine absolute, sondern nur eine relative sei, d. h. nur die auf die Volumeneinheit entfallende Hämoglobinmenge reduziert ist, diese relative Hämoglobinarmut durch eine Vermehrung der Gesamtblutmenge ausgeglichen wird;

Die 2. Möglichkeit ist in einem gesteigerten Sauerstoffbindungsvermögen des Hämoglobins anämischer Individuen zu sehen;

3. rechnet man mit einer erhöhten Umlaufsgeschwindigkeit des Blutes;

4. ist an eine gesteigerte Abgabe von Sauerstoff an die Gewebe zu denken, so daß also das einzelne rote Blutkörperchen wesentlich sauerstoffärmer als in der Norm die Gewebe verläßt;

5. ist eine Einschränkung der Gewebsoxydation und damit eine Minderung des Gesamtsauerstoffverbrauchs diskutiert worden.

Die Blutmenge bei sekundären Anämien ist von Plesch nach der CO-Methode zu 4,6 bis 6,6% gefunden worden, von Oerum (1) nach der gleichen Methode bei posthämorrhagischen Anämien zu 5,35% gefunden. Haldane fand mit dieser Methode als Normalmenge $^1/_{20}$ des Körpergewichts, was demnach ungefähr dem Mittel der vorerwähnten Zahlen entspricht. Gegen alle bisher zur Verwendung gekommenen Blutmengenbestimmungen sind Einwendungen gemacht worden. Soviel scheint aber aus den bisher vorliegenden Daten mit Sicherheit hervorzugehen, daß eine als Kompensation in Frage kommende Vermehrung der Gesamtblutmenge nicht vorliegt.

Ein gesteigertes Sauerstoffbindungsvermögen des Hämoglobins anämischer Individuen ist seit der Feststellung von Inagaki und Saito, daß sich nach Aderlässen der Hämoglobingehalt stärker ändert als der Hämatingehalt, mehrfach diskutiert worden. Nach diesen Befunden würde als Folge der Blutentziehung ein hämatinreicheres Hämoglobin entstehen, woraus ein stärkeres Sauerstoffbindungsvermögen des Hämoglobins resultieren würde. Nach der Annahme Inagakis soll sich die Farbstoffkomponente des Hämoglobins, das Hämatin, in wechselnden Mengenverhältnissen mit dem Globin zu Hämoglobin verbinden; eine ähnliche Ansicht hat auch Oerum (2) geäußert.

Morawitz und Röhmer haben dieser Frage eine eingehende Untersuchung gewidmet. Sie fanden, daß bei den verschiedenen Arten der Anämien maximale Sauerstoffkapazität und Färbekraft des Hämoglobins ebenso Hand in Hand gehen wie beim normalen Menschen. Ich führe einige Daten aus ihren Tabellen hier an:

Tabelle nach Morawitz und Röhmer.

Nr.	Alter	Geschlecht	Krankengeschichte	Hb nach Sahli %	Hb nach Haldane %	0-Aufnahme berechnet %	gefunden %
1	68 J.	männl.	Karzinomanämie? 2,1Mill. rote Blutkörperchen	25	33	6,2	6,3 6,1
2	40 J.	männl.	Chronische Anämie unbekannter Ätiologie. 1,7 Mill. Erythrozyten	29	33	6,1	5,9 5,94
3	40 J.	männl.	Ausgeblutetes Ulcus ventriculi. Anämie seit vier Wochen	16,5	20	3,7	3,8 3,7
4	38 J.	weibl.	Chronische Anämie unklaren Ursprungs. 1 Mill. Erythrozyten	22	27	5	5 5
5	40 J.	weibl.	Posthämorrhagische Anämie	14	18	3,0	2,5

Das Sauerstoffbindungsvermögen des Hämoglobins korrespondiert demnach sowohl bei normalen wie bei anämischen Individuen mit dem kolorimetrisch bestimmten Hämoglobingehalt und das Hämoglobin erscheint nach diesen Untersuchungen unveränderlich zu sein.

Als wichtigste kompensatorische Einrichtung ist eine erhöhte Umlaufsgeschwindigkeit des Blutes der Anämischen zu postulieren. Schon die wesentlich herabgesetzte Viskosität des Blutes läßt bei intakten Triebkräften eine gesteigerte Strömungsgeschwindigkeit erwarten. Exakte Messungen über die Umlaufgeschwindigkeit bei anämischen Menschen liegen meines Wissens bisher nicht vor. Für das Kapillargebiet kann man sich durch den Augenschein leicht von einer rascheren Passage der zelligen Elemente des Blutes durch die Haargefäße überzeugen. Beobachtet man nämlich mit dem Kapillarmikroskop die Kapillaren am Nagelfalz oder an anderen Hautpartien, so sieht man beim Gesunden ein träges Geschiebe, vergleichbar mit der Vorwärtsbewegung von Eisschollen in einem halbgefrorenen Flußlauf. Bei anämischen Menschen dagegen sieht man ein rasches Hindurchjagen der roten Blutkörperchen durch die Kapillaren. Ich glaube fernerhin beobachtet zu haben, daß beim anämischen Menschen die Berieselung der einzelnen Kapillargebiete sehr viel sparsamer erfolgt als in der Norm. Schon unter physiologischen Bedingungen sah Krogh im ruhenden Meerschweinchenmuskel 85 offene Kapillaren pro mm^2, im arbeitenden aber 2500, also dreißigmal mehr. Dieser Vorgang der Abdrosselung der Kapillargebiete im ruhenden nicht arbeitenden Gewebe scheint bei anämischen eine erheblich größere Rolle zu spielen als beim Gesunden. Jedenfalls sieht man beim Anämischen unter sonst gleichen Verhältnissen weit weniger gefüllte Kapillaren als in der Norm, d. h. die vorhandene Blutmenge wird ökonomischer ausgenutzt, indem sie immer nur den Stätten höheren Bedarfs in ausgiebiger Menge zur Verfügung steht, den Stätten geringeren Bedarfs die für ihren Ruhestoffwechsel gerade eben nötige Blutmenge zukommen läßt. Durch diese Einschränkung des Gesamtstromgebiets wird die zurückzulegende Wegstrecke verkürzt, was wiederum neben der verminderten Viskosität einer Steigerung der Umlaufsgeschwindigkeit zugute kommt.

Eine vermehrte Ausnutzung des von den Blutkörperchen herangetragenen Sauerstoffs in den Kapillaren würde gleichfalls als kompensatorische Ausgleichsvorrichtung wirken. Die Ausnutzung des im arteriellen Blut enthaltenen Sauerstoffs ist nur sehr unvollkommen. Das venöse Blut enthält noch 60% des Sauerstoffs, mit welchem die Blutkörperchen die Lungen verlassen haben. Dieser Sauerstoffüberschuß ist eine Sicherung, auf die der Organismus bei Blutverlusten zurückgreifen kann. Experimentell ist wohl als erster Finkler dieser Frage näher getreten und hat bei anämisch gemachten Hunden eine starke Verminderung des Sauerstoffgehalts im Venenblut gefunden. Mohr sah Ähnliches bei anämischen Kälbern und Hunden, wenn auch nicht regelmäßig. Gelegentlich fand er eine gegenüber der Norm bis aufs Doppelte gesteigerte Ausnutzung des Sauerstoffs. Naturgemäß wird die Sauerstoffausnutzung in verschiedenen Gefäßgebieten eine verschiedene und auch in demselben Gefäßgebiet zu wechselnden Zeiten eine ungleiche sein. Wissen wir doch, daß der Sauerstoffbedarf der einzelnen Organe ein sehr differenter ist. So braucht z. B. 1 g Nierensubstanz im Ruhezustand in 1 Minute mehr als das Doppelte des Sauerstoffs von 1 g Herzmuskel. Während ihrer Tätigkeit steigt der Gaswechsel der Niere erheblich an, z. B. von 2,52% des Gesamtsauerstoffverbrauchs auf 11,75% (Barcroft und Brodie). Für vergleichende Untersuchungen ist also Voraussetzung, stets das Blut des gleichen Gefäßgebiets und unter den gleichen Verhältnissen zu untersuchen. Morawitz und Röhmer haben unter den angegebenen Bedingungen das Armvenenblut des Menschen nach $^1/_2$stündiger vollkommener körperlicher Ruhe untersucht und eine prozentuale Ausnutzung des Sauerstoffs von $^1/_4$ bis $^1/_3$ gefunden. Bei anämischen Menschen fanden sie eine Ausnutzung von bis zu 85%. Während sie beim Normalen das Blut der Armvene noch zu 60 bis 75% mit Sauerstoff gesättigt fanden, schwankten diese Zahlen besonders bei den schweren Formen zwischen 15 und 50%. Man geht wohl nicht fehl, wenn man mit den Autoren diese vermehrte Sauerstoffausnützung als eine wichtige Kompensationsvorrichtung bei Anämien ansieht. Eppinger fand diese vermehrte Sauerstoffausnützung nur bei einer von vier untersuchten Anämien (drei hämolytische und eine aplastische Anämie).

Als letzte kompensatorische Möglichkeit ist eine Verminderung der Gesamtgewebsoxydation und damit eine Einschränkung des Sauerstoffverbrauchs diskutiert worden. Früher wurde fast allgemein angenommen, daß eine wesentliche Verminderung des Hämoglobins mit Notwendigkeit eine Einschränkung der Oxydationen zur Folge haben müßte und die ersten über diesen Punkt angestellten Experimentaluntersuchungen von Bauer schienen dieser Auffassung recht zu geben. Spätere Untersucher konnten sich aber nicht von einer Verminderung des Sauerstoffverbrauchs überzeugen. Bauer entzog einem Hunde 400 ccm Blut und fand anfänglich ein Sinken, später eine Rückkehr zum normalen Sauerstoffverbrauch. Bei der Deutung dieses Resultates ist nicht berücksichtigt worden, daß das Versuchstier sich vor und während des Aderlasses im Hungerzustand befand, woraus eine Reduktion des Sauerstoffverbrauchs ohne weiteres erklärt ist. Lukjanow fand bei seinen Versuchstieren eine Stunde nach dem Aderlaß eine geringe Steigerung der Sauerstoffaufnahme, während Frédéric in den Fällen, welche während der Verdauung zur Ader gelassen wurden, durchschnittlich eine Abnahme des Sauerstoffverbrauchs um etwa 10% feststellte. Dieses Resultat war aber durchaus nicht regelmäßig, gelegentlich wurde eine nicht unbeträchtliche Steigerung gesehen. Gürber hat mit Pembrey Tierversuche angestellt, bei denen sich nach ziemlich kleinen Aderlässen keine Veränderung des respiratorischen Gaswechsels zeigte. Auch wenn durch den Aderlaß bei Kaninchen die Blutkörperchenzahl bis auf die Hälfte fiel und durch eine alkalische Kochsalz-Rohrzuckerlösung das entzogene Blut ersetzt wurde, konnte ein dauernder Einfluß der Reduktion der sauerstofftragenden Elemente des Blutes auf den respiratorischen Stoffwechsel der Versuchstiere nicht gefunden werden. Eberstadt hat unter Grafes Leitung die tierexperimentellen Untersuchungen über den Einfluß der Anämien auf den Stoffwechsel wieder aufgenommen. Er meint, daß nach den akuten Anämien, wie sie seine Vorgänger erzeugten, die Anpassungsmechanismen, insbesondere solche, welche den Zellstoffwechsel betreffen, noch nicht in Funktion getreten seien und hat sich die Frage vorgelegt, wie sich die Verhältnisse bei langdauernden, chronischen Anämien gestalten. Es wurden zwei Arten von Anämien untersucht: 1. posthämorrhagische, 2. toxische. Die posthämorrhagischen Anämien wurden durch häufige Aderlässe, jeweils 30—50 ccm aus den Ohrvenen von Kaninchen gemacht. Die toxischen Anämien wurden durch Einspritzung von salzsaurem Phenylhydrazin in wechselnder Dosis erzielt. Der Gaswechsel wurde während einer Versuchsdauer von 20—24 Stunden in der Ruhe untersucht. Das Ergebnis der Versuche, deren Dauer zwischen 19 und 140 Tagen schwankte, zeigte, daß der respiratorische Gaswechsel, bezogen auf die Einheit der Oberfläche, bei den beiden Arten von Anämien sich durchaus nicht gleich verhält. Bei den posthämorrhagischen Anämien betrugen die maximalen Differenzen in der Zeit, in welcher die Aderlässe gemacht wurden, + 16 und — 11% Abweichung vom Normalzustand. In einem Versuch wurden die Aderlässe am 95. Tage abgebrochen. Der Hämoglobingehalt des Blutes stieg darauf von 30% auf 50% an, sank dann aber auf 40% und blieb auf dieser Höhe bis zur Tötung des Tieres am 140. Tage. Während dieser Zeit, in welcher also keine Aderlässe mehr gemacht wurden, sank die Sauerstoffaufnahme bis auf 16% pro Kilogramm Körpergewicht und um 24% pro Quadratmeter Oberfläche gegen die Anfangswerte: also eine Verminderung der Oxydationen trotz langsamem Wiederanstieg des Körpergewichts. Bei der Sektion wurde rotes, teilweise gelblich gefärbtes Knochenmark gefunden, was auf eine geringe Hypoplasie des Marks zurückzuführen ist. Bei den toxischen Anämien dagegen wurde eine Abnahme der Sauerstoffaufnahme bis zu 27% pro Kilogramm und 30% pro Quadratmeter am 52. Tage, eine Verminderung der Kohlensäureausscheidung um 19%, resp. um 27% gefunden. Im großen und ganzen ergibt sich aus diesen Untersuchungen, daß bei posthämorrhagischen Anämien in einer sehr lang dauernden Aderlaßperiode trotz erheblicher Reduktion des Hämoglobins die Wärmeproduktion im wesentlichen unverändert bleiben kann, während sie bei den Blutgiftanämien stark reduziert ist. Dem naheliegenden Einwand, daß die Herabsetzung der Verbrennungen eine direkte Folge der Phenylhydrazinwirkung sei, begegnet Eberstadt mit dem Hinweis, daß der Sauerstoffverbrauch noch 35 Tage nach der letzten Phenylhydrazininjektion um 40% reduziert war und während dieser Zeit das Körpergewicht des Tieres wieder anstieg. Er meint, daß eine direkte Nachwirkung der früheren Phenylhydrazindosen ausgeschlossen sei. Für die Herabminderung der Oxydationen wird die Hypoplasie des Knochenmarks verantwortlich gemacht, zumal sie auch bei posthämorrhagischen Anämien sich einstellen, sobald dieselben zur Knochenmarksinsuffizienz führen. Mir scheint auch nach diesen Versuchen noch nicht erwiesen, daß die bei den toxisch-anämischen Zuständen gefundene Herabsetzung des respiratorischen Gaswechsels zu der Auffassung eines kompensatorischen Vorgangs zwingt. Gerade das Ausbleiben der Herabsetzung der Wärmeproduktion während der langdauernden und erfolgreichen Anämisierung durch wiederholte Aderlässe spricht dagegen. Es liegt doch nahe, besonders bei den Phenylhydrazinversuchen, an eine Allgemeinschädigung des Organismus zu denken, für die die Lähmung der reparatorischen Vorgänge im Knochenmark nur ein Symptom ist.

Bei den verschiedenen Formen der menschlichen Anämien sind umfassende Untersuchungen über den Gaswechsel zuerst von Kraus angestellt worden. Er fand für eine gesunde Person pro Minute und Kilogramm Körpergewicht 3,57 ccm ausgeschiedene CO_2 und 4,38 aufgenommenen O mit einem respiratorischen Quotienten von 0,816.

Respiratorischer Gaswechsel bei Anämien nach Kraus.

Alter	Geschlecht	Diagnose	Pro Min. u. kg		$\frac{CO_2}{O}$	Hb	Blutkörper Mill.	Bemerkungen
			CO_2	O		%		
33	männl.	Sek. Anämie. Hämorrhoiden Blutungen	3,45	4,58	0,753	25	2	Gewicht 61 kg, fieberfrei
46	männl.	Ca. ventriculi	3,34	4,75	0,703	35	2	Gewicht 56 kg, gelegentlich Temperatur bis 38°
68	weibl.	Ca. ventriculi	3,87	5,75	0,678	30	3,5	Gewicht 44 kg, fieberfrei

Kraus schließt aus seinen Versuchen, „daß die Grenze, unterhalb welcher Verarmung an zirkulierendem Sauerstoff auch wirklich von einem Sinken des

Sauerstoffverbrauchs in den Geweben gefolgt ist, in der übergroßen Mehrzahl der klinisch zu beobachtenden Fälle tatsächlich nicht erreicht wird". Thiele und Nehring fanden in einem Fall von sekundärer Anämie als Nüchternwert 4,26 CO_2 : 3,68 O, also gleichfalls Zahlen, die an der oberen Grenze der Norm liegen. Alles in allem genommen liegen für die Verhältnisse der Klinik bis heute **keine Daten vor, welche als Beweismaterial für eine Herabsetzung der Verbrennungen zu verwerten** wären. v. Noorden hat sicher recht, wenn er sagt: „Der Anämische bedarf und verzehrt mindestens die gleiche Menge Sauerstoff und setzt dementsprechend mindestens die gleiche Menge Kalorien um wie der Blutgesunde."

Als wichtigst kompensatorische Einrichtung bei anämischen Zuständen müssen demnach die Steigerung der Blutumlaufsgeschwindigkeit, die vermehrte Ausnutzung des mit den Blutkörperchen an die Gewebe herangetragenen Sauerstoffs und eine ökonomischere Verteilung des Blutes durch weitgehende Abdrosselung ruhender Kapillargebiete angesprochen werden.

Literatur.

Bauer: Zeitschr. f. Biol. Bd. 8, S. 585. — Eberstadt: Arch. f. exp. Pathol. u. Pharmakologie. Bd. 71, S. 329. 1913. — Finkler: Pflügers Arch. f. d. ges. Physiol. Bd. 10, S. 638. — Frédéricq: Ref. in Malys Jahresber. üb. d. Fortschr. d. Tierchem. Bd. 17. 1887. — Haldane und Smith: Journ. of Physiol. Vol. 25, p. 330. 1900. — Inagaki: Zeitschr. f. Biol. Bd. 49, S. 77. 1907. — Kraus und Chvostek: Zeitschr. f. klin. Med. Bd. 22, S. 449—477 u. 573—599. 1893. — Krogh: Journ. of physiol. Vol. 52, p. 457. 1919. — Lukjanow: Zeitschr. f. physiol. Chem. Bd. 8, S. 336. — Mohr: Zeitschr. f. exp. Pathol. u. Therap. Bd. 2, S. 435. — v. Noorden: Lehrbuch der Pathologie des Stoffwechsels. Berlin 1893. — Oerum (1): Dtsch. Arch. f. klin. Med. Bd. 93. 1908. — Oerum (2): Dtsch. med. Wochenschr. Nr. 28. 1908. — Pembrey and Gürber: Journ. of physiol. Vol. 15, p. 449. 1894. — Plesch: Zeitschr. f. klin. Med. Bd. 63. 1907; Bd. 93. 1922; Kongr. f. inn. Med. 1907; Berl. klin. Wochenschr. S. 1069. 1920. — Saito: Zeitschr. f. Biol. Bd. 49, S. 345. 1907. — Thiele und Nehring: Zeitschr. f. klin. Med. Bd. 30, S. 41—60. 1896.

Der Eiweißstoffwechsel bei Blutkrankheiten.

Über den Eiweißstoffwechsel der einfachen sekundären Anämien liegen verhältnismäßig wenig Untersuchungen vor. Für die Bothriozephalusanämie ist eine negative Stickstoffbilanz sichergestellt. Solange der Wurm im Körper verweilt, wurde erheblich mehr Stickstoff abgegeben als aufgenommen. Sobald die Abtreibung des Wurms geglückt ist, schlägt die vorher negative Bilanz in eine positive um [Rosenqvist (1)]. Auch bei anderen Formen der Helminthiasis sind negative Stickstoffbilanzen gefunden worden, so bei der Ankylostomumanämie (Bohland). Bei der Bantischen Erkrankung ist von Umber (1) ein pathologischer Eiweißzerfall wahrscheinlich gemacht worden. Er nimmt an, daß von der erkrankten Milz ein Gift gebildet würde, welches gleichzeitig anämisierend wirkt und den Eiweißumsatz in pathologischer Weise beschleunigt. Er spricht von einer splenogenen toxischen Anämie.

Der Eiweißumsatz bei der Chlorose ist von verschiedenen Seiten untersucht worden. Es sind sowohl positive wie leicht negative Bilanzen gefunden worden (Wallerstein-Vannini). Die Akten über die Frage der Störung des Eiweißstoffwechsels sind noch nicht geschlossen. Während Friedr. Müller bei einer 6tägigen Untersuchungsperiode, in welcher täglich ungefähr 16,5 g Eiweiß aufgenommen wurden, einen geringen Eiweißverlust von 1,2 g pro Tag feststellte, fanden andere Autoren Stickstoffgleichgewicht, resp leichten Stickstoffansatz. Ich glaube, daß bei den gefundenen Differenzen die Ne gung der Chlorotischen zur Ödembildung eine erhebliche Rolle spielt, welche in den Bilanzaufstellungen nicht überall genügend berücksichtigt wurde. Durch diese Ödeme kann es sehr leicht zu einer Verschleierung der Stickstoffbilanzen kommen.

Die Frage, ob es unter der Einwirkung der Anämie als solcher zu einem erhöhten Eiweißumsatz kommen kann, ist verschieden beantwortet worden. Während Rosenqvist (2) der Ansicht ist, daß die Anämie auf die Richtung des Eiweißstoffwechsels ohne Belang sei, haben die Beobachtungen über die sog. posthämorrhagische Azoturie diese Auffassung generell nicht bestätigen können. Aderlässe, die sich in therapeutischen Grenzen halten, führen nicht zu einer merklichen Änderung des Eiweißstoffwechsels, wohl aber hat man nach größeren Blutverlusten erhebliche negative Stickstoffbilanzen gesehen. So fand v. Noorden im Anschluß an Magenblutungen z. B. folgende Verhältnisse:

Patient K., abundante Magenblutung, 6 Tage vor Beginn der Stoffwechseluntersuchung Rezidiv der Blutung, 2 Tage vor Beginn der Untersuchung extreme Anämie.

Bei der Obduktion fand sich eine alte Ulkusnarbe und eine frische Erosion, aus welcher die Blutung erfolgt war. Im Magen und Dünndarm zeigte sich kein Blut mehr, nur im unteren Teil des Dickdarms waren feste, harte, blutig aussehende Kotmassen.

Datum	Urinmenge	Spez. Gew. g	Ges.-N g	Nahrungszufuhr
11. 10. 1899	925	1024	15,54	$^2/_3$ Liter Milch, 50 ccm Gelatine
12. 10. 1899	1350	1023	26,54	do.
13. 10. 1899	1050	1023	26,94	1 Nährklistier, 200 ccm Milch, 2 Eier, 40 g Traubenzucker, 50 ccm Mixt. alcohol.
14. 10. 1899	1120	1019	14,18	—
15. 10. 1899	925	1020	9,96	$^2/_3$ Liter Milch
16. 10. 1899	Exitus letalis			

Eigene Beobachtungen, ebenfalls bei sekundären Anämien nach Magenblutung angestellt, bestätigen diese Befunde. Die Frage ist nun, ob die vermehrte Stickstoffausscheidung eine Folge der Resorption der in den Darmkanal ergossenen Blutmengen ist, oder ob die beschriebene Störung des Eiweißstoffwechsels durch den eingetretenen Blutverlust bedingt ist. Ich glaube das letztere. Es ist sehr wohl vorstellbar, daß Gewebe, welche gegen einen auch nur relativen Sauerstoffmangel während einer erhöhten funktionellen Beanspruchung besonders empfindlich sind, in ihrem Zellbestande Schaden nehmen und daraus ein mehr oder minder weitgehender Zerfall einzelner Zellkomplexe resultiert.

Bauer deutete seine an Hunden gefundenen Störungen des Stickstoffgleichgewichts ebenfalls als Folgen des Sauerstoffmangels. Er fand, daß ein 20 kg schwerer Hund, der vor der Blutentziehung im Stickstoffgleichgewicht 3,08 und 3,09 g Stickstoff ausschied, nach dem Aderlaß 5,36, 4,71 und 4,19 g Stickstoff abgab. Eine neue Blutentziehung steigerte die Stickstoffausfuhr auf 5,77, 4,68 g. Ein anderes Tier hatte bei voller Ernährung eine Stickstoffausscheidung von 17,06 und 17,13 g. Nach dem Aderlaß wurden folgende erhöhte Werte gefunden: 20,3, 20,08, 19,06 und 17,60.

Man hat die Frage aufgeworfen, ob die Eiweißkörper bei den Anämien im Organismus bis zu ihren Endprodukten verbrannt würden. In der Hauptmasse werden die Endprodukte des Eiweißstoffwechsels als Harnstoff und Ammoniak mit dem Harn ausgeschieden. Der Ammoniakstickstoff wurde von Voges in einigen Fällen von Chlorose relativ vermehrt gefunden. Die Befunde von Leucin sind soweit ich sehe, auf die perniziöse Anämie beschränkt. Bei einfachen sekundären Anämien und bei Chlorose ist Leuzin und Tyrosin bisher nicht gefunden worden. Es erscheint daher sehr zweifelhaft, ob ein mit dem Leben noch verträglicher Sauerstoffmangel, allein ohne daß weitere Schädigungen hinzutreten, zur Ausscheidung von Leuzin und Tyrosin im Harn führt.

Eine Vermehrung der endogenen Harnsäure bei den verschiedenen Formen der Anämie ist zuerst wohl von Bartels, später von Kaufmann und Mohr gefunden worden. Einfache Aderlässe von 150—250 ccm haben keine Vermehrung der endogenen Harnsäure zur Folge. Bei einem Fall von posthämorrhagischer Azoturie fand v. Noorden am 2. Versuchstage 1,09 g Harnsäure-N, am 3. Tag 0,148 g Harnsäure-N, in den folgenden Versuchstagen 0,219 g Harnsäure. Es zeigte sich also eine geringe, rasch vorübergehende Vermehrung der Harnsäure.

Bei chronischer posthämorrhagischer Anämie sind die Harnsäurewerte bei purinfreier Kost regelrecht. Das gleiche gilt für die Anaemia splenica nach Untersuchungen von I. Loewy. Auch bei Fällen von Chlorose sind nach Darreichung von purinfreier Kost normale, eher niedrige Werte gefunden worden.

Von Purinkörper sind bei Anaemia splenica von Halpern im Durchschnitt von 3 Tagen 0,253 g, bei einem Fall von schwerer sekundärer Anämie ein Durchschnittswert von 0,198 g Purinstickstoff gefunden. Bei gemischter Kost bei Bantischer Erkrankung fand Umber (2) in seinem Falle bei purinfreier Ernährung ein periodisches Schwanken der Purine, wobei die Werte die Grenze der oberen Norm wenig überschritten.

Literatur.

Bartels: Zit. nach Mohr: Zeitschr. f. exp. Pathol. u. Therap. Bd. 2, S. 442. 1905. — Bauer: Zeitschr. f. Biol. Bd. 8, S. 583. — Bohland: Münch. med. Wochenschr. Nr. 46. 1894. — Halpern: Zeitschr. f. klin. Med. Bd. 50, H. 5 u. 6. — Kaufmann und Mohr: Dtsch. Arch. f. klin. Med. Bd. 74, S. 141, 348, 586ff. — Loewy: Fortschr. d. Med. Bd. 14. Sept. 1896. — Müller, Friedr.: Siehe Wallerstein. — Rosenqvist (1): Zeitschr. f. klin. Med. Bd. 49. — Rosenqvist (2): l. c. — Umber (1): Zeitschr. f. klin. Med. Bd. 55. — Umber (2): Zeitschr. f. klin. Med. Bd. 55. — Vannini: Il policlinico Vol. 7, p. 6. 1900. — Voges: Zit. nach Mohr: Zeitschr. f. exp. Pathol. u. Therap. Bd. 2, S. 442. 1905. — Wallerstein: Beitrag zur Kenntnis der Chlorose. Inaug.-Diss. Bonn 1890.

Der Blutumsatz.

Versuche, über den täglichen Blutumsatz exakte quantitative Normen zu gewinnen, haben bis heute nicht zum Ziel geführt. Das beim Abbau des Hämoglobins freiwerdende Eisen findet sicher zum großen Teil im intermediären Blutfarbstoffwechsel sofort wieder Verwendung, so daß der mit Kot und Urin zur Ausscheidung gelangende Anteil über das Maß des Blutumsatzes nichts aussagt. Ebensowenig läßt sich die Menge der täglich abgesonderten Galle, welche man als ein quantitatives Korrelat der umgesetzten Hämoglobinmenge ansieht, am gesunden und kranken Menschen quantitativ bestimmen; auch sie kann daher nicht als ein allgemein gültiger Maßstab für den intermediären Hämoglobinumsatz in Frage kommen. Dagegen wird das Urobilin als Maßstab für die Blutmauserung angesehen und verwendet (Eppinger[1]), Adler[2]), Kühl[3]) u. a.). Kühl zeigte erst neuerdings, daß der Hämoglobinabbau in festen Beziehungen steht zur Menge des in Kot und Urin ausgeschiedenen Urobilins. Experimentelle Hämoglobinverluste führen zur Verminderung der ausgeschiedenen Urobilinmenge. Anämische Tiere retinieren injiziertes Hämoglobin, welches sie als Material für die Regeneration ihres Blutes verwenden. Zahlenmäßige Angaben über die Größe des Blutumsatzes lassen sich aber bei der Unsicherheit der Urobilinbestimmungen auch nach dieser Methode nicht machen.

---

[1]) Eppinger: Die hepatolienalen Erkrankungen. Berlin 1920. — [2]) Adler: Arch. f. klin. Med. Bd. 138. 309. — [3]) Kühl: Arch. f. exp. Path. u. Pharm. Bd. 103. 247.

Symptomatische Blutveränderungen.

Von

H. Hirschfeld - Berlin.

Mit 13 Abbildungen.

Einleitung.

Da das im lebenden Körper zirkulierende Blut alle Organe und Gewebe durchspült, mit ihnen in engste Berührung kommt und direkt, oder indirekt durch Zufluß der die Gewebssäfte abführenden Lymphe, alle Stoffwechselprodukte der Zellen in sich aufnimmt, um sie den Ausscheidungsorganen zuzuführen, ist es offensichtlich, daß jede organische Erkrankung die Zusammensetzung des Blutes ändern muß. Wir müssen daher im Blute in allen solchen Fällen Anomalien der chemischen Zusammensetzung und der physikalischen Eigenschaften erwarten. Zwar sind dieselben vielfach nur sehr geringfügiger Natur oder aber in einem anderen Teil der Fälle mit unserer heutigen Technik noch nicht festzustellen, indessen ist durch zahlreiche Untersuchungen der letzten Jahre die Chemie des Blutes bei Erkrankungen doch sehr gefördert worden und ihre Resultate werden bekanntlich in der Klinik mit großem Nutzen praktisch verwertet.

Dagegen werden wir keineswegs bei allen Erkrankungen, selbst solchen schwereren Grades, morphologische Veränderungen des Blutes erwarten dürfen, da keineswegs alle im Blute kreisenden krankhaften Produkte die körperlichen Elemente des Blutes selbst oder der Blutbildungsorgane in ihrer morphologischen Struktur und ihren biologischen Eigenschaften zu schädigen brauchen.

Wir kennen aber tatsächlich bei außerordentlich vielen Krankheiten morphologische Blutveränderungen höheren und geringeren Grades, die zum Teil zwar nur theoretisches Interesse haben, zum größeren Teil aber so ausgeprägt und charakteristisch sind, daß sie mit großem Erfolg für Diagnose, Differentialdiagnose und Prognose herangezogen werden.

Zur Zeit ist das Gebiet der morphologischen Blutveränderungen bei Krankheiten viel genauer durchforscht als das der pathologischen Blutchemie und zu einem gewissen Abschluß gebracht. Nur der Schilderung dieser morphologischen Veränderungen des Blutes bei Krankheiten — mit Ausschluß der eigentlichen Blutkrankheiten im engeren Sinne — soll der folgende Abschnitt gewidmet sein.

Die drei morphologischen Bestandteile des Blutes, die Erythrozyten, die Leukozyten und die Blutplättchen brauchen nicht gleichzeitig Veränderungen bei Krankheiten aufzuweisen. Es kann vorkommen, daß nur eine von diesen drei Gruppen körperlicher Blutbestandteile pathologische Abweichungen zeigt. Häufiger aber sind es alle drei oder wenigstens zwei derselben, welche gegenüber der Norm Veränderungen zeigen. Systematische Untersuchungen über das Verhalten der Blutplättchen bei Krankheiten liegen erst in sehr geringer Zahl vor, so daß sich noch kein abschließendes Bild über die Anomalien derselben bei Krankheiten geben läßt. Dagegen gibt es eine sehr große Zahl von Untersuchungen über die roten und farblosen Blutelemente unter krankhaften Bedingungen.

Sowohl über die quantitativen wie qualitativen Abweichungen, die man an diesen Bestandteilen des Blutes findet, sind wir jetzt sehr gut unterrichtet. Bei beiden Zellarten finden wir teils Vermehrungen, teils Verminderungen ihrer Zahl und mannigfache feinere Abweichungen in ihrer Struktur und in dem Mischungsverhältnis ihrer einzelnen Formen. Besonders kompliziert sind diese Verhältnisse bei den farblosen Zellen, bei denen wir ja schon im normalen Blut fünf Formen, im kranken Blut oft erheblich mehr unterscheiden können. Daher spielen auch die Leukozyten in der Diagnose bei weitem die wichtigste Rolle. Namentlich sind es die Infektionskrankheiten, wo auf ihr Verhalten in erster Linie zu achten ist, und wo man die schwersten und charakteristischsten Veränderungen antrifft. Von verhältnismäßig geringem Wert sind gelegentlich ausgeführte Blutuntersuchungen in solchen Fällen, es hat sich vielmehr gezeigt, daß nur auf Grund öfterer, am besten aber täglicher Untersuchungen des Blutes, speziell der Leukozyten, wirklich brauchbare und wertvolle diagnostische Fingerzeige sich erlangen lassen. Es ist daher, wenigstens in Kliniken, längst üblich geworden, besonders bei komplizierteren Krankheitsbildern, in Form einer Leukozytenkurve die Vorgänge am weißen Blutbilde zu beobachten.

Während man sich früher damit begnügte, außer einer Gesamtzählung lediglich das Mischungsverhältnis der einzelnen Leukozytenarten, die sog. Leukozytenformel, festzustellen, weiß man seit Arneths bekannten Untersuchungen, daß innerhalb der Gruppe der Neutrophilen, zum Teil unabhängig von der Gesamtleukozytenzahl und der Leukozytenformel, sehr erhebliche Veränderungen vorkommen können.

Nach Arneth gibt es nämlich fünf verschiedene Arten neutrophiler Leukozyten, solche mit einem Kernteil, mit zwei, drei, vier und fünf und seltener mehr Kernteilen, und die relative Zahl jeder dieser einzelnen Gruppen ist im normalen Blute ziemlich konstant, unterliegt aber unter pathologischen Verhältnissen mannigfachen gesetzmäßigen Schwankungen.

Weiter nun unterscheidet Arneth in der ersten Klasse Zellen mit rundem Kern, Myelozyten, für welche als abgekürzte Bezeichnung ein M dient, zweitens Zellen mit wenig eingebuchtetem Kern, Pappenheims Metamyelozyten, von Arneth mit W bezeichnet und endlich Zellen mit tief eingebuchtetem Kern, von Arneth mit T bezeichnet. Zu der zweiten Klasse gehören alle Neutrophilen mit zwei Kernteilen. In dieser und in den folgenden Klassen unterscheidet nun Arneth runde Kernteile, K genannt, und Kernschlingen, als S bezeichnet. Infolgedessen sind hier drei Möglichkeiten vorhanden, denn eine Zelle kann zwei runde Kernteile (2 K) enthalten, zwei Kernschlingen (2 S) oder endlich eine Kernschlinge und einen Kernteil (1 K 1 S). In den übrigen Klassen ist die Zahl der Kombinationen noch größer. Ein normales neutrophiles Blutbild sieht nach Arneth in Tabellenform so aus:

I. Klasse			II. Klasse			III. Klasse				IV. Klasse					V. Klasse				
M	W	T	2 K	2 S	1 K 1 S	3 K	3 S	2 K 1 S	2 S 1 K	4 K	4 S	3 K 1 S	3 S 1 K	2 K 2 S	5 K	4 K 1 S	3 K 2 S	4 K 2 S	3 K 3 S
—	0.2	5	0,27	23,46	11,69	2,27	5,6	16,66	16,4	3,8	0,07	6,4	1.6	4,73	1,0	0,4	0,4	0,07	0,07
Sa. 5,2% gerundet 5%			35,33% 35%			40,93% 41%				16,6% 17%					1,94% 2%				

Es hat sich ergeben, daß sich am zahlreichsten immer die Zellen in Klasse 2 oder 3 finden, dann kommt Klasse 4, dann Klasse 1 und zuletzt Klasse 5. Unter pathologischen Verhältnissen finden sich nun erhebliche Modifikationen des Arnethschen neutrophilen Blutbildes. Bei Infektionen besteht meist eine Zunahme der Zellen der ersten Klasse und Arneth spricht dann von Linksverschiebung. Seltener ist eine Rechtsverschiebung, eine Zunahme der Zellen der letzten Klasse und besonders das Vorkommen von Zellen mit mehr als fünf Kernteilen, der sog. Hypersegmentierung, wie man sie am häufigsten bei perniziöser Anämie beobachtet hat.

Als Beispiel einer sehr starken Linksverschiebung sei ein Fall von perityphlitischem Abszeß nach Arneth angeführt:

Fall 64	1			2			3				4					5 u. mehr
	M	W	T	2 K	2 S	1 K 1 S	3 K	3 S	2 K 1 S	2 S 1 K	4 K	4 S	3 K 1 S	3 S 1 K	2 K 2 S	
St., Valentin	—	—	71	—	14	11	1	—	1	1	—	—	1	—	—	—

Diese Variationen des neutrophilen Blutbildes kommen vor bei normaler, verminderter und vermehrter Leukozytenzahl und Arneth hat deshalb folgende Einteilung des Blutbefundes in „Zytosen" (unter Weglassung des „Leuko" aus Leukozytosen) aufgestellt:

1. Normale Leukozytenzahl (Normozytose) mit
   a) über die Norm nach rechts entwickeltem neutrophilen Blutbild (Hypernormozytose),
   b) normalem neutrophilen Blutbild (Normo-normozytose oder Isonormozytose oder Dinormozytose),
   c) pathologisch nach links verschobenem neutrophilen Blutbild (Anisonormozytose).
2. Vermehrte Leukozytenzahl (Hyperzytose) mit
   a) über die Norm nach rechts entwickeltem neutrophilen Blutbild (Hyperhyperzytose, die Hyperzytose),
   b) normalem neutrophilen Blutbild (Isohyperzytose),
   c) pathologisch nach links verschobenem neutrophilen Blutbild (Anisohyperzytose).
3. Verminderte Leukozytenzahl (Hypozytose) mit
   a) über die Norm nach rechts entwickeltem neutrophilen Blutbild (Hyperhypozytose),
   b) normalem neutrophilen Blutbild (Isohypozytose),
   c) pathologisch nach links verschobenem neutrophilen Blutbild (Anisohypozytose).

Die Linksverschiebung kommt dadurch zustande, daß die Leukozyten der letzten Klassen, die offenbar die reifsten, funktionell tüchtigsten sind, verbraucht werden und daß, zur Kompensation dieses Mankos, eine starke Neubildung und vermehrte Ausschwemmung jugendlicherer Formen stattfindet. Fast immer kommt es bei Infektionen zu einer Linksverschiebung, seltener, namentlich im ersten Beginn, kann eine Verschiebung fehlen (Isozytose). Je stärker die Linksverschiebung, desto schwerer ist die Infektion, desto besser funktionieren aber auch die Abwehrkräfte des Organismus. Am ungünstigsten in prognostischer Hinsicht ist die Anisohypozytose aufzufassen, bei welcher eine Leukopenie mit Linksverschiebung besteht. Doch gibt es Krankheiten, wie Masern, Grippe, Typhus, wo diese Reaktion der typische Abwehrvorgang des Organismus gegen die Infektion ist.

Da die Aufstellung eines neutrophilen Blutbildes nach Arneth sehr zeitraubend ist, hat sich seine Methode in der Klinik nicht einbürgern können, und ist durch einfachere ersetzt worden. Sonnenburg und Kothe glaubten, daß es für praktisch-diagnostische Zwecke genügt, nur die Prozentzahl der Zellen der ersten Klasse festzustellen und haben auf diese Weise bei der Appendizitis beachtenswerte Resultate erzielt.

V. Schilling dagegen, der nächst Arneth die ganze Frage des neutrophilen Blutbildes am eingehendsten studiert und gefördert hat, arbeitete erst diejenige Methode aus, die jetzt allgemeinen Eingang in den klinischen Betrieb gefunden und sich sehr bewährt hat. Auch er vernachlässigt die Klassen 2—5 von Arneth und berücksichtigt nur Klasse 1, unterscheidet aber hier in pathologischen Fällen drei verschiedene Formen neutrophiler Leukozyten, ähnlich wie Arneth, nämlich Myelozyten, Jugendliche (Pappenheims Metamyelozyten) und Stabkernige, die M-, W- und T-Zellen des genannten Autors, welche gesondert gezählt werden müssen, weil ihr zahlenmäßiges Verhalten einen tieferen Einblick in den Kampf des Organismus mit den Krankheitserregern gewährt als die Sonnenburgsche Methode.

Er unterscheidet folgende Formen der neutrophilen Leukozytose:

1. Neutrophile Leukozytose ohne Verschiebung.

Hier findet man, ganz wie im normalen Blut, in der ersten Klasse nur 3- bis 5% Stabkernige. Solche Blutbilder gibt es bei der Verdauung, der Leukozytose nach Muskeltätigkeit, nach Krampfanfällen, bei der posthämorrhagischen Leukozytose, bei ganz geringen und günstig verlaufenden infektiösen Prozessen, bei unkomplizierten malignen Tumoren.

2. Neutrophile Leukozytose mit einfacher oder hyporegenerativer Verschiebung.

Bei dieser Form der Leukozytose ist die Zahl der Stabkernigen mehr oder weniger erheblich vermehrt. Man findet sie bei den leichteren Fällen der akuten Infektions- und Protozoenkrankheiten, bei oberflächlichen und abgekapselten Abszessen, bei katarrhalischer Appendizitis und bei manchen chronischen Septikämien und Endokarditiden, bei ulzerierten Tumoren, bei aktiven Tuberkulosen, bei Lymphogranulomatose.

3. Neutrophile Leukozytose mit ausgesprochen regenerativer Verschiebung.

Diese Form kommt bei allen schwereren Infektionen vor und hier treten im Blute größere Mengen Jugendlicher und Myelozyten auf. Dieses Blutbild bei niedrigen Gesamtleukozytenzahlen, entsprechend Arneths Anisohypoleukozytose, ist prognostisch außerordentlich ungünstig aufzufassen. Noch stärkere Linksverschiebungen, wie man sie bei myeloischen Leukämien und als sog. Ausschwemmungsleukozytosen bei multiplen Metastasen maligner Tumoren im Knochenmark findet, sind ätiologisch und prognostisch anders aufzufassen.

4. Neutrophile Leukozytose mit degenerativer Verschiebung.

In solchen Fällen treten neben normalen auch solche stabkernigen neutrophilen Elemente auf, die man auf Grund ihrer Kernstruktur als degenerierte Zellen nach Schilling auffassen muß. Sie sind ein Beweis mangelhafter Funktion der neutrophilen Leukopoese und kommen im Verein mit degenerativen Erscheinungen auch an segmentkernigen neutrophilen Leukozyten bei Mischformen von Typhus und Sepsis, bei Tuberkulose mit Sekundärinfektion und bei sehr chronischen oder wenig virulenten Sepsisfällen vor.

Folgende Tabelle nach V. Schilling zeigt die Anwendungsart und Bedeutung der Methode:

Haupttypen der Kernverschiebung im Differentialbild.

Art des Falles	Zahl der Leukozyten	Basophile	Eosinophile	Neutrophile				Lymphozyten	Große Mononukleäre	Bemerkungen
				Myelozyten	Jugendliche	Stabkernige	Segmentkernige			
Normal	6000	1	3	—	—	4	63	23	6	Keine Verschiebung
				67						
Grenzwerte	5—8000	0—1	2—4	—	0—1	3—5	50—68	20—35	4—8	
Regenerative Verschiebung, z. B. Sepsis	15000	—	1	1	15	25	40	14	4	Hyperleukozytose, Verschiebung bis zum Myelozyten. Neutrophilie; Hypeosinophilie.
				81						
Stabkernige Verschiebung, z. B. Typhus	4500	—	—	—	—	30	25	40	5	Leukopenie; nur Stabkernige; Lymphozytose, Aneosinophilie.
				55						

Bei der Beurteilung des weißen Blutbildes muß man sich immer gegenwärtig halten, daß die Leukozytenzahl schon normalerweise nicht konstant ist. Schon lange bekannt sind ja die Tagesschwankungen der weißen Blutkörperchen, deren Beobachtung gelehrt hat, daß die Leukozytenzahl im allgemeinen morgens am niedrigsten und abends am höchsten ist. Es ist deshalb längst zur Regel geworden, daß man das weiße Blutbild am besten im nüchternen Zustande oder wenigstens in den Vormittagsstunden aufnimmt. Ein unbedingtes Postulat ist diese Forderung überall dort, wo man die Leukozyten dauernd beobachtet und ihr Verhalten in Form einer Kurve aufzeichnet. Auf Grund der Untersuchungen von Hasselbalch und Heyerdahl, die von Ellermann und Erlandsen, sowie von Jörgensen bestätigt werden konnten, ist aber die Leukozytenzahl, was bis dahin gar nicht beachtet worden ist, auch von der Körperstellung abhängig. Man hat im Liegen höhere Leukozytenzahlen wie im Stehen oder Sitzen und bei Untersuchung der bei diesem Wechsel der Körperlage auftretenden Schwankungen kann man Unterschiede bis zu 100% feststellen. Untenstehend seien zwei Beispiele von Jörgensen angeführt.

Versuch I.

Zeit	Stellung	Leukozyten pro cmm
10^{55}	liegend	11 600
10^{57}	plötzlich stehend	5 300
11^{05}	immer stehend	7 300
11^{07}	plötzlich liegend	11 800

Versuch II.

Zeit	Stellung	Leukozyten pro cmm
12^{12}	liegend	10 500
12^{14}	plötzlich stehend	6 200
12^{16}	immer stehend	6 600
12^{18}	plötzlich liegend	11 400

Letzterer Autor findet eine Konstanz der einmal erreichten Leukozytenzahlen, solange die Versuchsperson die gleiche Lage einnimmt, während nach anderen Autoren allmählich ein Ausgleich sich einstellen soll. Eine endgültige Klärung dieser Frage wäre dringend vonnöten, denn nach Jörgensen würden Zählungen nur dann von Wert sein, wenn sie immer in der gleichen Lage des Patienten ausgeführt wären. Wenn die Feststellungen dieses Autors richtig sind, wären viele Angaben in der Literatur über das zahlenmäßige Verhalten der Leukozyten durch neue Untersuchungen zu revidieren.

Kurz hingewiesen sei auch noch auf die von Klieneberger festgestellte Lymphozytoseumstellung des Blutes im Kriege. In der Tat haben zahlreiche Untersuchungen gezeigt, daß man während des Krieges bei vielen anscheinend ganz gesunden Personen Lymphozytenwerte antraf, welche die bis dahin als normal geltenden Zahlen bis fast ums Doppelte übertrafen. Indessen scheint jetzt das Blutbild wieder in dieser Beziehung zu normalen Werten zurückgekehrt zu sein. Die Ansicht, daß diese „Kriegslymphozytose" auf die mangelnde Eiweißzufuhr durch die Kriegskost zurückzuführen war, besteht höchstwahrscheinlich zu Recht.

Was die Erythrozyten anlangt, so ist es bekannt, daß die meisten Krankheiten von einer Anämie begleitet werden, deren Schwere von der Art der Erkrankung, ihrer Intensität und ihrer Dauer abhängig ist. Weit geringer ist die Zahl derjenigen Affektionen, bei denen als sekundäre Folgeerscheinung des Leidens eine Vermehrung der roten Blutkörperchen und des Hämoglobins, eine „Erythrozytose" beobachtet wird.

Über das Verhalten der Blutplättchen in qualitativer und quantitativer Hinsicht bei Erkrankungen liegen, wie bereits erwähnt, noch nicht allzu viele systematische Untersuchungen vor. Eine sehr bemerkenswerte und ergebnisreiche Untersuchungsreihe darüber stammt von Degkwitz (Fol. haematol. Bd. 25, H. 3). Eine Vermehrung der Plättchen, eine Thrombozytose beobachtet man in der Rekonvaleszenz bei den meisten Infektionskrankheiten, ferner im Regenerationsstadium aller Anämien, vielfach sogar der perniziösen, dann bei der myeloischen Leukämie und schließlich in der ersten Zeit nach der Exstirpation der Milz. Eine Verminderung der Plättchen, als Thrombopenie bezeichnet, besteht, wenn auch nicht ohne Ausnahme, während der fieberhaften Periode der meisten akuten Infektionskrankheiten, besonders in der Inkubation und der ersten Zeit des Fiebers, bei schweren Anämien mit schlechter Regeneration, besonders bei der perniziösen und der aplastischen Anämie, bei akuten Leukämien und bei einer besonderen Form der hämorrhagischen Diathese, dem Morbus Werlhofii. Aber auch bei symptomatischen Formen der hämorrhagischen Diathese, wie sie besonders gelegentlich bei schweren Infektionen und Vergiftungen vorkommen, findet man manchmal Thrombopenie.

Neuerdings ist besonders von Glanzmann, Degkwitz und Stahl auch auf qualitative Veränderungen der Plättchen hingewiesen worden, auf das Vorkommen abnorm großer (Riesenplättchen) und abnorm kleiner Plättchen, sowie auf Unterschiede in ihrer Färbbarkeit. So findet man nach Stahl besonders bei manchen Infektionen und beim Morbus Werlhofii Plättchen, welche sich intensiv dunkel färben, die er als basophile Plättchen bezeichnet. Die abnorm großen Plättchen sind nach Degkwitz Regenerationsformen. Nach diesem Autor zeigen die Plättchen auch insofern Tagesschwankungen, als ihre Zahl am Nachmittag bis zu 80000 höher sein kann, als ihre niedrigste Zahl am Morgen. Es muß weiteren Forschungen vorbehalten bleiben, das Verhalten der Thrombozyten bei den verschiedenen Erkrankungen systematisch zu erforschen.

Bei der diagnostischen Verwertung des Blutbildes ist ferner darauf zu achten, daß das Blut auch in verschiedenen Lebensaltern und unter besonderen physiologischen Bedingungen, wie Menstruation und Gravidität eine verschiedene Zusammensetzung aufweist.

I. Allgemeiner Teil.

1. Das Blut des Neugeborenen und des Säuglings.

Das Blut des Neugeborenen hat eine andere Zusammensetzung als das des Kindes und Erwachsenen und zeigt zum Teil noch Anklänge an das embryonale Leben.

Manche Autoren leugnen das Vorkommen kernhaltiger roter Blutkörperchen bei Neugeborenen, andere wie Landois finden sie vereinzelt bei manchen Kindern. Grawitz gibt an, daß hin und wieder kernhaltige Exemplare angetroffen werden, die nicht ohne weiteres auf Unreife der Frucht schließen lassen. Bei 15 ausgetragenen Neugeborenen konstatierte er nur dreimal kernhaltige rote Elemente. König dagegen fand bei 92 unter 101 Neugeborenen Erythroblasten. Davon hatten 62 über 100 pro Million roter Blutkörperchen, von diesen wieder 6 über 1000, während nur 30 weniger als 100 unter einer Million Erythrozyten aufwiesen. Man kann aber aus der Zahl der Erythroblasten nicht mit Sicherheit auf Alter oder Ernährungszustand schließen, da die individuellen Schwankungen bei ausgetragenen Früchten sehr große sind; es zeigten wiederholt Zwillinge von fast gleichem Gewicht große Verschiedenheiten bezüglich der Zahl der Erythroblasten. Doch haben Embryonen und sehr zeitige Frühgeburten stets mehr Kernhaltige als Neugeborene, und zwar um so mehr, je jünger sie sind. Bei 3—6 Monate alten Embryonen zählte König zwischen 1000 und 10 000 Kernhaltige unter 1 Million Erythrozyten. Auch sieht man bei jungen Embryonen viel Megaloblasten. Ferner fand König in 4 Fällen bei Neugeborenen deutlich basophil gekörnte rote Blutkörperchen. Alle gekörnten Zellen waren zugleich kernhaltig und polychromatisch mit Ausnahme einer einzigen Zelle. Die Fälle, in welchen diese gekörnten roten Blutzellen gefunden wurden, waren zugleich diejenigen, welche die größten Mengen von Erythroblasten enthielten. Meist waren die Kerne der gekörnten Erythroblasten nicht mehr intakt, sondern im Zerfall begriffen. Polychromatische Erythrozyten konstatierte König bei allen untersuchten Neugeborenen ausnahmslos, und zwar am häufigsten etwa $^1/_2$ bis 2 unter 100 Erythrozyten. Der niedrigste gefundene Wert war 0,01%, der höchste 50%.

Man findet ferner regelmäßig bei Neugeborenen Erythrozyten mit supravital färbbarer Substantia granulosa-filamentosa, und zwar bei neugeborenen Tieren 30—40%, bei neugeborenen Menschen etwa 10%, also mehr als polychromatische rote Blutkörperchen.

Die Zahl der Erythrozyten ist größer als bei älteren Kindern und Erwachsenen, und zwar im Durchschnitt 6,9 Millionen. Entsprechend erhöht ist auch der Hämoglobingehalt, und zwar beträgt er nach

Bielone-Gardini	120%
Takasu	126%
Perlin	118%
Fehrsen	110—115%.

Es besteht ferner beim Neugeborenen eine physiologische Leukozytose. Dieselbe beträgt nach

Hayem	16000—18000
Schiff	26000—36000
Rieder	15500—27400
Scipiades	19300
Zangemeister u. Meisel	19100
Arneth	20100
Takasu	19300.

Nach den neuesten Untersuchungen von Arneth sind die Zahlen am höchsten am Tage der Geburt und am ersten Lebenstage. Die höchste von ihm gefundene Leukozytenzahl war 25 600, die niedrigste 7 100. Immer bestand eine starke Linksverschiebung, manchmal bis zu den Myelo- und Metamyelozyten hin. Die Ursache dieser Leukozytose sieht Arneth in einer Reaktion auf die mit dem Moment der Geburt an die Leukozyten herantretenden hochgespannten Anforderungen.

Beim Säugling findet man unter normalen Verhältnissen keine kernhaltigen Roten mehr. Ihre Erythrozytenzahl schwankt zwischen 4,5 und 5,5 Millionen; der Hämoglobingehalt ist nach Benjamin meist reduziert, 11—12 g pro 100 ccm Blut gegenüber 13—14 g beim Erwachsenen. Der Färbeindex ist daher häufig kleiner als 1. Die Leukozytenzahl schwankt zwischen 8000 und 12 000, die Leukozytenformel ist sehr schwankend, unterscheidet sich aber von der des Erwachsenen durch den hohen Gehalt an Lymphozyten (50—60%), worunter sich häufig einzelne große Formen finden und durch die hohen Werte für die Monozyten, die bis 15% erreichen können. Nach Benjamin sind auch Plasmazellen bei normalen Säuglingen im Blute zu finden.

Jenseits des Säuglingsalters nähert sich allmählich die Blutzusammensetzung der des Erwachsenen. Die Erythrozytenzahl beträgt nunmehr 4,8 bis 5,5 Millionen, der Färbeindex liegt meist noch etwas unter 1, die Leukozytenzahl schwankt zwischen 6000 und 9000. Je älter die Kinder werden, desto mehr steigt die Prozentzahl der Neutrophilen an und desto mehr nehmen die Lymphozyten ab.

Literatur.

Benjamin: Pfaundlers Handb. d. Kinderheilk. 1923. — Bielone und Gardini: Atti d. soc. ital. di ostetr. e ginecol. Torino 1898. — Fehrsen: Journ. of physiol. 1903. — Ferroni: Ann. di ostetr. e ginecol. 1899. — Frank: Zeitschr. f. Kinderheilk. Bd. 31. — Heymann: Fol. haematol. 1906 (Lit.!). — Karnitzki: Arch. f. Kinderheilk. 1903. — König: Fol. haematol. Bd. 9. — Perlin: Jahrb. f. Kinderheilk. 1903. — Raybaud et Vernet: Cpt. rend. des séances de la soc. de biol. 15. März 1904. — Schwinge: Pflügers Arch. f. d. ges. Physiol. 1898. — Scipiades: Arch. f. Gynäkol. Bd. 70. — Stengel and White: Arch. of pediatr. 1901. p. 1. — Takasu: Arch. f. Kinderheilk. 1904. — Vernet: Thèse de Montpellier 1903/04. — Zangemeister und Meisel: Münch. med. Wochenschr. 1903. S. 673.

2. Das Blut im Greisenalter.

Nach den Untersuchungen von Schlesinger, Grawitz, Schwinge, Hammer und Kirch findet man bei Greisen häufig eine mäßige Hyperglobulie, die meist mit einer Herabsetzung des Färbeindex einhergeht. Doch kommen auch normale Werte für Erythrozyten und Hämoglobin vor, wie besonders Hayem behauptete. Quinquaud, Sorensen und Solowiew fanden Herabsetzung der Erythrozytenzahl. Manche Autoren fanden erhöhte Werte für die Leukozyten im ganzen, andere, wie Schlesinger, Jolly, Dobrovici, stellten eine Zunahme der Neutrophilen bis zu 70- und 80% fest. Die Hyperglobulie wird auf Bluteindickung zurückgeführt, als Teilerscheinung der allgemeinen größeren Trockenheit der Gewebe. Ob es sich in allen untersuchten Fällen wirklich um gesunde Greise gehandelt hat, ist fraglich. Nach Demmer ist die Plättchenzahl im Senium herabgesetzt, er fand im Mittel nur 85 000 im cmm.

Literatur.

Billigheimer: Berl. klin. Wochenschr. Nr. 4. 1910. — Demmer: Fol. haematol. Bd. 27, H. 2. — Dobrovici: Cpt. rend. des séances de la soc. de biol. Juni 1904. — Etienne et Pervin: Cpt. rend. des séances de la soc. de biol. T. 65. — Hammer, Kirch und Schlesinger: Med. Klinik. Nr. 4. 1912. — Jolly: Cpt. rend. des séances de la soc. de biol. 23. Oct. 1897. — Schlesinger: Krankheiten des höheren Lebensalters. T. 5. 1914. — Schwinge: Pflügers Arch. f. d. ges. Physiol. Bd. 73.

3. Menstruation.

Über das Verhalten des Blutes während der Menstruation liegen in der Literatur eine größere Zahl von Angaben vor, die sich aber zum Teil widersprechen. Nach Carnot und Deflandre kann die Erythrozytenzahl während der Blutung um $^1/_4$ bis $^1/_5$ sinken, aber es tritt wieder eine sehr schnelle Regeneration ein. Auch Blumenthal konnte während der Blutung eine deutliche Verminderung der Erythrozyten und eine mäßige Abnahme des Hämoglobingehaltes in einem Falle feststellen, in drei anderen dagegen nicht. Einige Autoren, Sfameni, Pölzl, fanden eine Erhöhung der Erythrozytenzahl im prämenstruellen Stadium. Die genauesten Untersuchungen hat wohl Pölzl angestellt; dabei ergab sich bei 10 Frauen unter 17 ein Ansteigen der Erythrozytenzahl um 1—$1^1/_2$ Millionen in den letzten Tagen vor dem Eintritt der Menstruation. Während der Blutung können die Erythrozyten wieder abnehmen, sie bleiben aber manchmal gleich hoch oder können sich eventuell sogar wiederum vermehren. Nach Eichmann steigen Erythrozyten und Hämoglobin kurz vor und während der Menstruation zum Teil auf übernormale Werte. Nach Sawawowkaja-Nesmelowa ist die Sache sogar noch komplizierter, indem die Erythrozytenzahl 4—7 Tage vor der Menstruation um $^1/_2$ Million kleiner, tags zuvor 1—$1^1/_2$ Millionen höher wird als die Norm. Während der ersten zwei Tage der Blutung fällt die Zahl wieder, um aber alsbald wiederum zu steigen und erst in der postmenstruellen Periode normal zu werden. Nach Holler, Melicher und Reiter findet im Prämenstruum ein Steigen, während der Blutung ein Sinken der Erythrozyten statt, um im Postmenstruum wieder normale Werte zu erreichen.

Nach Gumprich ist es unmöglich, irgend eine präzise Regel für die Beeinflussung des Blutbildes durch den Menstruationsprozeß abzuleiten, da eine gesetzliche Beziehung zur Menstruation nicht besteht. Dieser Standpunkt ist auch wohl der einzig richtige, wenn man bedenkt, wie verschieden stark die Blutverluste sind und wie individuell verschieden doch die Regeneration des Blutes vonstatten geht.

Terhola hat speziell das Verhalten des Blutes zur Zeit der ersten Menses post partum untersucht und gefunden, daß während derselben die Erythrozyten- und Hämoglobinwerte entweder unverändert bleiben oder Schwankungen zeigen, die sich innerhalb der Fehlergrenzen bewegen. In den wenigen Fällen, wo die Menses früh, d. h. innerhalb 3 Monate post partum eintreten, haben die Erythrozytenzahlen die Neigung, von den ersten Menses ab leicht anzusteigen. Die Gesamtzahl der Leukozyten und die prozentualen Werte bleiben im wesentlichen unverändert.

Über das Verhalten der Leukozyten schwanken die Angaben in der Literatur sehr. Zitiert seien hier nur die Resultate von Dirks, nach welchem das weiße Blutbild die Tendenz hat, sich während der Menstruation zugunsten der Lymphozyten zu verschieben. In etwa der Hälfte der Fälle besteht eine geringe relative Vermehrung der Lymphozyten, in etwa $^2/_3$ ist eine Zunahme der Eosinophilen zu verzeichnen, die um so größer ist, je stärker und unregelmäßiger die Blutung auftritt.

Nach Holler, Melicher und Reiter steigt die Zahl der Neutrophilen und Monozyten im Prämenstruum an, um dann während der Blutung wieder abzusinken. Die Eosinophilen sind nur intramenstruell leicht vermehrt, ebenso die Lymphozyten.

Erst in allerjüngster Zeit ist man darauf aufmerksam geworden, daß auch die Blutplättchen während der Menstruation ein abweichendes Verhalten zeigen. Pfeiffer und Hoff, sowie Henning fanden, daß die Thrombozytenzahl während der Menses sinkt. Nach Henning stürzen sie mit großer Regelmäßigkeit während des Einsetzens der Blutung bis etwa auf die Hälfte bis ein Drittel ihrer ursprünglichen Höhe herab, um dann allmählich wieder anzusteigen. Der tiefste Punkt der Kurve ist der erste oder zweite Blutungstag; am dritten Tag beginnt meist wieder der Anstieg und gegen Ende der Menses wird die Norm wieder erreicht. Nach Pfeiffer und Hoff beträgt der Plättchensturz sogar manchmal drei Viertel bis vier Fünftel der ursprünglichen Zahl. Ferner haben Henning, Schrader und Vogt gefunden, daß während der Menses auch das Rumpel-Leedesche oder Endothelsymptom (Stephan) sich auslösen läßt, d. h. die Entstehung petechialer Hautblutungen nach Anlegung einer Stauungsbinde am Arm unterhalb derselben. Es besteht also, wie Henning sagt, während der Menstruation sozusagen eine latente hämorrhagische Diathese.

Bei Menstruationsstörungen richtet sich das Verhalten des Blutes nach der Art derselben. Bei starken und andauernden Blutungen entwickeln sich leichtere und schwerere Anämien gelegentlich von posthämorrhagischer Leukozytose begleitet. Bei Amenorrhoe infolge frühzeitiger Rückbildung des Uterus findet Carli Abnahme der Erythrozyten, des Hämoglobins und der einkernigen Leukozyten, Vermehrung der polymorphkernigen Leukozyten, schwache Poikilozytose, Abnahme der Resistenz, der Alkaleszenz und der bakteriziden Kraft des Serums. Das gleiche fand er nach Hysterektomie, nur daß sich allmählich das Blutbild wieder bessert, ohne aber je wieder die Norm zu erreichen. Nach Dirks geht die Amenorrhoe mit relativer Lymphozytose und niedrigen eosinophilen Werten einher. Nach Kastration besteht in der überwiegenden Mehrzahl der Fälle eine relative Lymphozytose.

Literatur.

Busse: Arch. f. Gynäkol. Bd. 85. — Carli: La Ginecologia moderna 1908. — Carnot et Deflandre: Cpt. rend. des séances de la soc. de biol. Januar 1909. — Cartanjen: Jahrb. f. Kinderheilk. Bd. 52. — Dirks: Arch. f. Gynäkol. Bd. 97. — Eichmann: Inaug.-Diss. Kiel 1911. — Franz und Zondek: Hdb. d. spez. Pathol. von Kraus und Brugsch. Bd. 9. — Gerling: Dtsch. Arch. f. klin. Med. Bd. 135. — Gumprich: Beitr. z. Geburtsh. u. Gynäkol. Bd. 19. — Holler, Melicher und Reiter: Zeitschr. f. klin. Med. Bd. 100. — Henning: Dtsch. med. Wochenschr. 1924. Nr. 32, S. 1078. — Horvath: Compt. rend. du 16 congrès internat. de méd. Budapest 1909. Sect. 8. p. 71. — Keiffer: L'obstetrique Dez. 1911. — Kjer Petersen: Beitr. z. Klin. d. Tuberkul. Suppl. I. 1906. — Poggi: Il Policlinico. — Pfeiffer und Hoff: Zentralbl. f. Gynäkol. 1922. — Pölzl: Münch. med. Wochenschr. 1910; Wien. klin. Wochenschr. Nr. 7. 1910. — Ricca-Barberis: Arch. per le scienze med. Torino 1905. — Riebold: Dtsch. med. Wochenschr. Nr. 28—29. 1906. — Sawawowkaja-Nesmelowa: Sibirskaja Wratsch. Nr. 52. — Schmotkin: Arch. f. Gynäkol. Bd. 97. — Schrader: Grenzg. Bd. 34. — Sfameni: Rass. d'ostetr. e ginecol. 1899; Zentralbl. f. Gynäkol. 1899. — Siccardi: Folia clin. Bd. 4. — Terhola: Arch. f. Gynäkol. Bd. 103. — Vogt: Dtsch. med. Wochenschr. 1922.

4. Schwangerschaft.

In keinem anderen physiologischen Zustande finden so eingreifende Umwälzungen im Organismus statt wie in der Schwangerschaft. Daß auch das Blut daran teilnehmen muß und seine Zusammensetzung mannigfache Änderungen erfährt, ist von vornherein klar.

In der älteren Literatur finden sich einige Angaben, wonach sich in der Gravidität eine Anämie mäßigen Grades entwickeln soll (Nasse, Bidone und Gardani, Ferroni und Bonomi). Andere neuere Autoren fanden aber teils normales Verhalten des roten Blutbildes, teils sogar Erhöhung von Hämoglobin und Erythrozytenzahl (Payer, Zangemeister, Möllenberg, Rosthorn). Rosthorn glaubt, daß je nach der individuellen Reaktionsfähigkeit bald eine Vermehrung, bald eine Verminderung der Erythrozyten eintreten kann.

Moleschott, Nasse und Virchow fanden eine Vermehrung der Leukozyten, die nach letzterem mit dem Fortschreiten der Schwangerschaft zunehmen sollte. Haller fand teils geringe, teils gar keine Leukozytose, Rieder fand nur bei Erstgebärenden regelmäßig, bei Mehrgebärenden zum Teil Leukozytenvermehrung, Monatscheff sowie Hiffard und White fanden gleichfalls meist Leukozytose, Wild, Zangemeister und Wagner konnten sich nicht davon überzeugen. Die gelegentlich gegen Ende der Gravidität auftretenden Leukozytosen sind nach Zangemeister und Wild, nach Ascoli und Esdra sowie nach Hahl auf vorübergehende Wehentätigkeit zurückzuführen. Durch die sehr sorgfältigen Untersuchungen von Arneth ist diese Streitfrage jetzt wohl als gelöst zu betrachten. Er nimmt als Normalzahl im nüchternen Zustand oder vor der Mittagsmahlzeit 5000—6000 Leukozyten an und fand bei Erstgebärenden Zahlen zwischen 7800 und 11 000, die er als mäßig starke Leukozytose ansieht. Gleichzeitig besteht eine deutliche Verschiebung nach links mit Prozentzahlen für die Stabkernigen (T-Zellen der Klasse I nach Arneths Nomenklatur) bis zu 26. Bei Mehrgebärenden dagegen schwanken die Leukozytenzahlen zwischen 3000 und 8600, aber auch hier besteht Linksverschiebung bis zu 41%. Schilling bestätigt die Linksverschiebung.

Literatur.

Arneth: Arch. f. Gynäkol. 1904. — Ascoli und Esdra: Ref. Zentralbl. f. inn. Med. 1898. — Barnes: Brit. med. journ. 13. 11. 1875. — Bernhard: Münch. med. Wochenschr. Nr. 12 u. 13. 1892. — Bidone: Rif. med. Nr. 239, 240. 1899. — Biégonne: Ref. Schmidts Jahrb. Bd. 1, S. 206. 1900. — Blumreich: Arch. f. Gynäkol. Bd. 59. — Carton: Ann. de gynécol. et obstétr. Vol. 9. — Cazeaux: Arch. de med. de Paris 19. 2. 1850. — Cohnstein: Pflügers Arch. f. d. ges. Physiol. Bd. 34. — Dietrich: Zeitschr. f. Geburtsh. u. Gynäkol. Bd. 94. — Dubner: Münch. med. Wochenschr. Nr. 30—32. 1890. — Hahl: Dtsch. Arch. f. klin. Med. Bd. 67. — Hiffard and White: Journ. of exp. sciences. Nov. 1898. — Fehling: Verhandl. d. dtsch. Ges. f. Gynäkol. 1888 in München. — Ferroni: Ann. di ostetr. e ginecol. Nr. 10. 1899. — Gardella: La Ginecologia 1909. — Ingerslev: Zentralbl. f. Gynäkol. Nr. 26. 1879. — Kosina und Ekert: Med. Westnik. 1883. — Krönig und Füth: Monatsschrift f. Geburtsh. u. Gynäkol. Bd. 13. — Mathes: Zentralbl. f. Gynäkol. Nr. 30. 1901 u. Monatsschr. f. Geburtsh. u. Gynäkol. 1902. — Meyer: Arch. f. Gynäkol. Bd. 31. — Moleschott: Klin. med. Wochenschr. Nr. 8. 1854. — Monatscheff: Arch. f. Gynäkol. Bd. 36. — Nannicini: Arch. ital. di ginecol. 1900. — Nasse: Arch. f. Geburtsh. u. Gynäkol. Bd. 10. — Ostrogorsky: Geburt und Wochenbett. Inaug.-Diss. Petersburg 1891. — Payer: Arch. f. Gynäkol. Bd. 71. — Rebaudi: Arch. ital. ginecol. X Vol. 2. No. 1. — Reinl: Beitr. z. Geburtsh. u. Gynäkol. 1891. — v. Rosthorn: Handb. d. Geburtsh. von F. v. Winckel, erste Hälfte. — Schaeffer: Arch. f. Gynäkol. Bd. 71, H. 1 u. H. 3. — Schneider: Inaug.-Diss. Dorpat 1891. — Schröder: Arch. f. Gynäkol. Bd. 39. — Vicarelli: Ref. Zentralbl. f. Gynäkol. Nr. 34. 1892. — Wild: Arch. f. Gynäkol. Bd. 35. — Winkelmann: Inaug.-Diss. Heidelberg 1888. — Zangemeister und Wagner: Dtsch. med. Wochenschr. Nr. 31. 1902.

5. Geburt.

Unbestritten ist die Leukozytose während der Geburt. Hofbauer, Zangemeister und Wagner, Hahl, Birnbaum, Arneth stimmen in dieser Beziehung überein. Arneth fand in seinen Fällen Zahlen von 11 000—18 100, nur einmal 8000, andere Autoren konstatierten auch 20 000 und mehr. Die Linksverschiebung ist nach Arneth stärker als in der Gravidität (12—33% Stabkernige). Nach der Geburt sinken die Zahlen wieder.

Arneth führt die neutrophile Leukozytose in der Schwangerschaft und bei der Geburt auf eine Reaktion infolge Mehrverbrauch des Organismus zurück und hebt hervor, daß sie den morphologischen Charakter der entzündlichen Leukozytose hat.

Über das Verhalten der Blutplättchen in Gravidität und Geburt liegen keine auf Grund moderner Methoden gewonnenen systematischen Untersuchungsergebnisse vor.

Ein eigenartiges, neuerdings sehr viel untersuchtes Phänomen im Blute der Schwangeren ist die erhöhte Sedimentierungsgeschwindigkeit der Erythrozyten, die zuerst von dem schwedischen Forscher Fåhraeus entdeckt worden ist.

Literatur.

Alalykin: Inaug.-Diss. Petersburg. — Arneth: Arch. f. Gynäkol. Bd. 74. — Bender: Rev. de gynécol. et de chir. abdom. Nr. 4. 1903. — Bernhard: Münch. med. Wochenschr. Nr. 12 u. 13. 1892. — Biégonne: Arch. russe de pathol. VI. I. 1898. — Blumenthal: Hegars Beitr. z. Geburtsh. u. Gynäkol. Bd. 11. 1907. — Burkard: Arch. f. Gynäkol. Bd. 80. — Carton: Contribution a l'étude des modifications du sang pendant l'accouchement et les suites des couches normales et pathologiques. Paris 1903. — Dietrich: Arch. f. Gynäkol. Bd. 94. — Doi: Arch. f. Gynäkol. Bd. 98. — Dützmann: Monatsschr. f. Geburtsh. u. Gynäkol. Bd. 18. — Fehling: Verhandl. d. dtsch. Ges. d. Gynäkol. 1886. — Fellner: Monatsschr. f. Geburtsh. u. Gynäkol. Bd. 34. — Fouassier: De la numération des globules du sang dans les suites des couches physiologiques et dans la tympanite utérine. Thèse de Paris 1876. — Given: Journ. of obstetr. a. gynecol. of the Brit. Empire. Vol. 9. 1906. — Hahl: Arch. f. Gynäkol. Bd. 67. — Hiffard and Whithe: Journ. of exp. med. Vol. 3. 1898. — Hofmann: Zeitschr. f. Geburtsh. u. Gynäkol. Bd. 75. 1913. — v. Horvath: Cpt. rend. du XVI congrès internat. de méd. Budapest 1909. — Kosina und Eckert: Medizinski Westnik. 1883. — Lautemberg: Zentralbl. f. Gynäkol. Nr. 22. 1902. — Monatscheff: Arch. f. Gynäkol. Bd. 36. — Möllenberg: Untersuchungen über Hämoglobinmenge und Blutkörperchenzahl bei Schwangeren und Wöchnerinnen. Inaug.-Diss. Halle-Wittenberg. — Ogata: Monatsschr. f. Geburtsh. u. Gynäkol. Bd. 30. — Pankow: Habilitationsschrift. Arch. f. Gynäkol. Bd. 73. — Reinl: Beitr. z. Geburtsh. u. Gynäkol. — Smith, Elisabeth and Lansing: Bull. of the Lying in Hospital of the City of New York. Vol. 4. 1908. — Schroeder: Arch. f. Gynäkol. Bd. 39. — Terhola: Arch. f. Gynäkol. Bd. 103, H. 1. — Weiß: Wien. klin. Wochenschr. Nr. 3. 1903. — Wild: Arch. f. Gynäkol. Bd. 53. — Zangemeister und Meisel: Münch. med. Wochenschr. Nr. 16. 1903. — Zangemeister und Wagner: Dtsch. med. Wochenschr. Nr. 31. 1902.

6. Menopause.

Auch im Klimakterium stellen sich infolge Ausfalls der Ovarialtätigkeit morphologische Blutveränderungen ein, die bei diagnostischen Blutuntersuchungen Berücksichtigung erheischen. Nach Dirks, Guggenheimer, Heimann und Rosenbaum findet man ebenso wie bei gestörter Ovarialtätigkeit überhaupt, in der Mehrzahl der Fälle eine relative Lymphozytose, nach Guggenheimer manchmal auch leichte Hyperglobulie. Allerdings ist diese Lymphozytose gering und die höchste von Rosenbaum festgestellte Zahl beträgt nur 34,3%; nur in einem mit Uterus myomatosus kombinierten Fall fand er 45%. Nach demselben Autor verschwindet aber die Lymphozytose allmählich mit dem längeren Bestehen der Menopause.

Literatur.

Dirks: Arch. f. Gynäkol. Bd. 97. — Guggenheimer: Dtsch. Arch. f. klin. Med. Bd. 107. — Heimann: Zeitschr. f. Geburtsh. u. Gynäkol. Bd. 73. — Rosenbaum: Inaug.-Diss. Berlin 1915.

II. Spezieller Teil.

1. Infektionskrankheiten.

Morbilli.

An den roten Blutkörperchen findet man bei den Masern infolge der kurzen Dauer des fieberhaften Stadiums keine Veränderungen. Postfebril kann sich ein leichter Grad von Anämie entwickeln, was aber bei unkomplizierten Masern jedenfalls sehr selten ist.

Das weiße Blutbild zeigt schon in der Inkubationszeit Veränderungen, nämlich eine neutrophile Leukozytose, wie Renaud, Lagriffoul, Lucas und Uspensky gezeigt haben. Man kann infolgedessen auf diese Weise eine Frühdiagnose stellen, was mitunter bei Masernendemien in Familien praktisch recht wichtig sein kann. Mit dem Ausbruch des Fiebers und Exanthems kommt es dann aber zur Leukopenie, nachdem die Leukozytenzahl schon in den letzten Tagen der Inkubation heruntergegangen war. Noch während des Fiebers aber geht die Leukozytenzahl wieder langsam bis zu normalen oder leicht übernormalen Werten in die Höhe, nachdem die Leukopenie etwa zwei Tage bestanden hat. Komplikationen, wie Bronchopneumonien, Otitiden usw. bewirken schon im fieberhaften Stadium, wo eigentlich Leukopenie herrschen müßte, eine Leukozytose, deren Ausbleiben unter diesen Umständen auf ein Daniederliegen der Knochenmarkstätigkeit hinweist und prognostisch ungünstig zu bewerten ist.

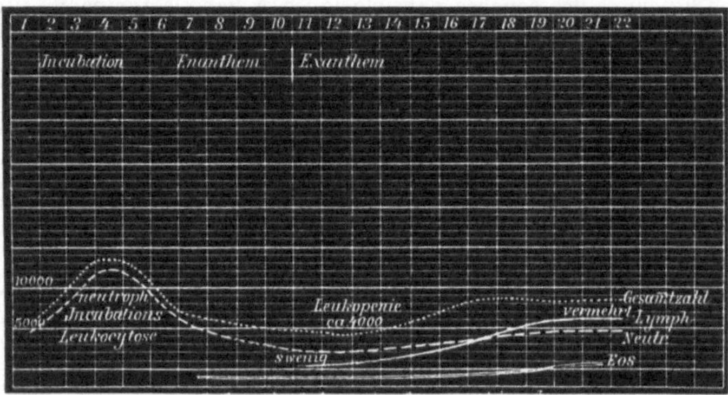

Abb. 1. Masern (Schema). (Nach Naegeli.)

Während der Inkubation besteht eine Neutrophilie, aus der während des Exanthems eine Neutropenie wird. Umgekehrt verhalten sich die Lymphozyten. Nach v. Winterfeld und Hahne hatten von 25 Fällen 20% Lymphopenie, 52% Lymphozytose und 28% normale Lymphozytenwerte. Die Eosinophilen sollen nach Renaud in der Inkubation vermehrt sein, während des Fiebers sind sie vermindert oder fehlen ganz, nach Ablauf desselben kann es zu einer postfebrilen Eosinophilie kommen. Die Monozyten können nach Naegeli, Pée, Klein und Türk zur Zeit des Fiebers bis auf 10% und mehr vermehrt sein. Gelegentlich kommen vereinzelte Myelozyten und Reizungsformen vor, letztere manchmal recht zahlreich. Obenstehende Kurve veranschaulicht das Verhalten der Leukozyten.

Während des Fiebers besteht nach Arneth eine Verschiebung des neutrophilen Blutbildes nach links, eine Anisohypoleukozytose, eine Blutveränderung, die, sonst von übelster prognostischer Bedeutung, bei den Masern die normale Reaktion des Leukozytenapparates auf die Infektion darstellt.

Nach neueren Erfahrungen von Usbeck kommen bei Masern in zahlreichen Fällen Abweichungen von dem oben beschriebenen Blutbild vor, so daß er dem Blutbild weder differentialdiagnostisch noch prognostisch eine entscheidende Bedeutung zumißt.

Literatur.

Baranikow: Wratsch 1911. — Bennecke: Monographie. Jena 1909. — Caccia: Ref. Jahrb. f. Kinderheilk. Bd. 52, S. 891. — Cazal: Ibidem. S. 890. — Combe: Arch. de méd. des enfants 1899. — Decastello und Hofbauer: Zeitschr. f. klin. Med. Bd. 34. —

Engel: Kongr. f. inn. Med. S. 404. 1897. — Erben: Zeitschr. f. Heilk. Bd. 25. — Felsenthal: Arch. f. Kinderheilk. Bd. 15. — Flesch und Schloßberger: Jahrb. f. Kinderheilk. Bd. 62 u. 64. — Head: Arch. of pediatr. 1902. — Hecker: Versamml. d. Ges. dtsch. Naturforscher und Ärzte. Sept. 1909; Zeitschr. f. Kinderheilk. Bd. 2. — Klein: Volkmanns Sammlung. 1893. — Lagriffoul: Cpt. rend. des séances de la soc. de biol. et Arch. méd. exp. 1906. — Loos: Jahrb. f. Kinderheilk. Bd. 39. — Manicatide und Galasescu: Spitalul Nr. 4 u. 5. 1903. — Mensi: Gazz. d. osp. d. clin. 1913. — Mondolfi: Riv. crit. di clin. med. 1913. — Neumark: Arch. f. Kinderheilk. Bd. 53, H. 1—3. — Pée: Inaug.-Diss. Berlin 1890. — Pick: Prag. med. Wochenschr. Nr. 24. 1890. — Plantenga: Arch. de méd. des enfants. T. 6. — Popoff: Russ. med. Rundschau. Bd. 3. H. 7; ref. Fol. haematol. S. 99. 1906. — Reckzeh: Zeitschr. f. klin. Med. Bd. 45. — Renaud: Inaug.-Diss. Lausanne 1900. — Rille: Arch. f. Dermatol. u. Syphilis. 1892. — Schiff: Monatsschrift f. Kinderheilk. Bd. 15. — Sobotka: Zeitschr. f. Heilk. Bd. 14. — Stoos: Schweiz. Korresp.-Bl. S. 329. 1903. — Tunnisliff: Journ. of infect. dis. 1912. — Usbeck: Zeitschr. f. Kinderheilk. Bd. 36. — Uspensky: Inaug.-Diss. Petersburg 1906. — v. Winterfeld und Hahne: Klin. Wochenschr. Nr. 43. 1923. — Zappert: Zeitschr. f. klin. Med. Bd. 23.

Rubeolae.

Bei den Röteln ist nach den bisher vorliegenden Untersuchungen die Gesamtleukozytenzahl entweder normal oder leicht erhöht. Auch leicht verminderte

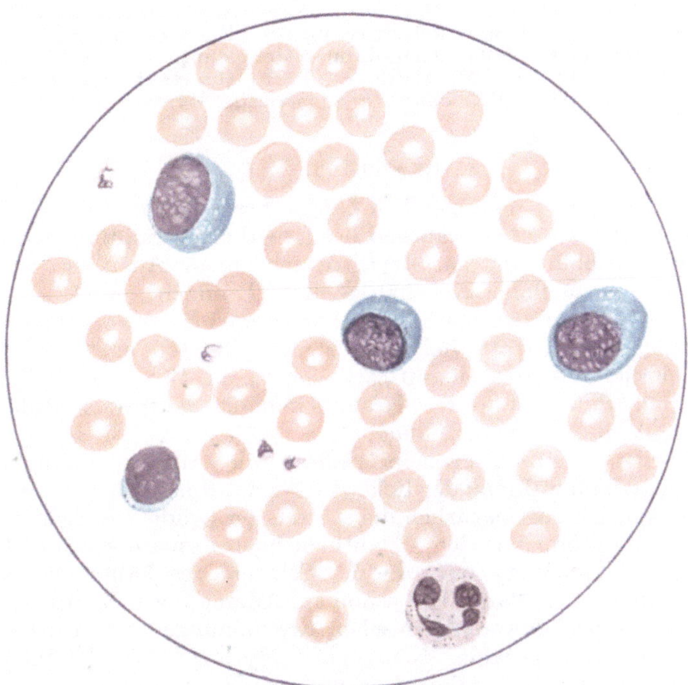

Abb. 2. Blut bei Rubeolae mit drei Plasmazellen.

Gesamtzahlen werden z. B. von Naegeli sowie von Hildebrandt und Thomas erwähnt. Hildebrandt und Thomas fanden für die Gesamtleukozyten verminderte oder niedrig normale Werte, nach Ablauf der Krankheit unternormale Werte oder leichte Vermehrung bis auf 13 000. Am dritten Tag nach Ausbruch des Exanthems fanden sie durchschnittlich die niedrigsten Werte für die Leukozyten. Die relative Zahl der Neutrophilen sinkt allmählich und erreicht zwischen dem vierten und sechsten Tage ihren niedrigsten Stand; parallel damit sinkt auch ihre absolute Zahl. Korrespondierend mit dem Sinken der Neutrophilen tritt eine relative Vermehrung aller einkernigen Elemente inklusive der Monozyten auf. Eosinophile und Mastzellen zeigen meist keine Abweichungen von der Norm. Manchmal besteht aber Eosinophilie.

Eine Eigentümlichkeit des Rubeolenblutes, die zuerst Hildebrandt und Thomas fanden und Naegeli bestätigte, ist das ungewöhnlich reichliche Vorkommen von Plasmazellen. Hildebrandt und Thomas fanden einmal 17%, Naegeli sogar 34% (siehe Abb. 2).

Nach Naegeli erreicht ihre Zahl am 4.—5. Tage ihr Maximum, gleichzeitig mit starker Lymphozytenvermehrung. Naegeli sah oft starke Lymphknotenschwellung am Halse und hält die Plasmazellen für lymphozytärer Natur. Oft sah er auch Lymphoblasten. Auch Klaatsch und Matthes weisen auf die Lymphknotenschwellungen hin, die manchmal generalisiert sind.

Literatur.

Barannikow: Russki Wratsch. Nr. 20. 1911. — Deusing: Dtsch. med. Wochenschr. 1919. Nr. 15. — Flesch und Schloßberger: Jahrb. f. Kinderheilk. Bd. 62 u. 64. — Hamburger: Münch. med. Wochenschr. Nr. 38. 1913. — Heß: Arch. of internal. med. Vol. 13. — Hildebrandt und Thomas: Das Verhalten der Leukozyten bei Röteln. Zeitschr. f. klin. Med. Bd. 59, H. 2/4. — Lagriffoul: Cpt. rend. des séances de la soc. de biol. 27. 10. 1906 u. Arch. med. exp. 1906. — Mensi: Policlinico 1912. — Plantenga: Das Verhalten der Leukozyten bei Masern und Röteln. Arch. de méd. des enfants. T. 6. 1903. — Schwär: Münch. med. Wochenschr. S. 1203. 1913. — Tschistowitsch und Schestakow: Wratschebnaja Gaseta. 1901. Ref. Jahrb. f. Kinderheilk. Bd. 60. — Weber: Inaug.-Diss. Zürich 1920.

Skarlatina.

Beim Scharlach findet man ziemlich häufig, besonders in schwereren Fällen und bei Komplikationen, auch während des fieberhaften Stadiums eine Herabsetzung des Hämoglobins und der Erythrozytenzahlen. Allerdings ist dieselbe gewöhnlich nur eine mäßige. Kernhaltige Rote kommen vor.

Nach Schiff findet in den ersten Krankheitstagen ein oft erheblicher Abfall des Hämoglobingehaltes statt, der nach seinen Feststellungen in 42% aller untersuchten Fälle 30—40%, in 40% 40—50%, in 16% 50—60%, in 2% 60—70% betrug. Zur Schwere des Krankheitsbildes steht aber nach ihm der Grad der Anämie in keiner Beziehung.

Im postfebrilen Stadium erreicht vielfach die Anämie anfänglich noch höhere Grade, um dann während der Rekonvaleszenz allmählich zu verschwinden. Die Scharlachnephritis ruft natürlich die schwersten Grade von Anämie hervor.

Es besteht eine schon vor dem Exanthem nachweisbare allmählich zunehmende neutrophile Leukozytose, die der Schwere des Falles und der Höhe des Fiebers parallel geht. Man findet schon am Anfang meist Zahlen von 10 000 bis 15 000 und hat bei schweren klinischen Erscheinungen schon bis zu 30 000 und 40 000 Leukozyten gezählt. Neutrophile Myelozyten findet man häufig. Nach Naegeli besteht die Leukozytose oft auch nach Aufhören des Fiebers weiter fort und schwindet erst mit der Abschuppung. Sehr wichtig und bemerkenswert ist das Verhalten der Eosinophilen, die auf der Höhe des Exanthems und Fiebers und manchmal auch noch während des lytischen Abfalles desselben oft erheblich vermehrt sind. Man hat bis zu 25% (Naegeli) Eosinophile gezählt und auch eosinophile Myelozyten gefunden (siehe untenstehende Kurve). Der Scharlach ist die einzige exanthematische Krankheit akut fieberhafter Natur, bei welcher eine Eosinophilie vorkommt. Über die Ursache derselben ist nichts Sicheres bekannt. In sehr schweren, tödlich verlaufenden septischen Fällen sollen die Eosinophilen ganz fehlen können, ebenso bei Scharlach ohne Exanthem. Bei eitrigen Komplikationen verschwinden sie ebenfalls. Offenbar hängt das Auftreten der Eosinophilen irgendwie mit der Hautaffektion zusammen, da man ja gerade bei Hautkrankheiten so häufig Eosinophilie findet. Nachdem diese Elemente bald nach Absinken des Fiebers wieder ihre normalen Werte erreicht haben, kann sich später auch, wie nach allen fieberhaften Infektionskrankheiten, eine postfebrile Eosinophilie entwickeln. Die *Lymphozyten* gehen während des Fiebers auf tiefe subnormale Werte herunter, später entsteht dann eine postfebrile Lymphozytose. Die relative Zahl der *Monozyten* ist während des Fiebers erhöht, später geht sie wieder herunter. In fast allen Scharlachfällen, die ich zu untersuchen Gelegenheit hatte, habe ich auffällig viel *Türksche Riezungsformen* gefunden.

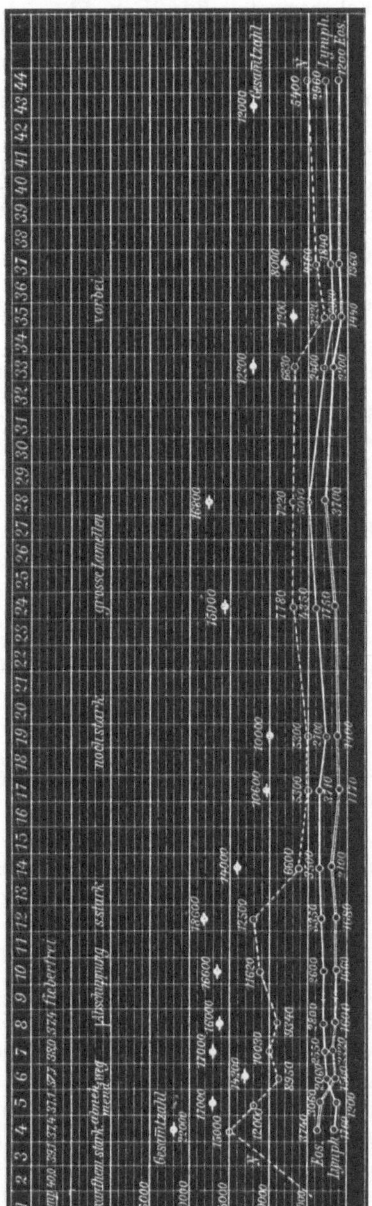

Abb. 3. Scharlach (Beispiel enormer Eosinophilie). (Nach *Naegeli*.)

Döhle hat im Jahre 1912 in den neutrophilen Leukozyten bei Scharlach eigenartige, nach ihm benannte *Einschlüsse* beschrieben, über die bereits eine kleine Literatur entstanden ist, da diesen Gebilden eine *große diagnostische Bedeutung* zugesprochen wurde. Es sind unregelmäßig geformte, stäbchen-, keulen- und kegelförmige Gebilde von zum Teil spirochätenähnlichem Habitus (siehe Abb. 30 in *Matthes*: Differentialdiagnose innerer Krankheiten). *Döhle* hatte für ihre Darstellung eine eigene Methode angegeben. Doch lassen sie sich auch durch Färbung mit Löfflerschem und Mansonschem Methylenblau, mit Methylgrün-Pyronin und mit Giemsa gut sichtbar machen. Während einige Autoren sie für zum Teil umgewandelte Spirochäten halten, steht die Mehrzahl aller Untersucher auf dem Standpunkt, daß es sich um degenerative Produkte der Zellen selbst handelt, entweder um abgestoßene Kernpartikelchen oder aber um Degenerationsprodukte des Protoplasmas.

Sie kommen zwar bei Scharlach so gut wie immer vor und meist besonders reichlich, doch hat man sie auch bei vielen anderen fieberhaften Krankheiten, bisweilen auch bei nicht fieberhaften Affektionen, ganz selten sogar bei scheinbar ganz gesunden Individuen angetroffen. Sie sind also nicht für Scharlach spezifisch, wenn auch gerade bei dieser Krankheit ein fast niemals fehlender Befund.

Schließlich sei noch bemerkt, daß man bei Scharlach fast immer eine sehr deutliche Glykogenreaktion der neutrophilen Leukozyten feststellen kann.

Literatur.

Accoye : Presse méd. Nr. 37. 1922. — Ahmed: Berl. klin. Wochenschr. Nr. 26. 1912. — Barannikow: Russki Wratsch. Nr. 16 u. 20. 1911; Ibidem. Nr. 5. 1913. — Baartrup: Ref. Fol. haematol. Bd. 21, S. 53. — Belak: Dtsch. med. Wochenschr. Nr. 52. 1912. — Bennecke: Monographie. Jena 1909. — Van dem Berg: Arch. f. Kinderheilk. Bd. 25. 1898. — Bienenfeld: Jahrb. f. Kinderheilkunde Bd. 65. Erg. 8. — Biehler: Arch. de méd. des enfants Vol. 12. — Brinchmann: Berl. klin. Wochenschr. 1913; Tidskr. for den norske 'äkare. förenings. Nr. 13. 1913. — Bongartz: Berl. klin. Wochenschr. Nr. 12. 1913. — Bowil: Journ. of pathol. a. bacteriol. 1902. — Cummins: Journ. of med. research. Vol. 27. 1913. — Döhle: Zentralbl. f. Bakteriol., Parasitenk. u. Infektionskrankh. Nov. 1911, 1912; Münch. med. Wochenschr. Nr. 30, S. 1688. 1912. — Dychno: Wratschebnaja Gaseta. Nr. 6. 1913. — Erben: Zeitschr. f. Heilk. Bd. 25, H. 8. 1904. — Farfel: Wratschebnaja Gaseta. Nr. 51. 1913. — Felsenthal: Arch. f. Kinderheilk. Bd. 13. — Flesch und Schloßberger: Jahrb. f. Kinderheilk. Bd. 62. — Flourens: Inaug.-Diss. Paris 1906. — Georgescu: Thèse de Bukarest. Juni 1911. — Glomset: Journ. of infect. dis. Vol. 2. 1912. — Goanger and Pole: Brit. journ. of childr. dis. Jan. 1913. — Gordon: Russki Wratsch. Nr. 31. 1913. — Halla: Zeitschr. f. Kinderheilk. Bd. 4. — Head: Arch. of pediatr. 1902. — Hill: Boston med. journ. Nr. 21. 1914. — Isenschmidt u. Schmerensky: Münch. med. Wochenschrift Nr. 39. 1914. — Klein: Volkmanns Sammlg. 1893. — Kotschetkoff: Wratsch. Nr. 41. 1891. — Kretschmar: Dtsch. med. Wochenschr. Nr. 46. 1912 u. Berl. klin. Wochenschr. Nr. 11. 1912. — Lippmann: Münch. med. Wochenschr. 1913. — Lippmann und Hufschmidt: Zentralbl. f. inn. Med. Nr. 15. 1913. — Mc Ewan: Journ. of pathol. a. bacteriol. 1914. — Magi: Gazz. osped. 1908. — Markic: Lancet 24. 8. 1901. — Massini: Med. Klinik. Nr. 42. 1913. — Miller: Arch. of pediatr. Bd. 29. — Minet: Province méd. 7. Mai 1910. — Neutra: Zeitschr. f. Heilk. 1906. — Nicoll: Arch. of pediatr. Vol. 29, p. 416. — Otschkin: Russisch. Ref. Fol. haematol. Bd. 16, S. 67. — Pappenheim: Fol. haematol. Bd. 15. — Pater: Arch. de méd des enfants. 1909. — Pée: Inaug.-Diss. Berlin 1890. — Pick: Prag. med. Wochenschr. Nr. 24. 1890. — Policard et Accoyer: Soc. méd. des hôp. d. Lyon. 2. 1. 1922; Presse méd. 1. 2. 1922. — Preisich: Berl. klin. Wochenschr. Nr. 16. 1912. — Reckzeh: Zeitschr. f. klin. Med. Bd. 45; Dtsch. Arch. f. klin. Med. Bd. 77. — Reinert: 1891. — Rheder: Dtsch. Arch. f. klin. Med. Bd. 117, H. 3 u. Bd. 124. — Rille: Arch. f. Dermatol. u. Syphilis. Bd. 24. — Rosanow: Arch. f. Kinderheilk. Bd. 72. — Roß: Journ. of state med. 1914. — Roth: Med. Klinik 1910. — Sacquepée: Arch. de méd. exp. 1902. — Sadler: Fortschr. d. Med. 1892. — Schemensky: Zentralbl. f. inn. Med. Nr. 26. 1918. — Schiff: Monatsschr. f. Kinderheilk. Bd. 15. — Schindler: Zeitschr. f. klin. Med. 1904. — Schippers und Cornelia de Lange: Berl. klin. Wochenschr. Nr. 12. 1913. — Schwenke: Münch. med. Wochenschr. Nr. 14. 1913. — Shorodumow: Wratschebnaja Gaseta 1913. — Tileston and Locke: Journ. of infect. dis. 1905 (Fol. haematol. Bd. 3). — Tschistowitsch: Fol. haematol. Bd. 4, S. 305. — Türk: Monographie. Wien 1898. — Wagner: Münch. med. Wochenschr. Nr. 28. 1916. — Weill, P.: Arch. d'anat. microscop. 15. 10. 1921. — Weiß: Jahrb. f. Kinderheilk. Bd. 35. — Wöhlisch und Mikulicz: Berlin. klin. Wochenschr. 1921. Nr. 16. — Zappert: Zeitschr. f. klin. Med. 4Bd. 23.

Erysipel.

Das Erysipel gehört zu den Infektionskrankheiten, die mit neutrophiler Leukozytose einhergehen. Im allgemeinen ist die Zahl der Leukozyten der Schwere des Falles entsprechend, doch halten sich meistens die Zahlen nur in mäßigen Grenzen.

In leichteren Fällen findet man häufig trotz hohen Fiebers nur hochnormale Werte. Nach Arneth findet man selbst bei niedriger oder wenig erhöhter Leukozytenzahl doch eine deutliche Verschiebung nach links, wobei im wesentlichen die Zellen mit tief eingebuchtetem Kern, also nach der Nomenklatur von Schilling die Stabkernigen, vermehrt sind. Arneth gibt in seinen Fällen für diese Formen Prozentwerte von 19—39 an.

Bei eitrigen Komplikationen wird man natürlich höhere Leukozytenwerte und stärkere Linksverschiebungen finden. Wie bei allen neutrophilen Leukozytosen ist die relative Menge der Eosinophilen, der Lymphozyten und meist auch der Monozyten gegenüber der Norm herabgesetzt. In der Rekonvaleszenz kehrt das Blutbild allmählich zu seiner normalen Zusammensetzung zurück, oft nach vorangehender postinfektiöser Eosinophilie und Lymphozytose.

Literatur.

Arneth: Die qualitative Blutlehre. S. 145. — Chantemesse et Ley: Presse méd. Nr. 52. 1898. — Naegeli: Lehrbuch.

Erythema infectiosum.

In den ersten zwei Tagen sah Naegeli für die Leukozyten normale oder leicht erniedrigte Werte, manchmal waren die Eosinophilen zahlreich. Es entwickelt sich dann eine zunehmende neutrophile Leukozytose mit Eosinophilie bis 12%. Die Menge der Plasmazellen ist gering. Das Blut ähnelt also dem bei Scharlach.

Literatur:

Naegeli: Münch. med. Wochenschr. 1916. S. 503. — Weber: Schweiz. Korresp.-Blatt. 1916. Nr. 43.

Variola.

Bei den Pocken kann es infolge der Schwere und langen Dauer des Leidens zu ziemlichen erheblichen Anämien kommen, die aber gewöhnlich erst nach der Entfieberung nennenswerte Grade erreichen. Aber noch während des Fiebers, oft schon sehr frühzeitig, kann man einzelne Normoblasten und polychromatische Erythrozyten antreffen, die jedoch nicht auf eine Anämie, die noch gar nicht besteht, sondern auf eine besonders starke Knochenmarksreizung zurückzuführen sind.

Letztere zeigt sich auch an den weißen Blutkörperchen. Es besteht eine Leukozytose, die in den meisten Fällen zwischen 12 000 und 20 000 zu schwanken pflegt, oft aber auch noch höhere Werte erreicht. Besonders ausgesprochen wird sie im pustulösen Stadium, wo man bis zu 40 000 und mehr Leukozyten gezählt hat. Besonders jetzt wird die auch schon vorher erkennbare starke Linksverschiebung des neutrophilen Blutbildes, auf die besonders V. Schilling hingewiesen hat, deutlich und es können sehr hohe Werte für die Myelozyten auftreten. Trotz dieser starken Linksverschiebung ist die Prozentzahl der Neutrophilen eine sehr geringe, etwa 50% und oft noch bedeutend weniger. Das ist auf eine andere merkwürdige Eigenschaft des Pockenblutes zurückzuführen, nämlich auf die schon sehr frühzeitig stark ausgeprägte Monozytose. Es sind in manchen Fällen bis 55% dieser Elemente festgestellt worden, die schon in der Inkubationszeit auffallen können und auch noch im pustulösen Stadium gefunden werden. Bisweilen kommen ungewöhnlich große Monozyten vor, die nach Schilling als Jugendformen aufzufassen sind.

Die eosinophilen Zellen verschwinden nur selten ganz aus dem Blute. Fast stets findet man Türksche Reizungsformen in größeren Mengen.

Es kommt auch ein ganz atypisches Verhalten des Blutes vor, offenbar abhängig von der Virulenz der Krankheitserreger; so konnte Naegeli bei einer milden Variolaepidemie in Zürich in etwa 300 Fällen fast nur normale Leukozytenzahlen feststellen. Unter dem Einfluß von Sekundärinfektionen kann die relative Zahl der polymorphkernigen Neutrophilen erheblich ansteigen.

In ganz schweren Fällen werden auch Leukopenien gesehen. Schon im Inkubationsstadium kann geringe neutrophile Leukozytose bestehen, die aber kurz vor Ausbruch des Exanthems wieder abfällt.

In manchen Beziehungen etwas abweichende Befunde hat bei einer Pockenepidemie in Habana an über 300 Fällen auch W. H. Hoffmann erhoben. In den ersten 3 Tagen war die Leukozytenzahl niedrig, 4000—6000, vom 4. Tage ab stieg sie schnell und erreichte vom 9. bis 14. Tage etwa 17000, in einzelnen Fällen 30000—40000. In der 3. Woche fand er 10000—12000, gelegentlich bis 24000 Zellen. Dann sinkt sie langsam, ist aber am Ende der 6. Woche noch nicht normal. Die Neutrophilen sind prozentual vermindert, bis auf 30 und 20, ja selbst 12% in der ersten Woche, dann halten sie sich bis zum Ende der 6. Woche auf etwa 40%. Dabei besteht starke Verschiebung nach links mit Myelozyten, die Mengen bis zu 12% in den ersten Wochen erreichen können. Im Gegensatz zu anderen Autoren fand Hoffmann starke Eosinophilie, in den ersten 3 Wochen 3—10%, vom 18. Tage ab sogar 15—20% und in einzelnen Fällen bis zu 30%. Entsprechend der Neutropenie entwickelt sich eine Lymphozytose, die in der 3. Woche 65% erreichen kann. Die Monozyten weisen in den beiden ersten Wochen Werte von 4—8, nicht selten auch bis 20% auf.

Die Blutveränderungen bei Variolois gleichen nach Montagard und Courmont denen der Variola.

Literatur.

Arndt: Ergebn. d. inn. Med. Bd. 20. — Böhm: Med. Klinik. S. 625. 1921. — Brinkerhoft and Bancroft: Journ. of exp. med. Febr. 1904. — Brouardel: Gaz. méd. de Paris. Nr. 11. 1874. — Courmont et Montagard: Journ. de physiol. et de pathol. gén. 1900. — Erlenmeyer und Jalkowski: Das Blutbild bei Pocken und Impfpocken. Dtsch. med. Wochenschr. Nr. 13. 1913. — Fischer, W.: Arch. f. Schiffs- u. Tropenhyg. Bd. 19, Nr. 11. — Golgi: Riv. clin. di Bologna. p. 238. 1873. — Halla: Zeitschr. f. Heilk. S. 198. 1883. — Head: Arch. of pediatr. 1902. — Hoffmann: Münch. med. Wochenschr. Nr. 32. 1923. — Kallenberger: Zeitschr. f. klin. Med. Bd. 86. — Kämmerer: Dtsch. Arch. f. klin. Med. Bd. 99, H. 3 u. 4. — Manicatide und Galalescu: Ref. Münch. med. Wochenschr. S. 917. 1915. — Margrath, Brinkerhof and Bancroft: Journ. of med. research. 1914. — Montefasco: Gazz. internaz. med.-chirurg. 1909. — Pée: Inaug.-Diss. Berlin 1890. — Pick, R.: Arch. f. Dermatol. u. Syphilis. 1898. — Riedel: Berl. klin. Wochenschr. Nr. 35. 1917. — Roger et Weil: Cpt. rend. des séances de la soc. de biol. Vol. 52. — Schatzmann: Zeitschr. f. klin. Med. Bd. 80 u. Schweiz. Koresp.-Blatt S. 1516. 1913. — Schilling: Menses. Handb. d. Tropenkrankheiten. 3. Aufl. — Schilling, V.: Über das Blutbild bei Variola vera. Münch. med. Wochenschr. Nr. 5. 1916. — Tschistowitsch: Über die Blutplättchen bei einigen Infektionskrankheiten. Fol. haematol. Bd. 4, S. 304. — Verstraeten: Bull. clin. v. d. Belgique 1875. — Weil: Inaug.-Diss. Paris 1901. — Wiener: Wien. klin. Wochenschr. Nr. 44. 1916.

Schutzpockenimpfung.

Über das Verhalten des Blutes bei der Vakzination liegen Untersuchungen von Sobotka, Weil, Erlenmeyer und Schatzmann vor. Nach letzterem findet man in den ersten Tagen nach der Impfung eine im allgemeinen mäßige Vermehrung der Leukozyten, deren Zahl dann zu sinken beginnt, wenn die lokalen und allgemeinen Symptome ihren Höhepunkt erreicht haben. Nachher kommt es noch einmal zu einer Vermehrung der Leukozyten. Während bei der anfänglichen Leukozytose eine Neutrophilie besteht, ist die später auftretende durch eine Lymphozytose bedingt. Türksche Reizungsformen und vereinzelte Myelozyten sollen in der zweiten Woche vorkommen können. Manchmal konstatiert man nach Ablauf der übrigen Blutveränderungen eine Eosinophilie.

Varizellen.

Bei den Varizellen sind keine Veränderungen an den roten Blutkörperchen bisher beschrieben worden. Die weißen Blutkörperchen verhalten sich je nach der Schwere der Fälle offenbar verschieden. Naegeli sah nie Leukozytose, sondern meist normale Werte, Stäubli sowie Mensi und Baer fanden auf der Höhe der Krankheit Leukopenie, Erben normale Leukozytenzahlen, Nobécourt und Merklen bald leichte Leukozytosen, bald Leukopenien. Auch Arneth sah bald normale Zahlen, bald geringe Verminderung der Leukozytenmengen. Stets aber fand er erhebliche Verschiebung des neutrophilen

Blutbildes nach links. Die Eosinophilen weisen manchmal normale Werte auf, manchmal sind sie vermindert. Naegeli sah postinfektiöse Eosinophilie und Plasmazellen in Mengen von 1—4%. Bei Erwachsenen konstatierte Mayer Neigung zu Leukopenie und Neutropenie, danach Lymphozytose und vorübergehende Monozytose, vereinzelt sah er Plasmazellen und Myelozyten.

Literatur.

Abbécourt: Journ. de physiol. et de pathol. gén. 1901. — Arneth: Die qualitative Blutlehre. S. 131. — Baer: Arch. f. Kinderheilk. Bd. 69. — Bennecke: Jena 1909. — Erben: Zeitschr. f. Heilk. 1905. — Flesch und Schloßberger: Jahrb. f. Kinderheilk. Bd. 62. — Kämmerer: Dtsch. Arch. f. klin. Med. Bd. 99. — Mayer: Inaug.-Diss. Zürich 1920. — Mensi: Gazz. degli osp. e clin. 1913. — Naegeli: Lehrbuch. — Stäubli: Schweiz. Korresp.-Blatt 1913. S. 193. — Weil et Roubier: Ref. Fol. haematol. Bd. 10, S. 354. — Zelenski und Cybulski: Jahrb. f. Kinderheilk. Bd. 60.

Flecktyphus.

Unsere Kenntnisse von den Blutveränderungen beim Flecktyphus datieren zum größten Teil aus den Erfahrungen des Weltkrieges.

Während des Fiebers entwickelt sich eine Anämie, die im Verlaufe der Rekonvaleszenz langsam zurückgeht. Nach Bruno Wolff kann diese Anämie in manchen Fällen erhebliche Grade erreichen. Dieser Autor gibt auch an, daß der Färbeindex erhöht ist, so daß also das rote Blutbild dem der perniziösen Anämie gleicht. Diese Frage bedarf wohl noch weiterer Bearbeitung und Nachprüfung.

Was die weißen Blutkörperchen anbelangt, so gibt Rabinowitsch für die ersten Tage der Krankheit niedrige Zahlenwerte (1800—3600) an. Marcovici fand vor Ausbruch des Exanthems Leukopenien bis 4450, auch nach Zacharias besteht im Beginn der Erkrankung eine ausgesprochene Leukopenie. Dann entwickelt sich sehr bald, wie auch Matthes, Zacharias, Munk und V. Schilling übereinstimmend angeben, eine neutrophile Leukozytose. Die eingehendsten Angaben über die Zahlenverhältnisse gibt Matthes. Dieser Autor hat niemals Werte unter 4000 gefunden, eine Angabe, die mit den Beobachtungen von Rabinowitsch und Marcovici in Widerspruch steht und vielleicht darauf zurückzuführen ist, daß von ihm das Blut in den allerersten Tagen noch nicht untersucht worden ist. Normale Leukozytenzahlen scheinen selten zu sein; Matthes fand in 10 Fällen zwischen 5000 und 7000, in 2 Fällen zwischen 4000 und 5000, in 8 Fällen zwischen 7000 und 10 000, dagegen unter 55 Fällen 34 mal Werte von über 10 000, darunter aber nur 3 mal Zahlen zwischen 20 000 und 25 000. In der Mehrzahl der Fälle wurden 10 000 bis 15 000 Leukozyten gezählt. In einigen ganz schweren Fällen sah V. Schilling Leukopenien um 5100 herum. In der Rekonvaleszenz bleiben die Gesamtzahlen noch längere Zeit hoch, um dann allmählich erst normale Werte zu erreichen.

Die Leukozytose ist eine neutrophile und die Zahl der Neutrophilen beträgt 80—85%, nach Zacharias 70—80% und darüber. In der Rekonvaleszenz sinkt die Prozentzahl der Neutrophilen allmählich auf 50%, während die Lymphozyten entsprechend steigen. Vor Ausbruch des Exanthems besteht nach Marcovici Neutropenie bis 30%, erst mit Ausbruch des Exanthems entwickelt sich die Neutrophilie. Eosinophile fehlen während des Fiebers meist, während etwa zwei Wochen nach der Entfieberung manchmal eine Eosinophilie einsetzt, die bis zu 9% erreichen kann. Auf das Vorkommen Türkscher Reizungszellen in größeren Mengen machen Rabinowitsch, Zacharias und Schilling aufmerksam. Letzterer Autor hat die Kernverschiebung innerhalb der Klasse der Neutrophilen eingehend studiert und gibt sehr charakteristische Veränderungen des Arnethschen Blutbildes an. Nach ihm und Schiff besteht eine ausgesprochene Vermehrung der Gruppe der Jugendlichen (Metamyelozyten) und stabkernigen Neutrophilen, also eine regenerative Verschiebung. Er hat bis zu 51,5% stabkernige Neutrophile gezählt. Eine Verschiebung des Blutbildes nach links gibt auch Marcovici an. Myelozyten wurden von Zacharias beobachtet.

Es wird angegeben, daß das Blut der Fleckfieberkranken eine Neigung zur Hämolyse zeigt. Hierauf gerichtete Untersuchungen von Munk ergaben im Verhalten der Erythrozyten gegenüber hypotonischen Salzlösungen keine verwertbaren Resultate.

Im wesentlichen zu dem gleichen Resultat kommen die Untersuchungen von Arnoldi. Nach ihm besteht vor Ausbruch des Exanthems noch keine Leukozytenvermehrung. Sie beginnt 1—2 Tage später und sinkt bereits etwa 3 Tage vor Abfall des Fiebers. Auch die Leukopenie, die der Leukozytose vorausgeht, konnte dieser Autor in 2 Fällen feststellen. Bei leichten Fällen ist die Leukozytose weniger hoch. Die Leukozytenkurve im Verlauf des Flecktyphus ist nach Arnoldi dadurch ausgezeichnet, daß zunächst ein zackiger oder mehr gleichmäßiger Anstieg der Gesamtzahl festzustellen ist und daß etwa am 9. bis 14. Krankheitstage die Kurve ihren Gipfel erreicht und daß der Abfall der Entfieberung vorausgeht und die Kurve die Anfangswerte erreicht, bevor die Temperatur zur Norm zurückgekehrt ist. An der Leukozytenvermehrung sind die Neutrophilen, und zwar hauptsächlich die reifen alten Formen beteiligt, meist viel weniger die Lymphozyten. In weniger schweren Fällen aber findet man bisweilen mehr Lymphozyten als Neutrophile; deshalb ist geringe Vermehrung der Neutrophilen bei relativ frühzeitiger starker Lymphozytenvermehrung noch während des Fiebers prognostisch günstig, mäßige Vermehrung der Neutrophilen bei fehlender Lymphozytose prognostisch ungünstig.

Zacharias sah in seinen Fällen sehr viel polymorphkernige Leukozyten mit basophilen Granulationen, die er richtig als Jugendformen deutet. (Zuerst beschrieben bei Leukozytosen von Schur und mir und zuerst als jugendliche Granula gedeutet von mir.) Zacharias glaubt, daß diese Granula identisch mit den Prowazekschen Körperchen sind. Über die Natur dieser länglichen und runden Körnchen und Doppelkörnchen sind die Ansichten geteilt. Wahrscheinlich handelt es sich um Reaktionsprodukte des Protoplasmas, nicht um Parasiten. Auch völlig den Döhleschen Körperchen gleichende Einschlüsse kommen vor. Tuschinsky macht auf das Vorkommen zahlreicher Monozyten auf der Höhe und beim Abfall des Fiebers aufmerksam. Auch findet man nach ihm nach Massage des Ohrläppchens Endothelien mit Phagozytose.

Literatur.

Anigstein: Kongreßzentralbl. Bd. 16, S. 533. — Arnoldi: Zeitschr. f. klin. Med. Bd. 86, H. 3 u. 4. — Berger: Med. Klinik. Nr. 33. 1917. — Brauer-Moldovan: Würzburg, Kabitzsch. 1915. — Cazeneuve: Kongreßzentralbl. Bd. 16, S. 357. — Coca: Fol. haematol. Bd. 14, S. 51. — Danielopolu: Arch. des maladies du coeur, des vaisseaux et du sang. Febr. 1918. — Dychno: Zeitschr. f. Hyg. u. Infektionskrankh. Bd. 10. — Elkeles: Zentralbl. f. Bakteriol., Parasitenk. u. Infektionskrankh. Bd. 79, H. 5. — Hegler und v. Prowazek: Berl. klin. Wochenschr. Nr. 44. 1913. — Hofinger: Zentralbl. f. Bakteriol., Parasitenk. u. Infektionskrankh. Bd. 78. — Holler: Beitr. z. Klin. d. Infektionskrankh. u. z. Immunitätsforsch. Bd. 6, H. 1—2. — Klieneberger: Berl. klin. Wochenschr. S. 1182. 1921. — Lipschütz: Wien. klin. Wochenschr. Nr. 29. 1916. — Lopez-Vallerio: Bol. direcz. estud. biol. Vol. 2, p. 92. — Love: Journ. of pathol. a. bacteriol. 1905. — Lucksch: Fol. haematol. 1907. — Marcovici: Fol. haematol. Bd. 20. — Matthes: Münch. med. Wochenschr. Nr. 40. 1915. — Munk: Zeitschr. f. klin. Med. Bd. 82; Berl. klin. Wochenschr. Nr. 20. 1916. — Pascheff: Arch. f. Schiffs- u. Tropenhyg. XX. — Proescher: Berl. klin. Wochenschr. Nr. 31. 1915. — v. Prowazek: Beitr. z. Klin. d. Infektionskrankh. u.

z. Immunitätsforsch. 1914. — Rabinowitsch: Wratschebnaja Gaseta. Nr. 43. 1913. — Reichenstein: Wien. klin. Wochenschr. Nr. 34. 1917. — Rothacker: Münch. med. Wochenschr. S. 1126 u. 1197. 1919. — Schiff: Dtsch. med. Wochenschr. Nr. 38 u. 39. 1917; Nr. 44. 1919; Münch. med. Wochenschr. S. 1478. 1919. — Schilling, V.: Münch. med. Wochenschr. Nr. 22. 1917. — Schittenhelm: Verhandl. d. außerordentl. Tagung d. dtsch. Kongr. f. inn. Med. in Warschau. S. 153. 1916. — Slatineanu et Galecesco: Cpt. rend. des séances de la soc. de biol. 21. 10. 1906. — Stefanopulo: Bull. et mém. de la soc. méd. des hôp. de Paris Tome 34, p. 323. — Stempell: Dtsch. med. Wochenschr. Jahrg. 42, S. 509. — Tumas: Dtsch. A ch. f. klin. Med. Bd. 41. — Tuschinsky: Fol. haematol. Bd. 30, H. 2. — Walko: Wien. klin. Wochenschr. Nr. 11. 1916. — Weißenbach: Bull. et mém. de la soc. méd. des hôp. de Paris Tome 11, p. 4. — Wolff, Bruno: Beitr. z. Klin. d. Infektionskrankh. u. z. Immanitätsforsch. Bd. 5, H. 1. — Zacharias: Beitr. z. Klin. d. Infektionskrankh. u. z. Immunitätsforsch. Bd. 7, H. 3 u. 4.

Typhus abdominalis.

Beim Typhus abdominalis entwickelt sich infolge der langen Dauer des Fiebers und der infolgedessen protrahierten Einwirkung der Bakterientoxine, vielleicht auch begünstigt durch die sehr frugale, meist eisenarme Diät, so gut wie immer eine Anämie, die allerdings meist nur mäßige Grade erreicht, aber auch noch nach Aufhören des fieberhaften Stadiums längere Zeit bestehen zu bleiben pflegt. Sekundärinfektionen mit ihren Folgezuständen, besonders aber Darmblutungen, können zu stärkeren Graden von Anämie führen.

Der Abdominaltyphus gehört zu denjenigen Infektionskrankheiten, welche mit ausgesprochener Leukopenie einhergehen. Am eingehendsten sind die Leukozytenveränderungen beim Typhus von Naegeli studiert worden. Im allerersten Beginn soll eine schnell vorübergehende geringfügige Leukozytose vorkommen. Dann entsteht sehr schnell eine Leukopenie mit Werten von 5000, 4000, 2000, ja selbst 1000, die bis zum vierten Stadium der Krankheit nachweisbar bleibt und erst in der Rekonvaleszenz allmählich zurückgeht. Nach Matthes findet man aber bei Kranken, die bereits im Inkubationsstadium des Typhus vakziniert worden sind, manchmal Leukozytosen bis 15.000. Sekundärinfektionen, wie Pneumonien, Milzabszesse, Peritonitiden, Blutungen können zu einer Hyperleukozytose führen, brauchen es aber nicht immer zu tun, da häufig die Reaktionsfähigkeit des Knochenmarkes durch die Typhustoxine so hochgradig geschädigt ist, daß keine Leukozytenneuproduktion mehr einzutreten vermag.

Sehr eigenartig ist nun das Verhalten der einzelnen Leukozytenarten im Verlauf des Typhus. Die relative Zahl der polymorphkernigen neutrophilen Elemente steigt anfänglich, um dann noch während des ersten Stadiums wieder herunterzugehen und schließlich leicht verminderte Werte zu erreichen. Im weiteren Verlauf nehmen sie dann bis zum Ende des Fiebers immer mehr ab und steigen erst während der Rekonvaleszenz langsam wieder in die Höhe.

Die eosinophilen Zellen verschwinden meist völlig und pflegen erst im dritten Stadium wieder aufzutreten; in der Rekonvaleszenz kommt es dann meist zu einer postinfektiösen Eosinophilie.

Die Zahl der Lymphozyten sinkt im ersten Stadium des Typhus, solange die Neutrophilen vermehrt sind, erheblich. Wenn dann die Neutrophilen heruntergehen, nehmen die Lymphozyten allmählich zu und erreichen höhere Werte als die Neutrophilen. Legt man eine Leukozytenkurve an, so äußert sich dieses Verhalten graphisch darin, daß die beiden Kurven sich kreuzen, was gewöhnlich gegen Ende des dritten oder Anfang des vierten Stadiums vorzukommen pflegt. In der Rekonvaleszenz und oft noch lange später besteht meist eine postinfektiöse Lymphozytose.

Die Monozyten vermehren und vermindern sich zugleich mit den Neutrophilen. Komplikationen veranlassen, wenn sie nicht direkt zu einer Leukozytose führen, meistens wenigstens eine relative Neutrophilie.

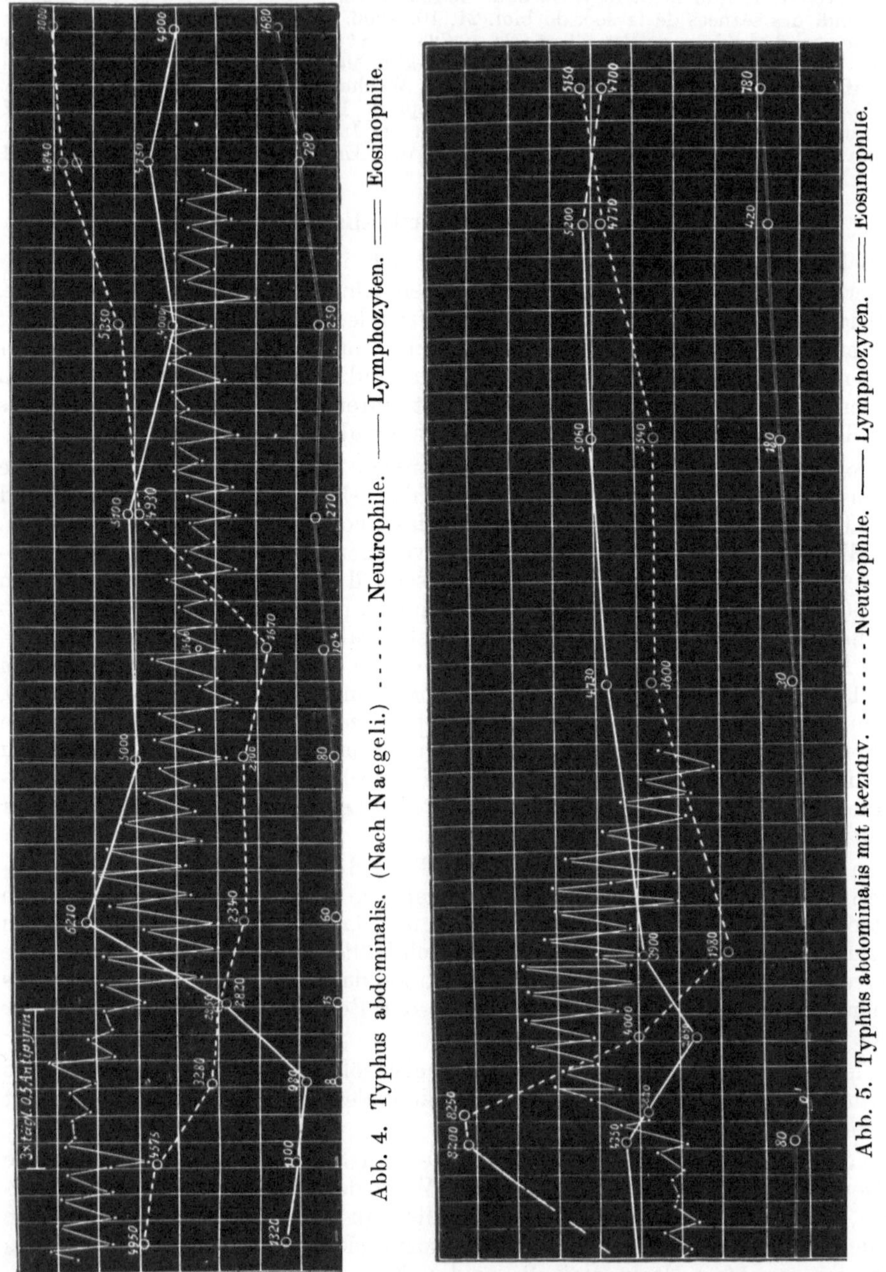

Abb. 4. Typhus abdominalis. (Nach Naegeli.) - - - - - - Neutrophile. —— Lymphozyten. ═══ Eosinophile.

Abb. 5. Typhus abdominalis mit Rezidiv. - - - - - - Neutrophile. —— Lymphozyten. ═══ Eosinophile.

Während des Rezidivs verhalten sich die Leukozyten genau so wie während der ersten Attacke des Typhus. Die Entstehung eines Rezidivs kann sich schon vor Fiebereintritt durch eine kurzdauernde Vermehrung der Neutrophilen ankündigen.

Obwohl das Verhalten der Leukozyten beim Typhus für ein Daniederliegen der Knochenmarkstätigkeit spricht und Naegeli in Übereinstimmung hiermit nachgewiesen hat, daß das Typhusmark durch seinen Reichtum an Myeloblasten ausgezeichnet ist, kommt es doch gelegentlich vor, daß vereinzelte Myelozyten im Kreislauf auftreten.

Typhusbazillen sind stets, wenigstens in der ersten und zweiten Woche, im strömenden Blute nachzuweisen, aber niemals mikroskopisch, sondern nur kulturell. Besonders leicht gelingt ihr Nachweis im Roseolenblut.

Auf die agglutinatorische Fähigkeit des Blutserums gegenüber Typhusbazillen sei hier nur hingewiesen. Auch bei Typhusschutzgeimpften agglutiniert das Serum Typhusbazillen selbst in stärkeren Verdünnungen; akquiriert aber ein Geimpfter trotzdem Typhus, so steigt der Agglutinationstiter im Verlauf der Krankheit allmählich an. Auf Grund dieser Tatsache kann man also auch bei Geimpften einen Typhus auf agglutinatorischem Wege diagnostizieren.

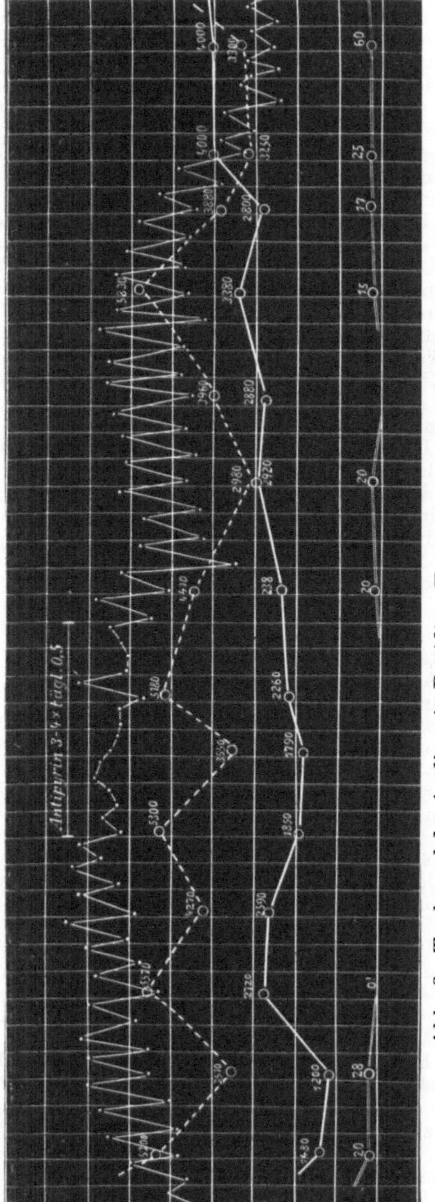

Abb. 6. Typhus abdominalis mit Rezidiv. Fortsetzung von Abb. 5. (Nach Naegeli.)

Über das morphologische Verhalten des Blutes Schutzgeimpfter, besonders der Leukozyten, liegen eine größere Reihe von Untersuchungen aus der Zeit des Krieges vor. Während F. Schneider gefunden hatte, daß bereits wenige Tage nach der 3. Typhusschutzimpfung eine beträchtliche Leukopenie mit Aneosinophilie eintritt, die wochen- bis monatelang besteht und deshalb davor warnt, bei Schutzgeimpften der Leukopenie und Aneosinophilie für die Typhusdiagnose einen Wert beizumessen, und auch Ziersch nach Typhusschutzimpfung eine noch nach Monaten nachweisbare Leukopenie konstatierte, lauten die Ergebnisse anderer Forscher dem widersprechend. Auch sie zeigen jedenfalls, daß die nach der Typhusschutzimpfung auftretenden Blutveränderungen qualitativ denen des eigentlichen Typhus sehr ähneln und nur quantitativ verschieden sind.

Lipp konstatierte nach der ersten Impfung die Ausbildung einer leichten Leukozytose, die etwa zwischen 3. und 7. Tage einer ausgesprochenen Leukopenie Platz macht, die aber nie so tiefe Werte zeigt, als beim Typhus selbst. Es sinken dann allmählich die Neutrophilen prozentualiter bedeutend, während die Lymphozyten und auch zum Teil die Eosinophilen bedeutend zunehmen. Dieses Blutbild bleibt etwa 6—7 Tage bestehen und am 3. Tage nach der 2. Impfung beginnt wieder eine normale Leukozytenformel einzutreten. Die 3. Impfung hat dann bemerkenswerterweise keine weitere Verschiebung des Mischungsverhältnisses der Leukozyten zur Folge.

Stieve fand ähnlich wie Lipp am Tage nach der 1. Impfung eine leichte neutrophile Leukozytose, die am 3. Tage meist abgeklungen ist. Dann beginnt eine Vermehrung der Lymphozyten, die am 6.—8. Tage ihren Höhepunkt, am 12.—16. Tage meist ihr Ende erreicht. Die Eosinophilen sind in den ersten 6—8 Tagen vermindert, dann leicht vermehrt. Nach der 2. Impfung tritt gleichfalls eine schnell abklingende leichte, neutrophile Leukozytose ein, der eine sich allmählich entwickelnde Leukopenie mit relativer Lymphozytose folgt. Am 16.—18. Tage ist das Blutbild wieder normal. Die eosinophilen Zellen werden durch die 2. Impfung kaum beeinflußt. Auch nach der 3. Impfung fand Stieve im Gegensatz zu Lipp noch ähnliche, wenn auch leichtere Leukozytenveränderungen, als nach den beiden ersten Impfungen. Acht, spätestens 10 Tage nach der 3. Impfung ist die Blutzusammensetzung wieder normal, doch bleiben bei manchen Individuen die Lymphozyten noch längere Zeit vermehrt. Im allgemeinen kann man aber nach Stieve sagen, daß für die Diagnose des Typhus der Blutuntersuchung dieselbe diagnostische Bedeutung bei Schutzgeimpften zukommt wie bei Nichtgeimpften, wenn seit der letzten Impfung 3—4, in Ausnahmefällen 6 Wochen verflossen sind.

In Übereinstimmung mit diesen Angaben stehen die Feststellungen Reichmanns, der nach jeder Injektion ein Ansteigen der Kurve der Neutrophilen beobachtete, das nach 20 Stunden sein Maximum erreichte; in den folgenden Tagen sank ihre Zahl langsam auf subnormale Werte. Entgegengesetzt verhielten sich die Lymphozyten, deren Zahl sofort nach der Injektion sinkt und ihr Minimum zur Zeit des höchsten Wertes der Neutrophilen erreicht. Das gleiche Verhalten wurde nach jeder Impfung festgestellt. 11 Fälle wurden 4 Wochen nach der letzten Impfung nachuntersucht und nur bei einem Erwachsenen und 3 Kindern wurden noch Lymphozytosen konstatiert. Die Stärke der Blutveränderungen bei der Typhusschutzimpfung geht keineswegs der Intensität der sonstigen klinischen Symptome parallel.

Labor hat bei einer großen Zahl Schutzgeimpfter in Laibach eine am intensivsten am Ende des zweiten oder am Beginn des dritten Monats auftretende Eosinophilie konstatiert, die dann im Verlauf der folgenden Monate langsam abklingt. Während v. Draga, der bei zahlreichen nicht Schutzgeimpften von derselben Front gleichfalls häufig Eosinophilie fand, die aber auf Helminthiasis zurückzuführen war, den Zusammenhang derselben mit der Typhusimpfung leugnet, hält Labor auf Grund von Beobachtungen denselben für sicher.

Literatur.

Aporti e Radaeli: Kongr. in Rom 1894. — Arnone: Kongreßzentralbl. Bd. 9, S. 119. — Aronheim: Inaug.-Diss. Straßburg 1906. — Austin, J. H. and S. S. Leopold: The Journ. of the Americ. med. assoc. Vol. 66, Nr. 15. p. 1085. 1916. — Azzurini e Massart: Lo sperimentale 1904. — Banti: Arch. di fisiol. Vol. 1. 1904. — Barbaroux: Thèse de Lyon 1900. — Basten: Med. Klinik. 1915. Nr. 21. — Becker: Dtsch. med. Wochenschr. Nr. 9. 35. 1900. — Bennecke: Dtsch. Arch. f. klin. Med. Bd. 92. — Bohland: Zentralbl. f. innere Med. S. 409. 1899. — Bucalossi: Policlinico. Nr. 6. 1908. — Budal: Fol. haematol. Bd. 30, H. 2. — Chantemesse: La sem. méd. Nr. 12. 1890. — Chetagurow: Inaug.-Diss. Petersburg. Ref. Virchows Archiv f. pathol. Anatomie und Physiol. Bd. 126. 1891. — Courmont: Journ. de physiol. et de pathol. gén. 1900. — Courmont et Barbaroux: Journ. de physiol. et de pathol. gén. 1900. — Cracinneanu: Inaug.-Diss. Bukarest 1903. — Curschmann: Münch. med. Wochenschrift 1899. — Daretti: Riv. osped. Nr. 4. 1914. — Decastello und Hofbauer: Zeitschr. f. klin. Medizin. Bd. 34. — v. Draga: Wien. klin. Wochenschr. Nr. 49. 1916. — Dunger: Münch. med. Wochenschr. Nr. 37. 1910. — Edsall: Americ. journ. of the med. sciences. 1904. — Emersch: Bull. of Johns Hopkins hosp. 1907. — Erben: Zeitschr. f. Heilk. 1905. — Federmann: Dtsch. med. Wochenschr. Nr. 13. 1905. — Felsenthal: Arch. f. Kinderheilk. Bd. 15. — Fergusson: Glasgow med. journ. 1905. — Fraenkel, E.: Grenzgeb. Bd. 11. — Franke: Ref. Münch. med. Wochenschr. S. 348. 1903. — Freymuth: Dtsch. med. Wochenschr. S. 350. 1903. — Galli: Inaug.-Diss. Zürich 1908. — Gay and Claypole: Arch. of internal. med. Vol. 14. 1914. — Gennari: Gazz. degli o ped. Nr. 1. 1904; Rif. med. Nr. 11. 1907. — Head: Arch. of pediatr. p. 253. 1902. — Herz: Wien. klin. Wochenschr. S. 1746. 1909. — Himmelheber: Med. Klinik. Nr. 12. 1908. — v. Hoeßlin: Dtsch. Arch. f. klin. Med. Bd. 91. — Hultgen: Americ. journ. of the med. sciences. August 1911; Journ. of the Americ. med. assoc. 1911. — Jacksch: Prag. med. Wochenschr. Nr. 31—33. 1890. — Janowski: Zentralbl. f. Bakteriol., Parasitenk. u. Infektionskrankh. Bd. 5, Nr. 20. 1889. — Ickert: Beitr. z. Klin. d. Infektionskrankh. u. Immunitätsforsch. Bd. 4, Nr. 2. — Kast und Gütig: Dtsch. Arch. f. klin. Med. Bd. 80. 1904. — Ker: Practitioner March. 1904. — Klein: Volkmanns Sammlg. N. F. Nr. 87. — Koblanck: Inaug.-Diss.

Berlin 1889. — Kohler: Dtsch. Arch. f. klin. Med. Bd. 60. — Kokowrejow und Sacharowitsch: Wrastchebnaja Gaseta. Nr. 10. 1913. — Kölner: Dtsch. Arch. f. klin. Med. Bd. 60. — v. Korczynski: Wien. klin. Wochenschr. Nr. 41. 1917. — Krehl: Ref. Dtsch. med. Wochenschr. S. 85. 1907. — Kühn: Münch. med. Wochenschr. S. 2033. 1902.— Kühn und Sucksstorff: Dtsch. Arch. f. klin. Med. Bd. 71. — Kühnau und Weiß: Zeitschr. f. klin. Med. Bd. 32. — Labor, M.: Wien. klin. Wochenschr. Nr. 44. 1916. — Lavatelli: Rif. med. 1910. — Lépine et Lyonnet: Rev. de méd. 1898. — Lipp: Münch. med. Wochenschr. Nr. 16. 1915. — Longcope: Ref. Fol. haematol. S. 690. 1905. — Löwy: Wien. klin. Wochenschr. Nr. 28. 1915. — Lucibelli: Rif. med. Bd. 25. — McCallum: Ref. Fol. haematol. 1, 703. — Marcovici: Wien. med. Wochenschr. Nr. 36 u. 37. 1915. — Martel: Inaug.-Diss. Lyon 1890. — Mayer: Berlin klin. Wochenschr. Nr. 22. 1917. — Meinertz: Med. Klinik. Beiheft 9. 1909. — Meisels: Wien. med. Wochenschr. 1886. — Menzer: Inaug.-Diss. Berlin 1892. — Meyer: Münch. med. Wochenschr. Nr. 30. 1909. — Moritz: Münch. med. Wochenschr. S. 1448. 1904. — Naegeli: Dtsch. Arch. f. klin. Med. Bd. 67. — Neufeld: Zeitschr. f. Hyg. u. Infektionskrankh. Bd. 30. — Neuhaus: Berl. klin. Wochenschr. 1886. Nr. 6 u. 24. — Pée: Inaug.-Diss. Berlin 1890. — Petroff: Ann. der milit.-med. Akad. Bd. 8. Nr. 2. 1904; Russki Wratsch. 1904. — Picechi e Pieracconi: La sperim. 1901. — Pick: Prag. med. Wochenschr. Nr. 24. 1890. — Propping: Münch. med. Wochenschr. S. 1353. 1911. — Redtenbacher: Zeitschrift f. klin. Med. 1891. — Reichmann: Naturw. med. Ges. Jena. 24. 1. 1916; Münch. med. Wochenschr. Nr. 20. 1916. — Rieder: Leipzig 1892. — Rogers: Brit. med. journ. 5. April 1920. — Römer: Beitr. z. Klinik d. Infektionskrankh. u. Immunitätsforsch. Bd. 4, Nr. 1. — — Rütimeyer: Zentralbl. f. klin. Med. Nr. 9. 1887. — Sadler: Fortschr. d. Med. 1892. — Schindler: Zeitschr. f. klin. Med. 1904. — Schneider: Dtsch. med. Wochenschr. Nr. 14. 1915. — Schur und Löwy: Zeitschr. f. klin. Med. Bd. 40. — Stäubli: Über Eosinophilie. Volkmanns Samml. klin. Vortr. Nr. 543. — Stieve: Dtsch. Arch. f. klin. Med. Bd. 117. — Studer: Inaug.-Diss. Zürich 1903. — Sulzer, Ander: Der Militärarzt 1916. — Thaller and E. v. Draga: Wien. klin. Wochenschr. 1916. Nr. 49. — Thayer: Bull. of Johns Hopkins hosp. Vol. 4. — Thiemich: Dtsch. med. Wochenschr. Nr. 34. 1895. — Tumas: Dtsch. Arch. f. klin. Med. Bd. 41. — Türk: Wien 1898. — Waldvogel: Dtsch. med. Wochenschr. 1900. — Widenmann: Charité-Ann. Bd. 25. — Wile: Arch. of pediatr. 1908. — Wiltschour: Zentralbl. f. Bakteriol., Parasitenk. u. Infektionskrankh. 1890. — Wynhausen: Inaug.-Diss. Amsterdam 1907. — Zappert: Zeitschr. f. klin. Med. Bd. 23. — Ziegler und Schlecht: Dtsch. Arch. f. klin. Med. Bd. 92. — Ziersch: Münch. med. Wochenschr. Nr. 39. 1915.

Paratyphus.

Man findet auch beim Paratyphus stets niedrige Leukozytenzahlen, doch ist die Leukopenie nicht so ausgesprochen, als wie beim Typhus abdominalis. Nach Matthes ist die Leukozytenzahl oft höher als 5000. Auch Marcovici fand normale bis leicht erhöhte Leukozytenzahlen. Naegeli findet die Leukozytenkurve viel unregelmäßiger als die des Typhus und oft ganz atypisch. Die Differentialdiagnose ist aber häufig auf Grund der hämatologischen Untersuchung allein nicht möglich. Marcovici fand in 5 Fällen Eosinophilie bis 30%.

Literatur:

Canavan: Boston med. a. surg. journ. 8. X. 14. — Deganello: Policlinico. Vol. 14. — Gütig: Prag. med. Wochenschr. 1903. Nr. 20. — Marcovici: Fol. haematol. Bd. 20, H. 1. — Matthes: Lehrbuch. — Naegeli: Lehrbuch. — Roky: Med. Klinik. 1911. — Sahli: Lehrbuch.

Dysenterie.

(Bazillenruhr).

G. Ewald, der das Blut zahlreicher Fälle von Ruhr während des Krieges untersucht hat, kommt zu folgendem Schlußergebnis: Bei einer unkomplizierten Ruhr ist die Gesamtzahl der Leukozyten mäßig oder gar nicht vermehrt. Es besteht eine Neigung zu Lymphozytose (bis über 40%) bei gleichzeitigem Vorhandensein, oft deutliche Vermehrung (bis 8%) der Eosinophilen. Tritt eine Mischinfektion ein, so ändert sich das Blutbild. Die Leukozytenzahl steigt gewöhnlich erheblich an, die Zahl der neutrophilen Leukozyten nimmt schnell zu, die Lymphozytenzahl geht zurück, die Eosinophilen verschwinden ganz aus dem Blut.

Marcovici fand im akuten Stadium in 60% der Fälle Leukopenie, in 34% normale Zahlen, in 6% leichte Vermehrungen der Leukozyten bis 10 900. Prozentualiter ergab sich Vermehrung der großen Lymphozyten, der Monozyten und der Eosinophilen auf Kosten der Neutrophilen und kleinen Lymphozyten, Auftreten spärlicher Reizungsformen im akuten Stadium.

Galambos dagegen fand stets eine der Schwere des Falles parallel gehende Leukozytose.

Naegeli sah oft mäßige neutrophile Leukozytose mit ziemlich viel Plasmazellen und Myelozyten.

Lampe berichtet über Untersuchungen an 30 Ruhrkranken. Er sah bei leichten Fällen Leukozytenzahlen von 8500—18 000. Die Menge der Eosinophilen betrug 1—3%, der Monozyten 2—3%, der Lymphozyten 30—55%. Bei mittelschweren Fällen fand er 7000—22 000 Leukozyten, die Eosinophilen waren durchgehends vermindert oder fehlten ganz, die Lymphozytenprozentzahlen waren 20—18% oder 10—14. In sehr schweren Fällen erreichten die Leukozytenzahlen 40 000, mit Verminderung der Lymphozyten und Aneosinophilie während der schweren Durchfälle.

Literatur.

Ewald: Fol. haematol. Bd. 22. — Galambos: Wien. klin. Wochenschr. Nr. 14. 1917. — Hall and Adam: Lancet. 16. 9. 16. — Lämpe: Med. Klinik. Nr. 16. 1923. — Marcovici: Fol. haematol. Bd. 26. — Paetzmann: Inaug.-Diss. München 1918.

Cholera asiatica.

Die bei der Cholera festgestellten Blutveränderungen haben eine zweifache Genese. Erstens sind sie Folgen der bakteriellen Infektion, also Toxinwirkungen, wie wir sie bei allen Infektionskrankheiten sehen, zweitens aber sind sie eine Folge der enormen Wasserverluste, welche der Organismus gerade bei dieser Krankheit infolge der profusen Diarrhöen erleidet, die zu einer sehr starken Bluteindickung führen. Hat doch das Blut in den letzten Stadien eine teerartige Beschaffenheit.

Eine Folge der bakteriellen Toxinwirkung ist die von allen Autoren, zuerst schon von Virchow beschriebene, meist recht erhebliche Leukozytose, die schon Biernacki als eine neutrophile erkannte. Nach den sehr genauen, mit modernen Methoden angestellten Untersuchungen von Benzler findet man im Prodromalstadium eine leichte Vermehrung der Monozyten, bei prämonitorischen Durchfällen auch eine Verschiebung des neutrophilen Blutbildes nach links mit relativer Lymphopenie und Mononukleose. Nach Einsetzen der ersten manifesten Krankheitserscheinungen entsteht zunächst eine leichte Hyperleukozytose mit Linksverschiebung, starkem Lymphozytensturz und Mononukleose; jetzt treten auch Türksche Reizungsformen auf. Die Gesamtleukozytenzahl steigt immer höher und kann im Stadium algidum bis etwa 60 000 betragen. Nach Biernacki sollen Erkrankungen mit so hohen Leukozytenzahlen prognostisch besonders ungünstig sein. Im Stadium algidum ist die Lymphopenie besonders ausgesprochen, die Linksverschiebung des neutrophilen Blutbildes ist sehr deutlich und es treten sowohl echte jugendliche Neutrophile wie anderseits auch stabkernige Elemente auf; die Mononukleose erreicht hohe Werte, wobei auch atypische Monozyten auftreten. Im Reaktionsstadium konstatiert man eine Umkehr der Lymphozyten- und Monozytenkurve und in der Rekonvaleszenz entwickelt sich unter Wiedererscheinen von Reizungsformen und Eosinophilen sowie einem Rückgang der Linksverschiebung und Sinken der Gesamtleukozytenzahl eine postinfektiöse Lymphozytose.

Marcovici fand im akuten Stadium Leukozytenzahlen zwischen 9000 und 30000. Die Neutrophilen betrugen im Stadium algidum bis 82%, in der zweiten Krankheitswoche sowie in der Rekonvaleszenz 17—24%. Die Eosinophilen fehlen auf dem Höhestadium ganz oder sind stark vermindert, in der Rekonvaleszenz wurden bis zu 6% gefunden. Die Lymphozyten sind im akuten Stadium spärlich, in der Rekonvaleszenz vermehrt. Reizungsformen wurden im akuten Stadium bis zu 20% gezählt. Auch Myelozyten sieht man auf der Höhe der Krankheit. Die Monozyten sind nach Marcovici auf der Höhe der Krankheit nur leicht vermehrt. Derselbe Autor erwähnt auch zerfallende neutrophile Leukozyten im Stadium algidum. Die Blutplättchen sollen in diesem Stadium stark vermehrt sein.

Die roten Blutkörperchen und der Hämoglobingehalt sind nach der übereinstimmenden Angabe aller Autoren stark vermehrt, besonders im Stadium algidum. Man hat Hämoglobinwerte von 150% (Sahli) und Erythrozytenwerte von 8 Millionen in schweren Fällen festgestellt. Im zweiten Stadium sinken diese Werte allmählich wieder, gleichzeitig verschwindet die dunkelrote bis pechartige Farbe und teerartige Konsistenz des Blutes allmählich und macht einer normalen Beschaffenheit Platz. Die Ursache dieser Hyperglobulie ist auf eine starke Eindickung des Blutes infolge der großen Wasserverluste durch den Stuhl zurückzuführen, ist daher in leichten Fällen lange nicht so ausgesprochen.

Einer erneuten Prüfung mit modernen Methoden bedürfen wohl ältere Angaben über die Reaktion des Choleráblutes. Strauß fand dieselbe in frischen Choleraleichen sauer, Cantani beobachtete bei Cholerakranken ein langsames Sinken der Alkaleszenz und schließlich kurz vor dem Tode Umschlag in saure Reaktion.

Den Einfluß der Choleraschutzimpfung auf das weiße Blutbild hat Lipp studiert. Er fand als so ziemlich einzige Veränderung eine leichte Leukozytose, die gewöhnlich nach der zweiten Impfung auftrat. Das prozentuale Verhältnis der Neutrophilen sinkt in einigen Fällen nach der ersten Impfung auf etwa 60%, während die Eosinophilen von 3—4 der Norm auf 10—15% steigen; kurz nach der zweiten Impfung ist das Blutbild wieder normal.

Literatur.

Benzler: Beitr. z. Klin. d. Infektionskrankh. u. z. Immunitätsforsch. Bd. 4, H. 3. — Berger: Münch. med. Wochenschr. S. 589. 1906. — Biernacki: Dtsch. med. Wochenschrift Nr. 48. 1895. — Leprovski: Wratsch. Nr. 41—42. 1909. — Lipp: Münch. med. Wochenschr. Nr. 16. 1915. — Marcovici: Fol. haematol. Bd. 20, H. 3. — Mladynik: Wratsch. Nr. 44. 1892. — Rogers: Brit. med. journ. 18. Nov. 1911. — Rosenthal: Berl. klin. Wochenschr. Nr. 8. 1914. — Schmidt: Zur Charakteristik der epidemischen Cholera. Monographie. Leipzig u. Mitau 1850. — Wlajew: Ref. in Petersburger med. Wochenschr. 1895.

Angina.

Da bei der Angina so verschiedene Infektionserreger eine Rolle spielen, und der anatomische Prozeß bald stärkere, bald geringere Grade erreicht, wird man keinen einheitlichen Blutbefund erwarten können. Die Literatur enthält äußerst spärliche Publikationen über diese Frage und systematische Blutuntersuchungen größeren Stils unter Berücksichtigung des Infektionserregers und der Schwere des lokalen Krankheitsprozesses fehlen. Nach Halla besteht auf der Höhe des Krankheitsprozesses eine absolute und relative Vermehrung der Leukozyten, die mit Abnahme der Entzündung wieder zurückgeht. Sehr genau hat Arneth 3 Fälle untersucht, aber ohne Feststellung des Krankheitserregers. Bei einer Angina catarrhalis stellte er 12 800 Leukozyten und eine nur unbedeutende Linksverschiebung des neutrophilen Blutbildes fest. Bei einer Angina follicularis zählte er 15 600 Leukozyten mit etwas stärkerer

Linksverschiebung. Bei einer Angina necrotica schwankten die Leukozytenzahlen an sechs aufeinander folgenden Tagen zwischen 9700 und 13 100 und zeigten sehr starke Linksverschiebung. Bei peritonsillären Abszessen findet man natürlich hohe neutrophile Leukozytosen.

Durch einen eigenartigen Blutbefund ist eine Form der Angina ausgezeichnet, die vor kurzem von W. Schultz und Versé, Leon und U. Friedemann beschrieben worden ist. Dieses bisher nur bei Frauen beobachtete, hochfieberhaft verlaufende und in 3—14 Tagen zum Tode führende, selten nur heilende Leiden geht mit einer starken Angina und oft auch mit erheblichen entzündlichen Prozessen anderer Abschnitte der Mundhöhle einher. Die Zahl der Leukozyten beträgt nur wenige Hundert, die Neutrophilen sind stark vermindert, die Lymphozyten entsprechend relativ vermehrt. Erythrozyten und Blutplättchen hatten in den beobachteten Fällen nicht gelitten. Im Knochenmark war ein Schwund der Granulozyten festzustellen. Der Erreger ist bisher nicht gefunden. Man nennt dieses Krankheitsbild „Angina agranulocytica".

Es sei an dieser Stelle ferner darauf hingewiesen, daß neuerdings wiederholt Anginen, oft von diphtherieähnlichem Aussehen, aber ohne Diphtheriebazillen beobachtet worden sind, bei denen vorübergehend ein der akuten Leukämie gleichender Blutbefund, teils lymphatischer, teils myeloblastischer, teils monozytärer (Monozytenangina) Art beobachtet worden ist, wobei aber die Erkrankung in Heilung übergegangen ist. Näheres siehe darüber im Abschnitt „Akute Leukämie".

Über das Blutbild bei der Angina Vincenti liegen Untersuchungen von Tarnow vor. Er fand keine Abweichungen von seiten der Erythrozyten und des Hämoglobins, der Thrombozyten und der Gerinnung. Die Leukozytenzahl ist mäßig erhöht, und zwar sind dabei die Neutrophilen vermindert, die Lymphozyten und Monozyten vermehrt, die Eosinophilen an der unteren Grenze der Norm. Es besteht eine Linksverschiebung des neutrophilen Blutbildes. Peter fand in einem Falle lokale und allgemeine Eosinophilie.

Literatur.

Friedemann: Dtsch. med. Wochenschr. 1922. Nr. 44, S. 1495 und Med. Klinik 1923. Nr. 41. — Lauter: Med. Klinik 1924. Nr. 38. — Leon: Dtsch. Arch. f. klin. Med. Bd. 143. — Peter: Dtsch. med. Wochenschr. 1923. Nr. 19. — Schultz, W. und Versé: Dtsch. med. Wochenschr. 1922. Nr. 44, S. 1495. — Tarnow: Med. Klinik 1911. Nr. 34.

Diphtherie.

Bei der Diphtherie entwickelt sich meist eine leichte Anämie, die nur bei schwereren Komplikationen höhere Grade erreicht und im Verlauf der Rekonvaleszenz langsam wieder zurückgeht. Namentlich septische Diphtherien können besonders stark anämisierend wirken.

Die Gesamtleukozytenzahl ist so gut wie immer erhöht und geht erst mit dem Rückgang der lokalen und Allgemeinerscheinungen langsam zurück. Zahlen von 15 000—30 000, selten mehr, pflegt man auf der Höhe der Krankheit anzutreffen. Die Leukozytose ist eine neutrophile, die relative Zahl der polymorphkernigen Neutrophilen schwankt gewöhnlich zwischen 80- und 90%. Die Eosinophilen fehlen in schweren Fällen meist ganz, in leichten sind sie stark vermindert. Die relative Zahl der Lymphozyten ist, solange Leukozytose besteht, herabgesetzt, recht hohe Werte pflegt man meist für die Monozyten zu finden. Man kann wohl im allgemeinen sagen, daß die Gesamtleukozytenzahl der Schwere der klinischen Erscheinungen ungefähr parallel geht. Prognostisch ungünstig sind niedrige Leukozytenzahlen bei schwerem klinischen Symptomenkomplex, wie immer bei infektiösen Krankheiten, die normalerweise mit Leukozytose einhergehen. Auch hohe Myelozytenwerte – über 2—3% — sind, wie zuerst C. S. Engel gezeigt hat, von meist übler Vorbedeutung, besonders bei niedrigen Leukozytenwerten. Linksverschiebung des neutrophilen Blutbildes besteht immer, besonders natürlich in schweren Fällen.

Der Einfluß der Diphtherieserumbehandlung auf das weiße Blutbild ist neuerdings von vielen Seiten studiert worden. Es scheint, daß in günstig reagierenden Fällen zunächst der Seruminjektion eine Hypoleukozytose folgt, nach der aber bald wieder ein Ansteigen der Leukozytenzahl beobachtet wird, aber nicht auf so hohe Werte, wie sie vorher bestanden. Bei ausbleibender Wirkung einer Seruminjektion bleibt die Leukozytose hoch oder steigt noch weiter. In günstig verlaufenden Fällen entwickelt sich auch sehr bald an Stelle der Neutrophilie eine relative Lymphozytose und Mononukleose, so daß die vorhandene Gesamtvermehrung der Leukozyten vornehmlich auf die Zunahme der Zahl dieser Elemente zurückzuführen ist.

Literatur.

Arneth: Jena 1904. — Benini: Riv. di clin. pediatr. H. 8. 1908. — Bennecke: Die Leukozytose bei Scharlach und anderen Mischinfektionen. Jena 1909. — Besredka: Ann. de l'inst. Pasteur. Tom. 12, p. 305. 1898. — Billings: New York med. journ. a. med. record. 25. IV. 1896. — Bouchut et Dubrisay: Cpt. rend. des séances de la soc. de biol. p. 158. 1877. — Cuffer: Rev. mens. p. 519. 1878. — Dean: Journ. of pathol. a. bacteriol. Vol. 12. Jan. 1908. — Dupérié: Gaz. hebdom. des soc. méd. de Bordeaux. 16. 3. 1913. — Engel: Dtsch. med. Wochenschr. 1897. — Ewing: New York med. journ. a. med. record. 10. u. 17. 8. 1895. — Felsenthal: Arch. f. Kinderheilk. Bd. 15. — Filé: La sperimentale 1896. — Flesch und Schloßberger: Jahrb. f. Kinderheilk. Bd. 62. 1905. — Forster: Journ. of med. research. 19. 1. 1909. — Gabritschewski: Ann. de l'inst. Pasteur. p. 673. 1894. — Garet: Thèse de St. Petersbourg 1898. — Grawitz: Zeitschr. f. klin. Med. Bd. 22. — Heine: Arch. de méd. des enfants. Nr. 1. IV. — Isonni: Riv. di clin. pediatr. 1907. — Karsner: Univ. of Pennsylvania med. Bull. Sept. 1908. — Kucharzewski: (Russisch). Ref. Fol. haematol. Bd. 1, S. 175. — Marcottini: La pediatria. Vol. 8. 1899. — Marique: Arch. internat. de pharmaco-dyn. et de thérapie. 1909. — Morse: Boston med. a. surg. journ. 7. 3. 1895. — Nicolas, Froment et Dumoulin: Journ. de physiol. et de pathol. gén. 1904. — Nicolas et Courmont: Arch. de méd. exp. T. 10. — Paris et Salomon: Cpt. rend. des séances de la soc. de biol. April 1903. — Paris: Thèse de Paris. 1903. — Pée: Inaug.-Diss. Berlin 1890. — Royer et Josué: Cpt. rend. des séances de la soc. de biol. Jan. 1897. — Royer et Franklin: Journ. of med. research. Vol. 18. — Reckzeh: Dtsch. Arch. f. klin. Med. Bd. 77. — Schiff: Monatsschr. f. Kinderheilk., Orig. Bd. 15. — Schindler: Zeitschr. f. klin. med. Bd. 54. 1904. — Schlesinger: Arch. f. Kinderheilk. Bd. 19. u. 36. — Simon: Journ. de physiol. et de pathol. gén. 15. 9. 1903. — Soltmann: Dtsch. med. Wochenschr. S. 53. 1895. — Thomas: Inaug.-Diss. Leipzig 1911. — Türk: Klinische Untersuchungen über das Blut bei Infektionskrankheiten. Leipzig-Wien. — Weiß: Jahrb. f. Kinderheilk. Bd. 58. — Wile: Arch. of pediatr. Mai 1908. — Wilsrich: Inaug.-Diss. Freiburg 1914. — Ziegler und Schlecht: Dtsch. Arch. f. klin. Med. Bd. 92, Nr. 5 u. 6.

Parotitis epidemica.

Beim Mumps findet man entsprechend der relativen Harmlosigkeit der Krankheit und ihrem schnellen Verlauf keine Veränderungen am roten Blutbild. Über das Verhalten der farblosen Blutkörperchen lauten die Angaben der Beobachter recht verschieden.

So vermißte F. Pick gelegentlich einer Prager Epidemie trotz hohen Fiebers und starker Allgemeinerscheinungen eine Leukozytenvermehrung. Andere Autoren wieder, wie z. B. Barach, fanden Leukopenie. Auch Cabot, Arneth, Lehndorff und Zimmerli vermißten eine Leukozytose, während Türk, Sacquepée, Marcovici, Krestnikow und Feiling mäßige Leukozytose mit Vermehrung der Neutrophilen und Monozyten fanden. Eine Verstärkung der neutrophilen Leukozytose sahen Sacquepée, Arneth und Naegeli bei komplizierender Orchitis, Lehndorff und Feiling aber vermißten sie dabei. Arneth sah in seinen Fällen trotz niedriger Leukozytenzahl eine starke Verschiebung des neutrophilen Blutbildes nach links mit dem Auftreten sehr zahlreicher Stabkerniger und auch einzelner Metamyelozyten. In allen seinen Fällen fand er, daß zugleich mit der Abschwellung der Parotiden konstant eine Vermehrung der Leukozyten vorübergehend eintrat. Die abweichenden Befunde der einzelnen Beobachter hängen wohl mit der verschiedenen Virulenz der Krankheitserreger zusammen.

Literatur.

Arneth: Die qualitative Blutlehre. S. 140. — Barach: Fol. haematol. 15. — Cabot: Lehrbuch. — Feiling: Lancet 1913. — Krestnikow: Inaug.-Diss. Petersburg 1902. — Lehndorff: Wien. klin. Wochenschr. 1918. Nr. 20. — Marcovici: Fol. haematol. Bd. 20; Wien. klin. Wochenschr. Nr. 34. 1918. — Pick: Wien. klin. Rundschau 1902. — Sacquepée: Arch. de méd. exp. 1902. — Zimmerli: Zeitschr. f. klin. Med. Bd. 87.

Grippe.

Über das Blutbild bei der Grippe liegen, entsprechend dem gehäuften Auftreten dieser Erkrankung in den letzten Jahren und ihrer großen epidemiologischen Bedeutung sehr zahlreiche Mitteilungen in der Literatur vor. Doch weichen die Angaben der Autoren zum Teil sehr voneinander ab, was einerseits daran liegt, daß wohl häufig bei Epidemien Fälle als Grippe angesehen wurden, die gar keine waren, anderseits aber auch wohl daran, daß gerade gegenüber dem Grippetoxin, wie auch die sonstige klinische Beobachtung zeigt, die Reaktionsfähigkeit des Organismus eine sehr verschiedene ist.

Schon über das Verhalten der roten Blutkörperchen gehen die Angaben der Autoren sehr auseinander. Während z. B. Citron und Schemensky im Beginn Herabsetzung der Erythrozytenzahl mäßigen Grades fanden, will Alexander im Initialstadium Erhöhungen bis zu 8,5 Millionen gesehen haben, die wohl auf Blutkonzentration durch starke Schweiße zurückzuführen sind.

Hinsichtlich des Verhaltens der Leukozyten werden sowohl normale, erhöhte. wie erniedrigte Werte angegeben, doch lehrt eine kritische Durchsicht der Literatur, daß die meisten Fälle mit Leukozytose höchstwahrscheinlich entweder überhaupt keine Grippe oder komplizierte Fälle waren. In bei weitem den meisten einwandfreien Beobachtungen bewegten sich die Leukozytenzahlen entweder an der unteren Grenze der Norm oder aber, und das bezieht sich auf die überaus große Mehrzahl, waren sie deutlich herabgesetzt. Zahlen bis zu 2000, 1800 und 1600 Leukozyten im Kubikmillimeter sind oft einwandfrei beobachtet worden. Die relative Zahl der Neutrophilen sinkt erheblich und zeigt nach Naegeli den tiefsten Stand ungefähr am Entfieberungstage. Citron fand in einem Falle nur noch 10% Neutrophile. Nach Arneths sehr zahlreichen Beobachtungen ist das neutrophile Blutbild auch in Fällen mit annähernd normaler Leukozytenzahl sehr geschädigt und kann es auch noch einige Tage nach der Entfieberung bleiben. Beim Zurückgehen der Leukopenie und dem Wiederanstieg der Neutrophilen können nach Naegeli als Zeichen der Wiedererstarkung des Knochenmarkes Myelozyten auftreten. An den Neutrophilen zeigen sich stets schwere toxische Schädigungen von Kern und Protoplasma (siehe Abb. 17 und 18 im 1. Abschnitt dieses Buches).

Die Zahl der Eosinophilen ist desto geringer, je schwerer das neutrophile Blutbild geschädigt ist. Nach Naegeli schwinden sie in allen schweren Fällen vom zweiten Tage ab ganz. Die Lymphozyten sind nach Alder und Naegeli am ersten und zweiten Tage am stärksten vermindert, steigen dann langsam an, erreichen am vierten bis fünften Tage normale Werte und dann kommt es zu einer Lymphozytose. Die Monozyten verhalten sich parallel den Neutrophilen. Radkernplasmazellen treten zur Zeit der Entfieberung nach Alder und Naegeli regelmäßig auf.

Bei komplizierender Pneumonie verhalten sich offenbar die Leukozyten sehr verschieden, wobei vielleicht die jeweilig hinzutretenden Krankheitserreger eine Rolle spielen. Zwar geben die meisten Autoren an, daß sich dann eine neutrophile Leukozytose entwickelt, es kommt aber, wie besonders die sehr sorgfältigen Untersuchungen Arneths beweisen, auch vor, daß während der ganzen Pneumonie Leukopenie bestehen bleibt, daß man normale Leukozytenwerte findet oder daß Leukopenie, Leukozytose und normale Werte im Wechsel auftreten. Nach Naegeli fällt mit dem Auftreten der Pneumonie die Lymphozytenzahl etwas ab, um unmittelbar darauf wieder anzusteigen. Die übrigen Zellen machen im allgemeinen gar keine Schwankungen durch, wenn der Prozeß am 3. bis 5. Tage auftritt. Tritt er aber später ein, wenn die durch die Grippeinfektion bedingte Hemmung des Knochenmarkes überwunden ist, so kommt es zu einer Leukozytose, die in seinen Beobachtungen zwischen 8000 und 25 000 schwankten.

Literatur.

Alder: Fol. haematol. Bd. 25. — Alexander: Dtsch. med. Wochenschr. 1918. S. 1250. — Arneth: Med. Klinik 1920. S. 255. — Bache: Kongreßzentralbl. Bd. 16, S. 168. — Becher: Med. Klinik Nr. 41. 1918. — v. Becher: Wien. klin. Wochenschr. Nr. 1. 1919. — Berger: Beitr. z. Klin. d. Infektionskrankh. u. z. Immunitätsforsch. Bd. 8. — Bunting: Americ. journ. of the med. sciences 1921. — Carli: Guys hosp. gaz. Nr. 126. 1906. — Chantemesse: Bull. méd. p. 85. 1908. — Citron: Berl. klin. Wochenschr. S. 777. 1918. — Elias: Wien. med. Wochenschr. S. 394. 1919. — Friedreich: Arbeiten a. d. Reichs-Gesundheitsamte 1890. — Gerber: Wien. med. Wochenschr. Nr. 25. 1900. — Grawitz: Med. Klinik. Nr. 21. 1905. — Harry: Dtsch. Arch. f. klin. Med. Bd. 133. — Haase und Wohlrabe: Dtsch. med. Wochenschr. Nr. 50. 1918. — Head: Arch. of pediatr. 1902. — Hildebrandt: Münch. med. Wochenschr. S. 1601. 1916; Dtsch. med. Wochenschr. S. 1140. 1919; Zeitschr. f. klin. Med. Bd. 91. — Hoffmann: Münch. med. Wochenschr. 1923. Nr. 38. — Hoppe-Seyler: Dtsch. med. Wochenschr. S. 67. 1919. — Irons: Kongreßzentralbl. 18. — Jagic: Wien. klin. Wochenschr. S. 1223. 1918. — Kinsella: Journ. of the Americ. med. assoc. Vol. 74, p. 1070. — Kollmann: Berl. klin. Wochenschr. 1890. — Krager: Münch. med. Wochenschr. S. 814. 1921. — Kroner: Berl. klin. Wochenschrift S. 640. 1918. — Kronberger: Dtsch. med. Wochenschr. S. 243. 1919. — Laveran: Bull. méd. p. 85. 1898. — Levinson: Journ. of infect. dis. Juli 19. — Levy: Dtsch. med. Wochenschr. S. 972. 1918. — Lion: Kongreßzentralbl. 14. — Maillart: Inaug.-Diss. Genf 1891. — Marcovici: Fol. haematol. Bd. 23. — Montgomery and Dunham: Americ. journ. of dis. of childr. Sept. 19. — Neuwirth: Wien. klin. Wochenschr. S. 1152. 1918. — Nörnberger: Münch. med. Wochenschr. S. 291. 1919. — Oeller: Dtsch. med. Wochenschr. Nr. 44. 1918. — Popoff: Fol. haematol. S. 99. 1906. — Reiche: Münch. med. Wochenschr. S. 1352. 1920. — Reicher: Schweiz. med. Wochenschr. S. 394. 1921. — Rieder: Münch. med. Wochenschr. Nr. 19. 1892. — Rosenow: Med. Klinik. S. 737. 1918. — Rütimeyer, Schweiz. med. Wochenschr. 1921. — Schemenski: Berl. klin. Wochenschr. Nr. 24. 1919. — Schiff und Matyas: Wien. klin. Wochenschr. Nr. 50. 1918. — Stienon: Ann. et bull. de la soc. roy. des sciences méd. et natur. de Bruxelles 1896. — Underhill: Journ. of the Americ. med. assoc. Vol. 75. — Wanner: Korresp.-Bl. f. Schweiz. Ärzte 1918 u. 1919. — Weinberg: Arch. f. Schiffs- und Tropenhyg. Bd. 23.

Encephalitis epidemica.

Die viel diskutierte Frage, ob die Encephalitis epidemica nichts weiter ist als eine Gehirngrippe, hat man auch durch die Untersuchung des Blutes zu entscheiden versucht. Nach Naegeli fehlen bei der echten epidemischen Enzephalitis Blutveränderungen fast völlig, insbesondere die bei der Grippe so häufigen toxisch-degenerativen Erscheinungen an den Leukozyten. Einige andere Autoren sahen leichte neutrophile Leukozytose. Fälle mit Blutveränderungen, wie sie für Grippe charakteristisch sind, muß man als echte Grippeenzephalitis ansprechen.

Literatur.

Bürckler: Inaug.-Diss. Zürich 1921. — Cavadias: Cpt. rend. des séances de la soc. de biol. Tom. 84. — Gabri: Policlinico. p. 106. 1920. — Huß: Wien. klin. Wochenschr. 1922. Nr. 3. — Kraus: Kongreßzentralbl. Bd. 19. — Naegeli: Lehrbuch. S. 511. — Palitzsch: Dtsch. Arch. f. klin. Med. Bd. 135. — Weill et Dufour: Soc. méd. d. hôp. 13. 4. 20.

Meningitis cerebrospinalis epidemica.

Nach den Untersuchungen von Türk, Zand, Rusca, Cabot u. a. geht die epidemische Genickstarre ebenso wie die sporadischen Fälle dieser Art mit einer neutrophilen Leukozytose einher. Die Leukozytenzahlen schwanken nach Knöpfelmacher zwischen 20 000 und 60 000. Heß erwähnt Zahlen von 22 000—48 000, Cabot sah Leukozytenzahlen bis 51 000. Wenn die Krankheit heilt, so findet mit dem Sinken der Gesamtleukozytenzahl gleichzeitig auch ein Sinken der Kurve der Neutrophilen statt, während die der Lymphozyten steigt, so daß schließlich eine Kreuzung der Kurven stattfindet und sich eine postinfektiöse Lymphozytose und eventuell eine Eosinophilie entwickeln kann. Bei den letal verlaufenden Fällen findet keine Kreuzung der beiden Kurven statt, vielmehr bleibt die Zahl der Neutrophilen hoch und die der Lymphozyten niedrig. Eosinophile und Mastzellen verschwinden nach Rusca in solchen letalen Fällen ganz.

Für Fälle von Meningokokkensepsis, bei denen man die Erreger aus dem Blute züchten kann, liegen genauere Blutbefunde nicht vor, doch ist anzunehmen, daß es dabei zu besonders schweren Störungen der leukozytären Zusammensetzung kommt. Besonders muß man starke Linksverschiebungen im Arnethschen Sinne gerade in solchen Fällen erwarten. Während etwaiger Remissionen bessert sich auch der Blutbefund, um beim Eintritt eines Rezidivs sich wieder zu verschlechtern. Bei Erkrankungen mit sehr langwierigem Verlauf kann es zu Anämien kommen.

Dieselbe Reaktion von seiten des Blutes findet man, wenn die Erreger der Meningitis Staphylokokken, Streptokokken oder Pneumokokken sind. So konstatierte Rosenow bei einer Pneumokokkenmeningitis folgenden Blutbefund: Hämoglobin 84%, Erythrozyten 3 500 000, Leukozyten 15 300, von denen 92% polymorphkernige Neutrophile, 5% Lymphozyten und 3% Übergangsformen waren.

Literatur.

Altmann: Med. Klinik. Nr. 25. 1905. — Heß: Americ. journ. of dis. of childr. 7. 1914. — Koplik: Med. news 1904. — Lehnhartz: Dtsch. Arch. f. klin. Med. 84. — Meyer-Estorf: Dtsch. med. Wochenschr. Nr. 44. 1919. — Naegeli: Münch. med. Wochenschr. Nr. 4. 1913. — Presser: Prag. med. Wochenschr. Nr. 41. 1892. — Rohde: Münch. med. Wochenschr. 1903 u. 1917. — Rosenow: Dtsch. med. Wochenschr. Nr. 10. 1920. — Rusca: Dtsch. Arch. f. klin. Med. 103. — Schottmüller: Münch. med. Wochenschr. S. 1730. 1915. — Spill: Inaug.-Diss. Breslau 1903. — Zand: Virchows Arch. f. pathol. Anat. u. Physiol. 192.

Tuberkulose.

Das rote Blutbild kann bei der beginnenden Lungentuberkulose lange Zeit völlig normal sein. In den meisten Fällen allerdings findet man auch schon in den Anfangsstadien des Leidens leichte Symptome der Anämie. Die bekannten morphologischen Veränderungen an den roten Blutkörperchen fehlen allerdings gewöhnlich und nur durch Zählung und Hämoglobinbestimmung kann man den Nachweis abweichender Verhältnisse führen. Oft sind in solchen Fällen Verwechslungen mit Chlorose vorgekommen.

Im zweiten Stadium der chronischen Lungentuberkulose, selbst dann, wenn schon mehr oder weniger deutliche Symptome der Kachexie sich zu entwickeln beginnen, pflegt man trotz des blassen Aussehens der Patienten meist normale Werte für Hämoglobin und Erythrozyten festzustellen. Grawitz, der dieser Frage besondere Untersuchungen gewidmet hat, glaubt, daß in diesen Fällen eine Verminderung der Gesamtblutmenge durch Eindickung des Blutes vorliegt. Er glaubt, daß nicht etwa die Schweiße nach dieser Richtung hin wirken, sondern daß durch das Tuberkulosegift ein Übertritt von Flüssigkeit aus dem Blute in die Gewebe hervorgerufen wird. Es bedarf wohl noch weiterer Untersuchungen zur Feststellung der Richtigkeit dieser Hypothese. Dieselbe erklärt auch, warum man in manchen Fällen in diesem Stadium der Tuberkulose eine leichte Hyperglobulie nachweisen kann. Für einen Teil dieser Fälle ist dieselbe aber wohl sicherlich als kompensatorische Reaktion gegenüber der Verminderung der Atmungsoberfläche und der dadurch bedingten schlechten Sauerstoffversorgung des Organismus aufzufassen, ähnlich wie es bei einer Reihe anderer mit Dyspnoe einhergehender Affektionen des Respirationsapparates zweifellos der Fall ist.

Im Endstadium der Lungentuberkulose endlich kommt es immer, zum großen Teil wohl sicherlich auch unter dem blutzerstörenden Einfluß der Sekundärinfektionen, zu schwereren Graden der Anämie. Daß wiederholte schwerere Anfälle von Hämoptoe auch in anderen Stadien des Leidens zu erheblichen Anämien führen können, ist von vornherein klar. Bei sehr vielen Phthisikern findet man nun ganz besonders schwere Anämien, ohne daß es möglich ist, eine bestimmte Ursache hierfür jedesmal anzugeben. Hier spielen auch wohl konstitutionelle Minderwertigkeiten des hämatopoetischen Apparates eine Rolle. Bei sehr akut verlaufenden Fällen von Phthise, bei der sog. galoppierenden Schwindsucht, entwickeln sich auch sehr schnell schwere Anämien.

Auf das Verhalten der Leukozyten ist in den letzten Jahrzehnten sehr genau geachtet worden, und zahlreiche Arbeiten beschäftigen sich eingehend mit dieser Frage vom diagnostischen und prognostischen Gesichtspunkt aus.

Wie zuerst Simon gefunden, später Steffen genauer festgestellt und fast alle anderen Autoren bestätigt haben, findet man im ersten Stadium der Lungentuberkulose in günstig verlaufenden Fällen eine deutliche absolute und relative Vermehrung der Lymphozyten. In allen denjenigen Fällen, in denen die Lymphozytose fehlt und sich eine Neutrophilie mit oder ohne Gesamtvermehrung der Leukozyten einstellt, ist die Prognose ungünstig, da neutrophile Leukozytose eine Progredienz des Leidens beweist. Die Beurteilung nach der Gesamtzahl der Leukozyten allein, die sehr wechselt, ist unzureichend, stets muß man die Leukozytenformel berücksichtigen. Selbstverständlich gibt es Ausnahmen, und wie neuerdings besonders Kleemann betont, kann in leichtesten und schwersten Fällen die Gesamtleukozytenzahl normal sein und auch Fälle mit Neutrophilie können bisweilen einen günstigen Verlauf nehmen. Nicht immer brauchen beginnende und günstig verlaufende Tuberkulosen eine Lymphozytose aufzuweisen, denn Schenitzky vermißte sie oft, Baer und Engelsmann regelmäßig in ihren Fällen und Blumenfeldt, der Soldaten untersuchte, fand bei Tuberkulose im Anfangsstadium zwar deutliche Zunahme der absoluten Lymphozytenzahl, eine erhebliche relative Lymphozytose aber in keinem seiner Fälle. Seit Arneth hat man natürlich auf das neutrophile Blutbild besonders geachtet und bestätigen können, daß Linksverschiebungen prognostisch ungünstig zu beurteilen sind und im allgemeinen auf eine Sekundärinfektion hinweisen. Wie aber besonders auch Romberg betont, darf man in der diagnostischen und prognostischen Verwertung des neutrophilen Blutbildes nicht zuweit gehen.

Auch die Beobachtung der Eosinophilen ist außerordentlich wichtig. Geringe Zahlen und Aneosinophilie deuten auf Progredienz hin, normale und hohe Werte sind günstig zu beurteilen. Das Vorkommen von Reizungsformen in mäßigen Mengen ist ein häufiger Befund. Die Monozyten und Mastzellen zeigen kein gesetzmäßiges Verhalten. Die Blutplättchen finde ich bei Lungentuberkulose fast immer vermehrt, besonders in vorgeschrittenen Fällen.

In schweren progredienten Fällen von käsiger Pneumonie, Kavernenbildungen usw. besteht immer eine ausgesprochene neutrophile Leukozytose mit starker Linksverschiebung und deutlicher Verminderung oder Fehlen der Eosinophilen.

Es gibt nach allen vorliegenden Erfahrungen, wie auch Romberg besonders betont, eine charakteristische Gestaltung des weißen Blutbildes, entsprechend dem günstigen, zweifelhaften oder schlechten Gesamtzustand. Die Linksverschiebung des neutrophilen Blutbildes ist nach ihm ein interessanter, die Blutreaktion fein differenzierender Befund, die in den günstigsten Fällen fehlt, nur bei ungünstigen stark ist, aber auch gelegentlich bei vorgeschrittenen Fällen fehlen kann. Die folgende Tabelle gibt eine anschauliche Übersicht über das Verhalten des weißen Blutbildes in den verschiedenen Stadien der Lungentuberkulose.

Stadium	Leukozytose	Neutrophilie	Linksverschiebung	Lymphozytose	Eosinophilie (spontan über 400 oder auffallende Zunahme nach Tuberkulin)
0	0 (+)	0	0	+	0 oder +
1	0	0	0 (+)	0	+
2	+	0	0 (+) +	0	+
3	+	0	0 (+) +	0	0
4a	+	+	+ (+) 0	0	0
4b	0	0	+ (+) 0	0 ev. Lymphopenie	0
5	0	+	+ (+) 0	0 fast immer Lymphopenie	0

Drüsentuberkulose. Bei lokalisierten Drüsentuberkulosen kann das Blut unbeteiligt bleiben; nur wenn infolge Sekundärinfektion Eiterungen auftreten, entsteht eine neutrophile Leukozytose. Bei ausgedehnten oder gar generalisierten Drüsentuberkulosen entsteht infolge allmählicher Ausschaltung der Produktionsstätten der Lymphozyten eine Lymphopenie.

Bei der Bronchialdrüsentuberkulose des Kindes ist nach Raffauf und Crimm Lymphozytose ebenso wie bei der Lungentuberkulose ein günstiger Reaktionsvorgang. Eine Trennung zwischen aktiven und inaktiven Hilustuberkulosen läßt sich auf Grund der Beobachtung des Blutbildes nicht durchführen. Jedenfalls sind bei allen Drüsentuberkulosen Vermehrungen der Neutrophilen ein Hinweis auf Progredienz oder Sekundärinfektion.

Darmtuberkulose. Meist erhebliche Anämien und neutrophile Leukozytose.

Milztuberkulose. Bei der sehr seltenen isolierten Milztuberkulose ist ein charakteristisches Blutbild nicht bekannt. In einigen Fällen wurde Polyzythämie beobachtet. Ob es sich hier um eine durch Funktionsausfall der Milz bedingte erhöhte Erythropoese im Knochenmark handelt oder ob sich bei ursprünglich vorhandener Polyzythämie sekundär in der Milz Tuberkulose entwickelt hat, ist noch ungewiß.

Knochen- und Gelenktuberkulose. Umfangreichere systematische Untersuchungen fehlen hier noch. In den häufigen Fällen mit Sekundärinfektion besteht neutrophile Leukozytose.

Riedel kommt auf Grund von Blutuntersuchungen an einer größeren Zahl von chirurgischen Tuberkulosen zu folgendem Schlußergebnis: Bei der chirurgischen, speziell der Knochen- und Gelenktuberkulose findet sich gewöhnlich eine leichte Herabsetzung des Hämoglobingehaltes, der Erythrozytenzahl und des Färbeindex. Die Gesamtleukozytenzahl ist gewöhnlich etwas vermehrt. Sehr oft besteht eine relative und absolute Vermehrung der Lymphozyten neben einer Verminderung der Neutrophilen, was prognostisch günstig ist. Bei schweren Fällen entwickelt sich oft eine neutrophile Leukozytose.

Tuberkulose der serösen Häute. Bei den tuberkulösen Affektionen der serösen Häute, den Pleuritiden, Peritonitiden, Meningitiden scheint in reinen Fällen die Leukozytenzahl und Formel normal zu sein, neutrophile Leukozytosen beweisen Sekundärinfektion. Auch auf diesem Gebiete fehlen einwandfreie systematische Untersuchungen.

Miliartuberkulose. Das Verhalten der Leukozyten wechselt bei dieser Krankheit sehr, so daß man von einem charakteristischen Blutbilde nicht sprechen kann. Normale sowohl wie leicht erhöhte und verminderte Leukozytenzahlen wurden angegeben. Manche Fälle zeigen eine auffallende Leukopenie. Nach Waik sollen die Lymphozyten im Spätstadium stets vermindert sein. Die Eosinophilen sind meist vermindert. Nach Matthes ist relative Neutrophilie bei normaler Leukozytenzahl oder Leukopenie besonders im Spätstadium sehr häufig und charakteristisch.

Tuberkulininjektionen. Das Verhalten des Blutes bei diagnostischen und therapeutischen Anwendungen des Tuberkulins ist vielfach untersucht worden.

Nach diagnostischen Tuberkulininjektionen in den üblichen Dosen tritt in positiv reagierenden Fällen nach Grawitz, Kühnau, Rieder, Weiß u. a. eine leichte, schnell vorübergehende neutrophile Leukozytose auf. Nach Sahli ist dieselbe das feinste Reagens für bestehende tuberkulöse Infektion und auch dann beweisend, wenn keine Temperatursteigerung nachweisbar ist. Nach Broesamlen findet man neben der kurzdauernden Leukozytose eine Vermehrung der Eosinophilen, die schon Grawitz gekannt hatte. Nach Schenitzky ist sie aber nicht regelmäßig nachweisbar. Ähnliche Blutveränderungen, wenn auch oft weniger ausgesprochen, kommen nach der Pirquetschen Reaktion vor.

Nach den Untersuchungen von Broesamlen und Zeeb wird bei den mittelschweren, leicht fiebernden Lungentuberkulosen die Leukozytenzahl durch die therapeutischen Tuberkulininjektionen nur dann nennenswert beeinflußt, wenn Temperatursteigerung damit verbunden ist. Eine prognostische Bedeutung kann dem Verhalten der Gesamtzahl der Leukozyten nicht beigemessen werden. Die Lymphozyten werden durch die Tuberkulininjektionen in keiner Weise beeinflußt. Kranke, welche die Tuberkulinkur gut vertragen, reagieren regelmäßig mit einer Vermehrung der Eosinophilen. Bei rascher Dosensteigerung und interkurrenten Störungen bleibt diese Vermehrung aus. Wenn sie ohne diese Ursachen dauernd fehlt, ist der Kranke für die Tuberkulinkur ungeeignet.

Literatur.

Acunna: Fol. haematol. Bd. 3, S. 101. — Alder: Zeitschr. f. Tuberkul. Bd. 31. — Altschuller: Brauers Beitr. Bd. 52. — Appelbaum: Berl. klin. Wochenschr. Nr. 1. 1902. — Arneth: Münch. med. Wochenschr. Nr. 12. 1905. — Aronheim: Inaug.-Diss. Straßburg 1906. — Askanazy: Beitr. z. pathol. Anat. u. z. allg. Pathol. Bd. 69. — Bachmann and Lucke: New York med. journ. a. med. record. 16. 3. 1918. — Baer-Engelsmann: Dtsch. Arch. f. klin. Med. Bd. 112. — Barbarri: Zentralbl. f. d. med. Wiss. Nr. 35. 1887. — Becker: Med. Klinik Nr. 37. 1907. — Bezançon: Arch. de méd. exp. 1910. — Bischoff: Inaug.-Diss. Berlin 1891. — Bizzoli: Gazz. d. osp. e d. clin. Nr. 67. 1905. — Black: Brit. med. journ. 1913. — Blumenfeld, A.: Zeitschr. f. exp. Pathol. u. Therap. Bd. 20. — Botkin: Dtsch. med. Wochenschr. Nr. 15. 1892. — Broesamlen: Dtsch. Arch. f. klin. Med. Bd. 115; Münch. med. Wochenschr. Nr. 16. 1916. — Broesamlen und Zeeb: Dtsch. Arch. f. klin. Med. Bd. 118. — Carpi: Med. Klinik Nr. 22. 1907. — Catoir: Dtsch. med. Wochenschr. S. 665. 1907. — Charlier: Journ. de physiol. et de pathol. gén. Tome 14. — Colat: Inaug.-Diss. Bordeaux 1905. — Craig: Americ. journ. of the med. sciences 1905. Sept. — Curl: Lancet 1905. — Czuprila-Czerkssy: Münch. med. Wochenschr. Nr. 29. 1913. — Decastello: Wien. klin. Wochenschr. Nr. 14. 1914. — Dehio: Petersb. med. Wochenschr. Nr. 1. 1891. — Dolde: Inaug.-Diss. Straßburg 1918. — Dunger: Münch. med. Wochenschr. Nr. 37. 1910. — Dupérier: Arch. des maladies du coeur, des vaisseaux et du sang. 1911. — Eicke: Brauers Beitr. Bd. 56. — Etienne: Cpt. rend. des séances de la soc. de biol. 8. 4. 1909. — Fauconnet: Dtsch. Arch. f. klin. Med. Bd. 82. — Gärtner und Römer: Wien. klin. Wochenschr. Nr. 2. 1892. — Gloel: Beitr. z. Klin. d. Tuberkul. Bd. 45. —

Grawitz: Dtsch. med. Wochenschr. Nr. 51. 1893; Zeitschr. f. klin. Med. Bd. 21. — Guedzka: Inaug.-Diss. Berlin 1886. — Gullbring: Zeitschr. f. Tuberkul. 1922. — Heß: Wien. klin. Wochenschr. Nr. 44. 1907. — Hirschfeld, Nanna: Monatsschr. f. Kinderheilk., Orig.-Bd. 10. — Hoke: Wien. klin. Wochenschr. Nr. 22. 1917. — Hultgren: Fol. haematol. Bd. 13, S. 51. — Jacobäus: Zeitschr. f. klin. Med. Bd. 63. — Katona: Dtsch. med. Wochenschr. 1923. Nr. 23. — Kirtovic: Fol. haematol. Bd. 9, S. 38. — Kjer-Petersen: Beitr. z. Klin. d. Tuberkul. Suppl.-Bd. 11. — Kleemann: Beitr. z. Klin. d. Tuberkul. Bd. 49. — Knoll: Beitr. z. Klin. d. Tuberkul. Bd. 49. — Köster: Dtsch. Zeitschr. f. Chirurg. Bd. 160. — Kühnau und Weiß: Zeitschr. f. klin. Med. Bd. 32. — Laaker: Wien. klin. Wochenschr. 1886. — Lapschin: Internat. Zentralbl. f. Tuberkuloseforsch. Bd. 9. — Leone: Kongreßzentralbl. Bd. 15, S. 130. — Matthes: Med. Klinik S. 1769. 1912. — Medwedewa: Inaug.-Diss. Zürich 1907. — Mendel und Seelig: Prag. med. Wochenschr. Nr. 41. 1907. — Meyer-Bentz: Dtsch. Arch. f. klin. Med. Bd. 134. — Mircoli: Gazz. d. osp. e d. clin. 1904. — Morgan: Americ. journ. of dis. of childr. Vol. 11. — Moritz: Petersb. med. Wochenschr. Nr. 3. 1914. — Morse: Americ. journ. of the med. sciences 1900. — Moutier: Cpt. rend. des séances de la soc. de biol. 1. 12. 1906. — Neubert: Inaug.-Diss. Dorpat 1889. — Neumann: Münch. med. Wochenschr. Nr. 14. 1916. — Oelsnitz: Inaug.-Diss. Paris 1903. — Oppenheimer: Dtsch. med. Wochenschr. Nr. 42—44. 1889. — Pavillard: Inaug.-Diss. Paris 1900. — Peters: Bruns' Beitr. z. klin. Chirurg. Bd. 117. — Pick: Prag. med. Wochenschr. Nr. 24. 1890. — Raffauf und Crimm: Zeitschr. f. Tuberkul. Bd. 37. — Raventos: Fol. haematol. Bd. 14, S. 41. — Rayewski: New York med. journ. of med. p. 815. 1913. — Rebande e Alfonso: Gazz. d. osp. e d. clin. 1904. — Reich: Bruns' Beitr. z. klin. Chirurg. Bd. 42. — Reiche: Beitr. z. Klin. d. Tuberkul. Bd. 32. — Reichmann: Dtsch. Arch. f. klin. Med. Bd. 126; Münch. med. Wochenschr. S. 1018. 1917. — Riedel: Dtsch. Zeitschr. f. Chirurg. Bd. 158. — Ringer: Americ. journ. of the med. sciences Vol. 144. 1912. — Rohde: Münch. med. Wochenschr. S. 1987. 1903. — Romanelli: Gazz. d. osp. e d. clin. 1907. — Rombach: Fol. haematol. Bd. 6, S. 308. — Romberg: Zeitschr. f. Tuberkul. Bd. 34. — Rosenthal: Dtsch. med. Wochenschr. 1923. Nr. 8. — Rontatunt: Inaug.-Diss. Lyon 1912. — Rubino: Fol. haematol. Bd. 9, S. 39. — Sagianz: Zentralbl. f. inn. Med. Nr. 1. 1904. — Schenitzky: Zeitschr. f. exp. Pathol. u. Therap. Bd. 19. — Scholz: Zentralbl. f. Bakteriol., Parasitenk. u. Infektionskrankh., Abt. I, Orig.-Bd. 65. — Schnorrenberg: Brauers Beitr. Bd. 53. — Schulz: Beitr. z. Klin. d. Tuberkul. Bd. 21. — Schur und Loewy: Zeitschr. f. klin. Med. Bd. 40. — Schwermann: Zeitschr. f. Tuberkulose. Bd. 22. — Simon: Internat. Tuberkulosekongr. 1905. — Simon et Spillmann: Cpt. rend. des séances de la soc. de biol. p. 227. 1906. — Solis-Cohen: New York med. journ. a. med. record p. 53. 1912. — Steffen: Dtsch. Arch. f. klin. Med. Bd. 98; Dtsch. med. Wochenschr. Nr. 30. 1916. — Stein und Erbmann: Dtsch. Arch. f. klin. Med. Bd. 56. — Stevens: New York med. journ. a. med. record 26. 7. 1902. — Strasser: Zeitschr. f. klin. Med. 1893. — Swan: Journ. of the Americ. med. assoc. 12. 3. 1904. — Tarchetti: Gazz. d. osp. e d. clin. Nr. 165. 1904. — Turban: Zeitschr. f. Tuberkul. Bd. 26. — Ullom and Craig: Americ. journ. of the med. sciences 1905. Sept. — Waik: Dtsch. Arch. f. klin. Med. Bd. 115. — Warthin: Med. news. p. 89. 1895. — Watkins: Wien. klin. Wochenschr. Nr. 13. 1912. — Webb: Johns Hopkins hosp. bull. Vol. 23. — Weicksel: Med. Klinik 1923. Nr. 51. — Weil: Zeitschr. f. Tuberkul. Bd. 29. — Weill: Zeitschr. f. Tuberkul. Bd. 30. — Weiß: Wien. med. Wochenschr. S. 146. 1914. — Weise: Med. Klinik S. 2095. 1912. — Whrigt and King: Journ. of the Americ. med. assoc. 1911. — Zand: Virchows Arch. f. pathol. Anat. u. Physiol. Bd. 192. — Zappert: Zeitschr. f. klin. Med. Bd. 23. — Zeeb: Inaug.-Diss. Tübingen 1915. — Ziemke: Dtsch. med. Wochenschr. 1897.

Tetanus.

Cabot und Loeper fanden teils geringe Leukozytose, bis zu 12 000, teils normale Leukozytenzahlen. Schwarz und Walko fanden besonders nach Antitoxineinspritzungen beträchtliche Steigerungen der Leukozytenzahl ebenso Foges. Posselt dagegen konstatierte in zwei Fällen nur eine unbedeutende Leukozytenvermehrung, aber nach Antitoxininjektion eine Leukopenie, der später eine Lymphozytose folgte. Sahli hält das Vorkommen von Leukozytose bei Tetanus für inkonstant.

Bennecke verdanken wir sehr eingehende Untersuchungen über das morphologische Verhalten des Blutes beim Tetanus an 14 Fällen, von denen 8 tödlich verliefen. Teils bestand in diesen Fällen eine Leukozytenvermehrung, teils nicht. Am stärksten war dieselbe in den tödlich verlaufenen Fällen, doch zeigten zwei derselben auch keine Leukozytose. Im Mittel betrug die Leukozytenzahl in den genesenen Fällen 6844, in den gestorbenen 11 438. Stets ist die prozentuale Menge der Neutrophilen vermehrt, auch wenn die Gesamtzahl der Leukozyten nicht zugenommen hat, und es besteht dementsprechend eine Lymphopenie. Seruminjektionen führten in zwei Fällen zu einem rapiden Sturz, einmal zu einer Vermehrung der Leukozyten, schienen aber nur für kurze Zeiträume die Leukozytenkurve zu beeinflussen. Die Ursache der Leukozytose beim Tetanus sind die Tetanusbazillen wohl sicher nicht, höchstwahrscheinlich aber die Muskelkrämpfe. So stieg in einem Fall die Leukozytenzahl von 8120 vor dem Anfall bis auf 19 130 nach dem Anfall.

Literatur.

Arneth: Dtsch. med. Wochenschr. Nr. 51. 1916. — Bennecke: Mitt. a. d. Grenzgeb. d. Med. u. Chirurg. Bd. 24. — Foges: Wien. med. Wochenschr. Nr. 24. 1894. — Grote: Dtsch. med. Wochenschr. Nr. 31. 1916. — Luna: Gazz. sizil. di med. e chirurg. 27. 2. 1908. — Posselt: Zeitschr. f. Kinderheilk. 1907. — Schwarz: Wien. klin. Wochenschr. 1894. — Walko: Dtsch. med. Wochenschr. Nr. 36. 1895.

Lyssa.

Über den Blutbefund bei der Lyssa liegen nur sehr wenig Angaben in der Literatur vor. Hand, Courtland und Reichel haben Leukozytose festgestellt. Genauere Untersuchungen des Blutes rühren von Forschbach her, wonach die Lyssa mit erheblicher absoluter Leukozytose mit terminalem Anstieg, gelegentlich mit relativer Polynukleose einhergeht. Meist fehlen die Eosinophilen vollständig.

Literatur.

Courmont: Kongr. f. inn. Med. 1901. — Courmont et Lésieur: Journ. de physiol. et de pathol. gén. 1901. — Forschbach: Zur Klinik der Lyssa und der Impflyssa. Zeitschr. f. klin. Med. Bd. 86, Nr. 3 u. 4. — Hand, Courtland and Reichel: Journ. of the Americ. med. assoc. Vol. 60. 1913.

Die fibrinöse Pneumonie.

Während des fieberhaften Stadiums der fibrinösen Pneumonie beobachtet man meist nur geringe Herabsetzungen des Hämoglobingehaltes und der Erythrozytenzahl. Das beruht wohl in erster Linie darauf, daß die Dauer dieses Stadiums nur eine relativ kurze ist. Vereinzelt trifft man Normoblasten, sehr selten nach einigen Autoren (Türk) auch Megaloblasten. Doch sind diese Elemente nicht etwa als Reaktion auf die geringfügige Anämie zu beziehen, sondern als Begleiterscheinungen der Leukozytose, als direkte Reizwirkungen der Toxine auf das Knochenmark aufzufassen.

Häufiger sind postfebrile Anämien bei der fibrinösen Pneumonie, doch sind auch diese meist nicht von erheblicher Intensität und pflegen im Verlauf der Rekonvaleszenz zurückzugehen. Sie sind zum größeren Teil wohl Toxinwirkungen, zum kleineren Teil auf den direkten Blutverlust zurückzuführen, der ja immer bei der Pneumonie dadurch zustande kommt, daß das Exsudat blutig ist. Stärkere Anämien entwickeln sich in denjenigen Fällen, in welchen es zur Ausbildung von Empyemen kommt oder wo sich Lungengangrän oder Tuberkulose an die Pneumonie anschließt.

Sehr charakteristisch und konstant ist das Verhalten der weißen Blutkörperchen. Bald nach dem Schüttelfrost schon kann man ein beträchtliches Ansteigen der Leukozytenzahl bis auf 20 000—30 000 konstatieren. Während des weiteren Verlaufes bleiben dann die Leukozytenzahlen hoch und steigen auch noch in den nächsten Tagen vielfach weiter empor. In der Krise sinken sie dann mit der Temperatur plötzlich bis auf normale Werte, während sie bei den sog. Pseudokrisen, die ja nur Kollapszustände sind, hoch bleiben.

Die Stärke der Hyperleukozytose bei der Pneumonie geht nicht dem Grade der Ausbreitung des pneumonischen Prozesses parallel, sondern in erster Linie der Schwere der Allgemeininfektion. Da aber im allgemeinen schwere Infektionen größere Partien der Lungen ergreifen als leichtere, so findet man doch meistens bei ausgedehnten Infiltrationen auch die höchsten Leukozytenwerte. Nur bildet dieses Verhalten nicht immer die Regel. Verhältnismäßig niedrige Leukozytenwerte bei leichten klinischen Symptomen und gutem Allgemeinbefinden sind prognostisch günstig zu beurteilen. Dagegen gelten auf Grund zahlreicher Erfahrungen schwere Fälle mit niedrigen Leukozytenwerten als prognostisch ungünstig, weil ein Versagen der Knochenmarkstätigkeit beweist, daß der Organismus nicht mehr über die Kraft verfügt, in normaler Weise auf die Bakterientoxine zu reagieren. Wenn man aber demnach sagen muß, daß klinisch schwere Fälle mit hohen Leukozytenzahlen prognostisch günstig zu beurteilen sind, so darf man doch nicht vergessen, daß auch solche Fälle aus vielen Gründen einen üblen Ausgang nehmen können, weil es für das Überstehen einer Pneumonie ja nicht allein darauf ankommt, daß der Organismus mit den Bakterientoxinen fertig wird. Ausgedehnte pneumonische Infiltrate erschweren die Atmung und stellen sehr große Anforderungen an die Herztätigkeit. Ein Versagen von seiten dieser Organe kann auch eintreten, wenn die Chancen im Kampfe des Organismus mit den Infektionserregern selbst günstig stehen.

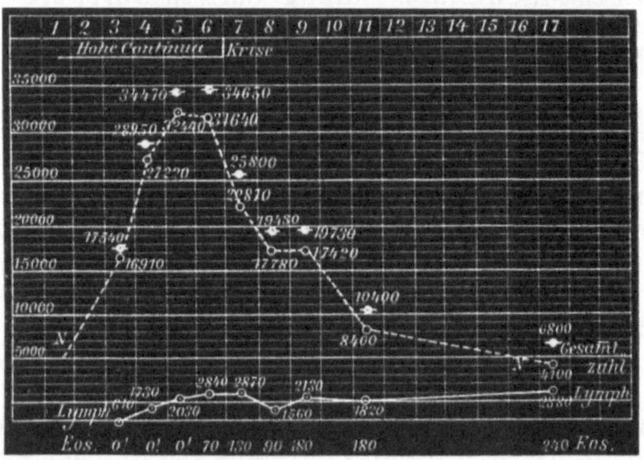

Abb. 7. Kruppöse Pneumonie. (Nach Naegeli.) —o— Gesamtzahl. —— Neutrophile. - - - - Lymphozyten. ═══ Eosinophile.

Die Leukozytose bei der Pneumonie ist eine neutrophile; 90% und mehr der Leukozyten sind polymorphkernige neutrophile Elemente, unter denen die Zahl der jugendlichen einkernigen Zellen mit wenig und tief eingebuchtetem Kern (1. Klasse Arneths) gegenüber der Norm vermehrt sein können. Auch vereinzelte Myelozyten kommen vor. Viele neutrophile Elemente geben die Glykogenreaktion (Livierato) und auch extrazellulär ist Glykogen nachgewiesen worden.

Eosinophile Zellen pflegen zu fehlen, die Zahl der Lymphozyten ist stark herabgesetzt, die Monozyten gleichfalls, doch sollen nach Naegeli dieselben schon kurz vor der Krise wieder ansteigen, ebensowohl bisweilen die Lymphozyten.

Mit der Krise tritt dann eine große Umwälzung des weißen Blutbildes ein, indem zugleich mit dem Sinken der Gesamtzahl auf normale oder subnormale Werte auch die Zahl der neutrophilen Elemente relativ und absolut auf subnormale Werte heruntergeht, während gleichzeitig die Eosinophilen und Lymphozyten wieder ansteigen, und im Verlauf der Rekonvaleszenz normale und sogar übernormale Werte zu erreichen pflegen. Es kommt meist also zu einer postinfektiösen Lymphozytose und Eosinophilie. Auch starke Plättchenvermehrung wird nach der Krise beobachtet. Nach Türk und Naegeli treten nach der Krise noch bisweilen auch neutrophile Myelozyten auf. Ganz allmählich erst entwickelt sich dann eine normale Leukozytenformel im Verlauf der Rekonvaleszenz.

Eine weitere Feststellung und Beobachtung der Leukozytenkurve nach der Krise ist von Wichtigkeit. Bedeutet doch ein Anstieg der Leukozytenzahl eine Komplikation, gewöhnlich ein Empyem oder seltener eine Lungengangrän oder einen Lungenabszeß. Besonders bei Emypemen kann man sehr hohe Leukozytenzahlen, bisweilen auch ohne Fieber, finden. Auch hier ist natürlich die Leukozytose eine neutrophile.

Außerordentlich häufig findet man bei der Pneumonie im Blute Pneumokokken, und zwar nicht nur kulturell, sondern bisweilen auch im mikroskopischen Blutpräparat, besonders im dicken Tropfen, wo sie entweder frei liegen oder aber im Innern von polymorphkernigen neutrophilen Leukozyten, die sie gefressen haben.

Alle hier geschilderten Blutveränderungen gelten nur für diejenige Form der Pneumonie, die durch den Diplokokkus Fraenkel hervorgerufen wird. Über die durch den Diplobazillus Friedlaender verursachte Form der fibrinösen Pneumonie liegen bezüglich des Verhaltens des Blutes noch keine systematischen Untersuchungen vor.

Literatur.

Becker: Dtsch. med. Wochenschr. Nr. 35 u. 36. 1900. — Biegansky: Dtsch. Arch. f. klin. Med. Bd. 53. — Böckmann: Dtsch. Arch. f. klin. Med. Bd. 29. — Étienne et Perrin: Journ. de physiol. et de pathol. gén. 1909. — Felsenthal: Arch. f. Kinderheilk. Bd. 13. — Halla: Zeitschr. f. Kinderheilk. 1883. — Heß: Americ. journ. of dis. of childr. Vol. 7. — Jacksch: Zeitschr. f. klin. Med. Bd. 23; Zentralbl. f. klin. Med. Nr. 5. 1892. — Kikodse: Inaug.-Diss. 1890. — Klein: Volkm. klin. Vortr. N. F. Nr. 87. 1893. — Laehr: Berl. klin. Wochenschr. Nr. 36. 1893. — Leichtenstern: Über den Hb-Gehalt des Blutes. Leipzig 1878. — v. Limbeck: Zeitschr. f. Kinderheilk. 1890. — Livierato: Dtsch. Arch. f. klin. Med. Bd. 53. — Loeper: Arch. de méd. exp. 1899. — Maragliano: Berl. klin. Wochenschr. Nr. 31. 1892. — Monti und Berggrün: Arch. f. Kinderheilk. Bd. 17. — Moritz: Münch. med. Wochenschr. S. 1448. 1904. — Päßler: Münch. med. Wochenschr. S. 1901. 1901; Dtsch. Arch. f. klin. Med. Bd. 82. — Pée: Inaug.-Diss. Berlin 1890. — Philosofoff: Inaug.-Diss. Zürich 1904. — Pick: Prag. med. Wochenschr. Nr. 24. 1890. — Prochaska: Dtsch. Arch. f. klin. Med. Bd. 70. 1901. — Reinert: Blutzählungen. 1891. — Rieder: Beitrag zur Kenntnis der Leukozytose. Leipzig 1892. — Rohde: Münch. med. Wochenschr. S. 1987. 1903. — Rosenow: Journ. of infect. dis. März 1904. — Sadler: Fortschr. d. Med. 1892. — Schindler: Zeitschr. f. klin. Med. Bd. 54. — Tschistowitsch: Jahrb. f. Kinderheilk. Bd. 43, S. 346. — Tumas: Dtsch. Arch. f. klin. Med. Bd. 41. — Türk: Klinische Untersuchungen über das Verhalten des Blutes bei akuten Infektionskrankheiten. Wien 1898. — Williamson: Beitr. z. pathol. Anat. u. z. allg. Pathol. Bd. 29. — Winkelmann: Münch. med. Wochenschr. S. 25. 1906. — Wynhausen: Inaug.-Diss. Amsterdam 1907. — v. Wyß: Zeitschr. f. klin. Med. Bd. 70.

Pertussis.

Übereinstimmend berichten alle Autoren, die bisher das Blut beim Keuchhusten zum Gegenstand von Untersuchungen gemacht haben, daß fast stets eine beträchtliche Leukozytose vorhanden ist. Dieselbe soll im katarrhalischen Stadium beginnen und ihr Maximum in der konvulsiven Periode erreichen. Während nun einige Autoren (Carrière) behaupten, daß diese Leukozytose auf einer Vermehrung der neutrophilen Elemente beruht, behaupten andere Untersucher (Meunier, Bezançon und Labbé, Ashby, Crombie, Naegeli, Churchill, Schneider), daß regelmäßig eine Lymphozytose besteht.

Sehr eingehend ist diese Frage von W. Schneider studiert worden. Er hat in einer großen Zahl von Fällen fortlaufende Untersuchungen während des ganzen Krankheitsverlaufes ausgeführt, die erkrankten Kinder gehörten allen Lebensaltern an. Er konnte in allen seinen Fällen eine Leukozytenvermehrung feststellen, die mit dem Auftreten der katarrhalischen Erscheinungen ziemlich schnell einsetzte und etwa in der dritten Woche ihren Höhepunkt erreichte. Der mittlere Leukozytenwert zu dieser Zeit betrug 27 100, die höchste beobachtete Zahl in einem unkomplizierten Fall war 39 400. Von dieser Zeit ab bis zur Genesung nähert sich die Leukozytenzahl langsam der Norm. Diese Leukozytose beruht nun auf einer Vermehrung der Lymphozyten, deren Prozentzahl zwischen 58 und 63 schwankt. Die höchste beobachtete Zahl war 86%. Auch die großen Mononukleären weisen eine geringe Vermehrung auf. Es muß weiteren Untersuchungen vorbehalten bleiben, festzustellen, in welcher Weise sich Komplikationen im Blutbilde bemerkbar machen.

Höchstwahrscheinlich werden entzündliche Affektionen, wie sie ja besonders an den Lungen und an den Ohren vorkommen, zu einer Neutrophilie führen. So sah Naegeli bei einer Pertussispneumonie eine neutrophile Leukozytose von 15 000.

Schneider macht darauf aufmerksam, daß man bei Sektionen von Keuchhustenkindern sehr häufig eine allgemeine Lymphdrüsenschwellung findet, und daß man auch im Knochenmark fast stets zerstreute lymphozytäre Herde feststellen kann.

Literatur.

Ashby: Brit. med. journ. p. 1105. 1910. — Barach: Arch. of internal med. 1908. — Bezançon und Labbé: Zit. nach Grawitz' Lehrbuch. — Carrière: Cpt. rend. des séances de la soc. de biol. 1902. — Churchill: Journ. of the Americ. med. assoc. 1906. — Crombie: Edinburgh med. journ. 1908. — Duburquois: Inaug.-Diss. Bordeaux 1905. — Heß: Zeitschr. f. Kinderheilk. Bd. 27. — Meunier: Cpt. rend. des séances de la soc. de biol. p. 103. 1898; Arch. de méd. des enfants 1898. April. — Rousseau: Méd. d. infant. p. 54. 1912. — Schneider, W.: Münch. med. Wochenschr. Nr. 6. 1914. — Zambelli: Fol. haematol. Bd. 14, S. 51.

Sepsis.

Die bei septischen Erkrankungen beobachteten Blutveränderungen sind, soweit bisher bekannt, von der Art des Krankheitserregers unabhängig. Lediglich die Schwere der Infektion und der Grad der Reaktionsfähigkeit des Organismus ist für die Morphologie des Blutbildes bestimmend. Es ist also niemals möglich, auf Grund der festgestellten Blutveränderungen zu sagen, welcher Krankheitserreger als ätiologisches Agens anzusprechen ist. In sehr seltenen Fällen allerdings hat man charakteristische Mikroben ganz vereinzelt auch im Blutpräparat gesehen, meistens von Leukozyten phagozytiert; das sind aber sehr große Ausnahmen. Sonst ist es nur mit Hilfe einer Blutkultur möglich, die Krankheitserreger zu bestimmen.

Man kann bei der Sepsis fast stets nach längerem Bestehen der Krankheit eine Anämie feststellen. Dieselbe ist desto schwerer, je länger das Leiden besteht und je ausgeprägter die sonstigen Krankheitssymptome sind. Es ist stets eine einfache hypochrome Anämie mit den bekannten morphologischen Veränderungen. Nur in seltenen, später noch zu besprechenden Fällen, die eine besondere Gruppe bilden, sind allerschwerste Anämien beobachtet worden. Daß das Blutbild der progressiven perniziösen Biermerschen Anämie durch eine septische Infektion hervorgerufen werden kann, wie hier und da früher behauptet wurde, ist durch keine einwandfreie Beobachtung aus der Literatur zu belegen.

Bezüglich des Verhaltens der weißen Blutkörperchen kann man bei der Sepsis drei verschiedene Gruppen unterscheiden, zwischen denen natürlich fließende Übergänge bestehen.

Bei der ersten Gruppe, der häufigsten Form, finden wir eine mäßige bis starke neutrophile Leukozytose, die sich von der bei anderen Infektionen anzutreffenden nicht unterscheidet. Es entwickelt sich sehr bald eine deutliche Verschiebung nach links mit dem Auftreten vermehrter Stabkerniger, Metamyelozyten und eventuell auch einiger Myelozyten. An den neutrophilen Leukozyten findet man häufiger Schädigungen des Protoplasmas in Form von spärlicher oder undeutlicher Granulation und Vakuolenbildungen. (Siehe Abb. 17 und 18 in Teil I dieses Werkes.) Oft ist die Glykogenreaktion positiv, bisweilen sieht man Fettkörnchen bei supravitaler Sudanfärbung. Auch die Kerne zeigen häufig die bekannten Zeichen der Schädigung. Fast immer findet man Reizungsformen in größerer oder geringerer Zahl. Die Eosinophilen sind stark verringert oder fehlen ganz. Entsprechend der prozentualen Vermehrung der Neutrophilen ist die Menge der Lymphozyten herabgesetzt, während die Monozyten bald vermindert, bald vermehrt sein können.

Bei einer zweiten Gruppe von Sepsisfällen, die prognostisch viel ungünstiger zu bewerten sind, obwohl auch bei der erstgenannten Gruppe die Bewertung des Blutbildes allein oft trügen kann, findet man von vornherein oder erst später eine ausgesprochene Leukopenie, fast immer verbunden mit einer starken Linksverschiebung, also eine Anisohypozytose im Sinne von Arneth. Aber auch in solchen Fällen hat man noch bisweilen eine allmähliche Besserung bzw. Heilung eintreten sehen, wobei dann manchmal wieder eine neutrophile Leukozytose auftritt. Diese Anisohypozytose ist also prognostisch sehr ernst, doch sind die Fälle nicht als absolut hoffnungslos anzusehen.

Absolut infaust dagegen ist die Prognose in denjenigen Fällen, die als dritte Gruppe aufzufassen sind, in welchen die Leukopenie ganz extrem niedrige Grade erreicht, so daß schließlich nur noch wenige hundert Leukozyten überhaupt vorhanden sind. Die polymorphkernigen neutrophilen Leukozyten verschwinden hier schließlich fast ganz und es sind nur noch Lymphozyten und einige wenige Monozyten vorhanden. Oft treten auch gleichzeitig hochgradige Reduktionen des Hämoglobins und der Erythrozytenzahlen auf, so daß wir das Bild einer schwersten Anämie zustande kommen sehen. Türk, der zuerst derartige Fälle beschrieben hat, spricht von Sepsis mit Verkümmerung des Granulozytenapparates. In den Fällen dieser Art, in denen sich gleichzeitig eine schwere Anämie und Thrombopenie entwickelt, nimmt diese den Charakter der aplastischen Anämie an. Türk hat bereits gefunden, und spätere Untersucher haben es wiederholt bestätigt, daß die anatomische Grundlage dieses eigenartigen Blutbildes eine hochgradige Atrophie des Knochenmarkes ist. Man findet in den langen Röhrenknochen, in welchen man in gewöhnlichen Fällen von Sepsis häufig rotes regeneratives Mark antrifft, hier nur Fettmark und in dem Mark der kurzen Knochen ist ein so hochgradiger Zellzerfall eingetreten, daß man das übrig gebliebene Knochenmark nicht wie sonst als einen dickflüssigen roten Brei, sondern nur als schwach rosa gefärbten dünnflüssigen Saft herauspressen kann, in welchem man mikroskopisch nur kernlose Erythrozyten und einige Lymphozyten als einzige übriggebliebene Zellen nachweisen kann. Hier ist also unter dem Einfluß der Infektionserreger ein hochgradiger Zerfall der Granulozyten und oft auch der Erythroblasten eingetreten, also komplette Knochenmarksatrophie.

Literatur.

Bingold: Virchows Arch. f. pathol. Anat. u. Physiol. Bd. 234. — Boschensky: Gynäkol. Rundschau Bd. 3. — Canon: Dtsch. med. Wochenschr. Nr. 10. 1892. — Clarke: Med. Press 7. 5. 1903. — Halla: Zeitschr. f. Kinderheilk. Bd. 15. — Hallenberger: Zentralbl. f. Bakteriol., Parasitenk. u. Infektionskrankh., Abt. I, Orig.-Bd. 81. — Kanthack: Brit. med. journ. 1882. — Klein: Zentralbl. f. inn. Med. S. 97. 1899. — Koch: Med. Klinik Nr. 19. 1916. — Krebs: Inaug.-Diss. Berlin 1893. — Kühnau: Zeitschr. f. klin. Med. Bd. 28. — Lameran: Zentralbl. f. Herz- u. Gefäßkrankh. S. 287. 1921. — Lenhartz: Nothnagels spez. Pathol. Bd. 3. 1903; Dtsch. Arch. f. klin. Med. Bd. 84. 1905. — Roscher: Inaug.-Diss. Berlin 1894. — Sadler: Fortschr. d. Med. 1892. — Sittmann und Barlow: Dtsch. Arch. f. klin. Med. Bd. 52. — Stäubli: Münch. med. Wochenschr. Nr. 45, 1905. — Türk: Wien. klin. Wochenschr. Nr. 6, 1907. — Wassertrüdinger: Inaug.-Diss. München 1913. — Weitz: Med. Klinik S. 192. 1912. — Zangemeister: Monatsschr. f. Geburtsh. u. Gynäkol. Bd. 31, H. 1. — Zangemeister und Gans: Münch. med. Wochenschr. S. 793. 1909. — Zappert: Zeitschr. f. klin. Med. Bd. 22.

Entzündlich-eitrige Prozesse chirurgischer Natur.

Verhältnismäßig spät erst sind diagnostische Blutuntersuchungen in das Gebiet der chirurgischen Erkrankungen, speziell diejenigen entzündlich-eitriger

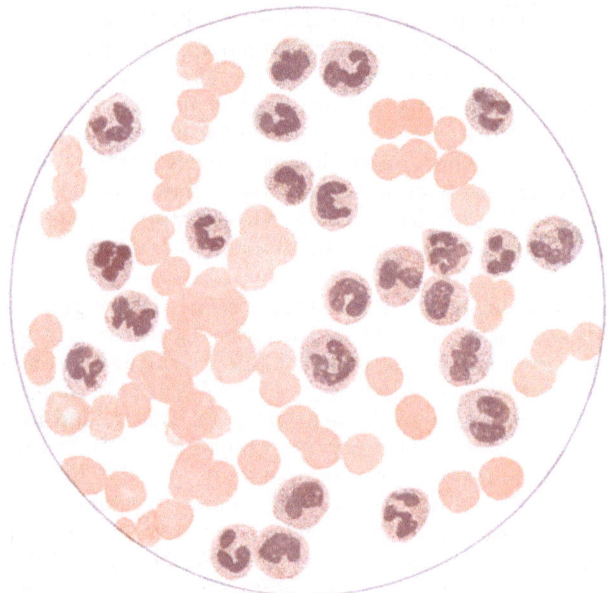

Abb. 8. Stark neutrophile Leukozytose mit Linksverschiebung bei Appendizitis.

Natur eingeführt worden. Jetzt spielen sie hier eine mindestens ebenso wichtige, manchmal sogar noch bedeutendere Rolle zu diagnostischen Zwecken als auf anderen Gebieten, speziell dem der inneren Medizin. Dabei war es ein innerer Kliniker, Curschmann in Leipzig, der im Jahre 1901 zuerst nachdrücklich darauf hinwies, daß die Appendizitis mit einer Leukozytose einhergeht, deren Grad enge Beziehungen zur Schwere des klinischen Krankheitsbildes hat. Besonders die entzündlichen Erkrankungen des Wurmfortsatzes sind es dann gewesen, die lange Zeit hindurch sehr eingehend hämatologisch studiert worden sind, so daß es wohl kaum eine andere Erkrankung gibt, bei welcher wir so eingehend wie bei den Appendixaffektionen über das morphologische Verhalten des Blutes unterrichtet sind.

Die grundlegenden Feststellungen stammen, wie gesagt, von Curschmann. Man kann, wie er aus seinen Beobachtungen schließt, wenn bei einer Appendizitis während der ersten Beobachtungstage die Leukozytenzahl normal oder nur vorübergehend vermehrt ist, in den meisten Fällen darauf rechnen, daß es nur zu kleineren nicht abszedierenden Exsudaten kommen und auch im übrigen der Verlauf leicht und relativ kurz sein wird. Er hat eine ganze Anzahl von Fällen gesehen, wo in den ersten Tagen einmal und selbst wiederholt 15 000—20 000 Leukozyten gezählt wurden, und Verlauf und Ausgang, ohne daß es zum Abszeß kam, glatt und günstig waren. Wo aber selbst nur ein- oder zweimal Leukozytenzahlen von 25 000—30 000 erreicht oder überschritten wurden, kann man die Kranken getrost der chirurgischen Behandlung überlassen. Bei den in Abszedierung ausgehenden Fällen erhebt sich die Leukozytenzahl vom zweiten, selbst vom ersten Tage ab zu sehr hohen Werten und bleibt auf der Höhe oder steigt noch weiter. Nach erfolgreichem chirurgischen Eingreifen sinkt die Leukozytenzahl wieder.

Die wichtigsten und gründlichsten Untersuchungen über das Verhalten der Leukozyten bei Appendizitis stammen von Sonnenburg, wohl dem besten Kenner der Pathologie der Appendixaffektionen und ihrer Komplikationen, sowie von seinen Schülern Federmann, Kothe, W. Schultze. Auch von Küttner, Julliard, Sprengel, M. Wassermann u. a. liegen wichtige Arbeiten über diese Frage vor.

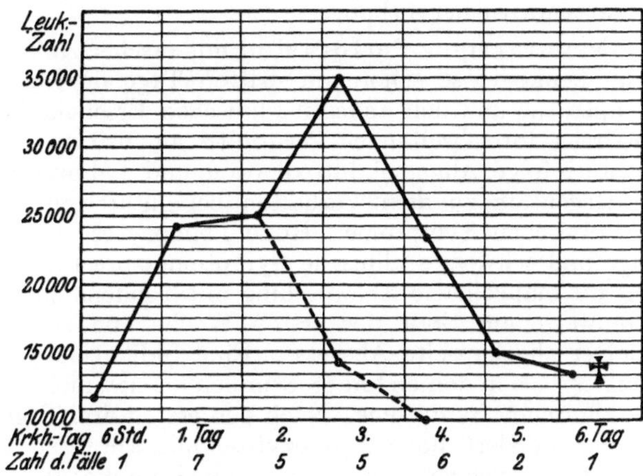

Abb. 9. Leukozytenkurve bei Appendizitis. Die gestrichelte Kurve entspricht den Zahlen unter b).

Es sei zunächst hervorgehoben, daß in noch viel höherem Maße als wie bei anderen Erkrankungen fieberhaft-infektiöser Natur, bei den chirurgischen entzündlich-eitrigen Affektionen ganz besonders eine fortlaufende Leukozytenuntersuchung und eine Wiedergabe der erhaltenen Resultate in einer Kurve dringend notwendig ist, da vereinzelte Untersuchungsergebnisse wenig brauchbar sind. Anfänglich wurde lediglich die Leukozytenzahl berücksichtigt, später aber auch, zuerst von Kothe, die Feststellung des neutrophilen Blutbildes nach Arneth in der von Kothe vereinfachten Form herangezogen.

Nach Federmann verläuft die freie fortschreitende Wurmfortsatzperitonitis mit einer typischen Leukozytenkurve, die einen ansteigenden Teil, einen Höhepunkt und einen absteigenden Teil hat, je nach der Intensität der Infektion variiert, aber doch ihren Charakter stets beibehält. Ihr Aussehen zeigt obige einer Arbeit Federmanns entnommene Abbildung 9 mit der dazu gehörenden Tabelle:

Zeitpunkt der Untersuchung	Zahl der untersuchten Fälle	Durchschnittszahl
6 Stunden	1	12 000
1. Tag	7	24 000
2. ,,	5	25 000
3. ,,	a) 2	a) 35 000
	b) 3	b) 14 000
4. ,,	a) 4	a) 23 000
	b) 2	b) 10 000
5. ,,	2	15 000
6. ,,	1	13 000

Die Leukozytenzahl steigt in den ersten 24 Stunden rapide an und kann Zahlen von 28 000 und mehr erreichen. Die Leukozytenzahl bleibt solange hoch, wie noch das Knochenmark mit vermehrter Leukozytenausschwemmung reagieren kann. Abfall der Leukozytose bei Fortdauer des Fiebers und der anderen klinischen Symptome ist stets Symptom schwerer Allgemeinvergiftung und Lähmung der Knochenmarkstätigkeit. Doch gibt es auch Fälle, wo die Leukozytenkurve bis zum Tode ansteigt. Selbstverständlich muß man bei Beurteilung der Leukozytenzahl auch alle anderen klinischen Symptome und den Zeitpunkt der Erkrankung berücksichtigen. In den ersten 48 Stunden ist die Leukozytenuntersuchung von geringer diagnostischer Bedeutung, da zu dieser Zeit alle Typen der Appendizitis eine hohe Leukozytose aufweisen können. Doch erhebt sich bei einer Appendicitis simplex die Leukozytenzahl nur in seltenen Ausnahmefällen über 20 000, wie ja schon Curschmann hervorhob.

Bei gutartiger Perforation mit rascher Abkapselung geht die anfänglich hohe Leukozytose schon am dritten Tage deutlich zurück, zugleich mit der Temperatur und den anderen klinischen Erscheinungen. Nun sinkt zwar auch bei freier fortschreitender Peritonitis am dritten bis vierten Tage die Leukozytose infolge Allgemeinintoxikation und Lähmung des Knochenmarkes, aber im Gegensatz zu dem Verhalten bei gutartigen Formen verschlimmern sich die klinischen Symptome. Hohe Leukozytose über 20 000 nach dem vierten Tage und schwerste klinische Symptome sprechen mit größter Wahrscheinlichkeit für mangelhafte Abkapselung mit Tendenz zur Propagation. Hohe Leukozytenwerte am Ende der ersten Woche und später sprechen für mehr oder weniger abgekapselte Abszesse. Eine Indikation zur Operation gibt eine hohe Leukozytose in den ersten 48 Stunden an sich nicht ab, sondern hier entscheiden die klinischen Symptome. Nach den ersten drei Tagen bis zum Ende der ersten Woche indiziert hohe Leukozytose mit schweren klinischen Symptomen die Operation. Schwere Symptome ohne Leukozytose indizieren gleichfalls die Operation. Prognostisch ist eine hohe Leukozytose immer günstig, eine niedrige bei schweren klinischen Symptomen immer ungünstig. Von den Fällen von Sonnenburg und Federmann sind alle bei niedriger oder fehlender Leukozytose und schweren klinischen Symptomen operierten Patienten zugrunde gegangen, alle bei hoher Leukozytose, wenn auch gleichzeitig mit schwersten klinischen Symptomen operierten, genesen.

Genauere Angaben über das Verhalten der Leukozyten im Vergleich zu den anderen klinischen Erscheinungen im Frühstadium der Appendizitis macht Kothe. Durchschnittswerte von 37,9 für Temperatur, 96 für Puls und 14 000 für Leukozyten sprechen für einfache katarrhalische Entzündung des Wurmfortsatzes, Werte von 38,2 für Temperatur, 116 Pulse und 20 000 Leukozyten weisen auf schwere Veränderungen am Wurmfortsatz hin, sprechen aber für Lokalbleiben des Prozesses, eine Temperatur von 38,5°, ein Puls von 122 und 30 000 Leukozyten bedeuten eine beginnende Peritonitis und mahnen zur Frühoperation, doch kommt es trotzdem häufig danach noch zu sekundären Abszessen. Niedrigere Leukozytosen, etwa um 18 000 herum, Temperaturen von 38,6° und 122 Pulse erwecken den Verdacht einer freien Peritonitis.

Prognostisch ebenso ungünstig wie niedrige Leukozytenwerte bei schweren klinischen Symptomen sind ungewöhnlich hohe Leukozytosen. Hirschfeld und Kothe berichten von 14 Fällen von Appendicitis gangraenosa und Peritonitis mit Leukozytenzahlen von 60 000 — 190 000, von denen nur zwei geheilt wurden.

Noch bessere Einblicke in den Stand des Kampfes des Organismus mit den Infektionserregern erhält man, wenn man, wie Kothe es zuerst getan hat, das Arnethsche neutrophile Blutbild bestimmt, wobei Kothe allerdings eine vereinfachte Methode anwandte, indem er nur die Zellen der ersten Arnethschen Klasse mit nur einem Kernteil gesondert bestimmte. Stärkere Verschiebungen nach links sprechen auch bei sonst nicht besonders hohen Gesamtzahlen der Leukozyten für einen ernst zu nehmenden Prozeß und umgekehrt weisen geringe Mengen der Zellen der ersten Klasse bei selbst hohen Leukozytenzahlen auf eine gewisse Gutartigkeit hin. Besonders hohen Wert auf die Feststellung des neutrophilen Blutbildes legt natürlich Arneth selbst, der auch darauf hinweist, daß starke Linksverschiebungen auch bei geringer Leukozytose ernst zu nehmen sind, und daß selbst bei hohen Leukozytenzahlen geringe Linksverschiebungen den Fall günstiger beurteilen lassen. Bei Fehlen von Linksverschiebungen und Leukozytose kann man eine Appendizitis ausschließen.

Auch Kohl und W. Schultze haben auf den Wert des neutrophilen Blutbildes für die Diagnose der Appendizitis in ausführlichen Arbeiten hingewiesen. Nach Kohl gibt gesteigerte Leukozytose bei normalem oder nur mäßig nach links verschobenem Blutbild gute Prognose; je höher die Blutbildkurve steigt, desto schwerer die Infektion und desto ernster die Prognose. Bei starker Linksverschiebung sind niedrige Leukozytenwerte besonders ungünstig aufzufassen. Langsames stetes Ansteigen des Blutbildes, d. h. stärkere Linksverschiebung nach der Operation, ist ein sehr ernstes Zeichen, das ein Fortschreiten der Infektion anzeigt. Nur solche Appendizitiden soll man von der Frühoperation ausschließen, die bei leichtem klinischen Bilde nur eine geringe Leukozytenvermehrung und eine leichte Linksverschiebung aufweisen. Aber auch bei niedriger Leukozytose und normalem Blutbild soll man dann operieren, wenn schwerere klinische Erscheinungen bestehen.

Es sind in der Literatur einige Fälle mitgeteilt worden, in denen trotz geringfügiger klinischer Erscheinungen lediglich auf Grund einer Verschiebung des neutrophilen Blutbildes die Schwere des Prozesses rechtzeitig erkannt wurde und deshalb zu frühzeitigem chirurgischen Eingreifen geschritten werden konnte.

So beschreibt W. Schultze folgenden Fall: Ein 42jähriger Mann war vor 20 Stunden mit heftigen Schmerzen in der Blinddarmgegend und Übelkeit erkrankt. Bei der Krankenhausaufnahme war die Temperatur nur 37,6° und der Puls 82; es bestand nur mäßiger Druckschmerz der Blinddarmgegend und keine défense musculaire. Auf Grund dieser geringfügigen klinischen Erscheinungen hätte man noch abgewartet, da aber die Blutuntersuchung 18 000 Leukozyten mit einer Vermehrung der ersten Arnethschen Klasse auf 26% ergab, schritt man zur Operation, bei der man bereits beginnende peritonitische Erscheinungen feststellen konnte. V. Schilling berichtet von einem Patienten, der 8 Tage nach einer scheinbar erfolgreichen Hernienoperation nur deshalb zur Untersuchung erschien, weil er am Tage vorher sich nicht recht wohl gefühlt hatte. Die Temperatur betrug nur 37°, ein eindeutiger lokaler Befund bestand nicht, doch ergab die Blutuntersuchung eine erhebliche Linksverschiebung. Drei Tage später erkrankte er dann mit schweren Ileuserscheinungen und die Operation ergab eine diffuse entzündliche Reizung des Peritoneums und einen Abszeß im kleinen Becken. Während in diesen beiden Fällen der Verlauf dank dem frühzeitigen chirurgischen Eingreifen auf Grund des ungünstigen neutrophilen Blutbildes ein günstiger war, verlief ein anderer von Schilling mitgeteilter sehr instruktiver Fall tödlich. Hier bestand Erbrechen, Durchfall und Fieber bei einer Temperatur von 38,8° und einem Puls von 82. Mangels eines lokalen Befundes wurde eine Gastroenteritis acuta angenommen. Da aber die Leukozytenzahl 12 000—15 000 betrug und 85,5% aller farblosen Elemente Neutrophile waren, mit deutlicher Vermehrung der Einkernigen, wurde an die Möglichkeit einer Peritonitis gedacht. Im Laufe der nächsten Tage verschlechterte sich das Blutbild immer weiter und nur ungern entschloß sich der Chirurg wegen der sonst geringfügigen klinischen Erscheinungen zu einem Eingriff. Man fand eine diffuse eitrige Peritonitis und einen perforierten gangränösen Wurmfortsatz. Umstehende Kurve (Fig. 10) zeigt das Verhalten der Kernverschiebung von einem Falle von Peritonitis aus Schillings Beobachtung.

Wenn auch derartige Fälle zweifellos zu den Ausnahmen gehören, so demonstrieren sie doch vortrefflich die große diagnostische und prognostische Bedeutung der Leukozytenuntersuchung für alle entzündlichen Erkrankungen im Abdomen.

Ein ganz ähnliches Verhalten von seiten der Leukozyten besteht natürlich auch bei entzündlich-eitrigen Affektionen anderer Organe. An der Niere und ihrer Umgebung sich abspielende Prozesse dieser Art, die zahlreichen Entzündungen des weiblichen Genitalapparates, eitrige Prozesse im Thorax, Gehirnabszesse, eitrige Erkrankungen der Nebenhöhlen des Schädels und des Gehörorgans werden zu prinzipiell ganz den gleichen Blutveränderungen führen. Aber gerade bei den oft so schwer zu erkennenden Affektionen in der Bauchhöhle wird die Beobachtung des Blutes differentialdiagnostisch immer von ganz besonderer Bedeutung sein. So ist es festgestellt, daß der gewöhnliche unkomplizierte Ileus die Leukozytenzahl nicht beeinflußt, daß aber bei komplizierender Peritonitis sich sofort eine Leukozytose einstellen muß. Eine akute Apoplexie des Pankreas wird dann zu einer schweren Reaktion des Leukozytenapparates führen, wenn eine Fettgewebsnekrose einsetzt und das Peritoneum angegriffen wird. Gallensteinkoliken gewöhnlicher Art beeinflussen die Leukozytenzahl nicht; erst wenn eine Infektion hinzutritt, wird auch der Leukozytenapparat reagieren. Leberabszesse gehen immer mit starker Leukozytose einher. Das gleiche gilt für Milzabszesse.

Eine Zeitlang hoffte man, daß der positive Ausfall der Glykogenreaktion an den Leukozyten, der bei Infektionskrankheiten häufig ist, gerade bei eitrigen Prozessen besonders deutlich und regelmäßig vorkommen würde. Sehr eingehende Untersuchungen, die darüber Küttner angestellt hat, zeigten aber, daß man sich auf diese Glykogenreaktion der Leukozyten nicht verlassen kann. Er konnte nachweisen, daß sie gar nicht so selten bei eitrigen Affektionen fehlt. Ähnlich steht es mit den von Cesaris-Demel zuerst beschriebenen sog. Eiterkörperchen im Blute, Leukozyten, in welchen sich bei Supravitalfärbung mit Sudan Fettkörnchen nachweisen lassen. Cesaris-Demel hält sie für charakteristische Zellen bei allen Eiterungen. Tossi, Quarella und Buttino, Comesatto, Escheli und andere italienische Autoren bestätigten diese Ansicht, aber Romanelli und Chiarolanza konnten zeigen, daß sie einerseits bei Eiterungen fehlen, anderseits aber auch in anderen Fällen und auch bei Gesunden auftreten können.

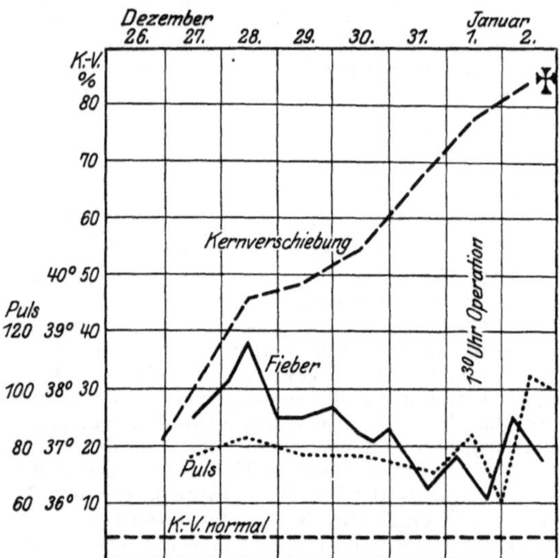

Abb. 10. Tödlich ausgehende eitrige Peritonitis. Nur die Kernverschiebungskurve zeigt klar die steigende Gefahr. (Nach Schilling.)

Auch bei Kriegsverletzungen hat man auf das Verhalten der Leukozyten geachtet. So zeigte Govaerts, daß Leukozytosen nach Schußverletzungen auf beginnende Infektion oder innere Blutungen hinweisen, auch von Lindemann liegen darüber Beobachtungen vor.

Aber nicht nur bei entzündlichen Vorgängen, sondern auch nach starken inneren Blutungen kommen neutrophile Leukozytosen vor.

Das gilt besonders für intraperitoneale Blutungen, worauf von Hoeßli, von Dold und von Levison nachdrücklich hingewiesen worden ist. Beim Zustandekommen dieser Leukozytenvermehrung wirken offenbar zwei Faktoren zusammen. Einmal handelt es sich um dieselben Reize, die bei jeder posthämorrhagischen Leukozytose auf eine erhöhte Tätigkeit des Knochenmarkes einwirken, zweitens kommt aber für intraperitoneale Blutungen offenbar auch noch die Resorption chemotaktisch wirkender Zerfallsprodukte des Blutes in Frage. Das haben besonders Hoeßli und Dold experimentell erwiesen, indem sie arteigenes und artfremdes Blut Tieren in die Bauchhöhle und in die Gelenke spritzten und danach neutrophile Leukozytosen auftreten sahen. Das Vorkommen dieser durch intraperitoneale Blutungen bedingten Leukozytosen kann natürlich diagnostisch leicht irreführen und mahnt zu besonderer Vorsicht bei der Verwertung von Leukozytosen bei plötzlich auftretenden intraabdominalen Erkrankungen. Eine gleichzeitig nachweisbare Anämie wird im allgemeinen mehr für eine intraperitoneale Blutung sprechen. Im übrigen muß man sich auf die anderen klinischen Symptome verlassen. Es sei aber darauf hingewiesen, daß in solchen Fällen in Zukunft besonders auf das neutrophile Blutbild zu achten sein wird, das bei intraperitonealen Blutungen zunächst keine nennenswerte Verschiebung zeigen dürfte.

Literatur.

Aldons: Brit. med. journ. 1914. — Bäumler: Dtsch. Arch. f. klin. Med. Bd. 73. — Bendt: Münch. med. Wochenschr. S. 2217. 1904. — Blaßberg: Wien. klin. Wochenschr. Nr. 47. 1902. — Cazin: 15. Congr. franç. chirurg. 1902. — Cesaris-Demel: R. Acc. med. di Torino 1906. — Chiarolanza: Dtsch. Zeitschr. f. Chirurg. Bd. 103. — Cobet: Münch. med. Wochenschr. Nr. 1. 1918. — da Costa: Americ. journ. of the med. sciences 1901. Nov. — Coste: Münch. med. Wochenschr. S. 2038. 1902. — Curschmann: Münch. med. Wochenschr. Nr. 48 u. 49. 1901. — Dold: Mitt. a. d. Grenzgeb. d. Med. u. Chirurg. Bd. 29. — Eschbaum: Inaug.-Diss. Bonn 1902. — Fabian: Münch. med. Wochenschr. Nr. 51. 1908. — Falkenstein: Bruns' Beitr. z. klin. Chirurg. Bd. 119. — Federmann: Mitt. a. d. Grenzgeb. d. Med. u. Chirurg. Bd. 12; Münch. med. Wochenschr. S. 2221. 1904; Arch. f. klin. Chirurg. Bd. 75; Festschr. f. Orth. 1903. — Fiske: Boston med. a. surg. journ. 1913. — Franke: Münch. med. Wochenschr. S. 348. 1903. — French: Practitioner 1904. — Gerngroß: Münch. med. Wochenschr. S. 1586. 1903. — Goetjes: Inaug.-Diss. Tübingen 1904; Münch. med. Wochenschr. S. 723. 1903. — Govaerts: Presse méd. Nr. 18. 1917. — Hayem et Purmentier: Bull. et mém. de la soc. méd. des hôp. de Paris 8. 12. 1899. — Hirschfeld und Kothe: Dtsch. med. Wochenschr. Nr. 31. 1907. — Hoeßli: Mitt. a. d. Grenzgeb. d. Med. u. Chirurg. Bd. 27. — Joye and Wright: Med. news p. 628. 1902. — Julliard: Rev. de chirurg. Tome 29. — Kohl: Mitt. a. d. Grenzgeb. d. Med. u. Chirurg. Bd. 22. — Kostlivyo: Fol. haematol. Bd. 9. — Kothe: Dtsch. Zeitschr. f. Chirurg. Bd. 88; Berl. klin. Wochenschr. Nr. 36. 1908. — Krecke: Münch. med. Wochenschr. S. 1090. 1921. — Kühn: Münch. med. Wochenschr. S. 2033. 1902. — Küttner: Arch. f. klin. Chirurg. Bd. 73; Verhandl. d. dtsch. Ges. f. Chirurg. 1902. — Lampé: Beitr. z. klin. Chirurg. Bd. 74. — Levison: Journ. of the Americ. med. assoc. 17. 4. 1915. — Lindemann: Beitr. z. klin. Chirurg. Bd. 101; Zentralbl. f. Chirurg. Nr. 11. 1917. — Loeper: Soc. anatom. 24. 5. 1901. — Longridge: Lancet p. 2410. 1903. — Mitchell: Brit. med. journ. 1909. — Müller, E.: Münch. med. Wochenschr. S. 1310. 1903. — Nilsen: Münch. med. Wochenschrift S. 1309. 1903. — Perutz: Münch. med. Wochenschr. Nr. 2. 1903. — Peters: Beitr. z. klin. Chirurg. Bd. 117. — Pewsey: Wien. klin. Wochenschr. S. 110. 1921. — Rehn: Naturf.-Vers. Kassel 1903; Münch. med. Wochenschr. S. 2177. 1903. — Reich: Beitr. z. klin. Chirurg. Nr. 41 u. 42. — Robinson: New York med. journ. a. med. record p. 1173. 1916. — Rohde: Münch. med. Wochenschr. S. 1897. 1903. — Romanelli: Gazz. d. osp. e d. clin. 19. 5. 1907. — Sauerbruch: Korresp.-Blätter d. allg. ärztl. Ver. von Thüringen Bd. 31. 1902. — Schilling, V.: Dtsch. med. Wochenschr. Nr. 23. 1922. — Schmidt: Mitt. a. d. Grenzgeb. d. Med. u. Chirurg. Bd. 23. — Schnitzler: Wien. klin. Rundschau Nr. 10. 1902; Zentralbl. f. Chirurg. 1902. — Schultze: Mitt. a. d. Grenzgeb. d. Med. u. Chirurg. Bd. 26. — Silhol: Inaug.-Diss. Paris 1903. — Sondern: Dtsch. Zeitschr. f. Chirurg. Bd. 102. — Sonnenburg: I. internat. Chirurgenkongr. Brüssel 1905; 3. Kongr. f. Chirurg. 1903; Dtsch. med. Wochenschr. S. 1604. 1906; Nr. 15. 1910; Nr. 14. 1907; Arch. f. klin. Chirurg. Bd. 81; Therapie d. Gegenw. Bd. 53. — Spieler: Wien. klin. Rundschau Nr. 1. 1904. — Sprengel: Münch. med. Wochenschr. S. 1637. 1904. — Stadler: Mitt. a. d. Grenzgeb. d. Med. u. Chirurg. Bd. 11. — Stahl: Arch. f. klin. Chirurg. Bd. 121 u. Chir. Congr. 1922 und Dtsch. med. Wochenschr. 1921. Nr. 51. — Strauß: Charité-Annalen 28. Jg. — Tuffier: 17. Congr. Assoc. franç. chirurg. Paris 1904. — Türkel: Zentralbl. f. d. Grenzgeb. d. Med. u. Chirurg. Bd. 7. — Wassermann, S.: Münch. med. Wochenschr. S. 694. 1902; Arch. f. klin. Chirurg. Bd. 69. — Weber: Inaug.-Diss. Gießen 1905. — Wideroe: Fol. haematol. Bd. 17.

Blutveränderungen bei gynäkologischen Affektionen.

Albrecht: Zeitschr. f. Geburtsh. u. Gynäkol. Bd. 62, Nr. 2. — Bender: Rev. franç. de gynécol. et d'obstétr. Nr. 4. 1903. — Bérard et Descos: Rev. franç. de gynécol. et d'obstétr. Nr. 1. 1903. — Birnbaum: Arch. f. Gynäkol. Bd. 74. — Blumenthal: Beitr. z. Geburtsh. u. Gynäkol. Bd. 11. 1907; Zeitschr. f. Geburtsh. u. Gynäkol. Bd. 61. — Boschensky: Gynäkol. Rundschau Bd. 3. — Brieger: Charité-Annalen Bd. 13. — Burkard: Arch. f. Gynäkol. Bd. 80. — Busse: Arch. f. Gynäkol. Bd. 85. — Carmichael: Scott med. and surg. journ. Febr. 1904. — Carton: Inaug.-Diss. Paris 1903. — Dützmann: Zentralbl. f. Gynäkol. Nr. 14. 1902; Monatsschr. f. Geburtsh. u. Gynäkol. Bd. 18. — Exchaquet: Ann. de gynaecol. August 1908. — Gräfenberg: Arch. f. Gynäkol. Bd. 85. — Himmelheber: Monatsschr. f. Geburtsh. u. Gynäkol. Bd. 28. H. 3. — Hofbauer: Arch. f. Gynäkol. Bd. 68. 1903. — Hößli: Mitt. a. d. Grenzgeb. d. Med. u. Chirurg. Bd. 27. — Kirchmayr: Wien. klin. Rundschau Nr. 11. 1903. — Kirstein: Arch. f. Gynäkol.

Bd. 89. — Klein: Zentralbl. f. Gynäkol. S. 969. 1905. — Kownatzki: Beitr. z. Geburtsh. u. Gynäkol. Bd. 10. 1906. — Lange: Zeitschr. f. Geburtsh. u. Gynäkol. Bd. 64. — Laubenburg: Zentralbl. f. Gynäkol. Nr. 22. 1902. — Leisewitz: Zeitschr. f. Gynäkol. u. Geburtsh. Bd. 56. — Logotheotopulos: Gynäkol. Rundschau Bd. 4, H. 6. — Mirto: Ann. di ostetr. e ginecol. Nr. 1. 1904. — Monchotte: Inaug.-Diss. Paris 1903. — Neumann: Wien. klin. Wochenschr. Nr. 42. 1904. — Orgler: Inaug.-Diss. Breslau 1899. — Pankow: Arch. f. Gynäkol. Bd. 73. — Potocki et Lakasse: Ann. de gynécol. et obstétr. Juni 1904. — Raspini: Ann. di ostetr. e ginecol. Vol. 33. — Rochette: These méd. 1903—1904. — Schaeffer: Arch. f. Gynäkol. Bd. 71, H. 1. — Schmidlechner: Arch. f. Gynäkol. Nr. 2. 1913. — Schmidt: Inaug.-Diss. Straßburg 1904. — Schulten: Virchows Arch. f. pathol. Anat. u. Physiol. Bd. 14. — Scott-Carmichael: Journ. of obstetr. a. gynecol. of the Brit. Empire 2. 2. 1904. — Smith: Fol. haematol. Bd. 15, S. 27. — Waldstein und Fellner: Wien. klin. Wochenschr. Nr. 28. 1903. — Weiß: Wien. klin. Wochenschr. Nr. 3. 1903. — Wolff: Monatsschr. f. Geburtsh. u. Gynäkol. Bd. 25. — Zangemeister: Dtsch. med. Wochenschr. 1902; Monatsschr. f. Geburtsh. u. Gynäkol. Bd. 31.

Gasphlegmone.

Die Blutveränderungen, welche man bei lokalen und allgemeinen Infektionen mit dem Bacillus phlegmones emphysematosae (E. Fraenkel) gefunden hat, beruhen auf der auch im Reagenzglas beobachteten hämolytischen Wirkung dieses Mikroben. Beim gewöhnlichen lokalen Gasbrand sieht man in der Umgebung der Verletzung alle Übergänge vom Gelb bis zu dunkles Braun zeigenden hämolytischen Flecken. In dem allgemeinen Kreislauf kommen meist diese Wirkungen des Bazillus nicht zur Geltung, weil seine Toxine die benachbarten Gefäße verengern und undurchgängig machen. Nach Bier wachsen die Erreger im Wesentlichen in dem abgetöteten resp. in seiner Vitalität schwer geschädigten Muskel, der wie gekocht aussieht und beim Einschneiden eine Blutung oft vermissen läßt. Doch scheint gelegentlich auch in solchen Fällen bis zu einem gewissen Grade eine Resorption von Toxinen und Blutderivaten vorzukommen, da das Aussehen der Patienten oft als gelb beschrieben wird. Manche Autoren, wie z. B. Jüngling, haben auch Ikterus beschrieben.

Es gibt aber auch Allgemeininfektionen mit dem Gasbrandbazillus, in welchen es zu schwereren Veränderungen kommt. Lenhartz, Bondy und Weitz berichten über derartige Beobachtungen. Letzterer Autor beschreibt 5 Fälle von Allgemeininfektion mit dem Bazillus der Gasphlegmone vom schwangeren Uterus aus, in welchen bei 4 der Nachweis desselben im strömenden Blute durch Kultur gelang. Die Patientinnen hatten eine bronzeartige graubräunliche Verfärbung der Haut mit dunkelblau zyanotischer Verfärbung prominenter Teile, wie Stirn, Wangen, Nase und Kinn, sowie der Nägel, und es bestand eine schwerste Hämoglobinämie und Hämoglobinurie. Das Blut sah dunkel schokoladenfarbig aus und enthielt Methämoglobin. In einem Falle wird auch das morphologische Verhalten des Blutes näher beschrieben; die Zahl der Erythrozyten betrug 2 890 000, die der Leukozyten 50 000. Im frischen Blutpräparat lagen die Erythrozyten nicht in Geldrollenform, sondern haufenweise nebeneinander und waren zum Teil deutlich geschrumpft und waren abnorm stark gefärbt. Zwischen ihnen waren reichlich Blutkörperschatten und vereinzelte Poikilozyten. Auch E. Fraenkel macht auf das eigentümliche Hautkolorit, ein Gemisch von Zyanose und Ikterus, beim Gasbrand aufmerksam, besonders bei puerperalen Fällen. Es geht einher mit Ausscheidung eines roten bis braunroten oder schokoladefarbenen Urins und läßt auf schwere Hämolyse schließen.

Eingehende zytologische Blutuntersuchungen bei Gasbrand stammen von Lehndorff und Stiefler, die 25 Fälle fortlaufend beobachtet haben. Es tritt nach ihnen sehr schnell eine hochgradige Verminderung der Erythrozytenzahlen ein, die in 4 Fällen, in denen Blutverluste ausgeschlossen waren, bis 2 Millionen sanken. Gleichzeitig mit dem oft rapiden Erythrozytenabfall trat das bronzeähnliche Kolorit der Haut auf. Der Färbeindex war selten 1 oder mehr, meist betrug er weniger als 1. Es bestand erhebliche Anisozytose, anfangs sah man mehr Makrozyten, später mehr Mikrozyten, Poikilozytose war selten, häufiger Polychromasie, Normoblasten wurden nur spärlich in 4 Fällen gesehen. Die Leukozytenzahl schwankte zwischen 15 000 bis

30 000; die Neutrophilen waren vermehrt, die Eosinophilen vermindert oder fehlten ganz, die Lymphozyten waren vermindert, die Monozyten nicht wesentlich vermehrt. Es bestand immer Stabkernigenverschiebung, Myelozyten, Metamyeloyzten und Türksche Reizungsformen wurden öfter gefunden.

Literatur.

Bier: Bruns' Beitr. z. klin. Chirurg. Bd. 101, S. 3. — Bingold: Beitr. z. Klin. d. Infektionskrankh. u. z. Immunitätsforsch. Bd. 3. — Bondy: Naturf.-Vers. München; Zentralbl. f. allg. Pathol. u. pathol. Anat. 1912. — Fraenkel, E.: Dtsch. med. Wochenschr. Nr. 12. 1919. — Hancken: Münch. med. Wochenschr. Nr. 38. 1917. — Jüngling: Bruns' Beitr. z. klin. Chirurg. Bd. 103, S. 3. — Lehndorff und Stiefler: Wien. klin. Wochenschr. Nr. 40. 1917. — Lenhartz: Die septischen Erkrankungen. Nothnagels spez. Pathol. u. Therap. Bd. 3, Teil 4. — Weitz: Münch. med. Wochenschr. Nr. 27. 1918.

Akuter und chronischer Gelenkrheumatismus.

Nach den bisher vorliegenden Untersuchungen scheinen die Blutveränderungen beim akuten Gelenkrheumatismus nicht sehr erhebliche zu sein.

Türk gibt an, daß gewöhnlich eine leichte Leukozytose besteht, die kaum je 15 000 überschreitet und mit dem Rückgang der klinischen Erscheinungen schwindet. Bei leichten Rezidiven soll sie nicht wieder auftreten. Es handelt sich um eine neutrophile Leukozytose mit Verminderung der Lymphozyten. Die Eosinophilen sollen nur in ganz frischen Fällen fehlen, während sie später trotz Fieber und Gelenkschwellungen immer vorhanden sind. Postfebril kommt es zur Eosinophilie. Blutplättchenzahl und Fibrinnetz sind während des Fiebers stark vermehrt. Schon während des Fiebers tritt ein Sinken des Hämoglobingehaltes und eine Verminderung der Erythrozytenzahl ein, in stärkerem Maße entwickelt sich aber postfebril eine Anämie.

Korowicki, der unter Grawitz gearbeitet hat, fand meist nicht erhöhte Leukozytenzahlen. Er gibt eine Vermehrung der mononukleären Elemente, womit er Lymphozyten und Monozyten zusammenfaßt, sowie auch der Eosinophilen an und eine nicht selten bedeutende Verminderung der Neutrophilen. Das Sinken der Erythrozytenzahl und des Hb-Gehaltes ist nach ihm nur unerheblich, lange nicht so stark, wie man nach dem bekannten blassen Aussehen dieser Kranken erwarten sollte. Es dürfte sich demnach also meist nur um Pseudoanämien handeln.

Das morphologische Verhalten des Blutes beim akuten Gelenkrheumatismus haben neuerdings Bosc und Carrieu an 12 Fällen studiert. Sie fanden eine normale oder leicht erhöhte Leukozytenzahl und nur in 3 Fällen eine Hypoleukozytose. Die meisten Fälle zeichnen sich durch eine ausgesprochene „Mononukleose" aus, selten nur besteht leichte Neutrophilie. Auch Myelozyten kommen vor. Die Eosinophilen fehlen oder sind nur in vereinzelten Exemplaren vorhanden. Mononukleose ist auch dort nachweisbar, wo Neutrophilie besteht. In der Rekonvaleszenz besteht die Mononukleose fort, zugleich zeigt sich Eosinophilie.

Bosc beschreibt auch beim akuten Gelenkrheumatismus eigenartige Einschlüsse in den Monozyten, wie er sie zusammen mit Carrieu auch in den großen Zellen der Gelenkflüssigkeit gefunden hat. Es sind teils ganz feine, staubartige, teils kokkenähnliche Gebilde, teils größere kugelige Körperchen, die sich weder nach Gram noch nach Ziehl und anderen Methoden, sondern nur nach Giemsa rötlich färben.

Die etwas widersprechenden Angaben dürften darauf zurückzuführen sein, daß diese Krankheit ja sehr verschieden schwer verläuft. Außerdem scheint aber in den Arbeiten gar keine Rücksicht auf den Einfluß der Behandlung auf das Blutbild genommen worden zu sein. Jedenfalls ist nirgends ersichtlich, was für Medikamente und wieviel die untersuchten Fälle bekommen haben. Daß aber Schwitzprozeduren, seien sie durch Salizylpräparate oder rein physikalische Maßnahmen veranlaßt, das Blutbild beeinflussen müssen, ist zweifellos. Hier ist also noch entschieden eine Lücke auszufüllen.

Beim chronischen Gelenkrheumatismus fand Gudzent eine relative Lymphozytose bei normalen Leukozytenzahlen. Bei 19 Patienten wurden 25—30%, bei 42 Patienten 30—40%, bei 24 Patienten 40—50% und bei 8 Patienten 50% Lymphozyten und darüber konstatiert. Nur in 9 Fällen war das Blutbild normal.

Literatur.

Achard: Cpt. rend. des séances de la soc. de biol. 1. 12. 1900. — Bosc: Cpt. rend. des séances de la soc. de biol. Juni 1913. — Bosc et Carrieu: Cpt. rend. des séances de la soc. de biol. 24. 7. 1913. — Bullmore: Edinburgh med. journ. 1907. — Consoli: Gazz. internaz. med.-chirurg. Nr. 8. 1910. — Gudzent: Dtsch. med. Wochenschr. Nr. 13. — Korowicki: Dtsch. Ärzte-Zeit. H. 11. 1903. — Stiénon: Ann. et bull. de la soc. roy. des sciences méd. et natur. de Bruxelles 1896. — Takeno: Jahrb. f. Kinderheilk. Bd. 77.

Muskelrheumatismus.

Bittorf hat zuerst darauf aufmerksam gemacht, daß sich beim akuten Muskelrheumatismus regelmäßig eine Eosinophilie findet, die am höchsten in akuten schweren Fällen oder bei akuten Nachschüben ist. Sie schwindet mit der Besserung und Heilung des Leidens.

Die von Bittorf beobachteten Prozentzahlen für die Eosinophilen schwankten zwischen 5 und 12. Auch in subakuten und weniger schweren Fällen trifft man noch 5—9% eosinophile Zellen. In solchen Zuständen sah er auch öfter Mononukleose und Lymphozytose, in ganz chronischen leichten Fällen konstatierte er Lymphozytose, doch sind die drei angeführten Beispiele — 29, 34 und 24% — für die Lymphozyten nicht gerade sehr hoch. Die Eosinophilen sind in chronischen Fällen von Muskelrheumatismus nicht vermehrt. Bittorf sieht in der Eosinophilie bei Muskelrheumatismus den Ausdruck einer Muskelstoffwechselschädigung und einer entzündlich-toxischen Muskelveränderung.

Synwoldt, die 30 Fälle von akutem und chronischem Muskelrheumatismus untersucht hat, fand in 78,05% der akuten Fälle deutliche Eosinophilie; die Höchstwerte waren 18 und 22%. Bei zwei Ärzten betrug die Eosinophilie während eines rheumatischen Schmerzanfalles 14 bzw. 22%, am anfallsfreien Tage darauf 7 resp. 10%. Entsprechend den Angaben von Bittorf wurde in chronischen Fällen keine Eosinophilie gefunden, vielmehr schwankten die Werte der Eosinophilen nur zwischen 1 und 3% und der höchste Wert betrug 5%. Die Menge der Monozyten betrug 5—9%, die der Lymphozyten war erhöht, und zwar in 81,8% auf über 30%, in 54,5% der Fälle sogar auf über 40%. Staeckert fand in seinen Fällen 6,5—16% Eosinophile, im Durchschnitt 9%.

Liebmann fand bei Rheumatismus oft hohe Werte, aber keineswegs regelmäßig und entgegen den Angaben von Bittorf und Synwoldt hat Schmid in fast 100 Untersuchungen an Rheumatikern keine Eosinophilie gefunden. Dieser auffällige Widerspruch bedarf noch weiterer Klärung durch Nachuntersuchungen, zumal auch Kaufmann und Stückgold bei schwerem Muskelrheumatismus im allgemeinen Eosinophilie vermißten.

Auch die akute Polymyositis, deren klinisches Bild dem der Trichinose völlig gleichen kann, kann mit ausgesprochener Eosinophilie einhergehen, so daß auf Grund des Ausfalles der morphologischen Blutuntersuchung die Differentialdiagnose sich nicht ohne weiteres stellen läßt.

So beschreibt Dragoewa einen solchen Fall, wo anfänglich auf Grund des klinischen Bildes und einer Eosinophilie von 16%, sowie der Angabe, daß die Patientin eine Woche vorher Schinken zweifelhafter Herkunft gegessen hatte, die Diagnose Trichinose gestellt wurde. In einem exzidierten Muskelstückchen und dem herbeigeschafften verdächtigen Schinken wurden keine Trichinen gefunden. Längere Zeit später erkrankte die Patientin an Grippepneumonie und starb; bei der Sektion fanden sich keine Zeichen von Trichinose. Allerdings bestand die hohe Eosinophilie hier nur einen Tag, sank am nächsten schon auf 5%, am übernächsten auf 2%, um dann nie mehr diesen Wert zu überschreiten. Verfasser schließt aus dieser Beobachtung, daß eine eintägige rasch verschwindende Eosinophilie nicht gegen Polymyositis spricht und daß man in solchen Fällen nur auf Grund einer länger anhaltenden Vermehrung der Eosinophilen die Diagnose Trichinose bei entsprechenden Muskelerscheinungen stellen soll. In einem anderen Fall von Polymyositis bestand keine Eosinophilie.

Literatur.

Bittorf: Dtsch. med. Wochenschr. Nr. 13. 1919. — Dragoewa: Berl. klin. Wochenschr. Nr. 14. 1919. — Kaufmann, M.: Dtsch. med. Wochenschr. Nr. 16. 1922. — Staeckert: Dtsch. med. Wochenschr. Nr. 7. 1920. — Schmid: Zit. nach Naegeli. — Stückgold: Med. Klinik Nr. 46. 1922. — Synwoldt: Münch. med. Wochenschr. S. 98. 1920.

Endokarditis.

Über das Vorkommen von sonst blutfremden Zellen, die nach ihrem ganzen Habitus als Histiozyten bzw. Retikuloendothelien zu bezeichnen wären, bei den verschiedensten Erkrankungen ist mehrfach in der Literatur berichtet worden.

Connal sah 1912 bei Protozoenkrankheiten häufiger große mononukleäre Phagozyten, die Erythrozyten oder Blutplättchen gefressen hatten. Ob es sich indessen hier und in den Beobachtungen über Erythrophagen bei paroxysmaler Hämoglobinurie und bei schwerer perniziöser Anämie nach Bluttransfusion nicht einfach um gewöhnliche Monozyten gehandelt hat, welche durch die Tätigkeit der Phagozytose in ihrem Habitus etwas verändert erschienen, dürfte zu bedenken sein. Das gleiche gilt für die von Neukirch in einem Falle von Sepsis mit Icterus gravis und hämorrhagischer Diathese bei einem Neugeborenen beschriebenen gallepigmenthaltigen eigenartigen farblosen Elemente, sowie für die in einem Falle Rowleys, der als schwere Anämie bezeichnet wird, beschriebenen Makrophagozyten. Kaznelson sah Histiozyten bei einer Streptokokkenpyämie nach Endometritis mit Ikterus und hämorrhagischer Diathese, ferner in einem Falle von Magenkarzinom mit schwerer Anämie, Kraus in einem Fall von aleukämischer Megalosplenie nach Röntgenbestrahlung.

Besonders häufig aber und in ganz einwandfreier Weise sind Zellen vom Typus der Endothelien bezw. Retikuloendothelien in der letzten Zeit wiederholt bei Endocarditis lenta und ulcerosa beschrieben worden. Leede beschreibt bei Endocarditis ulcerosa 5—10 % eigenartige, von ihm als Phagozyten bezeichnete Elemente mit vielen Einschlüssen. Auch Hynek hat bei Endokarditisfällen endotheliale Elemente gesehen. Das gleiche berichtet Netousek.

Ungefähr gleichzeitig haben ausführlich über identische Befunde V. Schilling und Bittorf berichtet.

Ersterer beschreibt zwei Fälle von Endocarditis ulcerosa lenta, durch Diplococcus crassus bedingt, in welchen eine ungewöhnliche Monozytose von 52,7 bzw. 35,8 % bestand und wo gleichzeitig zahlreiche Makrophagen vorhanden waren, die folgendermaßen beschrieben werden: „Die als atypisch bezeichneten Monozyten, die ohne feste Grenzen sowohl in den normalen wie in den makrophagischen Monozyten übergingen, waren runde und langgestreckte, meistens relativ große und sehr große Zellen mit einem mächtigen, feinnetzigen, schwach basischen Protoplasma, das bei stärkerer Giemsafärbung die charakteristische feine azurophile Bestäubung der Monozyten zeigte. Die Kerne waren stark strukturiert, feinfädig, mit größeren, oft dreieckigen, wenig dunkleren Flecken und vier bis sechs blassen, kleinen Nukleolen mit chromatischem Hofe. In augenscheinlich jüngeren Zellen waren diese Nukleolen größer, spärlicher, ein bis zwei, sehr deutlich blau gefärbt und azurophil gehöft. Die Kernform durchlief alle Grade vom scharfrandigen länglichen Oval über den mehr oder weniger vollkommenen Kreis bis zur starken Polymorphie und zur breiten Hufeisengestalt. Auch ganz bizarre doppelte, selbst dreifache Kerne kamen in besonders großen Zellen zur Beobachtung. Das Protoplasma konnte sehr deutlich in Ekto- und Endoplasma getrennt und mit kleinen Pseudopodien besetzt sein. Spindelige und selbst drei- und viergeschwänzte Formen waren sowohl in den Ausstrichen wie in den dicken Tropfen und der Zählkammer recht häufig, waren sicher also keine Präparationsprodukte. Einige sehr schöne Mitosen wurden gefunden. In allen diesen Zellen waren die auch in normalen Blutmonozyten stets vereinzelt nachweisbaren vereinzelten Vakuolen und unbestimmten kleinen Einschlüsse von blauer oder azurroter Farbe ziemlich häufig und leiteten unmittelbar über zu ganz gleichartigen Monozyten, die größere erkennbar phagozytische Einschlüsse einzeln oder in großer Menge beherbergten. Die makrophagen Monozyten enthielten frisch aufgenommene Neutrophile, Eosinophile, Lymphozyten, selbst Monozyten und kleine Makrophagen, vereinzelt auch einen oder mehrere Erythrozyten oder Haufen von Blutplättchen. Besonders interessant war der häufige Nachweis von phagozytierten Zellen, die im Blutbilde frei fehlten und die aus den inneren Organen verschleppt sein mußten, wie Myelozyten, Normoblasten und von galligem Pigment oder Zelldetritus aus der Milzpulpa. . . . Neutrophile Granula fehlten auch bei Triazidfärbung. Die Oxydasereaktion war negativ.“

Es gelang Schilling, die gleichen Zellen histologisch in Leber, Milz und Knochenmark in starker Vermehrung frei und als endotheloide Elemente vom Typus der Kupfferschen Sternzellen, sich ablösend von den proliferierten und makrophagischen Retikuloendothelien, wiederzufinden.

Einen ganz ähnlichen Befund machte Bittorf in einem Falle chronischer Endocarditis lenta der Mitral- und Aortenklappen mit hämorrhagischer Diathese.

Er fand im frischen Blutpräparat eigenartige sehr große Zellen mit großen, rundlichen, ovalen, länglichen, angedeutet gelappten bzw. komplizierteren Kernen, in deren Protoplasma Vakuolen und größere und kleinere, zum Teil stark lichtbrechende Einschlüsse lagen, die zum Teil offenbar Kernreste phagozytierter Zellen darstellten. Mehrfach traten Verbände von 5 und mehr Zellen auf. Die Form der Zellen war meist rundlich, aber auch länglich, spindelig, sternförmig und völlig unregelmäßig durch Fortsätze und Ausläufer. Im gefärbten Präparat erschienen die Kerne chromatinreich und zeigten vielfach ein bis drei Nukleolen. Das Chromatingerüst wechselnd, zart, aber auch dichter. Die Form der Kerne war meist rund oder oval, häufig auch länglich, stäbchenförmig, gekerbt, eingebuchtet oder komplizierter. Das an Menge wechselnde Protoplasma war mehr oder weniger stark basophil, ließ oft deutlich Endo- und Ektoplasma unterscheiden und enthielt häufig Vakuolen und alle möglichen Zelleinschlüsse, wie rote Blutkörperchen, Lymphozyten, Leukozyten, pyknotische Kerne und pyknotische Chromatinreste, bisweilen auch Mono-

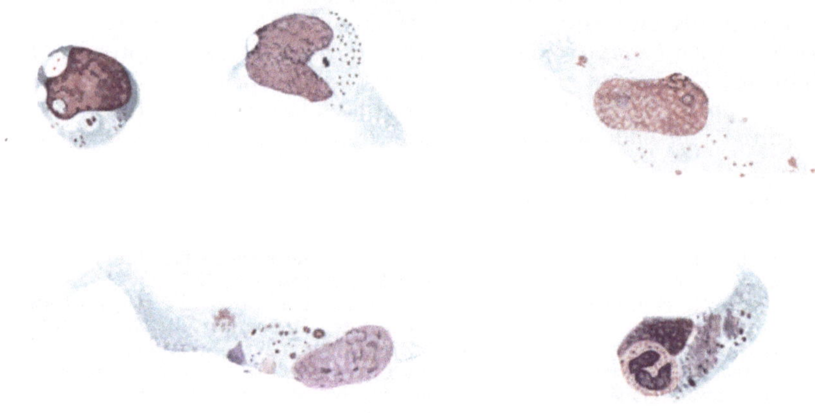

Abb. 11. Endotheloide Elemente aus dem Ohrläppchenblut einer Endocarditis lenta.

nukleäre. Eine Auszählung der Leukozyten ergab bei nur 3900 Gesamtleukozyten 49% Endothelien, 30% Polynukleäre, 50% Lymphozyten, 4% Monozyten, 1% Eosinophile, 1% Normoblasten. Zwischen den endotheloiden Elementen und typischen Monozyten fanden sich alle Übergänge.

Weiter machte nun Bittorf den hochinteressanten Befund, daß die Zahl dieser Elemente und die Gesamtleukozytenzahl überhaupt bedeutend anstieg, wenn das Ohrläppchen vor dem Einstechen stark gerieben oder gedrückt wurde. Im Venenpunktionsblut fehlten diese Elemente. Nach Adrenalininjektion nahm ihre Menge nicht zu, falls nicht vorher gedrückt wurde. Deswegen glaubt Bittorf, daß diese Zellen aus dem Gefäßendothel der Peripherie stammen.

O. Heß, der im ganzen in 11 Fällen von Endocarditis lenta nach diesen Zellen gesucht hat, vermißte sie nur in einem einzigen, der ganz akut verlief. Gerade so wie Bittorf konstatierte auch er, daß die Leukozytenzahl im Ohrläppchenblut beträchtlich erhöht war (Zahlen bis 112 000), wenn die Leukozytenzahlen im arteriellen und kapillaren Blut anderer Körperteile normal oder sogar subnormal waren. Außerdem aber schwankte die Leukozytenzahl zu verschiedenen Zeiten im Ohrläppchenblut ganz beträchtlich. Von anderen Erkrankungen fand er die endothelialen Elemente am häufigsten auch bei Typhus abdominalis, seltener bei Flecktyphus, bei Anaemia pseudoleucaemica infantum, bei akuter lymphatischer Leukämie, bei Anaemia perniciosa. In allen diesen Fällen betrug aber ihre Menge nur 0,5—4,5 %, während er bei Endocarditis lenta bis 20% fand. Ihr reichliches Auftreten spricht also für Endocarditis lenta. Seltener und spärlich sah er sie im Kapillar- und Venenblut, nie im arteriellen Blut. Im Gegensatz zu Bittorf fand er nach Reiben und Drücken des Ohrläppchens keine sichere Zunahme, einmal sogar eine Abnahme. Um ihre Herkunft festzustellen, untersuchte er die verschiedensten Organe und fand sie vereinzelt in Herzklappen, Aorta, Leber und besonders Milz. Auf Schnitten durch das Ohrläppchen aber konnte er durch den Nachweis schwerer endothelialer Veränderungen, bestehend in Quellung und Aufhellung des Protoplasmas, Auflockerung der Zellverbände mit Sprossung von verschieden großen blasigen Endothelien in das Gefäßlumen bis zur Knöpfchenbildung, die Kapillaren dieses Organes als hauptsächliche Ursprungsstätte dieser Elemente nachweisen. Viele dieser Endothelien zeigten gerade wie im Blute auch Einschlüsse. Eine Verschleppung von Endothelien aus inneren Organen ist möglich, aber wohl von untergeordneter Bedeutung, da sie wohl infolge ihrer Größe unterwegs meist abgefangen werden. Jedenfalls ist eine Reaktion des ganzen endothelialen Apparates bei Endocarditis lenta anzunehmen.

In einem von Ines Seyderhelm beobachteten Falle von Endocarditis ulcerosa mit hochgradiger Leukozytose (bis über 150 000) fanden sich 3000 bis 7000 eigenartige große endotheloide Zellen vom gleichen Habitus, wie sie Schilling, Heß und Bittorf sahen und beschrieben. Sie fanden sich aber in allen Blutproben, gleichviel ob der Einstich in das Ohrläppchen, die Finger oder die Zehen gemacht wurde. Sie hält es daher nicht für wahrscheinlich, daß diese Zellen ausschließlich aus den bei der Blutentnahme geschädigten Hautkapillaren stammen. Ein abschließendes Urteil über Natur und Herkunft dieser Elemente, die auch ich wiederholt in mehreren Fällen von Endocarditis lenta, besonders gegen Ende des Lebens sah, ist meines Erachtens zur Zeit noch unmöglich. In zwei Fällen, die ich zusammen mit Hittmair sah, fanden wir im Innern der Endothelien Streptokokken.

Was die sonstigen Blutveränderungen bei Endocarditis ulcerosa und lenta anbetrifft, so ist hinsichtlich der Erythrozyten zu erwähnen, daß es wie bei allen septischen Infektionen zu einer allmählich immer stärker werdenden einfachen Anämie zu kommen pflegt. Die Gesamtleukozytenzahl kann beträchtlich erhöht, wie auch sonst bei Sepsis aber auch erniedrigt sein, wie z. B. im Falle Bittorfs. Eine Vermehrung der Prozentzahl der Neutrophilen braucht nicht zu bestehen, eine Linksverschiebung des neutrophilen Blutbildes wird wohl meist vorhanden sein. Es mögen hier zur besseren Übersicht die Tabellen der Fälle von Schilling und Seyderhelm reproduziert werden:

Schilling Fall I.

Datum	Zahl der Leukozyten	Basophile	Eosinophile	Neutrophile				Lymphozyten	Monozyten			Plasmazellen	Reizformen
				Myelozyten	Jugendliche	Stabkernige	Segmentkernige		Große Mononukleäre	Atypische	Makrophagen		
16. 1. 1919	hoch	0,4	2	—	—	4,7	39,9	21,6	4,7	26,7	—	0,5	0,5
29. 1. 1919	sehr hoch	0,3	1,8	—	—	2,8	24,0	18,3	13,9	31,3	7,5	1	0,5
30. 1. 1919	42 666	0,3	0,9	—	2	3,2	24,2	18,2	9,9	35,2	6,1	1	1,5
2. 2. 1919	27 800	0,3	0,7	—	—	4,3	39,1	20,2	6,1	25,0	4,3	1	1,5
4. 2. 1919	hoch	0,8	0,4	—	1,2	6,6	29,7	23,1	15,4	18,9	3,9	—	—

Schilling Fall II.

Datum	Zahl der Leukozyten	Eosinophile	Basophile	Neutrophile				Lymphozyten	Monozyten			Plasmazellen	Reizformen
				Myelozyten	Jugendliche	Stabkernige	Segmentkernige		Große Mononukleäre	Atypische	Makrophagen		
17. 3. 1919	46 566	—	1	—	4	13	33	14,5	18	9	8,5	—	—
22. 3. 1919	55 060	—	0,4	—	4	16,6	37,7	10,5	12,3	11,9	6,6	—	—

Seyderhelm.

Datum	Zahl der Leukozyten	Basophile	Eosinophile %	Neutrophile %	Lymphozyten %	Monozyten %	Großeendotheloide Zellen %
4. 12. 1919	46 800	—	1	51	32	5	12
6. 12. 1919	55 700	—	2	52	32	10	6
10. 12. 1919	84 000	—	1	54	31	8	7
18. 12. 1919	32 900	—	—	48	36	5	11
26. 12. 1919	88 700	—	1	51	38	5	6
3. 1. 1920	116 400	—	1	56	34	4	6

Literatur.

Bittorf: Dtsch. Arch. f. klin. Med. Bd. 133. — Heß: Dtsch. Arch. f. klin. Med. Bd. 138. — Kaznelson: Dtsch. Arch. f. klin. Med. Bd. 128. — Kraus: Berl. klin. Wochenschr. S. 1421. 1913. — Krizenecky: Fol. haematol. Bd. 21. — Leede: Mitt. a. d. Hamburg. Staatskrankenanst. Bd. 12. — Netousek: Fol. haematol. Bd. 17 u. 19. — Neukirch: Zeitschr. f. klin. Med. Bd. 74. — Rowley: Journ. of exp. med. Vol. 10. — Schilling, V.: Zeitschr. f. klin. Med. Bd. 88. — Seyderhelm: Virchows Arch. f. pathol. Anat. u. Physiol. Bd. 243. — Sampson, Verr and Simpson: Arch. of internal med. 1923. Nr. 6. — Wodtke: Klin. Wochenschr. 1922. S. 1485.

Weilsche Krankheit.

Das Verhalten des Blutes bei der Weilschen Krankheit ist von Klieneberger sehr eingehend untersucht worden. Ganz im Anfang des Leidens und nur vorübergehend kommen Hb-Werte bis 120% und Erythrozytenzahlen bis 6,7 Millionen vor, die wohl auf Bluteindickung zu beziehen sind. Charakteristisch für den weiteren Verlauf der Weilschen Krankheit ist dann eine zunehmende Anämie, die nur ausnahmsweise fehlt. Dieselbe beginnt aber erst im Anfang oder Verlauf der zweiten Krankheitswoche, oft auch erst in der dritten bis fünften Woche. In der vierten bis fünften Krankheitswoche erreicht die Anämie ihren tiefsten Stand. Die niedrigsten beobachteten Werte waren für Hb 30%, für die Erythrozyten 1,8 Millionen. Die Anämie ist eine einfache mit Polychromatophilie, Mikrozytose, Anisozytose. Ihr Grad entspricht im allgemeinen der Schwere des klinischen Bildes. In leichten Fällen tritt schneller Restitution ein als in schweren. Der Ikterus als solcher hat keinen Einfluß auf die Anämie.

Was die Leukozyten anlangt, so findet man im akuten Stadium und bei Rezidiven eine neutrophile Leukozytose; meist zwischen 10 000 und 20 000 mit 70—90% Neutrophilen. Auffallend hohe und niedrige Leukozytenzahlen kommen in ganz schweren Fällen vor. Meist im Verlauf der zweiten Woche entwickelt sich allmählich eine Lymphozytose. Vom dritten Monat ab konnte Klieneberger mit wenigen Ausnahmen nur noch Lymphozytose feststellen. Im Anfang besteht ferner Hypereosinophilie oder auch Aneosinophilie. In schwereren Fällen kommen auch Myelozyten, Normoblasten und Plasmazellen vor. Die Angabe von Sick über das Fehlen von Blutplättchen bei Weilscher Krankheit hält Klieneberger nicht für zuverlässig, da Angaben über Plättchenmengen nur auf Grund von Magnesiumsulfatpräparaten Wert haben.

Für die Prognose ist das Verhalten der Leukozyten insofern wichtig, als das reichliche Vorkommen von pathologischen Zellen für besondere Schwere des Falles spricht, nicht völliges Verschwinden der Eosinophilen und frühes Auftreten von Lymphozytose ist prognostisch günstig.

Ähnliche Veränderungen beschreiben Groß und Magnus-Alsleben, Gudzent, Luger, Thörner.

Literatur.

Groß und Magnus-Alsleben: Münch. med. Wochenschr. Nr. 3. 1917. — Gudzent: Dtsch. med. Wochenschr. Nr. 3. 1917. — Klieneberger: Dtsch. Arch. f. klin. Med. Bd. 127. — Luger: Dtsch. med. Wochenschr. Nr. 24. 1917. — Sick: Württemb. Korresp.-Blatt 1917. — Thörner: Dtsch. med. Wochenschr. Nr. 34 u. 35. 1917.

Febris wolhynica (Fünftagefieber).

Beim Fünftagefieber besteht eine gleichzeitig mit den Fieberattacken einsetzende, steil ansteigende und nach 3—4 Tagen wieder steil abfallende Leukozytose, die eine neutrophile ist. Je höher die Temperatur, um so geringer ist die Leukozytose. Noch nach Aufhören des Fiebers kann man mittels der Leukozytenzählung nachweisen, daß der Krankheitsprozeß noch nicht abgelaufen ist. Es kann eine leichte Anämie bestehen. Im Intervall keine Leukozytose, aber postfebrile Lymphozytose.

Literatur.

Arnoldi: Zeitschr. f. klin. Med. Bd. 86. — Benzler: Münch. med. Wochenschr. S. 1276. 1916; S. 887. 1917. — Enderle: Med. Klinik Nr. 47. 1917. — Grafe: Münch. med. Wochenschr. Nr. 42. 1917. — Gutmann: Med. Klinik Nr. 44. 1917. — Hildebrandt: Münch. med. Wochenschr. Nr. 18. 1917 und Fol. haematol. Bd. 23, H. 3. — Jungmann: Dtsch. med. Wochenschr. Nr. 12. 1917. — Korbal: Dtsch. med. Wochenschr. Nr. 40. 1916. — Laber: Wien. klin. Wochenschr. Nr. 34. 1916. — Lehndorff: Beitr. z. Klin. d. Infektionskrankh. u. z. Immunitätsforschung Bd. 7. — Neuland: Inaug.-Diss. Nürnberg 1918. — Roos: Med. Klinik Nr. 37. 1917. — Rumpel: Dtsch. med. Wochenschr. Nr. 22. 1916. — Schilling, V.: Münch. med. Wochenschr. S. 724. 1917. — Schmidt: Dtsch. med. Wochenschr. Nr. 22. 1917. — Stinzing: Münch. med. Wochenschr. S. 155. 1917. — Strisower: Wien. klin. Wochenschr. S. 1186. 1917; Nr. 18. 1918. — Thörner: Dtsch. med. Wochenschr. Nr. 50. 1916. — Werner und Häußler: Münch. med. Wochenschr. Nr. 28. 1916. — Zollenkopf: Dtsch. med. Wochenschr. Nr. 34/35. 1916.

Syphilis.

Im Inkubations- und Primärstadium der Syphilis besteht nach der Ansicht der meisten Autoren, der ich auf Grund eigener Erfahrungen beitreten kann, meist keine Anämie. Wenn die Patienten blaß aussehen, was ja häufig vorkommt, so beruht das auf vasomotorischen Störungen. Einige Autoren, z. B. Grassi und Wilbuscewicz, Neumann und Konried, Justus, Fischer und Chen Pan Nien haben aber auch schon sehr frühzeitig leichtere Herabsetzung des Hämoglobins und der Erythrozytenzahl auftreten sehen. Auch stärkere Anämien sollen gelegentlich schon im Sekundärstadium vorkommen. Im Tertiärstadium findet man häufiger Anämien, doch bilden sie selbst hier keine regelmäßige Begleiterscheinung der Krankheit. Es kommt offenbar auf die Art der befallenen Organe an, ob sich eine Anämie entwickelt oder nicht. Hierher gehört wohl ein kürzlich von Winterfeld publizierter Fall mit 1 200 000 Erythrozyten und 24% Hb.

Eine große Rolle spielt in der Literatur die syphilitische perniziöse Anämie, eine mit allen klinischen und hämatologischen Symptomen des Morbus Bierner einhergehende Blutarmut, die durch eine antisyphilitische Kur restlos zu heilen sein soll. In allen modernen Lehrbüchern wird die Existenz dieser Form anerkannt, neuerdings kommt aber v. Winterfeld auf Grund der Beobachtung mehrerer einschlägiger Fälle an der Curschmannschen Klinik in Rostock und einer kritischen Bearbeitung der Literatur zu dem Resultat, daß die Existenz dieser Form keineswegs erwiesen sei.

Die weißen Blutkörperchen verhalten sich teils normal, teils sind Abweichungen festgestellt. Oft wird Leukozytose beschrieben, doch ist aus der Literatur nicht ersichtlich, ob in den betreffenden Fällen nicht doch eine, wenn auch leichte Sekundärinfektion vorgelegen hat.

Elsner gibt 9000—11 000 Leukozyten, Loeper 13 000—15 000 an, Sabrazès und Mathis fanden im Mittel 9000 Leukozyten. Auch im Sekundärstadium kann die Leukozytenzahl nach Bezançon und Labbé sowie nach Naegeli und Hauck normal sein. Aber auch Leukozytosen von 12 000—15 000 und mehr kommen nach Sabrazès und Mathis, Dominici und Naegeli vor. Auch im Tertiärstadium sind Werte von 9000 bis 13 000 beschrieben worden. Das häufige Vorkommen einer Lymphozytose geben Elsner, Grawitz, V. Schilling, Mayer und Gourdy, sowie Fischer und Chen Pan Nien für das zweite Stadium an. Loeper sah aber schon im ersten Stadium Lymphozytenvermehrung, während Sabrazès und Mathis normale Verhältnisse oder leichte Mononukleose feststellten. Für das zweite Stadium geben Naegeli und Hazan neutrophile Leukozytose und ansehnliche Zunahme der Monozyten an. Nach Fischer und Chen Pan Nien findet man im Sekundärstadium im Durchschnitt einen Lymphozytenwert von 29,6%, für die Eosinophilen 4,6%, für die großen Mononukleären 6%. Auch kommen Reizungsformen vor.

In diese etwas verworrenen Verhältnisse ist durch eine neuere Arbeit von Kyrle einigermaßen Klarheit gebracht worden. Dieser Autor konnte zeigen — seine Untersuchungen beziehen sich fast ausschließlich auf Frühfälle —, daß sich die Leukozytenzahl tatsächlich verschieden verhält. Unter 100 Fällen fand er bei 33 Leukozytenzahlen zwischen 4500 und 8000, bei 34 zwischen 8000 und 10 000 und bei 33 zwischen 10 000 und 16 000. Ein Zusammenhang zwischen Schwere der Erscheinungen und Leukozytenzahl besteht nicht, auch ausgedehnte Manifestationen auf der Haut können mit kleinen Leukozytenzahlen einhergehen. Tatsächlich verhalten sich eben manche Individuen in dieser Beziehung gegen das Syphilisgift verschieden. Dort, wo die Leukozyten vermehrt waren, war auch die Menge der Neutrophilen prozentualiter erhöht. In den Fällen mit niedrigen Leukozytenzahlen war die Behandlung ohne Einfluß auf dieselben, aber die Fälle mit Hyperleukozytose büßten meist gewöhnlich zugleich mit dem Verschwinden der Exantheme ihre hohen Leukozytenzahlen ein. Bemerkenswert ist, daß bei vielen Luetikern durch die bekannten künstlichen Mittel (Caseosan usw.) keine Leukozytose zu erzeugen ist. Bei allen Fällen von latenter Syphilis und im Tertiärstadium fand er niedrige Werte.

Unter der Quecksilberbehandlung hat man anfänglich eine leichte Herabsetzung von Hb und Erythrozytenzahlen gesehen, während nach Abschluß einer erfolgreichen Kur diese Werte gegenüber dem Befund vor der Kur erhöht waren. Die Leukozyten wurden im Beginn einer Inunktionskur leicht erhöht gefunden, erreichten aber gegen Ende derselben normale Werte. Spritzt man Quecksilberpräparate ein, so entsteht schon nach der ersten Injektion eine Leukozytose, die bis zur nächsten fällt, um danach wieder zu steigen. Gegen Ende der Kur stellen sich langsam wieder normale Werte ein.

Nach Wismutbehandlung fand Betz bei primärer seropositiver Syphilis langsamen Hämoglobinabfall um 12—25%, in einigen Fällen mäßiges Wiederansteigen nach der 7. und 8. Einspritzung. Die Erythrozytenzahl sank von normalen Anfangswerten bis zur 7. Einspritzung auf 3,6—3,1 Millionen, um dann regelmäßig anzusteigen. Morphologische Veränderungen der Erythrozyten wurden nicht gesehen. Der Färbeindex wurde gegen Ende der Kur bedeutend kleiner als 1. Die Leukozyten stiegen bis 15 000, um gegen Ende der Kur mäßig zu sinken. Dabei sind anfänglich die Neutrophilen um 8—12% vermehrt, später betragen sie 50—55%. Die Eosinophilen steigen nach der 3. bis 4. Injektion auf 8—12%. Die numerischen Werte der Lymphozyten verhalten sich entgegengesetzt denen der Neutrophilen, die übrigen Leukozyten zeigen keine Veränderungen. Ganz ähnlich verhält sich das Blut bei seropositiver, sekundärer, manifester oder latenter Syphilis.

Wiederholt hat man in den letzten Jahren nach Salvarsankuren mit oder ohne gleichzeitige Quecksilber- oder Wismutinjektionen hämorrhagische Diathesen teils gewöhnlicher angiopathischer Natur ohne Blutveränderungen, teils Purpuraeruptionen mit Thrombopenie, teils mehrfache aplastische Anämien auftreten sehen. Es ist also wohl das Salvarsan allein verantwortlich zu machen.

Der erste bekannt gewordene Fall dieser Art ist schon 1915 von Frank in seiner bekannten Publikation über Aleukia haemorrhagica mitgeteilt worden. Nach Abschluß einer Salvarsan-Quecksilberkur traten bei einer 33jährigen syphilitischen Frau die bekannten Symptome des Morbus Werlhof auf. Es entwickelte sich eine ganz schwere Anämie mit 25% Hb, 1 280 000 Erythrozyten, 1200 Leukozyten mit 56% kleinen Lymphozyten, Fehlen der Eosinophilen und fast völligem Fehlen der Blutplättchen. Die Kranke ging zugrunde.

Ähnliche Beobachtungen stammen von Leredde, Gorke, Krol, Ziegler, Stranz, Moore und Keidel, Juliusberg.

Gorke konstatierte in zwei Fällen das Auftreten einer aplastischen Anämie nach Salvarsan. Die erste Patientin, eine 45jährige Frau, hatte wegen einer Lues zuerst 2,85 Neosalvarsan und 0,3 g Hg bekommen. Im Anschluß daran starke Durchfälle und Stomatitis, wovon sie sich aber bald erholte. Einige Monate später neue Salvarsankur, und zwar im ganzen 2,85 g. Einige Tage später sehr starke Menses, bald danach ausgedehnte Purpura und schließlich allgemein hämorrhagische Diathese. Letzter Blutbefund: Erythrozyten 900 000, Hb 13%, Leukozyten 600, und zwar 12% Neutrophile, 87% Lymphozyten, 10% Eosinophile, 10 000 Plättchen. Exitus. Die Sektion ergab in den Röhrenknochen gelblich-braunes Mark, im Brustbein nur kleine Areolen von rotem Mark, mikroskopisch vorwiegend Lymphozyten, sehr wenig Erythroblasten und Myelozyten.

Ähnlich verlief der zweite Fall, ein 19jähriges Mädchen betreffend, das zunächst 1,95 g Silbersalvarsan erhalten hatte. Drei Tage nach der zehnten Injektion Fieber, Zahnfleischblutungen, Angina mit Diphtheriebazillen, allgemeine hämorrhagische Diathese, mäßige Anämie, Plättchen bis auf 38 000 herabgesetzt. Ausgang in Heilung.

Juliusberg sah bei einer frischen Lues nach einer Gesamtdosis von 5,25 g Neosalvarsan das Auftreten einer allgemeinen Lymphknotenschwellung zugleich mit einem Exanthem, eine ausgesprochene Leukopenie, Formveränderungen an den Erythrozyten, relative Lymphozytose, eine wesentliche Verminderung der Blutplättchen. Dabei waren die Werte für Hämoglobin und Erythrozytenzahlen leicht erhöht. Der Fall heilte, doch waren Leukopenie und Lymphozytose noch nach $^3/_4$ Jahren vorhanden.

Leder sah bei einer Patientin nach einer Neosalvarsaninjektion Uterusblutungen eintreten und fand am 10. Tage derselben nur 64 240 Plättchen. 3—4 Tage nach Aufhören der Blutung zählte er 328 000 Plättchen. Sie erhielt nun 0,15 g Neosalvarsan und hatte 10 Minuten später 120 000 Plättchen. Daraufhin untersuchte er systematisch bei einer großen Zahl von Patienten das Verhalten der Plättchen nach intravenösen Neosalvarsaninjektionen. Nach der eintretenden Reaktion unterscheidet er drei Gruppen, Fälle mit sehr starker Beeinflussung, Fälle mit schwächerer und solche mit undeutlicher oder fehlender. Die Plättchenverminderung begann schon nach 1—2 Minuten und war am stärksten nach 10—20 Minuten. Nach 24 Stunden waren die Ausgangswerte meistens wieder erreicht. Daneben konstatierte er eine schnell vorübergehende Verminderung der Erythrozyten und Leukozyten mit nachfolgender leichter Erhöhung. Eine ähnliche Beeinflussung der Plättchen haben verschiedene Autoren nach intravenöser Injektion kolloidaler Lösungen gesehen.

Leredde sah nach Novarsenobenzol bei einem 22jährigen jungen Mann Blutungen der Wangenschleimhaut und der Körperhaut auftreten, bei einer 25jährigen Frau Zahnfleisch- und Nasenblutungen.

Moore und Keidel sahen in 2 Fällen schwere Stomatitis mit Leukopenie, die in dem einen bis 600 sank, wobei die Neutrophilen fast ganz verschwunden waren.

Ähnliche Beobachtungen sind von Wöhlisch, Vill, Jarecki, Herzog und Roscher mitgeteilt worden, ich selbst habe 2 Fälle von schwerer, aplastischer Anämie mit Thrombopenie gesehen, von denen einer tödlich verlief.

Sehr erhebliche Blutveränderungen findet man bei der kongenitalen Syphilis der Säuglinge, meist mit Milztumor kompliziert. Hier treten sehr schwere Anämien auf und man findet Normo- und Megaloblasten und oft erhebliche Leukozytenvermehrungen mit Myelozyten. Das ganze Krankheitsbild ähnelt häufig dem der Anaemia pseudoleucaemica infantum. Auch in späteren Lebensjahren kommen bisweilen durch kongenitale Lues bedingte schwere Grade von Anämie vor.

Literatur.

Anz: Virchow-Hirschscher Jahresbericht Bd. 2, S. 537. 1892. — Ausderau: Inaug.-Diss. Zürich 1906. — Bayet: Ann. et bull. de la soc. roy. des sciences méd. et natur. de Bruxelles 1901. — Becker: Dtsch. med. Wochenschr. Nr. 35/36. 1900. — Betz: Münch. med. Wochenschr. Nr. 28. 1923. — Bieganski: Arch. f. Dermatol. u. Syphilis. S. 43. 1893. — Bosc: Cpt. rend. des séances de la soc. de biol. 1903. — Brown und Dale: Cinc. Lancet Clin. 1900. — Bursi: Giorn. ital. d. malatt. vener. e d. pelle 1910. — Cabot und Mertius: Boston med. a. surg. journ. p. 313. 1899. — Cutter: Dtsch. med. Wochenschr. 1879. — Daccó: Giorn. ital. d. malatt. vener. e d. pelle Vol. 37. — Dehio: Petersb. med. Wochenschr. Nr. 1. 1891. — Dominici: Presse méd. p. 468. 1898. — Escherich: Wien. klin. Wochenschr. Nr. 13/14. 1892. — Feuerstein: Arch. f. Dermatol. u. Symphilis Bd. 67. — Fischer und Chen Pan Nien: Berl. klin. Wochenschr. Nr. 38. 1919. — Galliard: Gaz. des hôp. civ. et milit. Nr. 74. 1885. — Gaya: Il progr. med. 1914. Nr. 4. — Graber: Hämatologische Studien. Leipzig 1888. — Graßmann: Dtsch. Arch. f. klin. Med. Bd. 69. — Hamel: Dtsch. Arch. f. klin. Med. Bd. 67. — Hauck: Arch. f. Dermatol. u. Syphilis. Bd. 78. — Hazan: Journ. of cut. dis. Vol. 31. — Hedin: Dtsch. med. Wochenschr. 1913. Nr. 16 u. 17. — Hjelmann: Arch. f. Dermatol. u. Syphilis S. 781. 1891. — Hutinel: Zit. nach Arch. f. Dermatol. u. Syphilis Bd. 2. 1912. — Jawein: Inaug.-Diss. Petersburg 1896. — Jolles und Oppenheim: Zeitschr. f. Heilk. Bd. 24. — Jones: New York med. journ. a. med. record p. 513. 1900. — Justus: Virchows Arch. Bd. 140/148; Dtsch. Arch. f. klin. Med. Bd. 75; Arch. f. Dermatol. u. Syphilis. Bd. 33 u. 37. — Keyes: Americ. Journ. p. 17. 1876. — Klein: Wien. klin. Wochenschr. S. 721. 1891. — Kyrle: Wien. klin. Wochenschr. Nr. 42. 1922. — Labbé: Presse méd. Nr. 104. 1906. — Lezius: Inaug.-Diss. Dorpat 1889. — Loeper: Arch. of parasitol. p. 521. 1903. — Loos: Wien. klin. Wochenschr. Nr. 29. 1892. — Löwenbach und Oppenheim: Dtsch. Arch. f. klin. Med. Bd. 75. — Malassez: Arch. internat. de physiol. 1886. — Mathis: Inaug.-Diss. Bordeaux 1901. — Minet: Cpt. rend. des séances de la soc. de biol. p. 533. 1910. — Mironescu: Fol. haematol. Bd. 12, S. 196. — Monod: Thèse de Paris 1900. — Neumann und Konried: Wien. klin. Wochenschr. S. 341. 1893. — Oppenheimer und Löwenbach: Dtsch. Arch. f. klin. Med. Bd. 71. — Paulin: Inaug.-Diss. München 1903. — Pollio e Fontana: Gazz. d. osp. e d. clin. 1905. — Reis: Arch. f. Dermatol. u. Syphilis 1895. — Ricca-Barberis: Gazz. med. ital. Jg. 59, Nr. 18. — Rille: Wien. klin. Wochenschr. Nr. 9. 1893. — Rodionov: Sem. méd. Nr. 30. 1908. — Roth: Med. Klinik Nr. 44. 1910. — Sabrazès: Gaz. des sciences méd. de Bordeaux 1911. — Sabrazés et Mathis: Cpt. rend. des séances de la soc. de biol. 1902. — Samberger: Wien. klin. Wochenschr. Nr. 43. 1903; Arch. f. Dermatol. u. Syphilis Bd. 67. — Schiff: Pester chirurg. med. Presse. Nr. 3. 1892. — Schlag: Inaug.-Diss. Jena 1921. — Schulgowski: Petersb. med. Wochenschr. S. 231. 1897. — Schwaer: Münch. med. Wochenschr. Nr. 9. 1912. — Seleneff und Stonkowenkoff: Ann. de dermatol. et de syphiligr. 1892. — Trimbach: Inaug.-Diss. Straßburg 1905. — Vedel et Mansillon: Soc. biol. 1910. — Weicksel: Münch. med. Wochenschr. S. 1143. 1913. — Wilbuscewicz: Arch. internat. de physiol. 1874; Inaug.-Diss. Paris 1893. — Winterfeld: Arch. f. Dermatol. u. Syphilis. Bd. 143, S. 2. — Wolter: Inaug.-Diss. Göttingen 1906.

Literatur über hämorrhagische Diathesen nach Salvarsan.

Anwyl-Davies: Brit. journ. of dermatol. 1921. — Callomon: Dermatol. Wochenschr. Nr. 49. 1922. — Frank: Berl. klin. Wochenschr. Nr. 37. 1915. — Gorke: Münch. med. Wochenschr. Nr. 43. 1920. — Herzog und Roscher: Virchows Arch. f. pathol. Anat. u. Physiol. Bd. 236. — Jarecki: Dtsch. med. Wochenschr. Nr. 35. 1922. — Juliusberg: Med. Klinik. Nr. 42. 1922. — Krol: Zit. nach Leder. — Leder: Med. Klinik. Nr. 41. 1922. — Leredde: Ann. de dermatol. p. 383. 1919. — Moore and Keidel: Arch. of dermatol. a. syphilol. Ref. Zentralbl. f. Hautkrankh. S. 383. 1921. — Pucholl: Dermatol. Wochenschr.

Nr. 9. 1923. — Stranz: Zit. nach Leder. — Vill: Münch. med. Wochenschr. Nr. 52. 1921. — Woehlisch: Münch. med. Wochenschr. Nr. 30. 1921. — Ziegler: Zit. nach Leder.

Gonorrhöe.

Das Verhalten des Blutes bei Gonorrhöe hat Mondschein untersucht. Er findet eine Herabsetzung des Hämoglobingehaltes und eine nicht ganz so erhebliche Verminderung der roten Blutkörperchen. Oft soll man sogar eine große Zahl kernhaltiger roter Elemente finden (?). Mit eintretender Besserung steigen wieder die Werte des Hämoglobins und der Blutkörperchenzahl. Die Menge der farblosen Blutkörperchen ist im Beginn fast regelmäßig vermehrt (bis ca. 12 000), um gegen Ende der Krankheit wieder zu sinken. In manchen Fällen tritt die Erhöhung der Leukozytenzahl erst im Verlauf des Leidens ein. Je akuter der Prozeß, desto höher die Leukozytenzahl. Komplikationen, wie Epididymitis, Prostatitis, Übergreifen auf die hintere Harnröhre und Gelenkaffektionen bewirken eine beträchtliche Leukozytose bis zu 20 000. Arthigoninjektion hatte keinen Einfluß auf die Leukozytenzahl. Ähnliche Befunde erhoben Esserteau, Giorgi, Sarrat. Nach Brasch dagegen kommt es nach intravenöser Arthigoninjektionen nach dem Schüttelfrost erst zu Leukopenie, dann zu einer etwa nach $4^1/_2$ Stunden den höchsten Gipfel erreichenden neutrophilen Leukozytose. Nach 24 Stunden ist das Blut wieder normal.

Literatur.

Brasch: Münch. med. Wochenschr. Nr. 24. 1914. — Esserteau: Thése de Bordeaux 1902/03. — Giorgi: La clin. mod. ital. Nr. 8. 1903. — Mondschein: Der Einfluß der Gonorrhöe auf die Blutbeschaffenheit und das Herz. Dermatol. Wochenschr. Nr. 43. 1919. — Sarrat: Gazz. d. osp. e d. clin. Nr. 104. 1908.

Anhangsweise sei hier noch erwähnt, daß eine Reihe französischer Autoren — Legeu, Morel, Gaillardot, Chabanier — das Verhalten des Blutes bei Prostataerkrankungen studiert haben. Sie fanden bei Adenomen leichte Leukozytose mit Eosinophilie, bei Karzinomen Leukozytose ohne Eosinophilie, bei Sarkom keine Veränderungen, bei Prostatitis normale Werte für Neutrophile, die Monozyten vermehrt, die Lymphozyten vermindert, die Eosinophilen normal oder vermindert. Peters, der diese Angaben an einem allerdings kleineren Material nachgeprüft hat, fand diese regelmäßigen Veränderungen nicht und bezweifelt ihren differentialdiagnostischen Wert.

Literatur.

Peters: Bruns' Beitr. z. klin. Chirurg. Bd. 117. — Morel et Chatanier: Cpt. rend. des séances de la soc. de biol. 9. Mai 1913.

Tropenkrankheiten[1].

Malaria. Bei der Malaria stehen die Veränderungen am roten Blutbild naturgemäß im Vordergrund. Erstens sind die Erythrozyten von den Plasmodien befallen und reagieren darauf teils mit Zerfall, teils mit strukturellen Veränderungen ihres Protoplasmas. Zweitens entwickelt sich sehr bald eine Anämie, die teils mechanischen, teils toxischen Ursprunges ist und sehr hohe Grade erreichen kann. Bei der Tertiana findet man in vielen von Parasiten befallenen Erythrozyten eine als Schüffner-Tüpfelung bezeichnete Veränderung, bestehend in dem Auftreten zahlreicher, sehr regel-

[1]) Literatur siehe in den Lehrbüchern der Tropenkrankheiten, besonders bei V. Schilling: Angewandte Blutlehre bei Tropenkrankheiten in Menses Handbuch der Tropenkrankheiten. 3. Aufl., Bd. 1.

mäßiger Flecken, die sich nach Giemsa rot färben. Über ihre Entstehung sind verschiedene Ansichten geäußert worden, die an dieser Stelle nicht eingehender behandelt werden können. Seltener kommt die gleiche Veränderung bei der Quartana vor.

Bei der Tropika dagegen findet man in vielen Erythrozyten die sog. Perniziosafleckung, welche nicht die regelmäßige Verteilung der Schüffner-Tüpfelung zeigt, sondern in sehr mannigfaltigen punkt-, strich- und diplokokkenförmigen gröberen oder diffusen Flecken, kleinen Ringen und Ketten besteht. Außerdem findet man gelegentlich im ungefärbten Präparat einen Messington des Hämoglobingelbs mancher Erythrozyten.

Die Anämie der Malaria erreicht manchmal erhebliche Grade und kann sich sehr schnell entwickeln. In einem einzigen Anfall hat man Erythrozytenverluste bis zu 2 Millionen gesehen, konnte aber auch fast stets eine sehr schnelle Regeneration beobachten. Die Anämie ist naturgemäß desto schwerer, je länger das Leiden besteht. Fast regelmäßig findet man bei ihr ausgesprochene Polychromasie zahlreicher Erythrozyten, oft auch basophile Punktierung, Normoblasten, bisweilen auch Jollykörper und Cabotsche Ringe. In seltenen Fällen kann sich auch eine hyperchrome Anämie entwickeln mit erhöhtem Färbeindex und dem Auftreten hämoglobinreicher Megalozyten und Megaloblasten. Auch in Fällen mit einem Färbeindex unter 1 fallen auffällig große, den Megaloblasten nahestehende Elemente bisweilen auf. Endlich hat man auch aplastische Anämien im Anschluß an Malaria gesehen.

Während des Schüttelfrostes und im Anfang des Fiebers tritt eine neutrophile Hyperleukozytose ein, die mit erheblicher Linksverschiebung einhergeht. Auf der Höhe und kurz nach dem Anfall aber sinkt die Kurve der Neutrophilen und es entwickelt sich eine ausgesprochene Leuko- und Neutropenie, während welcher aber die Linksverschiebung der Neutrophilen bestehen bleibt. Jetzt tritt auch eine starke Vermehrung der Monozyten ein, die in heilenden Fällen wieder allmählich verschwindet. Besonders im Intervall und in chronischen Fällen entsteht eine deutliche Monozytose bis zu 10, 20% und mehr und auch in latenten Malariafällen ist dieselbe oft vorhanden und von differentialdiagnostischer Bedeutung. Die Eosinophilen nehmen während des Fiebers stark ab. Reizungszellen trifft man fast immer. Es ist schließlich noch zu erwähnen, daß man vielfach in den Monozyten schwarzes Malariapigment in Körnchenform findet (Melanin). In der Rekonvaleszenz kann sich postinfektiöse Eosinophilie und Lymphozytose entwickeln.

Schwarzwasserfieber. Bei der als Schwarzwasserfieber bekannten Komplikation der Malariaerkrankungen findet man entsprechend dem enormen Blutzerfall außerordentlich starke Herabsetzungen der Erythrozytenzahl, gelegentlich bis zu 500 000 herab. Dieser Abfall kann in wenigen Stunden erfolgen und mit ihm geht ein entsprechender Abfall des Hämoglobins einher. Sehr schnell setzt aber dann eine lebhafte Regeneration ein, wobei alle bekannten Jugendformen der roten Blutkörperchen, polychromatische und basophil punktierte Erythrozyten und Erythroblasten in buntem Gemisch auftreten können. Aber auch beim Schwarzwasserfieber kann es infolge des Anfalles zur Entwicklung einer aplastischen aregenerativen Anämie infolge von Knochenmarksatrophie kommen. Die Leukozytenbefunde sind im allgemeinen geringfügiger Natur. Sowohl tief normale Werte wie Hyperleukozytosen sind beschrieben worden. Die Verschiebung des neutrophilen Blutbildes scheint in leichten Fällen gering zu sein, in schwereren Fällen ist sie deutlicher ausgesprochen.

Trypanosomiasis. Es entwickelt sich eine mäßige Anämie, die im Frühstadium ganz fehlen kann. Eine auffällig starke Autoagglutination wird oft erwähnt. Auch bei experimentellen Trypanosomenerkrankungen von Tieren entwickelt sich eine Anämie offenbar toxischen Ursprungs, da ja die Erythrozyten von den Parasiten nicht direkt geschädigt werden.

Das Verhalten der Leukozyten ist besonders bei experimentellen Tierinfektionen studiert worden. Hier fand man zuerst leichte Leukozytose mit Neutrophilie, dann Hyperleukozytose, die bis zum Tode andauern kann oder zuletzt erst in Leukozytose (Komplikationen?) übergehen kann. Die Eosinophilen gehen stark zurück, die Monozyten sind vermehrt, desgleichen die Lymphozyten. Gerade über die Blutbilder bei menschlicher Schlafkrankheit liegen noch so wenig Befunde vor, daß es zur Zeit nicht möglich ist, eine abschließende Schilderung zu geben. Nach einer Zusammenstellung von V. Schilling, die auch einige eigene Beobachtungen berücksichtigt, hat man bisher nur Lymphozytose mit Neutropenie gesehen. Einige Male, aber keineswegs in allen Fällen, wurden auch Mononukleosen gesehen.

Kala-Azar. Es besteht eine einfache Anämie, die nur dann höhere Grade erreicht, wenn der Krankheitsverlauf sich lange hinzieht.

Es besteht ferner regelmäßig eine Leukopenie, die nach den Feststellungen von Rogers meist unter 2000 heruntergeht. Von 776 Fällen von Rogers hatten nur 4 über 3000 Leukozyten, 62 Fälle unter 2000, meist noch unter 1000 bis 500. Diese starke Leukopenie ist bedingt durch die Verminderung aller Zellformen, besonders aber durch die der Neutrophilen. An letzteren kommen schwere degenerative Veränderungen vor. Ferner besteht Hypeosinophilie oder Aneosinophilie, höhere Eosinophilenwerte kommen wohl nur bei Wurmträgern vor. Die Lymphozyten sind manchmal relativ leicht vermehrt, absolut aber ebenfalls stark vermindert. Meist besteht eine Mononukleose, so fand z. B. Donovan 23,62 Monozyten. Nach Rogers hatten 31% der Fälle unter 12% und 69% über 12% Monozyten.

Die Gerinnbarkeit des Blutes soll nach Rogers und anderen sehr stark herabgesetzt sein.

Kindliche Leishmaniose. Bei der kindlichen Leishmaniose, die der Anaemia pseudoleucaemica infantum sehr ähnlich sieht, ist die Anämie gewöhnlich sehr schwer. Nicolle hat bis 992000, Jemma und Christina sowie Cannata haben bis 1250000 Erythrozyten gezählt. Dagegen fehlen meist die für die Anaemia pseudoleucaemica infantum so charakteristischen verschiedenen Formen der Erythroblasten, die nur selten auftreten.

Die Leukozytenzahlen sind niedrig, erreichen aber selten ausgesprochen leukopenische Werte. Nur selten sind leicht erhöhte Leukozytenzahlen festgestellt worden. Es besteht ausgesprochene Neutrophilie, Lymphozytose, vor allem aber Mononukleose, die ausnahmslos Werte über 10% erreicht, aber auch bis 33 und 44% steigen kann. Es besteht ferner Hyp- oder Aneosinophilie.

Orientbeule. Nach V. Schilling dürfte Anämie in typischen Fällen selten ausgeprägt sein. Nach den Befunden von ihm, Nattan-Larrier und Bussiere besteht Lymphozytose und Mononukleose sowie Hypeosinophilie.

Rekurrens. Man findet meist eine mäßige Anämie ohne weitere Besonderheiten, die in schweren Fällen stärker ausgeprägt ist. In Tierversuchen hat zuerst Nattan-Larrier bei Ratten auffällig starke Autoagglutination der Erythrozyten beobachtet. Master hat sie auch bei Menschen gesehen.

Die weißen Blutkörperchen weisen eine neutrophile Hyperleukozytose auf. Von neueren Autoren haben Rogers, Tournade und V. Schilling dieselbe beobachtet, während Kieseritzky auch Leukopenien sah. Nach dem Fieberanfall steigt die Zahl der Lymphozyten an. Die Eosinophilen weisen niedrige Werte auf, Mononukleose ist bisher nicht beobachtet worden.

Verruga peruviana. Nach Monge besteht eine schwere Anämie. Besonders bei der akuten Form findet man eine schwere Poikilozytose, Anisozytose, basophile Punktierung, Kernzerfall und Cabotsche Ringe. Ferner findet man zahlreiche polychromatische Erythrozyten, sowie Normo- und Megaloblasten. Die Erythrozytenzahlen können bis zu 500 000 herabgesetzt sein. Der Färbeindex ist größer als 1, so daß das Blutbild nicht von dem der perniziösen Anämie zu unterscheiden ist. Ferner kommen in zahlreichen Erythrozyten merkwürdige Einschlüsse von kokken- bis stäbchenartiger Form vor, über deren Natur noch gestritten wird. Einige Autoren halten sie für parasitärer Natur, andere sehen in ihnen Kernreste. Nicht so hochgradig sind die anämischen Veränderungen bei der chronischen Form.

Im Anfang besteht eine neutrophile Leukozytose, die bei der chronischen Form nach einigen Tagen in Leukopenie umschlägt.

Beri-Beri. Es besteht eine einfache Anämie, die in schweren Fällen höhere Grade erreichen kann. Die Gesamtzahl der Leukozyten steht an der Grenze des Normalen, kann aber auch leicht vermindert sein. Am Anfang besteht Neutrophilie, später ganz leichte Lymphozytose. Leichte Linksverschiebung bei den Neutrophilen ist wiederholt gefunden worden. Die Werte für die Eosinophilen sind meist niedrig.

Pellagra. Bei Pellagra sind die Blutveränderungen nur geringfügig. Unerhebliche Anämie, leichte Leukozytose oder auch Leukopenie, Lymphozytose, Eosinopenie werden angeführt.

Pest. Bei der Pest besteht eine neutrophile Leukozytose.

Amöbendysenterie. Die Anämie bei der Amöbendysenterie kann in schweren Fällen ziemlich hohe Grade erreichen. Die Leukozyten weisen eine mäßige Hyperleukozytose auf, die besonders nach französischen Autoren oft mit Eosinophilie verbunden ist. Andere Autoren haben aber letztere in zahlreichen Fällen vermißt. Sowie sich aber ein Leberabszeß entwickelt, sinkt eine vorhandene Eosinophilie oder verschwindet und die neutrophile Leukozytose wird stärker ausgeprägt. Dann entsteht auch eine starke Linksverschiebung des neutrophilen Blutbildes. W. Fischer fand in China wohl neutrophile Leukozytose, aber keine Eosinophilie und Mononukleose.

Gelbfieber. Anämien treten beim Gelbfieber höchstwahrscheinlich erst nach Ablauf des Fiebers auf. Die Leukozytenzahl ist normal oder wenig vermehrt, in schweren Fällen oft leukopenisch. Die großen Mononukleären, sind vermehrt. Die Neutrophilen betragen 50—70%, die Lymphozyten richten sich nach ihnen, die Eosinophilen sind im Anfall vermindert.

Dengue. Bei Dengue besteht Leukopenie mit relativer Lymphozytose und Vermehrung der Monozyten.

Sprue. Die Sprue, eine chronische mit Durchfällen einhergehende Erkrankung, ist von einer Anämie begleitet, die in leichteren Fällen vorwiegend aplastischen Typus aufweist, in schweren Fällen aber der Biermerschen perniziösen Anämie gleicht. Nach den Beobachtungen von Thein, Basset-Smith, van der Scheer, Brown, V. Schilling, besteht deutliche Hyperchromie und Megalozytose, der Färbeindex erreichte in den untersuchten Fällen die Zahl 1,9, doch ist das Auftreten von Megaloblasten in größeren Mengen selten, weil die starken Anämien fehlen und das Leiden einförmiger verläuft, im Gegensatz zum Morbus Biermer aber in Heilung übergehen kann.

Das weiße Blutbild ist charakterisiert durch Leukopenie mit Lymphozytose und An- oder Hypeosinophilie sowie durch Verschiebung des neutrophilen Blutbildes nach rechts, gerade wie bei der perniziösen Anämie.

Maltafieber. Es besteht eine mäßige Anämie mit Erythrozytenzahlen von meist 3 bis 4 Millionen, gelegentlich aber auch bis zu 2 800 000 herab. Die morphologischen Veränderungen der roten Zellen sind gering.

Man konstatiert ferner Leukopenie, bisweilen auch normale Leukozytenzahlen, Neutropenie mit stabkerniger Verschiebung, Lymphozytose, Monozytose, Hypeosinophilie.

Pappatazifieber. Beim Pappatazifieber, einer gutartigen, wahrscheinlich durch ein filtrierbares Virus erzeugten Infektionskrankheit, fanden Doerr, Franz, Taussig, Kolar, Pellek, v. Müllern sowie V. Schilling und Schiff, Zlocisti Leukopenie mit Neutropenie, Lymphozytose und Großmononukleose sowie häufig Aneosinophilie. Außerdem findet man nach Schilling als sehr charakteristische Veränderung eine relative Vermehrung der stabkernigen Neutrophilen.

Lepra. Mitsuda hat das Blut von 15 Leprakranken untersucht. Selbst in vorgeschrittenen Fällen und bei stärkeren Hautveränderungen fand er, falls der Ernährungs- und Kräftezustand der Kranken noch gut war, keine Blutveränderungen. Erst bei eintretenden Komplikationen, wie Ulzerationen, Knochennekrosen usw. stellten sich Anämien ein. Besondere Zunahme der Leukozyten fand er nicht. Häufig ist Eosinophilie, besonders bei Knotenlepra. In einem Fall waren 64% Eosinophile vorhanden. Einige Male fand Mitsuda Leprabazillen in Leukozyten.

Smirjagin fand in leichten Fällen Verminderung des Hämoglobins, bei schweren auch der Erythrozyten und dabei Poikilozytose, Makrozyten, kernhaltige Rote und auch Vermehrung der Leukozyten. Nach Thein soll man bei der Lepra anaesthetica keine morphologischen Veränderungen im Blute finden.

Literatur.

Alezais: Eosinophilie myeloide dans la lèpre. Réunion biol. de Marseille. 20 mars 1906. — André et Léger: Contribution à l'hématologie de la lèpre. Bull. de la soc. de pathol. exot. 1908. — Bonnet: Bull. de la soc. de pathol. exot. 22 janvier 1908 et 1909. — Cabrul de Lima: Sur les formule leucocytaire de la lèpre. Arch. de l'anat. roy. de bact. Lisbonne. Tome 1, fasc. 1. — Lagane et Colombier: Formale sanguine des lepreux sejournant en france. Bull. de la soc. de pathol. exot. Tome 6. — Léger, André et Marcel: Contribution à l'hématologie de la lèpre. Bull. de la soc. de pathol. ext. 1918. — Migliorini: Ricerche anatologiche in alcuni leprosi. Riv. venet. di mediatr. 30. Sept. 1905. — Mitsuda: Über das Blut der Leprakranken. Japanisch. Ref. Fol. haem. Bd. 1, S. 562. — Moreira: Blutuntersuchungen bei Leprösen. Presse méd. 5. Dez. 1903. — Moses: Rev. de méd. St. Paulo 1908. — Pringault: Contribution a l'etude hematologique de la lèpre. Cpt. rend. des séances de la soc. de biol. Tome 73. 1912. — Sabrazès et Mathes: Gaz. hebd. d. méd. et chirurg. 1901. Nr. 12. — Smirjagin: Journ. rom. de malad. int. 1902. — Thein: Transact. med. chirurg. Vol. 66. — Winiarsky: Petersb. med. Wochenschr. 1892. S. 365.

2. Herzkrankheiten.

Von den Erkrankungen des Herzens sind die Blutveränderungen bei Endokarditis bei den Infektionskrankheiten besprochen. Bei den übrigen Herzerkrankungen kennen wir, solange das Herz normal arbeitet, keine Alterationen des Blutes. Solche treten erst dann ein, wenn Kompensationsstörungen auftreten. Dabei ist es gleichgültig, ob ein Herzklappenfehler vorliegt oder eine rein muskuläre Affektion. Die Folge einer Kompensationsstörung des Herzens sind Stauungen; diese bewirken eine Störung des Flüssigkeitsaustausches zwischen Blut und Geweben und beeinträchtigen die Wasserausscheidung durch die Nieren und ändern somit die physikalisch-chemische Beschaffenheit der Blutflüssigkeit. Ferner sind Folgen einer ungenügenden Herztätigkeit Abweichungen der normalen Blutverteilung, so daß in den verschiedenen Gefäßprovinzen die Blutzusammensetzung eine verschiedene wird. Nach Grawitz findet man im ersten Stadium der Kompensationsstörung eine Zunahme des Wassergehaltes des Blutes, eine Hydrämie, die besonders im Venenblute ausgesprochen ist. Infolgedessen ist die Zahl der roten Blutkörperchen in der Raumeinheit und ebenso der Hämoglobingehalt herabgesetzt. Rein morphologische Veränderungen fehlen, es liegt eben lediglich eine Blutverdünnung vor.

Bei schwereren und länger währenden Kompensationsstörungen des Herzens aber, wenn es erst zu Zyanose und Dyspnoe, Ödemen und anderen Zeichen der Stauung der inneren Organe, besonders auch zu stärkeren Beeinträchtigungen der Nierenfunktion gekommen ist, wird das Blut nach Grawitz konzentrierter, wasserärmer und infolgedessen reicher an roten Blutkörperchen. Diese Blutkonzentration ist im Kapillargebiet stärker als im venösen. Auf diese Eindickung des Blutes führt auch Grawitz die gelegentlich bei erworbenen, häufiger bei kongenitalen Herzfehlern beobachtete Polyglobulie zurück. Die Mehrzahl der Autoren aber glaubt, daß die bei kongenitalen Herzfehlern, besonders der angeborenen Pulmonalstenose, beobachteten Polyglobulien auf eine vermehrte Erythrozytenneubildung zurückzuführen sind, hervorgerufen durch den infolge der ungenügenden Blutzirkulation vorhandenen Sauerstoffmangel; hat man doch bis zu 13 Millionen Erythrozyten im Kubikmillimeter gefunden. Daß in diesen Fällen tatsächlich eine vermehrte Neubildung Ursache der Polyzythämie ist und nicht eine Eindickung des Blutes, zeigen neuere Beobachtungen über das Vorkommen kernhaltiger Roter bei derartigen Kranken und der Nachweis roten tätigen Vollmarkes in den langen Röhrenknochen, wie es wiederholt festgestellt wurde. Auch eine Vermehrung der Gesamtblutmenge scheint nach Untersuchungen von Griesbach in solchen Fällen vorzuliegen.

Systematische Blutuntersuchungen bei Perikarditis liegen bisher nicht vor. Auch über morphologische Blutveränderungen bei Arteriosklerose ist nichts bekannt.

Literatur.

Askanazy: Dtsch. Arch. f. klin. Med. Bd. 59. — Attolini: Gazz. internaz. med.-chirurg. Nr. 38. 1909. — Bauholzer: Zentralbl. f. inn. Med. Nr. 28. 1894. — Bence: Dtsch. med. Wochenschr. Nr. 15. 1905. — Benczur und Cratury: Dtsch. Arch. f. klin. Med. Bd. 46. — Breitner: Verein der Ärzte in Budapest. 14. 1. 1905. Ref. nach Fol. haematol. S. 448. 1905. — Candela e Ghiotti: Giorn. internaz. d. scienze med. H. 15. 1909. — Grawitz: Dtsch. Arch. f. klin. Med. Bd. 54 u. Lehrbuch. — Krämer: Wien. klin. Wochenschr. Nr. 34. 1908. — Lebedeff: Arch. des sciences de biol. Tome 10, Nr. 3. 1903. — Marenduzzo: Nuove Riv. di clin. terapeutica Nr. 5. — Oertel: Dtsch. Arch. f. klin. Med. Bd. 50. — Omeliansky: Arch. des sciences biol. de St. Petersburg 1894. — Piotrowski: Wien. klin. Wochenschr. Nr. 24. 1896. — Pransky: Inaug.-Diss. Straßburg 1913. — Schifone: Napoli 1907. — Schneider: Inaug.-Diss. Berlin 1888. — Schott: Brit. med. journ. 5. 3. 1904; Münch. med. Wochenschr. Nr. 14. 1904. — Wile: Arch. of pediatr. Mai 1904.

3. Erkrankungen des Respirationsapparates.

Die Blutveränderungen bei denjenigen Affektionen des Respirationsapparates, die infektiöser Natur sind, sind im Kapitel „Infektionskrankheiten“ geschildert.

Von den übrigen Erkrankungen findet man bei allen denjenigen Zuständen, die wie Emphysem, chronische Bronchitis, Stenosen der oberen Luftwege oder der Bronchen mit Dyspnoe einhergehen, oft eine Polyzythämie, die eine vikariierende Reaktion auf Sauerstoffmangel ist. (Näheres siehe im Kapitel „Polyzythämien“.)

Bei Asthma bronchiale kann bisweilen auch Hyperglobulie bestehen. Hier findet man aber auch häufig charakteristische Veränderungen des weißen Blutbildes, nämlich Eosinophilie. Während dieselbe aber bisweilen fehlt oder nur vorübergehend vorhanden ist, kommt sie lokal in der Bronchialschleimhaut und im Sputum bekanntlich regelmäßig vor und ist mit dem Auftreten Charcot-Leydenscher Kristalle verbunden, die aus dem Zerfall der eosinophilen Zellen entstehen. Die Eosinophilie wird von den meisten Autoren als Folge des Vagotonus, von manchen auch als anaphylaktisches Symptom angesehen. Auch der Harn soll bei Asthma bronchiale eosinophile Zellen enthalten. Nach Untersuchungen von Salecker bei Matthes besteht in der anfallsfreien Zeit meist Lymphozytose und Eosinophilie bis ca. 12%. Im Anfall entwickelt sich eine Polynukleose bis 80% und ein vorübergehendes Verschwinden der Eosinophilen.

Literatur.

Fink: Inaug.-Diss. Bonn 1890. — Gabritschewsky: Arch. f. exp. Pathol. u. Pharmakol. Bd. 28. — Herrick: Journ. of the Americ. med. assoc. 1911. — Krassnig: Wien. klin. Wochenschr. 1922. Nr. 18. — Lewy: Berl. klin. Wochenschr. Nr. 33. 1900. — v. Leyden: Dtsch. med. Wochenschr. S. 1085. 1890. — v. Noorden: Zeitschr. f. klin. Med. Bd. 20. — Pozzili: Policlinico 1908. — Sagians: Zentralbl. f. inn. Med. Nr. 1. 1904. — Schmidt, A.: Zeitschr. f. klin. Med. Bd. 20. — Seifert: Münch. physik.-med. Ges. 20. 2. 1892. — Swerschewski: Ref. Zentralbl. f. inn. Med. S. 183. 1898.

4. Das Blut bei der Erstickung.

Fraenkel und Hochstetter fanden bei Kaninchen, die durch Verschluß der Atemöffnungen bis zum Auftreten von Krämpfen erstickt wurden, eine ausgesprochene Vermehrung der Lymphozyten mit gleichzeitigem Ansteigen der Gesamtleukozytenzahl, wobei die übrigen Leukozytenformen zahlenmäßig unverändert bleiben. Innerhalb einer halben Stunde nach dem Aufhören des Luftabschlusses sinkt die Gesamtleukozytenzahl infolge Abfalls der Lymphozyten zu normalen oder subnormalen Werten ab. Selten sofort, meist eine halbe bis eine Stunde nach dem Aufhören der Erstickung erfolgt eine Zunahme der Neutrophilen, die nach $1^1/_2$—4 Stunden ihren Höhepunkt erreicht. Bei Ausschaltung heftigerer Bewegungen und Krämpfe bleibt die anfängliche Lymphozytose vollständig weg. Daraus folgt, daß die Lymphozytose Folge der starken Muskelkontraktionen ist, also eine myogene im Sinne von Grawitz. Trotzdem erfolgte bei der genannten Versuchsanordnung mit Ausschaltung von heftigen Bewegungen die metasphyktische Polynukleose. Letztere ist wohl eine Reaktion des Knochenmarkes auf die bei der Erstickung entstehenden toxischen Stoffe.

Literatur.

Fraenkel und Hochstetter: Dtsch. med. Wochenschr. Nr. 36. 1910. — Hochstetter: Vierteljahrsschr. f. gerichtl. Med. 1910.

5. Diabetes.

Die wichtigste Blutveränderung beim Diabetes, die Glykämie, kann hier nicht Gegenstand der Besprechung sein, ebensowenig die anderen chemischen Blutveränderungen, von denen hier nur kurz auf die Lipämie beim schweren Diabetes hingewiesen sei, die hier auch im nüchternen Zustand besteht und sehr leicht und schnell durch mikroskopische Untersuchung mittels Dunkelfeldbeleuchtung an dem Vorhandensein zahlloser Ultrateilchen festzustellen ist. Es ist ferner bekannt, daß man oft an den sonst unveränderten Leukozyten mittels der Ehrlichschen Jodreaktion Glykogenschollen nachweisen kann, die gelegentlich auch extrazellulär vorkommen.

Bremer hat im Jahre 1894 eine eigenartige Farbreaktion der Erythrozyten des Diabetikers beschrieben, bei der sich dieselben gegenüber Eosin-Methylenblaugemischen anders verhalten als normales Blut. Später vereinfachte er diese Methode dahin, daß er Objektträgerausstriche bei 125° C fixierte und mit 2%iger Methylenblaulösung färbte. Dabei wird normales Blut deutlich blau, diabetisches nur schwach gelb-grün. Verschiedene Autoren haben diese Untersuchungen nachgeprüft, Le Goff, Pierre Marie, Lépine und Lyonnet, Eichner und Fölkel, Löwy, Hartwig, eine Einigung über Wesen und Brauchbarkeit der Reaktion ist nicht erzielt worden. Sie soll auch bei Leukämie, Basedow, Polyneuritis, Marasmus positiv sein.

In vorgeschrittenen Diabetesfällen findet man häufiger einfache hypochrome Anämien.

Nach Caro ist aber ein leichterer Grad von Anämie überhaupt bei Diabetes häufig. Er fand auch Leukozytenveränderungen. Von 28 Fällen zeigten 22 eine erhebliche relative Lymphozytose, und zwar 15 Fälle eine solche von 50—70%, 7 Fälle bis 40%, nur bei 6 Fällen fehlte sie. In 8 Fällen bestand deutliche Vermehrung der Eosinophilen. Die relative Lymphozytose geht aber nicht der Schwere des Falles parallel und ist unabhängig von dem Zuckergehalt des Urins.

Literatur.

Bremer: Zentralbl. f. d. med. Wiss. Nr. 49. 1894; Zentralbl. f. inn. Med. Nr. 22. 1897. — Caro: Berl. klin. Wochenschr. Nr. 32. 1912. — Eichner und Fölkel: Wien. klin. Wochenschr. Nr. 46. 1897. — Gabritschewski: Arch. f. exp. Pathol. u. Pharmakol. Bd. 28. — Le Goff: Sur certaines réactions chromatiques du sang. Paris 1897. — Hartwig: Dtsch. Arch. f. klin. Med. Bd. 62. — Löwy: Fortschr. d. Med. Bd. 16. — Müller: Münch. med. Wochenschr. Bd. 25. 1899. — Schneider: Münch. med. Wochenschr. Nr. 25. 1899.

6. Adipositas.

In 34 Fällen von Adipositas, meist konstitutioneller Natur, zum kleinen Teile klimakterischer und alimentärer Art, fand Caro regelmäßig eine relative Lymphozytose, aber unabhängig vom Grade der Fettsucht. Die neutrophilen Leukozyten zeigten eine zum Teil starke Verminderung ihrer Prozentzahl. An der Vermehrung der Lymphozyten sind nicht die kleinen, sondern vorwiegend die mittelgroßen Formen beteiligt. Einige der Patienten nahmen Thyreoidintabletten mit dem Erfolg, daß sich die Lymphozyten verminderten und die Neutrophilen vermehrten.

Literatur.

Caro: Berl. klin. Wochenschr. Nr. 40. 1912.

7. Rachitis.

Es gibt kein für die Rachitis charakteristisches Blutbild. Man findet in unkomplizierten Fällen mäßige Grade von einfacher Anämie mit leichter Aniso- und Poikilozytose sowie meistens eine mäßige neutrophile Leukozytose. Die Anämie ist, wie besonders Ostrowski hervorhebt, desto ausgesprochener, je größer der Milztumor ist. Schwerere Blutveränderungen treten nur dann auf, wenn Komplikationen bestehen. Das gilt namentlich für die so häufige Kombination mit Anaemia pseudoleucaemica infantum.

Literatur.

Aschenheim: Dtsch. Arch. f. klin. Med. Bd. 105. — Cohen: Rev. mens. des malad. de l'enfance 1907. — Esser: Münch. med. Wochenschr. S. 817. 1907. — Findlay: Lancet p. 1164. 1909. — Felsenthal und Bernhard: Arch. f. Kinderheilk. Bd. 1. — Geisler und Japha: Jahrb. f. Kinderheilk. Bd. 53. — Hock und Schlesinger: Zentralbl. f. klin. Med. S. 873. 1891. — Luzet: Thèse de Paris 1891. — Morse: Boston med. a. surg. journ. p. 369. 1897. — Ogata: Inaug.-Diss. Greifswald 1908. — Ostrowski: Fol. haematol. Bd. 13. — Weiß: Jahrb. f. Kinderheilk. Bd. 35.

8. Ödemkrankheit.

Bei der im Kriege so häufig beobachteten Ödemkrankheit besteht eine Hydrämie und eine Anämie. Maase und Zondek fanden 50—70% Hb, 2000000 bis 3 000 000 Erythrozyten und 4000—5000 Leukozyten, dabei meist Lymphozytose bis 45% und Mononukleose von 11—25%. Hülse konstatierte in 5 Fällen 1—2 Millionen, in 18 Fällen 2—3 Millionen, in 52 Fällen 2—4 Millionen, in 60 Fällen 4—5 Millionen und in 10 Fällen 5—5,3 Millionen Erythrozyten. Zum Teil war der Färbeindex erhöht. Bei den schwereren Formen der Anämie bestand Poikilozytose und Anisozytose, Normoblasten; basophil punktierte und polychromatische Erythrozyten wurden häufiger gefunden. Die Leukozytenzahlen schwankten zwischen 2000 und 9500. Die Neutrophilen waren bis 19,75% vermindert, Eosinophile und Basophile oft etwas vermehrt, ebenso große Lymphozyten (bis zu 55,3%) und Monozyten (bis 12%). Ähnlich sind die Befunde von Maliwa und Jansen.

Literatur.

Falta: Wien. klin. Wochenschr. Nr. 52. 1917. — Hülse: Münch. med. Wochenschr. Nr. 28. 1917. — Jansen: Münch. med. Wochenschr. Nr. 34. 1918; Dtsch. Arch. f. klin. Med. Bd. 131. — Maase und Zondek: Berl. klin. Wochenschr. Nr. 36. 1917. — Maliwa: Wien. klin. Wochenschr. Nr. 35. 1918.

9. Nierenkrankheiten.

Das chemische und physikalisch-chemische Verhalten des Blutes, insbesondere des Blutserums, bei den verschiedenen Formen der Nierenkrankheiten ist durch zahlreiche ältere und neuere Untersuchungen jetzt weitgehend geklärt. Eine Schilderung dieser Ergebnisse gehört nicht an diese Stelle, sondern in das Kapitel der Nierenpathologie. Verhältnismäßig gering ist die Zahl derjenigen Arbeiten, die sich mit dem morphologischen Verhalten des Blutes bei Erkrankungen der Nieren befassen.

Im allgemeinen muß man sagen, daß bei allen unkomplizierten Affektionen der Nieren im Kompensationsstadium keine Veränderungen quantitativer oder qualitativer Natur an den Blutzellen bekannt sind, nur bei Nierenblutungen der verschiedensten Ursache kann sich natürlich eine einfache Anämie entwickeln und man wird auch gelegentlich nach sehr starken Blutungen eine vorübergehende posthämorrhagische Leukozytose erwarten können.

Wenn sich aber durch Störung und Versagen der kompensatorischen Einrichtungen Hydrämie, Hydrops und Ödeme einstellen, dann tritt durch Verwässerung des Blutes eine auf die Blutverdünnung zurückzuführende Anämie ein. Nach Grawitz erleiden dabei die Erythrozyten keine morphologischen Veränderungen und auch die Leukozyten verhalten sich normal. Doch gibt Pieraccini an, daß bei chronischer Nephritis die Eosinophilen fehlen, was Sabrazès und Lesson schon früher behauptet haben.

Dagegen berichten Finger und Kollert, daß von 91 akuten Kriegsnephritiden 48 Eosinophilien bis 16,5% hatten. Es handelte sich fast immer um Glomerulonephritis mit nephrotischem Einschlag. Von den 43 Fällen ohne Eosinophilie waren die meisten chronisch.

Nach Rénon und Moncawy findet man bei akuter und chronischer Nephritis fast konstant Leukozytose, die mit dem Schwinden der Albuminurie zurückgeht.

Brunner fand schon 1898 bei einigen Urämien Leukozytosen bis 13 000, Volhard bemerkt in seiner bekannten Monographie, daß Urämie leukozytensteigernd wirke und ganz neuerdings gibt Tillgren an, daß er im letzten urämischen Stadium chronischer Nephritiden eine Anämie von 1,3—3,6 Millionen Roten und 30—65% Hämoglobin, sowie Leukozytosen von 18 200—38 000 beobachtet habe. Die Leukozytenzahl sei um so höher, je größer die Werte für die N-Retention im Serum sind.

Die Frage des morphologischen Verhaltens des Blutes bei den verschiedenen Formen der Nierenaffektionen, besonders unter Berücksichtigung der modernen Einteilung derselben, bedarf meiner Ansicht nach einer neuen gründlichen Bearbeitung.

Literatur.

Askanazy: Dtsch. Arch. f. klin. Med. Bd. 59. — Benczur und Czatáry: Dtsch. Arch. f. klin. Med. Bd. 46. — Bernhardt: Münch. med. Wochenschr. Nr. 3. 1916. — Bogdanow-Beresowsky: St. Petersb. med. Wochenschr. Nr. 26. 1895. — Brunner: Zit. nach Tillgren. — Finger und Kollert: Med. Klinik 1918. — Laache: Die Anämie. Christiania 1885. — Pieraccini: La morfologia del sangue nelle nefrite. Firenze 1904. — Schultz: Zeitschr. f. klin. Med. Bd. 86. — Strauß, H.: Die chronischen Nierenentzündungen in ihrer Einwirkung auf die Blutflüssigkeit. Berlin 1902. — Tillgren: Acta med. scandinav. Suppl. 7. 1924. — Volhard: Monographie.

10. Magenkrankheiten.

Von den Erkrankungen des Magens machen akute Katarrhe, soweit bekannt, keine Blutveränderungen, nur bei ganz schweren mit profusem Erbrechen einhergehenden Fällen, besonders beim Brechdurchfall, kann man bisweilen eine Eindickung des Blutes, erkennbar an einer Vermehrung der Erythrozyten bei verringertem Wassergehalt des Serums, nachweisen. Bei der sog. periodischen Azetonämie der Kinder, einer eigenartigen Affektion, die mit periodisch auftretenden tagelang währenden Anfällen von Erbrechen einhergeht und mit Azetonkörperausscheidung durch Urin und Atemluft, sah Hecker im Anfall Leukopenie und im Intervall Lymphozytose. Auch L. Kuttner fand im Intervall Lymphozytose.

Bei chronischen Katarrhen sind ebenfalls keine Alterationen des Blutes bekannt. Das gleiche gilt für Lageveränderungen und gutartige Ektasien. Bei Superazidität fand Rollin einen übernormalen Hämoglobingehalt, schwankend zwischen 110 und 140%. Bei nervöser Dyspepsie ist der Hämoglobingehalt nach ihm normal, doch bei den einzelnen Erythrozyten, die auch deutliche Größenunterschiede zeigen, verschieden. Bei Subazidität fand er in leichteren Fällen Werte von 100—80% Hämoglobin, in schweren Fällen häufig niedrigere Werte. Die roten Zellen sind durch mechanische Insulte leicht zerstörbar, man sieht auffallend viel kleine blasse Erythrozyten und sehr viel Blutplättchen. Während v. Kobaczkowski die Richtigkeit dieser Angaben bestreitet, hält sie Grawitz für zutreffend. Es wäre sehr erwünscht, daß nach dieser Richtung hin weitere Nachprüfungen unternommen werden.

Waledinsky fand bei 8 Fällen von Achylia gastrica keine Abweichungen des roten Blutbildes. Dagegen lag die Gesamtzahl der Leukozyten an der unteren Grenze der Norm (5468 im Durchschnitt), die relative Zahl der Neutrophilen war herabgesetzt (48,8%), desgleichen die absolute, die der Lymphozyten dagegen erhöht (43%), die Zahl der Mononukleären, der Eosinophilen und der Mastzellen wies keine nennenswerten Abweichungen auf. Waledinsky macht auf die differentialdiagnostische Bedeutung dieses Blutbefundes bei der Abgrenzung der Achylia gastrica simplex gegenüber der Achylie beim Magenkarzinom aufmerksam, wo Anämie und neutrophile Leukozytose gefunden wurden. Man hat auch versucht aus dem Ausbleiben der Verdauungsleukozytose bei Magenkarzinom diagnostische Schlüsse abzuleiten. Da aber die ganze Frage der Verdauungsleukozytose noch im Flusse ist, tut man besser, auf diese Untersuchungsmethode zu verzichten.

Weinberg beschrieb 10 Fälle von Achylia gastrica, die bei hohen Hämoglobinwerten, bis 117%, einen Färbeindex hatten, der höher als 1 war. Er bezeichnet sie als latente perniziöse Anämien und man muß wohl derartige Fälle als Frühstadien perniziöser Anämie auffassen. In gewöhnlichen Fällen von Achylie ist offenbar das rote Blutbild vielfach normal.

Nach Knud-Faber kommen aber bei Achylien auch benigne Anämien vom Typus der einfachen hypochromen Form vor. Der Hämoglobingehalt schwankt zwischen 70 und 80%, es kommen aber auch Fälle mit 40 und 50% und weniger vor. Die Erythrozytenzahlen sinken nicht unter 3—4 Millionen, so daß der Färbeindex unter 1 ist. Faber gibt an, daß diese Anämien bei Frauen häufiger sind als bei Männern und namentlich dort vorkommen, wo Diarrhöen bestehen. Manche Fälle bessern sich schnell, es können sich aber auch chronische Anämien entwickeln. Über Veränderungen am weißen Blutbild macht Faber keine Angaben.

Was die Häufigkeit von Anämie bei der Achylia gastrica anlangt, so macht Faber darüber folgende Angaben: Unter 207 Fällen hatten 54 eine Anämie mit höchstens 80%, 15 zeigten Werte von 80—65%, 65% und weniger hatten 22 Fälle, 15 unter 50%, 22 waren echte perniziöse Anämien.

Bei der sehr seltenen akuten phlegmonösen Entzündung der Magenschleimhaut wird man eine neutrophile Leukozytose erwarten müssen, doch hat man meines Wissens bei derartigen Fällen bisher noch keine Blutuntersuchungen vorgenommen.

Beim Ulcus ventriculi findet man sehr häufig einfache hypochrome Anämien bald leichterer, bald schwererer Art, denn Magengeschwüre entstehen einmal häufig auf der Basis einer Anämie, speziell einer Chlorose, und gehen anderseits oft mit schweren akuten oder leichten chronischen okkulten Blutverlusten einher. Man kann aber auch bei Magengeschwüren, wie systematische Untersuchungen von Grawitz, Reinert und Osterspey gezeigt haben, manchmal ganz normale Blutbefunde erheben, sei es, daß die Blutungen nur geringfügiger Natur waren oder daß eine schnelle Regeneration erfolgt ist. In letzteren Fällen sollte man in Zukunft auf das Vorkommen von Erythrozyten mit Substantia granulofilamentosa achten, die das sicherste Zeichen starker Blutregeneration sind. Im Anschluß an schwere Hämatemesis kann man eine posthämorrhagische Leukozytose finden. In gewöhnlichen Fällen von Magengeschwür sind Leukozytenveränderungen nicht bekannt.

Das Verhalten des Blutes beim perforierten Magengeschwür hat Mannheimer untersucht. Es besteht nach ihm in solchen Fällen eine neutrophile Leukozytose mit oft sehr starker Linksverschiebung nach Arneth, deren Schwere von dem Grad der klinischen Symptome abhängig ist. Bei der posthämorrhagischen Leukozytose fehlt meist eine Linksverschiebung.

Bei den Ernährungsstörungen der Säuglinge sind die Veränderungen an den roten Blutkörperchen nur gering. Nach Benjamin findet man sowohl bei der Dyspepsie wie bei der Dekomposition und Intoxikation eine polynukleäre Leukozytose. Die Gesamtzahl ist bei der Intoxikation deutlich vermehrt, sonst meist nur hochnormal. Die Eosinophilen verschwinden fast ganz und die Menge der Monozyten vermindert sich. Nach Benjamin erscheinen statt ihrer große Zellen vom Typus der Myeloblasten mit eigentümlicher feiner, nur mit Azur färbbarer Granulation.

Literatur.

Benjamin: Naturforscher-Versammlung 1809; Handb. d. Kinderheilk. von Pfaundler 1923. — Blindemann: St. Petersb. med. Wochenschr. Nr. 3. 1894. — Friedmann: Americ. journ. of the med. sciences. 1914. Vol. 148. — Hecker: Münch. med. Wochenschrift Nr. 35. 1908. — Kaufmann: Mitt. a. d. Grenzg. d. Med. u. Chirurg. Bd. 28. — v. Kobaczkowski: Zentralbl. f. inn. Med. Nr. 16. 1906. — Kuttner: Kraus-Brugsch Bd. 5. — Lövgren: Jahrb. f. Kinderheilk. Bd. 79. — Mannheimer: Mitt. a. d. Grenzgeb. d. Med. u. Chirurg. Bd. 23. — Oppenheimer: Dtsch. med. Wochenschr. Nr. 42—44. 1889. — Osterspey: Inaug.-Diss. Berlin 1892. — Rencke: Arch. f. Verdauungskrankh. Bd. 7. — Schneyer: Zeitschr. f. klin. Med. Bd. 27. — Silbermann: Dtsch. med. Wochenschr. Nr. 29. 1886. — Zahn: Inaug.-Diss. Tübingen 1900.

11. Darmkrankheiten.

Von den Erkrankungen infektiöser Natur, die sich im Darm abspielen, wurde das Verhalten des Blutes bei den Infektionskrankheiten besprochen (Typhus, Cholera, Dysenterie), die Tumoren im Kapitel der malignen Geschwülste. Von den übrigen Darmerkrankungen führen blutende Geschwüre zu einfachen sekundären Anämien, hartnäckige Diarrhöen zu Bluteindickung, von den akuten und chronischen Katarrhen einfacher Natur sind Blutveränderungen nicht bekannt.

Doch fand Kaufmann unter 140 Fällen verschiedener chronischer Verdauungskrankheiten (Grenzgeb. Bd. 28) in 60% eine Lymphozytose. Die Mehrzahl der Fälle zeigte markante Symptome von Habitus asthenicus.

Bei der Enteritis pseudomembranacea, einer vagotonischen Darmerkrankung, findet man in den entleerten Membranen und im Darmschleim Eosinophilie und Charcot-Leydensche Kristalle. Gleichzeitig kann auch eine Eosinophilie im Blute vorkommen. Auch bei Darmparasiten enthält der Stuhl manchmal Eosinophilie und Charcot-Leydensche Kristalle. Nach Neubauer und Stäubli findet man bisweilen auch bei akuten Gastro-Enteritiden und bei entzündlichen Affektionen der Rektalschleimhaut Eosinophilie der Darmentleerungen.

Literatur.

Fricker: Schweiz. Korrespondenzbl. 1916. S. 1469. — Japha: Jahrb. f. Kinderheilk. Bd. 52. — Neubauer und Stäubli: Münch. med. Wochenschr. 1916. Nr. 49. — Nothnagel: Beiträge zur Physiologie und Pathologie des Darms. Berlin 1884. S. 87. — Schmidt: Die Fäzes des Menschen. Berlin 1905. S. 86.

12. Leberkrankheiten.

Atrophische Leberzirrhose.

Bei der atrophischen Leberzirrhose entwickelt sich nach längerem Bestehen immer eine Anämie mäßigen Grades, die nur dann höhere Grade erreicht, wenn Stauungsblutungen abundanterer Art aus Varizen des Magens oder Ösophagus auftreten.

Die Leukozytenzahlen sind teils normal, teils weisen sie mehr oder weniger starke Erhöhungen auf. Inwieweit hier Komplikationen eine Rolle spielen, muß erst durch systematische Untersuchungen festgestellt werden. Das Mischungsverhältnis ist normal oder weist nur geringe Abweichungen auf. Perrin hat aus einer größeren Zahl von Fällen, unter denen sich aber auch hypertrophische Formen befinden, folgende Durchschnittswerte berechnet: Neutrophile 69,02%, Eosinophile 2,22%, Lymphozyten 17,52, Monozyten 8,62%, Übergangsformen 1,5%, Mastzellen 0,84%, Myelozyten 0,28%. Für die rein atrophischen Formen stimmt also dieses Prozentverhältnis nicht.

Literatur.

Perrin: Arch. gén. d. méd. 1908. p. 145.

Hypertrophische Leberzirrhose.

Die hypertrophische Leberzirrhose führt zu einer allmählich zunehmenden Anämie von hypochromem Charakter. Kirikow und Korobkow, die 6 Fälle beobachteten, geben Erythrozytenzahlen von 5—2½ Millionen und Hämoglobinwerte von 85—45% an. In den Fällen Eppingers schwankten die Erythrozyten von 4,5—2 Millionen, der Färbeindex war ungefähr 1.

Einige Autoren haben Hyperleukozytose beschrieben, so Rosenstein, Hanot und Meunier, die 8800—21 800 und Wlajew, der 2000—16 000 Leukozyten fand. Kirikow und Korobkow sahen nur in einem mit Tuberkulose komplizierten Fall Leukozytose, in 5 anderen normale Zahlen oder Leukopenie. Auch Eppinger gibt Leukopenie, oft mit relativer Lymphozytose an.

Leider existieren bisher keine systematischen Blutuntersuchungen über diese in Deutschland recht seltene Krankheit. Da häufiger Stauungsblutungen aus Varizen des Magens und des Ösophagus vorkommen, beruhen vielleicht die stärkeren Anämien nur auf diesen, vielleicht auch manche Leukozytenvermehrungen, die dann als posthämorrhagische Leukozytosen aufzufassen wären.

Literatur.

Eppinger: Hepatolienale Erkrankungen. Berlin 1920. — Hanot et Meunier: Cpt. rend. des séances de la soc. de biol. 1895. — Kirikow und Korobkow: Petersb. med. Wochenschr. Nr. 29 u. 30. 1902. — Wlajew: Zit. nach Kirikow und Korobkow.

Ikterus catarrhalis.

Nach Eppinger findet man meist keine Abweichungen von seiten der roten und weißen Blutkörperchen, doch hat er wiederholt geringe Polyzythämie und Leukopenie beobachtet.

Das Serum enthält natürlich, je nach dem Grade des Ikterus, größere oder geringere Mengen von Bilirubin sowie Gallensäuren. Letztere bewirken bekanntlich eine verringerte Oberflächenspannung, so daß solche Sera, stalagmometrisch gemessen, eine größere Tropfenzahl ergeben.

Ferner ist es bekannt, daß die Erythrozyten gegenüber hypotonischen Kochsalzlösungen eine deutlich erhöhte Resistenz aufweisen, wie übrigens in allen Fällen von Stauungsikterus.

Auch Weigeldt fand meist leichte Polyzythämie bzw. hochnormale Werte, in 5 Fällen aber Anämie. Die Plättchen sind bald vermehrt, bald vermindert. Gerinnungs- und Blutungszeit sind verlängert, das Leukozytenbild ist bis auf eine gewisse Neigung zur Leukopenie normal. Leukozytenvermehrungen, besonders mit Linksverschiebung sprechen für entzündliche Prozesse in den abführenden Gallenwegen.

Akute gelbe Leberatrophie.

Das Verhalten der Erythrozyten und Leukozyten ist wechselnd. Manchmal findet man keine Abweichungen, in anderen Fällen wieder bald Vermehrung, bald Verminderung. Häufig ist hämorrhagische Diathese. Die Blutplättchen zeigen nach Eppinger verschiedenes Verhalten, bald normale Werte, bald Thrombopenie. Die Blutungszeit fand er auch bei normaler Plättchenzahl verlängert. Die Gerinnungszeit war in seinen Fällen stark verlängert. Ebenso wie Richter und Neuberg fand auch er im Blute viel Leuzin, Tyrosin und Lysin. Kraus hat eine Abnahme der Alkaleszenz gefunden, Whipple und Eppinger hohe Lipasewerte. Die Resistenz der Erythrozyten gegen hypotonische Kochsalzlösungen fand Eppinger normal. Weigeldt fand bei akuter gelber Leberatrophie anfänglich Polyglobulie, dann Anämie, starke Hyperleukozytose von 12 000—30 000 ohne regenerative Kernverschiebung. In den Leukozyten beschreibt er feine Cholesterinestertröpfchen. Die Gerinnungszeit kann sehr verlängert sein.

Literatur.

Weigeldt: Dtsch. med. Wochenschr. Nr. 41. 1921; Dtsch. Arch. f. klin. Med. Bd. 135.

Widals hämoklasische Krise.

Berechtigtes Aufsehen erregte die Mitteilung von Widal, daß es ihm gelungen sei, das Vorhandensein einer Leberfunktionsstörung durch morphologische Blutuntersuchung festzustellen. Wie er zusammen mit Abrami und Jancovesco gefunden hatte, tritt beim Lebergesunden, der morgens nüchtern 200 g Milch trinkt, eine Hyperleukozytose ein. Besteht dagegen eine Erkrankung oder Funktionsstörung der Leber, so konstatiert man, wenn man alle 20 Minuten das Blut untersucht, eine zunehmende Leukopenie, deren Beginn meist schon nach den ersten 20 Minuten festzustellen ist. Außerdem findet man eine Blutdrucksenkung, eine Herabsetzung des refraktometrischen Index und eine beschleunigte Gerinnung. Widal nennt diesen Vorgang „Crise hémoclasique". Er erklärt das Phänomen dadurch, daß die Leber normalerweise eine „protopexische" Funktion habe, indem sie die vom Darm her ihr durch die Pfortader zufließenden nicht vollständig gespaltenen Eiweißabbauprodukte festhalte und weiter verarbeite, während die kranke Leber das nicht könne, so daß diese peptonartigen Stoffe in den Kreislauf gelangen und die genannten Veränderungen hervorrufen.

Diese Mitteilung Widals hat zu zahlreichen Nachuntersuchungen Veranlassung gegeben. Neben einigen bestätigenden Publikationen sind auch zahlreiche Stimmen laut geworden, welche den diagnostischen Wert der Reaktion leugnen, bzw. sehr einschränken. Zunächst konnten Er. Schiff und Stransky zeigen, daß beim Säugling schon normalerweise nach Milchzufuhr eine Leukopenie eintritt, so daß die Methode jedenfalls im Säuglingsalter sich nicht als Leberfunktionsprüfung eignet. Aber auch für den Erwachsenen zeigten viele Autoren, daß die Widalsche Probe nicht immer bei Leberfunktionsstörungen positiv ausfällt, anderseits aber auch bei ganz andersartigen Erkrankungen eine hämoklasische Krise festzustellen ist. Widal selbst hatte das schon für Scharlach, Typhus, Pneumonie, Lungentuberkulose und Appendizitis angegeben.

In theoretischer Beziehung wurde auch die Art ihres Zustandekommens anders erklärt, als Widal es tat. F. Glaser konnte zeigen, daß antivagotonische Mittel wie Atropin und Adrenalin die Verdauungsleukopenie des Säuglings und die alimentäre Leukopenie kranker Erwachsener in eine Leukozytose verwandeln. Nach seiner Auffassung führt die bei Beginn jeder Nahrungsaufnahme vorhandene Vagusreizung bei Vagotonikern umgekehrt wie beim Normalen zu einer stärkeren vagotonischen Reaktion unter Erweiterung der peripheren Blutgefäße, so daß es zu einer Verteilungsleukopenie kommt. (Bei Lebergesunden Verengerung der Hautgefäße mit Leukozytose infolge Bluteindickung durch Wasseraustritt.) Bei Leberkranken ist die Anwesenheit der vagotropen Gallensäuren im Blute die Ursache der Widalschen Leukopenie, die somit nichts mit einer Störung der protopexischen Leberfunktion zu tun hat, sondern Folge eines abdominalen Vagusreflexes ist. Die meisten Fälle Glasers mit hämoklasischer Krise wiesen Zeichen einer Vagotonie auf. Nach Worms und Schreiber spricht auch das leukozytäre Differentialblutbild dafür, daß nicht, wie Widal glaubt, eine Leukozytenzerstörung Ursache der Leukopenie ist, sondern eine Verteilungsanomalie.

In diesem Zusammenhang sei auch auf die Arbeiten Ernst Friedrich Müllers hingewiesen, der zeigen konnte, daß auch nach intrakutanen Injektionen indifferenter Flüssigkeiten sich in den peripheren Gefäßen ein starker Leukozytensturz nachweisen läßt, den er in ähnlicher Weise wie Glaser bei der Hämoklasie auf einen Vagusreiz zurückführt.

Zu einer endgültigen Klärung und Entscheidung in praktischer und theoretischer Beziehung hat die bisherige Diskussion über die jedenfalls bedeutsame Entdeckung Widals und seiner Schüler noch nicht geführt.

Literatur.

Adelsberger: Zeitschr. f. Kinderheilk. Bd. 29. — Bauer: Dtsch. med. Wochenschr. 1921. Nr. 30. — Berliner: Med. Klin. 1922. Nr. 41. — Erdmann: Med. Klin. 1922. Nr. 14. — Framm: Münch. med. Wochenschr. 1923. Nr. 22. — Glaser: Med. Klinik 1922. Nr. 15. — Hoff und Waller: Münch. med. Wochenschr. 1922. Nr. 22. — Holzer und Schilling: Berl. klin. Wochenschr. 1921. Nr. 46 und Zeitschr. f. klin. Med. 1922. S. 312. — Kisch: Dtsch. med. Wochenschr. 1921. Nr. 46. — Meyer-Estorf: Klin. Wochenschrift 1922. Nr. 18. — Müller, E. F.: Münch. med. Wochenschr. 1922. Nr. 43 und 51. — Rott und Hatényl: Klin. Wochenschr. 1922. Nr. 23. — Sänger: Med. Klinik 1921. Nr. 40. — Schiff und Stransky: Jahrb. f. Kinderheilk. Bd. 95 und Dtsch. med. Wochenschrift 1921. Nr. 42. — Widal, Abrami et Jancovesco: Presse méd. 11 Dec. 1920 et 12 Février 1921. — Worms und Schreiber: Zeitschr. f. klin. Med. Bd. 93.

13. Nervenkrankheiten.

Neurasthenie, Hysterie und andere funktionell nervöse Leiden.

Es ist eine von alters her bekannte Tatsache, daß nervöse Menschen außerordentlich blaß aussehen. Im allgemeinen diagnostiziert man auch bei solchen Individuen gewöhnlich eine Anämie, die man vielfach sogar als das primäre Leiden ansieht, auf deren Basis sich erst die Mitbeteiligung des Nervensystems entwickelt hat. Gerade die Diagnose „Anämie-Neurasthenie" wird außerordentlich häufig gestellt und nimmt in den Journalen der Polikliniken und Ärzte, besonders der Nervenärzte, wohl den meisten Raum ein. Seitdem man aber wissenschaftliche Blutuntersuchungen ausführt, hat man, besonders wenn man sich gewöhnt hat, bei jedem blaß aussehenden Menschen wenigstens eine Hämoglobinbestimmung vorzunehmen, feststellen können, daß nur in den seltensten Fällen dieser Art auch wirklich eine Hämoglobinverarmung besteht. Es handelt sich vielmehr um sog. „Pseudoanämien", die dadurch hervorgerufen sind, daß unter dem Einfluß nervöser vasomotorischer Prozesse eine Verengerung der peripheren Blutgefäße eingetreten ist. Die Haut solcher Kranken sieht blaß aus, weil sie von zu wenig Blut durchströmt wird. Wir haben in solchen Fällen dauernd die gleichen Veränderungen, wie man sie vorübergehend bei Schockwirkung und Ohnmachten schon längst kennt. Es sei besonders betont, daß nicht nur die Haut, sondern auch die Schleimhäute bei der Pseudoanämie auffallend blaß sind. Es gibt ja bekanntlich auch viele völlig gesunde Menschen, die immer, meist von Jugend auf, blaß aussehen. Bei solchen Leuten beruht aber die blasse Hautfarbe nicht auf einer ungenügenden Durchströmung der Haut mit Blut, sondern entweder auf einer abnorm geringen Gefäßentwicklung in der Haut oder aber auf einer besonders dicken Epidermis, die das Blutrot nur wenig durchleuchten läßt. Die Schleimhäute haben bei diesen gesunden Individuen meist eine normal rote Farbe.

Natürlich gibt es bei funktionellen Nervenleiden auch wirkliche Anämien, die übrigens meist nur einen mäßigen Grad erreichen. Daß gelegentlich Erscheinungen, wie hartnäckige Schlaflosigkeit, heftige andauernde Schmerzen, schlechte Ernährungsverhältnisse infolge der bei Neurosen so häufigen Indigestionen auch auf das Blut schädigend einwirken können, ist ja leicht begreiflich. Schwere Anämien bei diesen Krankheiten müssen aber immer darauf hinweisen, daß eine besondere spezifisch anämisierende Schädlichkeit im Spiele ist und daß die nervösen Symptome sekundärer symptomatischer Natur sind.

Was das Verhalten der Leukozyten betrifft, so kann ein Fehlen pathologischer Veränderungen derselben, z. B. bei scheinbarer Appendizitis, für eine nervöse Affektion und gegen ein organisches entzündliches Leiden sprechen.

Nach neueren Befunden kommen ziemlich häufig bei funktionellen Nervenkrankheiten, insbesondere bei Neurasthenie, Hysterie, traumatischen Neurosen und Alkoholismus Störungen in der prozentualen Zusammensetzung der Leukozytenformel vor, nämlich relative Lymphozytosen.

Nach den Untersuchungen von v. Hoeßlin und Sauer findet man häufig über 30% kleine Lymphozyten. Sauer gibt Zahlen bis zu 60% an. Bisweilen wurden auch Leukopenien festgestellt. Sauer glaubt sogar, daß z. B. bei traumatischen Neurosen, in denen Simulationsverdacht besteht, der Nachweis einer relativen Lymphozytose für das wirkliche Vorhandensein nervöser Störungen spricht. Bemerkenswert ist, daß v. Hoeßlin gerade bei ausgesprochenen Pseudoanämien besonders häufig eine relative Lymphozytose auffand.

Was die Ursache der relativen Lymphozytose bei Neurosen betrifft, so ist Sauer geneigt, Störungen der inneren Sekretion dafür verantwortlich zu machen. Er macht darauf aufmerksam, daß auch bei Vagotonikern häufig eine relative Lymphozytose im Blut besteht und daß man bei Neurosen oft Vagotonie nachweisen kann. Übrigens verlaufen die typischen vagotonischen Symptomenkomplexe — Asthma bronchiale, spastische Darmaffektionen — mit Eosinophilie und auch sonst findet man oft bei einfacher Vagotonie Eosinophilie.

Die Befunde von oft sehr ausgesprochener relativer Lymphozytose bei Neurosen vernichten allerdings die oft ausgesprochene Hoffnung (Kocher), mit Hilfe der Blutuntersuchung echten Basedow von Neurosen mit ähnlicher Symptomatologie zu unterscheiden.

Nach Gänßlen findet man bei echter Migräne oft Eosinophilie. Leopold konstatierte in 20 Fällen von Chorea bei 10 Eosinophilie zwischen 4 und 16%.

Literatur.

Biernacki: Dtsch. med. Wochenschr. Nr. 48. 1897. — Gänßlen: Med. Klinik. Nr. 41. 1921. — Gierlich: Med. Klinik. Nr. 40. 1918. — v. Hoeßlin: Münch. med. Wochenschrift Nr. 21 u. 22. 1913. — Hofferbert: Berl. klin. Wochenschr. Nr. 45. 1921. — Leopold: New York med. journ. a. med. record. 1. 8. 1914. — Luxemburg: Zentralbl. f. inn. Med. Nr. 21. 1899. — Naegeli: Münch. med. Wochenschr. Nr. 4 u. 5. 1913. — Neue: Med. Klinik Nr. 29 u. 30. 1914. — Neusser: Wien. klin. Wochenschr. Nr. 3 u. 4. 1893. — Reinert: Münch. med. Wochenschr. Nr. 14. 1895. — Sauer: Dtsch. Zeitschr. f. Nervenheilk. Bd. 49. Nr. 4/6. — Tanaka: Mitt. d. Univ. Tokyo Bd. 8. — Traut: Inaug.-Diss. Rostock 1917. — Vitek: Sbornik klinicky Bd. 9.

Epilepsie.

Über die Hämatologie der Epilepsie liegen bereits eine große Zahl eingehender Untersuchungen verschiedener Autoren vor. Die beobachteten Veränderungen betreffen ausschließlich die farblosen Blutkörperchen, während die roten Blutzellen keine Anomalien, weder bezüglich ihrer Zahl noch ihrer Qualität, aufweisen.

Eine Vermehrung der Gesamtleukozytenzahl nach dem epileptischen Anfall wird mit Ausnahme von Riebes von allen Autoren angegeben und ist auch von mir selbst wiederholt beobachtet worden. Auch bei ganz leichten Anfällen kommt sie vor und scheint nur bei den sog. Absenzen oder Petit mal vermißt zu werden. Doch führen nach G. Müller auch Absenzen von ganz kurzer Dauer bereits zur Leukozytenvermehrung.

Nach Bossard beginnt der Leukozytenanstieg mit dem Anfall, erreicht in den ersten 1—4 Minuten nach dem Anfall die höchste Höhe mit einem Leukozytenüberschuß von 2000—8000 Leukozyten und sinkt innerhalb der nächsten 5—15 Minuten zur Norm zurück. Andere Autoren geben an, daß die Leukozytenzahl erst innerhalb 10—60 Minuten zur Norm zurückkehrt. Schultz konstatierte leukopenische Befunde nach dem Anfall. Nach Capp, Burrows und Gorrieri wird die Leukozytenzahl erst innerhalb von Stunden bis Tagen wieder normal. Fast übereinstimmend wird berichtet, daß die Vermehrung auf Kosten der Lymphozyten und Monozyten erfolgt. Nach Bossard sind die Lymphozyten, die auf das Zwei- bis Vierfache der normalen Zahl ansteigen, am stärksten an der Vermehrung beteiligt. Doch zeigen auch die Monozyten eine Vermehrung auf das Zweibis Dreifache, in seltenen Fällen auch höhere Werte. Die Lymphozytose und Mononukleose erscheint schon 10—20 Sekunden nach Beginn des Anfalles und zeigt 1—3 Minuten nach demselben die höchsten Werte. Die polymorphkernigen neutrophilen Leukozyten zeigen keine oder nur geringe Vermehrung, bisweilen auch eine leichte Verminderung. Die Eosinophilen sind nach Schultz im Anfall vermindert oder fehlen ganz. Die meisten Autoren, besonders Grawitz, halten die Leukozytose im epileptischen Anfall für einen hohen Grad einer Arbeitsleukozytose. Grawitz nennt sie den höchsten Grad der myogenen Leukozytose. Bossard weist darauf hin, daß sie sich von der physiologischen Arbeitsleukozytose durch den sehr frühzeitigen Eintritt der Lymphozytose und Monozytose unterscheide. Manche Autoren denken auch, daß die Konvulsionen rein mechanisch zur Ausschwemmung der Lymphozyten führen, manche denken auch an Kontraktionen der Milz, andere glauben, daß die vermehrte Harnsäureausscheidung als Reiz einwirkt. Bossard glaubt, daß durch nervöse Einflüsse eine aktive Entleerung der lymphozytenhaltigen Organe gleich zu Beginn des Anfalles erfolge.

Von verschiedenen Autoren, so von Müller, Riebes, Itten, Fackenheim und Bossard ist festgestellt worden, daß bereits vor dem Anfall eine Leukozytose vorhanden ist, und zwar bisweilen bereits tage- bis stundenlang. Bossard glaubt, daß diese polynukleäre Leukozytose mit unveränderter oder verminderter Lymphozytenzahl in das Gebiet der entzündlichen Leukozytose gehört und daß ein gemeinsames pathologisches Moment die Polynukleose und den epileptischen Anfall auslöse.

Beifolgende einer Arbeit von Schultz entnommene Kurve zeigt das Verhalten der Leukozyten in einem Falle. Am 21. 9. stiegen die Lymphozyten stark an, weniger stark die Polynukleären. Der 22. bringt den erheblichen Anstieg der Lymphozyten von 3400 auf 5900, der Polynukleären von 4600 bis 6800; abends erfolgte der epileptische Anfall.

In der anfallsfreien Zwischenzeit verhält sich das weiße Blutbild normal, nur bei Serienanfällen hat man auch in der Zwischenzeit erhöhte Leukozytenwerte beobachtet. Die von manchen Seiten beschriebene Eosinophilie fand Schultz nur ausnahmsweise.

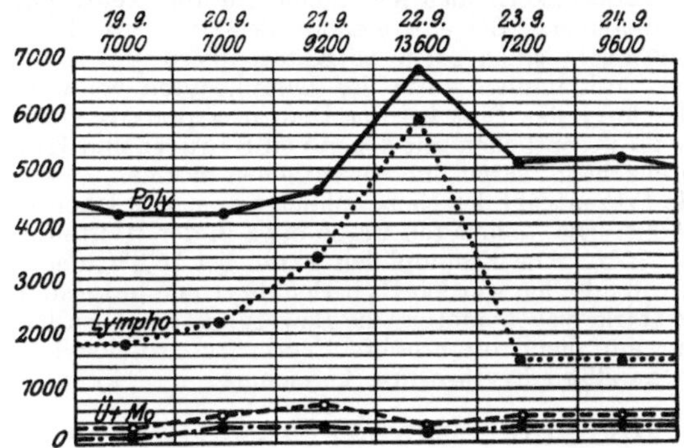

Abb. 12. Leukozytenkurve bei Epilepsie.

In vorgeschrittenen Fällen von Epilepsie fand Schultz chronisch eine ausgesprochene relative und absolute Lymphozytose oft unter Beteiligung der Monozyten bei 80% der darauf untersuchten Patienten der Göttinger und Chemnitzer Anstalten.

Es sei schließlich noch erwähnt, daß schon Hayem nach epileptischen Anfällen Normoblasten im Blute sah, was von Schultz bestätigt wird.

Nach neueren Untersuchungen von Brühl kommt die als dem epileptischen Anfall eigentümlich beschriebene Vermehrung der Gesamtleukozytenzahl und Lymphozytose zwar in vielen Fällen vor, aber bei weitem nicht in allen. Es finden sich vielmehr im epileptischen Anfall die verschiedenartigsten Formen des Blutbildes. Als differentialdiagnostisches Mittel zur Abgrenzung des hysterischen Krampfanfalles vom epileptischen kann die Hyperleukozytose als solche als für Epilepsie sprechend nicht verwertet werden, denn sie kommt auch im hysterischen Anfall vor. Wohl aber spricht der Nachweis einer deutlichen Lymphozytenvermehrung gegenüber der anfallsfreien Zeit für die epileptische Natur des Anfalles.

Literatur.

Bossard: Schweiz. Arch. f. Neurol. u. Psychiatrie Bd. 1, H. 2. — Brühl: Zeitschr. f. d. ges. Neurol. u. Psychiatrie Bd. 74. — Burrows: Americ. journ. of med. sciences Vol. 117, p. 503. 1899. — Cambioni: Note e rivista di psichiatrie 1910. — Capp: A study of the blood. — Fackenheim: Dtsch. Kongr. f. inn. Med. Bd. 31, S. 367. — Gaspero: Arch. f. Psychiatrie u. Nervenkrankh. Bd. 59. — Gorrieri: Zeitschr. f. d. ges. Neurol. u. Psychiatrie Bd. 15, H. 4. — Itten: Zeitschr. f. d. ges. Neurol. u. Psychiatrie Bd. 24. 1914. — Jödicke: Münch. med. Wochenschr. 1913. — Krumbmiller: Arch. des sciences de biol. de St. Pétersbourg 1898. Zit. bei Gorrieri. — Kuhlmann: Ref. Neurol. Zentralbl. 1897. Zit. bei Schulz. — Lograsse, Onuf: Americ. journ. of med. sciences Vol. 131, Nr. 2, p. 269. Febr. — Löwy: Zentralbl. f. inn. Med. Nr. 45. 1914. — Müller: Klinik f. psych. u. neurol. Krankheiten S. 253. 1913. — Nieuwenhuize: Psychiatr. en neurol. bladen Vol. 15, p. 152. 1911. — Pearce and Boston: Experiments on animals. Medicine Febr. 1904. — Riebes: Allg. Zeitschr. f. Psychiatrie u. psych.-gerichtl. Med. Bd. 70, H. 2. — Rohde: Dtsch. Arch. f. klin. Med. 1909. — Savary, Pearce and Boston: Experiments on animals. Americ. journ. of insanity. April 1904. — Schultz: Dtsch. med. Wochenschr. Nr. 29. 1913. — Vidoni und Gatti: Gazz. d. osp. e d. clin. Nr. 120. 1910. — Zimmermann: Zeitschr. f. d. ges. Neurol. u. Psychiatrie Bd. 28.

Geisteskrankheiten.

Elsholz hat das Verhalten der Leukozyten in 16 Fällen von Delirium tremens untersucht.

Er fand in 7 Fällen eine mit der Höhe des Deliriums zusammenfallende Vermehrung der weißen Blutkörperchen, die mit dem Abklingen des Erregungszustandes heruntergingen. Die Leukozytenzahlen schwankten zwischen 8265 und 14 466; die Mengen der neutrophilen Leukozyten betrugen 80—97,9%. Es bestand also eine neutrophile Leukozytose. Die Eosinophilen fehlten oder waren verringert. In der Rekonvaleszenz entstand eine Vermehrung der Lymphozyten.

Vielfach ist das Blut bei Dementia praecox untersucht worden.

Bruce und Peebles fanden Hyperleukozytose, Didier und Chénais Eosinophilie, Sandri leichte Leukozytose, bei Katatonie erhebliche Mononukleose. Kuhn fand bei 10 Katatonikern niedrige Zahlen für die Neutrophilen, hohe für die Lymphozyten und Eosinophilen. Bei eintretender Besserung wurde das Blut annähernd normal. Purdun und Wells sahen bei je 25 Katatonikern und Hebephrenen Zunahme der Mononukleären und Eosinophilen sowie der Lymphozyten bei wenig Neutrophilen. Sehr eingehend hat Pförtner das Blut bei der Dementia praecox studiert und ist zu Resultaten gekommen, die im wesentlichen mit denen von Schultz und Heilemann übereinstimmen. Die Leukozytenzahlen waren im wesentlichen normal, seltener vermehrt oder leicht vermindert. Die Prozentzahl der Neutrophilen war bis 49,1 herabgesetzt, die der Lymphozyten bis 38% erhöht. Die Monozyten waren etwa in der Hälfte der Fälle vermehrt, bis zur Höchstmenge von 10%. Die Eosinophilen waren bei 15,3% der Fälle vermehrt, bei 43,2% vermindert. Nur in 2 Fällen wurden Hyperleukozytosen festgestellt, wobei es sich um Patienten handelte, die starke psychomotorische Bewegungsstörungen hatten. Schultz findet im Ohrläppchenblut auffallend oft erhöhte Erythrozytenzahlen bis 7,6 Millionen, einen Zustand, den er als kapilläre Erythrostase bezeichnet.

Diefendorf berichtet über Blutuntersuchungen in 11 Fällen von Dementia paralytica.

Er fand eine mäßige, aber fortschreitende Anämie, im Endstadium wieder eine leichte Erhöhung für Hämoglobin und Erythrozyten und eine Leukozytose. Dieselbe war eine neutrophile mit Verminderung der Eosinophilen. Paralytische Anfälle waren von Leukozytose begleitet. Schrottenbach fand bei jedem paralytischen Anfall Leukozytose. Apoplektiforme Anfälle machen höhere Leukozytose als epileptiforme und diese wieder höhere als Delirien. Aber lange und schwere Delirien machen sehr starke Leukozytose. Puchberger hat das Verhalten der Blutplättchen bei Paralyse untersucht und fand in 18 Fällen Vermehrung, in 7 Verminderung und in 7 normale Zahlen.

Bruce und Peebles fanden in reinen Fällen von akuter Melancholie keine Leukozytose, dagegen immer bei exzitatorischer Melancholie. Bei zirkulärem Irresein im Depressionsstadium erhoben sie hohe Leukozytenwerte mit 60—70% Neutrophilen. Sie fanden ferner bei rekurrierender Manie im Anfall Leukozytose.

Literatur.

Bruce: Scott med. and surg. journ. Juni 1903. — Bruce und Peebles: Journ. of ment. sciences Vol. 50. — Dide: XVI. Versammlung der Irrenärzte und Neurologen Frankreichs. Lille 1906. — Didi et Chénais: Ann. de la soc. méd.-chirurg. de Liège Vol. 16, p. 404. — Diefendorf: Americ. journ. med. Dez. 1903. — Eibe: Ugeskrift f. laeger Nr. 49. bis 51. 1907. — Elsholz: Jahrb. f. Psychoanalyse Bd. 15. — Goldstein: Münch. med. Wochenschr. Nr. 3. 1918. — Galambos, A.: Orvosi Hetilap Nr. 40 u. 41. — Gay und Lucas: Arch. of internal med. Sept. 1910. — Gorriere: Riv. sperim. di freniatr., arch. ital. per le malatt. nerv. e ment. Vol. 37, p. 612/630. — Graziani: Riv. sperim. di freniatr. arch. ital. per le malatt. nerv. e ment. Vol. 36. — Heilemann: Allg. Zeitschr. f. Psychiatr. u. psych.-gerichtl. Med. Bd. 67. — Howard: Journ. of ment. sciences 1910. — Itten: Zeitschr. f. d. ges. Neurol. u. Psychiatrie Bd. 7. — Jermakow: Journ. f. Psychol. u. Neurol. Bd. 10. — Kafka: Med. Klinik Nr. 13. 1920. — Krüger: Zeitschr. f. d. ges. Neurol. u. Psychiatrie Bd. 14. — Kuhn: Journ. of the Americ. med. assoc. Vol. 50. — Laiguel-Lavastine: Soc. biol. Tome 82, p. 109. — Lange: Med. Klinik Nr. 44, 1911. — Lundvall: Hygiea Nr. 11. 1907. — Macalister: Brit. med. Journ. August 1909. — Nadolay und Weinberg: Jahrb. f. Kinderheilk. Bd. 29. — Orczag: XVI. internationaler Ärztekongreß Budapest 1909. — Parhon et Dau: Rev. neurol. 30. 8. 1911. — Pförtner: Arch. f. Psychiatrie u. Nervenkrankh. Bd. 50, H. 2. — Puchberger: Wien. klin. Wochenschrift Nr. 26. 1905. — Purdum und Wells: Journ. of the Americ. med. assoc. Vol. 1, Nr. 1. — Sandri: Riv. di patol. nerv. e ment. Vol. 10, p. 10. — Schaps: Jahrb. f. Kinderheilk. Bd. 60. 1904. — Schrottenbach: Monatsschr. f. Psychiatrie u. Neurol. Bd. 31. — Schultz: Inaug.-Diss. Göttingen 1906. — Schultz: Münch. med. Wochenschrift Nr. 28 u. 29. 1913; Dtsch. med. Wochenschr. Nr. 29. 1917. — Verhoogen: Journ. méd. de Bruxelles 30. 8. 1903. — Wernstedt: Svenska läkartidningen Nr. 15. — Zahier: Thèse de Bordeaux 1904. — Zimmermann: Zeitschr. f. d. ges. Neurol. u. Psychiatrie Bd. 34.

14. Erkrankungen der innersekretorischen Drüsen.

Die alte Bezeichnung der innersekretorisch tätigen Organe als Blutdrüsen von seiten der älteren Medizin hat instinktiv das Richtige getroffen, denn wir wissen jetzt, daß diese Organe auf die Zusammensetzung des Blutes tatsächlich einen weit größeren Einfluß haben, als es bis vor wenigen Jahrzehnten noch schien. Erst die neuere Medizin hat die physiologische und pathologische Bedeutung der Inkrete für den Ablauf so vieler wichtiger Lebensvorgänge aufgeklärt und hat experimentell die Wirkung dieser Stoffe am Menschen und am Tier studiert. Da dieselben alle nur auf dem Blutwege zu ihren Erfolgsorganen gelangen können, bilden sie wichtige Bestandteile des Blutes, wenn auch ihr direkter Nachweis im Blute teils schwierig, teils vorläufig noch unmöglich ist. Ihre Anwesenheit im Blute aber rechtfertigt es jedenfalls, ihre Bildungsstätten als Blutdrüsen zu bezeichnen.

Nach neueren Erfahrungen erscheint es aber ferner sicher, daß die innersekretorischen Organe auch auf die morphologische Zusammensetzung des Blutes und auf die zellbildende Tätigkeit der hämatopoetischen Gewebe einen maßgebenden Einfluß ausüben und daß die im großen und ganzen konstante quantitative und qualitative morphologische Zusammensetzung des Blutes mindestens zum Teil durch sie geregelt wird. Naegeli und H. Hirschfeld haben neuerdings mit Nachdruck diese Auffassung verfochten. Einmal sind es die klinischen Erfahrungen über gewisse morphologische Blutveränderungen bei Erkrankungen dieser Organe, zweitens das Studium der Wirkung ihrer spezifischen Sekrete auf die Blutzusammensetzung bei Menschen und Tier und drittens die Erfahrungen über den Einfluß ihrer experimentellen Ausschaltung auf die zelluläre Zusammensetzung des Blutes, welche die Bedeutung des innersekretorischen Apparates für die morphologische Blutzusammensetzung gezeigt haben.

Wenn wir von den Erkrankungen der Schilddrüse absehen, deren Wirkung auf die Blutzusammensetzung in zahlreichen Arbeiten an einem ziemlich großen Material untersucht worden ist, so müssen wir leider gestehen, daß im übrigen unsere Kenntnisse von den Blutveränderungen bei den hier in Frage stehenden Erkrankungen noch recht unsichere sind. Die Zahl der gut untersuchten Fälle ist noch sehr gering und die vorliegenden Resultate sind oft recht widerspruchsvoll. Das liegt zum Teil sicherlich daran, daß selten nur eine einzige dieser Blutdrüsen erkrankt ist, viel häufiger mehrere oder gar alle, so daß infolge des Wechselspiels der verschiedenen, teils hemmenden, teils fördernden Inkrete ganz verschiedene Endeffekte auf das Blut resultieren. Es liegt vielleicht auch daran, daß konstitutionelle Momente hier eine Rolle spielen und endlich ist in Betracht zu ziehen, daß bisweilen bei diesen Erkrankungen Komplikationen vorliegen können, z. B. beim Addison, ausgedehnte Tuberkulose, die ihrerseits auch selbständige Blutveränderungen hervorrufen können.

Wie schwierig die Verhältnisse auf diesem Gebiete liegen, beweist am besten eine kurze Zusammenstellung über die Resultate der verschiedenen Autoren, welche sie beim Studium der experimentellen Ausschaltung der Blutdrüsen und der Einwirkung ihrer Sekrete auf das Blut erzielt haben, die ich hier im wesentlichen nach der Zusammenstellung von Biedl zitiere.

Nach der Entfernung der Schilddrüse beobachtet man nach Falta und Bertelli eine fortschreitende Abnahme der Zahl der roten Blutkörperchen und des Hämoglobingehaltes, gleichzeitig eine zunehmende Leukozytose, bei welcher die mononukleären und eosinophilen Zellen besonders vermehrt sind. Nach Marbé bedingt die Entfernung der Schilddrüse eine Abnahme der phagozytären Eigenschaften und des opsonischen Index im Blute. Nach Garadella nimmt nach der Thyreoparathyreoidektomie die Viskosität des Blutes in mäßigem Grade zu, die elektrische Leitfähigkeit weist eine geringe Tendenz zur Verminderung auf; die Gerinnung ist in bemerkenswerter Weise verlangsamt. Albertoni fand nach demselben Eingriff die Blutmenge etwa in der gleichen Weise abnehmend wie bei nicht operierten hungernden Kontrolltieren. Die Fibrinmenge nahm erheblich zu, in geringfügigem Maße waren die Eiweißkörper des Blutserums vermehrt. Nach Kottmann ist bei thyreoparathyreoidektomierten Hunden eine beträchtliche Verzögerung der Gerinnung festzustellen, dann aber eine auffällig starke Koagulabildung zu finden. Intravenöse Injektion von frischem Schilddrüsenpreßsaft beschleunigt die Blutgerinnung. Nach Kottmann findet man bei Hunden und Kaninchen bei Verabfolgung von Schilddrüsenpräparaten eine Verzögerung der Blutgerinnung, Abschwächung der Koagulabildung und längeres Bluten von Venenstichwunden, ferner Abnahme des Fibringehaltes. Blumenthal fand bei Kaninchen und Hunden nach großen Dosen von Jodothyrin Verzögerung der Gerinnung, Abnahme des Hämoglobingehalts, anfänglich Verminderung, später Vermehrung der Zahl der roten Blutkörperchen, Leukopenie oder wenigstens Verminderung der neutrophilen Leukozyten. Bertelli fand beim Menschen nach Schilddrüsendarreichung eine relative Vermehrung der mononukleären Zellen. Die von Mansfeld und Zondek beschriebene vorübergehende Erythrozytenvermehrung nach Thyreoidindarreichung ist wohl auf ungleiche Verteilung durch vasomotorische Einflüsse zurückzuführen, doch haben neuere Untersuchungen von Wollenberg und Unverricht bei Anämien günstige Erfolge nach Thyreoidindarreichung festgestellt.

Tarulli und Lo Monaco sowie Carbone beobachteten nach Thymusentfernung bei Tieren Abnahme der Erythrozyten und des Hämoglobingehaltes, Leukozytose und vorübergehende Eosinophilie, Noel, Paton und Goddall sahen bei thymektomierten Meerschweinchen eine Verminderung der Leukozyten auf die Hälfte. Scholaw sah nach Thymektomie eine Vermehrung der roten Blutkörperchen. J. H. Schulz konnte an thymektomierten Hunden von Klose und Vogt außer einer leichten Anämie während des kachektischen Stadiums keine Veränderungen im Blute finden.

Szymonowicz fand nach der Nebennierenexstirpation eine Vermehrung der Erythrozyten, während Boinet eine Verminderung der Roten und Vermehrung der Weißen beschreibt. Hultgren und Andersson fanden keine morphologischen Blutveränderungen. An der Milz wurde eine unbedeutende Schwellung, dagegen eine erhebliche Hyperplasie des lymphatischen Apparates einschließlich der Thymus festgestellt. Rothschild sah bei Tieren mit entfernten Nebennieren Hypercholesterinämie. Pende konstatierte bei einer 2 Monate alten Katze nach Exstirpation der einen und Enervierung der anderen Nebenniere eine Anämie. Das Blut von Tieren mit entfernten Nebennieren ist toxisch.

Über Veränderungen des Blutbildes nach Hypophysenexstirpation berichten Bertelli, Falta und Schweeger. Die Injektion von Extrakten aus dem Infundibularteil kann bei Hunden zu einer geradezu enormen und lange andauernden Steigerung und nachfolgenden Verminderung der Erythrozytenzahl sowie zur Steigerung des Hämoglobingehaltes führen. Die Leukozyten zeigen zunächst eine ausgesprochene Verminderung, welche von einer Hyperleukozytose gefolgt ist. In der ersten Phase sind die mononukleären Zellen relativ und absolut vermehrt, die Neutrophilen und Eosinophilen vermindert. Nach einiger Zeit findet eine Umänderung des Blutbildes statt, indem die Neutrophilen wieder in den Vordergrund treten, die Eosinophilen verschwinden und schließlich eine neutrophile aneosinophile Leukozytose zustande kommt. Die Autoren reihen das Pituitrinum infundibulare in die Gruppe jener Substanzen ein, welche eine Tonuserhöhung in den Erfolgsorganen der autonomen Nerven bedingen und das Blutbild vorübergehend nach der Richtung der Mononukleose und Eosinophilie verschieben.

Die Angaben über den Einfluß der Kastration auf die Blutbeschaffenheit lauten verschieden. Während Pinzani bei kastrierten Hündinnen eine Zunahme des Hämoglobins und der roten Blutkörperchen gefunden haben will, sah Lüthje keine Veränderungen dieser Bestandteile. Breuer und v. Seiller fanden bei Hündinnen, welche zu Beginn der Geschlechtsreife kastriert wurden, regelmäßig einen starken Abfall des Hämoglobins und der Erythrozytenzahl, der erst im Verlaufe von einigen Monaten wieder ausgeglichen wurde. In den Tierexperimenten sank im Gegensatz zur menschlichen Bleichsucht der Farbstoffgehalt stets parallel zur Erythrozytenzahl. Diese Versuche bestätigte Ludwig Adler. Er fand auch bei klimakterischen Kastrierten und genital hypoplastischen Frauen auffallend niedrige Werte für eosinophile Zellen. Nach Rosenbaum kommt es im Klimakterium zu einer Lymphozytose, die um so größer ist, je stärker die Ausfallserscheinungen sind. Nach längerem Bestehen der Menopause verschwindet die Lymphozytose allmählich. Auch nach Dirks, Guggenheimer und Heimann führt Ausfall der Ovarialfunktion zur Lymphozytose.

Schließlich möchte ich noch erwähnen, daß L. Borchard, der bei den meisten innersekretorischen Erkrankungen als wichtigste Blutveränderung eine relative und absolute Vermehrung der einkernigen Zellen, insbesondere der Lymphozyten, fand und in etwa der Hälfte der Fälle Leukopenie und Eosinophilie feststellte, darauf hinweist, daß man bei den meisten dieser Affektionen gleichzeitig einen Status thymico-lymphaticus findet, der an sich schon mit diesen Blutveränderungen einherzugehen pflegt. Er ist daher geneigt, nicht auf Produkte der jeweilig erkrankten Drüsen, sondern auf den Status lymphaticus die beschriebenen Blutveränderungen zurückzuführen. Indessen ist die von Borchardt beschriebene Blutveränderung, wie namentlich auch Naegeli hervorhebt, keineswegs mit der von diesem Autor behaupteten Regelmäßigkeit anzutreffen und bezüglich des Status lymphaticus selbst bestreiten besonders Sieß und Störck das regelmäßige oder auch nur häufige Vorkommen einer Lymphozytose.

Bei diesen widerspruchsvollen Ansichten so vieler Autoren wird man jedenfalls bei der diagnostischen Verwertung des morphologischen Blutbefundes bei Blutdrüsenerkrankungen äußerste Vorsicht und Skepsis walten lassen müssen. Dieses ganze Gebiet ist noch nicht genügend hämatologisch durchgearbeitet.

Erkrankungen der Nebennieren.

Über das Verhalten des Blutes beim Morbus Addisoni lauten die Angaben der Literatur sehr verschieden. Bald hat man Anämie gefunden, bald normale oder sogar übernormale Werte für Hämoglobin und Erythrozyten, bald Vermehrung der Leukozyten, bald nicht. Die Ursache hierfür ist wohl hauptsächlich darin zu suchen, daß das Leiden sehr oft mit Tuberkulose anderer Organe kombiniert ist.

Die ersten genaueren Blutbefunde in der neueren Literatur stammen von Neusser. Er fand in dem einen Falle keine Veränderungen an den Erythrozyten und anscheinend normale Werte für die Leukozyten (genaue Zahlenangaben fehlen) und folgende Leukozytenformel: Neutrophile 46,8%, Eosinophile 4,0%, Übergangsformen 4,6%, große Mononukleäre 8,0%, Lymphozyten 36,6%. In einem zweiten Fall fand er 4 425 000 Erythrozyten, Hämoglobin nach Fleischl 65%, 6950 Leukozyten mit folgendem Mischungsverhältnis: Neutrophile 62,8%, Eosinophile 3,5%, Übergangsformen 4,1%, große Mononukleäre 6,9%, Lymphozyten 22,7%. Bei einer zweiten Untersuchung nach einer Franzensbader Kur war die relative Menge der Lymphozyten auf 29,86% gestiegen. Acunna zitiert einen Fall mit Polyglobulie, desgleichen Rombach, der 7,5—8 Millionen Rote zählte. Naegeli vermißte in 2 Fällen Vermehrung der Lymphozyten und Eosinophilen. Engelsmann hat in einem Fall 18 Monate lang bis zum Tode Blutuntersuchungen ausgeführt. Er fand ein Sinken der Erythrozytenwerte von 5 bis 4 Millionen, dabei aber ein Ansteigen des Hämoglobins von 85—110% und des Färbeindex von 0,87 auf 1,25. Die Leukozytenzahlen schwankten von 4500—7600, die Neutrophilen von 39—55%, die Lymphozyten von 30—50%, die Eosinophilen von 2—6%, die Mononukleären von 5—14%. Das neutrophile Blutbild nach Arneth zeigte eine deutliche Verschiebung nach links. Die hohen relativen Lymphozytenwerte bezieht Engelsmann auf den Status lymphaticus, der den Morbus Addison und andere Erkrankungen der innersekretorischen Drüsen begleitet. Hohe Lymphozytenwerte, die sonst bei tuberkulösen Erkrankungen prognostisch günstig zu bewerten sind, bedeuten also beim Morbus Addison keine günstige Prognose. Auch die relativ hohen Hämoglobin- und Erythrozytenwerte findet man in vorgeschrittenen Fällen. Auffällig ist der hohe Färbeindex bei niedrigen Erythrozytenzahlen, den auch Borchardt in 2 und von Werdt in 2 Fällen festgestellt haben. Neuerdings berichtet Hegler von einem Fall von Morbus Addison mit 49% Monozyten, eine auffällig hohe Zahl, wahrscheinlich aber wohl ein Zufallsbefund. In einem Falle von J. Neumann wurden 34% Lymphozyten gefunden und nur 3% Monozyten.

In einem Fall von Morbus Addison erhob Leitner folgenden Blutbefund:

Hb 86%
Rote . . . 3 488 000
Weiße . . . . 13 550.

Davon waren:

Neutrophile polymorphkernige	55 %
Eosinophile	6,5 „
Lymphozyten	31 „
Monozyten	1 „
Übergangsformen	4,75 „
Mastzellen	1,25 „
Myelozyten	0,25 „
Myeloblasten	0,25 „

Als nach Darreichung von frischer Nebennierensubstanz von Kälbern und Schweinen (leicht in wenig Fett gebacken) meist täglich 1, später 2—3 Nebennieren, eine erhebliche Besserung mit fast vollständigem Verschwinden der braunen Pigmentierung eingetreten war, wurde folgender Blutbefund festgestellt:

Hb	96%
Rote	4 836 000
Weiße	8400. Davon waren:

Neutrophile polymorphkernige	56,25%
Eosinophile	6,75 „
Lymphozyten	32 „
Monozyten	1,25 „
Übergangsformen	2 „
Mastzellen	1,25 „
Myelozyten	0,5 „

Zusammenfassend kann man also über das Verhalten des Blutbildes beim Morbus Addisoni sagen: Die Werte für Erythrozyten und Hämoglobin sind für die Schwere des Leidens und die Kachexie auffallend hoch. Bemerkenswert ist der in einigen Fällen sehr hohe Färbeindex. Schwere Anämien kommen wohl nur bei Komplikationen mit Tuberkulose anderer Organe vor. Die Gesamtleukozytenzahl ist normal, die relative Menge der Lymphozyten ist auch in vorgeschrittenen Fällen ziemlich hoch, die der Neutrophilen dementsprechend herabgesetzt. Die übrigen Leukozytenformen zeigen keine typischen Veränderungen, insbesondere wechselt das Verhalten der Monozyten und Eosinophilen sehr.

Über das Verhalten des Blutes bei anderen Nebennierenaffektionen liegen keine Angaben in der Literatur vor.

Literatur.

Acunna: Arch. latino-americ. de pediatria 3. 5. 1905. Ref. Fol. haematol. Bd. 3, S. 107. — Bittorf: Monogr. Jena 1908. — Borchardt: Dtsch. Arch. f. klin. Med. Bd. 106. — Engelsmann: Fol. haematol. Bd. 19. — Ghotti: Fol. haematol. Bd. 5, S. 463. — Hamel: Dtsch. Arch. f. klin. Med. Bd. 71. — Hegler: Dermatol. Ges. Hamburg 21. 5. 1922. Ref. Dermatol. Wochenschr. Nr. 13. 1923. — Neumann, J.: Münch. med. Wochenschr. Nr. 14. 1916. — v. Neusser und Wiesel: 2. Aufl. 1910. — Rombach: Tijdschr. v. Geneesk. Nederlandsch Ind. Vol. 1. 1907. Ref. Fol. haematol. Bd. 6, S. 308. — Tschirkoff: Zeitschr. f. klin. Med. Bd. 19. — von Werdt: Berl. klin. Wochenschr. Nr. 52. 1910.

Erkrankungen der Hypophyse.

Eine größere Zahl von Untersuchungsergebnissen über das Verhalten des Blutes liegt nur für die Akromegalie vor. In den meisten Fällen scheinen die Werte für Hämoglobin und Erythrozytenzahl normal gewesen zu sein, doch haben eine ganze Reihe von Autoren, wie Sabrazès und Bornes, Sakorraphos, Messedaglia und Rotky auch mäßige Herabsetzungen gefunden. Aber auch übernormale Zahlen sind berichtet worden; so stellte Naegeli in einem Falle 5 812 000 Rote bei 106% Hämoglobin fest, in einem anderen bei 95% Hämoglobin 5 174 000 Erythrozyten; Franchini beobachtete einen Fall von Akromegalie mit 105% Hämoglobin und 7 200 000 Erythrozyten.

Während die Leukozytenzahl in den bisher bekannt gewordenen Fällen immer normal war, zeigte das Mischungsverhältnis der Leukozyten Abweichungen. Guggenheimer sah bei Akromegalie Lymphozytose, Peritz hat sie auch schon gesehen, glaubt aber nicht, daß sie ein markantes und besonderes Symptom für die Akromegalie darstelle. Itten sah bei Akromegalie mit starker Adipositas und lymphadenoiden Wucherungen am Halse eine sehr starke Lymphozytose mit beträchtlicher Eosinophilie. Überhaupt wird in den meisten Fällen von einer Mononukleose und Eosinophilie mit relativer Verminderung der Neutrophilen gesprochen, ohne daß es sicher ist, ob die betreffenden Autoren eine scharfe Differenzierung zwischen Lymphozyten und Monozyten vorgenommen haben.

In den Fällen Steigers waren die Prozentzahlen für die Monozyten 11,4—11—6,2—9 und 7, für die Eosinophilen 6,4—8—10, 4—10 und 8. In den 4 Fällen von Franchini betrug die Prozentzahl der Eosinophilen 1—2—8—13. Naegeli stellt in seinem einen Falle 4, in dem anderen 9,2% Eosinophile fest. Er zitiert eine Angabe von Mendel mit 18% Eosinophilen. Steiger fand auffallenderweise in fast allen seinen Fällen vereinzelte Myelozyten und Myeloblasten, ein schwer zu verstehender Befund, da ja die Herabsetzung der Neutrophilen auf ein Darniederliegen der Regeneration im Knochenmark hinweist. Möglicherweise liegt hier ein Irrtum vor.

Was andere Erkrankungen der Hypophyse betrifft, so beschreibt Itten bei einem Hypophysentumor mit Fettsucht eine leichte Lymphozytose, bei der Dystrophia adiposo-genitalis fand Falta gelegentlich deutliche und in späteren Stadien schwere Anämie bis zu 45% Hb, ähnliche Befunde erhob Borchardt und auch ich sah in 2 Fällen von Hypophysentumor mit Andeutung von Dystrophia adiposo-genitalis schwere Anämie. Naegeli erwähnt 2 Fälle dieser Erkrankung ohne Anämie, den einen mit 110% Hämoglobin, 5800 Leukozyten, von denen 66 1/3 Neutrophile, 2 2/3 Eosinophile, 22 2/3 Lymphozyten, 7 1/3 Monozyten und 1% Mastzellen waren, und einen zweiten mit 97% Hämoglobin und 2244 Leukozyten, mit 50,7% Neutrophilen, 5% Eosinophilen und 33,4% Lymphozyten.

Literatur.

Austoni e Tedeschi: Policlinico Nr. 4. 1910. — Borchardt: Dtsch. Arch. f. klin. Med. Bd. 106. — Burr and Reimann: Journ. of nerv. a. ment. dis. p. 20. 1899. — Exner: Mitt. a. d. Grenzgeb. d. Med. u. Chirurg. Bd. 20. — Franchini: Berl. klin. Wochenschr. Nr. 36. 1908; Nouv. Iconogr. de la Salpétr. Tome 21, p. 325. 1908. — Fränkel: Dtsch. med. Wochenschr. S. 513. 1901. — Guggenheimer: Dtsch. Arch. f. klin. Med. 1912. — Itten: Zeitschr. f. d. ges. Neurol. u. Psychiatrie Bd. 24. — Kojewnikoff: Arch. de méd. exp. p. 61. 1892. — Marie und Marinesco: Arch. de méd. exp. p. 539. 1891. — Mendel: Ref. Dtsch. med. Wochenschr. S. 1975. 1906. — Messedaglia: Studio nella acromegalia. Padova 1908. — Rotky: Fortschr. a. d. Geb. d. Röntgenstr. Bd. 14. 1910. — Sabrazès et Bornes: Cpt. rend. des séances de la soc. de biol. Tome 57, p. 680. 1905. — Saccoraphos: Cpt. rend. des séances de la soc. de biol. Tome 58, p. 831. 1905. — Santalli: Giorn. internaz. d. scienze med. 1909. — Simnitzky: Wratsch Nr. 38. 1909. — Steiger: Zeitschr. f. klin. Med. Bd. 84. — Vlajeff: Wratschebnaja Gaseta Nr. 36. 1906.

Status lymphaticus.

Da die Diagnose des Status lymphaticus wegen der sehr verschieden deutlich ausgeprägten klinischen Symptome oft recht schwierig ist, erhebt sich die Frage, inwieweit wir durch die Untersuchung des Blutes und den Nachweis charakteristischer Veränderungen in demselben die Erkennung dieser Konstitutionsanomalie fördern können. Schon Neusser und später eine ganze Reihe von anderen Autoren haben darauf hingewiesen, daß eine Lymphozytose, bisweilen kombiniert mit einer Leukopenie, für den Status lymphaticus typisch ist. Bei der mehr oder weniger ausgedehnten Hyperplasie der lymphatischen Apparate, wie man sie bei dieser Erkrankung findet, ist ja eine derartige Blutveränderung auch zu erwarten, und doch ist sie, wie ich auf Grund eigener Erfahrungen, die sich allerdings nur auf Erwachsene beziehen, sagen kann, keineswegs ein regelmäßiger Befund. Man wird sie wohl im Kindesalter häufiger antreffen, denn Kinder haben ja, in desto höherem Grade, je jünger sie sind, schon an sich mehr Lymphozyten im Blute als Erwachsene, weil ihr lymphatisches System lebhafter arbeitet. Aber auch andere Autoren haben die gleiche Erfahrung gemacht.

So kamen im Jahre 1913 Sieß und Störk auf Grund der Untersuchung von 23 Fällen von Status lymphaticus aus der Ortnerschen Klinik zu dem Resultat, daß weder die von einigen Autoren behauptete Leukopenie noch eine Vermehrung der Lymphozyten besteht. Nur in einigen Fällen konstatierten sie, daß die Zahl der Neutrophilen sich an der unteren Grenze der Norm bewegte. Als regelmäßigen Befund heben sie einen auffälligen Reichtum an Blutplättchen hervor, ohne aber Zählungen mit den modernen Methoden, die erst später bekannt geworden sind und allein einen sicheren Schluß auf die Plättchenzahl zulassen, vorgenommen zu haben. Mir selbst ist eine Plättchenvermehrung in meinen allerdings nicht sehr zahlreichen Beobachtungen nicht aufgefallen.

Da beim Status lymphaticus die verschiedensten innersekretorischen Störungen eine große Rolle spielen, ist ein absolut gleichmäßiges Verhalten der Leukozyten auch gar nicht zu erwarten. Je nach einer Hyper- oder Hypofunktion dieser oder jener endokrinen Drüsen wird auch die Leukozytenformel eine verschiedene sein, auf deren Zusammensetzung ja die innersekretorischen Organe zweifellos einen großen Einfluß haben.

Es ist sehr interessant, daß man auch bei den leukämischen lymphatischen Hyperplasien des hämatopoetischen Apparates ein sehr wechselndes Verhalten der Lymphozyten des strömenden Blutes antrifft. Wir haben bei der echten lymphatischen Leukämie, der leukämischen Lymphadenose, meist eine enorme Vermehrung der Lymphozyten im Blute, bei der sog. subleukämischen Lymphadenose bei normaler Leukozytenzahl eine Lymphozytose und bei den seltenen aleukämischen Lymphadenosen weder eine absolute, noch eine relative Lymphozytose bei normaler Leukozytenzahl. Schließlich gibt es auch leukopenische Lymphadenosen mit und ohne relative Lymphozytose. Wovon dieses wechselnde Verhalten der Lymphozyten abhängig ist, wissen wir nicht; manche Autoren sprechen von einem gestörten Ausschwemmungsmechanismus, ein Name, hinter dem sich aber nur unsere Unwissenheit verbirgt. Mit der Größe und Ausdehnung der lymphatischen Hyperplasien geht die Lymphozytenzahl keineswegs parallel.

Wenn auch bei den echt leukämischen Hyperplasien des lymphatischen Apparates die Neubildungen im Lymphadenoidgewebe viel gewaltiger sind als beim Status lymphaticus und mehr oder weniger alle Abschnitte desselben betreffen, so besteht doch eine große Ähnlichkeit zwischen den histologischen Veränderungen bei beiden Erkrankungen, besonders seitdem Ceelen gezeigt hat, daß auch beim Status lymphaticus bisweilen lymphatische Herde außerhalb des eigentlichen lymphatischen Apparates vorkommen, wie im Herzen und der quergestreiften Muskulatur, die eine weitgehende Analogie zu den in allen Organen vorkommenden Lymphomen der lymphatischen Leukämie aufweisen.

Literatur.

Ceelen: Berl. klin. Wochenschr. Nr. 27. 1916; Nr. 9. 1920. — Hart: Die Lehre vom Status thymico-lymphaticus. München: J. F. Bergmann 1923. — Mosse: Berlin. klin. Wochenschr. 1920. Nr. 41. — Sieß und Störck: Wien. med. Wochenschr. Nr. 18. 1913.

Eunuchoidismus.

Bei Eunuchoidismus hat Guggenheimer Lymphozytose beschrieben. Er hat im ganzen 3 Fälle untersucht, darunter 2 mit normaler, einen mit vermehrter Gesamtzahl der weißen Blutkörperchen. Die Prozentzahl der Lymphozyten bei dem einen 12jährigen Patienten schwankte zwischen 46 und 68%, in den beiden anderen Fällen zwischen 32 und 45 und 30 und 36%. Dementsprechend waren die Neutrophilen vermindert, die Eosinophilen in einem Falle deutlich vermehrt (13%). Das Verhalten des roten Blutbildes war in dem einen der beobachteten Fälle, einem eunuchoiden Hochwuchs, normal. Dagegen in den beiden Fällen von eunuchoidem Fettwuchs im Sinne einer beträchtlichen Hyperglobulie verändert; der eine Fall hatte 7 800 000 Erythrozyten bei 105% Hämoglobin und der andere 6 900 000 Erythrozyten bei 75% Hämoglobin.

Literatur.

Guggenheimer: Über Eunuchoide. Dtsch. Arch. f. klin. Med. Bd. 107.

Spasmophilie.

Bei Spasmophilie findet sich nach Peritz im Blutbild eine Vermehrung der Übergangszellen, die bis zu 15 und 20% betragen kann. Auch bei Tetanie der Kinder hat er denselben Befund erheben können. In seltenen Fällen trifft man auch eine erhebliche Vermehrung der großen Lymphozyten an.

Nach tetanischen Anfällen trafen Falta und Kahn eine Polyglobulie bis zu 7,8 Millionen an. Nach den Anfällen konnten sie Leukozytose bis 19 000 mit Lymphozytose konstatieren, ein Befund, der auf die Krämpfe selbst, nicht auf die Grundkrankheit zurückzuführen ist.

Literatur.

Falta und Kohn: Zeitschr. f. klin. Med. Bd. 74. — Peritz: Einführung in die Klinik der inneren Sekretion. Berlin: Karger 1923.

Osteomalazie.

Bei der Osteomalazie sind naturgemäß erheblichere Blutveränderungen zu erwarten, da eine Affektion, die zu so auffälligen Verbiegungen der Knochen führt, auch Alterationen des Knochenmarkes hervorrufen muß, die nicht ohne Einfluß auf die Beschaffenheit des peripheren Blutes bleiben können. Man hat fast immer bei dieser Krankheit eine starke Hyperplasie des Knochenmarkes und eine Umwandlung des Fettmarkes in rotes Mark gefunden. Naegeli hält die Knochenerweichung für einen sekundären Vorgang und für das Primäre die Knochenmarkserkrankung.

Das Vorkommen schwerer Anämien bei Osteomalazie wird besonders von Naegeli hervorgehoben. Er erwähnt einen Fall mit 30—35% Hämoglobin und 2 500 000 Erythrozyten, der sich allerdings bei einer Patientin mit habitueller Chlorose entwickelt hatte. Das Auftreten von Myelozyten im Blute sowie von Eosinophilie hat zuerst Neusser beschrieben, wiederholt ist neutrophile Leukozytose gefunden worden. Naegeli zählte bei einer tödlichen Osteomalazie eines jungen Mannes 19 800—22 300 Leukozyten mit viel Myelozyten und fand in einem Fall 8, in einem anderen sogar 23,4% Eosinophile. Dem Stadium der Anämie geht nach seinen Beobachtungen oft eine Polyglobulie voraus. Morawiecka fand bei endemischer Osteomalazie infolge der schlechten Kriegsernährung meist leichte Anämien, gelegentlich aber auch geringe Polyzythämie. Häufig war absolute und relative Lymphozytose, die auch nach der Genesung bestehen blieb.

Literatur.

Endreß: Inaug.-Diss. Tübingen 1919. — Morawiecka: Polska gazeta lekarska. 1922. 12 u. 13. — Naegeli: Münch. med. Wochenschr. Nr. 47. 1917. — Neusser: Wien. klin. Wochenschr. S. 45. 1892.

Blutveränderungen bei Erkrankungen der Schilddrüse.

Daß die Schilddrüse einen Einfluß auf die Zusammensetzung des Blutes hat, war früher nicht bekannt und Experimente, um nach einem derartigen Zusammenhang zu forschen, waren früher niemals angestellt worden, obwohl die Schilddrüse von jeher zu den Blutdrüsen gerechnet wurde.

Unsere Kenntnisse auf diesem Gebiete verdanken wir der Klinik. Es ist Th. Kocher gewesen, der die Beziehungen zwischen Erkrankungen der Schilddrüse und dem Blute zuerst eingehend studiert hat, nachdem zwei Jahre früher bereits Ciuffini und ein Jahr vorher Caro bei Basedow die gleichen Blutveränderungen beschrieben hatte, die später Kocher so genau geschildert hat.

Die roten Blutkörperchen zeigen bei der Basedowschen Krankheit normale, leicht erhöhte oder leicht herabgesetzte Werte. Entsprechend verhält sich das Hämoglobin. Zu schweren Anämien scheint es im Verlaufe des Morbus Basedow nicht zu kommen, wenn nicht besondere Komplikationen hinzutreten. Doch scheinen die ganz schweren, tödlich verlaufenen Fälle nach dieser Richtung hin noch nicht eingehend genug untersucht worden zu sein. Morphologische Veränderungen an den roten Blutkörperchen sind bisher noch nicht beschrieben worden.

Sehr eigenartig und bemerkenswert ist in vielen Fällen von Basedow das Verhalten der farblosen Blutkörperchen, wie es unabhängig voneinander Ciuffini, Kocher und Caro konstatiert haben und wie es die Mehrzahl der Nachuntersucher bestätigen konnte. Man findet in ausgesprochenen Fällen sehr häufig eine Leukopenie, die Werte schwanken zwischen 3300 und 5000. Gleichzeitig besteht eine relative Lymphozytose, in manchen Fällen sogar eine absolute Vermehrung der Lymphozyten. Die Prozentzahlen für die Lymphozyten können 50 und mehr erreichen (57 $^0/_0$ bei Klose, Lampé und Liesegang); Zahlen über 30 sind recht häufig. Nach Naegeli findet man hier und da auch pathologische Lymphozyten, nach Turin besonders Plasmazellen. Entsprechend dieser Lymphozytose ist die Prozentzahl und die absolute Menge der polymorphkernigen Leukozyten herabgesetzt. Vielfach findet man Zahlen unter 40 $^0/_0$. Die großen Mononukleären zeigen normale oder leicht erhöhte Werte. Meistens sind die Mastzellen und die eosinophilen Elemente vermindert, doch wird gelegentlich auch das Vorkommen von Eosinophilie angegeben.

Eine weitere von Kocher und Kottmann entdeckte Eigentümlichkeit des Basedowblutes ist die deutlich herabgesetzte Gerinnungsfähigkeit desselben, die der Schwere des Krankheitsbildes parallel geht und in geheilten Fällen verschwindet. Ihr Mechanismus ist noch nicht bekannt. Die Blutplättchen sind nach Fonio vermehrt und reich an Thrombozym.

Nach Kocher ist die Leukopenie mit Lymphozytose besonders in schweren Fällen ausgesprochen und bei eintretender Besserung infolge operativer Eingriffe oder interner Behandlung steigt die Gesamtzahl der Leukozyten und die Lymphozytose nimmt ab. Nach Turin, der später Kochers Material weiter bearbeitet hat, können im Verlaufe des Leidens die Leukozytenbefunde sehr schwanken. Nicht immer steht die Zahl der Lymphozyten in einem gesetzmäßigen Verhältnis zur Schwere der übrigen Symptome. Auch gebesserte Fälle können noch lange Zeit einen abnormen Blutbefund aufweisen. Doch pflegt die Kombination einer Leukopenie mit hoher Lymphozytose fast nur bei schweren Fällen vorzukommen und eine geringe Abnahme der Leukozytenzahl pflegt leichtere Fälle zu charakterisieren. Turin fand nur in einem Fünftel der von ihm untersuchten Fälle normale

Leukozytenzahlen. Unmittelbar nach der Operation einer Basedowstruma kommt es zu einer postoperativen neutrophilen Leukozytose.

Manche Untersucher finden nicht so häufig wie Kocher und seine Schule Leukopenie und relative Lymphozytose bei Basedow (Kostlivy, Falta, Verf., Carpi). Insbesondere die Leukopenie wird von manchen Nachuntersuchern, so z. B. von Gordon und Jagic sowie von Lampé, Klose und Liesegang u. a. häufiger vermißt. Basedowfälle mit ganz normaler Blutzusammensetzung hat Falta beschrieben. Daß aber auch in zweifellosen vorgeschrittenen Basedowfällen beide Veränderungen fehlen können, kann ich selbst bestätigen und finde die gleiche Angabe bei Naegeli. Vielleicht spielen hier lokale Einflüsse eine Rolle, etwa in dem Sinne, daß in manchen Gegenden das Schilddrüsensekret bei Basedow bezüglich der Beeinflussung des Blutbildes toxischer wirkt als in anderen.

Nach A. Kocher fehlt die Blutveränderung in ausgesprochenen typischen Fällen von Basedow nur ausnahmsweise. Aber in ganz besonders schweren prognostisch ungünstigen Fällen vermißte er sie auch. Das Ausbleiben sonst typischer Leukozytenreaktionen bei ganz schwerer Krankheit beobachtet man ja vielfach, namentlich bei Infektionskrankheiten.

Nach Kocher kehrt das Blutbild beim Basedow nach der Strumektomie allmählich zum Normalen zurück, nachdem die postoperative Leukozytose abgeklungen ist. Diese Angabe Kochers ist aber nicht unwidersprochen geblieben, denn Sudeck, Barusch sowie Klose, Lampé und Liesegang konstatierten in ihren Fällen das Fortbestehen der Lymphozytose auch nach der Operation.

Von besonderer Wichtigkeit ist natürlich die differentialdiagnostische Bedeutung der Blutveränderungen, namentlich die Frage, ob andere Strumen durch die Untersuchung des Blutes vom echten Basedow zu unterscheiden sind und ob auch die sog. Formes frustes durch eine Untersuchung des Blutes von einfachen Herzneurosen anderer Ätiologie sich unterscheiden lassen. Darin stimmen Kocher und alle Nachuntersucher überein, daß die typischen Leukozytenveränderungen bei andersartigen Strumen weniger ausgesprochen sind, ausnahmsweise aber auch hier in gleicher Weise auftreten können (Charlotte Müller). Da aber anderseits auch bei echten Basedowfällen wenig deutliche Verschiebungen der Leukozytenformel gefunden werden, muß man mit der differentialdiagnostischen Verwertung des weißen Blutbildes recht vorsichtig sein. Wieweit die herabgesetzte Gerinnungsfähigkeit des Blutes hier zu verwerten ist, muß weiteren Untersuchungen vorbehalten bleiben. Turin kommt auf Grund seiner Untersuchungen direkt zu dem Resultat, daß die einfachen Kolloidstrumen zu keinen Abnormitäten des Hämoglobingehaltes, der Erythrozyten- und Leukozytenzahl und der Verhältniszahlen der einzelnen Leukozytenformen führen. Andere Autoren finden dagegen bei gewöhnlichen Strumen auch eine relative Vermehrung der Lymphozyten, nur ist dieselbe geringeren Grades. Doch entspricht keineswegs immer die Stärke der Lymphozytose der Intensität etwaiger thyreotoxischer Symptome.

Die ganze Frage der Blutveränderungen bei Basedow und gewöhnlichen Strumen hat wegen der vielen Widersprüche in der Literatur neuerdings G. Blank an einem großen Material sehr sorgfältig bearbeitet. Was zunächst das rote Blutbild anlangt, so fand er, daß nur in 28% aller Fälle beim typischen Basedow ein normaler Hämoglobingehalt festzustellen ist. Eine Steigerung desselben spricht mehr für Basedow als für Basedowoid. In ungefähr 30% seiner Fälle fand er Poikilozytose, in 50% Polychromasie und basophile Punktierung, letztere beiden Veränderungen als Zeichen gesteigerter Blutregeneration. Leukopenie ist nach ihm für Baseodw nicht charakteristisch. Neutrophile Leukopenie kommt bei Hyperthyreose und Struma in gleicher Häufigkeit vor. Die Häufigkeit der Lymphozytose beim Basedow kann er nicht bestätigen. In 23% aller Fälle von Basedow fand er eine Thrombopenie, die bei Basedowoid und Struma niemals nachzuweisen war.

Es ist keineswegs sichergestellt, daß es das Sekret der erkrankten Schilddrüse ist, welches die beschriebenen Blutveränderungen hervorruft. Zwar gelang es einigen Autoren (Caro, Turin) durch Darreichung von Schilddrüsentabletten oder Injektion von Schilddrüsenextrakten Lymphozytose hervorzurufen bzw. bei solchen Patienten, wo sie bis zu einem gewissen Grade bereits vorhanden ist, dieselbe deutlich zu steigern. Ferner bewirken für die Schilddrüse spezifische Stoffe, wie Jod, bei Schilddrüsenerkrankungen eine Vermehrung der Blutlymphozytose (Weil, Frey, Zena, Vogel und von Salis, Winterberger und Bauer). Versuche von Lampé, Klose und Liesegang haben aber andere interessante Resultate ergeben. Sie sprechen der Schilddrüse einen direkten Einfluß auf das Mischungsverhältnis der weißen Blutkörperchen ab, weil sie wiederholt bei operierten Basedowpatienten eine Persistenz der Lymphozythämie ebenso wie Baruch feststellten und nach Schilddrüsenfütterung und Injektion von Schilddrüsenextrakten bei Menschen und Tieren keine ausgesprochene Lymphozytose feststellen konnten. Die Häufigkeit der Thymushyperplasie bei Basedow weist nach ihnen auf dieses Organ als mögliche Quelle der Lymphozytose hin. Anderseits sind die engen Beziehungen zwischen Keimdrüsen und Thymus bekannt. Nach Exstirpation der Ovarien entsteht eine Lymphozytose, wie Klose, Lampé und Liesegang zeigten. Nach Thymusresektion bei mehreren Kindern mit hyperplastischem Thymus beobachteten dieselben Autoren nach anfänglicher Steigerung ein starkes Sinken der Lymphozytenwerte. Schließlich konnten sie feststellen, daß Hunde, besonders deutlich ovarektomierte Hunde, nach Injektion von Thymuspreßsaft von Basedowkranken eine ausgesprochene Lymphozytose bekommen. Sie glauben deshalb, daß bei der Basedowschen Krankheit das Produkt der dysfunktionierenden Schilddrüse zunächst die Keimdrüsen schädigt, besonders deren interstitielle Substanz, daß es hierdurch zu einer Thymushyperplasie kommt, die nun entweder einen direkten Reiz auf das lymphatische System ausübt, oder aber vagotonisierend wirkt und dadurch die Lymphozytose hervorruft. Die neuerdings oft beobachtete günstige Wirkung der Thymusresektion beim Basedow spricht sehr für die Richtigkeit dieser Theorie. Als den Ausdruck einer Erregung des autonomen Systems faßt auch Falta die Lymphozytose beim Basedow auf. Alle Substanzen, die vagotonisierend wirken, erzeugen Lymphozytose. Natürlich kann es sich wohl nicht etwa um eine direkte Wirkung der Vagusenden auf den lymphatischen Apparat handeln, sondern man muß annehmen, daß unter dem Einfluß der Vagusreizung von irgend einem Organ Sekrete produziert werden, die die lymphatischen Apparate reizen.

Wir sind noch weit entfernt, in den feineren Entstehungsmechanismus der Basedowlymphozytose eingedrungen zu sein, doch steht es jedenfalls fest, daß eine wirkliche Reizung der lymphatischen Apparate vorhanden ist, die sich bisweilen in einer nachweisbaren und nicht unerheblichen Hyperplasie desselben dokumentiert.

Nach einer Statistik von Capelle zeigen 44% der an interkurrenten Krankheiten gestorbenen Fälle von Basedow Thymushyperplasie, von denen am Basedow selbst gestorbenen 82% und von den an der Schilddrüsenoperation zugrunde gegangenen Fällen fast 100%. Lymphdrüsenschwellungen bei Basedow sind von Gowers, Fr. Müller, Räßler, Kocher, Bonnet, Thorbecke, von Hansemann u. a. beschrieben worden. Die Tonsillen, die Zungengrunddrüsen, die Darmfollikel und die Milz können an dieser Hyperplasie beteiligt sein. Auch in der Basedowstruma selbst kommen lymphatische Herde vor.

Naegeli führt die Neutropenie bei Basedow auf eine Insuffizienz des Knochenmarkes zurück, in welchem er eine Vermehrung der Myeloblasten, also eine insuffiziente Granulabildung findet. Viele Autoren sehen in der Hyperplasie der lymphatischen Apparate ohne weiteres die Grundlage der Lymphozytose, andere bestreiten diesen Zusammenhang. So macht A. Kocher darauf aufmerksam, daß es Basedowfälle mit starker Lymphozytose gibt, die bei der Obduktion keine Hyperplasie der lymphatischen Organe zeigten und daß man auch bei Fällen von lymphatischer Hyperplasie ohne Basedow wie aleukämischen Lymphadenosen und Status lymphaticus keineswegs immer Blutlymphozytose finde. Man kann also nur sagen, „daß von der funktionell erkrankten Schilddrüse aus ein Reiz auf die Blutbildungsorgane ausgeübt wird, welcher einen vermehrten Übertritt von Lymphozyten im Blut zur Folge hat und weiterhin auch eine Hypertrophie der Bildungsstätten der Lymphozyten bedingen kann."

Nach Kocher u. a. findet man bemerkenswerterweise auch beim Myxödem, bei welcher Krankheit wir doch einen Athyreoidismus annehmen müssen, genau die gleichen Veränderungen des weißen Blutbildes wie beim Basedow. Doch wird nach Kocher durch Schilddrüsenpräparate die Blutlymphozytose bei Hypothyreose vermindert unter Zunahme der neutrophilen Leukozyten, bei Basedow dagegen vermehrt unter Abnahme der neutrophilen Leukozyten. Die Leukopenie soll meist nicht so ausgesprochen sein, während die Lymphozytose konstanter ist und sich um 30 und 40% herum bewegt. Auch bei endemischem Kretinismus (Kind) findet man Lymphozytose. Doch unterscheidet sich das Blut beim Myxödem durch eine wichtige Eigenschaft prinzipiell von dem beim Basedow. Während wir bei dieser Krankheit eine Verlangsamung der Blutgerinnung haben, ist dieselbe beim Myxödem beschleunigt. Wir sind noch weit entfernt davon, eine Erklärung dieser merkwürdigen Verhältnisse geben zu können. Beim Myxödem ist bisher die beim Basedow oft so ausgesprochene Beteiligung des lymphatischen Apparates noch nicht beschrieben, wohl aber findet man häufig Genitalatrophie. Möglicherweise bewirkt also der Ausfall der Ovarialfunktion die Lymphozytose.

Wie Naegeli neuerdings hervorhebt und auch andere Autoren bestätigen, findet man auch bei Myxödem und anderen Athyreosen im Gegensatz zu den Hyperthyreosen sehr häufig Anämie.

Was die physikalisch-chemischen Veränderungen des Blutes bei der Basedowschen Krankheit anbetrifft, so wurde die von Kottmann gefundene Verlangsamung der Blutgerinnung im Gegensatz zu ihrer Beschleunigung beim Myxödem bereits erwähnt. Mit der Verzögerung der Gerinnung soll auch eine Erniedrigung des Gefrierpunktes einhergehen. Auch Kostlivy hat die Verzögerung der Gerinnung bei der Basedowschen Krankheit bestätigt. Die Viskosität des Blutes fand Kottmann vermehrt, Klose, Lampé und Liesegang sowie Blunschi fanden aber normale Werte.

F. Kraus und Friedenthal fanden, daß das Basedowblut Substanzen enthält, welche ebenso wie Adrenalin auf die Pupille des enukleierten Froschauges erweiternd wirken. Kostlivi konnte diesen Befund bestätigen. Auch durch intravenöse Injektion von Schilddrüsensaft kann man dem Blute die Fähigkeit, auf das enukleierte Froschauge wie Adrenalin zu wirken, verleihen. Klose, Lampé und Liesegang konnten endlich feststellen, daß zwar nicht regelmäßig, aber häufig der Blutzucker beim Morbus Basedow bis zum Doppelten der Norm vermehrt sein kann, während sie niemals eine Glykosurie feststellen konnten.

Literatur.

Baruch: Bruns' Beitr. z. klin. Chirurg. Bd. 75. — Bence und Engel: Wien. klin. Wochenschr. 1908. — Bieljajew: Russki Wratsch Vol. 7. 1911. Ref. Münch. med. Wochenschr. Nr. 26. 1911. — Blank: Dtsch. Arch. f. klin. Med. Bd. 132. — Blumenthal: Fol. haematol. Bd. 9, 2, S. 165. — Borchardt, L.: Dtsch. Arch. f. klin. Med. Bd. 106. — Brasch: Zeitschr. f. d. ges. Physiol. u. Pathol. d. Stoffwechsels. Bd. 20. 1910. — Bühler: Münch. med. Wochenschr. Nr. 19. 1910. — Capelle: Bruns' Beitr. z. klin. Chirurg. Bd. 58. — Capelle und Beyer: Bruns' Beitr. z. klin. Chirurg.

Bd. 72. — Carasco: Trebals de la societat de Biologia S. A. 1913. — Caro: Berl. klin. Wochenschr. Nr. 17. 1907; Nr. 39. 1908. — Carpi: Gazz. med. ital. 1908; Berl. klin. Wochenschrift Nr. 45. 1910. — Du Castel: Cpt. rend. des séances de la soc. de biol. 14. 11. 1908. — Ciuffini: Policlinico, soz. med. Vol. 13, fasc. 7. 1906. — Courvoisier: Mitt. a. d. Grenzgeb. d. Med. u. Chirurg. Bd. 29. — Esser: Dtsch. Arch. f. klin. Med. 1907. — Folley et Leprat: Acad. d. sciences. 24. 6. 1918. — Fonio: Mitt. a. d. Grenzgeb. d. Med. u. Chirurg. Bd. 24. — Giovine: Giorn. internaz. d. scienze med. Nr. 21. 1908. — Gordon-Jagic: Wien. klin. Wochenschr. Nr. 46. 1908. — Handmann: Münch. med. Wochenschr. Nr. 22. 1911. — Hatiegan: Wien. klin. Wochenschr. Nr. 39. 1912. — Jastrau: Mitt. a. d. Grenzgeb. d. Med. u. Chirurg. Bd. 29. — Kappis: Mitt. a. d. Grenzgeb. d. Med. u. Chirurg. Bd. 21, H. 4. 1910. — Kind: Mitt. a. d. Grenzgeb. d. Med. u. Chirurg. Bd. 30. — Klose, Lampé, Liesegang: Die Basedowsche Krankheit. Bruns' Beitr. z. klin. Chirurg. Bd. 77, H. 3. 1912. — Kocher, Th.: Arch. f. klin. Chirurg. Bd. 87; Mitt. a. d. Grenzgeb. d. Med. u. Chirurg. Bd. 29. — Kocher, Th.: Funktionelle Diagnostik bei Schilddrüsenerkrankungen. Ergebn. d. Chirurg. u. Orthop. Bd. 3. 1911. — v. Korczynski: Med. Klinik Nr. 31 u. 32. 1915. — Kostlivy: Mitt. a. d. Grenzgeb. d. Med. u. Chirurg. Bd. 21, H. 4. 1910. — Kottmann: Zeitschr. f. klin. Med. Bd. 71. — Kraus und Friedenthal: Berl. klin. Wochenschr. Nr. 39. 1908. — Krecke: Münch. med. Wochenschr. Nr. 1. 1909. — Kurlow: Wratschebnaja Gaseta Vol. 13. 1909. Ref. Münch. med. Wochenschr. Nr. 45. 1909. — Küttner: 40. Kongr. d. dtsch. Ges. f. Chirurg. 1911; Zentralbl. f. Chirurg. 1911. — Lampé: Dtsch. med. Wochenschr. Nr. 24. 1912; Bruns' Beitr. z. klin. Chirurg. Bd. 77, H. 3. — Lanz: Mitt. a. d. Grenzgeb. d. Med. u. Chirurg. Bd. 29. — Lavizzari: Riv. ital. di neuropatol., psichiatr. ed elettroterap. Vol. 39. — Leichtenstern: Dtsch. med. Wochenschr. 1893. — Van Lier: Bruns' Beitr. z. klin. Chirurg. Bd. 69, H. 2. 1911. — Marbé: Cpt. rend. des séances de la soc. de biol. 31. 7. 1909. — Mendel: Dtsch. med. Wochenschr. Nr. 2. 1893. — Morone: Rif. med. 1910. — Müller, Charlotte: Med. Klinik Bd. 34. 1910. — Nägelsbach: Bruns' Beitr. z. klin. Chirurg. Bd. 83. — Peillon: Mitt. a. d. Grenzgeb. d. Med. u. Chirurg. Bd. 16. — Pellacani: Riv. ital. di neuropatol., psichiatr. ed ellettroterap. 1912. — Reckzeh: Dtsch. med. Wochenschr. Nr. 29. 1913. — Renée und Engel: Wien. klin. Wochenschr. Nr. 25. 1908. — Roth: Dtsch. med. Wochenschr. Nr. 6. 1910. — Salis und Vogel: Mitt. a. d. Grenzgeb. d. Med. u. Chirurg. Bd. 27. — Sölling: Nordisk med. Ark. Abt. 1. 1916. — Di Stefano: Gazz. med. ital. Nr. 43. 1909. — Sudeck: Münch. med. Wochenschr. Nr. 16. 1911. — Turin: Dtsch. Zeitschr. f. Chirurg. Bd. 107. — Wälchli: Inaug.-Diss. Zürich 1921 und Fol. haematol. Bd. 27, H. 2. — Weljaminow: Russky Wratsch Nr. 11. 1913. — Zietzschmann: Grenzgeb. Bd. 19.

Atrophische Myotonie.

Nach Naegeli findet man in vorgeschrittenen Stadien erhebliche Anämie, manchmal auch Polyglobulie, aber keine Leukozytenveränderungen.

Myasthenia pseudoparalytica.

Nach Naegeli wurde in Fällen mit Thymustumor mehrfach Lymphozytose festgestellt, häufiger aber vermißt. Auch Stiefel sah Lymphozytose bis 48%. Tietz sah in einem Falle eine Lymphozytose von 37%.

Literatur.

Naegeli: Lehrbuch. — Stiefel: Schweiz. med. Zeitschr. 1922. Nr. 44. — Tietz: Klin. Wochenschr. 1924. Nr. 41.

Milzatrophie.

Daß auch die Milz zu den innersekretorisch tätigen Organen gehört, ist schon früher wiederholt gemutmaßt worden, ist aber erst wahrscheinlich gemacht durch den Nachweis von H. Hirschfeld und A. Weinert, daß eine regelmäßig nach der Splenektomie auftretende und jahre- und jahrzehntelang bestehen bleibende Blutveränderung das Auftreten von unreifen Erythrozyten mit Kernresten, sog. Jollykörpern ist. Ihre Ausschwemmung ist bedingt durch einen Funktionsausfall der Milz; das Knochenmark, speziell die Erythropoese steht unter einem regulierenden Einfluß der Milz, wofür auch spricht, daß manche Menschen nach Milzexstirpation Polyzythämie bekommen. Am einfachsten stellt man sich diese korrelativen Beziehungen zwischen Milz und Knochenmark als hormon regulierte vor. Ist diese Theorie richtig, so müßte ein angeborener Mangel der Milz oder eine Milzatrophie gleichfalls zu der Ausschwemmung von Erythrozyten mit Kernresten führen. In den meisten Fällen hat man Milzmangel oder Milzatrophie erst bei der Sektion entdeckt, ein von Schur mitgeteilter Fall, bei dessen Sektion sich Milzatrophie herausstellte, hatte in der Tat jahrelang Jollykörper im Blute gehabt. V. Schilling hat zuerst auf Grund des Nachweises dieser Gebilde im Leben in einem Falle mit Erscheinungen pluriglandulärer Insuffizienz eine Milzatrophie vermutet, was durch den Obduktionsbefund bestätigt wurde.

Literatur.

Hirschfeld, H.: Die Splenomegalien. Kraus-Brugsch. Bd. 8. — Schilling, V.: Klin. Wochenschr. 1924. Nr. 43. — Schur: Wien. med. Wochenschr. 1908. Nr. 9.

15. Bösartige Geschwülste.

Gutartige Geschwülste führen im allgemeinen nicht zu Blutveränderungen. Nur bei besonderen Komplikationen, Blutungen und Ulzerationen, pflegt es zu Anämien und neutrophilen Leukozytosen zu kommen. Diejenige benigne Geschwulstform, bei welcher wir am häufigsten Anämien, und zwar oft recht schwerer Natur antreffen, sind die Myome des Uterus.

Dagegen liegt es in der Natur der bösartigen Geschwülste und ihrem Wesen begründet, daß sie nach kürzerer oder längerer Zeit nicht nur zu derjenigen schweren Schädigung des Allgemeinbefindens führen, die wir als Kachexie bezeichnen, sondern auch schwere Alterationen des Blutes veranlassen, die sowohl die roten wie die weißen Blutkörperchen und die chemische Zusammensetzung der Blutflüssigkeit betreffen. Es dauert aber immer eine gewisse Zeit, ehe nennenswerte Blutveränderungen nachweisbar werden und deshalb sind dieselben auch leider nicht für die Frühdiagnose praktisch zu verwerten. Aber selbst kleinere maligne Tumoren pflegen, wenn sie erst längere Zeit bestanden haben, schädigend auf die Blutbestandteile einzuwirken. Daß ein mit einer bösartigen Geschwulst behaftetes Individuum daran stirbt, ohne daß sein Blut gelitten hätte, kommt wohl nicht vor.

Die häufigste Blutalteration, die wir bei malignen Tumoren antreffen, ist eine Anämie, welche in der übergroßen Mehrzahl der Fälle den Charakter der einfachen hypochromen trägt.

Die Ursache dieser Anämie ist in der Resorption von toxischen, im Tumor gebildeten Substanzen zu suchen, welche einen erhöhten Blutkörperchenzerfall veranlassen. Das wird dadurch bewiesen, daß man gerade bei malignen Tumoren so häufig in der Milz und oft auch in der Leber auffällig große Massen von Hämosiderin findet. Die Anämie ist um so schwerer, je größer die Geschwulst ist und je mehr Metastasen vorhanden sind. Sie ist ferner abhängig von der Größe des Zerfalls. Stark ulzerierte und sekundär infizierte Tumoren machen schwerere Anämien als geschlossene Geschwülste. Besonders schwere Anämien beobachtet man bei den malignen Geschwülsten des Magendarmkanals, namentlich bei denen des Magens. Wiederholt sind Fälle von sehr ausgedehnten, stark ulzerierten klinisch latent gebliebenen Magenkarzinomen beobachtet worden, die zu ganz ausnehmend schweren Anämien geführt hatten.

Natürlich haben Blutungen, wie sie aus arrodierten Gefäßen in akuter oder chronischer Form häufig vorkommen, einen besonderen Einfluß auf die Schwere der Anämie. Und das ist vielleicht auch ein Hauptgrund dafür, daß man gerade bei den Geschwülsten des Magendarmkanals die schwersten Anämien antrifft, die so sehr zu Blutungen und Ulzerationen neigen. Eine Ausnahme machen manche Karzinome des Ösophagus, bei denen eine Anämie dadurch verdeckt wird, daß infolge behinderter Flüssigkeitszufuhr eine Eindickung des Blutes stattfindet. Auch sonst hat man gelegentlich auffällig hohe Werte für Erythrozyten und Hämoglobin gefunden, ohne immer eine Erklärung dafür geben zu können.

So berichtet Naegeli von einem Kardiakarzinom mit 7 Millionen Roten und 100% Hämoglobin, von einem Rektumkarzinom mit großen Lebermetastasen und 5,5 Millionen Roten und 85% Hämoglobin, Cabot fand bei 72 Magenkarzinomen 19 mal mehr als 5 Millionen Rote.

Daß bei malignen Tumoren, die durch ihren Sitz Dyspnoe machen, eine durch Sauerstoffmangel bedingte erhöhte Erythropoese zustande kommen kann, die eine Anämie verdeckt, bedarf keiner weiteren Erklärungen.

Der Grad der Anämie ist ein desto schwererer, je länger die Krankheit gedauert hat, je mehr Metastasen vorhanden sind und je intensiver etwaige Ulzerationen und Blutungen sind. In schwersten Fällen kommen Werte bis zu 10% Hämoglobin und weniger vor. Alle die bekannten morphologischen Veränderungen der einfachen Anämie, wie Anisozytose, Poikilozytose, Polychromasie, basophile Punktierung und Auftreten von Erythroblasten aller Formen wird beobachtet.

Ist der Tumor operabel, so geht die Anämie nach seiner rest- und rezidivlosen Entfernung vollständig zurück. Allerdings führen maligne Tumoren, die operabel sind, selten zu sehr schweren Anämien. Ein seltenes Vorkommnis ist es, wenn aus arrodierten größeren Venen oder Arterien ganz schwere akute Blutungen erfolgen. In manchen derartigen Fällen kann dabei sofort oder nach kurzer Zeit Verblutungstod eintreten. Unter besonders günstigen Umständen aber kommt die Blutung bald zum Stillstand und die Patienten erholen sich wieder für einige Zeit. Sowohl bei in dieser Weise entstandenen Anämien wie bei den rein toxisch bedingten Formen kann bei zweckmäßiger Behandlung eine Besserung der Anämie für einige Zeit eintreten. Ganz aussichtslos ist daher die Behandlung derartiger Fälle mit Arsen und Eisenpräparaten, unter Umständen auch mit Bluttransfusionen, nicht.

Nach Naegeli ist die Serumfarbe oft extrem blaß, in manchen Fällen findet man aber einen durch vermehrten Erythrozytenzerfall bedingten erhöhten Bilirubingehalt. Das Serumeiweiß ist fast immer erheblich vermindert, und zwar nehmen dabei die Globuline zu, die Albumine ab.

Nur in den ersten Anfangsstadien eines malignen Tumors bestehen von seiten der Leukozyten keine Abweichungen. Sehr bald pflegt sich eine neutrophile Leukozytose oder wenigstens eine Neutrophilie einzustellen. Dabei nehmen naturgemäß die Lymphozyten ab. Je vorgeschrittener der Fall, besonders aber je stärker die Ulzeration und Sekundärinfektion, desto höher ist die Gesamtleukozytenzahl und desto ausgeprägter eine Linksverschiebung des neutrophilen Blutbildes nach Arneth. Nach den Untersuchungen dieses Autors fehlt bei beginnenden unkomplizierten Fällen trotz leichter Vermehrung der Gesamtleukozytenzahl eine Linksverschiebung. Dieselbe wird aber um so stärker, je größer der ulzerative Zerfall der Geschwülste ist. Nach Naegeli sind die Monozyten so gut wie immer erheblich vermehrt.

Ganz ungewöhnlich große Vermehrungen, wie sie z. B. Kurpjuweit in Höhe von 33% bei einem Magenkarzinom beobachtet hat, beruhen wohl auf einer falschen Deutung dieser Zellen, die nach Jenner spärliche neutrophile Granula zeigten, höchstwahrscheinlich also atypische Myelozyten gewesen sind. Die in einem Falle von Braun bis zu 50% vermehrten Monozyten hält Naegeli für Myeloblasten. Hier handelte es sich übrigens um Knochenmarkskarzinose.

Die Eosinophilen sind in den meisten Fällen vermindert, wie immer bei neutrophilen Leukozytosen oder fehlen ganz. Naegeli sah in einigen Fällen im Frühstadium Vermehrungen dieser Zellform. Bekannt ist, daß man bei der histologischen Untersuchung sehr vieler maligner Tumoren außerordentlich große Mengen eosinophiler Zellen findet, ohne daß sie im Blut vermehrt gewesen wären. Nur ausnahmsweise hat man bei vorgeschrittenen malignen Tumoren im Blute Eosinophilie beobachtet.

Strisower sah einmal bei peribronchialer Ausbreitung von Metastasen eines Uteruskarzinoms eine Eosinophilie von 45,7% bei im ganzen 15 000 Leukozyten und glaubte dieselbe auf eine Vagusreizung durch Druck der Tumormassen auf die Verzweigungen dieses Nerven in den Bronchien zurückführen zu sollen. Kappis stellte bei einem Lungenkarzinom Gesamtleukozytenzahlen von 40 700—50 560 mit 33,6—39,5% Eosinophilen fest, Csaki fand bei einem Kolontumor 30% dieser Zellen und Schellong fand bei einem vom Gallenblasenhals ausgehenden in die Leber hineingewachsenen und totalen Verschluß der Gallengänge verursachenden Karzinom eine Eosinophilie von 27,6% bei einer Gesamtleukozytenzahl von 25 400. Man dachte deshalb anfänglich, zumal eine Anämie und Kachexie fehlte, an einen Echinokokkus. Ladwig sah bei einem branchiogenen Karzinom am Hals 10% Eosinophile bei einer Gesamtleukozytenzahl von 10 300. 14 Tage nach Exstirpation des Tumors waren die Eosinophilen auf 4%, die Gesamtleukozytenzahl auf 7500 gesunken. Als sich dann ein Rezidiv entwickelte, stieg die Leukozytenzahl auf 11 000 und die Eosinophilen erreichten wieder eine Prozentzahl von 9,1. Nur in dem Fall von Kappis bestand auch eine lokale Eosinophilie des Tumors in der Umgebung der nekrotischen Partien. Reichliche Vermehrung der Eosinophilen im Knochenmark sahen Kappis und Strisower in ihren Fällen.

Das Auftreten von Myelozyten wird vielfach beobachtet, ebenso habe ich oft im Blute von Karzinomkranken Türksche Reizungsformen angetroffen.

Die morphologischen Blutveränderungen bei den malignen Tumoren sind, wie aus dieser Schilderung hervorgeht, nicht absolut charakteristisch und besitzen, da eine ganze Reihe ganz anderer Erkrankungen den gleichen Blutbefund aufweisen können, nur einen sehr bedingten differentialdiagnostischen Wert. Die Kombination von Anämie und Leukozytose findet man bei sehr vielen Infektionen und im Gefolge von Blutungen. Nur wenn man diese beiden Gruppen von Erkrankungen mit Sicherheit ausschließen kann, darf man auf Grund dieses Blutbefundes mit großer Wahrscheinlichkeit einen malignen Tumor annehmen.

In vereinzelten Fällen hat man nun ganz ungewöhnliche Blutbefunde bei malignen Tumoren festgestellt, die hier kurz erwähnt werden mögen.

So haben Dieballa und Entz bei einem 15jährigen Mädchen mit einem großen Pleurasarkom bei einer Erythrozytenzahl von 2 608 000 und 41% Hämoglobin an einem Tage 107 000 und einige Zeit später 112 600 Leukozyten gefunden und folgende Leukozytenformel festgestellt: 82,8% Neutrophile, 0,7% Eosinophile, 0,2% Mastzellen, 2,3% große Mononukleäre und Übergangszellen, 3,6% Lymphozyten, 9,8% neutrophile Myelozyten, 0,25% eosinophile Myelozyten, 0,1% Myeloblasten, also einen entschieden leukämieähnlichen Blutbefund. Es wurde während des Lebens an Knochenmarksmetastasen gedacht, die, wie wir gleich sehen werden, bisweilen derartige Blutveränderungen hervorrufen, es fanden sich aber bei der Sektion insgesamt nur vier bohnen- bis pflaumengroße Knochenmarksmetastasen, die unmöglich zur Erklärung des Blutbefundes herangezogen werden können. Hier haben also eigenartige Geschwulsttoxine diese ungewöhnliche biologische Knochenmarksreaktion veranlaßt.

Wegen der ungemeinen Häufigkeit von Metastasen, die nur auf dem Blutwege entstanden sein können, sollte man erwarten, daß man gelegentlich auch Tumorzellen im strömenden Blute sehen müßte. Dieser Nachweis ist aber mit Sicherheit noch nicht gelungen, nur Marcus berichtet, in einem Falle von Mediastinaltumor im Blutausstrich abnorme Zellen gesehen zu haben, die denen des Tumors glichen.

Es wurde bereits erwähnt, daß die Blutveränderungen desto schwerer zu sein pflegen, je ausgedehnter und verbreiteter die Metastasen eines malignen Tumors sind. In welchen Organen die Tochtergeschwulstbildungen sitzen, ist ohne Einfluß auf Art und Schwere der Blutveränderungen, nur dann, wenn speziell sehr zahlreiche Lymphknoten von Metastasen durchsetzt sind, so daß nur noch sehr wenig lymphatisches Gewebe vorhanden ist, hat man besonders hochgradige Abnahme der Lymphozytenzahl zu erwarten.

Ganz eigenartig aber liegen die Verhältnisse bei ausgedehnten multiplen Metastasen des Skelettsystems, die so gut wie immer im Knochenmarksparenchym selbst sitzen. Es ist ja bekannt, daß diese Art der Metastasierung keine ganz seltene ist und gerade bei bestimmten Formen des Karzinoms, besonders denen der Mamma, der Schilddrüse, des Magens und vor allem der Prostata vorkommt. Gelegentlich aber kann auch jedes andere Karzinom oder Sarkom zu multiplen Metastasen im Knochenmark führen.

Bisweilen sieht man Fälle, in denen trotz umfangreicher Metastasierung im Knochenmark keine besonders auffallenden Blutveränderungen sich einstellen. Auf Grund einer größeren Zahl selbst beobachteter Fälle glaube ich, daß schwerere Blutveränderungen dann ausbleiben, wenn die Metastasen auf das umgebende Knochenmarksgewebe keinen plastischen Reiz ausüben und letzteres reaktionslos die Geschwulstherde umgibt. Viel häufiger aber konstatiert man, daß das Mark in der Umgebung der Metastasen sich in rotes, stark tätiges Knochenmark umwandelt und das sind diejenigen Fälle, in welchen man die gleich näher zu beschreibenden überaus schweren und sehr charakteristischen Blutveränderungen findet, auf die man schon sehr früh aufmerksam geworden ist. Epstein, Frese, H. Hirschfeld, Schleip und Kurpjuweit waren wohl die ersten Autoren, welche die Aufmerksamkeit auf dieses merkwürdige Verhalten gelenkt haben.

Man findet in diesen Fällen zunächst eine sehr schwere Anämie, die bisweilen eine einfache hypochrome, manchmal auch eine hyperchrome ist. In beiden Fällen trifft man aber bemerkenswerterweise im Blute so ungewöhnlich große Mengen von Normoblasten und Megaloblasten aller Formen an, wie man sie bei anderen Anämien höchstens mal gelegentlich einer der seltenen sog. Blutkrisen zu sehen bekommt. So zahlreiche kernhaltige Elemente müssen immer den Verdacht auf eine multiple metastatische Geschwulstbildung im Knochenmark erwecken. Auch das weiße Blutbild zeigt außerordentlich schwere Veränderungen. Es gibt Fälle mit Leukopenie, weit häufiger aber Fälle mit Leukozytose, die oft außerordentlich hohe Werte erreichen kann. Die höchste bisher bekannt gewordene Zahl, nämlich 120 000, wurde von Kast festgestellt. Gleichviel aber, ob eine Leukopenie oder Leukozytose vorliegt, das Mischungsverhältnis der Leukozyten weist eine schwere Störung in Form einer starken regenerativen Verschiebung nach links auf. Die Menge der Myelozyten kann bis auf 17% steigen, gelegentlich hat man auch kleine Mengen von Myeloblasten gesehen. Auf diese Weise kommt ein geradezu leukämieähnliches Blutbild zustande, das man aber wegen seiner rein symptomatischen Natur als Reizungsmyelozytose bezeichnen muß. Die Differentialdiagnose gegenüber myeloischer Leukämie, besonders einer atypischen Form, kann oft recht schwierig werden. Eine andere wiederholt gesehene sonst auch nur bei Leukämien beobachtete Abweichung ist das Auftreten granulationsloser polymorphkerniger Leukozyten. Ferner sind Türksche Reizungsformen in großer Zahl oft beobachtet worden. Eine besondere Seltenheit ist ein von mir beobachteter Fall, der das Blutbild der perniziösen Anämie darbot, in welchem sogar die Leukopenie und relative Lymphozytose nicht fehlte und die Sektion erst den wahren Sachverhalt aufklärte.

In einem Falle von Magenkarzinom mit Knochenmarkmetastasen führt Dünner die beobachtete Thrombopenie auf die durch die Metastasen unterdrückte Plättchenbildung im Mark zurück.

Es gibt Fälle von sog. osteoplastischer Karzinose und Sarkomatose des Knochenmarkes, in welchen es nicht zu einer Wucherung von Knochenmark in der Umgebung der Metastasen kommt, sondern nur ein die ganze Markhöhle ausfüllendes hartes Knochengewebe entsteht. In solchen Fällen sollte man eigentlich die Entstehung einer aplastischen Anämie erwarten. Derartiges ist aber bisher noch nicht mit Sicherheit beobachtet worden, offenbar deshalb, weil wohl die Verknöcherung gewöhnlich auf das Mark der langen Röhrenknochen beschränkt ist und nicht die kurzen Knochen befällt, die deshalb gewöhnliches Mark weiterbilden können.

Wie gezeigt wurde, ist die einfache hypochrome Anämie die für bösartige Geschwülste typische Form der Blutarmut. Auch in den schwersten Fällen behält sie diesen Charakter. Außerordentlich selten kann es aber auch vorkommen, daß wir bei einem malignen Tumor eine hyperchrome Anämie antreffen. In der Literatur gibt es eine größere Zahl von Fällen. in welchen von einer Kombination von Karzinom und perniziöser Anämie oder einer durch ein Karzinom hervorgerufenen perniziösen Anämie die Rede ist. Aber diese Bezeichnung ist insofern falsch, als in diesen Fällen keineswegs der typische klinische Symptomenkomplex mit seinen Remissionen und Exazerbationen bisher beobachtet worden ist. Es ist danach also richtiger, mit Pappenheim von einem perniziös-anämischen Blutbild zu sprechen, noch zweckmäßiger aber, die Blutveränderung einfach als hyperchrome Anämie zu bezeichnen. Naegeli weist darauf hin, daß in den bisher bekannt gewordenen Fällen dieser Art, soweit ein genauer Blutbefund überhaupt vorliegt, die für die echte perniziöse Anämie charakteristische Leukopenie mit Lymphozytose gefehlt hat und auch keine Thrombopenie nachzuweisen war. Ich selbst habe aber in einem derartigen Falle zweifellos Lymphozytose wie Thrombopenie feststellen können.

Wenn man die bisher beschriebenen Fälle von malignen Tumoren — es waren fast immer Karzinome — mit hyperchromer Anämie überblickt, so kann man sie in zwei Gruppen teilen. Zur ersten, größeren, gehören die Beobachtungen von Lubarsch (4 Fälle), Engel, A. Lazarus, Bloch (2 Fälle), Gerhardt und H. Hirschfeld.

Lubarsch fand in zweien seiner Fälle ein etwa fünfmarkstück großes, kaum ulzeriertes Magenkarzinom, in einem dritten Fall ein Magenkarzinom und eine Phthise, in einem vierten zwei ganz kleine Karzinome im Ileum. A. Lazarus sah in seinem Falle ein ringförmiges fibröses Karzinom des Pylorus, das nicht ulzeriert war. E. Bloch stellte in einem seiner Fälle einen walnußgroßen Scirrhus am Pylorus und in einem zweiten Falle ein kirschkerngroßes Karzinom der linken Niere fest, H. Hirschfeld ein kleines Karzinom der Portio.

Viele Autoren glauben wegen der Kleinheit dieser Karzinome, daß hier nur zufällige Kombinationen vorlagen oder daß sich das Karzinom auf der Basis der schweren Anämie entwickelt hätte. Gegen eine zufällige Kombination spricht aber doch die große Zahl dieser Beobachtungen, die an kausale Beziehungen denken läßt und die Unmöglichkeit, eine andere Ursache für die vorhandene schwerste Anämie zu finden. Anderseits läßt sich ein Beweis dafür, daß sich auf der Basis einer perniziösen Anämie ein Karzinom entwickelt habe, nicht führen, und besonders hervorzuheben ist in dieser Beziehung, daß diese Fälle ja nicht den typischen Verlauf der perniziösen Anämie zeigten.

Größere Karzinome von recht beträchtlichem Umfang bestanden in den Fällen von H. Hirschfeld, in deren einem ein größeres Gallenblasenkarzinom mit Metastasen in Leber und retrogastrischen Drüsen und in deren anderem ein ziemlich großes Rundzellensarkom der linken elften Rippe mit ausgedehnten Drüsenmetastasen bestand, in dem allerdings mit ausgedehnter Metastasierung im Knochenmark einhergehenden Falle von Dünner mit Magenkarzinom, in zwei Fällen von Zadek mit großen, flächenhaften ulzerierten Magenkarzinomen, sowie in dem Falle von Weinberg mit einem Magenkarzinom. In diesen Fällen, die alle mit Ausnahme des Dünnerschen ohne nennenswerte Metastasierung im Knochenmark verliefen, weist die Größe der vorhandenen Geschwülste darauf hin, daß möglicherweise in ihnen produzierte Toxine das hyperchrome Blutbild herbeigeführt haben. Da man aber auch sonst gelegentlich bei malignen Tumoren kleineren Umfanges recht erhebliche Alterationen des Blutes findet, bestehen keine grundsätzlichen Bedenken, auch bei der erstgenannten Gruppe Toxinwirkungen als Ursache der Anämie anzunehmen. Allerdings weist Weinberg mit Recht darauf hin, daß der exakte Beweis für die ursächliche Bedeutung maligner Tumoren für ein perniziös-anämisches Blutbild erst dann geführt wäre, wenn man die allmähliche Entstehung aus einer gewöhnlichen einfachen hypochromen Anämie im Laufe einer Beobachtung festgestellt hätte. Derartige Fälle sind aber bisher noch nicht bekannt geworden.

Literatur.

Alexandre: Inaug.-Diss. Paris 1887. — Arneth: Zeitschr. f. klin. Med. Bd. 54. — Ascoli: Clin. italiana 1905. — Aßmann: Med. Klinik 1924. Nr. 4 u. 5. — Baraulin: Fol. haematol. Bd. 9. — Baumgarten: Arbeiten aus dem pathol. Institut Tübingen. Bd. 6. — Bierfreund: Arch. f. klin. Chirurg. Bd. 41. — Bizzari: Haematologica. Bd. 1. — Blanc: Inaug.-Diss. Paris 1901. — Bloch: Dtsch. med. Wochenschr. 1903. Nr. 29. — Braun: Wien. klin. Wochenschr. 1896. S. 482. — Brieger: Klin. Wochenschr. 1922. S. 1130. — Cabot: Americ. journ. of the med. sciences 1900. — Capps: Boston med. a. surg. journ. 4. Nov. 1897. — Clerc et Gy: Bull. et mém. de la soc. méd. des hôp. de Paris 1909; Arch. des maladies du coeur, des vaisseaux et du sang 1909. p. 223. — Conti et Rossi: Fol. haematol. Bd. 10. — Csaki: Wien. klin. Wochenschr. 1921. Nr. 4. — Daland: Fortschr. d. Med. 1891. Nr. 20. — Davidsohn: Verein. f. inn. Med. 5. Januar 1905. — Dehio: Petersb. med. Wochenschr. 1891. Nr. 1. — Dieballa und Entz: Fol. haematol. Bd. 15. — Donati: Fol. haematol. 1904. S. 548. — Dünner: Berlin. klin. Wochenschr. 1921. Nr. 16 u. 37. — Einhorn: Inaug. - Diss. Berlin 1884. — Eisenlohr: Dtsch. Arch. f. klin. Med. Bd. 20 u. 45. — Epstein: Zeitschr. f. klin. Med. Bd. 30. — Erben: Zeitschr. f. Heilk. 1905. — Frese: Dtsch. Arch. f. klin. Med. Bd. 68. — Goetsch: Beitr. z. pathol. Anat. u. z. allg. Pathol. 1906. — Grawitz: Dtsch. med. Wochenschr. 1893. Nr. 51. — Groß: Münch. med. Wochenschr. 1903. — Gruner: The exact diagnosis of lateral cancer. Lenis and Comp., London 1919 and Brit. journ. of surg. Vol. 3, Nr. 11. — Gundermann: Klin. Wochenschr. 1922. Nr. 21. — Haeberlin: Münch. med. Wochenschr. 1888. Nr. 22. — Hamel: Dtsch. Arch. f. klin. Med. Bd. 67. — Hammerschlag: Zeitschr. f. klin. Med. Bd. 21. — Hanhart: Schweiz. med. Wochenschr. 1923. S. 619. — Harrington and Kennedy: Lancet. 8. Febr. 1913. — Harrington and Teacher: Glasgow med. journ. 1910. — Hartmann: Americ. journ. of the med. sciences. Vol. 162. — Hartung: Wien. klin. Wochenschr. 1895. S. 697. — Haßmann: Wien. klin. Wochenschr. 1899. Nr. 27. — Helmreich: Dtsch. med. Wochenschr. 1921. S. 15. — Henry: Arch. f. Verdauungskrankh. Bd. 4. — Hirschfeld: Fortschr. d. Med. 1901. Nr. 29; Fol. haematol. Bd. 9. Kraus und Brugsch Bd. 8. — Hofmann: Zeitschr. f. klin. Med. Bd. 33. — Houston: Brit. med. journ. 1903. p. 1257. — Jez: Wien. med. Wochenschr. 1898. S. 653. — Kappis: Münch. med. Wochenschr. 1907. Nr. 18. — Kast: Dtsch. Arch. f. klin. Med. Bd. 76. — Keith: Practitioner 1912. — Klemperer: Charitéannalen. Tome 15. — Königsfeld: Med. Klinik 1915. Nr. 23. — Krokiewicz: Arch. f. Verdauungskrankh. Bd. 6. — Kurpjuweit: Dtsch. Arch. f. klin. Med. Bd. 77 und Dtsch. med. Wochenschr. 1903. Nr. 21. — Labbé: Soc. biol. 1903. Janvier. — Ladwig: Klin. Wochenschr. 1922. Nr. 32. — Lang: Zeitschr. f. klin. Med. Bd. 47. — Lemaire: Arch. des maladies du coeur, des vaisseaux et du sang 1912. p. 799. — Lenzmann: Münch. med. Wochenschr. 1911. S. 488. — Levy: Fol. haematol. Bd. 9. — Loebner: Dtsch. Arch. f. klin. Med. Bd. 127. — Loeper: Progr. méd. 1921. p. 244. — Lucksch und Stefanowitsch: Fol. haematol. Bd. 5. — Marcus: Zeitschr. f. Krebsforsch. Bd. 16. — Menétrier et Aubertin: Arch. gen. de méd. 1902. — Micheli: Morgagni 1907. p. 401. — Moewes: Zeitschr. f. klin. Med. Bd. 180. — Moraczewski: Virchows Arch. f. pathol. Anat. u. Physiol. Bd. 139. — Muir: Journ. of anat. a. physiol. Vol. 25. — Moutier: Arch. gen. de méd. 1906. — Müller, Fr.: Zeitschr. f. klin. Med. Bd. 17. — Müller, Oswald: Inaug.-Diss. Berlin 1909. — Müller, R.: Prager med. Wochenschr. 1890. Nr. 17. — v. Noorden: Charité-Annalen. Tome 16. — Oerum: Fol. haematol. Bd. 1. — Oppenheimer: Dtsch. med. Wochenschr. 1889. Nr. 42. — Osler and Mc Crae: New York med. journ. a. med. record. Vol. 71. — Osterspey: Berl. klin. Wochenschr. 1892. S. 271. — Reich: Beitr. z. klin. Chirurg. Bd. 41/42. — Reichmann: Münch. med. Wochenschr. 1908. S. 1953. — Reinbach: Arch. f. klin. Chirurg. Bd. 46. — Rencki: Arch. f. Verdauungskrankh. Bd. 7. — Rieux: Rev. de méd. 1920. p. 505. — Rinck: Inaug.-Diss. Jena 1903. — Roessingh: Dtsch. Arch. f. klin. Med. Bd. 139. — Roman: Beitr. z. pathol. Anat. u. z. allg. Pathol. Bd. 53. — Rotky: Prager med. Wochenschrift 1906. Nr. 3. — de Roy and Briggs: Arch. of internal med. Vol. 7. — Roznowski: Zeitschr. f. klin. Med. Bd. 81. — Sailer and Taylor: Arch. of internal med. Vol. 6. — Schellong: Münch. med. Wochenschr. 1922. Nr. 15. — Schleip: Zeitschr. f. klin. Med. Bd. 59. — Schneyer: Zeitschr. f. klin. Med. Bd. 27. — Schur und Loewy: Zeitschr. f.

klin. Med. Bd. 40. — Scott: Americ. journ. 1903. — Strisower: Wien. klin. Wochenschr. 1913. Nr. 1. — Szecsi: Zentralbl. f. Bakteriol., Parasitenk. u. Infektionskrankh. Bd. 54, Beiheft. — Thiel: Beitr. z. pathol. Anat. u. z. allg. Pathol. 1907. Nr. 9. — Thue: Fol. haematol. Bd. 4, Suppl. S. 264. — Waledinsky: Fol. haematol. Bd. 12, S. 184; Bd. 16, S. 70. Dtsch. med. Wochenschr. 1911. S. 1608. — Ward: Lancet Juni 18. 1910 and März 8. 1913. — Waser: Fol. haematol. Bd. 26, H. 1. — Weinberg: Dtsch. med. Wochenschr. 1921. S. 826. — Wolownik: Zeitschr. f. klin. Med. Bd. 56. — Zadek: Berlin. klin. Wochenschr. 1917. Nr. 53. — Zumpe: Strahlentherapie. Bd. 12.

16. Blutgifte.

Es gibt eine große Zahl von Giften, die neben anderen leichteren oder schwereren Symptomen in auffälliger Weise das Blut schädigen. Noch bei weitem nicht alle Gifte sind daraufhin geprüft, welche Veränderungen sie im Blute hervorrufen. Wenn man auch annehmen muß, daß alle Eigenschaften des Blutes durch Gifte geschädigt werden, so kann man doch meistens feststellen, daß viele Substanzen ganz bestimmte Affinitäten zu diesen oder jenen Blutbestandteilen haben, deren Veränderung dann ganz besonders in die Augen fällt.

Heinz, der in seinem Handbuch der experimentellen Pathologie und Pharmakologie dem Blut ein ausführliches Kapitel widmet, teilt die Körper, welche auf das Blut einwirken, ein in: 1. Blutkörperchengifte, 2. Blutfarbstoffgifte, 3. Pharmaka, die Hämoglobin und Erythrozyten vermehren, 4. Leukozytengifte, 5. Pharmaka, welche die innere Reibung des Blutes ändern, 6. Pharmaka, welche die Gerinnung beeinflussen, 7. Pharmaka, welche die Alkaleszenz ändern, 8. Pharmaka, welche den Gasgehalt des Blutes ändern. Natürlich ist auch diese Einteilung nicht erschöpfend, da sie besonders die zahlreichen chemischen Modifikationen der Blutzusammensetzung ganz unberücksichtigt läßt.

Da uns hier nur praktisch-klinische Fragen interessieren, besonders aber in erster Linie morphologische Veränderungen des Blutes, so wählen wir für die folgende Besprechung folgende Einteilung: 1. Globulizide Gifte, welche die Blutkörperchen zerstören, indem sie ihren physiologischen Zerfall beschleunigen, 2. hämolytische Gifte, die Hämolyse im Kreislauf veranlassen und dadurch einen vermehrten Blutzerfall bedingen. 3. Blutfarbstoffgifte, und zwar a) solche, die gleichzeitig hämolytisch wirken und außerdem Methämoglobin bilden, b) solche, die nur das Hämoglobin verändern, ohne Hämolyse oder morphologische Veränderungen hervorzurufen und im wesentlichen nur dadurch als Gifte wirken, daß sie die Sauerstoffaufnahmefähigkeit des Hämoglobins herabsetzen oder aufheben.

Globulizide Gifte.

Bleivergiftung. Unter den verschiedenen Erkrankungen, welche die Bleivergiftung verursacht, ist die Bleianämie eine der häufigsten. Sie kommt teils zusammen mit anderen Bleischädigungen, wie Bleikolik, Bleilähmung, Bleiniere vor, teils ist sie die einzige Manifestation der schädlichen Einwirkung dieses Metalles auf den Organismus. Das blasse Aussehen von Personen, die direkt oder indirekt mit Blei beschäftigt sind, ist schon lange bekannt, braucht aber nicht immer, wie besonders Naegeli hervorhebt, Ausdruck einer wirklichen Anämie zu sein, sondern ist vielfach auf vasomotorische Störungen zurückzuführen, mithin also als Pseudoanämie aufzufassen. Jedenfalls ist aber die echte Bleianämie eine recht häufige Erkrankung, die allerdings in den meisten Fällen nur mäßige Grade zeigt. Doch sind viele Beispiele auch sehr schwerer Bleianämien mit beträchtlicher Herabsetzung des Hämoglobins und der Erythrozytenzahl bekannt. Die Anämie ist immer eine hypochrome, daß auch eine hyperchrome Anämie durch Blei allein verursacht werden kann, wird von Zadek behauptet, von Naegeli entschieden bestritten. Die morphologischen Veränderungen an den roten Blutkörperchen sind die gleichen, die wir bei anderen sekundären Anämien antreffen. Gelegentlich findet man auch kernhaltige Rote und fast stets polychromatische Erythrozyten.

Eine besondere Bedeutung hat das Auftreten basophil punktierter Erythrozyten gerade für die Bleianämie gewonnen.

Grawitz, der zusammen mit seinen Schülern über diese Frage besonders viel gearbeitet hat, faßt seine Erfahrungen in der letzten Auflage seines Lehrbuches (1911) in folgenden Sätzen zusammen: 1. Basophil punktierte Erythrozyten kommen bei jedem Bleikranken reichlich vor, besitzen mithin eine sehr wichtige diagnostische Bedeutung. 2. Auch Bleiarbeiter, welche noch keine Krankheitserscheinungen darbieten, zeigen häufig in mehr oder minder reichlichem Maße diese Körnchenzellen. 3. Die Zahl der veränderten Zellen läuft im allgemeinen parallel der Schwere der Krankheitssymptome. Die Körnchenzellen verschwinden in einigen Wochen aus dem Blute, wenn die Kranken der Bleieinwirkung entrückt und mit Abführmitteln, Bädern usw. behandelt sind. 5. Als Nebenbefund hat sich ergeben, daß bei manchen Bleivergifteten starke Leukozytenvermehrungen mit auffällig zahlreichen atypischen Formen auftreten können, so daß man geradezu von einem leukämoiden Blutbefunde sprechen könnte. Ebenso können Erythroblasten bei schwerer Bleivergiftung auftreten.

Was das Verhalten der Leukozyten anbelangt, so neigen nach Naegeli auch leichte Fälle zu bescheidener Leukozytose und Plasmazellen und vermehrte Mastzellen begleiten zumeist die prozentliche Steigerung der Neutrophilen. Bei stärkerer Anämie findet man neutrophile Leukozytosen bis etwa 15000 und jetzt sind ab und zu einige Myelozyten anzutreffen.

Das Verhalten der basophil punktierten Erythrozyten und ihre Bedeutung für die Diagnose der Bleivergiftung ist Gegenstand zahlreicher Untersuchungen gewesen. Besonders haben sich auch die in den Gewerbebetrieben tätigen Ärzte mit dieser praktisch so wichtigen Frage beschäftigt. Die basophilen Granulationen kommen sowohl in polychromatischen wie in orthochromatischen Erythrozyten vor und sind bald gröbere Bröckel, bald feinste staubförmige, eben noch erkennbare Gebilde. Es ist ganz zweifellos, daß sie schon zu einer Zeit auftreten können, wenn andere morphologische Veränderungen fehlen und noch keine Anämie nachweisbar ist. Sie treten bei manchen Leuten schon auf, die erst wenige Tage in derartigen Betrieben arbeiten. Man spricht deshalb von gesunden Bleiträgern. Vereinzelte basophil punktierte Erythrozyten kommen auch bei gesunden Menschen vor, die niemals mit Blei zu tun gehabt haben. Im allgemeinen sind nach Schmidt 100 basophil punktierte Erythrozyten auf 1 000 000 Rote als Grenzwert anzusehen, der ohne Schaden ertragen werden kann. Wird diese Zahl überschritten, so sollen nach P. Schmidt die betreffenden Arbeiter aus dem Betrieb entfernt werden. Die Feststellung dieser Zellen im Blute von Arbeitern in Bleibetrieben hat also große prophylaktische Bedeutung.

Naegeli warnt vor der Überschätzung der basophilen Punktierung zur Diagnose der Bleivergiftung. Massenhaftes Vorkommen derselben bei Bleikranken ist im allgemeinen selten. Nur bei erheblicherer Anämie ist reichliches Vorkommen basophiler Punktierung konstant. Man darf aber niemals vergessen, daß auch bei anderen schweren Anämien der gleiche Befund erhoben werden kann. Naegeli hat selbst dann basophile Punktierung bisweilen vermißt, wenn Bleisaum vorhanden war oder die Urinanalyse Blei ergeben hat. Auch Büsing und Götzl haben eine ähnliche Ansicht ausgesprochen. Fehlen basophiler Punktierung schließt also jedenfalls Bleivergiftung nicht aus.

Trotz dieser Einschränkungen ist doch das häufige Vorkommen zahlreicher basophil punktierter Erythrozyten bei anämischen und nichtanämischen Bleiarbeitern ein so häufiges und merkwürdiges Symptom, daß ihm eine große Bedeutung nicht abgesprochen werden kann. Bei schweren Bleianämien wird die Zahl der polychromatischen und punktierten Erythrozyten eine sehr große und man findet auch Normoblasten, Jollykörper und selbst Cabotsche Ringe.

Die Angabe von P. Schmidt und Trautmann, daß über 100 basophil punktierte Erythrozyten unter einer Million dieser Blutzellen für Bleivergiftung sprechen, gilt natürlich nur für solche Menschen, die infolge ihrer Beschäftigung viel mit Blei zu tun haben, ist aber keineswegs so zu verstehen, daß nun jeder Mensch mit dieser Zahl punktierter Erythrozyten eine Bleivergiftung haben muß. Nach Trautmann ist man in forensischen Fällen erst dann berechtigt, mit großer Wahrscheinlichkeit eine Bleiintoxikation anzunehmen, wenn man unter einer Million Erythrozyten 300 oder mehr basophil gekörnte Elemente findet. Nach dem Bleimerkblatt des Reichsgesundheitsamtes soll man in verdächtigen Fällen erst dann an Bleiwirkung denken, wenn auf zehn Gesichtsfelder des Mikroskopes mehr als ein gekörnter Erythrozyt kommt.

Trautmann hat sehr eingehende statistische Untersuchungen über das Vorkommen der basophil granulierten Erythrozyten bei Gesunden, Anämischen und Bleiarbeitern unternommen, deren Ergebnis aus folgender Tabelle hervorgeht:

Es enthalten keine basophil punktierten	Von 100 Anämischen	Von 100 Gesunden	Von 33 Bleiarbeitern	Von 60 Malern
Erythrozyten	86%	79%	43,8%	30 %
Überhaupt welche	14%	21%	56,2%	70 %
Über 100	2%	2%	20,6%	33,3%
Über 200	1%	—	11,2%	21,7%

Es geht aus diesen Zahlen in evidenter Weise hervor, in wie hohem Maße bei Leuten, die mit Blei zu tun haben, die basophil punktierten Erythrozyten auch sonstigen Anämien gegenüber einen höchst auffallenden und häufigen Blutbefund darstellen.

Was die färberische Darstellung der basophilen Erythrozytengranulation anlangt, so geben Giemsapräparate zwar im allgemeinen gute Bilder, leichter aber erkennt man diese Gebilde, wenn man nur mit einem basischen Farbstoff färbt, wie z. B. Löfflerscher Methylenblaulösung, die meisten Autoren empfehlen die Mansonsche Borax-Methylenblaulösung, mit der die im absoluten Alkohol fixierten Präparate in verdünnter Lösung etwa 10—15 Sekunden gefärbt werden. Schwarz und Hefke haben darauf aufmerksam gemacht, daß es sehr auf die Art der Fixierung der Trockenpräparate ankommt. Man findet viel mehr solcher Zellen, wenn man mit 96%igem statt mit absolutem Alkohol fixiert. Offenbar läßt also eine ungenügende Fixation Artefakte entstehen, die leicht mit echten basophilen Granulationen verwechselt werden können. Nicht zu verwechseln mit der echten basophilen Granulierung der Erythrozyten ist die bei supravitaler Färbung mit basischen Farbstoffen auftretende Strukturanomalie mancher Erythrozyten, die als Substantia granulo-filamentosa bezeichnet wird. Sie ist bekanntlich eine Eigentümlichkeit jugendlicher Elemente und kommt bei vielen Anämien als Zeichen starker Regeneration vor. Man sieht in derartig hergestellten Präparaten auch echte basophile Granulierung in Erythrozyten, doch gehört zu ihrer Erkennung eine sehr große Übung. Das gleiche gilt für die Empfehlung von Schwarz, bei Verdacht auf Bleivergiftung im dicken Tropfen auf basophile Granulierung der Erythrozyten zu fahnden und den Vorschlag von Seiffert, gewöhnliche Ausstriche ohne Fixation zu färben. Auf die morphologischen Unterschiede zwischen echter basophiler Granulierung und Substantia granulo-filamentosa in so hergestellten Präparaten hat besonders V. Schilling hingewiesen, doch gehört eine sehr große Übung dazu, an solchen Präparaten mit Sicherheit beide Elemente auseinander zu halten. Die Einwendungen von H. Engel gegen diese Methodik sind entschieden gerechtfertigt.

Es sei noch erwähnt, daß auch in experimentellen Tierversuchen es vielfach gelungen ist, durch Applikation von Blei das Auftreten zahlreicher basophil punktierter Erythrozyten im strömenden Blute hervorzurufen (Walterhöfer).

Literatur.

Agasse, Lafout et F. Heim: Cpt. rend. de l'assoc. franç. pour l'avance des sciences 1908. — Becker: Dtsch. med. Wochenschr. Nr. 35 u. 36. 1900. — Boellke: Virchows Arch. f. pathol. Anat. u. Physiol. Bd. 176. — Bonain: Thèse de Bordeaux 1905. — Bouret: Thèse de Bordeaux 1905. — Büsing: Blutuntersuchungen bei Bleiarbeitern. Inaug.-Diss. Rostock 1904. — Cadwalader: Studies on the basophilic granulations of the erythrocytes in lead poisoning. Ref. Fol. haematol. S. 808. 1905; Americ. journ. of the med. sciences Febr. 1905. — Collina: Gazz. d. osp. e d. clin. Vol. 32, p. 13—40. — David: Dtsch. Arch. f. klin. Med. Bd. 94. — Decastello: Med. Klinik S. 545. 1913. — Van Emden und Kleerekoper: Ref. Fol. haematol. Bd. 1, S. 400. — Engel, H.: Münch. med. Wochenschr. Nr. 17. 1923. — Erben: Zeitschr. f. Heilk. 1905. — Fiessinger, Noel et Peigney: Contr. à l'étude du syndrom hematol. de l'intoxication saturnine. Arch. des maladies du coeur, des vaisseaux et du sang. p. 51. 1909. — Frey: Dtsch. med. Wochenschr. Nr. 6. 1907. — Gilbert: Acad. méd. belges. Tome 22, p. 673. — Giudiceandrea: Policlinico. Nr. 23. 1900. — Goetzl: Ges. d. Ärzte Wien 10. 6. 1910. — Goodby: Brit. med. Journ. p. 654. 1904. — Hamel: Dtsch. Arch. f. klin. Med. Bd. 67. — Hertz: Fol. haematol. Bd. 10. — Keil: Inaug.-Diss. Rostock 1901. — Krokiewicz: Wien. klin. Wochenschr. S. 557. 1903. — Kupermann: Inaug.-Diss. Zürich 1912. — Lafitte: Thèse de Bordeaux 1905. — Majkowski: Inaug.-Diss. München 1904. — Malassez: Gaz. méd. de Paris. p. 15. 1874. — Meyer und Speroni: Münch. med. Wochenschr. S. 796. 1906. — Moritz: St. Petersb. med. Wochenschr. Nr. 50. 1903. — Münz: Inaug.-Diss. Breslau 1916. — Nates: Thèse de Bordeaux 1906. — Pieraccini: Ref. Fol. haematol. Bd. 3, S. 621. — Preti: Cpt. rend. des séances de la soc. de biol. p. 52. 1908. — Sabrazès: Gaz. hebdom. de Bordeaux Nr. 14. 1907. — Schmidt, P.: Arch. f. Hyg. Bd. 63; Dtsch. Arch. f. klin. Med. Bd. 96; Dtsch. med. Wochenschr. Nr. 46. 1909. — Schnitter: Dtsch. Arch. f. klin. Med. Bd. 117; Dtsch. med. Wochenschr. Nr. 26. 1919. — Schönfeld: Med. Klinik S. 783. 1913. — Schwarz: Med. Klinik 1921. Nr. 22. — Schwarz und Kefke: Dtsch. med. Wochenschr. Nr. 7. 1923. — Seiffert: Münch. med. Wochenschr. Nr. 49. 1921; Nr. 46. 1922. — Sellers: Kongreßzentralbl. Bd. 17. S. 165. — Shic: Journ. of the Americ. med. assoc. Vol. 76. p. 835. — Simon et Spillmann: Réun. biol. de Nancy. 12. 3. 1906. — Stadler: Korresp.-Blatt f. Schweiz. Ärzte. S. 145. 1912. — v. Torday: Petersb. med. chirurg. Presse 1905. — Trautmann: Münch. med. Wochenschr. Nr. 27. 1909. — Walterhöfer: Zeitschr. f. klin. Med. Bd. 78. — Weiwart: Dtsch. med. Wochenschr. 1914. Nr. 34. — Wolff, A.: Berlin. klin. Wochenschr. 1902. Nr. 36.

Antimonvergiftung. Antimon ist ein Bestandteil des zum Gießen der Lettern benutzten Metalles und nach Schrumpf und Zabel Ursache von Krankheitserscheinungen, die manchmal bei Schriftsetzern vorkommen und denen der Bleiintoxikation sehr ähnlich sind. Doch findet man niemals basophile Punktierung der Erythrozyten. Nach den Feststellungen der oben genannten Autoren findet man im Blute nur eine auffällige Leukozytenverminderung und eine beachtenswerte Eosinophilie. Bei Schriftsetzern mit Beschwerden fanden Schrumpf und Zabel für die Eosinophilen Werte zwischen 10 und 28%.
Im Tierversuch an Kaninchen erzielten sie ähnliche Blutveränderungen.

Literatur.

Schrumpf und Zabel: Arch. f. exp. Pathol. u. Pharmakol. Bd. 63.

Kupfersulfatvergiftung. Es sind in der Literatur nur 2 Fälle von Kupfersulfatvergiftung mit Blutveränderungen beschrieben worden, nämlich von Pollak und Reichmann.

Die 20jährige Patientin Pollaks hatte etwa 10 g der Substanz in Tee gelöst in selbstmörderischer Absicht zu sich genommen. Es war alsbald Erbrechen erfolgt und noch am gleichen Tage konnte in der Klinik eine Magenausspülung vorgenommen werden. Schon an diesem Tage fiel eine ikterische Verfärbung der Skleren auf und am dritten Tage bestand ein starker Ikterus. Die Kranke klagte über Leibschmerzen und Epigastrium und Lebergegend waren druckempfindlich. Im Harn Eiweiß, später Blut, aber kein Bilirubin. Die Kranke wurde sehr unruhig, psychisch abnorm, verweigerte die Nahrung, Puls sehr klein, weich, frequent, unregelmäßiges Fieber. Während der Ikterus langsam zurückging, stellte sich eine auffällige Blässe der Haut und der Schleimhäute ein. Der Blutbefund war folgender:

Hb (nach Fleischl)	20%
Erythrozyten	1 292 000
Leukozyten	62 000
Neutrophile	58,7%
Eosinophile	0,3%
Myelozyten	8,3%
Myeloblasten	18,5%
Lymphozyten	9,3%
Normoblasten	3,5%
Myeloblasten	1,1%

Starke Poikilozytose und Anisozytose, keine Polychromasie und basophile Punktierung. Es bestand also eine schwere Anämie mit starken Regenerationsbestrebungen und leukämoide Reaktion von seiten der Leukozyten. Allmählich besserte sich parallel mit den klinischen Erscheinungen auch der Blutbefund.

Es sind zwar nach Pollak einige wenige Fälle von Kupfersulfatvergiftung in der Literatur beschrieben, doch liegen keine Blutbefunde vor. Da aber auch von anderer Seite Ikterus und Hämaturie beobachtet wurden, dürften wohl öfter Blutschädigungen vorgelegen haben, aber übersehen worden sein. Der Ikterus ist wohl ohne Zweifel als ein durch vermehrte Blutzerstörung veranlaßter anzusehen. In Tierversuchen fand Filehne bei stomachaler Verabreichung von weinsaurem Kupferoxydnatrium an Kaninchen eine auffällige Anämie der inneren Organe und geleeartiges rotes Knochenmark.

Reichmann sah eine Kupfersulfatvergiftung bei einem $2^1/_2$jährigen Kind, das 5 Stunden nach der Krankenhausaufnahme starb. Der Blutbefund war folgender: Hb 60%, Erythrozyten 3 324 000, Leukozyten 34 400, Neutrophile 73,5%, Myelozyten 2,0%, Lymphozyten 16%, Monozyten 7,5%. Also auch hier Anämie und neutrophile Leukozytose mit Linksverschiebung wie bei Pollak.

Literatur.

Filehne: Dtsch. med. Wochenschr. Nr. 19. 1895. — Pollak: Dtsch. med. Wochenschr. Nr. 43. 1910. — Reichmann: Münch. med. Wochenschr. S. 181. 1913.

Schwefelsäurevergiftung. Daß auch durch Vergiftung mit Schwefelsäure neben den stark verätzenden Wirkungen Blutveränderungen hervorgerufen werden können, zeigt ein von Reichmann beobachteter Fall.

Ein 18jähriges Mädchen hatte etwa 30 ccm 30—40%iger Schwefelsäure getrunken und kam 3 Stunden danach in klinische Beobachtung. Die Blutuntersuchung ergab jetzt folgenden Befund: Hb 68%, Erythrozyten 4 000 000, Leukozyten 32 400. Davon waren: Neutrophile 56%, Myelozyten 8%, Eosinophile 11%, Lymphozyten 3%, Übergangsformen 12%, Monozyten 10%. Die Erythrozyten zeigten unter dem Mikroskop als Folgen ihrer Hämoglobinarmut ausgeprägte Pessarformen.

Literatur.

Reichmann: Münch. med. Wochenschr. S. 181. 1913.

Chromatvergiftung. Forschbach fand bei einigen Skabieskranken, die irrtümlicherweise statt mit einer schwefelhaltigen mit einer chromathaltigen Salbe eingerieben worden waren, starke neutrophile Leukozytose mit Myelozyten und Myeloblasten, starke Vermehrung der Blutplättchen und Anämie, die nur in einem Falle schwer war.

Literatur.

Forschbach: Berlin. klin. Wochenschr. 1919. Nr. 16.

Naphthalin. Die Beobachtung, daß man bei Naphthalinvergiftung Hämaturie gefunden hat und die Kenntnis eines Falles von akuter lymphatischer Leukämie mit schwerer Anämie, wo vorher wegen Oxyuren lange Zeit hindurch Naphthalin eingenommen war, veranlaßten S. Meyer, die Schädigung des Blutes durch diese Substanz bei einem jungen Hund zu untersuchen. Nach einer Gesamtgabe von 4 g per os traten nach etwa 10 Tagen schwere Vergiftungserscheinungen auf. Es entstand eine schwere Anämie mit starker Polychromasie und Anisozytose, zahlreichen Normo- und Megaloblasten, Leukozytose mit Überwiegen der Lymphozyten, Auftreten von Myelozyten, Metamyelozyten und Plasmazellen, Verminderung der Blutplättchen.

Literatur.

Meyer, S.: Berl. klin. Wochenschr. Nr. 43. 1920.

Benzolvergiftung. Gewerbliche Benzolvergiftungen sind in Gummifabriken und in anderen Betrieben, welche mit Gummi arbeiten, wiederholt beobachtet worden. Die Aufnahme des Benzols erfolgte in Form von Dämpfen durch die Lunge. Die Symptome von seiten des Blutes sind Anämie, Leukopenie und hämorrhagische Diathese. Zuerst war schon Santesson in einem Falle hämorrhagische Diathese und ungewöhnliche starke Leukopenie aufgefallen, aber die erste eigentliche Beschreibung der typischen Blutveränderungen verdanken wir dem Amerikaner Selling.

Er sah bei drei 14jährigen Mädchen, die in ein und demselben Raum einer Zinnbüchsenfabrik beschäftigt waren, wo zum Verkleben der Büchsen in Benzol aufgelöster Kautschuk verwendet wurde, schwere Symptome auftreten und zwei der Fälle tödlich enden. Die wichtigsten klinischen Erscheinungen waren eine Purpura haemorrhagica mit typischen Hauterscheinungen, Blutungen aus den Schleimhäuten und in der Netzhaut, zweitens ein Blutbild, das in der Hauptsache mit dem einer aplastischen Anämie übereinstimmte. Die Leukozytenzahl sank in dem einen tödlich endenden Falle auf 480, im zweiten auf 140 Leukozyten, wobei eine relative Verminderung der polymorphkernigen Elemente bis auf 18% und eine Vermehrung der mononukleären Elemente bis auf 81% eintrat. Die Erythrozytenzahl und der Hämoglobingehalt sanken in dem einen Falle auf 640 000 und 8%, im anderen auf 1 150 000 und 15% Hämoglobin. Die Blutplättchen waren vermindert, Poikilozytose fehlte und nur eine einzige kernhaltige rote Zelle wurde gefunden. Bekanntlich stützte Koranyi auf diese Feststellungen Sellings seine Benzoltherapie der Leukämie.

Von späteren Fällen von Benzolvergiftung seien hier die von Brücken mitgeteilten erwähnt.

Sie betrafen zwei Arbeiterinnen einer Gummifabrik, die schwere Anämie, Leukopenie, Thrombopenie und hämorrhagische Diathese zeigten. In dem einen Fall betrug die Erythrozytenzahl 1 505 000, der Hämoglobingehalt 32%, der Färbeindex 1,05, die Leukozytenzahl 2460, die Thrombozytenzahl 24 240, die Blutungszeit nach Duke 6 Minuten. Weniger schwer war die Anämie im zweiten Fall mit 43% Hämoglobin und 2870 Leukozyten.

Selling konnte zeigen, daß durch das Benzol das myeloische und lymphadenoide Gewebe fast ganz aplastisch gemacht werden kann. Im Tierversuch kann, wenn man die Benzolzufuhr unterbricht, nach 3—4 Tagen eine Regeneration eintreten. Wie die Tierversuche von G. Klemperer und H. Hirschfeld, sowie von Pappenheim zeigten, magern die Tiere stark ab, bekommen eine Leukopenie mit Milz- und Knochenmarksatrophie, sowie schwere Nekrosen in den genannten Organen und in Leber und Nieren. Voit beschreibt bei einem mit Benzol behandelten Leukämiefall, welcher tödlich endete, ganz ähnliche Veränderungen, nachdem trotz Aussetzen des Mittels die Leukozytenzahl bis auf 200 gefallen war.

Sehr bemerkenswert ist, daß Selling in seinen Kaninchenversuchen nach der ersten und zweiten Einspritzung (1 ccm Benzol pro Kilo Körpergewicht) bisweilen Polyglobulie fand und daß Langlois und Desbouis bei Tieren nach Benzoleinatmung gleichfalls eine Vermehrung der roten Blutkörperchen feststellten, die 9 Tage später verschwand.

Ganz die gleichen Veränderungen wie das aus Steinkohlenteer gewonnene Benzol macht das aus Rohpetroleum durch Extraktion gewonnene Benzin. Dorendorf hat solche Fälle bei Gummiarbeitern beobachtet.

Literatur.

Agasse-Lafont: Acad. de méd. 28. 2. 1911. — Brücken: Dtsch. med. Wochenschr. Nr. 34. 1913. — Dorendorf: Zeitschr. f. klin. Med. Bd. 43. — Holtzmann: Concordia 1907. — Klemperer und Hirschfeld: Therapie d. Gegenw. Febr. 1913. — Langlois et Desbouis: Journ. de physiol. et de pathol. gén. 1907. — Meda: Il Lavoro 1912. — Pappenheim: Wien. klin. Wochenschr. Nr. 2. 1913. — Santesson: Arch. f. Hyg. Bd. 31. — Selling: Beitr. z. pathol. Anat. u. z. allg. Pathol. Bd. 31. — Voit: Therapie d. Gegenw. Febr. 1913.

Phosphorvergiftung. Schon A. Fraenkel und Röhmann fanden 1880 gelegentlich von experimentellen Phosphorvergiftungen bei Hühnern schwere Blutveränderungen, bestehend in einem starken Erythrozytenzerfall. Beim Menschen dagegen sahen Taussig, v. Jaksch, Münzer, Grawitz, Gowers und Limbeck eine transitorische Polyzythämie. Die ganze Frage der

Einwirkung des Phosphors auf das Blut hat Pisarski aufs neue bei Menschen und Tieren eingehend untersucht.

Er hatte Gelegenheit, bei nicht weniger als 6 Fällen von Phosphorvergiftung beim Menschen regelmäßige Blutuntersuchungen vornehmen zu können. In einem sehr schweren Falle, der erst spät zur Behandlung kam, bestand am 5. Tage eine Leukopenie von 1900 Leukozyten, von denen nur 5 Neutrophile, dagegen 67% Lymphozyten und 18% Monozyten waren, während Eosinophile und Mastzellen fehlten. Mit der Besserung der klinischen Erscheinungen erfolgte langsam ein Anstieg der farblosen Blutkörperchen bis zu einer neutrophilen Leukozytose mit Myelozyten. Anfangs bestand hier eine Polyzythämie von 6 000 000 mit einigen Normoblasten, später entwickelte sich aber eine leichte Anämie mit 3 760 000 Erythrozyten und 85% Hämoglobin. Die übrigen 5 Fälle waren leichterer Natur und kamen sehr bald nach der Vergiftung in Behandlung. Alle zeigten eine Polyzythämie, obwohl kein Erbrechen stattgefunden hatte, welches nach Jacksch zur Bluteindickung und so zu einer relativen Polyzythämie führen sollte. Die Leukozytenzahl war normal, nur in 3 Fällen war die relative Menge der Neutrophilen herabgesetzt. Bei Kaninchen, die mit Phosphor vergiftet wurden, sah Pisarski meist Polyzythämie und stets Leukozytose, der manchmal eine Leukopenie voranging. Auch bei Hunden wurde Polyzythämie mit Normo- und Megaloblasten und kurz andauernden Leukozytosen gesehen. Bei Hühnern dagegen fand er in Bestätigung der Angaben von Fraenkel und Röhmann stets Erythrozytenzerfall. Die roten Blutkörperchen verhalten sich demnach gegenüber dem Phosphor bei verschiedenen Tierarten durchaus different.

Literatur.

Fraenkel und Röhmann: Zeitschr. f. physikal. Chem. 1888. — v. Jaksch: Dtsch. med. Wochenschr. 1893. — Münzer: Dtsch. Arch. f. klin. Med. 1894. — Pisarski: Dtsch. Arch. f. klin. Med. Bd. 93. — Taussig: Arch. f. exp. Pathol. u. Pharmakol. 1892. — Tonnini: Pathologia. Bd. 4.

Chinin. Chinin gilt als ein ausgesprochenes Leukozytengift, dessen Wirkungen sowohl im Reagenzglasversuch wie am lebenden Tier und Menschen vielfach studiert sind. Zuerst fand Binz, daß am entzündlich gereizten Mesenterium des Frosches die Leukozyten unter der Einwirkung von Chinin nicht mehr die Gefäßwände durchwandern und mit ihren amöboiden Bewegungen aufhören. Diese Angaben konnte zwar Hayem nicht bestätigen, doch erhoben andere Autoren den gleichen Befund wie Binz. In vitro konnte Maurel mit 1%igen Lösungen von bromwasserstoffsaurem Chinin sofort die Blutkörperchen abtöten, mit $^1/_4$%igen Lösungen innerhalb einiger Stunden. Bei Kaninchen konnte er durch subkutane Chinininjektionen die Leukozytenzahl im Blute herabsetzen. Domenico de Sandro fand bei mit Chinin behandelten Tieren eine weniger rasche und vollständige Erythrozytenregeneration nach Aderlässen, dagegen die Leukozytose, die nach allen Blutentziehungen auftritt, stärker entwickelt als bei normalen Tieren unter denselben Bedingungen. Hamburger und Hekma sahen unter Chinineinfluß in vitro eine deutliche Abnahme der phagozytären Kraft der Leukozyten.

Die Einwirkung längere Zeit dargereichter Chiningaben auf die Leukozyten beim Menschen hat Johannessohn gelegentlich einer längere Zeit bei einem Truppenteil durchgeführten Malariaprophylaxe studiert. In einer ersten 4 Wochen umfassenden Periode bekamen die Leute täglich 0,3 g und an jedem 7. Tage 0,9 g Chininum hydrochloricum, in einer zweiten einige Wochen später einsetzenden Periode täglich 0,3 g. Bei vielen Leuten war keine Beeinflussung des Blutbildes festzustellen, bei den meisten aber trat eine deutliche Verringerung der Leukozytenzahl bis zu 45% des Ausgangswertes ein, so Herabsetzungen von 4000 auf 2250, von 4500 auf 2300, von 4600 auf 2800. Dabei änderte sich das Mischungsverhältnis nicht. Nach Aussetzen des Chinins wurden nach 2—3 Wochen wieder normale Leukozytenzahlen erreicht. Wurden nun in der zweiten Periode die Chiningaben weiter genommen, so blieben die Leukozytenzahlen zunächst auf ihren niedrigen Werten bestehen, um dann langsam trotz weiterer Medikation wieder ihre normale Höhe zu erreichen. Höchstwahrscheinlich handelt es sich um eine Gewöhnung der Leukozyten an das Chinin. Zur Zeit der Chininleukopenie kommt es doch zur Verdauungsleukozytose etwa $1^1/_2$ Stunden nach der Mittagsmahlzeit. Bei interkurrenten Infektionskrankheiten, die mit Hyperleukozytose einherzugehen pflegen, kam es zum Teil doch zu erheblicheren Zunahmen der Leukozyten, zum Teil aber auch nicht. Die Ursache der Chininleukopenie ist wohl in einer Behinderung der Beweglichkeit der farblosen Blutzellen und einer dadurch bedingten Zurückhaltung an irgendwelchen Stellen, vielleicht in den Blutbildungsorganen zu suchen.

Literatur.

Binz: Arch. internat. de pharmaco-dyn. et de thérapie. Tome 4, p. 289; Vorlesungen über Pharmakologie. S. 708. 1886; Dtsch. med. Wochenschr. S. 122. 1894. — Domenico de Sandro: Rif. med. Nr. 16. 1911. — Hamburger und Hekma: Biochem. Zeitschr. Bd. 9, S. 515. — Johannessohn: Berl. klin. Wochenschr. Nr. 42. 1918. — Maurel: Cpt. rend. des séances de la soc. de biol. Tome 55, p. 367 u. 368.

Sublimatvergiftung. Über Blutveränderungen bei Sublimatvergiftung berichtet Macchi. Er fand in allen Fällen eine Hyperleukozytose von 25 000 bis 26 000, die nach 12—24 Stunden erscheint und ihr Maximum nach 2—3 Tagen erreicht. Es ist eine neutrophile Leukozytose, die allmählich, gerade wie bei Infektionen, einer Lymphozytose und Eosinophilie Platz macht. An den Erythrozyten fand er keine Veränderungen, nur wenn durch starkes Erbrechen und Durchfall das Blut eingedickt war, zeigten sich natürlich erhöhte Werte.

Literatur.

Basile: Boll. soc. Lancis. 1907. Vol. 4. — Macchi: Corr. sanit. 1921, l'ospedale Maggiore 1911. Nr. 1. — Ricca-Barberis: Soc. della acad. di med. di Turino. 1909.

Hämolytische Blutgifte.

Es gibt eine ganze Reihe von Giften, die, ohne das Hämoglobin chemisch zu verändern, die Erythrozyten im strömenden Blute auflösen und somit zu Hämoglobinämie und Anämie führen. Als Reaktion auf diese Anämie treten dann die bekannten Veränderungen regeneratorischer Art auf. Ein solches hämolytisches Gift unbekannten Ursprungs ist die Ursache der paroxysmalen Hämoglobinämie. Experimentell erzeugen kann man dann eine Hämolyse im strömenden Blute durch intravenöse Injektion von destilliertem Wasser, ferner durch parenterale Applikation von Substanzen, die auch in vitro Hämolyse machen, wie Saponin, Ölsäure, Schlangengifte. Außer dem Schlangengift spielen von derartigen Substanzen noch eine praktische Rolle die Morcheln, Farnkrautextrakt und endlich Arsenwasserstoff.

Arsenwasserstoff ist ein Gas, das bisweilen durch Ansiedelung von Schimmelpilzen auf Tapeten entsteht, die mit dem arsenhaltigen Schweinfurtergrün gefärbt sind. Personen, die in solchen Zimmern hausen, können durch monatelanges Einatmen kleinster Mengen dieses giftigen Gases schwere Anämien bekommen. Von L. Kuttner sind mehrere derartige Fälle mitgeteilt worden. In dem einen seiner Fälle bestand neben einem Dünn- und Dickdarmkatarrh eine leichte sekundäre Anämie, in zwei anderen sichere perniziöse Anämien. Kuttner läßt es allerdings dahingestellt, ob hier wirklich die Arsenvergiftung die perniziöse Anämie ausgelöst hat.

Zwei Fälle von gewerblicher Vergiftung mit Arsenwasserstoff, zwei Lehrlinge betreffend, die in derselben Galvanisierwerkstätte arbeiteten und zum sog. Verstählen von Lampen dieselben in einem Gemisch von Zink, Salzsäure und Arsen baden mußten, beschreibt Joachim. Bei beiden entstand Benommenheit, Erbrechen, Fieber, Milz- und Leberschwellung, eine schwere Anämie mit Ikterus, Hämoglobinämie und Hämoglobinurie, Leukozytose, sehr zahlreichem Auftreten von Normoblasten und Megaloblasten.

Sonst ist die blutschädigende Wirkung des Arsenwasserstoffes nur im Tierversuch studiert worden (Stadelmann u. a.).

Das wirksame Prinzip der Morchel ist die Helvellasäure, die im Tierversuch stark anämisierend wirkt, beim Menschen hat man bei Vergiftungen als Zeichen einer Blutzerstörung bisher nur Ikterus gesehen, in manchen Fällen (Gabbi) nur Leukozytose. Nach Vergiftungen mit Aspidium filix mas hat Grawitz Ikterus, schwere Anämie und Hämoglobinämie gesehen.

Über Blutveränderungen bei Knollenblätterschwammvergiftung liegen genauere Angaben von Steinbrinck vor, der mäßige Anämie und relative Lymphozytose in einigen seiner Fälle sah. In 60% aller Leukozyten fand er zahlreiche Vakuolen, wie sie ähnlich Weigeldt bei akuter gelber Leberatrophie beschrieben hat und als Fetttröpfchen aus Cholesterinestern ansah. Die Vergiftungen mit dem Knollenblätterschwamm, Amanita phalloides, beruhen auf dessen Gehalt an Phallin, einem Toxalbumin mit hämolytischen Eigenschaften.

Auch Bienengift enthält eine hämolytische Komponente.

Nach Guajakolvergiftung sah Wyss Hämoglobinämie.

Auch auf die Leukozyten hat Farnkrautextrakt eine Einwirkung. Nach Eingabe von 10—12 g sahen Grek und Reichenstein etwa 1 Stunde später in 70% ihrer Fälle, nach 2 Stunden bei 95% eine neutrophile Leukozytose mit Abnahme der Lymphozyten und Eosinophilen (Wien. med. Wochenschr. 1908, Nr. 14).

Literatur.

Fränkel: Münch. med. Wochenschr. 1920. Nr. 42. — Joachim: Dtsch. Arch. f. klin. Med. Bd. 100. — Kuttner: Berl. klin. Wochenschr. Nr. 45. 1912. — Lövegren: Jahrb. f. Kinderheilk. Bd. 69. — Spagnolie e Signor: Rif. med. Nr. 50. 1905. — Stadelmann: Der Ikterus. Stuttgart 1901. — Steinbrinck: Berl. klin. Wochenschr. Nr. 37. 1921. — Wyss: Dtsch. med. Wochenschr. S. 296. 1894.

Blutfarbstoffgifte.

Eine größere praktische Bedeutung als die rein hämolytischen Gifte haben Intoxikationen mit einer Reihe von Körpern, die als Blutfarbstoffgifte zusammengefaßt werden und zum Teil anorganische, zum größeren Teil organische Verbindungen sind. Hierher gehören: Kali chloricum, Anilin und viele Anilinderivate, wie Nitrobenzol, Dinitrobenzol, Pyrogallussäure, ferner einige Medikamente, wie das jetzt nicht mehr gebräuchliche Fiebermittel Maretin, aber auch bisweilen Azetanilid und selbst Phenazetin, Pyrodin, das als Schuppungsmittel in der Dermatologie häufig Anwendung findet und endlich eine Reihe von Substanzen, die nur im Tierexperiment benützt worden sind, wie Toluylendiamin, Hydroxylamin, Pikrinsäure, Hydrazin.

Kali chloricum, als Gurgelmittel bekannt und vielfach früher auch innerlich gegeben, hat einige Male zu Vergiftungen Veranlassung gegeben, wenn es in zu großen Dosen konsumiert wurde; auch sind häufiger damit Selbstmordversuche ausgeführt worden. Ebenso ist Nitrobenzol besonders in Form des Mirbanöls zu Selbstmordzwecken genommen worden. Gelegentlich sind auch in industriellen Betrieben, wo derartige Substanzen gebraucht wurden, Vergiftungen vorgekommen.

Alle diese genannten Blutfarbstoffgifte verwandeln das Hämoglobin in das zur Atmung untaugliche, weil zur Sauerstoffaufnahme unfähige Methämoglobin, das dem Blute eine braune Farbe verleiht und spektroskopisch durch einen charakteristischen Streifen im Rot leicht erkennbar ist. Hydroxylamin erzeugt nach L. Lewin auch noch Hämatin. Außerdem sind aber alle diese Substanzen gleichzeitig starke Hämolytika, welche den Blutfarbstoff aus den Erythrozyten auslaugen, so daß eine sehr starke Blutkörperchenzerstörung resultiert, die eine schwere Anämie zur Folge hat. Man sieht infolgedessen in solchem Blut zahlreiche Erythrozytenschatten und eine Folge der Anämie ist das Auftreten kernhaltiger roter Blutkörperchen. Aber noch eine andere, gerade für Intoxikationen mit diesen Giften charakteristische und deshalb diagnostisch sehr wertvolle morphologische Veränderung an den Erythrozyten tritt auf, die zuerst von Ehrlich beschrieben worden ist. Man sieht nämlich in vielen Erythrozyten ein oder mehrere kleine kugelige Körperchen entstehen, die sich durch intensive Färbung mit sauren Anilinfarben auszeichnen, die sog. hämoglobinämischen Innenkörper. Sie treten meistens schließlich aus den Erythrozyten aus und sind dann als isolierte Körperchen sichtbar. Gewöhnlich werden sie dann von Monozyten gefressen, doch liegen sie auch in den neutrophilen Leukozyten. Auch an den farblosen Blutkörperchen findet man Veränderungen, nämlich erstens eine ausgesprochene Leukozytose und zweitens die Folgeerscheinungen der eben geschilderten Phagozytose der hämoglobinämischen Innenkörper. Man sieht in vielen neutrophilen Leukozyten und Monozyten alle Stadien der Verdauung der aufgenommenen Erythrozytentrümmer und schließlich auch leere Vakuolen. Ferner findet man bisweilen einen Zerfall der polymorphen Kerne in sog. Kugelkerne und schließlich kompletten Zerfall solcher Leukozyten, deren Trümmer dann sog. Pseudomyelozyten sind, ganz kleine, rundkernige Zellen mit neutrophilen Granulationen.

Im folgenden seien aus der Literatur einige Beispiele derartiger Vergiftungen aufgezählt.

Neisser (Zeitschr. f. klin. Med. Bd. 30) schildert den Tod eines Psoriasiskranken nach Einreibung einer Körperhälfte mit Pyrogallolsalbe; hier bestanden starke Hämoglobinurie und schwere Blutveränderungen.

Ich selbst sah vor Jahren eine typische Pyrodinvergiftung bei einem Knaben mit universeller Psoriasis, dem zur vorläufigen Behandlung der Effloreszenzen auf dem Kopfe eine Pyrodinsalbe verschrieben worden war. Die Eltern hatten aber die Anordnung des Arztes mißverstanden und hatten den ganzen Körper des Knaben eingeschmiert. Er bekam eine schwere Methämoglobinämie mit allen oben geschilderten morphologischen Veränderungen. Die Erkrankung verlief aber günstig und der Knabe blieb am Leben.

Huber berichtet von einem Fall von Vergiftung mit Kali chloricum, der 8 g der Substanz verschluckt hatte und 26 Stunden danach starb. Der Patient zeigte eine tief grauschwarze Farbe der Haut mit einem Stich ins Gelbliche, beschleunigte vertiefte Atmung, große Unruhe und hochgradige Schwäche. Blut und abgesetztes Serum waren schokoladenbraun und es konnte spektroskopisch Methämoglobin nachgewiesen werden. Mikroskopisch fand man zahlreiche ausgelaugte Erythrozyten, hämoglobinämische Innenkörper und Poikilozytose. Beim Stehenlassen des Blutes nahm die Zahl der ausgelaugten Erythrozyten zu. Es bestand ferner Leukozytose, viele Neutrophile hatten Erythrozyten gefressen und die Blutplättchen waren zahlreich.

Gaisböck sah eine schwere, tödlich endende Vergiftung mit Kali chloricum bei einem Manne, dem das Mittel als Gurgelwasser verschrieben war und der wohl zuviel davon verschluckt hatte. Der tödlich verlaufende Fall zeigte folgenden Blutbefund:

Datum	Hb-Gehalt nach Fleisch	Rote	Weiße	Neutrophile	Mononukleäre	kleine Lymphozyten	Eosinophile	Myelozyten	Promyelozyten	Mastmyelozyten
3. 5. 1912	45	2 440 000	44 000	80%	8%	5,8%	0,2%	1,4%	2,2%	0,6%
5. 5. 1912	33	2 920 000	31 000	83,8%	6,4%	3,0%	0%	4%	1,6%	0,6%

Ich selbst sah eine Vergiftung mit Kali chloricum bei einem jungen Mädchen, das 20 g chlorsaures Kali in selbstmörderischer Absicht genommen hatte und am 9. Tage nach der Vergiftung starb. Die Blutveränderungen erreichten am dritten Tage ihren Höhepunkt. Es bestand eine schwere Anämie, im Blute war spektroskopisch Methämoglobin nachweisbar, eine große Zahl von Erythrozyten war stark ausgelaugt, fast farblos und enthielt zum Teil einen oder mehrere hämoglobinämische Innenkörper. Die Gesamtleukozytenzahl war vermehrt, viele neutrophile und Monozyten enthielten gefressene Erythrozytentrümmer. Es fanden sich ferner Kugelkernleukozyten, aus dem Zerfall von neutrophilen Elementen entstandene Ehrlichsche Pseudomyelozyten und viel Zellen mit verklumpten neutrophilen Granulis und Vakuolen.

Literatur über Blutveränderungen bei Kali chloricum-Vergiftung.

Brandenburg: Berl. klin. Wochenschr. Nr. 37. 1895. — Gaisböck: Med. Klinik. Nr. 47. 1912. — Hirschfeld, H.: Verein f. inn. Med. 17. 6. 1907. — Huber: Dtsch. med. Wochenschr. Nr. 41. 1912. — Jacob: Berl. klin. Wochenschr. Nr. 27. 1897. — Lange: Med. Klinik, Nr. 51. 1919. — Marchand: Virchows Arch. f. pathol. Anat. u. Physiol. Bd. 77. — Minich: Verein d. Ärzte in Budapest. 1904. — Rieß: Arch. f. exp. Pathol. u. Pharmakol. Suppl. 1908. — Winogradow: Virchows Arch. f. pathol. Anat. u. Physiol. Bd. 191.

Einen Fall von Nitrobenzolvergiftung, entstanden durch Trinken eines Kinderlöffels Mirbanöl als Abortivmittel, hat Roth aus der Klinik von Eichhorst veröffentlicht.

Es bestand bei der Patientin starke Zyanose an Ohren, Nase, Händen, Füßen und Lippen bei sonst auffälliger Blässe. Temperatur 35,8° C, Apathie, zeitweises Aufschreien und Umsichschlagen, von Zeit zu Zeit Muskelkrämpfe, sehr schlechter Puls, das Erbrochene riecht nach bitteren Mandeln. Das Blut sah tiefbraun, schokoladeähnlich aus, Serum intensiv gelb, gibt Gallenfarbstoffreaktion, im Blute spektroskopisch nach Lösung in destilliertem Wasser Methämoglobin nachweisbar, aber nur an einem Tage. Den Blutbefund zeigt folgende Tabelle:

Datum	25. 2. 1913	26. 2. 1913	27. 2. 1913	3. 3. 1913
Hb-Gehalt	98%	85%	80%	80%
Erythrozyten	4 462 000	4 184 000	4 210 000	3 840 000
Färbeindex	1,1	1,0	0,9	1,0
Leukozyten	16 840	7 940	10 720	9 400
Neutrophile	79 %	61,9%	70,9%	71,5%
Eosinophile	0,1%	0,5%	0,6%	2,2%
Lymphozyten	14,4%	30,1%	21,5%	22,3%
Große Mononukleäre	6,1%	7,1%	6,5%	3,9%
Markzellen	0,4%	0,3%	0,2%	0,1%
Türksche Reizungsformen	—	0,1%	0,2%	—
	Im ungefärbten Präparat keine Blutschatten. Keine Aniso- und Poikilozytose. Normale Färbbarkeit der Erythrozyten	Wie 25. 2. Auftreten vereinzelter Mikrozyten. Keine Erythrozyten mit hämoglobinämischen Innenkörpern	Wie 26. 2., jedoch etwas mehr Mikrozyten.	Deutliche Anisozytose, ziemlich viel Mikrozyten u. Erythrozyten mit hämoglobinämischen Innenkörpern. Polychromatophile ganz vereinzelt

Die Patientin wurde geheilt, der Fall war also ein leichter, daher die geringen Blutveränderungen und das Fehlen von Hämolyse im Kreislauf.

Die Patientin von Ehlich und Lindenthal hatte zum zweiten Male, einige Wochen vorher hatte sie schon einmal einen ähnlichen Selbstmordversuch gemacht, etwa 100 g Mirbanöl getrunken und wurde bewußtlos mit eigentümlich grauer Hautfarbe und zyanotischem Gesicht und Extremitäten in die Klinik eingeliefert. Nach vorübergehender Besserung zeigte sich Ikterus und nach 16 Tagen erfolgte der Exitus. In dem braunroten Blute wurde spektroskopisch Methämoglobin nachgewiesen. Das zahlenmäßige Verhalten des Blutes zeigt folgende Tabelle:

Datum	Zahl der Erythrozyten	Zahl der Leukozyten	Zahl der kernhaltigen Erythrozyten	Hb-Gehalt nach Fleisch	Verhältnis der kernhaltigen zu den kernlosen Erythrozyten
30. Mai	2 275 000	6 800	2 070	55%	1 : 1095
31. Mai	—	—	—	—	1 : 400
1. Juni	1 845 000	13 700	7 900	50%	1 : 230
2. Juni	—	—	—	—	1 : 56
4. Juni	1 600 000	61 500	24 700	40%	1 : 64
7. Juni	905 000	50 000	12 000	—	1 : 76
9. Juni	1 100 000	22 000	1 300	40%	1 : 820
11. Juni	920 000	12 900	540	40%	1 : 1700

Es entwickelte sich eine progressiv zunehmende Anämie mit zahlreichen kernhaltigen roten Zellen, teils Normo-, teils Megaloblasten. Auffällig zahlreich waren Kernsprossungen in diesen Elementen. Es entstand ferner eine Poikilo- und Anisozytose, Polychromasie, Auftreten von Erythrozytenschatten mit hämoglobinämischen Innenkörpern. Die Leukozytenzahl stieg bis 65 500 und wird als leukämieähnlich bezeichnet. Die Mehrzahl waren neutrophile Leukozyten, daneben fielen große, als Cornilsche Markzellen bezeichnete Elemente auf, die wohl Myelozyten entsprechen.

In zwei von Massini mitgeteilten Fällen von Nitrobenzolvergiftung leichterer Art, die in Heilung ausgingen, war der Blutbefund prinzipiell der gleiche. Nur wird das Auftreten von Erythrozytenschatten und hämoglobinämischen Innenkörpern nicht erwähnt. In beiden Fällen, in dem einen auch trotz fehlender Leukozytose, waren einige Myelozyten vorhanden. Beide hatten Ikterus und einen Milztumor.

Literatur.

Bondy: Wien. Arch. f. inn. Med. Bd. 2, S. 141. — Ehlich und Lindenthal: Zeitschrift f. klin. Med. Bd. 30. — Gerhard: Kongr. f. inn. Med. 1910. — Hartwich: Fol. haematol. Bd. 13. — Lewin, L.: Amtl. Nachr. d. R. V. A. 15. 5. 1906. – Malden: Journ. of hyg. Vol. 1907. – Massini: Dtsch. Arch. f. klin. Med. Bd. 101. — Meyer, E.: Zeitschr. f. physikal. Chem. Bd. 46. — Roth: Zentralbl. f. inn. Med. Nr. 35. 1910; S. 417. 1913. — Stukowski: Dtsch. med. Wochenschr. Nr. 41. 1922. — Trespe: Münch. med. Wochenschr. 1911. Nr. 32. – Waliginsky: Ber. d. Kaiserl. Univ. Tomsk 1906. — Zinnbicki: Kongreßzentralbl. Bd. 6, S. 518.

Vergiftungen mit dem nicht mehr fabrizierten Fiebermittel Maretin (Karbaminsäure-m-Tolylhydrazid) sowie mit Azetanilid (Antifebrin) sind wiederholt vorgekommen. Krönig beschrieb zuerst einen solchen Fall, der 10 Tage lang zweimal täglich 0,25 g davon bekommen hatte und dann starken Blutkörperchenzerfall mit Hämoglobinämie und Hämoglobinurie zeigte. Ein Patient Benfeys, der 57 Tage lang zwei- bis dreimal täglich 0,25 g Maretin genommen hatte, bekam dann eine schwere Anämie mit wachsgelber Verfärbung der Gesichtshaut, Steinhauer konstatierte nach dem Mittel Anämie mit Hämoglobinurie. Port, der seinem Kranken nur 9 Tage lang zweimal täglich 0,5 g gegeben hatte, sah danach Anämie mit gelber Verfärbung der Skleren auftreten. Die niedrigsten Werte für Hb und Erythrozytenzahlen betrugen 40% bzw. 1 310 000, der höchste für die Leukozyten 32 300; es bestand starke Poikilozytose mit Polychromasie und zahlreichen Normo- und Megaloblasten. Im Urin viel Urobilin und Urobilinogen; der Fall ging in Heilung über. Ganz ähnliche Blutveränderungen sah Krönig nach Darreichung von Phenazetin in mittleren Dosen bei einer Sepsis, Fr. Müller und Dennig nach Antifebrin, wobei sie auch Methämoglobinbildung nachweisen konnten. Grawitz sah sogar nach Phenolphthalein (Purgen) Methämoglobinurie.

Literatur.

Austin et Larrabée: Journ. of the Americ. med. assoc. Vol. 146. – Benfey: Med. Klinik Nr. 46. 1905. — Dennig: Dtsch. Arch. f. klin. Med. Bd. 65. — Hall and Graw: Med. and surg. journ. 3. 12. 1903. – Krönig: Med. Klinik Nr. 42. 1905 (Maretinvergiftung); Berl. klin. Wochenschr. Nr. 46. 1895 (Phenazetinvergiftung). — Loredde et Pontrier: Cpt. rend. des séances de la soc. de biol. 1903. — Müller, Fr.: Dtsch. med. Wochenschr. 1887. — Port: Dtsch. med. Wochenschr. Nr. 35. 1907. — Sprimon: Medic. Obosrenye. 1914. Nr. 11. — Steinhauer: Dtsch. med. Wochenschr. Nr. 49. 1905.

Es gibt aber auch Blutfarbstoffgifte, welche das Hämoglobin chemisch verändern und somit zu schweren Störungen der Atmung führen, aber die Blutkörperchen nicht zerstören und daher keine Anämie veranlassen. Diese Gifte sind das Kohlenoxyd, der Schwefelwasserstoff und die Blausäure, welche Kohlenoxydhämoglobin, Sulfhämoglobin und Zyanhämoglobin bilden. Bei chronischer Kohlenoxydvergiftung hat man vielfach auch Polyglobulie gesehen, als Symptom einer vikariierenden funktionellen Mehrleistung des Knochenmarkes, um das Sauerstoffbedürfnis des Organismus wegen des Ausfalles an atmungsfähigem Hämoglobin zu decken.

Bei akuter Kohlenoxydvergiftung findet man nur bisweilen Polyzythämie, häufiger aber nach Jaksch und Roth Leukozytose bzw. Neutrophilie mit Aneosinophilie. Doch kehren die Leukozyten schnell zu normalen Verhältnissen zurück. Schwere Anämie mit Hyperglobulie und Leukozytose als Folgezustand chronischer Kohlenoxydvergiftung beschreibt Reinhold. Er gibt z. B. für einen seiner Fälle folgende Zahlen an:

7. 7.	8 225 000 Erythrozyten,	12 800 Leukozyten,	62%	Hb
8. 7.	11 200 000 „	14 200 „	90%	„
9. 7.	9 500 000 „	11 500 „	76%	„

Der gleiche Patient zeigte nach mehrwöchigem Aufenthalt in einem Erholungsheim trotz subjektiver Besserung noch folgenden Blutbefund:

5. 12.	9 400 000 Erythrozyten,	9 800 Leukozyten,	100%	Hb
6. 12.	11 000 000 „	14 700 „	90%	„
7. 12.	10 200 000 „	12 400 „	90%	„

Literatur.

v. Jaksch: Nothnagels Handb. Bd. 1. — Reinhold: Münch. med. Wochenschr. Nr. 17. 1904.

17. Morphologische Blutveränderungen bei Verbrennungen.

Die nach schweren Verbrennungen wiederholt aufgetretenen Todesfälle haben Veranlassung gegeben, der Ursache hierfür nachzuforschen und dabei sind auch bemerkenswerte morphologische Blutveränderungen festgestellt worden. Die oft nach Verbrennungen gesehene Hämoglobinurie lenkte zuerst die Aufmerksamkeit auf die Erythrozyten. In der Tat zeigen dieselben oft schwere Schädigungen, die namentlich im Tierexperiment studiert worden sind. Ponfick und Klebs tauchten ein Ohr eines Kaninchens $^1/_4$—$^3/_4$ Stunden lang in Wasser von 58—60° C und sahen danach einen massenhaften Zerfall der Erythrozyten auftreten. Es schnüren sich von den Erythrozyten kleinere und größere Fragmente ab, so daß eine ganz auffällige Mikrozytose entsteht. Ein Teil dieser Erythrozytentrümmer wird von Leukozyten und Monozyten gefressen. Eine Folge dieses rapiden Blutkörperchenzerfalles ist eine Hämoglobinämie. Beim Menschen ist auf das Vorkommen solcher Blutveränderungen noch wenig geachtet worden. Wenn auch in erster Linie für den Tod nach Verbrennungen toxische Momente eine Rolle spielen, so ist doch auch diese schwere morphologische Blutveränderung, welche gleichzeitig eine tiefgreifende funktionelle Schädigung der Sauerstoffversorgung des Organismus bedeutet, für das Schicksal der so Verletzten von außerordentlicher Bedeutung.

Nach Beckey und Schmitz, die Gelegenheit hatten, an 107 Patienten beim Brandunglück in einer Munitionsfabrik Blutuntersuchungen auszuführen, findet man auch hohe neutrophile Leukozytosen mit Myelozyten. Sie sahen im Anfang Polyzythämie mit Mikro- und Poikilozytose, der eine Anämie bis zu 3 Millionen Erythrozyten und 60% Hb folgte, ein Befund, wie man ihn nach den experimentellen Erfahrungen erwarten mußte.

Literatur.

Beckey and Schmitz: Grenzg. Bd. 31. — Burkhardt: Arch. f. klin. Chirurg. Bd. 75, H. 4. — Catiano: Virchows Arch. f. pathol. Anat. u. Physiol. Bd. 87. — Fraenkel, E.: Dtsch. med. Wochenschr. 1889. Nr. 2. — Hoppe-Seyler: Zeitschr. f. physik. Chem. Bd. 5. — v. Lesser: Virchows Arch. f. pathol. Anat. u. Physiol. Bd. 79. — Pfeiffer: Zeitschr. f. Immunitätsforsch. u. exp. Therapie, Orig. Bd. 18 und Virchows Arch. f. pathol. Anat. u. Physiol. Bd. 180. — Ponfick: Berlin. klin. Wochenschr. 1876, Nr. 17; 1877, Nr. 46; 1883, Nr. 26. — Reiß: Arch. f. Dermatol. u. Syphilis. Ergänzungsh. 1. 1893. — Silbermann: Virchows Arch. f. pathol. Anat. u. Physiol. Bd. 117 u. 119. — Sonnenburg: Dtsch. Zeitschr. f. Chirurg. Bd. 9. — Tappeiner: Zentralbl. f. d. med. Wissensch. 1881. Nr. 21—22. — Wilms: Grenzgeb. Bd. 8. — Zeiffer: Wien. klin. Wochenschr. 1919. Nr. 50.

18. Hautkrankheiten.

Über morphologische Blutveränderungen bei Erkrankungen der Haut wird in vielen Publikationen der älteren und neueren Literatur berichtet. Vielleicht war es der alte Volksglaube, daß krankhafte Veränderungen der Haut auf eine schlechte Blutbeschaffenheit zurückzuführen sind, der schon frühzeitig Veranlassung gab, gerade bei Affektionen dieses Organes das Blut zu untersuchen.

Die häufigste und auffallendste Anomalie, die man an den körperlichen Bestandteilen des Blutes bei Hautkrankheiten antrifft, ist eine Eosinophilie geringeren oder stärkeren Grades. Wenn nun auch bei einigen ganz bestimmten Affektionen, wie z. B. dem Pemphigus, die Eosinophilie besonders ausgeprägt ist und fast regelmäßig vorkommt, so trifft man sie doch andererseits bei so vielen anderen Erkrankungen der Haut an, daß ihr Nachweis keine differentialdiagnostische Bedeutung beanspruchen kann. Man muß wohl annehmen, daß irgend ein Zerfallsprodukt der Haut, das bei den verschiedenartigsten Erkrankungen derselben entstehen kann, eosinophilieauslösend wirkt. Weil man fast konstant bei Urtikaria Eosinophilie findet und Urtikaria allgemein als anaphylaktische Hautreaktion gedeutet wird, haben manche Autoren sich berechtigt geglaubt, in der Eosinophilie bei Hautkrankheiten eine anaphylaktische Reaktion zu sehen, die durch wiederholte Resorption irgend eines krankhaften Zerfallsproduktes in dem durch frühere Resorptionen sensibilisierten Organismus entsteht. Auch neutrophile Leukozytose mit oder ohne Eosinophilie wird bei vielen Affektionen der Haut gefunden. In den meisten Fällen dürfte sie wohl die Folge einer Sekundärinfektion sein, die ja gerade bei Hauterkrankungen sehr leicht möglich ist. Endlich können sehr schwere langwierige Hauterkrankungen, wie z. B. Mycosis fungoides oder echte maligne Tumoren der Haut auch zu Anämien führen.

Einen für bestimmte Hautaffektionen absolut charakteristischen Blutbefund, abgesehen von Hautleukämien, gibt es nicht. Für die Differentialdiagnose wird daher die Blutuntersuchung im allgemeinen vorläufig kaum mit Aussicht auf Erfolg herangezogen werden können.

Literatur.

Die folgende Literaturzusammenstellung kann keinen Anspruch auf Vollständigkeit erheben, da die auf das Blut bezüglichen Angaben in der riesigen dermatologischen Literatur meist aus dem Titel nicht zu ersehen sind.

Allgemeines.

Ducco: Giorn. ital. d. malatt. vener. e d. pelle 1903. H. 4—6. — Engman and Davis: Journ. cut. dis. Febr. 1915. — Fischl: Wien. klin. Wochenschr. Nr. 27. 1914. —

French: Guy's hosp. reports 1904. — Lame: Rev. de méd. 1907. — Lauener: Jahrb. f. Kinderheilk. Bd. 83. — Leredde: Journ. de méd. de Brux. 19 Septembre 1903. — Minassian: Rev. pratique des maladies cutan. etc. Sept. 1906. — Reckzeh: Dtsch. Arch. f. klin. Med. Bd. 77. — Stümpke: Berl. klin. Wochenschr. Nr. 5. 1909. — Winkler: Lubarsch-Ostertag Bd. 16. (Zusammenfassende Übersicht.)

Urtikaria.

Bizzozero: Ann. de dermatol. et de syphiligr. 1911. — Klotz: Arch. f. Dermatol. u. Syphilis. Bd. 8. — Krüger: Inaug.-Diss. Jena 1916. — Weill: Lyon méd. 14 Juillet 1912.

Lichen ruber planus.

Pantoppidan: Dermatol. Zeitschr. Bd. 24.

Sklerodermie.

Constantin et Levrat: Journ. de dermatol. Febr. 1907. — Mosenthin: Arch. f. Dermatol. u. Syphilis. Bd. 118.

Mykosen der Haut.

Brissaud, Joltrani et Weil: Soc. de biol. 27 Février 1909. — Harter et Lucien: Soc. de biol. 1907. p. 528. — Lutter: Dermatol. Zeitschr. Bd. 24. — Miescher: Dermatol. Wochenschr. Nr. 44. 1915.

Pemphigus.

Audry: Ann. de dermatol. et de syphiligr. 1901. — Griner: Dermatol. Zeitschr. Bd. 11. — Huter: Arch. f. Dermatol. u. Syphilis. Bd. 49. — Kanitz: Monatsschr. f. prakt. Dermatol. Bd. 44. — Leredde: Ann. de dermatol. et de syphiligr. Tome 10. — Low: Brit. journ. of dermatol. Jan. 1911. — Nenner: Wien. klin. Wochenschr. 1892. — Pasini: Giorn. ital. d. malatt. vener. e d. pelle 1903. H. 2 e 3. — Pelagatti: Giorn. ital. d. malatt. vener. e d. pelle 1905. — Radaeli: Giorn. ital. d. malatt. vener. e d. pelle 1903. H. 3—6 und Arch. f. Dermatol. u. Syphilis. Bd. 80. — Rona: Verein d. Ärzte in Budapest. Ref. Fol. haematol. Bd. 1, S. 770. — Secchi e Serra: Rif. med. 1903. — Török: Arch. f. Dermatol. u. Syphilis. Bd. 59. — Truffi: Giorn. ital. d. malatt. vener. e d. pelle 1898. — v. Zumbusch: Arch. f. Dermatol. u. Syphilis. Bd. 73.

Dermatitis herpetiformis Duhring.

Bayet: Ann. du service de dermatol. et de syphiligr. de Bruxelles. Jan. 1904. — Leredde et Pautrier: Ann. de dermatol. et de syphiligr. 1902. p. 527 et 1896. p. 846. — Rouviere: Toulouse med. 1 Dec. 1909. — Treupel: Inaug.-Diss. Jena Sept. 1913. — Verrotti: Giorn. ital. d. malatt. vener. e d. pelle. Heft 2. Mailand 1904.

Mykosis fungoides.

Allgeyer: Arch. per le scienze med. Vol. 25. — Bosellim: Arch. f. Dermatol. u. Syphilis. Bd. 108. — du Castel et Leredde: Ann. de syphiligr. et de dermatol. 1898. — Danlos: Bull. de la soc. franç. de dermatol. 11 Mars 1897. — Fabre: Gaz. méd. de Paris 1884. — Fox: 62. Meeting of the british med. assoc. — Hallopeau: Ann. de dermatol. et de syphiligr. 1892. — Hodura: Monatsschr. f. prakt. Dermatol. 1904. — Herxheimer und Hübner: Arch. f. Dermatol. u. Syphilis. Bd. 84. — Lenoble: Ann. de dermatol. et de syphiligr. 1908. p. 348. — Lindenheim: Dermatol. Zeitschr. Bd. 23. — Orton and Locke: Journ. of the Americ. med. assoc. Vol. 48. — Pasini: Giorn. ital. d. malatt. vener. e d. pelle 1908. p. 47. — Pelagatti: Monatsh. f. prakt. Dermatol. Bd. 39. — Spiethoff: Dermatol. Zentralbl. 1910. H. 10. — Wolters: Biol. med. Stuttgart 1899. — v. Zumbusch: Arch. f. Dermatol. u. Syphilis. Bd. 78.

Exsudative Diathesen.

Aschenheim: Zeitschr. f. Kinderheilk. Bd. 10. — Benfey: Monatsschr. f. Kinderheilk. Bd. 11. — Brandstetter: Inaug.-Diss. Juli 1913. — Helmholz: Jahrb. f. Kinderheilk. Bd. 69. — Kroll-Lifschitz: Monatsschr. f. Kinderheilk. Bd. 12 und Inaug.-Diss. Basel 1913. — Putzig: Zeitschr. f. Kinderheilk. Bd. 9 u. 10. — Rosenstein: Jahrb. f. Kinderheilk. Bd. 69.

Pellagra.

Bardin: Americ. journ. of insanity Vol. 18. — Bianchi e Agazzi: Il Policlinico 1911. — Hillman and Schule: Arch. of internal med. Vol. 15. — Iratini: Riv. pell. ital. 1907. — Kozovsky: Nouvelle de la Salpetriere. März/April 1914. — Maj: Riv. pellarg. ital. 1911. — Masini: Giorn. di psichiatr. clin. e tecn. manicom. 1907. H. 3. — Peserico: Il Morgagni 1907. — Savini-Lojani: Inst. f. allg. Pathol. Gazz. osp. Nr. 107. 1908. — Vidoni e Gatti: Riv. pellagr. ital. 1910. — Wassermann, S.: Wien. klin. Wochenschr. Nr. 6. 1918. — Young: New York med. journ. a. med. record. Mai 13. 1916.

Xeroderma pigmentosum.

Adrian: Dermatol. Zentralbl. Nr. 5. 1914. — Bayard: Inaug.-Diss. Zürich 1903. — Gagey: Thèse de Paris. Nr. 567. 1896. — Okamura: Arch. f. Dermatol. u. Syphilis. Bd. 51. — Riecke: Neißers stereoskop. Atlas. Abt. Dermatol. 1903.

Dariersche Dermatose.

Jordan: Dermatol. Wochenschr. Nr. 34. 1921. — Sklave: Dermatol. Wochenschr. Nr. 22. 1922.

Epidermolysis bullosa hereditaria.

Sakaguchi: Arch. f. Dermatol. u. Syphilis. Bd. 121. — Spiethoff: Arch. f. Dermatol. u. Syphilis. Bd. 123.

Lupus erythematodes.

Spiethoff: Zur Ätiologie und Pathologie des Lupus erythematodes chron. et acutus. Arch. f. Dermatol. u. Syphilis. Bd. 113.

Lupus.

Nicolas et Mouriquand: Eléments figurés du sang et leucocytose dans le lupus. Bull. et mém. de la soc. méd. des hôp. de Lyon. 7 Novembre 1905.

Hauttuberkulose.

Spiethoff: Arch. f. Dermatol. u. Syphilis. Bd. 132.

Prurigo Hebrae.

Wüstenberg: Inaug.-Diss. Jena 1913.

19. Tierische Parasiten.

Die Träger von tierischen Parasiten weisen fast immer Blutveränderungen auf, deren Art und Stärke von der Natur des Parasiten, ihrer Zahl und den individuellen Eigenschaften des Wirtes bezüglich Resorption der Toxine und Reaktion auf dieselben abhängig ist. Alle tierischen Parasiten rufen meist einen mehr oder weniger ausgesprochenen Grad von Eosinophilie hervor, höchstwahrscheinlich weil ihre Körpersubstanz eine besondere chemotaktische Wirkung auf diese Leukozytenform ausübt. Es ist auch schon experimentell gelungen, durch Behandlung von Versuchstieren mit Wurmextrakten Eosinophilie hervorzurufen. Ob bei der Entstehung der Eosinophilie auch anaphylaktische Vorgänge eine Rolle spielen, wie manche Autoren glauben, ist noch zweifelhaft. Ferner wirken einige tierische Parasiten anämisierend, und zwar manche dadurch, daß sie Blutsauger sind, andere aber dadurch, daß sie hämotoxische Gifte absondern, die anämisierend wirken.

Tänien.

Die meisten Tänien verursachen nur mäßige Grade von Eosinophilie, die aber auch oft fehlen kann. Die häufigsten Schmarotzer dieser Gruppe, Taenia solium und Taenia mediocannelata, haben in nur ganz seltenen Fällen eine perniziöse Anämie veranlaßt, die nach Abtreibung des Wurmes restlos heilte. Dagegen ist bekanntlich beim Bothriocephalus latus perniziöse Anämie eine recht häufige Folgeerscheinung. (Näheres darüber siehe im Kapitel „Anämien".) Offenbar infolge Knochenmarksschädigung zeigen diese Fälle keine Eosinophilie, wohl aber diejenigen Fälle von Bothriozephalusinfektion, welche ohne Anämie verlaufen.

Am häufigsten ist Eosinophilie bei Echinokokkusinfektion zu finden und erreicht hier oft recht erhebliche Grade, so daß die Blutuntersuchung in zweifelhaften Fällen schon oft von ausschlaggebender diagnostischer Bedeutung gewesen ist. Nur wenn eine komplizierende Eiterung auftritt, können die Eosinophilen sich vermindern. Sonst sind Fälle ohne Eosinophilie selten.

Literatur.

Achard et Clarc: Zit. bei Bezançon et Labbé: Lehrbuch. — Achard et Laubry: Cpt. rend. des séances de la soc. de biol. 1901. — Augier: Fol. haematol. Bd. 9, S. 128. — Bahr: Journ. London school of trop. med. Vol. 1, p. 2. — Barling and Welsh: Lancet 1. 10. 1910. — Becker: Dtsch. med. Wochenschr. Nr. 35. 1900. — Bloch: Dtsch. med. Wochenschr. Nr. 29. 1903. — Boidin: Sem. méd. 1908. — Boykott: Brit. med. journ. 14. 11. 1903. — Chauffard et Boidin: Bull. et mém. de la soc. méd. des hôp. de Paris 13. 12. 1907. — Dargein et Tribondeau: Cpt. rend. des séances de la soc. de biol. 16. 11. 1901. — Desvil: Cpt. rend. des séances de la soc. de biol. 15. 5. 1914. — Dévé: Cpt. rend. des séances de la soc. de biol. 1. 7. 1905. — Dirksen: Dtsch. med. Wochenschr. Nr. 39. 1903. — Fischer: Dtsch. med. Wochenschr. 1916. Nr. 28. — Friedeldij: Jahrb. f. Kinderheilk. Bd. 43. — Gourand: Bull. et mém. de la soc. anat. de Paris 10. 1. 1902. — Grek und Reichenstein: Wien. med. Wochenschr. 1908. Nr. 14. — Härte, Sütterlin und Leiß: Zeitschr. f. Hyg. u. Infektionskrankh. Bd. 100. — Hübner: Klin.-therapeut. Wochenschr. 1912. S. 348. — Low: Journ. of trop. med. a. hyg. 1912. p. 413. — Manolescu: Fol. haematol. Bd. 9, S. 128. — Massaglia: Soc. méd. chirurg. 20. Mai 1910. — Memmi: Ital. Kongr. f. inn. Med. Pisa 1907. — Pewny: Wien. klin. Wochenschr. S. 402. 1921. — Prusik: Ref. Fol. haematol. Bd. 21, S. 46. — Ragosa: Fol. haematol. Bd. 19. — Ramsay: Fol. haematol. S. 626. 1906. — Reckzeh: Berlin. klin. Wochenschr. 1922. Nr. 29. — Reich: Bruns' Beitr. z. klin. Chirurg. Bd. 41. — Reichenstein: Wien. med. Wochenschr. S. 746. 1908. — Ribera y Sems: Fol. haematol. Bd. 2, S. 353. — Rosello: Cpt. rend. des séances de la soc. de biol. 9. 11. 1907. — Sabrazès: Münch. med. Wochenschr. S. 553. 1905; Fol. haematol. Bd. 12, S. 202; Bd. 5, S. 489. — Santucci: Fol. haematol. S. 628. 1906. — Schreiber: Inaug.-Diss. Zürich 1905. — Seeligmann and Dudgeon: Lancet 21. 6. 1902. — Siccardi: Bluteosinophilie und Darmwürmer beim Menschen. Monographie. Padua 1907. — Tuffier et Milan: Sem. méd. 26. 6. 1901. — Wagner: Zentralbl. f. inn. Med. Nr. 6. 1908. — Waterhouse: Fol. haematol. Bd. 15, S. 193. — Welsh and Barling: Scott. med. journ. 1907. — Wilham et Dehrl: Cpt. rend. des séances de la soc. de biol. 12. 2. 1910. — Whyte: Lancet. 30. July 1910.

Anchylostomum duodenale.

Dieser Wurm, der ein Blutsauger ist, ruft eine einfache hypochrome Anämie hervor, deren Grad von der Menge der Parasiten abhängig ist. In manchen Fällen kann ein so hoher Grad von Blutarmut eintreten, daß der Tod erfolgt. In den Tropen sind schwere Anämien häufiger. Eine Toxinwirkung spielt bei der Entstehung der Anämie nach manchen Autoren keine Rolle. In Fällen ohne Anämie findet man gewöhnlich eine Vermehrung der Leukozyten mit Eosinophilie, während die anämischen Fälle nur eine geringe Eosinophilie oder gar keine aufweisen. Daher ist besonders im Frühstadium Eosinophilie häufig. Daß ausnahmsweise auch ein hyperchromes Blutbild zustande kommen kann, berichten Cabot, Eving, Ashford, Boykott und Haldane.

Literatur.

Austreguileso et Mackado: Fol. haematol. Bd. 14, S. 81. — Ashford: Americ. journ. of the med. sciences. p. 903; New York med. journ. a. med. record. p. 522. 1900. — Bayly, Ashford, King: Journ. of the Americ. med. assoc. p. 471. 1907. — Bloch: Dtsch. med. Wochenschr. Nr. 29. 1903. — Boycott: Lancet 1911; Journ. of hyg. Bd. IV. — Brehaut: Lancet 1. 8. 1908. — Bruns, Lifmann und Mäckel: Münch. med. Wochenschr. S. 253. 1905. — Bruns und Müller: Münch. med. Wochenschr. S. 1484. 1905. — Codira: Fol. haematol. Bd, 4. S. 245, Suppl. — Conti und Corti: Fol. haematol. Bd. 4, S. 246. — Grawitz: Dtsch. med. Wochenschr. Nr. 52. 1901. — Herman et Pascotte: Bull. de l'acad. roy. de méd. de belgique 25. 1. 1908. — Honoré: Sem. méd. p. 4766. 1905. — Hynek: Fol. haematol. S. 374. 1905. — Kautsky: Zeitschr. f. klin. Med. Bd. 52. — Lambinet: Bull. de l'acad. roy. de méd. de belgique 30. 5. 1908. — Leichtenstern: Dtsch. med. Wochenschr. 1899. — Lemierre et Lantnejoul: Ann. de méd. Tome 8, p. 409. — Liermberger: Berlin. klin. Wochenschr. 1905. S. 387. — Lohr: Zeitschr. f. Heilk. 1905. — De Marchis: Fol. haematol. Bd. 9, S. 216. — Mencke: Zeitschr. f. klin. Med. Bd. 16. — Müller und Rieder: Dtsch. Arch. f. klin. Med. Bd. 48. — Nicoll: Brit. med. journ. 1912. — Opie: Americ. journ. of the med. sciences p. 477. 1904. — Parisot: Arch. des maladies du coeur, des vaisseaux et du sang. p. 458. 1913. —

Ponteau: Journ. d. scienc. méd. de Lille. 2. Jan. 1909. — Quadri: Policlinico 1910. — Reuth: Fol. haematol. Bd. 10, S. 271. — Rosenqvist: Zeitschr. f. klin. Med. Bd. 49. — Sabrazès: Arch. de méd. exp. 1907. — Schauman: Volkmanns klin. Vortr. N. F. Nr. 287. — Simon: Internat. clin. 1906. — Stockmann: Brit. med. journ. 25. 7. 1903. — Tarchetti: Clin. di med. ital. Nr. 6. 1904. — Zinn und Jacoby: Berl. klin. Wochenschr. Nr. 36. 1896.

Trichocephalus dispar.

Man findet oft Eosinophilie und bisweilen auch Anämie, weil der Wurm ein Blutsauger ist und auch blutige Durchfälle hervorrufen kann. Gelegentlich können diese Anämien tödlich enden. Nach Moog und Wörner ist Eosinophilie kein konstantes Symptom. Von 66 Parasitenträgern konnten sie nur bei 8 eine Eosinophilie feststellen.

Literatur.

Askanazy: Dtsch. Arch. f. klin. Med. Bd. 87. — Becker: Dtsch. med. Wochenschr. Nr. 26. 1902. — Luzzato e Minerbi: Fol. haematol. Bd. 10, S. 271. — Moog und Wörner: Berl. klin. Wochenschr. Nr. 5. 1920. — Moosbrugger: Münch. med. Wochenschr. Nr. 47. 1895. — Sandler: Dtsch. med. Wochenschr. S. 95. 1905. — Theodor: Arch. f. Kinderheilk. Bd. 28.

Ascaris lumbricoides.

Häufig, aber keineswegs immer wird Eosinophilie gefunden. (Nach Sinton und Baily, Ind. med. gaz. S. 1, in 37 Fällen 1,2—21,6%.)

Literatur.

Bischoff: Dtsch. med. Wochenschr. 1923. Nr. 15. — Schedler: Inaug.-Diss. Freiburg 1919. — Schwarz: Journ. of agricult. res. Vol. 16, p. 254.

Oxyuris vermicularis.

Bisweilen Eosinophilie. Schmidt (zitiert nach V. Schilling: Angewandte Blutlehre bei Tropenkrankheiten) fand bei einer Selbstinfektione bis 20%. Bourges sah sogar symptomatischen hämolytischen Ikterus.

Anguillula intestinalis.

Es ist Eosinophilie bis 76,34% und in Fällen besonders zahlreicher Parasiten und Durchfälle Anämie beschrieben worden.

Literatur.

Brau: Fol. haematol. Bd. 15, S. 39. — Springfeld: Berl. klin. Wochenschr. Nr. 26. 1910.

Distomum haematobium.

Es besteht eine einfache Anämie mit meist sehr ausgesprochener Eosinophilie, dabei kann die Gesamtzahl der Leukozyten erhöht sein. Auch hat man eosinophile Myelozyten beschrieben.

Literatur.

Balfour: Lancet 1903. — Coles: Brit. med. journ. 10. 5. 1902. — Conor et Benaret: Fol. haematol. Bd. 14, S. 63; Bd. 15, S. 193. — Day: Lancet 11. 11. 1911. — Douglas and Hardy: Lancet 10. 10. 1903. — Fuirley: Quart. journ. of med. Vol. 12. — Gluzinski: Wien. klin. Wochenschr. 1909. Nr. 1. — Kautsky: Wien. klin. Rundschau. Nr. 36. 1903; Zeitschr. f. klin. Med. 1904. — Leger: Bull. de la soc. de pathol. exot. 1908. p. 1. — Nathan-Lewrier: Fol. haematol. Bd. 12, S. 207. — Ward: Boston med. a. surg. journ. 12. 4. 1911. — Zweifel: Arch. f. Schiffs- u. Tropenhyg. Bd. 35.

Bilharzia.

Bei Infektionen mit Bilharzia haematoba wird einfache hypochrome Anämie und Eosinophilie gefunden.

Literatur.

Balfour: Lancet. 1903. 12. Dez. — Conor et Benard: Bull. de la soc. de pathol. exot. Juni 1912. — Day: Lancet. 1911. 11. Nov. — Douglas and Hardy: Lancet. 1903. S. 1009. — Fairely: Quart. journ. of med. 1907. — Goebel: Arch. f. Schiffs- u. Tropenhyg. 1903. — Kautsky: Wien. klin. Rundschau 1903. Nr. 36 und Zeitschr. f. klin. Med. Bd. 52. — Nathan-Larier: Soc. méd. hyg. trop. 1910. April. — Zweifel: Menses Arch. Bd. 15.

Filaria sanguinis.

Anämie scheint zu fehlen, dagegen ist Eosinophilie meist sehr ausgesprochen, sowohl lokal wie im Blute.

Trichinosis.

Während bei allen bisher beschriebenen Infektionen mit tierischen Parasiten die Eosinophilie, vom Echinokokkus abgesehen, eine mehr oder weniger häufige, aber keineswegs regelmäßige Begleiterscheinung der Infektion ist, gehört sie bei der Trichinosis zu den regelmäßigen Blutveränderungen und erreicht oft ganz extrem hohe Werte (Abb. 13). Sie ist daher von außerordentlicher diagnostischer Bedeutung. Nur in ganz akut tödlich verlaufenden Fällen fehlt sie. Fast immer ist sie mit einer Gesamtvermehrung der Leukozyten verbunden. Sie ist zuerst in Amerika von Brown beschrieben worden und sehr schnell konnten andere amerikanische Autoren diesen Befund bestätigen. In Deutschland beschrieb sie zuerst Schleip und von den Autoren, die dieses Gebiet besonders eingehend bearbeitet haben, sei in erster Linie Stäubli genannt. Die Eosinophilen können ganz extrem hohe Werte, 80% und darüber, erreichen und bei eintretender Heilung nimmt ihre Menge ganz langsam ab. In den ersten 8 bis 10 Tagen nach der Infektion pflegt die Eosinophilie noch nicht ausgeprägt zu sein. Bekanntlich findet man im Blute auch die Larven der Trichinen, die Trichinellen,

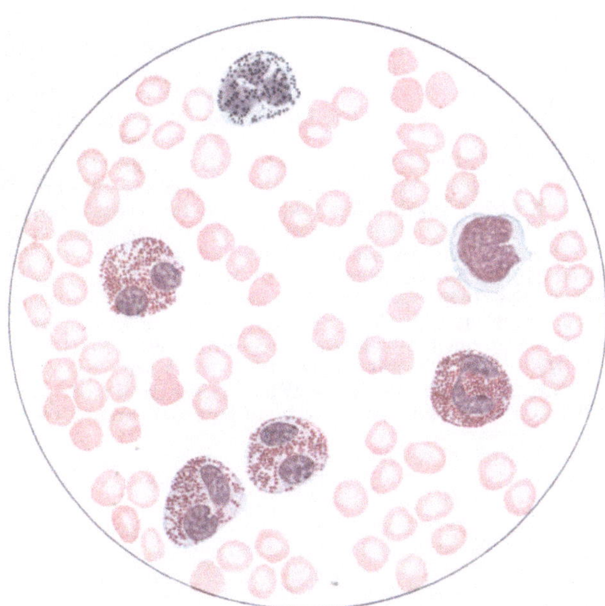

Abb. 13. Starke Eosinophilie bei Trichinosis, eine Mastzelle im Gesichtsfeld.

nach einer von Stäubli angegebenen Methode, bei der man das Blut mit der 10fachen Menge 3%iger Essigsäure mischt und zentrifugiert. Ausstriche vom Sediment werden dann gefärbt und lassen die Trichinellen leicht erkennen. Auch in der Umgebung der Trichinen in den entzündeten Muskeln findet man Anhäufung eosinophiler Zellen, die offenbar chemotaktisch hierher gelockt werden. Auch das Knochenmark ist außerordentlich reich an ihnen, da es ja ihre Bildungsstätte ist. Die Trichineninfektion ist experimentell von Opie, Stäubli und Bittner an Tieren sehr eingehend studiert worden. Meerschweinchen und Ratten eignen sich sehr gut dazu.

Bemerkenswerterweise kommen auch Veränderungen am roten Blutbild vor, und zwar hat man im Beginn der Infektion eine Polyglobulie beobachtet, deren Entstehungsmechanismus bisher nicht aufgeklärt ist. In sehr schweren Fällen kommt es später zur Anämie.

Literatur.

Albert: Americ. journ. of science 1910. — Atkinson: Philadelphia med. journ. p. 1243. 1889. — Bittner: Fol. haematol. Bd. 15. — Blank: Dtsch. Arch. f. klin. Med. Bd. 131. — Bloch: Dtsch. med. Wochenschr. Nr. 20. 1903. — Blumer und Neumann: Americ. journ. of the med. sciences 1900. — Brown: Journ. of exp. med. 1898; Bull. of Johns Hopkins hosp. April 1897. — Calamida: Zentralbl. f. Bakteriol., Parasitenk. u. Infektionskrankheiten, Abt. I, Orig. Bd. 30. — Cheney: Americ. med. 1903. — Dragoewa: Berl. klin. Wochenschr. Nr. 14. 1919. — Edelmann: Fol. haematol. Bd. 20. — Flury: Arch. f. exp. Pathol. u. Pharmakol. Bd. 23. — Gaisböck: Wien. klin. Wochenschr. Nr. 12. 1909. — Gordinier: Med. record 20. 10. 1900; Med. News 22. 12. 1900. — Gruber: Münch. med. Wochenschr. S. 645. 1914. — Gwyn: Zentralbl. f. Bakteriol., Parasitenk. u. Infektionskrankh., Abt. I, Orig. S. 746. 1899. — Howard: Philadelphia med. journ. p. 1243. 1899. — Hübner: Dtsch. Arch. f. klin. Med. Bd. 104. — Kerr: Philadelphia med. journ. 25. 8. 1900. — Knorr: Dtsch. Arch. f. klin. Med. Bd. 108. — Maase und Zondek: Münch. med. Wochenschr. Nr. 30. 1907. — Mc Crae: Americ. journ. of the med. sciences 1902. — Opie: Transact. of the Americ. assoc. physiol. 1903; Americ. journ. of the med. sciences 1904. — Schleip: Dtsch. Arch. f. klin. Med. Bd. 80. — Schönborn: Dtsch. med. Wochenschr. S. 286. 1918. — Stäubli: Münch. med. Wochenschr. Nr. 24. 1905; Nr. 34. 1917; Dtsch. Arch. f. klin. Med. Bd. 85; Trichinosis, Monographie. Wiesbaden 1909. — Stransky: Prag. med. Wochenschr. S. 597. 1897. — Strauß: Berlin. klin. Wochenschr. 1921. Nr. 6. — Thyer: Lancet 1897. — Van Cott und Lintz: Americ. Journ. of he med. assoc. p. 680. 1914. — White: St. Paul med. journ. Mai 1918. — Worthington, Herick and Janeway: Arch. of internal med. 1909.

Leukämie und verwandte Zustände.

Von

H. Hirschfeld - Berlin.

Mit 68 Abbildungen.

Einleitung.

Die Leukämien und die unter dem Namen Pseudoleukämien zusammengefaßten Erkrankungen sind durch eine bald schwächere, bald stärkere Schwellung der Milz und der Lymphknoten ausgezeichnet und erhalten dadurch ihr hervorstechendstes klinisches Gepräge. Die Leukämien haben außerdem einen charakteristischen Blutbefund, gekennzeichnet durch eine meist sehr beträchtliche Erhöhung der Leukozytenzahl und gewisse qualitative Abweichungen dieser Zellformen; die pathologisch-anatomische Untersuchung hat ferner gezeigt, daß so gut wie immer das Knochenmark miterkrankt ist. Bei den sogenannten Pseudoleukämien fehlt die Weißblütigkeit. Außerdem ist den Leukämien wie den Pseudoleukämien die begleitende Kachexie und der stets letale Verlauf gemeinsam.

Die scheinbar so große Ähnlichkeit zwischen Leukämie und Pseudoleukämie ist aber vielfach nur eine äußerliche, eine vorgetäuschte, weil die gleichen Organe erkrankt sind, und bei beiden Affektionen sich durch ihre gewöhnlich recht beträchtliche Vergrößerung auszeichnen. Die histologischen Veränderungen der Organe können aber durchaus und grundsätzlich verschieden, die pathologisch-anatomische Grundlage beider Krankheitsgruppen sowie ihre Ätiologie durchaus different sein. Ein einheitliches Pseudoleukämie zu nennendes Krankheitsbild wird zur Zeit auf Grund eingehendster Forschungen der letzten Jahrzehnte nicht mehr anerkannt, sondern nur ein Symptomenkomplex dieses Namens.

Es gibt allerdings auch eine vielfach noch als Pseudoleukämie bezeichnete Krankheit, die wir von den anderen unter diesem Sammelnamen zusammengefaßten Affektionen scharf trennen müssen. Es ist das diejenige Form, die seiner Zeit von Cohnheim den Namen Pseudoleukämie bekommen hat. Diese Affektion hat mit der Leukämie die gleiche histologische Struktur der Blutbildungsorgane, mit den übrigen Pseudoleukämien das Fehlen der leukämischen Blutveränderung gemeinsam. Sie ist sozusagen eine Leukämie ohne leukämisches Blut, eine latente Leukämie.

Die gemeinsame pathologisch-anatomische Grundlage der Leukämien und der soeben erwähnten Cohnheimschen Pseudoleukämie ist eine Hyperplasie des Leukoblastenapparates. Die farblosen Parenchymzellen der hämatopoetischen Apparate befinden sich im Zustand der Hyperplasie. Während es nun bei den eigentlichen Leukämien zu einer massenhaften Ausschwemmung dieser in pathologisch gesteigertem Maße gebildeten Leukozyten kommt, findet eine derartige Ausschwemmung in manchen Fällen nicht statt. Die Bezeichnung

„Pseudoleukämie" für diese Krankheitsgruppe hat man daher neuerdings mit Recht als irreführend bekämpft, da viele Autoren auch die in ihrer äußeren Erscheinungsform so ähnlichen stromatischen Systemerkrankungen (Granulomatose, Tuberkulose usw.) ebenso genannt haben. Die Bezeichnung „Aleukämie", die vorgeschlagen worden ist, kann aber gleichfalls irreführend wirken. Ich möchte als beste Universalbezeichnung der hyperplastischen Systemerkrankungen des Leukoblastenapparates die Bezeichnung „Leukoblastosen" oder kürzer „Leukosen" (Ellermann und Bang) vorschlagen. Leukoblastosen oder Leukosen sind die chronischen wie die akuten Formen der lymphatischen und myeloischen Leukämie, sowie der lymphatischen und myeloischen Aleukämie bezw. Pseudoleukämie der früheren Nomenklatur. Auch die sog. Chlorome gehören zu den Leukosen. Bei allen diesen Affektionen finden wir eine diffuse Hyperplasie des Leukoblastenapparates.

Als Leukoblastome dagegen fassen wir diejenigen Systemerkrankungen des hämatopoetischen Apparates zusammen, bei denen keine diffuse Proliferation festzustellen ist, sondern vielmehr nur zirkumskripte Wucherungen in den Blutbildungsorganen vorhanden sind, welche oft die Neigung haben, das benachbarte Gewebe zu verdrängen und dadurch den echten Geschwülsten nahestehen und von vielen Autoren auch direkt dazu gerechnet werden. Solche Leukoblastome sind die multiplen Myelome und das Lymphosarkom. Es bestehen übrigens zwischen Leukosen und Leukoblastomen fließende Übergänge.

Eine vielfach noch bestrittene, aber von den meisten neueren Autoren angenommene Anschauung ist die, daß es auch hyperplastische primäre Wucherungen des erythroblastischen Anteils der hämatopoetischen Organe gibt, repräsentiert durch die genuine, nicht auf der Basis anderer Krankheiten entstandene sekundäre, sondern ein anscheinend selbständiges Krankheitsbild darstellende, bald mit, bald ohne Milztumor einhergehende Polyzythämie, die zweifellos auf einer stark gesteigerten erythroblastischen Tätigkeit des Knochenmarkes beruht, also eine Erythroblastose ist. Deshalb bezeichnet man sie auch neuerdings als Erythrämie, indem man sie als ein Seitenstück, eine Parallelerkrankung der Leukämie ansieht (Türk, H. Hirschfeld, Naegeli, Morawitz u. a.).

Histologisch völlig differenter Natur ist eine große Gruppe von Systemerkrankungen des hämatopoetischen Systems, die früher in dem großen Sammeltopf der Pseudoleukämie einen Platz hatte, weil bei ihr die leukämischen Blutveränderungen fehlen. Alle diese gleichfalls durch multiple Lymphknoten- und Milzschwellung charakterisierten Affektionen sind aber keine Parenchymerkrankungen, sondern Affektionen des Stromas chronisch entzündlicher Natur, und werden deshalb unter dem Namen Granulomatosen zusammengefaßt. Grob-klinisch und grob-anatomisch gleichen sie den parenchymatösen, hyperplastischen Systemerkrankungen, histologisch sind sie scharf von ihnen als bloße Affektionen des Stromas unterschieden. Nach ihrer Ätiologie unterscheidet man drei Untergruppen derselben: Die Lymphogranulomatose mit noch nicht sichergestellter Ätiologie, die tuberkulösen Granulomatosen und die syphilitischen Granulomatosen.

Wegen ihrer geschwulstartigen Erscheinungsform faßt man alle Systemaffektionen des hämatopoetischen Apparates am besten mit Orth als Hämoblastosen zusammen.

Generalisierte Geschwulstbildungen der Blutbildungsorgane können aber in seltenen Fällen auch ganz anderer Natur sein, nämlich echte maligne Neubildungen. Diese Tumoren können primär in einem Blutbildungsorgan entstehen und dann nacheinander das ganze System befallen, oder aber der Primärtumor sitzt in einem anderen Organ und die Metastasierung erfolgt vorwiegend oder allein im hämatopoetischen System. So gibt es generalisierte primäre Sarkomatosen und Endotheliome des lymphatischen Apparates, aber auch die Metastasen eines Karzinoms oder anderer Tumoren irgendeines Organes können ganz oder vorwiegend in den Lymphknoten lokalisiert sein. Ebenso gibt es multiple echte Sarkome, Enchondrome und Endotheliome des Knochenmarkes bzw. des Skelettsystems, sowie auch sekundäre multiple Geschwülste desselben, bei welchen der Primärtumor in irgendeinem anderen Organ sich entwickelt hat. Auch bei diesen echten Geschwülsten ist vielfach die Milz mitbeteiligt.

Die häufig generalisierten Lymphknotenschwellungen bei akuten Infektionskrankheiten, besonders den exanthematischen, und der primären und sekundären Syphilis, sowie bei entzündlichen Hautkrankheiten, sind nur von untergeordneter symptomatischer Bedeutung und kommen nur differentialdiagnostisch gegenüber den echten Systemerkrankungen in Frage.

Die Einteilung der Hämoblastosen, der geschwulstartigen Systemerkrankungen des hämatopoetischen Apparates, wäre also nach histologischen Prinzipien folgende:

1. Leukosen, diffuse Hyperplasien des Leukoblastenapparates.
   a) Leukämische Leukosen (Leukämien).
   b) Aleukämische Leukosen (Pseudoleukämie Cohnheim und aleukämische Myelosen).
2. Leukoblastome, zirkumskripte Geschwulstbildungen des Leukoblastenapparates.
   a) Multiple Myelome, multiple zirkumskripte, aggressiv wachsende Geschwülste des Knochenmarkparenchyms.
      Anhang: Multiple Primärgeschwülste anderer Natur und metastatische Tumoren des Knochenmarkes.
   b) Das Lymphosarkom. Zirkumskripte, aggressiv wachsende Lymphozytome der lymphatischen Apparate, auf Lymph- und Blutwegen sich verbreitend.
      Anhang: Andere multiple primäre und metastatische Geschwulstbildungen des lymphatischen Apparates.
3. Die Erythrämie[1]), eine Hyperplasie des Erythroblastenapparates.
   Anhang: Symptomatische Polyzythämien oder Erythrozytosen.
4. Die Granulome, chronisch entzündliche, vom Stroma ausgehende Geschwulstbildungen des hämopoetischen Apparates.

Historisches.

In der Geschichte der Leukämieforschung der älteren Zeit muß man nach Virchow zwei Perioden unterscheiden. Die erste derselben geht bis zum Jahre 1845; bis dahin waren einige isolierte, aber doch so hinreichend genau beschriebene Fälle bekannt geworden, daß man sie noch heute als Leukämien rekognoszieren kann, doch war ihr wahres Wesen nicht erkannt worden. Die zweite Periode ist die der wissenschaftlichen Begründung der wahren Natur der Krankheit, die durch Virchows zweite Publikation im Jahre 1846 eingeleitet wurde. Virchows erste klassische Arbeit mit dem Titel: „Weißes Blut" erschien im November 1845 in Frorieps Notizen, einem naturwissenschaftlich-medizinischen Blatt, und bringt die Krankengeschichte einer 50jährigen Köchin, die vier Monate lang in der Charité behandelt worden, und dann gestorben war. Während des Lebens bestanden Husten, Milzschmerzen, häufige

[1]) Die Erythrämie und die Erythrozytosen werden in einem anderen Bande dieses Werkes besprochen werden.

Diarrhöen, Nasenbluten, sowie ein furunkulöser und pustulöser Ausschlag der Haut. Die Untersuchung ergab in erster Linie einen sehr großen Milztumor. Bei der Sektion fand sich im ganzen Gefäßsystem eine eiterartige Masse. Einige Venen enthielten ein mißfarbiges, kaum rötliches, schlecht geronnenes Blut. Das Herz war strotzend gefüllt mit großen, locker anliegenden, grünlich gelbweißen Gerinnseln, die durchaus wie konsistenter Eiter aussahen. Die Wandungen des Herzens und der Gefäße waren in keiner Weise verändert. Die Milz war enorm hypertrophiert, fast 1 Fuß lang, sehr schwer, dunkelbraunrot, von brettähnlicher Resistenz, brüchig. In dem Nierenbecken befanden sich eine große Menge harnsaurer Steine. Die eiterartige Masse, welche die Gefäße ausfüllte, bestand aus Zellen, die durchaus den Leukozyten des Blutes glichen.

Virchow spricht von weißem Blut, weil die Proportion zwischen den roten und farblosen (in Masse weißen) Blutkörperchen eine umgekehrte war, als normalerweise. Jedenfalls hat er in der Überproduktion von weißen Blutkörperchen das Wesen der Krankheit erkannt.

Daß ähnliche Fälle schon von früheren Autoren gesehen worden sind, hebt er selbst hervor. Es finden sich nach ihm bei älteren Schriftstellern hier und da Beobachtungen über Blut, das seine Farbe so vollkommen verloren hatte, daß es der Milch, dem Chylus, Schleim oder Eiter verglichen wurde. Virchow zitiert einen im gleichen Jahre in Wien aus dem Institut von Rokitansky von Lautner als Pyämie publizierten Fall, mit großer Milz und Leber und einer ganz gleichen eiterähnlichen Beschaffenheit des Gefäßinhaltes, der offenbar ebenso aufzufassen ist, als seine eigene Beobachtung. Gegen die Auffassung dieses Lautnerschen Falles und seines eigenen als Pyämie wendet er sich mit Entschiedenheit. Er diskutiert vielmehr schon in dieser seiner ersten Mitteilung die Möglichkeit eines Zusammenhanges zwischen der Erkrankung der Milz und der abnormen Blutbeschaffenheit.

Im gleichen Jahre erschienen im Edinburgh medical Journal im Oktoberheft, also etwa 4 Wochen vor der Virchowschen Publikation, Beobachtungen zweier ganz identischer Fälle von Craigie und Bennet, die aber von diesen Autoren als Pyämien, Eiteransammlungen im Blute, aufgefaßt wurden. Lautete doch der Titel der Arbeit: „Case of hypertrophy of the spleen and liver, in which death took places from suppuration of the blood.“ Beide Autoren bezeichnen die von ihnen im Blute gesehenen farblosen Zellen direkt als Eiterkörperchen, und während Craigie annimmt, daß die Milz diese Eiterkörperchen sezerniert hätte, denkt Bennet an eine sogenannte Eitergärung, Zymosis im Blute.

In seiner zweiten Arbeit über diesen Gegenstand in der medizinischen Zeitung vom Jahre 1846, welche den Titel führt, „weißes Blut und Milztumoren“, bespricht Virchow die eben zitierten Fälle von Craigie und Bennet, sowie einen im Jahre 1846 von Fuller publizierten ähnlichen Fall, bei dem übrigens zum ersten Male bereits während des Lebens durch Blutuntersuchung die hochgradige Vermehrung der weißen Blutkörperchen festgestellt worden war, die etwa ein Drittel aller körperlichen Elemente des Blutes ausmachten.

Virchow bekämpft hier ausdrücklich die Auffassung dieser Fälle von weißem Blut als Pyämien und hebt hervor, daß die in abnormer Menge im Blute gefundenen farblosen Elemente in ihrer Struktur in keiner Weise von den normalen Leukozyten abweichen. Am Schlusse dieses zweiten Artikels prägte er den berühmt gewordenen und oft zitierten Satz: „Ich vindiziere damit für die farblosen Blutkörperchen eine Stelle in der Pathologie.“

In einem dritten Artikel im Jahre 1847 stellte Virchow aus der älteren Literatur mehrere Fälle zusammen, die er gleichfalls auf Grund der Beschreibung zu dem von ihm neu aufgestellten Krankheitsbild der Weißblütigkeit rechnet. Es sind das die Fälle von Bichat (1801), Velpeau (1827), Caventon

(1828), Harless (1831), Andral (1838), Oppolzer und Liebmann (1847), Bricheteau (1845) und von Wintrich (mündliche Mitteilung). Da sowohl in diesen Fällen wie in denen von Lautner, Craigie, Bennet und seinem eigenen weißes Blut mit einem Milztumor kombiniert war, zieht Virchow den naheliegenden Schluß, daß eine eziehung irgendwelcher Art zwischen Milztumor und Blutveränderung bestehen müsse, und daß wahrscheinlich in der Milz der Entstehungsort der farblosen im Übermaß gebildeten Elemente des Blutes zu suchen sei.

Es waren also schon lange vor Virchow Fälle bekannt geworden und beschrieben worden, die wir auch heute auf Grund der Schilderung ohne weiteres für Leukämien erklären müssen. Eine Zeitlang bestand ein Prioritätsstreit zwischen Virchow und Bennet über die Entdeckung der Leukämie. Es kann keinem Zweifel unterliegen, daß vor Virchow und Bennet (die Publikation des letztgenannten Autors erfolgte einen Monat früher als die Virchows) bereits Leukämien beobachtet worden sind, also weder Virchow noch Bennet haben die Leukämie zuerst gesehen. Wohl aber hat Virchow das zweifellose Verdienst von vornherein als erster das eigentliche Wesen der Krankheit erkannt zu haben und gilt deshalb als der eigentliche „Entdecker" derselben. Mit Recht sagt daher Virchow in einer Polemik gegen Bennet, der ihm gegenüber Prioritätsansprüche erhoben hatte, und den Ruhm der Entdeckung der Leukämie für sich beanspruchte: „Eine einzelne Tatsache, ein einzelner Fall bekommt einen wissenschaftlichen Wert immer erst durch die Verbindung mit anderen Tatsachen und Fällen, und nicht jede neue Beobachtung ist eine Entdeckung. Die Beobachtung, welche Herr Bennet machte, war überhaupt nicht neu, und als er versuchte, sie wissenschaftlich zu verwerten, da machte er einen so großen Fehlgriff, daß unzweifelhaft, wenn alle Beobachter nach ihm in dem von ihm vorbereiteten Wege fortgeschritten wären, die Leukämie noch heute nicht entdeckt, sondern in der Pyämie zugrunde gegangen wäre."

Bennet hat erst später seine Anschauung von der pyämischen Natur der Leukämie als irrig erkannt und zurückgenommen. Im übrigen aber hat er zweifellos gleichfalls große Verdienste um die Erforschung der Krankheit, indem er eine große Reihe von weiteren Fällen beschrieb, und für das Bekanntwerden derselben in den Kreisen der englischen Ärzte eifrigst bemüht war. Von ihm stammt die erste Monographie über die Leukämie, erschienen in Edinburgh 1852, welche auch die ersten Abbildungen leukämischen Blutes und leukämischer Organe enthält. Er berichtet darin über 37 zum größten Teil selbstbeobachtete Fälle.

Virchow ist es anfänglich nicht leicht geworden, seine Anschauungen über die Leukämie durchzusetzen. Klagt er doch in seiner vierten Publikation über diese Frage: „Es gibt gewisse Wahrheiten, welche sich in der Wissenschaft nur sehr langsam und schrittweise Geltung verschaffen. So scheint es meinen Mitteilungen über weißes Blut (d. h. eine Vermehrung der weißen Blutkörperchen in dem Maße, daß die rote Farbe des Blutes dadurch in eine rötlich-gelbliche oder grünlich-weiße verwandelt wird) und dem Zusammenhang derselben mit chronischen Milzanschwellungen zu gehen."

In dieser vierten Publikation kommt auch zum ersten Male der Name „Leukämie" vor, der seitdem für diese Krankheit sich eingebürgert hat, während sich die von Bennet vorgeschlagene Bezeichnung „Leukozythämie" nicht einführen konnte.

Während in dem ersten Falle Virchows und den meisten der von ihm aus der Literatur gesammelten Fälle der Milztumor das hervorstechendste Symptom war und Schwellungen der Lymphknoten nur sehr wenig ausgesprochen waren, und bloß in den Fällen von Bennet, Lautner-Rokitansky und

Oppolzer erheblicheren Umfang erreichten, zeichnet sich der zweite von Virchow publizierte Fall durch sehr starke Drüsentumoren aus, während die Milz nicht vergrößert war. Es lag also hier der erste Fall von lymphatischer Leukämie vor. Bald konnte Virchow einen weiteren dritten von ihm sezierten Leukämiefall mit Milztumor mitteilen. Im Jahre 1850 gelegentlich eines Vortrages über Leukämie in der physikalisch-medizinischen Gesellschaft zu Würzburg unterschied er zum ersten Male ausdrücklich zwei Formen der Leukämie, eine lymphatische und eine lienale und sprach die Ansicht aus, daß in beiden die eigentümliche und auf Grund der Art der vermehrten farblosen Elemente wohl zu unterscheidende Veränderung des Blutes durch Verunreinigung desselben mit abgelösten Lymphdrüsen- und Milzelementen zustande kommt.

Den ersten in Deutschland im Leben als Leukämie diagnostizierten Fall konnte dann Julius Vogel in Gießen aus seiner Klinik im Jahre 1851 mitteilen. Die Kenntnis der Publikationen Virchows veranlaßte ihn bei einem Kranken mit sehr großem Milztumor das Blut zu untersuchen und er konnte eine sehr starke Vermehrung der farblosen Blutkörperchen nachweisen und somit die Diagnose stellen, welche später durch die Sektion bestätigt wurde. Interessant ist die Methode, nach der Vogel verfuhr. Er untersuchte nicht, wie wir es heute tun würden, einen durch Einstich in die Haut gewonnenen Blutstropfen einfach mikroskopisch, sondern machte eine Venaesektion, defibrinierte das aufgefangene Blut durch Schlagen und überließ es eine Weile sich selbst. Er konstatierte dann nach einigen Stunden, daß der untere Teil der Blutsäule dunkelviolett, der obere dagegen weißlich-milchig aussah. Dieser obere Teil erwies sich dann bei der mikroskopischen Untersuchung als ganz aus farblosen Zellen bestehend. In ganz der gleichen Weise verfuhr auch Uhle im Jahre 1853 in einem Falle lienaler Leukämie, der bei seinem sehr elenden Patienten darauf wartete, bis er eine durch Schmerzen bedingte Indikation zum Setzen eines blutigen Schröpfkopfes fand, um eine mikroskopische Blutuntersuchung vornehmen zu können. In England hatte man schon früher die Blutuntersuchung durch Einstich in den Finger ausgeführt und Fuller hat auf diese Weise den ersten Fall von Leukämie schon während des Lebens im Jahre 1846, Bennet den zweiten 1850 diagnostiziert.

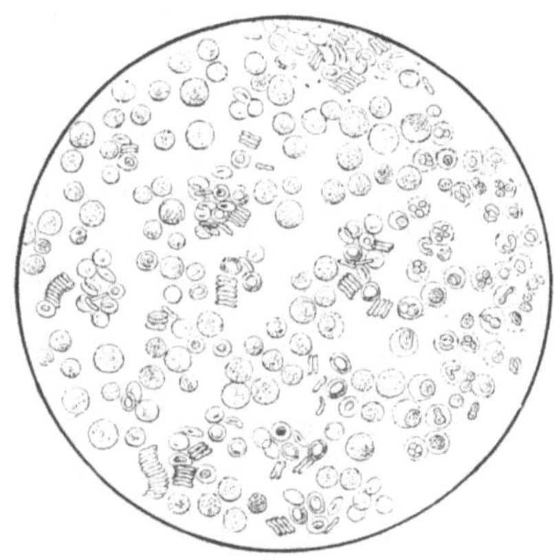

Abb. 1. Erste deutsche Abbildung eines mikroskopischen Blutpräparates von „lienaler“ Leukämie aus Funkes Atlas der physiologischen Chemie.

Die ersten Abbildungen leukämischen Blutes befinden sich bereits in den Publikationen Bennets. In Deutschland wurde die erste mikroskopische Abbildung leukämischen Blutes von Funke in seinem Atlas der physiologischen Chemie publiziert, die nebenstehend reproduziert ist (Abb. 1).

Im Laufe der folgenden Jahre wuchs die Zahl der beobachteten Fälle von Leukämie dank den Bemühungen Virchows in Deutschland und Bennets in England immer mehr und auch in Frankreich erschienen wichtige Mitteilungen von Leudet, Robin und Charcot, sowie von Vidal und Schnepf. Im Jahre 1858 konnte Walther in einem zusammenfassenden Artikel über Leukämie in Schmidts Jahrbüchern aus der Literatur bereits 60 Fälle anführen, und Martin Ehrlich hat in seiner Dissertation über Leukämie im Jahre 1862 sogar 100 sichere Fälle zusammenstellen können.

Während die Angaben über das Verhältnis der roten zu den weißen Blutkörperchen bei der Leukämie anfänglich auf bloßer Schätzung beruhten, hat zum ersten Male de Pury im Jahre 1855 exaktere Bestimmungen mit Hilfe einer von Moleschott angegebenen, nach unseren heutigen Ansichten natürlich nur wenig exakten Methode genauere Untersuchungen angestellt. Auf diese Weise fand er bei einem Kranken an verschiedenen Tagen ein Verhältnis der Weißen zu den Roten von 1:7, 1:12, 1:21 und 1:19. Er entnahm bereits das Blut durch Einstich in die Fingerkuppe.

Einen Markstein in der Geschichte der Leukämie bedeutet die Entdeckung Neumanns im Jahre 1870, daß das Knochenmark bei der Leukämie miterkrankt ist. Bei einem an lienaler Leukämie verstorbenen Patienten der Leydenschen Klinik in Königsberg konstatierte er eine grünlich-gelbe Eiterfarbe des Knochenmarkes, die im höchsten Maße auffallend war und an eine über das ganze Skelettsystem verbreitete Osteomyelitis denken ließ. Die mikroskopische Untersuchung des Knochenmarkes ergab, daß es aus Elementen von derselben Beschaffenheit bestand, wie sie im Blute vorhanden waren.

Bis dahin war noch bei keiner Leukämie auf das Knochenmark geachtet worden. Neumann vermutete zunächst nur, daß die von ihm gefundene Veränderung eine häufige Teilerscheinung der leukämischen Erkrankung sei. Er glaubte, daß das Knochenmark die in ihm gebildeten Zellen in das Blut abgesondert hat, und daß die Zellen zum Teil im Zustand einer unvollständigen Reife in den allgemeinen Blutlauf übergegangen sind. Übrigens fand Neumann in diesem Falle zum ersten Male, sowohl im Blut wie im Knochenmark, die bekannten Kristallbildungen, die später als Leyden-Charcotsche Kristalle bezeichnet wurden.

Eine neue Epoche für die Lehre von der Leukämie, wie bekanntlich für die Hämatologie überhaupt, ist dann durch die bahnbrechenden Untersuchungen Ehrlichs und seiner Schule begründet worden. Durch die Einführung einer neuen Fixierungs- und Färbetechnik von seiten Ehrlichs haben unsere Kenntnisse von der feineren Struktur der Blutzellen und der Blutbildungsorgane eine ganz neue Grundlage erhalten. Wie alle anderen Zweige der Hämatologie ist dadurch auch die Lehre von der Leukämie außerordentlich erweitert und vertieft worden. Besonders die Lehre von der Abstammung der verschiedenen Blutzellen und ihre Entstehung aus den verschiedenen Blutbildungsorganen, die für das Verständnis der einzelnen Leukämieformen von so grundlegender Bedeutung ist, wurde von Ehrlich begründet. Er zeigte ferner zuerst, daß bei der Leukämie unreife Leukozytenformen im Blute auftreten und daß daher nicht nur die Zahl der Leukozyten, sondern in erster Linie ihre Qualität für die Diagnose maßgebend ist. Auf die Einzelheiten seiner Lehre werden wir noch oft zurückkommen. Auch die großen Fortschritte, die in der Zeit nach Ehrlich unsere Kenntnisse von der Leukämie erfahren haben, basieren im wesentlichen auf den von ihm geschaffenen Grundlagen.

Ehrlich unterschied nach der wuchernden Gewebsart zwei Formen von Leukämien, die lymphatische und die myelogene, und verwarf die alte Einteilung, die auf den grob anatomischen Organläsionen basierte. Diese neue Einteilung Ehrlichs war die natürliche Fortentwicklung seiner dualistischen Auffassung von der Genese der Leukozyten und der scharfen Trennung derselben in lymphatische und myeloische Elemente, die niemals ineinander übergehen. Die dualistische Auffassung Ehrlichs wurde lange Zeit von vielen Autoren bekämpft, hat sich aber schließlich doch siegreich behauptet.

Ehrlich faßte die lymphatische Leukämie mit Pinkus als Systemerkrankung des lymphatischen Apparates auf, sah aber in der myeloiden Leukämie eine ursprünglich lokale Knochenmarkserkrankung, die erst auf metastatischem Wege allmählich die anderen Organe ergreift.

Unter dem Einfluß von Naegeli, Pappenheim, H. Hirschfeld ist man jetzt auch dazu übergegangen, in der myeloiden Leukämie eine Systemerkrankung zu sehen und die myeloiden Herde in den Organen auf autochthone Entstehung zurückzuführen, ihre metastatische Entstehung aber im allgemeinen abzulehnen.

Ursprünglich glaubte man, daß es nur eine chronische Leukämie gäbe, später stellte sich aber heraus, daß auch akute Verlaufsformen sehr häufig vorkommen. Es ist das große Verdienst von Ebstein, auf Grund der bis dahin zerstreuten und wenig gekannten Angaben der Literatur und eigener Beobachtungen die Lehre von der akuten Leukämie begründet zu haben.

Lange Zeit hindurch kannte man nur eine akute lymphatische Leukämie, aber spätere Beobachtungen zeigten, daß es auch eine akute myeloische Leukämie gibt. Besondere Bedeutung hat diejenige Form der akuten myeloiden Leukämie erlangt, die man jetzt als Myeloblastenleukämie bezeichnet. Die dabei vermehrten farblosen Elemente gleichen Lymphozyten, sind aber in Wahrheit nur lymphozytenähnliche Elemente, die granulationslosen Vorstufen der granulierten Knochenmarkzellen. Es hat viel Mühe und Arbeit gekostet, die strukturellen und tinktoriellen Differenzen zwischen Myeloblasten und Lymphoblasten einwandfrei festzustellen. Die Kenntnis der morphologischen Unterschiede verdanken wir besonders den Arbeiten von Naegeli, Schridde und Pappenheim. Auf biochemische Unterschiede haben besonders die Untersuchungen von E. Müller und Jochmann (proteolytische Fermentwirkung) und von Schulze (Oxydasereaktion) die Aufmerksamkeit gelenkt.

Zur schärferen Trennung der chronischen, besonders aber der akuten myeloiden und lymphatischen Leukämien hat besonders auch die erst neuerdings bekannt gewordene feinere Histologie der hämatopoetischen Organe viel beigetragen.

Eine außerordentlich wichtige Entdeckung war die der sogenannten Pseudoleukämie durch Cohnheim im Jahre 1860. Cohnheim zeigte, daß es Erkrankungen gibt, die in jeder Beziehung der lymphatischen Leukämie gleichen, nur daß die Vermehrung der Leukozyten im Blute fehlt. Man hat im Laufe der Jahre erkannt, daß diese Erkrankungen ihrem Wesen nach durchaus Leukämien sind, bei denen nur aus unbekannten Gründen die Überschwemmung des Blutes durch Leukozyten ausbleibt. Die krankhaften Prozesse in den Blutbildungsorganen sind genau die gleichen wie bei der echten lymphatischen Leukämie.

Allmählich hat man gelernt, von dieser Cohnheimschen Pseudoleukämie klinisch sehr ähnliche Erkrankungen abzutrennen, bei denen zwar auch multiple Lymphdrüsenschwellungen vorhanden sind, deren histologische Struktur aber eine durchaus andere ist. So hat man tuberkulöse und syphilitische Lymphomatosen kennen gelernt, sowie solche auf echter Tumorbildung beruhende, und schließlich gelang es Paltauf und Sternberg als eine ganz eigenartige Form multipler Lymphomatose dasjenige Krankheitsbild abzugrenzen, das man jetzt als Lymphogranulomatose bezeichnet und das wohl die häufigste Form der nichtleukämischen generalisierten Lymphomatosen darstellt. Noch früher als Cohnheim hatte Hodgkin auf das häufige Vorkommen multipler Lymphknotenschwellungen nichtleukämischer Natur aufmerksam gemacht. Indessen hat er sich nicht bemüht, diese Fälle histologisch zu differenzieren, während die Cohnheimsche Pseudoleukämie ein histologisch wohl umschriebenes Krankheitsbild ist. Leider sind in der Folgezeit die Begriffe „Pseudoleukämie“ und „Hodgkin“ durchaus kritiklos gebraucht worden.

Beide sollten gänzlich aus der hämatologischen Nomenklatur verschwinden und an ihre Stelle die Affektionen anatomisch klassifiziert und bezeichnet werden. Über diese Fragen ist in der Berliner hämatologischen Gesellschaft (19. I. und 7. IV. 1909), sowie auf der 13. Tagung der deutschen pathologischen Gesellschaft eingehend diskutiert worden.

Sehr spät erst wurde gezeigt (H. Hirschfeld), daß auch die myeloische Leukämie ohne leukämische Blutveränderung vorkommen kann, daß es also nicht nur eine aleukämische Lymphadenose, sondern auch eine aleukämische Myelose gibt.

Schließlich sei erwähnt, daß wir jetzt auch bei den akuten Leukämien gar nicht so selten aleukämische Verlaufsformen mit normalen oder subnormalen Leukozytenwerten während der ganzen Zeit der Beobachtung kennen gelernt haben, die diagnostisch oft große Schwierigkeiten bieten.

Eine Tat von weittragender Bedeutung, vor allem in praktischer Beziehung, war die Einführung der Röntgentherapie der Leukämie durch Senn im Jahre 1903. Infolgedessen stehen wir dieser Erkrankung nicht mehr so hilflos gegenüber wie früher, wenn wir auch nicht imstande sind, auf diesem Wege das Leiden zu heilen.

Von großem Interesse ist die schon seit längerer Zeit bekannte Tatsache, daß die Leukämie auch bei Tieren vorkommt. Vielleicht ist die wichtige Entdeckung von Ellermann und Bang, daß es bei Hühnern eine übertragbare Leukämie gibt, der erste Schritt zur Einleitung einer experimentellen Ära der Leukämieforschung, die bisher im wesentlichen auf klinische und histologisch-mikroskopische Untersuchungen sich beschränken mußte, ohne in das eigentliche Wesen der Krankheit tiefer eindringen zu können.

In den Lehr- und Handbüchern der inneren Medizin, besonders aber in den Lehrbüchern der Hämatologie von Grawitz und Naegeli ist die Leukämie Gegenstand eingehendster Darstellung geworden. Die erste monographische Bearbeitung stammt von Bennet und ist in Edinburgh im Jahre 1852 erschienen. Sie führt den Titel: „Leukocythaemia or white cell blood in relation to the physiology and pathology of the lymphatic glandular system.“ Die erste größere deutsche Monographie hat Mosler im Jahre 1872 verfaßt. (Die Pathologie und Therapie der Leukämie. Berlin, August Hirschwald.) Die Lektüre dieses 281 Seiten starken Werkes ist noch heute hochinteressant und lohnend, obwohl es natürlich viele längst widerlegte Anschauungen enthält.

Die klassische Darstellung der Leukämie in der ersten Auflage von Nothnagels Handbuch durch Ehrlich, Lazarus und Pinkus im Jahre 1901 ist die Grundlage für alle späteren Forschungen über diese Krankheit geworden. In der zweiten Auflage des Nothnagelschen Handbuches hat Naegeli die Leukämie monographisch dargestellt (1913). Von anderen Monographien über Leukämie und verwandte Krankheiten seien genannt: Herz: Die akute Leukämie, Leipzig und Wien: Deuticke 1911. K. Ziegler: Die Hodgkinsche Krankheit. Jena: Fischer 1911. C. Sternberg: Pathologie der Primärerkrankungen des lymphatischen und hämatopoetischen Apparates. Wiesbaden: Bergmann 1905. Ferner v. Domarus: Die chronischen Leukämien. Herz: Die akute Leukämie. Lehndorff: Das Chlorom. Mosse: Die Polyzythämie, in Kraus-Brugsch' Handbuch der spez. Pathologie und Therapie. Bd. 8.

Literatur über die wichtigsten älteren Publikationen über Leukämie.

Andral: Clinique méd. I. pag. 93 Fall 17. 1839. — Bamberger, Virchow und Scherer: Beiträge zur Geschichte der Leukämie. Verhandl. d. physiol. med. Ges. zu Würzburg. Bd. 7. — Becquerel: Nouvelle observation de leucémie. L'Union 1856. — Béhier: Contribution à l'histoire de la leucémie. Union méd. Nr. 99 u. 100. 1869. — Bennet: Edinburgh journ. med. Oct. 1846. Edinburgh monthly journ. 1851. — Bichat: Anatomie générale. Paris. I, p. 70. 1801. — Böttcher: Über die Neubildungen in Leber und Nieren bei Leukämie. Virchows Arch. Bd. 14. — Bricheteau: Oppenh. Zeitschr. S. 284. Okt. 1845. — Caventon: Note sur du sang de nature particulière. Rev. méd. Tom. 4, p. 567. 1828. — Charcot: Gaz. méd. p. 356 u. 430. 1853. — Craigie and Bennet: Über zwei Fälle von krankhafter Vergrößerung der Milz, in welchen der Tod durch die Gegenwart von Eiter im Blut herbeigeführt wurde. Edinburgh Journ. Oct. 1845. — Martin Ehrlich: Über Leukämie. Inaug.-Diss. Dorpat 1862. — Foà: Contribuzione allo studio della leucemia. Riv. clin. di Bologna. Nr. 6. 1873. — v. Franqué: Ein Fall von Leukämie. Dtsch. Klinik. 1856. — Friedreich: Ein neuer Fall von Leukämie. Virchows Arch. Bd. 12. — Griesinger: Zur Leukämie und Pyämie. Virchows Arch. Bd. 5. — Harleß: Die Blutentziehung und ihre notwendigen Schranken. Heidelberger klinische Annalen. Bd. 7. S. 26. 1831. — Hervez de Chégvin: Fall von Leukämie. Gaz. des hôp. 1855. — Heschl: Über einen Fall von Leukämie. Virchows Arch. Bd. 8. — Huss: Leucocythémie splénique. Arch. gén. Sept. 1857. — Isambert et Robin: Note sur un cas de leukocythémie. Gaz. de Paris. 1856. — Laveran: Note sur un cas d'hémophilie avec leukocythémie et altérations de la rate. Gaz. hebd. 1857. — Lautner: Bericht über die Ergebnisse der unter Leitung des Professor Rokitansky stehenden pathologisch-anatomischen Anstalt des Wiener allgemeinen Krankenhauses in der Zeitschr. d. k. k. Ges. d. Ärzte zu Wien. Bd. 2. S. 488. 1845. — Leudet: Bull. de la soc. anat. p. 226. 1852. — de Martini: Observation de leucocythémie. Gaz. hebdom. 1857. — Mosler: Klinische Studien über Leukämie. I. Syphilis und Leukämie. Berl. klin. Wochenschr. Nr. 2 u. 3. 1864. II. Leukämie bei Kindern. Berl. klin. Wochenschr. Nr. 12. 1864. III. Leukämie bei Frauen. Berl. klin. Wochenschr. Nr. 13 u. 14. 1864. IV. Geheilte Leukämie. Berl. klin. Wochenschr. Nr. 15. 1864. V. Intermittens und Leukämie. Berl. klin. Wochenschr. Nr. 10, 11, 12. 1864. — Portalier: Nouvelle observation de Leucémie. Gaz. des hôp. 1856. — de Pury: Blutkörperchenzählungen bei einem Falle von Leukämie usw. Virchows Arch. Bd. 8. — Schnepf: Des globules incolorés du sang, de leur valeur physiologique et pathologique (leucocythaemie), du sang blanc (leucaemie). Gaz. méd. de Paris. Nr. 14—22. 1866. — Schreiber: De Leukaemia. Inaug.-Diss. Regensburg 1854. — Sère: Observation de leukocythémie. Journ. de Toulouse. 1856. — Taylor: Leukocythaemia, with hypertrophy of the spleen and lymphatic glands and lymphadenoma of the pleura, mediastini, liver, kidneys and epididymis. Transact. of the pathol. soc. Vol. 25. — Terrier: La leucocythémie. Rev. d. thérap. méd. chirurg. 1856. — Thierfelder und Uhle: Ein Fall von Leukämie. Arch. f. physiol. Heilk. 1856. — Uhle: Ein Fall von lienaler Leukämie. Virchows Arch. Bd. 5. — Velpeau: Sur la résorption du pus et sur l'altération du sang dans les maladies. Rev. méd. Tom. 2, pag. 218. Fall 1, 1872. — Vidal: De la leukocythémie splénique ou de l'hypertrophie de la rate avec altération du sang, consistant dans une augmentation considerable du nombre des globules incolorés du sang. Gaz. hebdom. Nr. 7—15. 1856. — Virchow: Weißes Blut. Frorieps Notizen. Nov. 1845. — Virchow: Weißes Blut und Milztumoren. Med. Ztg. Nr. 34—36. 1846. — Virchow: Zur pathologischen Physiologie des Blutes. Die Bedeutung der Milz- und Lymphdrüsenkrankheiten für die Blutmischung (Leukämie). Virchows Arch. Bd. 5. — J. Vogel: Störungen der Blutmischung. In Virchows Handb. d. spez. Pathol. u. Therap. Bd. 1. — Vogel: Ein Fall von Leukämie mit Vergrößerung von Milz und Leber. Virchows Arch. Bd. 3. — Vogel: Fall von Leukämie. Dorpater med. Jahrb. Bd. 4. — Walther: Über die Leukämie. Schmidts Jahrb. 1858. — Weidenbaum: De leukaemia. Inaug.-Diss. Dorpat 1859. — Wilks: Zwei Fälle von Leukozythämie. Guy's hosp. rep. 1855.

Histologie und Histogenese der Leukosen.

Nach der Art der vornehmlich erkrankten Organe unterschied Virchow zwei Formen von Leukämie. Bei der einen derselben, welche er die lienale nannte, steht die stark vergrößerte Milz im Vordergrund des Krankheitsbildes. Man findet dabei nach ihm auch im Blute dieselben großen Leukozytenformen vermehrt, welche die Milz zusammensetzen. Bei der anderen Form der Leukämie dagegen, der lymphatischen, beherrschen die stark geschwollenen Lymphknoten das klinische Krankheitsbild. Im Blute sind dabei die kleinen Lymphozyten vermehrt, welche die Lymphdrüsen zusammensetzen. Diese Virchowsche Lehre galt lange Zeit hindurch, bis Neumann die dominierende Rolle des Knochenmarkes bei der Blutbildung und seine Beteiligung bei der Leukämie entdeckte. Damit begann eine neue Ära für die Lehre von der Leukämie. Nach Neumann ist das Knochenmark bei der Leukämie immer erkrankt, gleichviel ob die lienale oder lymphatische Abart der Krankheit vorliegt. Tatsächlich ist diese Neumannsche Entdeckung an den zahlreichen Fällen von Leukämie, die von damals bis heute untersucht worden sind, immer und immer wieder bestätigt worden. Leukämien ohne Mitbeteiligung des Knochenmarkes sind zwar bekannt, aber außerordentlich selten, und es ist noch nicht sicher, ob in diesen Fällen nicht ursprünglich doch eine Knochenmarkserkrankung vorlag, die erst sekundär rückgängig geworden ist.

Somit unterschied man denn seit dieser Zeit lienal-medulläre und lymphatisch-medulläre Leukämien, sowie rein medulläre Leukämien ohne Beteiligung von Milz oder Lymphdrüsen. Bei der lienal-medullären Form fand man gewöhnlich ein sogenanntes pyoides Knochenmark, bei der lymphatisch-medullären Form rotes sogenanntes lymphoides Knochenmark.

Die Benennung der drei verschiedenen Leukämieformen beruhte auf der Auffassung, daß es verschiedene Organe sind, die bei der einen und bei der anderen Form der primäre Entstehungsort und Sitz der Krankheit sind, die Milz und das Mark bei der lienal-medullären, die Lymphdrüsen und das Mark bei der lymphatisch-medullären Form, während bei der rein medullären Abart ein Beschränktbleiben des Leidens auf das Mark anzunehmen war. Bei der Unkenntnis der feineren Histologie des Blutes und der blutbildenden Organe in früheren Jahren hat man sich also bei der Rubrizierung einer Leukämie wesentlich nach den grob-anatomischen Verhältnissen gerichtet, die, wie wir heute wissen, durchaus nicht für die Form der Leukämie maßgebend sind. So sind sicherlich viele Fälle von lymphatischer Leukämie, die zufällig einen sehr großen Milztumor hatten, zur lienalen Leukämie gerechnet worden, ja man hat sogar eine lienal-lymphatische Mischform aufgestellt.

Klarheit in die lange Zeit auf diesem Gebiet herrschende Verwirrung brachten erst die grundlegenden Untersuchungen Ehrlichs über die Histologie des Blutes und der Blutbildungsorgane.

Ehrlich zeigte, daß die lymphatischen Apparate und die Milz lediglich Lymphozyten produzieren, daß das Knochenmark dagegen die verschiedenen Formen granulierter Leukozyten und außerdem, wie bekanntlich Neumann entdeckt hat, kernhaltige rote Elemente bildet. Das gesamte hämatopoetische System ist demnach scharf zu trennen in lymphatisches Gewebe und myeloides Gewebe. Während myeloides Gewebe nach Ehrlich, Lazarus und Pinkus nur im Knochenmark vorkommt, ist das lymphatische Gewebe im Organismus weit verbreitet, sozusagen ubiquitär. Ehrlich fand nun in Verfolg seiner Untersuchungen mit Hilfe der von ihm in die Technik eingeführten farbenanalytischen Untersuchungen, daß man histologisch und histogenetisch nur zwei Formen von Leukämie unterscheiden kann, die lymphatische Leukämie, die auf einer Wucherung des ubiquitären lymphoiden Gewebes beruht, und mit einer Vermehrung der in diesem gebildeten Lymphozyten einhergeht, und zweitens eine myelogene Leukämie, welche auf einer Wucherung des im Knochenmark allein präformierten Myeloidgewebes basiert. Ehrlich bezeichnet diese Form absichtlich als myelogene Leukämie und erklärt die myeloide Struktur, die man bei dieser Krankheit in der enorm vergrößerten Milz und in den Lymphdrüsen findet, durch Metastasierung vom Knochenmark aus. Während also die lymphatische Leukämie nach Ehrlich und Pinkus eine Systemerkrankung ist, beruhend auf einer ungefähr gleichzeitigen autochthonen Wucherung des ubiquitären Lymphadenoidgewebes, faßte er die myeloide Leukämie als eine Organkrankheit auf, primär vom Knochenmark ausgehend und erst sekundär auf metastatischem Wege nach Art einer malignen Geschwulst die übrigen Blutbildungsorgane befallend.

Seit der ausführlichen Darlegung der Lehre von der Leukämie durch Ehrlich, Lazarus und Pinkus im Jahre 1901 in dem Bande „Anämie“ in Nothnagels Handbuch ist dieselbe nach mancher Richtung hin ausgebaut worden. Viele wichtige Grundpfeiler der Ehrlichschen Anschauung sind bis heute bestehen geblieben, manche Auffassungen aber haben nach langem Kampfe eine jetzt wohl allgemein anerkannte Modifikation erfahren.

Der wichtigste Fortschritt unserer Kenntnisse auf dem Gebiete der Leukämie seit Ehrlich ist der Nachweis, daß nicht nur die lymphatische Leukämie, sondern auch die myeloide Leukämie eine Systemerkrankung ist (Naegeli, Pappenheim, Schridde, Erich Meyer, H. Hirschfeld). Die Folge dieser Erkenntnis mußte sein, daß man nunmehr die Bezeichnung myelogene Leukämie beseitigte und dafür myeloide oder myeloische Leukämie sagte.

Die Leukämien sind progressive hyperplastische Prozesse des Leukoblastenapparates mit gleichzeitiger Überschwemmung des Blutes durch die im Übermaß neugebildeten farblosen Elemente. Charakteristisch für die Leukämie sind aber nicht allein die quantitativen Verhältnisse der Leukozyten im Kreislauf, denn es gibt auch Leukozytosen, bei denen ihre Zahl außerordentlich hohe Werte erreicht und, wenn auch nur in seltenen Fällen, bis in die Hunderttausende geht. Es sind vielmehr qualitative Abweichungen, welche den Charakter des leukämischen Blutbildes bestimmen. Es ist nicht nur das Mischungsverhältnis der verschiedenen Leukozytenformen, das bekanntlich in der Norm ganz bestimmte, nur in geringem Maße nach oben oder unten abweichende Werte zeigt, verschoben, sondern es treten auch Elemente in den Kreislauf, die sonst nicht darin vorkommen, und zum größten Teil unreife Jugendformen, zum geringeren Teil, und nicht in allen Fällen auftretend, pathologische, meist auf unvollkommener oder überstürzter Reifung beruhende abnorme Elemente sind. Auch pathologische Erythrozytenformen findet man, vielfach sogar in recht erheblichen Mengen, bei der Leukämie im Blute, besonders kernhaltige Formen, teils Normoblasten, zum Teil auch Megaloblasten. Auch pflegen die quantitativen Verhältnisse der roten Blutkörperchen im Sinne einer Anämie modifiziert zu sein, die nur in beginnenden Fällen bisweilen fehlt. Aber auch ohne eine Herabsetzung der Erythrozytenzahl kommen bemerkenswerterweise Erythroblasten bei Leukämien vor. Die Ursache für die sekundäre Mitbeteiligung des Erythroblastenapparates, die man bisweilen auch bei der histologischen Untersuchung der Blutbildungsorgane erkennen kann, beruht auf zwei Faktoren. Einmal ist es begreiflich, daß bei den engen genetischen Beziehungen zwischen farblosen und gefärbten Elementen eine tiefgreifende Störung in der Bildung der einen Zellart auch auf die andere einwirken kann. Außerdem aber ist es naheliegend, daß eine stark gesteigerte Leukoblastenwucherung rein mechanisch auf die erythroblastischen Anteile der hämatopoetischen Organe einwirken muß. Es gibt aber auch zweifellos bei leukämischen Prozessen auf erhöhtem Blutzerfall beruhende Anämien, die sekundär zu einer Reizung des Erythroblastenapparates führen. Beweis dafür ist der mehrfach in der Literatur ausdrücklich erwähnte Befund starker Hämosiderose.

Blutbildungsorgane sind das Knochenmark, die Milz, die Lymphknoten, die Thymus, solange sie besteht, die zahlreichen lymphatischen Apparate der Schleimhäute. Wir wissen aber, daß bei pathologischen Prozessen auch andere Organe an der Blutbildung teilnehmen können, in erster Linie die Leber; letztere spielt ja im embryonalen Leben eine ganz hervorragende Rolle bei der Blutbildung. Wir wissen ferner, daß nach Ribbert, Marchand, Maximow u. a. überall in den Organen zerstreut teils vereinzelt, teils in kleinsten Anhäufungen zusammenliegend leukozytoide, vielfach perivaskulär angeordnete

Zellen existieren, von denen aus unter pathologischen Verhältnissen farblose wie farbige Blutzellen gebildet werden können.

Das Studium der Leukämien hat nun gezeigt, daß Bildungsart und Ursprungsort der neugebildeten Leukozyten grundsätzlich verschieden sein können. Bei den lymphatischen Leukämien, die im Blute mit einer Vermehrung der Lymphozyten einhergehen, die oft 90 und mehr Prozent aller farblosen Elemente des Blutes ausmachen können, findet man eine Wucherung des lymphadenoiden Gewebes; dieselbe beginnt wohl meist in den Lymphdrüsen, wo eine sehr starke Vermehrung der Lymphozyten einsetzt, die so hochgradig wird, daß die normale Struktur dieser Organe ganz verwischt wird. Auch die übrigen lymphatischen Apparate, sowie die Milz nehmen an dieser Proliferation teil, und zwar sind es in der Milz die Follikel, die sich mehr und mehr vergrößern und die Pulpa bis auf spärliche Reste oder ganz verdrängen. Auch im Knochenmark findet man in vorgeschrittenen Fällen lediglich Lymphadenoidgewebe, während das echte Myeloidgewebe bis auf spärliche Reste allmählich verschwindet. In allen übrigen Organen, in der Leber sowohl wie an anderen Stellen, sieht man nun gleichfalls, häufig zuerst in der Umgebung der Gefäße, kleinere, nur aus Lymphozyten bestehende Herde entstehen, die manchmal recht beträchtliche Größen erreichen können und das ganze Organ zu infiltrieren vermögen. Für diesen Wucherungsprozeß des Lymphadenoidgewebes hat zuerst Ribbert den Namen Lymphozytom vorgeschlagen, der neuerdings von Schridde vorgeschlagene Name „Lymphadenose" bürgert sich immer mehr und mehr ein.

Neben der leukämischen Lymphadenose, der lymphatischen Leukämie, gibt es eine andere Wucherungsform des Leukoblastenapparates, bei der die gewucherten Zellen ganz anderer Natur sind, die leukämische Myelose, oder die myeloide Leukämie. Bei dieser Form finden wir in beginnenden Fällen eine Hyperplasie des Knochenmarkes im ganzen Organismus, sowie eine myeloide Metaplasie der Milz. Ausgangspunkt dieser myeloischen Wucherung in der Milz sind aber nach neueren Feststellungen nicht die Follikel, sondern die Pulpa, während das Lymphadenoidgewebe der Follikel sehr bald durch die immer weiter um sich greifende myeloide Metaplasie der Pulpa verdrängt wird und schließlich ganz schwindet. Wir haben dann einen Zustand, in welchem es nicht leicht möglich ist, einen Milzschnitt oder einen Milzausstrich von dem des Knochenmarkes zu unterscheiden. Den gleichen Umwandlungsprozeß in Myeloidgewebe gehen, meist wohl etwas später, die Lymphknoten ein, auch die Leber wird von myeloischen Zellen infiltriert und man kann schließlich in den verschiedensten Organen myeloische Herde antreffen.

So kann man also auf Grund der histologischen Eigentümlichkeiten der gewucherten Gewebsart eine leukämische Lymphadenose und eine leukämische Myelose unterscheiden. Bei der Diagnose der Art einer vorliegenden Leukämie kommt es also nicht darauf an, welche Organe Sitz der hyperplastischen Wucherungen sind, da in allen Organen sowohl lymphatische wie myeloische Wucherungen entstehen und zu beträchtlichen Vergrößerungen führen können. Nur die feinere Histologie der gewucherten Zellformen entscheidet zwischen Lymphadenose und Myelose.

Die scharfe Trennung der Leukämien in zwei histogenetisch durchaus wesensverschiedene Gruppen, die Myelose und die Lymphadenose, die sog. dualistische Lehre Ehrlichs, ist nicht unwidersprochen geblieben. Eine ganze Reihe von Autoren haben behauptet, daß diese Trennung eine künstliche sei, daß Mischformen und Übergänge zwischen beiden Gruppen vorkommen. Dieser Streit zwischen der dualistischen und unitarischen Richtung basiert in letzter Linie auf der Frage, ob zwischen den Zellen der Lymphadenoid- und des Myeloidgewebes verwandtschaftliche Beziehungen bestehen.

Ehrlich, der Begründer der dualistischen Lehre, unterscheidet scharf zwischen Lymphozyten einerseits und Granulozyten andererseits. Die Lymphozyten wandeln sich weder im Blute noch in den Blutbildungsorganen jemals in andere Zellen um, niemals entstehen aus ihnen gekörnte Elemente. Ebenso bilden die Granulozyten eine eigene, nur im Knochenmark entstehende Zellrasse. Es existieren keinerlei genetische Beziehungen zwischen Lymphozyten und Granulozyten. Diese dualistische Auffassung Ehrlichs zwang ihn dazu, auch zwei scharf voneinander getrennte Leukämien anzunehmen, die lymphatische, als hyperplastische Wucherungsform des Lymphoidgewebes und die myelogene, als hyperplastische Erkrankung des Knochenmarkes mit sekundärer Metastasenbildung.

Diesem Dualismus Ehrlichs erwuchsen nun sehr bald Gegner, welche im Gegensatz zu Ehrlich enge verwandtschaftliche Beziehungen zwischen Lymphozyten und Granulozyten substituierten. Die extremsten Vertreter dieser unitarischen Richtung, welche natürlich auch auf die histogenetische Auffassung der Leukämien eine Rückwirkung ausübte, waren Uskoff und Grawitz. Andere Vertreter der unitarischen Richtung, bezüglich einzelner Punkte natürlich untereinander divergierend, waren Benda, A. Fraenkel, Gulland, Dominici, Askanazy, H. Hirschfeld, Pappenheim, Weidenreich, L. Michaelis, A. Wolff, Maximow. Der ganze Streit über die genetischen Beziehungen zwischen Lymphozyten und Granulozyten ist ursprünglich besonders dadurch heraufbeschworen worden, daß man sehr bald im Knochenmark Elemente entdeckte, die durchaus Lymphozytenhabitus hatten, und nach dem damaligen Stand der Färbetechnik kaum anders zu deuten waren. Gerade auf diese lymphoiden Elemente des Knochenmarkes ist Ehrlich, der sie wohl sicher gekannt hat, gar nicht näher eingegangen und insbesondere findet man in seinen Arbeiten keinerlei Andeutungen über ihre Herkunft und ihre Beziehungen zu den gekörnten Knochenmarkselementen. Im ersten Teil seiner „Anämie“ sagt Ehrlich auf S. 72 nur folgendes über die fraglichen Elemente: „Die körnchenfreien Gebilde des Knochenmarkes stellen zumeist mononukleäre Zellen von verschiedenem Typus dar; sie treten an Menge und Bedeutung hinter den granulierten Zellen weit zurück.“

Gerade diese Zellen aber sind es, die seitdem in der Pathologie der Leukämien, wie in allen Arbeiten über die Histogenese der Granulozyten eine wichtige Rolle spielten. Arnold beschrieb diese Zellen kurz und nannte sie den Lymphozyten gleichende Elemente. In einzelnen von ihnen sah er spärliche neutrophile Granula. Auch Engel erwähnt diese Zellen und bespricht gleichfalls den Befund vereinzelter Granula in manchen derselben. Ihre genetische Beziehung zu den Granulozyten hat zuerst zum Gegenstand einer eingehenden Untersuchung H. Hirschfeld gemacht. Er konnte am Knochenmark von Embryonen und Erwachsenen alle Übergänge von körnchenfreien lymphoiden Zellen zu granulierten nachweisen und gab auch entsprechende Abbildungen. Er hat somit zuerst die Entstehung der granulierten Knochenmarkzellen aus ungranulierten Elementen sichergestellt. Er rechnete sie nach ihrem Habitus zur großen Gruppe der lymphatischen Zellen, ohne sie mit den Lymphozyten des Blutes zu identifizieren. Sie unterscheiden sich nach ihm von denselben vor allem durch ihre Größe. In der Folgezeit haben dann eine Reihe von Autoren, insbesondere Pappenheim, diese Zellen für große Lymphozyten im Sinne von Ehrlich erklärt. Pappenheim konnte ihr regelmäßiges Vorkommen auch im Blute der myeloiden Leukämie nachweisen und schlug deshalb vor, diese Form besser als gemischtzellige Leukämie zu bezeichnen. Schließlich lernte man auch gemischtzellige Leukämien kennen, bei denen ein so großer Teil aller farblosen Elemente des Blutes diesem Zelltypus angehörten, daß man zu der Überzeugung kam, daß es entgegen der Ehrlichschen Anschauung doch myeloid-lymphatische Mischformen der Leukämie gäbe.

Der erste Autor, welcher den Anstoß zu der jetzt geltenden Anschauung über die Natur dieser lymphoiden Knochenmarkzellen gegeben hat, ist Naegeli gewesen, welcher auch einen besonderen, jetzt allgemein akzeptierten Namen für sie einführte und sie Myeloblasten nannte. Er gab eine Reihe von färberischen Eigentümlichkeiten dieser lymphoiden Knochenmarkzellen an, die sie seiner Ansicht nach von den echten Lymphozyten der lymphatischen Apparate unterscheiden und somit als morphologisch und funktionell selbständige Elemente charakterisieren sollten. Ganz ähnliche Unterschiede gegenüber den echten Lymphozyten beschrieb bei ihnen Türk. Schließlich hat Schridde mit Hilfe einer besonderen Methode, einer modifizierten Altmannfärbung, den Nachweis zu führen gesucht, daß der wesentlichste Unterschied zwischen echten Lymphozyten und den sogenannten Myeloblasten der sei, daß mit der genannten Methode in Lymphozyten perinukleäre Granula nachweisbar wären, während das Protoplasma der Myeloblasten bei Anwendung dieser Methode keine Körnchen erkennen lasse.

Aber alle die eben genannten Unterscheidungsmerkmale haben einer Nachprüfung nicht standgehalten. Die von Naegeli und Türk angegebenen Unterschiede sind so subtiler Art, daß ihre praktische Anwendung auf die größten Schwierigkeiten stößt. Was die Schriddeschen Befunde schließlich betrifft, so haben Nachprüfungen von Butterfield, Freifeld, sowie von Stanislaus Klein ergeben, daß man auch in echten Myeloblasten ganz dieselben Körnchen darstellen kann. Dem gegenüber behauptet aber Schridde, daß die nach Altmann darstellbaren Gebilde in den Myeloblasten Fäden, in den Lymphozyten aber Körnchen seien.

Und doch ist es schließlich geglückt, relativ leicht erkennbare morphologische Unterschiede zwischen Lymphoblasten und Myeloblasten färberisch darzustellen. Es ist interessanterweise gerade Pappenheim gelungen, der jahrelang ein Hauptgegner der Lehre von den morphologischen Unterschieden zwischen Myeloblasten und Lymphoblasten war, mit Hilfe seiner kombinierten May-Giemsafärbung Strukturdifferenzen in deutlicher Weise nachzuweisen. Dieselben betreffen die Kernstruktur.

Pappenheim zerlegt den Myeloblasten Naegelis noch in zwei verschiedene Zelltypen, den Lymphoidozyten und den Leukoblasten. Der Lymphoidozyt, die eigentliche Stammzelle aller farblosen und hämoglobinhaltigen Knochenmarkelemente ist eine Zelle mit rundem Kern und schmalem Protoplasmasaum. Der Kern hat ein äußerst feinmaschiges zartes Chromatingerüst und mehrere Nukleolen. Aus diesen Lymphoidozyten entstehen durch Verlust der Nukleolen die Leukoblasten und aus diesen dann durch allmähliche Umbildung des basophilen Plasmas zu oxyphilem Plasma und dem Aufschießen von Granulationen die verschiedenen Arten der Myelozyten, deren Kern bereits ein gröberes, gebändertes und gefeldertes Chromatingerüst aufweist.

In den Lymphoblasten und Lymphozyten haben wir dagegen eine klumpige grobmaschige Anordnung des Chromatins, mit meist nur einem undeutlich erkennbaren Nukleolus.

Es ist anzuerkennen, daß ausgebildete Zelltypen tatsächlich diese Unterschiede erkennen lassen, die übrigens für den nicht Geübten oft recht schwierig zu beurteilen sind. Es ist aber zweifellos, daß man in jedem Knochenmark lymphoide Elemente findet, deren Kernstruktur von der von Pappenheim geschilderten abweicht, und daß man andererseits auch in lymphatischen Organen Zellen antreffen kann, die man für Myeloblasten bzw. Lymphoidozyten halten muß. Nach meinen Erfahrungen findet man, namentlich in syphilitischen Lymphdrüsen, wie bisweilen auch in Lymphdrüsen zweifelloser lymphatischer Leukämie vielfach Zellen mit einem Lymphoidozyten- oder Myeloblastenkern. Es scheint, daß speziell die jüngsten Lymphoblasten eine den Myeloblasten sehr ähnliche Struktur des Kernes zeigen können.

Pappenheim erklärt diese Befunde mit Recht so, daß die allerjüngsten Stammzellen, welche er „Lymphoidozyten" nennt, im Myeloid- wie im Lymphadenoidgewebe strukturell identisch sind, und daß die Unterschiede in der feineren Anordnung des Kernchromatins erst in den Tochterzellen dieser Elemente, den Lymphoblasten und Myeloblasten zutage treten. Es mag dahingestellt bleiben, ob bereits das letzte Wort in dieser Frage gesprochen ist. Ganz ähnlich geht es mit einem anderen neuerdings aufgefundenen Unterscheidungsmerkmal zwischen den Elementen beider Reihen. Die von Müller und Jochmann gefundene Eigenschaft der Abkömmlinge der myeloiden Reihe tryptische Fermentwirkungen auszuüben, geht den Abkömmlingen des Lymphadenoidgewebes ab. Es gibt aber, wie ich aus eigener Erfahrung behaupten kann, und was inzwischen auch Jochmann selbst anerkannt hat, zweifellose Myeloblastenleukämien, bei welchen die Myeloblasten sicher keine tryptische Fermentwirkung ausüben. Man muß in solchen Fällen annehmen, daß die proliferierten Zellen auf einer unreifen Entwicklungsstufe stehen geblieben sind, auf welcher sie noch nicht imstande waren, das tryptische Ferment zu produzieren.

Ebenso verhält es sich mit einem anderen Unterscheidungsmittel, der Oxydasereaktion. Wie Walter Schultze gezeigt hat, geben die Elemente der lymphadenoiden Reihe diese Reaktion nicht, sondern nur die Abkömmlinge des Myeloidgewebes. Aber offenbar geht auch diese Fähigkeit den jüngsten Zellen des Knochenmarks noch ab. Man findet nach meinen Erfahrungen in jedem Knochenmark, im Blute vieler myeloischer Leukämien und Myeloblastenleukämien Elemente, die nach ihrem morphologischen Habitus nur Myeloblasten sein können und doch keine Oxydasereaktion geben. Das gleiche gilt für die Peroxydasereaktion.

Durch die Forschung der letzten Jahre, gefördert durch eine vervollkommnete Färbetechnik und mikrochemische Untersuchungsmethoden ist also der Ehrlichsche Dualismus doch wieder zu seinem Rechte gekommen. Es waren nur mangelhafte Methoden, welche früheren Untersuchern eine Unterscheidung zwischen Lymphozyten und Myeloblasten unmöglich machten. Nur die allerjüngsten Zellen des Myeloid- wie des Lymphadenoidgewebes, die Lymphoidozyten, scheinen morphologisch oft nicht unterscheidbar zu sein. Dennoch handelt es sich um biologisch verschiedenartige Elemente; denn niemals entstehen aus Lymphoblasten Granulozyten.

Auch die neueren Untersuchungen über die feinere Histologie der leukämischen Veränderungen sprechen in diesem Sinne. Es haben zuerst E. Meyer und Heinecke, später Walter Schultze, Pappenheim, Hirschfeld und andere gezeigt, daß die myeloide Umwandlung, wie gut gefärbte Schnitte erkennen lassen, in der Milz von der Pulpa, in den lymphatischen Apparaten von den Marksträngen und dem Interfollikulärgewebe sowie den Sinus ihren Ausgang nimmt, daß es also nicht die Lymphozyten der Follikel sind, die sich in Granulozyten umwandeln, sondern höchstwahrscheinlich den Myeloblasten nahestehende Elemente der Pulpa oder des interfollikulären Gewebes und der Sinus. Die Follikel spielen eine rein passive Rolle, sie atrophieren schließlich unter dem Druck der aus ihrem Umkreis gegen sie hineinwachsenden myeloiden Elemente. Umgekehrt geht die Wucherung bei der lymphatischen Leukämie von den Follikeln aus und die Pulpa wird allmählich erdrückt. Leider kann man aber oft in vorgeschrittenen Fällen — und diese kommen ja fast nur zur Sektion — nicht mehr entscheiden, von wo die Wucherung ausgegangen ist.

Ob diejenigen ungranulierten Elemente der Pulpa, aus welchen die myeloiden Zellen hervorgehen, Myeloblasten sind, und ob solche stets in der Pulpa vorkommen oder erst aus anderen indifferenten Zellen hervorgehen, wenn ein myeloplastischer Reiz einwirkt, ist noch nicht sichergestellt. Ebenso weiß man noch nicht, aus welchen Elementen in den Lymphdrüsen die myeloide Metaplasie vor sich geht. Aber die Entstehung granulierter Elemente aus ungranulierten lymphoiden Zellen läßt sich in Milz wie in Lymphdrüsen leicht beobachten, da man namentlich auf Abstrichpräparaten alle Übergangszellen findet. Myelozyten enthält die normale menschliche Milz nicht, wohl aber immer ziemlich zahlreich in der Pulpa Zellen, welche eine positive Oxydasereaktion geben und damit ihre enge Verwandtschaft mit myeloiden Elementen kundtun.

Wenn man jetzt die Leukämien als Systemerkrankungen bezeichnet, so will man dadurch zum Ausdruck bringen, daß nicht ein einziges Blutbildungsorgan, also etwa das Knochenmark bei der myeloiden, oder die Lymphdrüsen bei der lymphatischen Leukämie, der primäre Angriffspunkt, die erste und einzige Lokalisation der leukämischen Noxe ist, sondern daß vielmehr der gesamte hämatopoetische Apparat entweder gleichzeitig oder allmählich in den Zustand leukämischer Wucherung gerät. Es besteht also keine direkte Abhängigkeit der zahlreichen kleineren und größeren leukämischen Herde, die sich fast in jedem Organ entwickeln können, von der Erkrankung desjenigen Abschnittes der Blutbildungsorgane, der am stärksten und zuerst befallen wurde. Die leukämischen Herde sind nach unseren jetzigen Anschauungen keine Metastasen, keine Kolonisationen, entstanden durch Etablierung ausgeschwemmter pathologischer Leukozytenformen an dieser oder jener Stelle, wie es Ehrlich, Helly und auch Ribbert annahmen, sondern wir sehen in ihnen, bei der lymphatischen wie bei der myeloischen Leukämie, autochthone Bildungen, an Ort und Stelle entstanden durch die Einwirkung desselben Reizes, der im Knochenmark oder in den Lymphdrüsen die leukämische Wucherung veranlaßte.

Wir finden leukämische Wucherungen bei beiden Formen der Leukämie außer im Knochenmark, in der Milz, in den Lymphdrüsen und in den übrigen lymphatischen Apparaten, vornehmlich auch in der Leber. Gelegentlich aber kommen sie in fast allen anderen Organen zur Beobachtung und haben hier nicht nur anatomisches, sondern auch klinisches Interesse, da sie durch ihre oft nicht unbeträchtliche Ausdehnung und durch bestimmte Lokalisationen erhebliche funktionelle Störungen zur Folge haben können. Außer in den schon genannten Organen finden wir sie besonders häufig in den Nieren, im zentralen und peripheren Nervensystem, im Auge, im inneren Ohr, an der Haut, in der Herzmuskulatur und noch an vielen anderen Stellen.

Ohne weiteres verständlich ist die Histogenese der bei der lymphatischen Leukämie in der Milz vorkommenden Wucherungsvorgänge, wo wir ja in den Follikeln präformierte lymphatische Apparate haben, die natürlich in Wucherung geraten und allmählich zu einem Schwund der Pulpa und in vorgeschrittenen Fällen zu einer vollkommenen Verwischung der normalen Milzstruktur führen können. Die lymphadenoide Umwandlung des Knochenmarkes wurde von den Unitariern durch die Annahme erklärt, daß die lymphoiden Knochenmarkselemente die Fähigkeit verlieren, sich in Granulozyten umzubilden und nur noch Lymphozyten aus sich hervorgehen lassen können. Nach der dualistischen Lehre muß man entweder annehmen, daß das Knochenmark stets vereinzelte Lymphozyten enthält, von denen die lymphadenoide Metaplasie ausgeht, oder daß dieselbe von indifferenten Zellen, vielleicht den adventitialen Zellen Marchands abzuleiten sind. Neuere Befunde von Askanazy, Hedinger u. a. haben sogar gezeigt, daß das normale menschliche Knochenmark bisweilen wahre Lymphfollikel enthält, die man zwanglos als Ausgangspunkt der lymphadenoiden Metaplasie ansehen kann. Die lymphatischen Herde in anderen Organen leitet man von den ubiquitären kleinsten Lymphfollikeln Ribberts oder von den adventitiellen Zellen der Gefäße Marchands ab.

Schwieriger schon ist es in den histologischen Entwicklungsprozeß der myeloiden Metaplasie der Milz einzudringen, sowie in den der Lymphdrüsen und der Leber, noch schwieriger die myeloiden Herde in anderen Organen zu erklären. Man findet nicht nur bei der myeloiden Leukämie, sondern auch bei vielen Infektionskrankheiten, ferner bei schweren Anämien und einigen anderen pathologischen Prozessen eine myeloide Metaplasie und kann sie auch neuerdings durch gewisse experimentelle Eingriffe künstlich erzeugen.

Da die Auffassung speziell der myeloiden Leukämie als Systemerkrankung aufgebaut worden ist auf Grund der Untersuchungen über die myeloide Metaplasie der Milz, der Lymphdrüsen und der Leber, müssen wir zunächst die Entwicklung dieser Lehre kurz erörtern.

Zuerst hat Dominici systematisch die Frage der myeloiden Umwandlung der Milz und der Lymphdrüsen im Tierversuch studiert und es gelang ihm, durch Infektion von Kaninchen mit Typhusbazillen myeloide Umwandlung hervorzurufen. Übrigens sind diese Kaninchenversuche nicht ohne weiteres auf die menschliche Pathologie zu übertragen, denn schon normalerweise beherbergt die Pulpa der Kaninchenmilz Myelozyten.

Bei menschlichen Infektionskrankheiten und Anämien liegen schon aus älterer Zeit vereinzelte, aber nicht beweisende Befunde über das Vorkommen myeloider Zellen in Milz und Lymphknoten vor. Foà hat in drei Fällen eine hämatopoetische Funktion der Milz festgestellt. Rindfleisch fand in den Lymphdrüsen eines an Rachitis und schwerer Anämie gestorbenen Kindes Normoblasten. Bizzozero, Foà, Howell, Eliasberg, Popoff, Heim, Winogradoff, Tizzoni, Gibson sahen in Tierexperimenten nach künstlichen Anämien Erythropoese der Milz oder der Drüsen. Weil fand bei Variola in Milz und Lymphdrüsen myeloide Elemente, Fränkel und Japha sahen in den Lymphdrüsen eines Scharlachkindes Myelozyten, vermißten dieselben aber bei anderen Scharlachkindern und in den Lymphdrüsen bei anderen Krankheiten. Engel hat zuweilen in der Milz Myelozyten gesehen. Frese fand in einem Falle von Knochenmarkskarzinomatose eine hochgradige myeloide Metaplasie der Milz mit Normoblasten, neutrophilen und eosinophilen Myelozyten.

Auf das sehr häufige Vorkommen einer myeloiden Umwandlung der Milz und der Lymphdrüsen bei menschlichen Infektionskrankheiten ist zuerst von H. Hirschfeld hingewiesen worden. Er fand bei Scharlach, Diphtherie, Erysipel, Sepsis, Pneumonie, Peritonitis, Meningitis purulenta und Phthise sehr häufig einen großen Prozentsatz neutrophiler und eosinophiler Myelozyten, sowie Normoblasten in der Milz und den Lymphdrüsen. Gleichzeitige Blutuntersuchungen während des Lebens dieser Fälle ergaben das Fehlen oder nur äußerst spärliche Vorkommen neutrophiler Myelozyten im Blute, während eosinophile Myelozyten und Normoblasten niemals gefunden wurden. Da in der Milz und den Lymphdrüsen die Myelozyten manchmal die Hälfte aller granulierten Elemente ausmachten, kann an eine Einschwemmung aus dem Blute nicht gedacht werden. Noch mehr aber spricht für eine autochthone Entstehung der Befund aller Übergänge von nichtgranulierten zu deutlich gekörnten Zellen in den Blutbildungsorganen. Über myeloide Umwandlung bei Anämien hat zuerst Wolff-Eisner berichtet. H. Hirschfeld machte schon in seiner eben zitierten Arbeit als erster darauf aufmerksam, daß auch bei der myeloiden Leukämie die myeloide Struktur der Milz und anderer Organe nicht auf einer Metastasierung, sondern auf einer myeloiden Umwandlung beruhen müsse. Dafür sprach nach seiner Ansicht die Erfahrung, daß stets bei dieser Affektion die Milz den höchsten Grad myeloider Struktur zeigt, und daß die Lymphdrüsen fast frei davon sein können, daß ferner die Milz kernhaltige Erythrozyten in sehr großer Zahl bildet, während dieselben in den Lymphdrüsen fehlen oder nur sehr spärlich angetroffen werden. In einer Metastase müssen aber alle Elemente des Primärtumors nachweisbar sein. Eine Bestätigung haben die Befunde von H. Hirschfeld und Wolff-Eisner durch Kurpjuweit erfahren.

Auf experimentellem Wege ist ferner die autochthone Entstehung von Myeloidgewebe bei Ausschluß jeder Zufuhr von myeloiden Elementen durch die Blutbahn durch die sehr interessanten Experimente von Sacerdoti und Fratin, die von Poscharissky und Maximow bestätigt werden konnten, bewiesen worden. Hiernach gelingt es durch Unterbindung der Nierengefäße bei Kaninchen im Bindegewebe des Nierenbeckens myeloide Metaplasie hervorzurufen.

Aber die Natur selbst macht häufig am Menschen ein Experiment, welches die autochthone Entstehung von Myeloidgewebe beweist. Bei der häufig bei älteren Leuten zu beobachtenden Verknöcherung der Kehlkopfknorpel entsteht echtes Knochenmarkgewebe mit allen spezifischen Elementen desselben. Aber unter pathologischen Verhältnissen gibt es kaum ein Organ, in welchem nicht gelegentlich schon Neubildung von Knochen und Knochenmark beobachtet worden wäre, ohne daß Knorpel präformiert vorhanden war. Es sei zur Orientierung für diese Frage auf die Arbeit von Poscharissky über heteroplastische Knochenbildung verwiesen, die das Thema erschöpfend erörtert und eine große Kasuistik zusammenstellt.

Es ist durch alle diese angeführten Beobachtungen exakt bewiesen, daß auch außerhalb des Knochenmarkes Myeloidgewebe autochthon entstehen kann, ohne daß aus dem Knochenmark verschleppte Elemente dabei eine Rolle spielen.

Jedenfalls ist durch die zahlreichen Befunde über heterotope Neubildung von Myeloidgewebe die Lehre von der myelogenen Leukämie stark erschüttert worden und wohl fast alle Autoren haben jetzt die Anschauung angenommen, daß bei dieser Erkrankung ebenso eine Systemaffektion des ubiquitär verbreiteten hämatopoetischen Gewebes vorliegt, wie bei der lymphatischen Leukämie.

Diese Auffassung der gemischtzelligen Leukämie als Systemerkrankung im Gegensatz zu der Auffassung Ehrlichs, daß es sich um eine primäre Affektion des Knochenmarks handelt, die erst sekundär durch Metastasierung oder Kolonisation den übrigen hämatopoetischen Apparat ergreift, ist schon sehr bald nach Erscheinen der „Anämie“ von Ehrlich, Lazarus und Pinkus angebahnt worden. Als einer der Ersten hat wohl Walz schon im Jahre 1901 die Metastasentheorie der gemischtzelligen Leukämie angegriffen. Er erklärt die leukämischen Tumoren durch Hyperplasie normal vorhandenen retikulären Gewebes, speziell der im Organismus weit verbreiteten kleinsten lymphatischen Herdchen. Er verweist auf die Befunde von Dominici über experimentelle myeloide Metaplasie der Milz durch bakterielle Infektion von Kaninchen und von Frese über myeloide Umwandlung der Milz bei Knochenkarzinose. „Mit fast zwingender Notwendigkeit — so führt er aus — drängt sich der Schluß auf, daß das retikuläre Gewebe überhaupt an sich ursprünglich die Fähigkeit besaß, auch granulierte Zellen zu bilden. Im extrauterinen Leben ist diese Fähigkeit nur auf das Knochenmark beschränkt; unter pathologischen Umständen, nicht bloß bei Leukämie, ist aber ein Wiedererwachen jener Funktion auch im retikulären Gewebe anderer Organe möglich. Auf diese Weise erklären sich in einfachster Weise die leukämischen Tumoren auch bei der myeloiden Leukämie.“

Dann hat H. Hirschfeld die Richtigkeit der Metastasentheorie zur Erklärung der Entstehung der myeloiden Struktur der Milz und der Lymphknoten und der myeloiden Herde in anderen Organen angezweifelt. In seiner oben zitierten Arbeit über myeloide Umwandlung der Milz und der Lymphdrüsen aus dem Jahre 1902 sagt er: „Auf Grund meiner Befunde neige ich der Anschauung zu, daß es sich bei der myeloiden Leukämie nicht um Metastasen, sondern wahrscheinlich ebenso, wie bei vielen Infektionen, um eine Umwandlung handelt. Dafür spricht, daß stets die Milz den höchsten Grad myeloider Struktur zeigt und daß die Lymphdrüsen ganz davon frei sein können, daß ferner in der Milz kernhaltige Erythrozyten in sehr großer Zahl gebildet werden können, während ich dieselben in den myeloiden Lymphdrüsen meist vermißte. In einer Metastase müssen aber alle Elemente des Primärtumors nachweisbar sein.

Sollte in einer größeren Zahl von Fällen, als ich sie untersuchen konnte, sich dieser Befund bestätigen, daß zuerst und in größerem Umfange die Milz myeloide Struktur enthält, und in zweiter Linie und in geringerem Grade erst die Lymphdrüsen, so hätten wir bei der myelogenen Leukämie dieselben Vorgänge, wie bei der im Laufe von Infektionen auftretenden myeloiden Umwandlung. Wenn die genannten Veränderungen Metastasen wären, ließe sich ein solches gesetzmäßiges Verhalten gar nicht ohne Zwang erklären. Viel wahrscheinlicher aber erzeugt derselbe unbekannte Reiz, welcher die enorme Hyperplasie des Knochenmarkes hervorbringt, nach gewisser Dauer der Einwirkung zuerst eine myeloide Umwandlung der Milz, und dann auch in zweiter Linie dieselbe Veränderung des viel weniger reaktionsfähigen lymphatischen Apparates. Die in anderen Organen zuweilen auftretenden Myelome müßte man dann aus einer myeloiden Umwandlung der von Ribbert beschriebenen in allen Organen vorkommenden kleinsten Ansammlungen von Lymphkörperchen herleiten."

Ganz ähnlich äußerte sich Pappenheim im gleichen Jahre in seinem Aufsatz „Neuere Streitfragen aus dem Gebiet der Hämatologie". Er sagte damals: „In ganz entsprechender Weise erklären wir bei gemischtzelliger Leukämie die sekundären „Metastasen" in den lymphoiden Organen, Milz und Lymphdrüsen, nicht als passiv-aktive, entstanden durch Verschleppung und Weiterwucherung von Myeloidgewebe, sondern als rein aktive Hyperplasien, bestehend aus Neubildung von Myeloidgewebe in diesen Organen, d. h. also auf myeloider Metaplasie beruhend."

Pappenheim vertrat aber schon 1904 in seinen „Betrachtungen über Leukämie" wieder den alten Ehrlichschen Standpunkt. Er sagt auf S. 275 seiner Arbeit: „Somit erscheint es alles in allem angebracht, unsere Ansicht von der wesentlichen Verschiedenheit beider Leukämien hinsichtlich ihrer Metastasen dahin Ausdruck zu geben, daß bei lymphadenoider Leukämie die sogenannten Metastasen als äquivalente aktive autochthone Symptome oder Granulome, auf jeden Fall als aktive selbständige Proliferationserscheinungen aufgefaßt werden müssen, vergleichbar und äquivalent der primären Drüsen- oder Markhyperplasie. Daß hingegen bei myeloider Leukämie die sekundären Metastasen auf passivem Transport von myelogenem Zellmaterial auf dem Blutwege beruhen, ..."

Sternberg wandte sich im Jahre 1905 gegen die Metastasentheorie der myeloiden Leukämie, weil nach ihm in der Milz immer Myelozyten in spärlicher Zahl vorkommen, durch deren Proliferation die myeloide Metaplasie viel einfacher und ungezwungener zu erklären ist, als durch die Annahme metastatischer Verschleppung. Doch bestreiten die meisten Autoren, auch ich, das Vorkommen von Myelozyten in der normalen menschlichen Milz.

Den endgültigen Beweis dafür, daß die myeloide Metaplasie der Milz und der Lymphknoten nicht metastatischer Natur sein kann, haben Meyer und

Heinicke im Jahre 1907 geführt. Sie haben systematisch auf Schnitten Leukämien und schwere Anämien untersucht und den Nachweis führen können, daß die myeloide Umwandlung nicht, wie man es bei Metastasen erwarten muß, eine regellose ist, sondern daß sie stets außerhalb der Follikel beginnt und diese allmählich zum Schwund bringt. Sie muß also autochthoner Natur sein, an Ort und Stelle aus präformierten Zellen erfolgen. Auch die einige Male gemachte Beobachtung, daß bei myeloischer Leukämie das Mark keine myeloide Struktur zeigte, spricht gegen die Kolonisationstheorie (Meyer - Heinicke, Butterfield, Reichmann, Lehndorff-Zak).

Seit dieser Zeit hat sich die Auffassung auch der myeloiden Leukämie als Systemerkrankung allgemeine Geltung und Anerkennung verschafft.

Für die Erklärung der leukämischen Veränderungen in der Milz und den Lymphdrüsen lagen niemals besondere Schwierigkeiten vor, da ja schon in der Norm diese Organe massenhaft Elemente enthalten, welche einer weiteren Fortentwicklung in andere Leukozytenformen fähig zu sein schienen.

Viel schwieriger dagegen erscheint eine Erklärung der Histogenese der leukämischen Herde in der Leber und in anderen Organen, in denen festgestelltermaßen unter normalen Verhältnissen keine Blutbildung stattfindet. Es erhob sich die Frage, aus welchen Elementen denn hier, eine autochthone Entstehung der leukämischen Produkte vorausgesetzt, die Bildung und Entwicklung derselben hervorgeht.

In dieser schwierigen Frage haben Untersuchungen über die embryonale Blutbildung manche Aufklärungen gebracht. Man weiß, daß im embryonalen Leben lange Zeit hindurch in erster Linie die Leber, aber auch die Milz myeloides Gewebe produzieren. Die Follikel entstehen erst sehr spät in der Milz.

Für die autochthone Entstehung der leukämischen Metaplasien in der Leber sind zuerst von M. B. Schmidt tatsächliche histologische Unterlagen beigebracht worden. Dieser Forscher studierte zunächst die embryonale Blutbildung in der Leber und konnte den Nachweis führen, daß hier Endothelien die Stammzellen farbloser Elemente sind. Durch mitotische Teilung der Endothelien der Kapillaren entstehen zunächst farblose Blutkörperchen, die sich weitervermehren und zum Teil durch Hämoglobinaufnahme zu gefärbten Elementen werden. Er bemerkte, daß an einzelnen Stellen stärkere Dilatationen einzelner Kapillaren bestehen, die ganz mit neugebildeten Blutelementen vollgepfropft sind. Die benachbarten Leberzellen sind stark komprimiert. Daß es sich hier tatsächlich um Zellbildungsherde handelt und nicht etwa um gestautes Blut, beweist das Fehlen von Erythrozyten in diesen Herden. Ferner wäre es nicht denkbar, daß durch eine bloße Stauung partieller Natur bzw. einer allmählichen Ablagerung von Leukozyten Dilatation der Kapillaren und Kompression der benachbarten Leberzellen zustande kommen könnte. Nur eine an Ort und Stelle stattfindende Zellproliferation wäre imstande, einen so starken Druck auszuüben, um auf die benachbarten Elemente verdrängend einwirken zu können. Die in leukämischen Lebern vorkommenden Blutbildungsherde erinnern vollständig an die aus der embryonalen Leber. M. B. Schmidt nimmt an, daß auch in der leukämischen Leber die Blutzellneubildung von den Endothelien ausgeht. Übrigens geht aus der Beschreibung Schmidts nicht hervor, ob er myeloische oder lymphatische Leukämien untersucht hat. Ob auch die leukämischen Veränderungen der Milz auf einer endothelialen Blutkörperchenbildung beruhen, konnte er nicht mit Sicherheit feststellen.

Die extravaskuläre Blutbildung in der Leber ist besonders von Saxer, Maximow, Schridde und Swart behauptet worden. Die eingehendsten neueren Untersuchungen über diesen Gegenstand liegen von Lobenhoffer vor, der sowohl am pathologischen menschlichen Material, wie an Embryonen arbeitete. Er studierte zwar besonders die Erythropoese, doch sind seine Ergebnisse, auch auf die Leukopoese zu übertragen. Er konnte in überzeugender Weise nachweisen, daß sowohl innerhalb der Blutbahn, besonders in spindelförmigen und sackartigen Ausbuchtungen der Leberkapillaren, wie in dem Raum zwischen der Außenseite der Kapillarwand und den anstoßenden Leberzellen, aber auch im periportalen Bindegewebe, Blutbildung stattfindet.

Die Lehre von der autochthonen Entstehung der leukämischen Herde in anderen Organen basiert auf den Forschungen über das normale Vorkommen von farblosen Blutkörperchen überall im Bindegewebe und der Lehre über die Histologie der Entzündung, welche seit den grundlegenden Feststellungen Cohnheims nach vielen Richtungen hin ausgebaut und modifiziert worden ist. Man hat die naheliegende Hypothese aufgestellt, daß die Bildung von leukämischen Produkten im wesentlichen nach dem gleichen Modus verläuft, wie die Bildung entzündlicher Zellanhäufungen in den Organen (Pappenheim).

Es ist hier nicht der Ort, um die ganze Lehre von der Histologie der Entzündung historisch zu entwickeln. Es sei nur erwähnt, daß die wichtigsten Grundlagen der modernen Lehre von der Entzündung von Ranvier (1890/91), von Ribbert (1897), von Marchand (1899), sowie von Maximow (1902 und später) geschaffen worden sind.

Ranvier zeigte, daß in den Taches laiteuses des Netzes in der Umgebung der Gefäße Zellanhäufungen vorkommen, in denen er gefäßbildende Zellen und lymphoide Zellen unterschied. Er beschrieb ferner unter dem Namen Klasmatozyten Elemente, die aus ausgewanderten und sessil gewordenen Leukozyten seiner Ansicht nach entstehen und die Fähigkeit haben sollten, bei der Entzündung wieder Eiterkörperchen zu bilden.

Ribbert leitete die bei chronischen Entzündungen auftretenden Rundzelleninfiltrationen ab aus bereits normalerweise in allen Geweben vorhandenen kleinsten, vorwiegend perivaskulär gelegenen Lymphknötchen. Zuerst hat Arnold das wirkliche Vorkommen solcher lymphoider Knötchen in der Lunge und später in der Leber nachgewiesen. Nach Ribbert findet man sie aber auch in der Haut sowie in allen anderen Organen.

Marchand hat die feinere Histologie der Entzündung im Netz studiert. Man findet nach ihm hier überall neben Bindegewebszellen meist spindelförmiger Gestalt Rundzellen von der Beschaffenheit der Lymphozyten, sowie größere rundliche bis unregelmäßig begrenzte Fortsätze ausstreckende Zellen, die den Eindruck von Wanderzellen machen. Er hat die Zellformen der Taches laiteuses Ranviers eingehend studiert und die einzelnen Zellen, welche sie zusammensetzen, zu differenzieren versucht. Man findet hier alle Übergänge zwischen großen, den mononukleären Leukozyten des Blutes gleichenden Zellen zu Lymphozyten und von diesen zu bindegewebsartigen periadventitiell gelagerten Elementen. Bei menschlichen Neugeborenen fand er auch extravaskulär in diesen Zellanhäufungen kernhaltige rote Blutkörperchen. Die Klasmatozyten Ranviers hält er für identisch mit seinen adventitiellen Zellen. Im Gefolge einer entzündlichen Reizung nun beobachtete er neben den bekannten Erscheinungen der Auswanderung der polymorphkernigen Leukozyten sehr charakteristische Veränderungen dieser adventitiellen Zellen. Sie beginnen sich abzuheben und abzurunden und aus dem Zusammenhang der benachbarten Zellen zu lösen. Sie vermehren sich mitotisch. Es kommt zur Bildung kleiner, den Lymphozyten gleichenden Rundzellen und zur Entwicklung größerer, den mononukleären Zellen des Blutes gleichenden Elementen. So entstehen die perivaskulären Infiltrate. Die Möglichkeit einer Einwanderung dieser neugebildeten Zellen in die Blutbahn hält er für gegeben, bestreitet aber auch nicht, daß vielleicht die mononukleären Zellen auswandern.

Auf die Möglichkeit, die leukämischen Neubildungen von diesen adventitiellen Zellen abzuleiten, hat zuerst Pappenheim aufmerksam gemacht.

Die eingehendsten Studien über die Zellen des Bindegewebes mit modernen Methoden rühren von Maximow her. Er unterscheidet in demselben gewöhnliche Bindegewebszellen, die er Fibroblasten nennt, zweitens Wanderzellen, die er als Polyblasten bezeichnet, und drittens die Ranvierschen Klasmatozyten. Ebenso wie Ranvier glaubt auch Maximow, daß sich die Klasmatozyten aus Wanderzellen entwickeln. Bei der Entzündung nun können sich die Fibroblasten abrunden, isolieren und in histogene Wanderzellen verwandeln, andererseits aber treten massenhaft Polyblasten auf, die zum Teil von den präexistierenden Wanderzellen, den Klasmatozyten und den klasmatozytenähnlichen Adventitiazellen der Gefäße abstammen, die Mehrzahl derselben aber sind aus den Blutgefäßen emigrierte Lymphozyten.

Nach den vorliegenden Untersuchungen ist es jedenfalls sichergestellt, daß ubiquitär im Bindegewebe, zum Teil perivaskulär und dann meist in vielen Exemplaren zusammenliegend, teils unabhängig von den Gefäßen, leukozytoide Zellen, sogenannte Histiozyten vorkommen, von denen ein großer Teil den kleinen Lymphozyten des Blutes gleicht.

Ob dieselben tatsächlich, wie Maximow annimmt, ausgewanderte Lymphozyten sind, oder aber, ob sie präformiert im Bindegewebe vorkommen, soll hier unerörtert bleiben. Jedenfalls geraten bei entzündlichen Reizen diese leukozytoiden Zellen des Bindegewebes in Wucherung. Aus ihnen entstehen die entzündlichen Rundzelleninfiltrate, die zum Teil aus Lymphozyten, zum Teil aus Plasmazellen zusammengesetzt sind.

Auf Grund dieser Feststellungen macht es kaum noch Schwierigkeiten, die Entstehung der zahlreichen Lymphozytenherde in allen möglichen Organen bei der lymphatischen Leukämie zu erklären. Dieselben Elemente, welche bei entzündlichen Reizen zur Neubildung von Lymphozyten führen, werden unter dem Einfluß der leukämischen Noxe zu entsprechenden Proliferationsprozessen angeregt werden können. Für die Richtigkeit dieser Erklärung spricht besonders die Tatsache, daß diese Lymphozytenherde bei der lymphatischen Leukämie ebenso wie bei der Entzündung mit Vorliebe perivaskulär angeordnet sind.

Schwieriger liegen die Dinge für die Erklärung der Histogenese der entsprechenden Herde bei der myeloiden Leukämie. Sind es die gleichen Elemente, welche unter dem Einfluß eines spezifischen Reizes imstande sind, auch myeloid zu metaplasieren, oder muß man im Sinne des Dualismus auch im Bindegewebe die Präexistenz von Myeloblasten und Lymphoblasten annehmen?

Rindfleisch erklärte in der 5. Auflage seines Lehrbuches der pathologischen Gewebelehre die leukämischen Herde für Infiltrationen, die lediglich durch Auswanderung farbloser Zellen entstehen. Den gleichen Standpunkt vertraten Cornil und Ranvier in ihrer Histologie pathologique, desgleichen Ziegler in seinem Lehrbuch (1881). Dagegen hat Virchow von vornherein eine Entstehung in loco angenommen und sagt z. B. von den Lymphomen der Leber: „So entsteht eine Art von neuen Lymphdrüsen mitten in einem Organ, welches sonst nichts dergleichen enthält.“ Allerdings gibt er die Möglichkeit zu, daß der Ausgangspunkt derartiger Herde aus den Gefäßen ausgewanderte Leukozyten sein können. Faktisch zuerst bewiesen hat die autochthone Entstehung leukämischer Herde Bizzozero im Jahre 1885. Er konnte den Nachweis führen, daß bei lymphatischen Leukämien in allen Infiltraten außerordentlich zahlreiche karyokinetische Figuren vorkommen, was mit Sicherheit für eine an Ort und Stelle stattfindende starke Proliferation spricht. Ehrlich und Pinkus haben für die lymphatische Leukämie die autochthone Entstehung der kleinen überall vorkommenden Lymphome anerkannt und führten hierfür namentlich das Verhalten bei der Cohnheimschen Pseudoleukämie ins Feld, wo man ohne absolute Vermehrung der Lymphozyten im Blute doch massenhaft diese Lymphozyteninfiltrate findet. Pinkus macht ferner darauf aufmerksam, daß man in solchen Fällen besonders an kleinen Lymphomen der Haut die zuführenden Lymphgefäße fast frei oder nur spärlich gefüllt, die abführenden dagegen mit Lymphozyten vollgestopft sieht.

Auf entwicklungsgeschichtlichen Tatsachen beruht die dualistische Theorie, welche Schridde über die Histogenese der leukämischen Metaplasien aufgestellt hat. Nach Schridde erfolgt die Entwicklung der ersten Blutzellen im embryonalen Leben aus Gefäßendothelien. Die ersten farblosen Elemente, welche gebildet werden, entsprechen den späteren Myeloblasten in ihrer feineren Struktur und entstehen aus Blutgefäßendothelien. Erst in späteren Stadien des embryonalen Lebens beginnt die Bildung von Lymphadenoidgewebe bzw. echten Lymphozyten, und zwar aus Lymphgefäßendothelien. Ganz entsprechend hat man sich nach Schridde auch die Histogenese der leukämischen Neubildungen vorzustellen. Die myeloiden Herde entstehen aus Blutgefäß- bzw. Kapillarendothelien, die lymphatischen Neubildungen aus Lymphgefäßendothelien.

Die wichtigen Untersuchungen von Aschoff und Kiyono über den retikuloendothelialen Apparat fordern dazu auf, mit Hilfe der Methode der vitalen Karminspeicherung den Prozeß der myeloischen Metaplasie zu studieren. Von derartigen Untersuchungen sind wohl weitere Aufschlüsse über die dabei stattfindenden, zum größten Teil noch ungeklärten Vorgänge zu erwarten.

Es fehlt also nicht an Hypothesen über die Genese der leukämischen Neubildungen. Die Ursache der Widersprüche, welche zwischen den verschiedenen Autoren in dieser Frage bestehen, beruht auf der großen Schwierigkeit durch histologische Untersuchungen in den Mechanismus dieser Vorgänge einzudringen. Leukämien sterben erst in vorgeschrittenen Stadien der Krankheit, wo es ganz unmöglich ist, bei der enormen Ausdehnung und dem Zellreichtum der leukämischen Herde ihren Ursprung auf Schnitten zu erkennen. Nur wenn man zufällig einmal Gelegenheit hat, einen Fall von Leukämie im Frühstadium histologisch untersuchen zu können, oder wenn es gelänge, bei irgendeinem Tier die Leukämie zu übertragen, wird man über diese Streitfragen eine endgültige Aufklärung erreichen können.

Immerhin gestattet aber doch das vorliegende Tatsachenmaterial nach mancher Richtung hin eine Entscheidung zu fällen. Danach scheint es, als ob die leukämischen Neubildungen nicht überall im Organismus denselben Werdegang haben. Ganz zweifellos festgestellt ist ja, daß in den meisten Orten diese Herde mit Vorliebe perivaskulär aufzutreten pflegen und von der Leber und Milz abgesehen, sicherlich keine Beziehungen zu Gefäßendothelien haben. In der Haut, in den Nieren, im Nervensystem und an vielen anderen Orten ist die perivaskuläre Anordnung überaus häufig. Ebenso sicher aber ist es, daß man häufig Herde antrifft, welche keinerlei Beziehungen zu Gefäßen zu haben scheinen. Während man die erstgenannten leukämischen Neubildungen ungezwungen von den Ranvier-Marchandschen adventitiellen Zellen ableiten kann, liegt es nahe, für diejenigen Herde, welche keine Beziehungen zu Gefäßen haben, eine Entstehung aus den Wanderzellen des Bindegewebes, den Maximowschen Polyblasten, abzuleiten. Für sichergestellt möchte ich die endotheliale Herkunft der myeloiden Metaplasie im Sinne von M. B. Schmidt und Schridde in der Leber, für möglich, wenn auch nicht erwiesen, für die Milz und die Lymphdrüsen halten. Dagegen sind die lymphatischen Herde auch in der Leber zum größten Teil perivaskulär angeordnet. Ein prinzipieller Unterschied zwischen den adventitiellen Zellen Marchands und den ubiquitären kleinsten Lymphknötchen Ribberts besteht sicherlich wohl nicht und schließlich dürften auch die überall im Bindegewebe zerstreut vorkommenden Maximowschen Polyblasten von den adventitiellen Zellen kaum grundsätzlich verschieden sein.

Literatur über Histologie und Histogenese der Leukämie.

Askanazy: Über extrauterine Bildung von Blutzellen in der Leber. Verhandl. d. dtsch. pathol. Ges. 7. Tagung. S. 58. Berlin 1904. — Askanazy: Über die physiologische und pathologische Blutbildung. Virchows Arch. Bd. 205, S. 346. 1911. — Butterfield: Über die ungranulierten Vorstufen der Myelozyten und ihre Bildung in Milz, Leber und Lymphdrüsen. Dtsch. Arch. f. klin. Med. Bd. 92, S. 336. 1908. — Baumgarten: Über die Herkunft der in Entzündungsherden auftretenden lymphkörperchenartigen Elemente (Lymphozyten). Zentralbl. f. allg. Pathol. u. pathol. Anat. Bd. 1. 1890. — Dominici: Sur l'histologie de la rate normale. Arch. de méd. exp. Tome 12, pag. 563. 1900. — Dominici: Sur l'histologie de la rate au cours des états infectieux. Arch. de méd. exp. Tome 12, pag. 733. 1900. — Dominici: Sur le plan de structure du système hématopoetique des mammifères. Arch. de méd. exp. Tome 13. 1901. — Heinrich Fischer: Myeloische Metaplasie und fötale Blutbildung und deren Histogenese. Berlin 1910. — Fischer: Über die Herkunft der Lymphozyten in den ersten Stadien der Entzündung. Zieglers Beitr. Bd. 45. 1909. — Grawitz: Klinische Pathologie des Blutes. Leipzig 1911. — Helly: Die hämatopoetischen Organe. Nothnagels Handb. Bd. 8. 1. Wien 1906. — Hirschfeld: Myeloide Umwandlung der Milz und Lymphdrüsen. Berl. klin. Wochenschr. Nr. 30. 1902 und Nr. 32, 1906. Fol. haem. Bd. 10, 2. S. 68. — Kiyono: Die vitale Karminspeicherung. Jena: Fischer 1914. — Kurpjuweit: Veränderungen der Milz bei perniziöser Anämie. Dtsch. Arch. f. klin. Med. Bd. 80. 1904. — Lobenhoffer: Über extravaskuläre Erythropoese in der Leber unter pathologischen und normalen Verhältnissen. Beitr. z. pathol. Anat. u. z. allg. Pathol. Bd. 43. — Marchand: Über die Herkunft der Lymphozyten und ihre Schicksale bei der Entzündung. Dtsch. pathol. Ges., 16. Tagung. Marburg 1913 und Handb. d. allg. Pathol. Bd. 4. 1924. — Maximow: Experimentelle Untersuchungen über die entzündliche Neubildung von Bindegewebe. Zieglers Beitr. Bd. 34. 1903. — Maximow: Über die Zellformen des lockeren Bindegewebes. Arch. f. mikroskop. Anat. Bd. 67. 1906. — Maximow: Experimentelle Untersuchungen zur postfötalen Histogenese des myeloiden Gewebes. Zieglers Beitr. Bd. 41, S. 122. 1907. — Maximow: Der Lymphozyt als gemeinsame Stammzelle der Blutelemente. Fol. haematol. Bd. 8, S. 125. 1909. — Maximow: Untersuchungen usw. III. Die embryonale Histogenese des Knochenmarks bei Säugetieren. Arch. f. mikroskop. Anat. Bd. 76. 1910/11. — Meyer und Heineke: Über Blutbildung bei schwerer Anämie und Leukämie. Arch. f. klin. Med. Bd. 88. 1907. — Mollier: Die Blutbildung in der embryonalen Leber des Menschen und der Säugetiere. Arch. f. mikroskop. Anat. Bd. 74. 1900. — Morawitz und Rehn: Über einige Wechselbeziehungen der Gewebe in den blutbildenden Organen. Dtsch. Arch. f. klin. Med. 1907. — Naegeli: Beiträge zur Embryologie der blutbildenden Organe. Verhandl. d. Kongr. f. inn. Med., 27. Versamml. München 1906. — Naegeli: Blutkrankheiten und Blutdiagnostik. 4. Aufl., sowie die Leukämie. Nothnagels Handb. 1913. — Neumann: Hämatologische Studien. Leukozyten und Leukämie. Virchows Arch. Bd. 207. — Poscharissky: Über heteroplastische Knochenbildung. Zieglers Beitr. Bd. 38. 1905. — Pappenheim: Grundriß der hämatologischen Diagnostik. Leipzig 1911 und Prolegomena in den Fol. haematol. — Ranvier: Les clasmatocytes. Cpt. rend. de l'acad. des sciences. Janv. 1890. — Ranvier: Les clasmatocytes. Arch. d'anat. microsc. Tome 3. 1900. — Saxer: Über die Entwicklung und den Bau der normalen Lymphdrüsen und die Entstehung der roten und weißen Blutkörperchen. Merkel-Bonnet, Anat. Hefte. Bd. 19. 1896. — Schmidt: Über Blutzellenbildung in der Leber und Milz. Zieglers Beitr. Bd. 11. — Schridde: Über extravaskuläre Blutbildung bei angeborener Lymphozythämie und kongenitaler Syphilis. Verhandl. d. dtsch. pathol. Ges. Jg. 9, 1905. — Schridde: Myeloblasten, Lymphoblasten und lymphoblastische Plasmazellen. Zieglers Beitr. Bd. 41. 1907. — Schridde: Die Entstehung der ersten embryonalen Blutzellen des Menschen. Verhandl. d. dtsch. pathol. Ges. Bd. 11. 1907. — Schridde: Über Regeneration des Blutes unter normalen und krankhaften Verhältnissen. Referat a. d. Naturforsch.-Vers. zu Köln, 11. Okt. 1908. — Schridde: Die embryonale Blutbildung. Erwiderung an Prof. Maximow. Zieglers Beitr. Bd. 20. 1909. — Schridde: Die blutbereitenden Organe. Aschoffs pathol. Anat. Bd. 2, 4. Aufl. — Türk: Über Regeneration des Blutes unter „normalen und krankhaften Verhältnissen". Referat a. d. 80. Vers. d. Naturforsch. u. Ärzte (Köln). Pathol. Zentralbl. Bd. 19. 1909. — Walz: Leukämie. Sammelreferat. Zieglers Zentralbl. Bd. 12. 1901. — Weidenreich: Über die Entstehung der weißen Blutkörperchen im postfötalen Leben. Verhandl. d. anat. Ges. 1905. — Weidenreich: Studien. Beiträge zur Kenntnis der granulierten Leukozyten. Arch. f. mikroskop. Anat. Bd. 72. — Weidenreich: Blutkörperchen und Wanderzellen. Jena 1911. — Werzberg: Neue experimentelle Beiträge zur Frage der myeloiden Metaplasie. Virchows Arch. Bd. 204. 1911. — A. Wolff: Über die Bedeutung der Lymphoidzelle bei der normalen Blutbildung und bei der Leukämie. Zeitschr. f. klin. Med. Bd. 45, H. 5 u. 6.

Einteilung der System-Erkrankungen des hämatopoetischen Apparates.

Es gibt, wie bereits mehrfach erwähnt wurde, Systemerkrankungen des hämatopoetischen Apparates, insbesondere solche der Lymphdrüsen und der Milz, die unter den gleichen klinischen Symptomen verlaufen, wie die wahren Leukämien, nur mit dem Unterschied, daß man leukämische Veränderungen des Blutes vermißt. Früher faßte man alle diese Erkrankungen als einheitlicher Natur auf, mit dem Fortschreiten, mit der Verfeinerung unserer klinischen und histologischen Untersuchungsmethoden hat man aber feststellen können, daß es sich hier um kein einheitliches Krankheitsbild handelt, sondern daß vielmehr einem relativ einförmigen klinischen Symptomenkomplex durchaus verschiedene anatomische und ätiologische Affektionen zugrunde liegen können. Die Namen, welche für diese früher für einheitlich gehaltene Krankheitsgruppe gewählt worden sind, waren sehr verschiedene. Hodgkinsche Krankheit, Lymphosarkom, Anaemia lymphatica, progressive multiple Lymphdrüsenhypertrophie, Adenie, Pseudoleukämie, maligne Lymphome, sind die verschiedenen von den einzelnen Autoren vorgeschlagenen Bezeichnungen.

Im Vordergrund dieser unter so verschiedenen Namen publizierten Krankheitsbilder stand eine multiple Lymphdrüsenschwellung, die gewöhnlich auch mit einem Milztumor kombiniert war, mit Anämie und Kachexie einherging und unter progressiver Verschlechterung zum Tode führte.

Wenn auch bereits in der älteren Literatur hier und da ähnliche Fälle beschrieben worden sind, so ist doch der erste Autor, welcher unter weiteren Gesichtspunkten und reichlicher Benutzung eigener Beobachtungen das Gemeinsame und die Zusammengehörigkeit aller dieser Fälle erkannte, Hodgkin im Jahre 1832 gewesen. Es kann indessen keinem Zweifel unterliegen, daß diese Hodgkinschen Beobachtungen durchaus verschiedenartige Erkrankungen waren, die nur das Gemeinsame der Lymphdrüsentumoren, des Milztumors, der Kachexie und des letalen Verlaufes hatten.

Dasjenige Krankheitsbild, das Virchow in seinem Geschwulstwerk als Lymphosarkom bezeichnet, ist, wenigstens zum größten Teil, identisch mit der gleich zu besprechenden Cohnheimschen Pseudoleukämie.

Lambl, Billroth, sowie Wilks haben ähnliche Fälle bekanntgegeben und letzterer Autor hat zuletzt den Namen „Hodgkins Disease" eingeführt. Wunderlich beschrieb unter dem Namen progressive multiple Lymphdrüsenhypertrophie 1858 solche Fälle.

Es ist schwer zu sagen, ob die eben zitierten Autoren wirklich alle das gleiche histologische Krankheitsbild vor Augen gehabt haben. Wahrscheinlich haben sie ganz verschiedenartige Affektionen gesehen und nur der grob klinische Symptomenkomplex war in allen Fällen der gleiche und veranlaßte zu einer einheitlichen Auffassung aller dieser Fälle.

Durch die bekannte Publikation Cohnheims im Jahre 1868 hätte nun eigentlich Klarheit über die hierhergehörigen Krankheitsbilder gebracht werden müssen. Cohnheim beschrieb eine von ihm beobachtete Erkrankung, die er deshalb als Pseudoleukämie bezeichnete, weil bei dem betreffenden Individuum, ohne daß jemals im Leben leukämische Blutveränderungen bestanden hätten, doch die pathologisch-histologischen Veränderungen der Organe und insbesondere die des hämatopoetischen Systems genau die gleichen waren, wie bei der lymphatischen Leukämie. Die Struktur der vergrößerten Lymphdrüsen und der Milz unterschied sich in keiner Weise von der, wie wir sie bei der lymphatischen Leukämie kennen.

Eine rein hyperplastische lymphozytäre Wucherung des lymphatischen Apparates ohne leukämische Blutveränderung war also das charakteristische Merkmal, die anatomische Grundlage dieses Krankheitsbildes, das Cohnheim als Pseudoleukämie zu benennen vorschlug.

Damit war zum ersten Male eine scharfe und klare pathologisch-histologische Grundlage für eine generalisierte Erkrankungsform des lymphatischen hämatopoetischen Apparates ohne leukämische Blutveränderung geschaffen, und wenn man sich an diese strenge Definition bei der Benennung ähnlicher Krankheitsbilder in der Folgezeit gehalten hätte, wäre die große Verwirrung nicht entstanden, die tatsächlich seitdem Platz gegriffen hat.

Die Namen Hodgkinsche Krankheit, Pseudoleukämie, zum Teil auch Lymphosarkom, sind nämlich in der Folgezeit promiscue für alle möglichen ohne ausgesprochen leukämische Blutveränderungen einhergehende generalisierte Erkrankungen der Lymphdrüsen und der Milz gebraucht worden. So entstand sehr bald eine sehr große, sich in vielen Publikationen und Lehrbüchern wiederspiegelnde Verwirrung. Manche Autoren hielten sich an die Cohnheimsche Nomenklatur, andere wiederum bezeichneten auch als Pseudoleukämie Krankheitsbilder mit ganz anderer pathologisch-histologischer Grundlage und Ätiologie. Dazu kommt, daß man im Laufe der Zeit eine ganze Reihe generalisierter Lymphdrüsenaffektionen kennen gelernt hat, die durchaus verschiedene histologisch scharf charakterisierte anatomische Grundlagen und durchaus differente, teils bekannte, teils unbekannte Ätiologien hatten.

Wir wissen jetzt, daß es außer der wohl charakterisierten universellen Lymphdrüsenaffektion, für welche Cohnheim die Bezeichnung „Pseudoleukämie“ schuf, noch zahlreiche andere, nur durch die histologische Untersuchung mit Sicherheit zu erkennende Affektionen des lymphatischen Apparates gibt. Verwandt mit der Cohnheimschen Pseudoleukämie ist eine histologisch ähnlich gebaute, d. h. auf Lymphozytenproliferation beruhende Erkrankung, die sich von der Cohnheimschen Pseudoleukämie aber dadurch unterscheidet, daß sich nicht alle Zellen der erkrankten Lymphdrüse an der Proliferation beteiligen, sondern daß nur eine oder wenige zu wuchern anfangen und die benachbarten Zellen verdrängen. Diese Erkrankung ist von Kundrat eingehend charakterisiert und in ihren anatomischen Sondereigenschaften aus ähnlichen Krankheitsbildern herausgehoben worden. Es ist die Lymphosarkomatose.

Während Pseudoleukämie und Lymphosarkomatose Parenchymerkrankungen des lymphatischen Apparates sind, Lymphozytome bzw. Lymphozytomatosen ohne leukämisches Blut, gibt es nun ein großes Heer makroskopisch sehr ähnlich, ja ebenso aussehender Erkrankungen, die ganz anderer Natur sind. Man kann diese Affektionen, deren Charakteristikum es ist, daß sie nicht vom Parenchym, sondern vom Stroma der lymphatischen Apparate ausgehen, in zwei große Gruppen sondern. Zur einen Gruppe gehören multiple Lymphome infektiöser Natur, zur anderen Gruppe Lymphome geschwulstartiger Natur.

Die auf Infektion beruhenden, also chronisch entzündlichen Lymphome bezeichnet man auch generell als Granulome. Man kennt bisher tuberkulöse und syphilitische Granulome und endlich eine dritte Gruppe unbekannter Ätiologie, die man wegen ihrer eigenartigen, an Granulationsgewebe erinnernden Struktur als malignes Granulom oder Lymphogranulomatose bezeichnet.

Die generalisierten, auf echter Geschwulstbildung beruhenden multiplen Lymphome sind entweder primärer oder sekundärer Natur. Von primären Affektionen der lymphatischen Apparate kennt man Sarkome und Endotheliome, von sekundären Sarkome und Karzinome.

Die Verwirrung ist nun hauptsächlich dadurch zustande gekommen, daß man wegen der Schwierigkeit, in vivo eine sichere Diagnose zu stellen, alle diese Affektionen, bald als Pseudoleukämie, bald als Hodgkinsche Krankheit bezeichnete. Immer aber gab es einige Autoren, welche ihre eigene Nomenklatur anwandten. Manche bezeichneten als Pseudoleukämie nur das klassische Krankheitsbild Cohnheims; andere dagegen, welche mit Recht die Wesensgleichheit der Cohnheimschen Pseudoleukämie mit der Leukämie anerkannten, bezeichneten gerade die entzündlichen und zum Teil auch die geschwulstartigen Lymphomatosen mit dem Namen Pseudoleukämie oder Hodgkinsche Krankheit. Eine andere Reihe von Autoren wiederum reservierten den Namen Hodgkinsche Krankheit für die Lymphogranulomatose. Orth, der den Namen „Pseudoleukämie" niemals gebrauchte, schlug in Anlehnung an Billroth die Bezeichnung „maligne Lymphome" vor und unterschied leukämische und aleukämische maligne Lymphome. Die letztgenannten umfassen das Cohnheimsche Krankheitsbild und das Lymphosarkom. Wiederholt ist von zahlreichen Seiten versucht worden, der Verwirrung, welche bezüglich der Nomenklatur dieser Krankheitsbilder herrschte, ein Ende zu machen. Und namentlich von pathologisch-anatomischer Seite sind die Bezeichnungen „Pseudoleukämie" und „Hodgkinsche Krankheit" scharf bekämpft worden.

Von zwei verschiedenen Seiten ist endlich mit Erfolg diesen Unklarheiten ein Ende gemacht worden. In der bekannten Sitzung der Berliner hämatologischen Gesellschaft vom 19. Jan. 1909 wurde eingehend der Begriff der Pseudoleukämie erörtert und nach zahlreichen Diskussionen vorgeschlagen, die Bezeichnung „Pseudoleukämie" sowohl wie „Hodgkinsche Krankheit" endgültig auszumerzen und die betreffenden Affektionen nach ihrer histologischen Struktur zu benennen. Man soll in Zukunft die Cohnheimsche Pseudoleukämie als aleukämische bzw. subleukämische Lymphombildung bezeichnen und von ihr als eine besondere Abart mit aggressivem Wachstum, aber sonst gleicher Histologie, die Lymphosarkomatose abtrennen. Außerdem unterscheide man tuberkulöse und syphilitische multiple Lymphombildungen, ferner die Lymphogranulomatose und schließlich die echten Tumoren des lymphatischen Apparats.

Im wesentlichen von denselben Gesichtspunkten ausgehend, hat Schridde in seiner Bearbeitung des Kapitels der Blutbildungsorgane in Aschoffs Lehrbuch der pathologischen Anatomie eine noch praktischere Einteilung und Bezeichnung vorgeschlagen. Er faßt alle hyperplastischen Wucherungen des lymphatischen Apparates als „**Lymphadenosen**" zusammen und empfiehlt von aleukämischer, subleukämischer und leukämischer Lymphadenose zu sprechen. Damit ist die Wesensgleichheit aller dieser Prozesse anerkannt. Die aleukämische und subleukämische Lymphadenose fällt mit dem Begriff der Pseudoleukämie im Sinne von Cohnheim zusammen. Diese Nomenklatur hat sich bereits eingebürgert und ist in den modernen hämatologischen Lehrbüchern zur Verwendung gekommen. Allerdings hat Lubarsch (Virchows Archiv Bd. 232) zweifellos recht, wenn er darauf hinweist, daß die Bezeichnung „aleukämisch" für einen Prozeß, der in Wahrheit doch leukämischer Natur ist, einen Widerspruch in sich selbst bedeutet. Er schlägt vor, dafür besser von hyperleukozytotischer, normo- und hypoleukozytärer oder leukopenischer Leukämie zu sprechen.

Bedauerlicherweise ist gerade von pathologisch-anatomischer Seite, auf welcher bisher immer die schärfsten Gegner des Begriffes der Pseudoleukämie standen, die Wiederaufnahme dieser Bezeichnung im Cohnheimschen Sinne mit Nachdruck vorgeschlagen worden. Auf der 15. Tagung der deutschen pathologischen Gesellschaft sprachen sich beide Referenten, Sternberg und E. Fraenkel, in diesem Sinne aus. Man darf wohl mit Bestimmtheit prophezeien, daß dieser Vorschlag keinen Anklang finden wird, denn er bedeutet gerade vom pathologisch-anatomischen Standpunkt aus nicht minder einen Rückschritt wie vom klinischen. Das Epitheton „Pseudo" vor einem Wort bedeutet nach allgemeinem Sprachgebrauch, daß etwas vorgetäuscht wird. Wenn man von Pseudomembran spricht, so will man damit ausdrücken, daß es sich um keine echte Membran handelt, sondern um eine vorgetäuschte Membran. Die Pseudoleukämie im Sinne Cohnheims ist aber ihrem wahren Wesen nach ein echter leukämischer Prozeß, eine Leukose, in unserem Sinne. Mit Recht ist besonders von Benda und Plehn hervorgehoben worden, daß man eher die anderen nicht auf Hyperplasie vom Lymphadenoidgewebe beruhenden Lymphome als Pseudoleukämie bezeichnen könnte, wenn man durchaus diesen Namen konservieren will. Er hat aber tatsächlich so viel Unheil angerichtet, daß es zweckmäßiger sein dürfte, ihn mit Stumpf und Stiel auszurotten.

Auch als klinische Verlegenheitsdiagnose hat er keine Berechtigung. Denn will man eine generalisierte Erkrankung der Lymphdrüsen, deren wahres Wesen man noch nicht erkannt hat, vorläufig mit einem Namen belegen, der nichts präjudiziert, so empfiehlt sich hierfür die Bezeichnung „Lymphomatose", die niemals irreführen und verwirren wird.

Die Cohnheimsche Pseudoleukämie nennen wir also jetzt aleukämische oder vielleicht besser subleukämische Lymphadenose und dementsprechend ist die lymphatische Leukämie als leukämische Lymphadenose zu betrachten. Beide Erkrankungen haben die gleiche anatomische Grundlage, die Lymphadenose, eine generalisierte hyperplastische Wucherung des lymphatischen Apparates. Diese Erkrankung des hämatopoetischen Systems ist die wesentliche, beiden Affektionen gemeinsame anatomische Veränderung. Wir haben später gesehen, daß es auch eine Myelose gibt, die gleichfalls leukämisch und aleukämisch verlaufen kann. Die „Blutleukämie" ist demnach nur ein Symptom, das gelegentlich auch fehlen kann, das Wesentliche ist eben die „Gewebsleukämie" (Pappenheim). Daß die leukämischen und aleukämischen Leukosen in letzterer Linie identische Erkrankungen sind, wird dadurch bewiesen, daß aus den aleukämischen Formen leukämische hervorgehen können, und daß man auch bisweilen beobachtet, daß aus einer leukämischen eine aleukämische Leukose wird. Schließlich hat man festgestellt, daß während des Krankheitsverlaufes bisweilen das Blut bald leukämisch, bald aleukämisch sein kann.

Über die Frage, wodurch es überhaupt zu der leukämischen Blutveränderung kommt, ist sehr viel diskutiert worden, ohne daß dieses Problem zur Zeit gelöst wäre. Auf Grund der Neumannschen Feststellungen, daß bei jeder Leukämie das Knochenmark erkrankt ist, hat Pappenheim früher behauptet, daß das Mitergriffensein dieses Organs dafür entscheidend ist, ob eine leukämische Beschaffenheit des Blutes zustande kommt oder nicht. Bei den aleukämischen Formen soll nach Pappenheim gewöhnlich nur ein teilweises Mitbefallensein des Knochenmarkes zu konstatieren sein. Diese Hypothese reicht aber zur Erklärung nicht aus, obwohl tatsächlich fast immer das Knochenmark bei der Leukämie in diffuser Weise mitbefallen ist. Da aber im Verlaufe der Krankheit bisweilen der Blutbefund zeitweise aleukämisch werden kann, um später wieder leukämisch zu werden, kann diese Erklärung nicht stimmen, da man doch unmöglich annehmen kann, daß die Erkrankung des Knochenmarkes periodisch zu- und abnimmt. Außerdem hat man auch eine Form der aleukämischen Lymphadenose kennen gelernt, bei der im wesentlichen nur das Knochenmark erkrankt ist, während die makroskopisch unverändert aussehenden übrigen lymphatischen Apparate nur leicht erkrankt sind, die sogenannte medulläre Pseudoleukämie. Auch kommen bei der gewöhnlichen aleukämischen Lymphadenose diffuse Knochenmarksveränderungen vor.

Wir sind offenbar in den Ausschwemmungsmechanismus der Blutbildungsorgane noch keineswegs genügend eingedrungen, um diese schwierige und wichtige Frage lösen zu können.

Türk hat über die Ursache des Ausbleibens der Blutleukämie bei den aleukämischen Formen und die Überschwemmung desselben mit Leukozyten bei den echten Leukämien folgende Hypothese aufgestellt: Bei sehr starker Wachstumstendenz der Lymphome werden rein mechanisch die abführenden Bahnen verschlossen und es findet keine Zellausschwemmung statt. Dafür entwickelt sich ein ausgesprochen lokal aggressives Wachstum. So erklärt sich die Genese der Lymphosarkome. „Die lokale Aggressivität ist einfach das Produkt eines für die örtlichen Verhältnisse zu großen Mißverhältnisses zwischen Zellwucherung und Zellabfuhr zuungunsten der letzteren.“ Aus den eigentlichen Blutbildungsorganen — Knochenmark, Milz und Lymphdrüsen — führen nun schon in der Norm geräumige Abführwege fort. Deshalb kommt es in diesen Organen relativ selten zu großen und aggressiven Tumorbildungen. Dort aber, wo solche Abführwege gar nicht existieren, wie am Periost, in der Dura mater, Serosa usw., entwickelt sich mit besonderer Vorliebe tumorartiges Wachstum ohne Blutleukämie. Indessen auch diese Türksche Hypothese ist nicht haltbar, denn man trifft einerseits auch sehr große Tumoren, selbst solche mit aggressivem Wachstum und Leukozytenüberschwemmung des Blutes, andererseits findet man aber auch jahrelang bei kleinen Lymphomen sub- und aleukämische Blutbefunde.

Das Zustandekommen der leukämischen Blutbeschaffenheit erklärt Banti durch das Hineinwuchern der leukämischen Neubildungen ins Innere der Gefäße. Solange das Endothel unberührt ist, besteht die alymphatische Pseudoleukämie. Sind geringe Mengen von Lymphozyten ins Blut gedrungen, so haben wir eine sublymphämische Lymphomatose vor uns und bei reichlichem Eindringen eine wahre lymphatische Leukämie. Dieser Bantischen Ansicht hat sich neuerdings auch Pappenheim angeschlossen, indem er die leukämische Beschaffenheit des Blutes auf Einbruch der leukämischen Gewebswucherungen durch die Gefäßwände in die Zirkulation zurückführt.

Meiner Ansicht nach bedarf es gar keiner besonderen Hypothese zur Erklärung der Blutleukämie. Ständig verlassen Leukozyten auch unter normalen Verhältnissen die Blutbildungsorgane auf dem Wege der abführenden Gefäße. Es ist doch ganz selbstverständlich, daß bei vermehrter Leukoplastik auch mehr Leukozyten ausgeschwemmt werden müssen. Dagegen bedarf die Tatsache einer besonderen Erklärung, warum vielfach trotz leukämischer Veränderung der hämatopoetischen und anderer Organe Leukozyten nicht in vermehrter Menge ausgeschwemmt werden und warum bisweilen Perioden vermehrter mit solchen verminderter Zellabfuhr wechseln. Leider steht eine solche befriedigende Erklärung noch aus.

Wir haben also gesehen, daß wir auf Grund ihrer histologischen Eigentümlichkeiten und ihrer Pathogenese die Gesamtheit der Leukosen in zwei große Gruppen scheiden, die Lymphadenosen und die Myelosen. Es wurde gezeigt, daß bei beiden Formen aleukämische und leukämische Verlaufsarten vorkommen. Indessen sind noch nach anderer Richtung hin Variationen festzustellen. Im allgemeinen handelt es sich bei allen diesen Erkrankungen um exquisit chronische Prozesse und früher kannte man überhaupt nur chronische Leukämien. Zweifellos sind diese auch die häufigere Form. Relativ spät erst wurde entdeckt, daß es auch akute Leukämien gibt. Vom chronischen Verlauf über den subakuten hinweg bis zur akuten Leukämie und zur Leukaemia acutissima gibt es natürlich alle Übergänge.

Während man früher glaubte, daß es nur eine akute lymphatische Leukämie gäbe, weiß man jetzt bereits seit vielen Jahren, daß es auch eine akute myeloide Leukämie gibt, es scheint sogar, daß letztere Form die häufigere ist, und daß viele früher als akute lymphatische Leukämien publizierten Fälle in Wahrheit akute myeloide Formen waren. Man weiß jetzt nämlich, daß manche Formen von akuter Leukämie, bei denen die Vermehrung der weißen Blutkörperchen scheinbar nur durch Lymphozyten bedingt ist, in Wahrheit doch myeloische Formen sind, beruhend auf einer Vermehrung der ungranulierten Vorstufen der Granulozyten. Erst äußerst subtilen Untersuchungsmethoden der letzten Jahre ist es gelungen, von echten Lymphozytenleukämien diese sogenannten Myeloblastenleukämien zu unterscheiden.

Es hat sich ferner herausgestellt, daß nicht nur die leukämischen, sondern auch die aleukämischen Lymphadenosen und Myelosen akut verlaufen können.

Die Einteilung der Leukämien in Myelosen und Lymphadenosen beruht auf der dualistischen Lehre Ehrlichs von der Abstammung der Leukozyten. Von den farblosen Elementen des Blutes ist nun die Abstammung der großen mononukleären Zellen Ehrlichs bis zum heutigen Tage keineswegs geklärt. Einige Autoren leiten sie vom lymphatischen Apparat, andere vom Knochenmark her. Auch hat man in ihnen Abkömmlinge beider Gewebsarten gesehen und neuerdings ist die Lehre aufgestellt worden, daß sie eine vollkommen selbständige Zellform des Blutes sind, die weder zum myeloischen, noch zum lymphatischen Apparat verwandtschaftliche Beziehungen hat. Bekanntlich rechnete sie Ehrlich zum myeloischen System und glaubte, daß aus den großen Mononukleären über das Stadium der sogenannten Übergangsformen hinweg die gewöhnlichen neutrophilen Leukozyten des Blutes hervorgehen. Auch Naegeli sah in diesen Elementen Abkömmlinge des Myeloidgewebes und K. Ziegler identifizierte sie direkt mit den Myeloblasten. Ferrata, Helly, Pappenheim u. a. halten die großen Mononukleären für Abkömmlinge der Lymphozyten. Pappenheim glaubt neuerdings auch, daß ein Teil dieser Zellen aus den Leukoblasten hervorgeht. Im Gegensatz hierzu haben andere Autoren in diesen Monozyten eine selbständige Zellart des Blutes gesehen, die weder vom myeloischen, noch vom lymphatischen System abzuleiten sei. Banti und Patella halten sie für abgestoßene Endothelien und Rieux, Hynek, Schilling, besonders aber Aschoff sehen in den Monozyten selbständige Elemente, die zum Teil von den Retikuloendothelien der Blutbildungsorgane, der Leber und eventuell des gesamten Bindegewebes abstammen. Aschoff und Kiyono, die diese Frage mit Hilfe der Methode der Karminspeicherung wohl am eingehendsten studiert haben, konnten zeigen, daß Zellen vom Typus der Monozyten bei karmingespeicherten Tieren in den Kreislauf übergehen, und in den abführenden Venen der Milz, der Leber und des Knochenmarkes in zahlreichen Exemplaren nachzuweisen sind, während sie im peripheren Blute fast fehlen. In diesen karminspeichernden mononukleären Zellen sehen sie Histiozyten, da die eigentlichen farblosen Parenchymzellen der Blutbildungsorgane kein Karmin speichern. Die Mehrzahl der Monozyten des peripheren Blutes sind also keine Histiozyten, man müßte denn gerade annehmen, daß diese Elemente, bevor sie ins periphere Blut gelangen, ihre Karmingranula verlieren. Nun sind neuerdings sogenannte Monozytenleukämien beschrieben worden von Schilling, von Fleischmann und mir. Schilling sieht in denselben eine selbständige Leukämieform, deren anatomische Grundlage eine hyperplastische Wucherung der Monozyten ist, die nach ihm eine selbständige, weder vom myeloischen, noch vom lymphatischen System abstammende Zellform des Blutes sind. Geklärt ist diese Frage keineswegs. Wenn diejenigen Autoren recht haben, nach denen die Monozyten sowohl vom myeloischen wie vom lymphatischen System oder nur von einem der beiden, abstammen, so wäre die sogenannte Monozytenleukämie nur eine einseitig differenzierte Form der myeloischen oder lymphatischen Leukämie.

Eine weitere Mannigfaltigkeit der Krankheitsbilder entsteht nun dadurch, daß die Wachstumsform der Leukosen eine verschiedene sein kann. Im allgemeinen sind die Leukämien und Aleukämien anatomisch benigne Hyperplasien der Parenchymzellen der Blutbildungsorgane. So groß auch die Tumoren der Lymphknoten, der Follikelapparate der Schleimhäute, der Thymus, der Milz oder des Knochenmarkes werden, sie wachsen gewöhnlich nicht nach Art maligner Tumoren infiltrierend in die Nachbarschaft hinein. Wenn auch häufig beispielsweise die Lymphdrüsenkapseln infiltriert werden, so wird doch die Kapsel nicht durchbrochen und die Tumoren wachsen nicht in die Muskeln oder andere benachbarte Organe hinein.

Aber es kommen doch ziemlich häufig Ausnahmen vor, und namentlich an den lymphatischen Apparaten, besonders den Lymphknoten und der Thymus kommen Wucherungsformen vor, die ihrer histologischen Beschaffenheit nach durchaus als Lymphadenosen bzw. Myelosen angesehen werden müssen, sich aber bezüglich ihrer Weiterverbreitung im Organismus zum Teil wie bösartige Tumoren verhalten. Rücksichtslos die benachbarten Muskeln, Gefäße, Nerven oder andere Organe verdrängend und durchwachsend, führen sie zu schwersten konsekutiven Folgeerscheinungen. Sie können Gefäße zur Obliteration bringen, so daß Stauungssymptome schwerster Natur entstehen. Sie können Organe, wie das Herz und die großen Gefäße und die Speiseröhre so einmauern, daß ihre Tätigkeit aufs schwerste geschädigt und schließlich gehemmt wird. Diese als Sarkoleukämien oder Sarkoleukosen bezeichneten Affektionen sind aber jedenfalls echte Leukosen, d. h. auf einer diffusen, generalisierten Hyperplasie des Leukoblastenapparates beruhend, und nur durch ihr lokal aggressives Wachstum sich von den rein hyperplastischen Formen unterscheidend.

Eine besondere Gruppe dieser lokal maligne wachsenden Leukosen sind die sogenannten Chlorome, grüngefärbte Wucherungsprozesse, deren tumorartige Manifestationen sich mit Vorliebe am Periost besonders der platten Schädelknochen lokalisieren. Man unterscheidet lymphatische und myeloische Chloroleukämien, die meist akut, seltener chronisch verlaufen, bisweilen aber auch nur grün gefärbt sind und nirgends tumorartiges Wachstum aufweisen. Dadurch ist ihre nahe Verwandtschaft zu den gewöhnlichen Leukosen dokumentiert. In den meisten Fällen zeigen aber die Chlorome ein so eigenartiges klinisches und anatomisches Gepräge, daß sie einer besonderen Besprechung bedürfen.

Eine Sonderstellung dagegen nehmen diejenigen Erkrankungsformen des Leukoblastenapparates ein, die ich Leukoblastome zu nennen vorschlagen möchte, zu denen wir das Lymphosarkom und die multiplen Myelome rechnen. Die Lymphosarkome sind höchstwahrscheinlich echte Geschwülste. Ihren Ausgangspunkt nehmen sie in irgend einem Teil des lymphatischen Apparates, in welchem nach Ribbert plötzlich einige Lymphozyten zu wuchern anfangen, während der größte Teil der benachbarten Zellen an dieser Wucherung nicht teilnimmt und sich rein passiv verhält. Die stark wuchernden Elemente verdrängen dann das gesamte benachbarte lymphatische Gewebe und wachsen, wie ein echter Tumor, infiltrierend weiter, sich von einer Lymphknotenregion zur anderen auf dem Wege der Lymphbahn verbreitend. Auch machen sie echte Metastasen auf dem Blutwege. Das Wachstum der Lymphosarkome ist also prinzipiell verschieden von dem der Leukosen. Doch kommen Zwischenformen vor, welche die nahe Verwandtschaft beider Formen der Systemerkrankung beweisen.

Ganz ähnlich ist es bei den multiplen Myelomen, primär im Knochenmark entstehenden Geschwülsten des myeloischen Gewebes von zirkumskriptem Wachstum. Auch die multiplen Myelome verdrängen das benachbarte Knochenmarkgewebe und perforieren auch kompakte Knochensubstanz. Sie stehen aber den echten Leukosen dadurch näher als die Lymphosarkome, daß sie erstens primär multipel entstehen, zweitens auch als diffuse Geschwulstbildungen des gesamten Knochenmarkes auftreten können, und drittens auch gelegentlich mit histologisch identischen Wucherungsprozessen in anderen Abschnitten des hämatopoetischen Apparates einhergehen können. Es ist fraglich, ob sie Metastasen machen können.

I. Leukosen[1]).

A. Chronische Leukosen.

1. Chronische Lymphadenosen.

a) Die chronische lymphatische Leukämie (chronische leukämische Lymphadenose).

Die anatomische Grundlage der lymphatischen Leukämie, die seltener ist als die myeloide Form, ist eine diffuse Wucherung des präformierten Lymphadenoidgewebes in den lymphatischen Organen und in dem übrigen hämatopoetischen Apparat, zu der sich aber entweder gleichzeitig oder allmählich eine Neubildung von Lymphadenoidgewebe in vielen anderen Organen hinzugesellen kann. Die am meisten in die Augen fallende charakteristische Veränderung bei der lymphatischen Leukämie ist die multiple Lymphknotenschwellung.

In seltenen Fällen kann man die allmähliche Entwicklung der Krankheit verfolgen. Man findet zuerst nur einige oder wenige Lymphknoten vergrößert, ohne daß der Patient nennenswerte subjektive Beschwerden hat. Allmählich schwillt dann eine Lymphdrüse nach der anderen und gewöhnlich auch die Milz, bis schließlich alle Lymphdrüsenregionen des Körpers eine beträchtliche Vergrößerung aufweisen. Parallel mit dieser Zunahme der Drüsenschwellung geht gewöhnlich eine Verschlechterung des Allgemeinbefindens und des Blutbefundes einher. Es entwickelt sich eine Anämie und die Menge der weißen Blutkörperchen steigt immer mehr an, wobei den größeren Anteil an der Leukozytenvermehrung die kleinen Lymphozyten zu haben pflegen. Es scheint danach, daß bisweilen das Leiden lokal in einem oder mehreren Lymphknoten beginnen und sich erst allmählich generalisieren kann.

Gewöhnlich kann man von vornherein gleich die leukämische Beschaffenheit des Blutes feststellen, in selteneren Fällen wird dieselbe längere Zeit hindurch vermißt und es besteht nur eine meist geringfügige Anämie mit normaler Leukozytenzahl, gewöhnlich aber mit relativer Lymphozytose. In diesen Fällen wird erst das Blut später leukämisch, wenn die Lymphknotenschwellungen größer werden. Es kann also ein aleukämisches Vorstadium der Entwicklung des typischen klinischen Symptomenkomplexes vorausgehen.

In anderen Fällen — und dieses sind die häufigeren — findet man gleich von vornherein fast alle fühlbaren äußeren Lymphknoten in den verschiedenen Regionen des Körpers geschwollen und konstatiert meist auch gleichzeitig einen Milztumor. Die Krankheit tritt also in dieser Gruppe gleich von vornherein generalisiert auf. Auch ganz plötzlicher, akuter Beginn wird beschrieben, gewöhnlich mit Fieber, ganz wie bei der akuten Leukämie. Möglicherweise bestand aber in solchen Fällen das Leiden schon vorher latent.

Die Größe der Lymphknotenschwellungen kann sehr wechseln. Sie können während der ganzen Dauer des Leidens so klein bleiben, daß sie nur durch eine eingehende Palpation festzustellen sind, sie können sogar in seltenen Fällen,

[1]) Die in den folgenden Seiten abgebildeten pathologisch-anatomischen Präparate verdanke ich zum größten Teil der Liebenswürdigkeit des Herrn Geh.-Rat Benda (Krankenhaus Moabit-Berlin), die Abb. 37, 51 Herrn Prof. Pick (Krankenhaus Friedrichshain-Berlin, die Abb. 48 Herrn Prof. Max Koch (Krankenhaus Urban-Berlin).

wenigstens in den der Palpation zugänglichen Regionen fehlen. In einer anderen Gruppe von Beobachtungen fallen die Lymphknotenschwellungen aber sofort auf, besonders wenn sie an sichtbaren Körperstellen, wie am Halse, sitzen und eine erhebliche Entstellung zur Folge haben. Bisweilen entstehen ganz gewaltige Tumoren bis zu Faustgröße und mehr. So findet man gar nicht selten in den Leistengegenden, in den Achselhöhlen, in den Supraklavikulargruben, an den Unterkieferwinkeln und zu beiden Seiten des Genicks faustgroße Drüsenpakete. Gewöhnlich läßt sich jede einzelne Drüse genau palpatorisch abgrenzen, selten sind einige Drüsen untereinander verwachsen. Auch an Stellen, wo sonst nur ganz kleine, nicht fühlbare Lymphdrüsen sitzen, können bei lymphatischen Leukämien sich große Knoten entwickeln, z. B. in der Gegend vor dem Ohre,

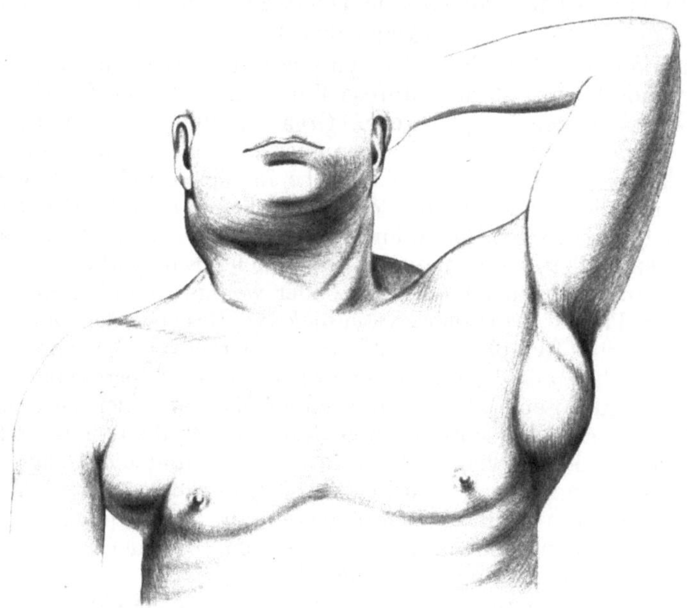

Abb. 2. Lymphknotenschwellungen bei chronischer lymphatischer Leukämie.

in der Kubitalgegend, seitlich der Mamma, in den Kniekehlen. Bald sind die Tumoren in allen Regionen ungefähr gleich groß, oder in einer oder mehreren Regionen ganz besonders stark vergrößert. Der Umfang des Halses kann so stark werden, daß die Patienten größere Kragenweiten sich anschaffen müssen. Die Axillardrüsen können so groß werden, daß der Arm nicht an den Thorax herangebracht werden kann (siehe Abb. 2). Gelegentlich können die Drüsen in der Bauchhöhle so geschwollen sein, daß eine auffällige Hervorwölbung des Leibes eintritt, und man einzelne Knoten durchpalpieren kann. Beträchtliche Größenzunahmen können auch die intrathorakalen Lymphknoten und die Thymus erreichen. In solchen Fällen entsteht der Symptomenkomplex des Mediastinaltumors. Dann, wenn die Perkussion diese Neubildungen nicht entdecken läßt, kann man sie oft mit Hilfe der Röntgenstrahlen sichtbar machen.

Im allgemeinen gehören aber die Fälle mit sehr starken Lymphknotentumoren zu den selteneren.

Gelegentlich findet man längere Zeit hindurch nur ein Befallensein einer Drüsenregion. Diagnostische Schwierigkeiten entstehen dann, wenn es sich um innere Drüsen handelt. Natürlich können die anderen Lymphknoten auch erkrankt sein, ohne eine nachweisbare Vergrößerung aufzuweisen.

Sehr selten können sich auch die lymphatischen Neubildungen vorwiegend in den Tränen- und Speicheldrüsen lokalisieren, so daß das Bild der Mikuliczschen Krankheit entsteht.

Die Konsistenz der geschwollenen Lymphknoten ist während der ganzen Dauer des Leidens fast immer eine weiche und nur selten werden nach längerem Bestehen die Drüsen etwas härter. Schmerzhaftigkeit kann vorhanden sein, fehlt aber meistens. Im Verlauf der Krankheit beobachtet man oft nicht unbeträchtliche Volumenschwankungen der vergrößerten Lymphknoten auch unabhängig von therapeutischen Maßnahmen. Erweichungen oder Ulzerationen geschwollener Lymphknoten kommen ohne Sekundärinfektion nicht vor.

Die Milz ist fast immer mehr oder weniger vergrößert. Im allgemeinen hält sich ihr Volumen in mäßigen Grenzen, doch kann sie bisweilen auch dieselbe Größe erreichen wie bei der myeloischen Leukämie. Manchmal, aber nur sehr selten, sind in solchen Fällen die Lymphdrüsen kaum vergrößert, so daß man eine myeloische Leukämie vor sich zu haben glaubt und erst auf Grund einer Blutuntersuchung die richtige Diagnose stellen kann. Es können sogar Lymphknotenschwellungen und selbst mikroskopische Veränderungen der Lymphknoten ganz fehlen.

Hierher gehört eine Beobachtung von Blumer und Gordinier, eine 45jährige Frau betreffend, die längere Zeit an hochgradiger Anämie, Kurzatmigkeit und schneller Ermüdbarkeit litt. Vergrößerungen der Lymphknoten waren nicht nachweisbar, die Milz war gerade unter dem Rippenrand tastbar. Erst einen Tag vor dem Tode wurde das Blut untersucht und ergab das Vorhandensein einer lymphatischen Leukämie, die mit einer ziemlich schweren Anämie einherging. Die Obduktion zeigte, daß die Lymphdrüsen keinerlei mikroskopisch nachweisbare Veränderungen außer einer Proliferation der Endothelien der Sinus aufwiesen. Milz und Knochenmark zeigten lymphadenoide Umwandlung.

Ich selbst beobachtete bei einem 60jährigen Mann einen großen, etwa $^3/_4$ der Bauchhöhle ausfüllenden Milztumor mit dem Blutbefund einer kleinzelligen lymphatischen Leukämie, ohne daß während der mehrmonatlichen bis zum Tode währenden Beobachtung ein einziger geschwollener Lymphknoten festzustellen war. In diesem Fall wurde keine Obduktion ausgeführt, so daß ich nicht weiß, ob innere Lymphknoten vielleicht doch geschwollen waren, und ob mikroskopische Veränderungen der nicht vergrößerten Drüsen vorhanden gewesen waren. Auch ein von Mejhere beschriebener Fall von chronischer lymphatischer Leukämie bei einer 60jährigen Frau ging ohne Lymphknotenschwellungen, aber mit großem Milztumor einher. Auch Ziegler erwähnt einen solchen Fall.

Als Komplikationen von seiten der Milz können die gleichen Erscheinungen wie bei der myeloischen Leukämie auftreten, also Infarkte, perisplenitisohe Prozesse und hin und wieder eine Wandermilz. Die Mitbeteiligung des Knochenmarks kann sich, aber seltener als bei der myeloischen Leukämie, durch eine Druckschmerzhaftigkeit des Sternums sowie Druck- und Klopfempfindlichkeit auch anderer Knochen bemerkbar machen. Sehr selten sind periostale Tumoren.

Sehr große oder besonders lokalisierte Lymphknotenschwellungen können natürlich zu den mannigfachsten Drucksymptomen Veranlassung geben. Durch Kompression großer Venenstämme kann es zu Stauungserscheinungen kommen, durch Kompression von Nervenstämmen zu Lähmungen, Parästhesien und Schmerzen neuralgischer Natur. Doch üben die meist weichen Lymphknoten nur recht selten einen erheblichen Druck auf die Nachbarschaft aus. In höherem

Maße können das die inneren Drüsen, z. B. die des Thorax, weil dieselben bei Größenzunahme nicht ausweichen können. Auch zu ausgedehnten Lymphstauungen kann es nach meinen Erfahrungen kommen, wobei man die Lymphgefäße als harte Stränge fühlt.

Die Lokalisation lymphatischer Neubildungen in den verschiedenen Schleimhäuten, in den Sinnesorganen, in der Haut, im Nervensystem, in der Brusthöhle und in der Bauchhöhle führt zu ganz eigenartigen klinischen Symptomen, die einer späteren ausführlichen Besprechung bedürfen.

Die lymphatische Leukämie kommt in allen Lebensaltern vor. Auf Grund meiner eigenen Erfahrungen glaube ich, daß sie bei alten Leuten, im allgemeinen jenseits des 50. Lebensjahres, viel häufiger ist, als bei jüngeren Individuen, und auffällig langsam und gutartig verläuft. Wiederholt sah ich die Krankheit bei Leuten zwischen 70 und 80 Jahren. Am seltensten ist sie jedenfalls im Kindesalter.

Allgemeinerscheinungen.

Wie alle Leukämien führt auch die lymphatische schließlich zu einer Kachexie. Es ist aber bemerkenswert, daß gerade Patienten mit Lymphadenose monate- und jahrelang gar kein oder nur ein geringes Krankheitsgefühl haben können, so daß gar nicht selten die Krankheit nur zufällig entdeckt wird. Allmählich stellt sich aber doch eine zunehmende Mattigkeit und Schwäche ein, die Patienten merken einen Nachlaß ihrer körperlichen und geistigen Leistungsfähigkeit, sie bekommen leicht Atemnot und Herzklopfen, der Appetit liegt darnieder, es treten dyspeptische Beschwerden mannigfachster Art auf, kurz die Patienten haben ein ausgesprochenes Krankheitsgefühl. Im Laufe der Zeit nehmen die Beschwerden immer mehr zu und schließlich entwickelt sich eine deutliche Kachexie. Unter diesen Erscheinungen kann, ohne daß sich nennenswerte andere Symptome einstellen, schließlich der Tod eintreten. Solche Kranken können an Herzschwäche zugrunde gehen, oft wird eine schwere Anämie Todesursache, sie können aber auch an Komplikationen, wie an Pneumonie oder an Sepsis sterben. Bisweilen kann auch eine sekundär hinzugetretene Tuberkulose Todesursache werden. Endlich können von seiten der verschiedensten Organe schwere, zum Tode führende Komplikationen eintreten (Hirnblutungen, ulzeröse Prozesse im Darm, schwere Zirkulationsstörungen durch tumorartige Lymphombildung im Mediastinum usw.).

Wiederholt hat man auch den tödlichen Verlauf dadurch eintreten sehen, daß gegen Ende des Lebens eine akute Exazerbation des leukämischen Prozesses eintrat, gekennzeichnet durch eine plötzliche starke Größenzunahme aller leukämischen Neubildungen, Fieber und eine hochgradige Veränderung und Verschlechterung des Blutbefundes, die sich in einer intensiven Zunahme der Anämie und einer starken Vermehrung der farblosen Blutkörperchen äußerte. Meist traten in solchen Fällen statt der vorher meist vorhanden gewesenen kleinen Lymphozyten große Lymphozyten auf, wie sie bei akuten Leukämien meistens vorhanden zu sein pflegen.

Eine hämorrhagische Diathese bei chronischer lymphatischer Leukämie ist nicht allzu häufig. Öfter tritt sie bei akuten Exazerbationen und gegen Ende des Lebens auf, besonders dann, wenn das Krankheitsbild dem der akuten Leukämie ähnlich wird.

Symptome von seiten der einzelnen Organe.

Die Symptome, die an den einzelnen Organen und Organsystemen bei der Lymphadenose auftreten, sind teils Folgen einer Lokalisation der leukämischen Neubildungen und vom Sitz und der Größe derselben abhängig. Andere klinische

Erscheinungen hängen mit einer hämorrhagischen Diathese zusammen, eine dritte Gruppe endlich ist wohl als toxischer Natur aufzufassen und hängt mit der Störung des gesamten Chemismus des Stoffwechsels zusammen.

Mundhöhle und obere Luftwege. Erscheinungen von seiten der Mundhöhle, die übrigens in den meisten Fällen fehlen, sind meistens Folgen der hämorrhagischen Diathese und bestehen in Schleimhautblutungen. In der Mundhöhle selbst gehören Infiltrate und gangränöse Prozesse (Naegeli), die bei der akuten Leukämie so häufig sind, zu den Seltenheiten. Auf die in manchen Fällen in mehr oder weniger hohem Grade vorhandene hämorrhagische Diathese muß besonders dort Rücksicht genommen werden, wo Zahnextraktionen und ähnliche operative Eingriffe in Frage kommen. Wiederholt haben unstillbare Blutungen in solchen Fällen zu allerschwersten Folgeerscheinungen geführt. Das gleiche wie für die Mundhöhle gilt für die Nasenhöhle. Nasenblutungen, an sich schon die häufigsten Formen der Blutungen aus Schleimhäuten, werden häufig beobachtet. Schwellungen der Tonsillen und des übrigen lymphatischen Rachenringes können zwar vollständig während des ganzen Verlaufes des Leidens fehlen, werden aber gelegentlich doch in recht erheblicher Intensität angetroffen. Sie können so groß werden, daß sie das Schlucken und die Atmung behindern. Infolge der Nachbarschaft der Ohrtrompete können Hyperplasien der Rachenmandeln auch zu Schwerhörigkeit und anderen Störungen von seiten des Gehörorgans führen. Operative Eingriffe sind strengstens kontraindiziert, einmal wegen der Gefahr der Blutung (Tod infolge von Verblutung nach Tonsillektomie bei Burger), und zweitens weil die Geschwülste doch bald wieder wachsen würden. Gelegentlich können die geschwollenen Tonsillen ulzerieren, während sonst die chronischen lymphatischen Neubildungen keinerlei Neigung zum Zerfall zeigen. Offenbar sind es die häufigen traumatischen Schädigungen dieser Lymphome der Mund-Rachenhöhle und bakterielle Zersetzungsprozesse, die hier zu ulzerösen Prozessen Veranlassung geben. Die meisten dieser Patienten haben einen sehr starken Foetor ex ore. Es ist ja erklärlich, daß in den zahlreichen Nischen und Taschen, die sich durch die Hyperplasie der lymphatischen Apparate hier bilden, die Zersetzung von zurückgebliebenen Speiseresten und Schleimhautsekreten begünstigt wird. Auch in den übrigen Abschnitten der oberen Respirations- und Digestionsorgane kommen Lymphombildungen vor, im Ösophagus, an der Rachenwand, an der Epiglottis, im Larynx selbst.

Lungen und Brustfell. Von seiten der Lungen sind Blutungen ein entschieden seltenes Ereignis, Bronchitiden treten besonders dort auf, wo die Expektoration durch Schwellungen der Mund- und Rachenhöhle behindert ist. Pneumonien können im Stadium der Kachexie besonders das letale Ende begünstigen und beschleunigen. Eine Lungentuberkulose, wie Tuberkulose überhaupt, ist eine keineswegs seltene Komplikation aller Lymphadenosen. Leukämische Pleuritiden, bedingt durch kleine Lymphombildungen der Pleuren, oder infolge Hemmung des Lymphabflusses durch geschwollene Drüsen sind einige Male beschrieben worden. Dyspnoe kann bedingt sein durch raumbeengende Prozesse in den oberen oder unteren Luftwegen sowie durch Kompression von seiten der geschwollenen Drüsen auf Atmungs- und Kreislaufsorgane.

Herz und Gefäße. Komplikationen von seiten des Herzens treten gewöhnlich erst im Endstadium als Folgen allgemeiner Kachexie ein. Ihre anatomische Grundlage ist meistens eine braune Atrophie, in Fällen mit schwerer Anämie auch eine Fettmetamorphose der Herzmuskulatur. Lymphombildungen im Herzen selbst sind wiederholt auch von mir gesehen worden. Auch sie müssen natürlich, wenn sie einen gewissen Umfang erreichen und bei besonderer Lokalisation, etwa in der Nähe der Herznerven und ihrer Ganglien, Störungen hervorrufen.

In solchen Fällen, in denen die Thymus stark beteiligt ist, und die Mediastinaldrüsen eine erhebliche Größe erreichen, tritt der Symptomenkomplex des Mediastinaltumors in die Erscheinung. Eine starke Kompression des Herzens und der Lungen, sowie der großen Gefäße haben schwere Stauungserscheinungen zur Folge und solche Fälle haben naturgemäß einen besonders deletären und schnellen Verlauf.

Digestionsapparat. Die Leber, die wir bei Besprechung der pathologischen Anatomie noch genau erörtern, ist regelmäßig Sitz lymphatischer Herde, die bisweilen sehr zahlreich werden und eine beträchtliche Größe erreichen können. Infolgedessen findet man ziemlich häufig Leberschwellungen, die hin und wieder einen recht beträchtlichen Umfang erreichen können. Ikterus infolge von Kompression der Gallenwege scheint aber ein sehr seltenes Symptom zu sein. Systematische Untersuchungen über die Leberfunktion mit modernen Methoden sind wohl noch nicht ausgeführt worden. Etwaige Störungen von seiten des Pankreas, in dem auch Infiltrate vorkommen können, sind noch nicht beschrieben.

Von seiten des Magens und des Darmes beobachtet man bei lymphatischer Leukämie sehr häufig Symptome, die aber nur in der Minderzahl der Fälle schwererer Natur sind und in die Augen fallen. Auch trifft man bisweilen bei der Sektion erhebliche Veränderungen an, ohne daß während des Lebens Symptome bestanden hätten, die auf ein besonderes Befallensein des Magendarmkanals hindeuteten.

Die leichteren Symptome sind allgemeiner Natur und hängen mit der die Leukämie begleitenden Kachexie zusammen. Sie bestehen in Appetitlosigkeit, Übelkeit, Druckgefühl nach der Mahlzeit, Unregelmäßigkeiten der Stuhlentleerung. Viele dieser Störungen hängen wohl auch von dem Druck der vergrößerten Milz auf Magen und Darm ab oder stehen im Zusammenhang mit den oft recht beträchtlichen Schwellungen der Mesenterialdrüsen. Eine vorhandene hämorrhagische Diathese kann zu Magen- und Darmblutungen schwerer oder leichterer Natur führen, die bisweilen durch ihre Intensität und ihr plötzliches Einsetzen gefahrbringend werden können, in anderen Fällen nur zufällig in Form geringer Blutbeimengungen bei eigens daraufhin gerichteten Untersuchungen gefunden werden.

In manchen Fällen ist aber die Darmschleimhaut selbst Sitz mehr oder weniger ausgedehnter größerer oder kleinerer leukämischer Neubildungen. Der erste Autor, welcher derartiges beschrieb, war wohl Virchow, der zweite Friedreich im Jahre 1857, der auch von seinen Befunden recht instruktive Abbildungen gegeben hat. Die Patientin, welche an andauernden Diarrhöen litt, „hatte, wie sich bei der Sektion ergab, auf der Schleimhaut des Dünndarms zahlreiche größere und kleinere, an Typhusinfiltrate erinnernde erhabene Geschwülste, die zum Teil an den Stellen der Peyerschen Plaques, teilweise aber auch unabhängig von diesen vorhanden waren. Es wurden im ganzen im Dünndarm etwa 30 Neubildungen dieser Art gezählt. Auch im Rektum saß ein solcher leukämischer Tumor. Ebenso fanden sich im Magen ausgedehnte Veränderungen. Diese Geschwülste waren mit der Schleimhaut verschiebbar, deren oberste Schicht über sie hinwegging und griffen zum Teil in die Submukosa herab.“

Ganz ähnliche Veränderungen sind dann in der Folgezeit in einer Reihe anderer Fälle beobachtet worden, die teils myeloide, häufiger lymphatische Leukämien betrafen und in einer Dissertation von Hoffmann, der auch über eigene Beobachtungen berichtet, ausführlich zusammengestellt sind. Béhier hat für solche Fälle mit vorzugsweiser Lokalisation der leukämischen Neubildungen im Intestinaltraktus die Bezeichnung „gastro-intestinale Form der

Leukämie" vorgeschlagen. Sie sind in allen Abschnitten des Magendarmkanals gefunden worden und waren ganz wie im Falle Friedreichs zum Teil unabhängig von den Follikeln und Plaques entwickelt, zum Teil saßen sie in der Mukosa allein, zum Teil drangen sie auch in die Submukosa. Dort, wo sie in Follikeln oder Plaques entwickelt waren, respektierten sie nicht die natürlichen Grenzen dieser Bildungen. Im Wurmfortsatz können diese Infiltrate, da hier lymphatisches Gewebe ganz besonders reichlich entwickelt ist, recht erhebliche Dimensionen erreichen und das Lumen beträchtlich verengern. Besonders bemerkenswert ist, daß diese leukämischen Infiltrate ulzerieren können und daß so Bilder entstehen, welche an Typhusgeschwüre erinnern. Diese regressiven Metamorphosen der leukämischen Neubildungen des Magendarmkanals sind offenbar auf die hier naturgemäß ständig einwirkenden Traumen von seiten der Nahrungsreste zurückzuführen, denn sonst haben die leukämischen Produkte keine Neigung zu derartigen Veränderungen. In manchen Fällen hängen auch die beobachteten Blutungen mit geschwürigen Arrosionen der Gefäße zusammen. Auch zu Perforation und Peritonitis kann es kommen. Auch die Serosa kann, wenn auch selten, leukämische Knoten aufweisen. Da bei der Resorption der Nahrung die Mesenterialdrüsen eine große Rolle spielen, ist es verständlich, daß bei beträchtlichen Schwellungen derselben auch in dieser Beziehung bei Leukämien erhebliche Störungen zu erwarten sind. Bemerkenswert ist, daß sich infolge von Magenblutungen die Milz vorübergehend verkleinern kann. Im Terminalstadium wird öfter Aszites beobachtet.

Harnorgane. Eiweißausscheidung mit dem Urin sowie Zylindrurie kommt bisweilen vor. Dieselbe kann rein toxischer Natur sein, aber auch durch die sehr häufigen lymphatischen Infiltrationen der Nieren bedingt werden. Sehr selten ist die Ausscheidung des Bence-Jonesschen Eiweißkörpers, die zuerst von Askanazy beschrieben worden ist. v. Decastello konnte zweimal in 9 Fällen von lymphatischer Leukämie, die daraufhin untersucht wurden, den Bence-Jonesschen Eiweißkörper nachweisen, niemals dagegen bei myeloider Leukämie. Auch Boggs und Guthrie fanden bei einer lymphatischen Leukämie den Bence-Jonesschen Eiweißkörper. Wiederholt hat man bei Lymphadenosen Hämaturie beobachtet. Die Blutung kann aus den Nieren selbst, aus den ableitenden Harnwegen, aus der Blase und der Harnröhre stammen und hat meist ihren Grund in der vorhandenen hämorrhagischen Diathese, seltener in Nierensteinen, die auf Grund der stets vorhandenen harnsauren Diathese ja bei allen Formen der Leukämie gelegentlich gefunden worden sind.

Von seiten der Nebennieren sind keine Störungen bekannt geworden.

Die Störungen, die gelegentlich von seiten der männlichen und weiblichen Geschlechtsorgane, von seiten des Nervensystems und der Sinnesorgane beobachtet worden sind, sollen gemeinsam mit den entsprechenden Symptomen bei der myeloiden Leukämie abgehandelt werden, da in den wesentlichsten Punkten Übereinstimmung besteht, und aus vielen Fällen der Literatur, namentlich der älteren, nicht mit Sicherheit festzustellen ist, welche Form der Leukämie vorgelegen hat.

Blutbefund: Die für die lymphatische Leukämie charakteristische Blutveränderung ist die Vermehrung der Lymphozyten. Die Gesamtzahl der farblosen Blutkörperchen ist bisweilen nur leicht erhöht (Zahlen zwischen 15 000 und 30 000), in anderen Fällen wiederum trifft man ganz enorme Vermehrungen bis auf 200 000, 300 000, seblst 600 000, und es sind sogar Werte bis zu 1 000 000 Leukozyten von mir, von Cabot bis zu 1 480 000 gefunden worden. Im Laufe des Leidens unterliegen diese Zahlen natürlich Schwankungen, die aber in den Fällen mit sehr großen Leukozytenmengen nicht weiter auffällig sind, dagegen dort, wo die Gesamtleukozytenzahl höchstens das zwei- bis dreifache der Norm beträgt, dadurch bemerkenswert werden, daß zeitweise subleukämische Blutbilder mit normalen Leukozytenzahlen vorhanden sind. Diese Fälle sind es ja, die in erster Linie für die Wesensgleichheit der subleukämischen und leukämischen Lymphadenose sprechen.

Wiederholt hat man ein prä- oder aleukämisches Vorstadium beobachtet, in welchem, trotz ausgeprägter Allgemeinerscheinungen die leukämische Blutbeschaffenheit fehlt. Diese Periode kann $^1/_2$ Jahr und länger dauern. Es sei schon hier erwähnt, daß es aleukämische Lymphadenosen gibt, in denen erst terminal, kurz ante exitum, in akuter Weise sich ein leukämisches Blutbild entwickelt.

In den meisten Fällen ist die relative Zahl der Lymphozyten eine so hohe, daß die übrigen Elemente fast ganz zurücktreten, so daß man nur verschwindende Mengen von polymorphkernigen neutrophilen und eosinophilen Elementen, von großen Mononukleären und von Mastzellen findet. Nicht allzu selten findet man auch spärlich neutrophile Myelozyten. Ihr Auftreten ist wohl durch eine Reizwirkung der Lymphozytenwucherung im Knochenmark auf die noch vorhandenen Reste von Myelozytenherden zu erklären, also ähnlich wie das Auftreten von Myelozyten bei Knochenmarkstumoren (Reizungsmyelozytose). Da man aber gelegentlich bei lymphatischer Leukämie auch myeloide Umwandlungen in Milz und Lymphknoten angetroffen hat (H. Hirschfeld) können offenbar Myelozyten auch aus solchen Herden stammen.

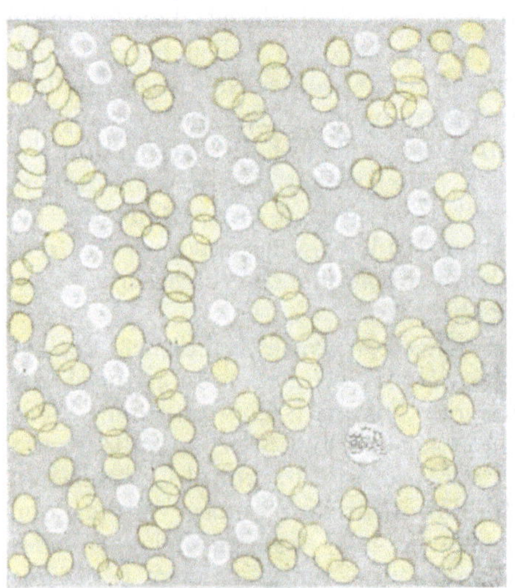

Abb. 3. Frisches Blutpräparat bei chronischer lymphatischer Leukämie.

In sehr vielen Fällen von lymphatischer Leukämie findet man im Blute sowohl kleine wie große Lymphozyten in wechselnden Mengenverhältnissen. Doch ist im allgemeinen die chronische lymphatische Leukämie durch die Vermehrung der kleinen Lymphozyten ausgezeichnet. Lange Jahre hindurch glaubte man sogar, daß es nur eine kleinzellige chronische lymphatische Leukämie gäbe und daß der großzellige Charakter des lymphämischen Blutbildes charakteristisch für die akuten Formen wäre.

Es ist indessen ganz sicher, daß es auch chronische lymphatische Leukämien gibt, bei denen vorwiegend oder ausschließlich die vermehrten farblosen Elemente Zellen vom Typus der großen Lymphozyten sind. Es seien die Beobachtungen von Grawitz, Naunyn, Cabot, Reckzeh, Hayem et Lion, Pietrowski, von Lucksch, von Studer erwähnt, und auch auf eigene Beobachtungen dieser Art kann ich mich beziehen. Hervorzuheben ist besonders, daß Lucksch einen Fall von chronischer lymphatischer Leukämie beschrieb, in welchem anfänglich nur eine Vermehrung der kleinen Lymphozyten vorlag, während in der letzten Zeit fast ausschließlich große Lymphozyten vorhanden waren. Irgend einen Grund, die Fälle von kleinzelliger lymphatischer Leukämie denen mit großzelliger Lymphämie gegenüberzustellen, etwa zwei verschiedene Varietäten der lymphatischen Leukämie anzunehmen, liegt bisher nicht vor. Prinzipielle Unterschiede im klinischen Verhalten und im pathologisch-anatomischen Befund sind nicht vorhanden.

Die Lymphozyten der lymphatischen Leukämie weisen eigentlich immer morphologische Abweichungen von den Lymphozyten des normalen Blutes auf. Zunächst gilt das für die Größe, indem man sowohl auffällig kleine, wie andererseits Riesenlymphozyten finden kann. Auffällig schmal ist sehr oft das Protoplasma, das sich auch dadurch von dem der Lymphozyten des normalen Blutes unterscheidet, daß es meist keine azurophilen Granula enthält. Nicht selten findet man im Protoplasma kreisrunde Löcher, die in frischem Zustande Fetttröpfchen enthalten haben. Naegeli vermutet auf Grund einiger Beobachtungen, daß in Fällen mit mildem Verlauf Azurgranula häufiger sind.

Die Kernstruktur der Lymphozyten der chronischen lymphatischen Leukämie zeigt, worauf zuerst von Naegeli hingewiesen wurde, auffallende Abweichungen

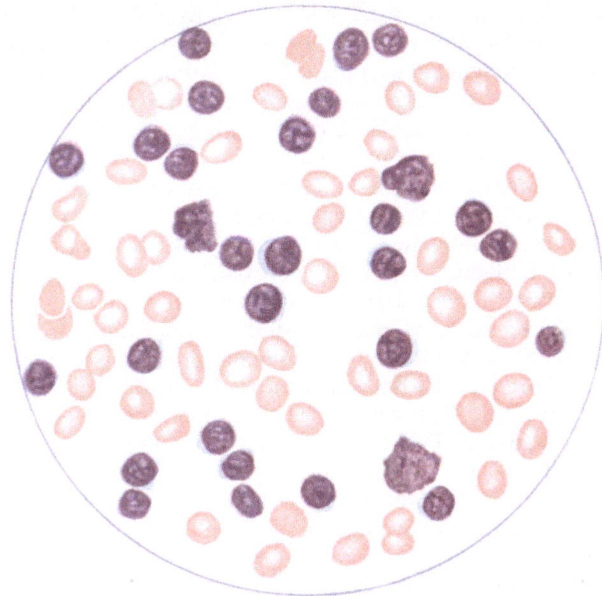

Abb. 4. Chronische lymphatische Leukämie. (Giemsa.)

von der der Lymphozyten des normalen Blutes. Die Strukturzeichnung des Kerns ist eine viel deutlichere, die zwischen den Chromatinbalken vorhandenen Lücken sind viel größere wie bei den Lymphozyten des normalen Blutes. Manchmal erinnert die Struktur an die Radkerne der Erythroblasten. Nach Naegeli ist diese eigenartige Struktur ein Zeichen der Jugendlichkeit der Zellen. Von diagnostischer Bedeutung wäre diese Kernstruktur besonders bei subleukämischen und aleukämischen Lymphadenosen, doch liegen hierüber bisher noch keine Angaben in der Literatur vor.

Einbuchtungen und Teilungen der Lymphozytenkerne, sogenannte Riederformen, findet man bei lymphatischer Leukämie häufig. Seltener sind in chronischen Fällen Mitosen. In Trockenpräparaten findet man fast regelmäßig eigenartige Gebilde, denen man sofort ansieht, daß es gequetschte Zellen sind, die sogenannten Gumprechtschen Kernschatten, in denen das Kernkörperchen meist sehr deutlich hervortritt, während das Protoplasma gewöhnlich nicht mehr sichtbar zu sein pflegt. Gumprecht sah in diesen Gebilden den Beweis einer im strömenden Blute stattfindenden Auflösung dieser Zellen, andere Autoren aber sind der Ansicht, daß es sich um Artefakte handelt, entstanden durch zu große Quetschung beim Abziehen der Deckgläschen. Man findet nämlich in frischen Blutpräparaten niemals Gebilde, die den Gumprechtschen Kernschatten gleichen.

Spuler und Schittenhelm erklären diese Zellschollen für entstanden durch Platzen des Zellkernes und Mischung seines Inhalts mit dem des Zelleibs. Fingen sie das Blut ihres Patienten in Konservierungsflüssigkeit auf, so konnten sie so gut wie nie Zellschollen finden. Nicht die normalen Lymphozyten, sondern solche mit relativ pyknotischen Kernen führen zur Entstehung der Schollen. Sie beschreiben auf Schnitten durch eine exstirpierte Lymphdrüse ihres Falles Anhäufungen von Lymphozyten mit homogenen, schwarz tingierten Kernen, welche sie für die Vorstufen der Zellschollen halten. Sicher sind es Zellen von verminderter Widerstandsfähigkeit, die beim Abziehen der Deckgläschen zu Kernschollen deformiert werden. Sie sind keineswegs in allen Fällen gleich häufig. Naegeli meint, daß die Gumprechtschen Kernschatten nicht durch artefizielle Schädigung degenerierender, sondern junger, leicht lädierbarer Elemente entstehen.

Bisweilen findet man bei lymphatischen Leukämien auffallend viel Plasmazellen im Blut. So zählte Naegeli in einem seiner Fälle 5%, ich selbst fand in einem Fall 2%, in einem anderen 6,5%.

Konstante Beziehungen zwischen Größe der Lymphknoten- und Milzschwellung und der Zahl der Lymphozyten bestehen nach meinen Erfahrungen nicht. Man findet bei erheblichen Milz- und Drüsentumoren ebenso wie bei minimalen oder ganz fehlenden Schwellungen bald hohe, bald niedrige Gesamtzahlen der Leukozyten. Nach Pinkus gilt im allgemeinen die Regel, daß lymphatische Leukämien mit hochgradiger Blutveränderung häufig mit mäßigem Milztumor einhergehen, während sich die mächtigsten Milztumoren gerade bei Pseudoleukämie finden. Ich habe den Eindruck gewonnen, daß nach dieser Richtung hin die größten Variationen vorkommen. Auch die Angabe von Pinkus und Naegeli, daß in Fällen mit hochgradiger Vermehrung der Lymphozyten die Drüsen meist weich, oft fluktuierend weich sind, hat keine allgemeine Gültigkeit. Gesetzmäßige Beziehungen zwischen Größe und Konsistenz der geschwollenen Milz und der Lymphknoten und der Leukozytenzahl kann ich nicht anerkennen.

Der Hämoglobingehalt und die Zahl der roten Blutkörperchen sind in beginnenden und milde verlaufenden Fällen lange Zeit normal oder nur wenig herabgesetzt. Es können sich aber im Laufe des Leidens auch sehr schwere Anämien herausbilden. Gegen Ende des Lebens ist das in mehr oder weniger hohem Maße fast immer der Fall. Die Zahl der anämischen roten Blutkörperchen hängt vom Grade der Anämie ab, doch findet man auch bei normalen Hämoglobin- und Erythrozytenwerten gerade wie bei der myeloiden Leukämie gelegentlich kernhaltige rote Elemente, wenn auch meist nicht in so großer Menge (Reizungs-Erythroblastose). Polychromatophile Zellen, punktierte Erythrozyten, Poikilozyten, Makro- und Mikrozyten treten gewöhnlich erst bei höheren Graden von Anämie auf. Bei schweren Anämien können nicht nur Megaloblasten erscheinen, sondern auch so zahlreiche hämoglobinreiche Megalozyten, daß das rote Blutbild dem der perniziösen Anämie gleicht. Man spricht in solchen Fällen von leukanämischem Blutbild, worauf an anderer Stelle noch mehr eingegangen werden wird. Seltener besteht von vornherein eine stärkere Anämie; solche Fälle geben eine schlechtere Prognose.

Unter dem Einfluß interkurrenter Infektionskrankheiten können weitgehende Remissionen der leukämischen Blutveränderungen eintreten. Auch hierüber wird an anderer Stelle ausführlich gesprochen werden.

Über das Verhalten der Blutplättchen liegen noch keine systematischen Untersuchungen vor. Nach meinen Erfahrungen ist ihre Zahl meist gering.

Auf die Möglichkeit, die Leukämie aus dem Blute makroskopisch zu diagnostizieren, haben Hirsch und Stadler (Über makroskopischen Nachweis der Leukozytose. Zeitschr. f. physiol. Chem. Bd. 41, H. 1 u. 2) hingewiesen. Bläst man 20 cmm leukämisches Blut in 5 ccm $9^0/_0$iger Kochsalzlösung und setzt tropfenweise Kalilauge zu, so wird die Flüssigkeit gallertig. Myeloide und lymphatische Leukämien verhalten sich gleich, bei starken Leukozytosen fällt die Reaktion auch positiv aus, aber weit schwächer.

Eine noch einfachere makroskopische Methode zum Leukämienachweis ist folgende: Man läßt das Blut in ein Reagenzglas mit Wasser tropfen. Normales Blut löst sich komplett, die Lösung ist durchsichtig-lackfarben. Leukämisches Blut hinterläßt eine dauernde Trübung, die sich allmählich in Form weißer Wolken zu Boden senkt.

Hautveränderungen. Eine Mitbeteiligung der Haut bei der Leukämie ist im allgemeinen selten, kommt aber bei der lymphatischen Form bei weitem häufiger vor als bei der myeloischen. Die Hautaffektionen bei der aleukämischen und leukämischen Lymphadenose stehen, wenn sie vorhanden sind, in den meisten Fällen in so hohem Maße im Vordergrund des klinischen Bildes, sind oft in so hohem Grade entwickelt, daß die Patienten vielfach erst dadurch auf ihr Leiden aufmerksam wurden und gleich einen Hautspezialisten zu Rate ziehen. Daher kommt es, daß die meisten Fälle von Dermatologen beschrieben worden sind.

Man kann die Hautveränderungen bei der Lymphadenose in zwei große Gruppen teilen. Bei der einen Form handelt es sich um unspezifische sekundäre Veränderungen der Haut, zu deren Entwicklung offenbar die leukämische Erkrankung besonders disponiert. Sie kommen zwar auch bei anderen Krankheiten oder gelegentlich selbständig vor, werden aber besonders häufig gerade bei Leukämien beobachtet. Audry nannte sie Leukämide (Leucémides) der Haut. Bei einer zweiten Gruppe handelt es sich aber um spezifische leukämische Lokalisationen in der Haut, um Neubildungen, wie sie ja auch in allen möglichen anderen Organen angetroffen werden. Wir besprechen hier, um Wiederholungen zu vermeiden, das Verhalten der Haut bei der leukämischen wie bei der aleukämischen Lymphadenose gleichzeitig, da es sich um durchaus histologisch identische Prozesse handelt.

Hautjucken ist eine ziemlich häufige Klage, welche Patienten mit leukämischer oder aleukämischer Lymphadenose vorbringen. Dieses Jucken kann unerträgliche Grade erreichen, veranlaßt die Patienten zum Kratzen und so kommt es sekundär zu entzündlichen ekzematösen Affektionen, die bisweilen zu Pigmentierungen führen. Dieser Pruritus kann ein Prodromal- oder ein Frühsymptom sein; ich erinnere mich eines solchen Falles aus meiner eigenen Beobachtung, wo die eingehendste Untersuchung einer Patientin, deren Hautjucken von verschiedenen Seiten als nervöser Natur bezeichnet worden war, zunächst keinerlei auffällige Veränderungen ergab, bis ich schließlich eine einzige haselnußgroße Drüse am Unterkieferwinkel fand, die meinen Verdacht erregte. Eine Blutuntersuchung ergab eine ausgesprochene lymphatische Leukämie. Man sollte niemals bei unklaren Fällen von Pruritus versäumen, einen Tropfen Blut unter das Mikroskop zu bringen. Andererseits pflegen natürlich alle möglichen Formen von Hautjucken sekundär zu Drüsenschwellungen, unter Umständen auch universellen zu führen und können eine lymphatische Leukämie oder Aleukämie zunächst vortäuschen, bis eine Untersuchung des Blutes die Entscheidung der Diagnose ermöglicht. Es sei schon hier erwähnt, daß andere nichtleukämische Erkrankungen des lymphatischen Apparates, insbesondere die Lymphogranulomatosen, gleichfalls mit Pruritus einhergehen können.

In manchen Fällen kann sich bei Pruritus eine gewöhnliche Urtikaria entwickeln. Es sei ferner erwähnt, daß gar nicht selten multiple Furunkel- und Karbunkelbildungen entstehen, die wahrscheinlich stets Folgezustände der mechanischen Mißhandlung der Haut durch das Kratzen sind, natürlich wohl auch durch die dyskrasische Beschaffenheit der Säfte in ihrer Entwicklung begünstigt werden.

Multiple Hautblutungen kommen recht selten bei chronischen Lymphadenosen zur Beobachtung und sind meist mit anderen Symptomen der hämorrhagischen Diathese verbunden. Ihre Pathogenese ist noch nicht sichergestellt, und von manchen Autoren wird behauptet, daß sie insofern Folgen einer spezifischen leukämischen Erkrankung der Haut sein können, als sie auf einer durch Lymphozyteninfiltration bedingten Gefäßwandschädigung beruhen. Nachdem neuerdings mehrfach nicht eine Verzögerung, sondern eine Beschleunigung der Blutgerinnung bei der Leukämie festgestellt worden ist, kann man sie nicht mehr mit Sicherheit, wie es früher vielfach geschah, auf Anomalien der Gerinnungskomponenten des Blutes zurückführen; wie sich dabei die Zahl der Thrombozyten verhält, muß weiteren Untersuchungen vorbehalten bleiben. Sogar subkutane Hauthämatome von beträchtlicher Ausdehnung kommen vor (Dupont).

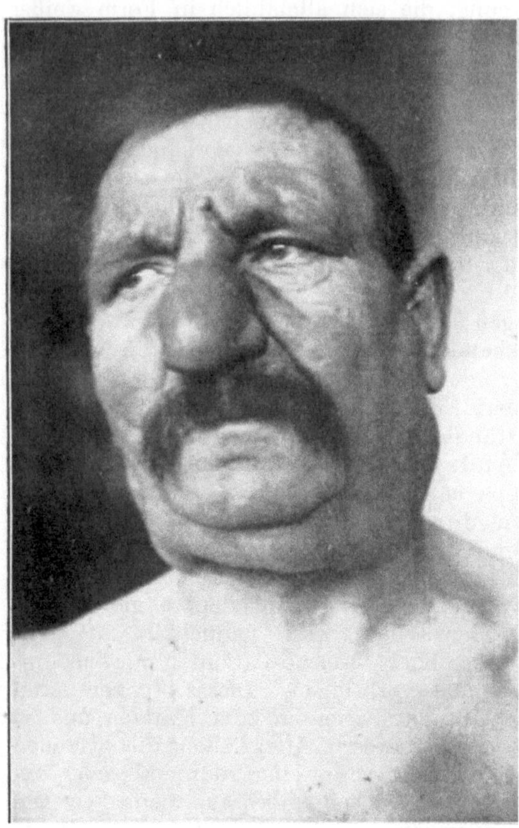

Abb. 5. Hautveränderungen einer lymphatischen Leukämie. Eigene Beobachtung.

Bei der Prurigo lymphatica entstehen auf der Haut zahlreiche, an ihrer Kuppe ein tief eingelagertes Bläschen tragende stecknadelkopf- bis hanfkorngroße, bald kugelige, bald mehr spitze Effloreszenzen, die stark jucken und deswegen sehr bald zerkratzt werden. Die Affektion ähnelt in ihrem äußeren Habitus durchaus der Prurigo Hebrae, besonders dann, wenn nach längerem Bestehen infolge des Kratzens entzündliche Komplikationen hinzugetreten sind. Im Gegensatz zur Prurigo Hebrae, die auf den Streckseiten der Extremitäten lokalisiert ist, ist die Prurigo lymphatica auf der Haut des gesamten Körpers in gleichmäßiger Weise verbreitet.

Die Möglichkeit, daß in manchen Fällen von Prurigo lymphatica keine gewöhnlichen entzündlichen Veränderungen, sondern echte Lokalisationen der Lymphadenose in der Haut vorliegen, wird von Arndt zugegeben, doch betont er die Schwierigkeit in solchen Fällen, die Differentialdiagnose zwischen spezifischer und nicht spezifischer Erkrankung auf Grund der histologischen Untersuchung erkrankter Hautpartien zu stellen. Nach Brunsgaard können auch die urtikariellen Effloreszenzen eine spezifisch leukämische Zellinfiltration als pathologisch-anatomische Grundlage haben.

Fraglich ist es, ob die im Verlaufe leukämischer und aleukämischer Lymphadenosen beschriebenen universellen exfoliierenden Erythrodermien echte Lymphadenosen sind oder noch zu den unspezifischen Hauterkrankungen bei Lymphadenosen gerechnet werden müssen. Solche Erkrankungen sind von

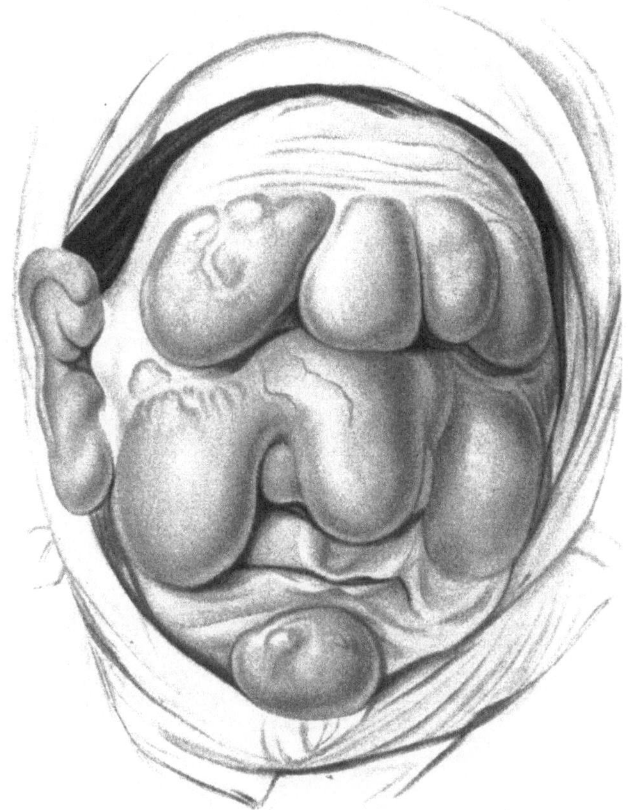

Abb. 6. Leukämie der Haut des Gesichts (Kreibich).

Eisenberg, Peter, Wassermann, Nicolau beschrieben worden. Es scheint, daß sich zwischen ihnen und den gleich zu erörternden universellen Lymphadenosen der Haut alle Übergänge vorfinden lassen werden. Man sieht in solchen Fällen eine ausgedehnte Rötung und Abschuppung der Haut. Es kommen Ödeme und andererseits Atrophien der Haut vor. Die Lymphdrüsen sind geschwollen, die Patienten klagen über Jucken und Frösteln und haben bisweilen Fieber. Anatomisch findet man perivaskuläre, mehr herdförmig angeordnete Infiltrationen der Haut, die ausschließlich aus kleinen Lymphozyten bestehen. Daneben findet man Bindegewebswucherung mit Mastzellen und Pigmentzellen. Maßgebend für die Diagnose ist der Blutbefund. Wahrscheinlich gehören viele als Pityriasis rubra Hebrae beschriebene Fälle hierher.

Auch das Krankheitsbild der von Kaposi zuerst beschriebenen Lymphodermia perniciosa, die dieser Autor als eine diffuse Lymphadenose der Haut auffaßt, ist noch viel umstritten. Die Affektion begann mit einem universellen, stark juckenden Ekzem, an welches sich eine allmählich fortschreitende lymphatische Infiltration der Haut, besonders der des Gesichtes anschloß. Nekam, Paltauf, Philippson, Arndt sehen in der Lymphodermia perniciosa Kaposis eine von der Lymphadenose abzutrennende Affektion, die mit der Erythrodermie mycosique französischer Autoren (Besnier, Vidal,

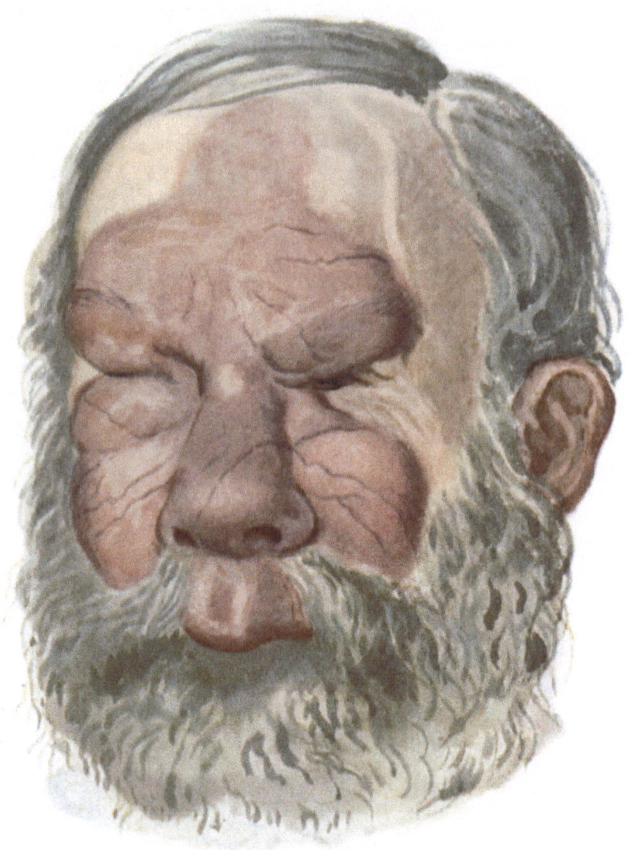

Abb. 7. Aleukämische Lymphadenose der Haut des Gesichts. Eigene Beobachtung.

Hallopeau, Jeanselme, Leredde) identisch ist. So beschreibt Arndt einen derartigen Fall, der auf Grund der histologischen Untersuchung trotz einer Gesamtleukozytenzahl von 30 000 und einem Prozentgehalt an großen Lymphozyten von 60%, von ihm als mykotische Erythrodermie, als universell ausgebreitete Hautlokalisation eines vorwiegend oder ausschließlich im lymphatischen Gewebe lokalisierten spezifischen infektiösen Granuloms aufgefaßt wird, einer der Lymphogranulomatose nahestehenden Krankheitsform. In Übereinstimmung mit den genannten anderen Autoren hält es Arndt für zweckmäßig, die Bezeichnung Lymphodermia perniciosa fallen zu lassen. Ein dem Kaposischen Falle analoger ist nicht wieder publiziert worden.

Die wirkliche Existenz einer diffusen universellen Lymphadenose der Haut, die in ihrem klinischen Symptomenbild der Kaposischen Lymphodermia perniciosa und vielen Fällen universeller exfoliierender Lymphodermien sehr ähnlich, ja fast identisch ist, läßt sich aber nicht bestreiten. Ausführliche Schilderungen solcher Beobachtungen stammen von Riehl, Linser, Rodler-

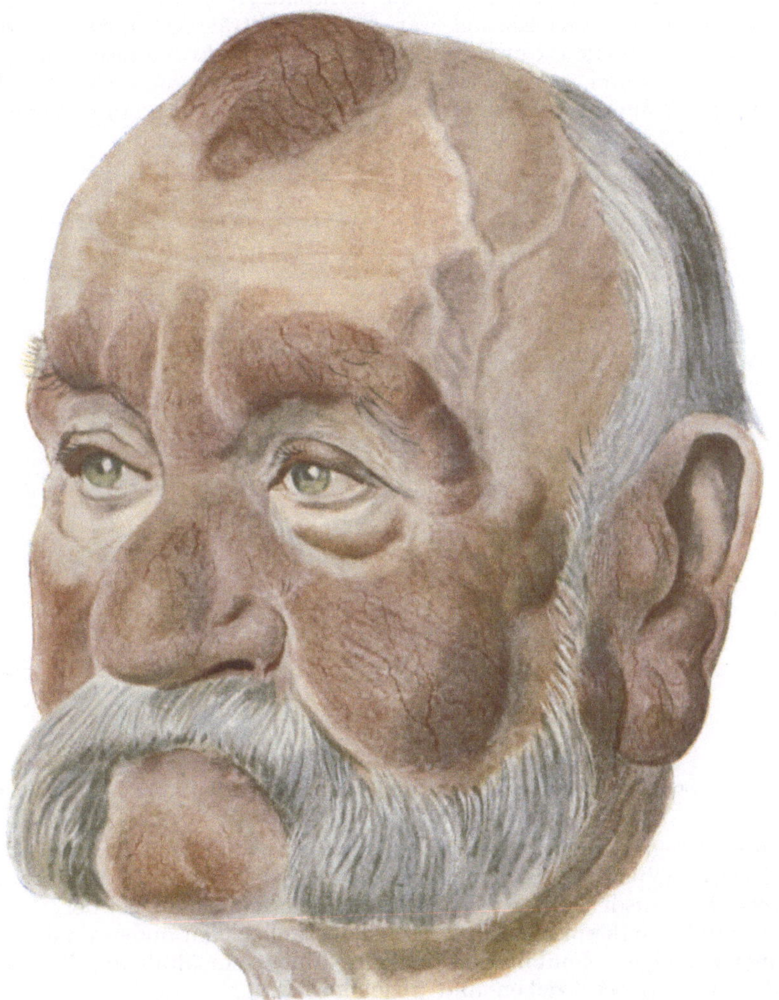

Abb. 8. Aleukämische Lymphadenose der Haut des Gesichts nach Arndt.

Zipkin, Arndt und von Zumbusch her. Die Hautveränderungen bestanden in ekzemartigen Prozessen mit starker Rötung, Schwellung und Schuppung der Haut, die ein elephantiasisartiges Aussehen annehmen kann. Die durch diese Hautveränderung bedingte Entstellung, insbesondere des Gesichts, ist eine recht beträchtliche. Arndt gibt sehr instruktive Abbildungen seiner Beobachtung. Bei diesem Patienten war die Stirn durch tiefe, quer verlaufende Furchen auffällig gewulstet, die Ohren waren vom Kopf abgedrängt, die Augenlider so geschwollen, daß die Lidspalte schlitzförmig verengt war. Auch an vielen Stellen der Körperhaut bestanden wulstige Erhebungen, durch tiefe Furchen von einander geteilt. Sehr auffällig war die Schwellung des posthornartig gekrümmten Penis, sowie des ca. zweifaustgroßen Skrotums. Die Öffnung des Vorhautsacks war derartig verengt, daß der Urin nur mit großer Mühe entleert werden konnte. Das anatomische Substrat der Hauterkrankung dieses mit ausgesprochener lymphatischer Leukämie einhergehenden Falles war eine diffuse Infiltration der Kutis mit Lymphozyten, die meist der größeren Form angehörten. Vom Epithel war dieses Infiltrat fast überall durch eine schmale Zone normalen Gewebes getrennt. Der makroskopische und mikroskopische Blutbefund unterschied sich sonst in keinen wesentlichen Punkten von dem gewöhnlicher lymphatischer Leukämien. Arndt fand sowohl in der

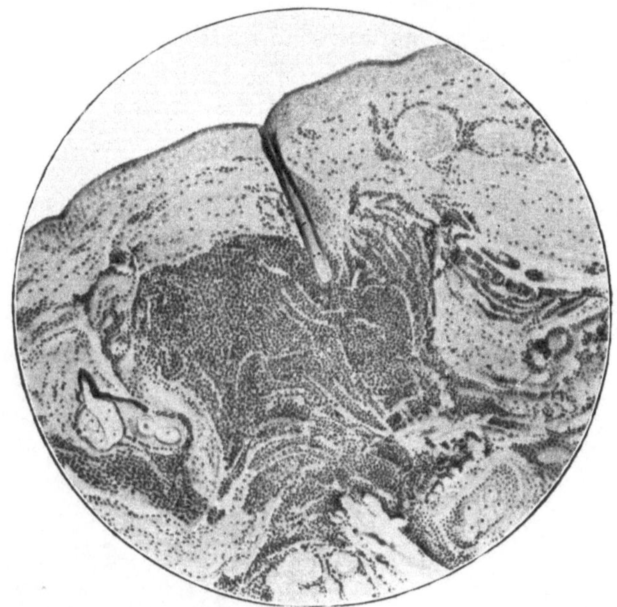

Abb. 9. Schnitt durch ein Infiltrat der Haut bei aleukämischer Lymphadenose.

Haut wie in den lymphatischen Wucherungen der anderen Organe zahlreiche nach Ziehl färbbare Stäbchen, über deren ätiologische Bedeutung er sich sehr vorsichtig ausdrückt. Nach meiner Ansicht muß man bei der Häufigkeit, mit der man bei leukämischen Prozessen Tuberkelbazillen findet, an die Möglichkeit einer zufälligen Kombination denken. Einen sehr ähnlichen Fall hat auch von Zumbusch beschrieben und abgebildet.

Am besten bekannt sind die zirkumskripten leukämischen Tumoren und Infiltrate der Haut, die meist intrakutan, seltener auch subkutan lokalisiert sind. Sie haben eine besondere Vorliebe für das Gesicht, das sie in hohem Maße zu entstellen pflegen. Sie beginnen an der Nase, an der Nasenwurzel, einseitig oder symmetrisch beiderseitig an den Wangen oder den Augenbrauen. Sie befallen die Lippen oder die Ohren, die unförmlich anschwellen können. In vorgeschrittenen Fällen können sie die ganze Schädeldecke überwuchern, die Augenlider können derartig infiltriert werden, daß die Patienten das Auge nicht mehr aufbekommen. Die Schwellung der Lippen verhindert in hohem Maße das Sprechen und das Essen. Die Nasenschleimhaut kann miterkranken und die Atmung beeinträchtigen. Die drei Abbildungen (siehe

Seite 252ff.) zeigen besonders weit vorgeschrittene und umfangreiche Affektionen dieser Art. Die eine ist eine Kopie von dem bekannten Falle Kreibichs. Hier (Abb. 6) sind die Neubildungen zum großen Teil tumorartig zirkumskript, wenn auch die Tumoren beider Wangen mit dem der Nase eine einzige Masse bilden. Nach der Beschreibung Kreibichs begann diese Affektion an der linken Wange in Form eines roten Knötchens, das sich allmählich vergrößerte und zur Tumorbildung führte. Die Haut über den Tumoren war rötlich violett verfärbt, scheinbar verdünnt, nicht faltbar und glatt glänzend. Die zweite Abbildung (7) stammt von einer eigenen Beobachtung, einen 60jährigen Mann betreffend. Hier konnte ich mehrere Jahre hindurch die Entwicklung der Affektion verfolgen. Sie begann als kleiner roter, allmählich anschwellender Fleck an der Nasenwurzel, griff von hier allmählich auf die Augenbrauen und die Stirn und schließlich auch auf die oberen und unteren Augenlider über. Später wurden auch die Wangen und die Oberlippe sowie beide Ohren, und zwar das rechte in stärkerem Maße, mitergriffen. Das rechte Auge konnte der Patient schließlich nicht mehr öffnen. Später breitete sich die Anschwellung an der rechten Wange nach hinten und unten hin weiter aus, so daß die rechte Gesichtshälfte von einem wurstartigen Wulst umgrenzt war, der nach unten hin etwa bis zum Kinn reichte. In diesem Stadium hatte der Patient ein ganz abenteuerliches Aussehen, leider war es mir nicht möglich, ihn noch einmal zu einer Sitzung behufs Porträtierung zu bewegen. Die Haut über diesen Infiltraten war hochrot, glänzend und von zahlreichen stark erweiterten Venen durchzogen. Sie ließ sich an den meisten Stellen nicht von der Unterlage abheben. Sehr groß war ihre Empfindlichkeit auf Druck, und leichte Gewalteinwirkungen genügten, um starke Blutungen hervorzubringen. Stach man in die infiltrierten Partien ein, so entleerte sich Blut, das überreich an Lymphozyten war, während der Blutbefund des Patienten andauernd subleukämisch oder aleukämisch war.

Die dritte Abbildung (8) zeigt einen von Arndt publizierten Fall. Oft fallen die Haare an den ergriffenen Partien aus.

Das Gesicht ist zwar die Prädilektionsstelle für die leukämischen Neubildungen, aber auch andere Teile der Körperhaut können mitbefallen werden. Die Patienten, die Pinkus beschreibt, sowie mein hier abgebildeter Patient, hatten auch an den Armen und Händen Infiltrate. Auch andere Autoren beschreiben ähnliche, vorzugsweise die Streckseiten der Extremitäten einnehmende Neubildungen. Bei meinem Patienten erreichten dieselben eine bisher in der Literatur wohl einzig dastehende Intensität. An beiden Armen zogen von dem Ellbogen bis in die Nähe des Handgelenkes mehrere langgestreckte, federkielbis daumenstarke Infiltrate. Die Rückenfläche der rechten Hand und der Finger, sowie die Haut des Daumenballens waren schließlich in dem Maße infiltriert, daß nicht nur eine klauenförmige Deformität der ganzen Hand entstand, die die Gebrauchsfähigkeit derselben fast ganz aufhob, auch die Nägel wurden durch die Infiltrate des Nagelbetts emporgehoben und gelockert und verfielen zum Teil der Atrophie. Schließlich wurden hier sogar hochgradige Gelenkdeformitäten hervorgerufen. Die Röntgenphotographie (s. Seite 258, Abb. 10) gibt ein deutliches Bild von der enormen Verdickung der Weichteile, der Schädigung der Gelenke und der Verunstaltung des ganzen Gliedes.

Gelegentlich werden auch andere Teile der Haut ergriffen. So sah ich Affektionen der Mamilla und des Skrotums, Arndt Lymphome der Glans penis und des inneren Präputialblattes. Infiltrate der Augenlidhaut sind wiederholt von Ophthalmologen beschrieben worden (Leber, Danlos et Blanc, Fröhlich, Kerschbaumer, Dutoit).

Nicht in allen Fällen erreichen die leukämischen Infiltrate und Tumoren eine solche Größe. Häufiger dürften Bilder sein wie das auf Seite 252, Abb. 5.

Beschwerden machen diese Infiltrate erst, wenn sie größer werden. Sie können dann sehr empfindlich werden, verursachen ein unangenehmes Gefühl der Spannung und des Druckes und behindern rein mechanisch die Beweglichkeit der betreffenden Teile. Infolge ihres Blutreichtums genügen oft leichte Verletzungen, um starke Blutungen zu veranlassen.

Hervorgehoben muß werden, daß die Größe der Tumoren während des Krankheitsverlaufes auch ohne therapeutische Eingriffe großen Schwankungen unterliegen kann. Ich beobachtete in einem Fall spontanen Rückgang von

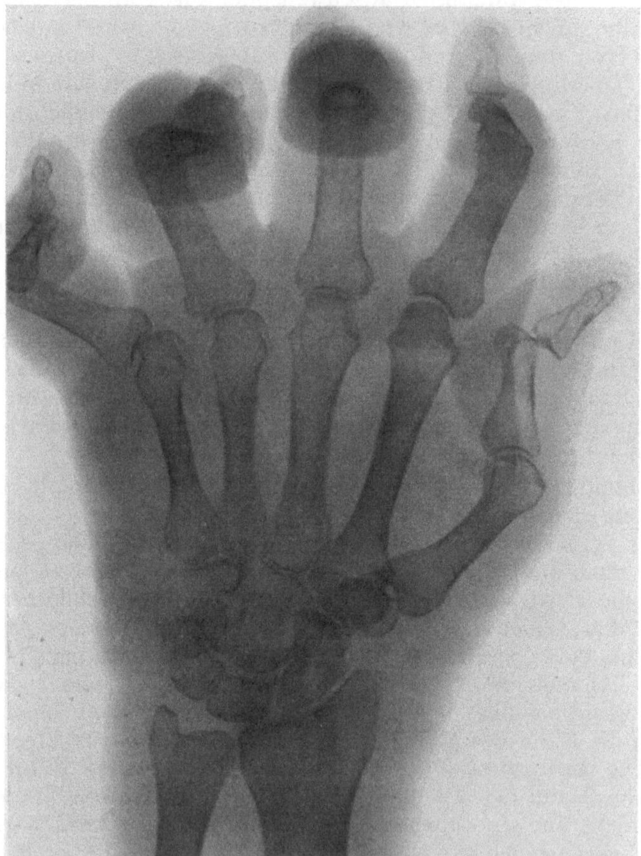

Abb. 10. Leukämische Infiltrate der Hand und der Finger mit Gelenkdeformitäten.

Infiltraten des Skrotums und der Mamilla, die niemals wiederkehrten und sehr erhebliche Abschwellung der Gesichtstumoren während einer fieberhaften Nierensteinkolik. Eine Neigung zur Geschwürs- oder Narbenbildung besteht nicht, sehr selten ist oberflächlicher Zerfall beschrieben. Das Allgemeinbefinden dieser Kranken ist im allgemeinen abhängig von den übrigen Krankheitserscheinungen, besonders vom Blutbefund. Die Fälle mit a- oder subleukämischem Blutbefund können sich lange eines auffallenden Wohlbefindens und eines durchaus normalen Ernährungs- und Kräftezustandes erfreuen.

Die leukämischen Neubildungen der Haut haben die Eigentümlichkeit, daß sie meist in dem subpapillären Gefäßnetz endigen, während sie nach unten hin bis in das Unterhautfettgewebe reichen können. Die erwähnte obere Grenze ist, wie Arndt betont, eine haarscharfe. Der Übergang dieser Neubildungen ist dort, wo sie die Form von Infiltraten haben, in die Nachbarschaft ein mehr allmählicher, ihre Grenze ist gewöhnlich ziemlich scharf, wo zirkumskripte Tumoren vorliegen. Die Neubildungen bestehen lediglich aus Lymphozyten, die regellos nebeneinander liegen, bisweilen im Schnitt infolge von Kompression nicht kreisrund erscheinen, sondern zusammengedrückt sind. Arndt beschreibt auch Lymphoblasten, lymphoblastische Plasmazellen, Marschalkosche Plasmazellen und Mastzellen. Mitosen sind im allgemeinen selten. Interessant ist die zuerst von Pinkus beschriebene starke Füllung der abführenden Lymphgefäße mit Lymphozyten, ein Beweis dafür, daß auch die sekundären leukämischen Neubildungen zur Lymphozythämie beitragen. Die oberflächlichen Gefäße der Epidermis sind stark gefüllt, die Reteleisten können abgeflacht sein. Follikel, Talg- und Schweißdrüsen sind im Innern der Infiltrate meist zugrunde gegangen. Ich konnte Ausfall der Bart- bzw. Kopfhaare an solchen infiltrierten Hautpartien beobachten.

Neben intrakutanen kommen auch subkutane Infiltrate vor. In einem selbst untersuchten Falle war in denselben das Stroma außerordentlich stark entwickelt.

Ebenso wie alle anderen leukämischen Neubildungen faßt man seit Pinkus auch die der Haut als autochthone Produkte auf. Auf Grund dieser Anschauungen muß man sich die Frage vorlegen, ob nicht unter Umständen die Haut der primäre Entstehungsort derartiger kutaner leukämischer Affektionen sein kann. In den meisten Fällen treten allerdings die Hautveränderungen erst auf, wenn das volle Krankheitsbild der lymphatischen Leukämie oder Aleukämie bereits entwickelt ist. Aber ich verfüge selbst über Beobachtungen, wo nur die Haut als primärer Entstehungsort der Affektion angesehen werden kann. Ich habe einen Fall publiziert, in welchem dauernd lediglich aus Lymphozyten bestehende Tumoren der Gesichtshaut ohne Beteiligung der Drüsen und der anderen Blutbildungsorgane und ohne irgendwelche Blutveränderungen vorhanden waren. Selbst die Sektion zeigte hier eine völlige Intaktheit der hämatopoetischen Organe. Ich nannte diesen Fall isolierte aleukämische Lymphadenose der Haut. Grosglett hat jüngst eine ähnliche Beobachtung publiziert (Dermatol. Wochenschr. 1924. Nr. 45).

In anderen Fällen, und dafür ist der oben (s. S. 254) von mir abgebildete ein Beweis, werden nur die regionären Drüsen befallen. Bei dem genannten Patienten begann die Krankheit nachgewiesenermaßen in der Haut der Nasenwurzel, und erst nachdem bereits ein großer Teil der Gesichtshaut infiltriert war, begannen beiderseits die Unterkieferdrüsen leicht zu schwellen. Erst nach jahrelangem Bestehen nahmen auch einige Supraklavikular- und Axillardrüsen an der Hyperplasie teil. Eine Schwellung anderer Drüsen oder der Milz wurde niemals festgestellt. Der Blutbefund war immer subleukämisch oder aleukämisch, ein unterstützendes Beweismoment dafür, daß hier tatsächlich im wesentlichen nur die Infiltrate der Haut als Ursprungsquellen der relativen Lymphozytose in Betracht kommen konnten.

Daß gelegentlich auch die Spinalganglien Sitz einer lymphozytären Infiltration werden können, lehrt eine sehr interessante Beobachtung Fischls bei einer lymphatischen Leukämie. Hier wurden im Ganglion Gasseri beiderseits ausgedehnte lymphozytäre Infiltrate gefunden, die wohl ätiologisch für einen generalisierten Herpes zoster verantwortlich zu machen waren.

Die Diagnose leukämischer Affektionen der Haut ist leicht, wenn dieselben als Spätsymptome sich zu einer ausgesprochenen Leukämie hinzugesellen. In erster Linie werden natürlich immer geschwollene Lymphdrüsen, besonders wenn sie generalisiert auftreten, an Leukämie denken lassen müssen. Aber man darf niemals vergessen, daß sich Drüsenschwellungen sekundär zu allen möglichen Hautaffektionen hinzugesellen können. In viel höherem Maße werden Tumoren der Milz, wenn sie mit solchen der Lymphdrüsen verbunden sind, an die leukämische Natur von Hautveränderungen denken lassen müssen.

In den meisten Fällen wird die Blutuntersuchung die Diagnose entscheiden. Eine ausgesprochene Lymphozythämie oder eine relative Lymphozytose wird die Diagnose sichern. Schwierigkeiten entstehen nur dann, wenn es sich um jene seltene Form der im wahren Sinne des Wortes aleukämischen Lymphadenose handelt, bei welcher trotz einer hyperplastischen generalisierten Systemerkrankung des lymphatischen Apparates eine relative Lymphozytose fehlt, oder wenn eine wirkliche isolierte aleukämische Lymphadenose der Haut vorliegt. Entscheidend wird in solchen Fällen die Untersuchung einer Probeexzision sein. Doch kann man dieselbe umgehen, indem man die betreffenden erkrankten Hautpartien punktiert oder wenigstens in sie hineinsticht und den unter Druck entleerten Blutstropfen histologisch untersucht. In dem so gewonnenen Tumorsaft bzw. Tumorblut findet man bei echten leukämischen Neubildungen von farblosen Elementen soviel Lymphozyten, daß man glaubt, das Blut einer lymphatischen Leukämie vor sich zu haben. Auf diese Weise gelang es mir wiederholt, die Diagnose zu stellen.

Vielleicht gehören viele von denjenigen Fällen, die als Sarkome oder Sarkoide der Haut publiziert worden sind, zur aleukämischen Lymphadenose. Schwierigkeiten können selbst bei der histologischen Untersuchung dann entstehen, wenn es sich um echte Rundzellensarkome handelt, denn zur Unterscheidung von Sarkomrundzellen und Lymphozyten gehört große Übung und Erfahrung.

Ein recht schwieriges Gebiet, auf das hier nur hingewiesen werden soll, ist die Frage, ob die Mykosis fungoides irgendwelche Beziehungen zur Leukämie hat. Besonders von französischen Autoren, sowie von dem Italiener Pelagatti, unter deutschen Dermatologen von Linser ist behauptet worden, daß die Mykosis fungoides eine leukämische Affektion sein soll. Die Mehrzahl der Dermatologen steht dieser Ansicht aber ablehnend gegenüber, und obwohl ich keine eigenen Erfahrungen über Mykosis fungoides besitze, möchte ich mich auf Grund des Literaturstudiums dieser ablehnenden Ansicht anschließen.

Infolge ihrer Größe und der Entstellung, welche die Hautlokalisationen der Lymphadenose veranlassen, zumal sie mit Vorliebe das Gesicht befallen, ist es notwendig, einige Worte über die Therapie zu sagen, die natürlich in ihren Grundzügen von der Behandlung der Leukämie überhaupt nicht abweichen kann. Es kommen Arsenpräparate, Röntgenstrahlen, sowie die modernen radioaktiven Präparate in Frage. Ich sah in dem oben abgebildeten Falle nach einer Behandlung mit subkutanen Arsazetininjektionen unter Fiebererscheinungen ein fast völliges Schwinden der Hautinfiltrate des Gesichtes. Doch kehrten die Schwellungen nach einigen Wochen wieder. Röntgenbehandlungen hatten in einem Falle von Arndt und einer eigenen Beobachtung nicht nur keinen Erfolg, sondern schienen sogar das Leiden zu verschlimmern. Bei meinem Patienten wurde versucht, durch intravenöse Injektion von artfremdem Blut Fieber zu erregen und dadurch einen Rückgang der Tumoren in die Wege zu leiten. Tatsächlich folgte jeder Injektion ein leichtes Abschwellen, ein dauernder Erfolg wurde aber nicht erzielt. Deutliche günstige Beeinflussungen sah ich durch wiederholte intravenöse Injektion von Thorium X und durch die Anwendung von Radiumkompressen.

Kurz vor dem Tode verschwanden bei meinem Patienten fast alle Tumoren, aber unter enormer Verschlechterung des Allgemeinbefindens. Ich führe aber diesen Rückgang nicht auf die eingeschlagene Therapie zurück, da dieselbe

Rückbildung sämtlicher Tumoren kurz vor dem Tode auch in einem ähnlichen Falle von Linser ohne therapeutische Maßnahmen besonderer Art berichtet wird. In einem anderen meiner Fälle hatte die Röntgenbestrahlung einen eklatanten Erfolg.

Verhalten der Temperatur. In den meisten Fällen von lymphatischer Leukämie verhält sich die Temperatur ganz normal. In einer Minderzahl kommen gelegentliche, meist kurzdauernde und gewöhnlich nur unbedeutende Temperatursteigerungen vor. Manchmal treten dieselben gelegentlich vor akuten Exazerbationen, andererseits aber auch beim schnellen Rückgang von Milz- und Drüsenschwellungen, besonders nach Röntgenbestrahlungen, auf. Regelmäßig trifft man sie, und dann meist in exzessiveren Graden, dort an, wo ein Übergang von chronischer in akute Leukämie stattfindet. Bemerkt sei, daß

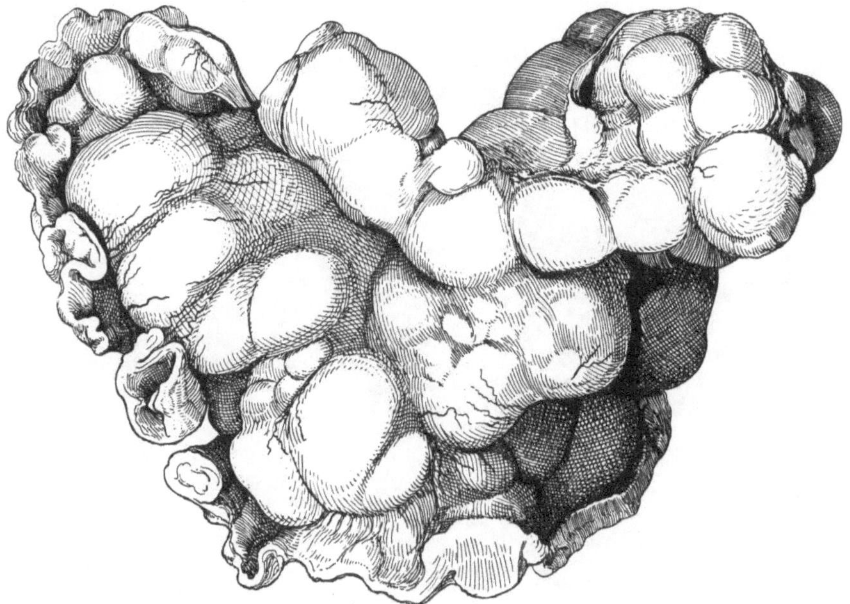

Abb. 11. Mesenterialdrüsenhyperplasie bei lymphatischer Leukämie.

bei der großen Neigung dieser Kranken zu Sekundärinfektionen, bei Fieber immer zuerst an diese Möglichkeit gedacht werden muß.

Prognose und Verlauf. Im allgemeinen verläuft die lymphatische Leukämie monate- und jahrelang, ohne den Patienten erhebliche Beschwerden zu machen. Ich habe den Eindruck, daß sie länger arbeitsfähig bleiben als die myeloischen Leukämien. Namentlich dann, wenn die Schwellungen der Lymphknoten und die Infiltrate der Organe keinen sehr hohen Grad erreichen, sind die Beschwerden solange geringe, bis die schließlich doch unausbleibliche Kachexie eintritt. Im Durchschnitt erstreckt sich die Dauer des Leidens etwa auf 3—5 Jahre, doch hat Klein einen Fall beschrieben, der noch 13 Jahre nach Beginn des Leidens lebte, desgleichen v. Noorden. Naegeli beschreibt eine 8jährige Dauer. Ich beobachtete einen 69jährigen Mann, der seit 7 Jahren das Leiden mit sich herumtrug und sich dabei leidlich wohl fühlte, ich kenne ferner eine Frau, die seit 14 Jahren eine lymphatische Leukämie hat. Ist erst die Kachexie eingetreten, so kann man im Durchschnitt nur auf eine ein- bis zweijährige Lebensdauer rechnen. Nur Türk beschrieb einen seit 11 Jahren geheilten Fall (?).

Die Prognose ist um so schlechter, je größer die Tumoren sind und besonders dort, wo vorzugsweise innere Drüsen, namentlich im Thorax erkrankt sind, ist die Gefahr sekundärer Komplikationen durch Affektionen lebenswichtiger Organe groß. Auch Fälle mit stärkerer Anämie sind prognostisch ungünstig, ebenso solche mit hämorrhagischer Diathese und häufigem und längerem Fieber.

Man muß auch lymphatische Leukämien mit hohen Leukozytenzahlen prognostisch ungünstiger beurteilen als solche mit geringen Vermehrungen

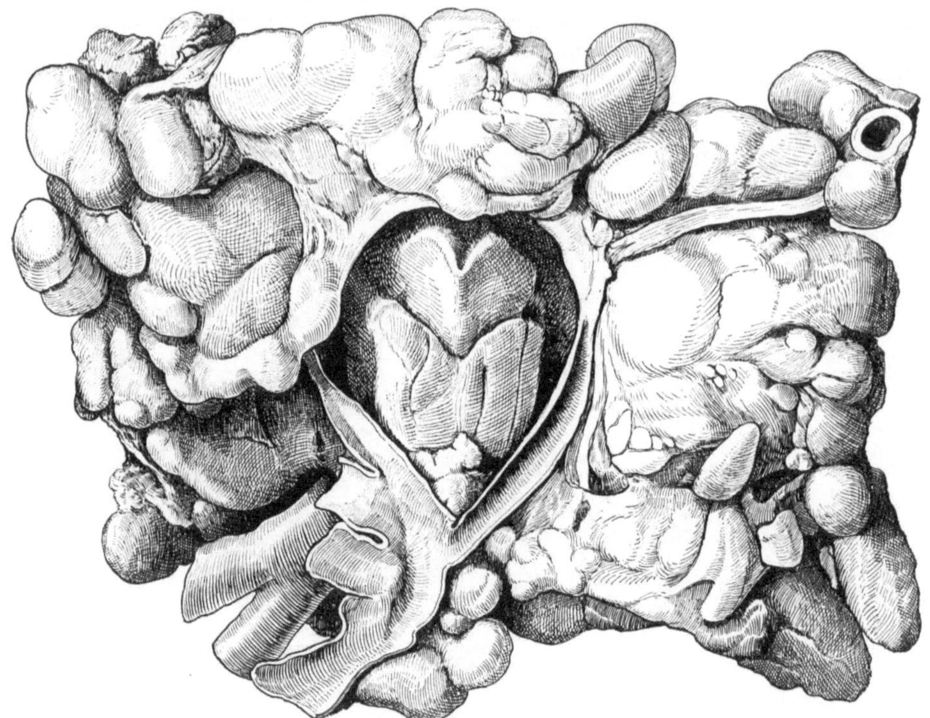

Abb. 12. Hochgradige Lymphknotenhyperplasie am Hals bei chronischer lymphatischer Leukämie.

der farblosen Elemente. Ferner beweisen höhere Prozentzahlen der neutrophilen polymorphkernigen Elemente eine geringere Intensität des leukämischen Prozesses.

Sowohl spontan, wie unter dem Einfluß therapeutischer Maßnahmen kommen weitgehende Remissionen vor. Während dieser Zeiten sinken nicht nur die Leukozytenzahlen, sondern es tritt auch eine qualitative Besserung des weißen Blutbildes ein. Auch eine etwa vorhandene Anämie kann zurückgehen. Bekannt ist der günstige Einfluß akuter Infektionskrankheiten auf die Symptome des Leidens, wenn sie überstanden werden. Im allgemeinen aber erliegen Patienten mit lymphatischer Leukämie Infektionen sehr leicht, offenbar deshalb, weil der Organismus keinen genügenden Vorrat an polymorphkernigen neutrophilen Leukozyten bzw. ihren Vorstufen hat, die ja im Kampf mit Infektionserregern eine wichtige Rolle spielen.

Ich sah einen Patienten mit lymphatischer Leukämie im Anschluß an eine kaum sichtbare, beim Rasieren zugezogene Wunde am Halse im Laufe von ca. 24 Stunden an einer foudroyanten Streptokokkensepsis sterben, ohne daß eine Reaktion von seiten der polymorphkernigen Leukozyten eingetreten wäre. Auffallend war bei diesem Patienten die völlige Reaktionslosigkeit der Milz, die keine Spur von Veränderungen zeigte. Auch Naegeli vermißte bei einer lymphatischen Leukämie mit Streptokokkensepsis polymorphkernige Leukozyten in Blut und Organen, sah aber agonal im Blut reichlich Makrophagen auftreten, die ganze Streptokokkenketten in sich aufgenommen hatten. Ich sah ferner bei einem Fall von lymphatischer Leukämie, der unter Röntgenbehandlung stand und scheinbar noch gut bei Kräften war, infolge eines Erysipels den Tod innerhalb von 24 Stunden ohne irgend eine Reaktion von seiten der polymorphkernigen Leukozyten eintreten.

Pathologische Anatomie und Histologie. Lymphknoten und die übrigen lymphatischen Apparate. Die Lymphknoten zeigen bei chronischen lymphatischen Leukämien bald geringfügige, bald ganz enorme Vergrößerungen. Dort, wo ihr Volumen nicht zugenommen hat, was übrigens sehr selten ist, finden sich doch mikroskopisch Veränderungen. In manchen Fällen stimmt die Größe der Knoten in allen Regionen ungefähr überein, in anderen Fällen hat sich in manchen Regionen ein ganz besonders starkes Wachstum eingestellt. Die Konsistenz ist selten hart, meist weich, letzteres soll besonders dort festzustellen sein, wo eine hochgradige Vermehrung der Lymphozyten bestand. Doch sah ich vor kurzem einen Fall mit 600 000 Lymphozyten und harten Lymphknoten. Meist ist jeder Lymphknoten mit Leichtigkeit zu isolieren, seltener bestehen Verwachsungen benachbarter Knoten. Die Farbe der Lymphdrüsen ist auf dem Durchschnitt grau bis graurot. Gewöhnlich läßt sich auf der Schnittfläche mit dem Messer mit Leichtigkeit Zellbrei abstreifen. Die mikroskopische Untersuchung ergibt eine völlige Verwischung der Struktur; eine Sonderung in Rinde und Mark ist nicht möglich, auch Lymphsinus sind meist nicht mehr zu erkennen. Mitosen trifft man häufig, gelegentlich myeloide Umwandlungen geringen Grades. Gar nicht so selten findet man als zufällige Komplikation neben den leukämischen Veränderungen eine Lymphdrüsentuberkulose. Oft bilden die Drüsen gewaltige Massen, die die benachbarten Organe geradezu einmauern, wie nebenstehende Abbildungen 11 und 12 gut zur Darstellung bringen.

Die übrigen lymphatischen Apparate verhalten sich sehr verschieden. Die follikulären Bildungen der Schleimhäute, besonders die des Rachenringes, sind makroskopisch bald unbeteiligt, bald in mehr oder weniger hohem Grade geschwollen. Im Darm können sich sehr leicht ulzeröse Komplikationen an geschwollenen Follikeln und Peyerschen Plaques einstellen. Seltener ist das beim lymphatischen Rachenring der Fall. Systematische Untersuchungen darüber, wie sich die lymphatischen Apparate mikroskopisch verhalten, die makroskopisch unbeteiligt sind, liegen nicht vor. Gerade solche Untersuchungen wären wünschenswert, um die Histogenese der leukämischen Veränderungen des lymphadenoiden Gewebes genauer zu erforschen.

Sehr häufig ist der Thymus bei der chronischen lymphatischen Leukämie befallen. Doch macht Naegeli mit Recht darauf aufmerksam, daß noch genauer zu untersuchen ist, ob nicht in solchen Fällen die Wucherung von mediastinalen Lymphdrüsen ausgeht und der Thymus selbst aktiv gar nicht beteiligt ist.

Die feinere Histologie der Lymphdrüsen bei lymphatischer Leukämie sollte besonders an frischen, womöglich dem Lebenden exstirpierten Material studiert werden, da postmortal zu leicht Veränderungen eintreten, welche manche feineren Strukturen verwischen. Naturgemäß liegen noch nicht viel solche Untersuchungen vor. Spuler und Schittenhelm hatten Gelegenheit, frisch exstirpierte Lymphdrüsen einer lymphatischen Leukämie zu untersuchen. Sie fanden die Randsinus wohl erhalten, dagegen die gegen den Hilus hinziehenden

Lymphbahnen größtenteils obliteriert. Auch fanden sie Durchsetzung und Auflockerung der Kapsel durch eingewanderte Lymphozyten. Sie beschreiben ferner eine Auflockerung der Rindenzone durch Saftspalten. Eigentliche Keimzentren fanden sie nicht, doch lagen die Mitosen enthaltenden Lymphozyten stets in Gruppen beisammen und in der Nachbarschaft von großen Zellen, wie sie für Keimzentren charakteristisch sind. Auch fanden sie Eindringen der Lymphozyten in die Venenwände. In ihren Präparaten waren eosinophile Zellen häufig und sie sind geneigt, dieselben auf Phagozytose von Erythrozytentrümmern und chemische Aufarbeitung derselben mit darauf folgender Ausscheidung in Form eosinophiler Körnchen zurückzuführen. Verf. fand aber auch häufiger zahlreiche eosinophile Zellen in Lymphdrüsen lymphatischer

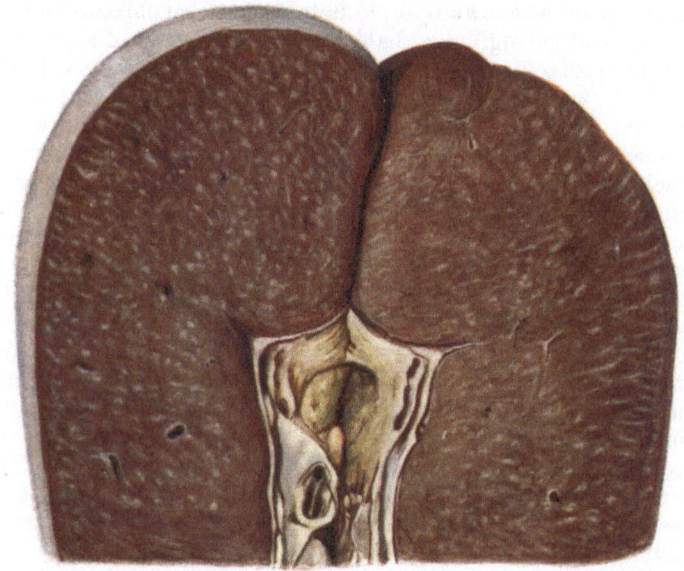

Abb. 13. Milz bei chronischer lymphatischer Leukämie.

Leukämien, ohne daß ein Zusammenhang mit Erythrophagozytose festzustellen gewesen wäre. Bisweilen fand ich vereinzelte Myelozyten, häufiger sieht man Plasma- und Mastzellen in einzelnen Exemplaren.

Eine Infiltration der Kapsel der Lymphknoten mit Lymphozyten findet man nach neueren Beobachtungen ziemlich häufig. Diese Befunde sind ein Beweis dafür, daß es eine scharfe Grenze zwischen gutartigen, rein hyperplastischen leukämischen Lymphomen und bösartig wuchernden, die Nachbarschaft infiltrierenden nicht gibt.

Milz. Wie bereits bei Besprechung der Symptomatologie erwähnt, erreicht der Milztumor bei der lymphatischen Leukämie nur selten die erhebliche Größe wie bei der Myelose, die Milz kann sogar makroskopisch unverändert sein. In den meisten Fällen hält er sich in bescheidenen Grenzen. Perisplenitische Prozesse und Infarkte sind seltener und gewöhnlich nicht von so erheblicher Ausdehnung. Auf der Schnittfläche kann man gewöhnlich nicht mehr die Milzstruktur erkennen und nur in seltenen Fällen mag es hier und da gelingen, eine Follikelzeichnung wahrzunehmen, wie auf obenstehender Reproduktion einer solchen Milz (Abb. 13). Die Farbe schwankt zwischen rot und graurot, die Konsistenz ist gewöhnlich hart.

Die mikroskopische Untersuchung ergibt meist eine vollkommene Verwischung der Struktur, so daß es unmöglich ist, an allen Stellen Follikel und Pulpa scharf voneinander zu trennen. Man sieht nur Lymphozyten neben Lymphozyten. In beginnenden Fällen kann man sich aber davon überzeugen, daß die Hyperplasie in den Follikeln beginnt und die Pulpa verdrängt wird. Hin und wieder findet man Myelozyten und kernhaltige Rote in der Milz.

Knochenmark. Das Knochenmark ist bisher bei der lymphatischen Leukämie immer erkrankt gefunden worden, nur in den Fällen von Fleischer-Penzoldt, Weeney und Marchand enthielten die langen Röhrenknochen Fettmark und in einem Fall von Rosenfeld waren die allein untersuchten Rippen frei von lymphadenoider Metaplasie. Kleine Inseln von Fettmark sind keine Seltenheit. Wahrscheinlich war aber das Mark der kurzen Knochen in den genannten Fällen doch spezifisch erkrankt. Makroskopisch findet man das Knochenmark der kurzen und der langen Knochen rot, bisweilen spielt der Farbenton mehr ins Graurote hinüber (Abb. 14). Offenbar tritt die graurote Färbung desto stärker hervor, je mehr das Mark mit Lymphozyten infiltriert ist. Die rote Farbe erscheint in einem um so satteren dunklen Ton, je schwerer die infolge der begleitenden Anämie erfolgende Reaktion der erythroblastischen Anteile des Knochenmarkes ist. Ein direkter Parallelismus zwischen Schwere der Anämie und der Rotfärbung des Knochenmarkes besteht deshalb nicht, weil es auch infolge sehr starker lymphozytärer Hyperplasie durch Verdrängung der erythroblastischen Gewebsanteile zu einer myelophthisischen Anämie kommen kann. Die Spongiosabälkchen schwinden wie bei allen anämischen und leukämischen Prozessen fast vollständig, so daß man meistens mit einem Messer das ganze Knochenmark mit Leichtigkeit aus der Knochenschale herausheben kann. Die Konsistenz fand ich im allgemeinen fester als bei Myelosen und der perniziösen Anämie. Dieses Schwinden der Spongiosabälkchen beobachtet man auch an den kurzen Knochen. Aus dem Schwinden derselben und der oft auch festzustellenden Verdünnung der Kortikalis ist, wenigstens zum Teil, die so häufige Druckempfindlichkeit des Sternums zu erklären. Während unter normalen Umständen die dünne Kortikalis dieses Knochens bei Ausübung eines Druckes auf dieselbe einen gewissen Widerstand leistet, da das Spongiosagerüst die Festigkeit des ganzen Knochenbaues stützt, so bewirkt ein Fehlen dieser Pfeiler ein Nachgeben der abnorm dünnen Kortikalis, wenn dieselbe von außen einen Druck erfährt. Offenbar kommt es auf diese Weise

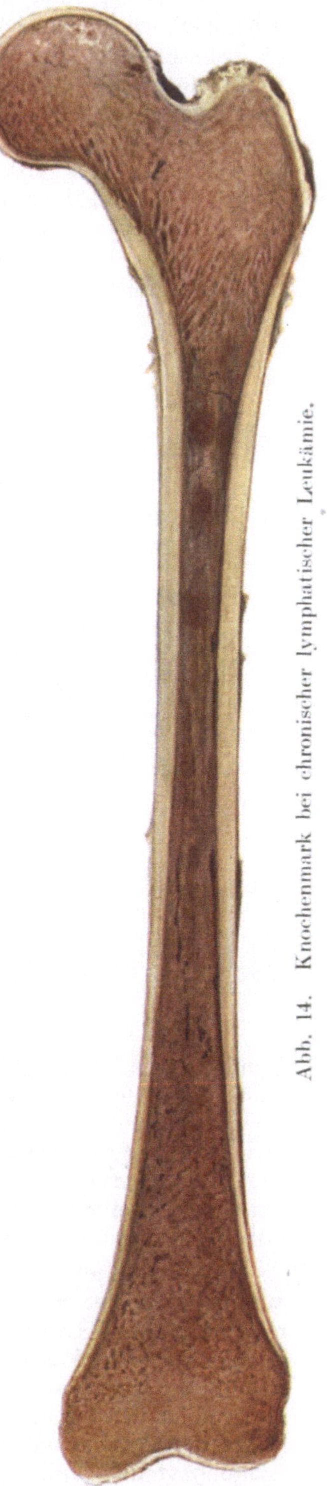

Abb. 14. Knochenmark bei chronischer lymphatischer Leukämie.

viel leichter zu einer Zerrung der sensiblen Nerven des Periosts. Das Fett schwindet bei leukämischer Umwandlung des Markes mehr oder weniger ganz.

Sehr häufig findet man — siehe die umstehende Abbildung 14 — stellenweise Blutungen, die an ihrer eigenartigen Farbennuance schon makroskopisch erkennbar sind. Grad und Umfang dieser Blutungen schwankt natürlich in einzelnen Fällen je nach der Stärke der vorhandenen hämorrhagischen Diathese beträchtlich. Zirkumskripte lymphatische Herde beschreiben Rosenfeld, Ziegler, Naegeli, Sternberg, Banti, Fleischer-Penzoldt, Reckzeh, Holst u. a.

Die mikroskopische Untersuchung des Knochenmarks auf Abstrichen und Schnitten zeigt, daß die spezifischen Markelemente zum großen Teil durch

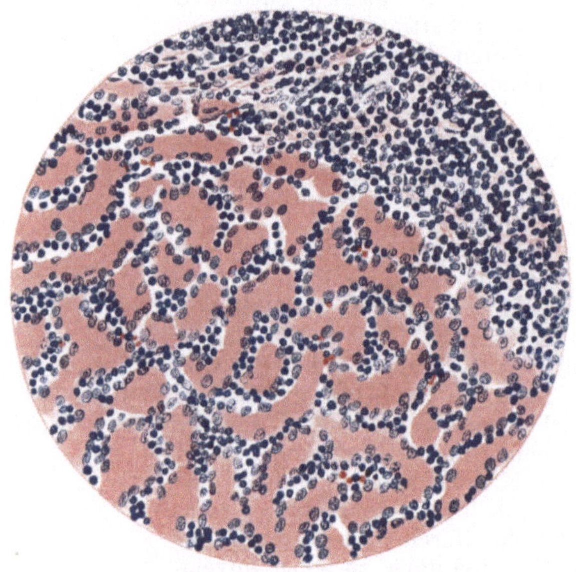

Abb. 15. Leber bei chronischer lymphatischer Leukämie. Rechts oben Teil eines periportalen Herdes. Alle Kapillaren strotzend mit Lymphozyten gefüllt, da der Patient eine Million farbloser Zellen im Blute hatte.

Lymphozyten verdrängt sind. Nur hier und da findet man noch echtes myeloides Gewebe, bestehend aus Myeloblasten, Myelozyten und polymorphkernigen granulierten Elementen der verschiedensten Art und Riesenzellen. Reichlich sind meist noch Erythroblasten zu finden. Dort, wo die lymphozytäre Infiltration das Bild beherrscht, verschwinden auch die Riesenzellen. Doch beschreibt Zinkeisen bei einem Fall von chronischer lymphatischer Leukämie einen auffälligen Reichtum des Markes an Riesenzellen.

Man nimmt jetzt an, daß die lymphozytäre Umwandlung im Knochenmark ausgeht entweder von den im Knochenmark vereinzelt vorhandenen präformierten wahren Lymphozyten oder von indifferenten perivaskulären Zellen, daß sie dagegen nicht etwa, wie man auf Grund der unitarischen Lehre glauben müßte, dadurch zustande kommt, daß der größte Teil der Myeloblasten keine Granulozyten mehr produziert. Auf diese Weise entstehen vielmehr die sogenannten Myeloblastenleukämien, deren Differentialdiagnose gegenüber echten Lymphozytenleukämien außerordentlich schwierig sein kann.

Einwandfreie direkte Beweise für die geschilderte Entstehung der lymphadenoiden Umwandlung des Knochenmarkes bei lymphatischer Leukämie nach dem geschilderten histogenetischen Modus auf Grund moderner Untersuchungsmethoden stehen noch aus. Man bekommt gewöhnlich das Material in einem zu vorgeschrittenen Stadium in die Hand, um auf diese Weise durch exakte histologische Untersuchungen Aufschluß über die Abstammung des Lymphadenoidgewebes im Knochenmark bei Lymphadenosen bekommen zu können. Nur Banti scheint die Histogenese der lymphadenoiden Umwandlung des Marks bei lymphatischer Leukämie sehr eingehend studiert zu haben. Nach seiner Beschreibung bilden sich um die kleinen Arterien winzige Knötchen

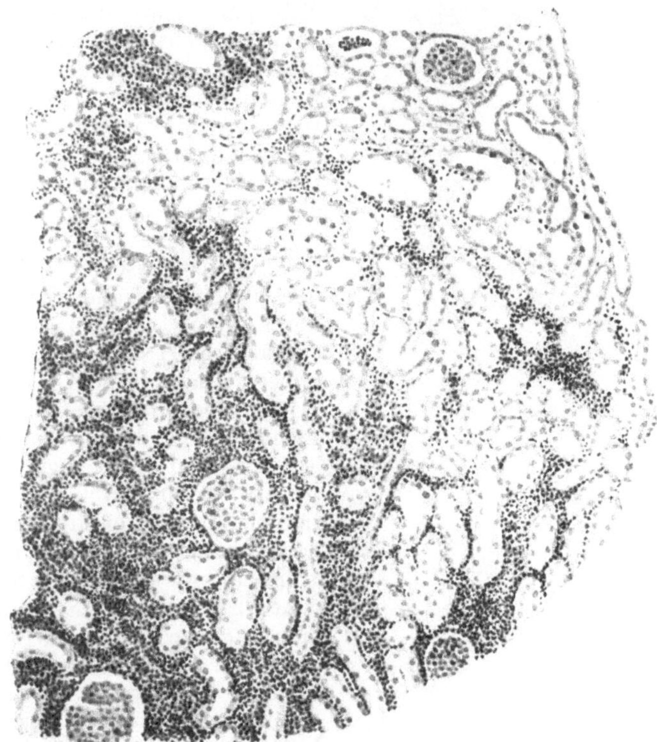

Abb. 16. Schnitt durch die Niere einer lymphatischen Leukämie.

lymphoiden Gewebes, die sich allmählich vergrößern und schließlich zu einer diffusen lymphadenoiden Umwandlung des Knochenmarks führen.

Die gewucherten Lymphozyten gehören bald den kleineren, bald den größeren Formen an, oder man findet, wie auch im Blute in dieser Beziehung, ein gemischtes Bild. Mitosen trifft man gewöhnlich in größerer Zahl an. Mehrfach hat man ein Übergreifen der leukämischen Umwandlung des Knochenmarks auf das Periost beobachtet. Schon in einem der ältesten Fälle, der von Waldeyer beschrieben worden ist, stand das Knochenmark durch größere Öffnungen der Kortikalis mit dem Periost in Verbindung. Neuerdings liegen diesbezügliche Beobachtungen von Pinkus und Rosenfeld vor. Diese leukämischen periostalen Infiltrate einiger Fälle sind deshalb so wichtig, weil sie einen fließenden Übergang zu den bösartig wachsenden Lymphadenosen in ähnlicher Weise darstellen wie die Kapselinfiltrationen an den Lymphdrüsen. Diese periostalen

Infiltrate sind ja besonders charakteristisch für die noch später zu besprechenden Chlorome. In neuerer Zeit hebt auch Banti hervor, daß bei der lymphatischen Leukämie bisweilen das Knochenmark durch die Haversschen Kanäle bis unter das Periost wuchern und dasselbe hervortreiben kann. Selten ist eine Osteosklerose, wie sie Baumgarten bei lymphatischer Leukämie beschrieb.

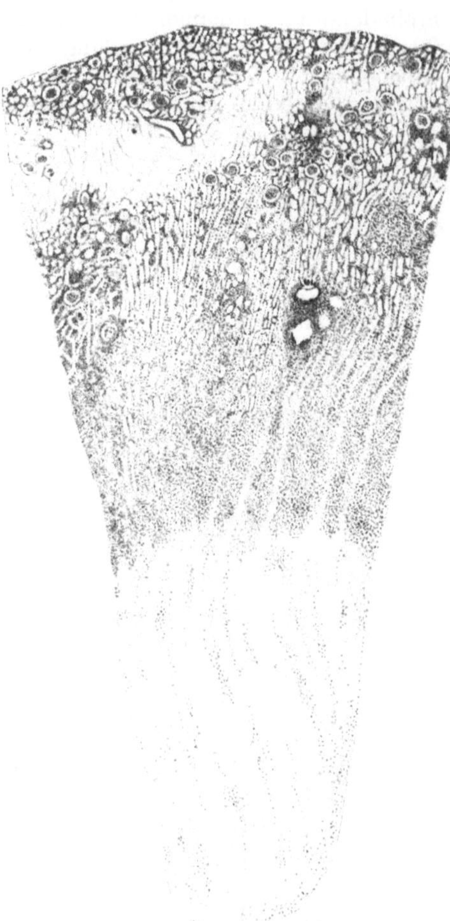

Abb. 17. Niereninfiltrate bei chronischer lymphatischer Leukämie.

Die Fälle von lymphatischer Leukämie ohne Lymphdrüsenschwellung, wie sie von Pappenheim, Dennig und Walz mitgeteilt wurden, halten nicht mehr einer Kritik stand. Zum Teil sind die Lymphknoten und die Milz gar nicht untersucht worden, zum Teil geht aus den Angaben hervor, daß doch mikroskopische Veränderungen vorhanden gewesen sind. Es ist also nicht erwiesen, daß eine chronische lymphatische Leukämie lediglich auf Grund einer isolierten Lymphadenose des Knochenmarks existiert.

Die anderen Organe. Die pathologisch-anatomischen Veränderungen der übrigen Organe sind gleichfalls durch eine Lymphozyteninfiltration charakterisiert, die bald geringere, bald höhere Grade erreicht.

Am regelmäßigsten ist wohl die Leber befallen, die fast niemals frei von leukämischen Herden gefunden wird (Abb. 15). Ihr Befallensein dokumentiert sich ja auch häufig schon klinisch durch eine oft recht beträchtliche Vergrößerung, die auch bei der Sektion sehr deutlich hervortritt. Selten nur findet man die ganze Leber derartig von Lymphozyten infiltriert, daß die normale Struktur völlig verwischt ist. In der Regel findet man nur zirkumskripte Lymphome im periportalen Gewebe. Es können sich auch ziemlich große makroskopisch sichtbare Lymphome bilden. In solchen Fällen sind manchmal ziemlich große Partien der Leber ganz frei von Lymphozytenherden. Bei sehr hochgradiger Infiltration kann durch Kompression der Gallengänge Ikterus entstehen. Von Mosse ist einmal bei lymphatischer Leukämie Leberzirrhose beschrieben worden, die als metalymphämische bezeichnet wird.

Auch die Nieren sind sehr häufig Sitz kleinerer oder größerer Lymphozytenherde, die sich meistens in der Rindenregion etablieren (Abb. 16 und 17). Seltener findet man bei chronischen Lymphadenosen hochgradige Infiltration der ganzen Nierensubstanz, die zu einer beträchtlichen Vergrößerung des ganzen Organs führen, das dann meistens durch seine ausgesprochen weißgelbliche Färbung auffällt. Auch Infiltrate der Nierenbeckenschleimhaut (Naegeli) kommen vor.

Gelegentlich kann jedes Organ, selbst der Herzmuskel, die Haut, das Auge, die Muskulatur, die Hoden, das zentrale und periphere Nervensystem und die verschiedenen Drüsen (die Speichel- und Tränendrüsen, Pankreas bei v. Müllern) befallen werden. Infolgedessen kommen bisweilen ganz eigenartige Symptomenkomplexe zustande.

Leukämische Infiltrate der Pleura sind schon von Friedreich beschrieben worden. In seinem Falle fanden sich eine Reihe zum Teil isolierter, zum Teil konfluierender weißer Flecke, die leicht über die Oberfläche hervorragten. Ein Exsudat bestand nicht. Diese Bildungen erwiesen sich bei der histologischen Untersuchung als aus denselben Zellen zusammengesetzt wie die geschwollenen Lymphdrüsen. An einzelnen Stellen ließ sich nachweisen, daß die präexistierenden Bindegewebskörper der Pleura Ausgangspunkte der Wucherung waren.

Lungenveränderungen bei lymphatischer Leukämie sind sehr selten. Ribbert sowie Böttcher berichteten über derartige Beobachtungen. Ender untersuchte einen Fall von chronischer lymphatischer Leukämie mit jahrelanger schwerer Bronchitis und fand eine starke Verdickung der Bronchialschleimhaut mit zahlreichen Knoten, die zu einer erheblichen Verengerung des Lumens geführt hatten. Auch im Lungenparenchym fanden sich einige grauweiße Knoten. Die mikroskopische Untersuchung zeigte, daß die Infiltrate aus Lymphozyten bestanden, daneben noch einige Plasma- und Mast(?)zellen.

Diagnose. Die Diagnose der lymphatischen Leukämie muß im allgemeinen als leicht bezeichnet werden. In den meisten Fällen veranlassen die sichtbaren geschwollenen Lymphknoten oder, wo diese fehlen oder unerheblich sind, die geschwollene Milz eine Blutuntersuchung. Gewöhnlich kann man schon durch die Betrachtung eines frischen Blutpräparates erkennen, daß eine lymphatische Leukämie vorliegt, da die meist vermehrten kleinen Lymphozyten mit keiner anderen Zellform verwechselt werden können. Sind vorzugsweise große Lymphozyten vermehrt, so können eventuell Verwechslungen mit Myeloblasten vorkommen, die aber, von Ausnahmen abgesehen, an Präparaten, die nach modernen Blutfärbungsmethoden behandelt sind, kaum stattfinden dürften. Eine Rarität sind Mikromyeloblastenleukämien, die auch mit Hilfe panoptischer Färbungen meist zu erkennen sind.

Verkannt werden können wird das Leiden nur in denjenigen seltenen Fällen, in denen weder äußere Lymphknoten- noch Milzschwellungen festzustellen sind und in denen trotzdem der Blutbefund der lymphatischen Leukämie vorhanden ist. Nur derjenige, der es sich zur Regel macht, in allen unklaren Fällen eine Blutuntersuchung vorzunehmen, wird auch solche Fälle nicht übersehen.

Die Literatur enthält bemerkenswerte Beispiele derartiger Fälle.

Naegeli berichtet von einem 54jährigen Mann, der öfter leichte Blutungen aus den Harnwegen hatte. Obwohl weder Lymphknotenschwellungen, noch ein Milztumor, noch Vergrößerungen der lymphatischen Apparate der sichtbaren Schleimhäute vorhanden waren, machte Naegeli doch eine Blutuntersuchung und fand bei 20 800 Leukozyten 75% kleine Lymphozyten.

Béhier beschrieb schon 1869 einen Fall von ausschließlich intestinal lokalisierter lymphatischer Leukämie. Nur Darmzotten, Solitärfollikel und Peyersche Plaques waren Sitz einer ausgedehnten lymphozytären Infiltration. Das Verhältnis der Weißen zu den Roten im Blute war fast 1 : 1.

Einen in dieser Hinsicht außerordentlich bemerkenswerten Fall, der zu einem verhängnisvollen Irrtum und einem überflüssigen, sehr großen chirurgischen Eingriff geführt hat, teilen Williams und Hanes mit. Eine 33jährige Frau kam wegen eines Tumors der rechten Mamma in ärztliche Beobachtung. Eine Probeexzision ergab die Diagnose Lymphom. Einige Monate später kam die Patientin mit mehreren neuen Geschwülsten in der rechten Brust wieder und auch in der linken Brust hatte sie inzwischen eine Verhärtung bemerkt. Schmerzen bestanden nicht. Da man in der rechten Achselhöhle Drüsen fühlte, dachte man an einen malignen Tumor, speziell ein Sarkom, amputierte die rechte Mamma und räumte die Achselhöhle aus. Die histologische Untersuchung der exstirpierten Teile ergab wiederum die Struktur eines Lymphoms und man stellte wegen des fortschreitenden Charakters der Erkrankung die Diagnose „Lymphosarkom" und amputierte nunmehr auch die linke Mamma. Erst nach dieser Operation wurde das Blut untersucht und man fand 117000 Leukozyten, von denen 90% Lymphozyten waren. Nunmehr erst war die Diagnose lymphatische Leukämie klar und die Tumoren der Brust mußten als leukämische gedeutet werden. Erst gegen Ende des Lebens entwickelte sich ein Milztumor, eine Schwellung und Ulzeration der Tonsillen und leukämische Augenaffektionen. Äußere Lymphdrüsen waren bis zum Tode, abgesehen von den bereits erwähnten in der rechten Achselhöhle, nicht zu fühlen. Trotzdem ergab die Sektion, daß die meisten inneren Drüsen erheblich vergrößert waren.

Besonders wichtig sind Blutuntersuchungen bei Hautaffektionen, weil man leicht geneigt ist, etwa vorhandene Drüsenschwellungen für regionär entzündlicher Natur zu halten.

Aus dem Blutbefunde kann man nur feststellen, ob die vorliegende Leukämie lymphatisch ist oder nicht. Dagegen gestatten die Blutveränderungen keinen Rückschluß darauf, ob es sich um eine chronische oder eine akute Leukämie handelt. Früher galt die Vermehrung vorzugsweise großer Lymphozyten als typisch für akute Leukämie. Jetzt weiß man, daß es auch kleinzellige akute und großzellige chronische lymphatische Leukämien gibt.

Literatur über chronische leukämische Lymphadenose.

Arndt: Demonstration einer 64jährigen Frau mit Lymphadenosis cutis circumscripta. Berl. dermatol. Ges. 4. Juni 1921. — Askanazy: Über die diagnostische Bedeutung der Ausscheidung des Bence-Jonesschen Eiweißkörpers durch den Harn. Dtsch. Arch. f. klin. Med. Bd. 68. — Aßmann: Beiträge zur osteosklerotischen Anämie. Beitr. z. pathol. Anat. u. z. allg. Pathol. Bd. 41. — Badwin and Wilder: Americ. Journ. of the med. sciences. 1899. — Barth: Leukämische Lymphadenose der Haut. Dermatol. Wochenschr. 1921. Nr. 9. — Béhier: Contribution à l'histoire de la leucémie. Leucémie intestinale. L'union médicale 1869. Nr. 99 u. 100. — Betancès: Pathogenetische Zusammenhänge zwischen Leukämien und gewissen Hauterkrankungen. Haematologica. 1920. H. 2. — Bisiadecki: Leukämische Tumoren der Haut und des Darmes. Wien. med. Jahrb. 1886. — Bizzozero: Über die Natur der sekundären leukämischen Neubildungen. Virchows Arch. f. pathol. Anat. u. Physiol. Bd. 99. — Blumer and Gordinier: A case of chronic lymphatic leukemia without enlargement of the lymph nodes. Med. news. 31. Oct. 1903. — Bosteller: Ein Fall von leukämischem Verblutungstod bei einer Schwangeren. Zentralbl. f. Gynäkol. 1906. Nr. 9. — Billroth: Neue Beobachtungen über die feinere Struktur pathologisch veränderter Lymphdrüsen. Virchows Arch. f. pathol. Anat. u. Physiol. Bd. 21. — Boettcher: Zur pathologischen Anatomie der Lungen und des Darmes bei Leukämie. Virchows Arch. f. pathol. Anat. u. Physiol. Bd. 37. — Bouget et Thibault: Lésions rénales au cours de la leucémie. Bull. et mém. de la soc. méd. des hôp. de Paris, 5. Mai 1911. — Boutillier: Chron. ly. Leuk. in a child. Arch. of Pediatr. Bd. 23. 1906. — Brunsgaard: Zur Klinik und Histogenese der leukämischen und pseudoleukämischen Hautaffektionen. Arch. f. Dermatol. u. Syphilis, Orig. Bd. 106. — Byrom Bramwell: Lymphoide Leukämie bei einer 78jährigen Greisin. Clin. studies Nr. 2. 1908. — Cade: Lymphadénie splénique et ganglionaire avec leucémie lymphatique. Soc. d. méd. d. Lyon 1905. — Christeller: Eigenartige Lokalisation der aleukämischen Lymphomatose. Ref. Klin. Wochenschr. 1922. S. 96. — Clement: Lyon méd. 1907. — Cowan: A case of lymphatic eukaemia. Journ. of the roy. army med. corps. August 1913. — v. Decastello: Beiträge zur Kenntnis der Bence-Jonesschen Albuminurie. Zeitschr. f. klin. Med. Bd. 67. — Delacroix: Contribution à l'étude clinique, de la leucémie lymphatique. Thèse de Paris 1915. — Dencker: Case of extensic leukemic infiltration of the mammary glands and skin. Journ. of the Americ. med. assoc. 11. Febr. 1911. — Dickson: Lancet. 18. August 1906. — Dionisi: Über die Bestandteile des endoalveolären Exsudats bei der mit Pneumonie komplizierten

Lymphämie. IV. reunione della societa ital. di patol. Pavia: 1906. — Dock: Chylous ascites and chylons pleurisy in a case of Lymphocytoma morloing the thoracic duct. Americ. Journ. of the med. sciences. Nov. 1907. — Elfer: Erfahrungen über mit Röntgen. strahlen behandelte Leukämien. Fol. haematol. Bd. 5. — Ender, Fritz: Beitrag zu- Kenntnis der Veränderungen der Respirationsorgane bei Leukämie. Wien. med. Wochenschr. 1922. Nr. 19. — Erben: Zur Kenntnis der chemischen Zusammensetzung des lymphämischen Blutes. Zeitschr. f. klin. Med. Bd. 40. — Fabian: Über Leukämie, besonders ihre großzellige lymphatische Form. Sammelreferat Zieglers. Zentralbl. Bd. 19, Nr. 2, S. 49. 1908. — Fabian, Naegeli und Schatiloff: Beiträge zur Kenntnis der Leukämie. Virchows Arch. f. pathol. Anat. u. Physiol. Bd. 190. — Findlay: Case of chronic lymphatic leukaemia. Lancet. 21. Mai 1904. — Fleischer und Penzoldt: Klinische, pathologisch-anatomische und chemische Beiträge zur Lehre von der lineal-myelogenen sowie der lymphatischen Form der Leukämie. Dtsch. Arch. f. klin. Med. Bd. 26. — Forbes, Graham, Langmead and Frederick: Fatal lymphocythaemia in early life. Proc. of the royal. soc. of London A u. B. 1908. — Förster: Fall von vorwiegend lymphatischer Leukämie. Virchows Arch. f. pathol. Anat. u. Physiol. Bd. 20. — Fraenkel: Über einen Fall von Leukaemia lymphatica mit Beteiligung der Milz und des Knochenmarkes. Zeitschr. f. klin. Med. Bd. 3, S. 405, 1881. — Gáli: Ein Fall von leukämischer Lymphomatose bei paroxysmaler Hämoglobinurie. Zeitschr. f. klin. Med. Bd. 80, H. 3 u. 4. — Gáli: Kombination einer leukämischen Lymphomatose mit paroxysmaler Hämoglobinurie. Ungarisch. Ref. Fol. haematol. Bd. 21. S. 109. — Gasbarrini: Über das Auftreten von Hämohistioblasten und ihren Abkömmlingen bei der lymphatischen Leukämie. Haematologica. 1920. H. 2. — Geißler und Japha: Anämie mit lymphämischem Blutbild. Jahrb. f. Kinderheilk. Bd. 52. 1900. — Gerhardt: Kongr. f. inn. Med. S. 382. 1897. — Gollasch: Arch. f. Dermatol. u. Syphilis, Orig. 1892. — Gouget et Thibaut: Infiltration massive des reins dans un cas de leucémie lymphatique. Bull. et mém. de la soc. méd. des hôp. de Paris. 18. Mai 1911. — Graetz: Über lymphatische Leukämie mit besonderer Berücksichtigung ihrer großzelligen Form. Beitr. z. pathol. Anat. u. z. allg. Pathol. Bd. 49. 1910. — Gumprecht: Leukozytenzerfall im Blute bei Leukämie usw. Dtsch. Arch. f. klin. Med. Bd. 57, S. 523. 1896 und Kongr. f. inn. Med. S. 314. 1896. — Hallopeau et Lafitte: Ann. de dermatol. et de syphiligr. 1898. — Hayem et Lion: Bull. et mém. de la soc. méd. des hôp. de Paris. 9. März 1900. — Hashimoto: Zur Kenntnis der lymphomatösen Veränderung der Schilddrüse (Struma lymphomatosa). Arch. f. klin. Chirurg. Bd. 97, H. 1. — Hedinger: Zur Lehre des Lymphoms. Schweiz. Rundschau f. Med. Bd. 13, Nr. 11. — Hirschfeld, H.: Chronische lymphatische Leukämie im Anschluß an lang dauernde Eiterung entstanden. Berl. klin. Wochenschr. 1916. Nr. 14. — Hisinger: Einige Worte über Leukämie, Aleukämie und Lymphogranulomatosis. Finska läkaresellskapets Handlingar. Juni 1913. — Holzer: A rare case of lymphatic leukaemia. Journ. of the Americ. med. assoc. Nr. 21. 1912. — Hochstetter: Ein Fall von lymphatischer Leukämie. Fol. haematol. Bd. 14. 1912. Arch. S. 61. — Jackson and Smith: Lymphatic leucemia in acute infections after removal of the spleen. Boston med. a. surg. Journ. 28. Jan. 1915. — Joachim und Kurpjuweit: Über die Behandlung der Leukämie mit Röntgenstrahlen. Dtsch. med. Wochenschr. Nr. 49, 1904. — Isamberg: Note sur un cas de Leucocythémie adénoide. Union méd. Nr. 80. 1869. — Kaposi: Über Lymphodermia perniciosa. Wien. med. Jahrb. 1885. — Kaufmann: Ein Fall von lymphatischer Leukämie. Therap. Monatsh. Nr. 6. 1915. — Kaufmann-Wolf: Über gutartige lymphozytäre Neubildungen der Skrotalhaut des Kindes. Arch. f. Dermatol. u. Syphilis. Bd. 130. — Ketron and Gay: Universal lymphatic leukemia of the skin. Johns Hopkins Hosp. Bull. 1923. Nr. 394. — Klarfeld: Über eine ausgedehnte tiefe Venenblutung an der unteren Extremität bei einem Patienten mit lymphatischer Leukämie. Ges. d. Ärzte in Wien. 3. Dez. 1915. — Klein: Lymphozythämie und Lymphomatose. Zentralbl. f. inn. Med. Nr. 34 u. 35. 1903. — Kraus: Ein Fall von Lymphomatose. Med. Klinik. Nr. 52 u. 53. 1905. — Kraus: Ein Fall von großzelliger lymphatischer Leukämie. Charité-Ann. Bd. 32. 1908 und Verein f. inn. Med. 24. Febr. 1908. — Kren: Lymphatische Leukämie mit papulösem serpentinös fortschreitenden Infiltrationen. Ref. Klin. Wochenschr. 1922. S. 1619. — Lehndorff: Über Lymphozytenleukämie im Kindesalter. Wien. med. Wochenschr. Nr. 7. 1906. — Lepehne: Echte Pocken bei lymphatischer Leukämie. Dtsch. med. Wochenschr. Nr. 32. 1919. — Loewenmeyer: Demonstration eines Präparates von multiplen Lymphomen. Berl. klin. Wochenschr. 1890. — Lucksch: Zur lymphatischen Leukämie. Fol. haematol. Nr. 6. 1906. — Lynch: A clinical and experimental study of a lymphoid splenomegaly with and without leucemia. New York med. Journ. p. 1091. 9. Juni 1917. — Marchand: Zwei Fälle von Leukaemia lymphatica. Münch. med. Wochenschr. Nr. 8. 1908. — Martenstein: Lymphatische Pseudoleukämie der Haut. Ref. Berl. klin. Wochenschr. 1921. S. 581. — Mejhre: Zwei Fälle von Leukämie mit einigen Bemerkungen über die neueren Leukozytenuntersuchungen. Med. Rev. Nr. 1. 1904. — Mennacher: Ein Fall von chronischer Lymphozytenleukämie bei einem 11 monatlichen Kinde. Münch. med. Wochenschr. Nr. 53. 1906. —

Meyer und Heinecke: Über Blutbildung bei schweren Anämien und Leukämien. Dtsch. Arch. f. klin. Med. Bd. 88. — Metz: Zur Histologie und Histogenese der metastatischen Leberlymphome. Inaug.-Diss. Halle 1894. — Morrison: Case of lymphatic Leukaemia. Glasgow med. Journ. 1873. — Mosler: Ein Fall von primärer lymphatischer Leukämie. Virchows Arch. f. pathol. Anat. u. Physiol. Bd. 75. — Mosse: Zur Histogenese der lymphatischen Leukämie. Zeitschr. f. klin. Med. Bd. 50. 1903. — Mosse: Über metalymphämische Leberzirrhose. Berl. klin. Wochenschr. Nr. 26. 1908. — Mulder: Ein Fall von lymphatischer Leukämie. Nederlandsch Tijdschr. v. Geneesk. 1857. — Müller: Über Lymphämie. Dtsch. Arch. f. klin. Med. Bd. 50. — v. Müllern und Großmann: Beiträge zur Kenntnis der Primärerkrankungen der hämatopoetischen Organe. Beitr. z. pathol. Anat. u. z. allg. Pathol. Bd. 52. — Naegeli: Über verkannte Leukämien. Schweiz. Korrespbl. Nr. 3. 1910. — Naunyn: Demonstration von Blutpräparaten eines Falles von Leukämie. Unterelsäß. Ärzteverein, 24. Juli 1897. — Packard and Ottenberg: The leukotoxic factor in lymphatic leucemia. Journ. of the Americ. med. assoc. 31. März 1917. — Pappenheim: Über Lymphämie ohne Lymphdrüsenschwellungen. Zeitschr. f. klin. Päd. Bd. 39, S. 171. 1900. — Pautin, Tichy and Pearson: The leukaemias: An analysis of fifty nine consecutive cases. Quart. journ. of med. Juli 1914. — Peacocke: Two cases of lymphatisme. Dublin Journ. of med. science. 1903. — Pietrowski: Zur lymphatischen Leukämie. Zeitschr. f. Heilk. Bd. 27. 1906. — Pförringer: Ein Fall von Leukämie mit tumorartigen, zu Spontanfrakturen führenden Markwucherungen. Fortschr. a. d. Geb. d. Röntgenstr. Bd. 20. — Philipson: Report of a case of Lymphaemia. Brit. med. Journ. 8. Mai 1875. — Pinkus: Nothnagels Handb. Bd. 8. — Quincke: Dtsch. Arch. f. klin. Med. Bd. 27. — v. Recklinghausen: Fall von Leukämie. Virchows Arch. f. pathol. Anat. u. Physiol. Bd. 30. — Reckzeh: Klinische und experimentelle Beiträge zur Leukämiefrage. Zeitschr. f. klin. Med. Bd. 30, H. 1 u. 2. — Reckzeh: Über Lymphämie und Lymphomatose. Charité-Ann. Bd. 29. 1905. — Rosenfeld: Zur Kasuistik der lymphatischen Leukämie. Zeitschr. f. klin. Med. Bd. 42. — Rusch: Leukaemia cutis (lymphatica). Ref. Wien. klin. Wochenschr. 1922. S. 285. — Sabraces: Sur un cas de lymphocythémie chronique avec anémie grave. Gaz. hebd. des soc. méd. de Bordeaux. 2. Juni 1910. — Sabrazès: Soc. biol. 7. April 1908. — Sachs: Über pemphigoide Hauteruption in einem Fall von lymphatischer Leukämie. Wien. klin. Wochenschr. 1921. Nr. 26. — Schneiter: Über Leukämie. Inaug.-Diss. Zürich 1907. — Schnitter: Über leukämische und pseudoleukämische Hautveränderungen. Inaug.-Diss. Freiburg 1906. — Schubert: Leukämische Tumoren der Haut. Ref. Klin. Wochenschr. 1922. Nr. 6. — Simon: A case of splenomedullary Pseudoleukemia with secondary myelophthisis anemia. Americ. Journ. of the med. sciences. 1906. — Slade: A case of lymphatic leukemia etc. Transact. clin. soc. London. 1905. — Smith: Med. record. Nr. 5. 1909. — Spuler und Schittenhelm: Über die Herkunft der sogenannten „Kern-" oder „Zellschollen" bei lymphatischer Leukämie und die Natur der eosinophilen Zellen, zugleich ein Beitrag zur diagnostischen Knochenmarkpunktion. Dtsch. Arch. f. klin. Med. Bd. 109, H. 1 u. 2. — Steele: Corynebacterium Hodgkini in lymphatic leukemia and Hodgkins disease. Boston med. a. surg. Journ. Nr. 4. 1914. — Strasser: Lymphatische Leukämie mit Chylothorax. Verein f. inn. Med. in Wien. 19. Dez. 1907. — Straßburg: Universelle Erythrodermie bei lymphatischer Leukämie. Ref. Klin. Wochenschr. 1922. S. 1438. — Sternberg: Über lymphatische Leukämie. Wien. klin. Wochenschr. Nr. 48, S. 1344. 1903 und Zeitschr. f. Heilk. Bd. 25, S. 170. 1904 und Verhandl. d. dtsch. pathol. Ges. S. 30. 1903. — Studer: Zur Kasuistik der Leukämie. Schweiz. Korresp.-Blatt Nr. 4 u. 5. 1906. — Stuhl: Lues congenita im Bilde lymphatischer Leukämie bei einem Neugeborenen. Dtsch. med. Wochenschr. Nr. 16, S. 623. 1906. — Stüve: Ein Fall von lymphatischer Leukämie. Arb. d. städt. Krankenhauses Frankfurt a. M. S. 23. 1896. — Taylor: Three cases of lymphatic leukemia. Liverpool med. chirurg. Journ. 1909. — Thomas: Zur Lehre von der großlymphozytären Leukämie. Zeitschr. f. klin. Med. Bd. 73. 1911 und Inaug.-Diss. Leipzig 1911. — Touraine: Un cas de leucémie chronique à type splénique pur et à gros lymphocytes. Bull. et mém. de la soc. méd. des hôp. de Paris. 22. Juli 1910. — Türk: Ein System der Lymphomatosen. Wien. klin. Wochenschr. Nr. 39. 1903. — Türk: Ein Beitrag zur Frage: Lymphoide Leukämie und Lymphosarkomatose. Ges. d. Ärzte in Wien, 27. Nov. 1903. Ref. Wien. klin. Wochenschr. Nr. 49, S. 1371. 1903. — Turretini: Leucémie lympatique à forme splénique. Ref. Fol. haematol. Bd. 21. S. 244. — Virchow: Weißes Blut (ein Fall von lymphatischer Leukämie). Virchows Arch. f. pathol. Anat. u. Physiol. Bd. 1, S. 563. — Wagner: Prurigo bei lymphatischer Leukämie. Dtsch. Arch. f. klin. Med. Bd. 38. — Waldeyer: Über Leukämie mit ausgebreiteten Neubildungen in Leber und Niere. Virchows Arch. f. pathol. Anat. u. Physiol. Bd. 35. 1866. — Ward: Leucaemia lymphatica. Lancet. 27. April 1872. — Mc. Weeney: A case of chronic lymphaemia. Dublin Journ. of med. science. 1905. — Walz: Über die Beziehungen der lymphatischen Leukämie (Lymphozytenleukämie) zum Knochenmark und zum retikulären Gewebe. Arb. a. d. pathol. Inst. zu

Tübingen. Bd. 2. 4, Jan. 1899. — Watson: Cutaneous symptoms of lymphadenoma. Medical chronicle. Sept. 1912. — Weil et Aubertin: Arch. d. malad. du coeur etc. 1908. — Parkes Weber: Chronic lymphocytic leukaemia without anaemia. Soc. of med. London. Bd. 33. — Weill-Halle et Aubertin: Leucémie lymphoide infantile avec globules nucléees. Arch. des malad. du coeur. Juni 1908. — Wenck: A case of lymphatic leukaemia. University of Buffalo med. departement. Nr. 2. 1903. — Wertheim: Zeitschr. f. Heilk. Bd. 12. — Werther: Ein Fall von chronischer lymphatischer Leukämie mit generalisierter miliarer Lymphadenia cutis. Dermat. Zeitschr. Nr. 7. 1914. — Wessen: Chronic lymphatic leucaemia. New York med. rec. 9. Nov. 1912. — Williams and M. Hanes: Leukemic tumors of the breast mistaken for lymphosarcoma. Americ. Journ. of the med. sciences. April 1912. —Williamson: Case of lymphatic leukaemia. Brit. med. Journ. 14. Nov. 1903. — William: The pathology of leucaemia. Americ. med. 27. Febr. 1904. — A. Wolff: Über Stillstand bei lymphatischer Leukämie. Berl. med. Ges. 21. Dez. 1904. Ref. Münch. med. Wochenschr. Nr. 1, S. 47. 1905. — A. Wolff: Über atypische lymphatische Leukämien. Berl. klin.-therap. Wochenschr. Nr. 25. 1904. — Ziegler: Klinischer und anatomischer Beitrag zur Lehre von der chronischen lymphatischen und myeloiden Leukämie. Zeitschr. f. klin. Med. Bd. 72. — Zinkeisen: Zwei Fälle von chronischer lymphatischer Leukämie. Dtsch. Arch. f. klin. Med. Bd. 75, S. 505. 1903.

Literatur über Hautveränderungen bei lymphatischer Leukämie.

Alexander: Die leukämischen und pseudoleukämischen Erkrankungen der Haut. Berl. klin. Wochenschr. Nr. 15. 1908. — Arndt: Zur Kenntnis der leukämischen und aleukämischen Lymphadenosen der Haut. Dermatol. Zeitschr. Bd. 18. — Arning: Ein Fall von Pseudoleukämie mit multiplen Haut-, Schleimhaut- und Muskeltumoren. Verhandl. d. 3. Kongr. d. dtsch. dermatol. Ges. 1891. — Audry: Sur les leucémides. Ann. d. dermatol. et de syphiligr. 1902. — Bernhardt: Über die Leukämie der Haut. Arch. f. Dermatol. u. Syphilis, Orig. Bd. 120. — Besnier: Lymphodermia perniciosa. Ann. d. dermatol. et de syphiligr. 1889. — Bidder: Eigentümliche diffuse subkutane Geschwulstbildung an Kopf und Gesicht. Arch. f. klin. Chirurg. Bd. 21. — Bisiadecki: Leukämische Tumoren der Haut und des Darms. Wien. med. Jahrb. 1876. — Bloedhorn: Lymphknoten im Ohrläppchen. Zeitschr. f. Hals-, Nasen- u. Ohrenheilk. Bd. 7. — Brexendorf: Über Hautaffektionen bei Pseudoleukämie. Inaug.-Diss. Jena 1903. — Brunsgaard: Bidrag til leukaemiske og pseudoleukaemiske medafectioners Klinik og Histiogenese. Kristiania 1907. — Bureau: Manifestations cutanées de la leucémie. Gaz. méd. d. Nantes, 29. Sept. 1906. — Buschke: Über Prurigo lymphatica. Dtsch. med. Wochenschr. Nr. 47. 1902. — Capelli: Prurigo und Leukämie. Ref. Dermatol. Wochenschr. 1912. S. 1387. — Cavalié: Étude anatomo-pathologique d'un cas de lymphodermie. Thèse de Montpellier. 1895. — Copelli: Prurigine e leucemia. Giorn. med. ven. 1912. — Dickinson: A case of lymphadenoma with grows in the skin. Ibid. Vol. 34. 1901. — Dickinson and Fenton: Further report upon a case of lymphadenoma with grows in the skin. Ibid. Vol. 35. 1902. — Dubreuilh: Prurigo lymphadénique. Ann. de dermatol. et de syphiligr. 1905. — Elliot: Leucaemia cutis. New York state journ. of med. Jan. 1918. — Engelsted: On lymfatiske Vydemnelser i Sluden. Norsk med. Ark. 1875. — Faur und Liebmann: Beitrag zur Lehre der sog. sarkoiden Geschwülste der Haut. Arch. f. Dermatol. u. Syphilis, Orig. Bd. 80. 1906. — Fischl: Herpes zoster generalisatus bei Leukaemia lymphatica. Arch. f. Dermatol. u. Syphilis, Orig. Bd. 118. — Galliard: Contribution à l'étude de la lymphadénie cutanée. Ann. de dermatol. et de syphiligr. 1882. — Gellis: Leukämische Tumoren des Gesichts. Wien. klin. Wochenschr. S. 28, 1908. — Hallopeau et Lafitte: Note sur un cas de lymphadénie médiane de la face. Ann. de dermatol. et de syphiligr. 1898. — Gaedner: Pruritus universalis bei einem an Leukaemia lymphatica leidenden Kranken. Budapesti Orvosi Ujsáag. Nr. 27. 1908. — Garin: Eruption purpurique au cours d'une lymphadénie irradiée. Soc. d. sciences méd. de Lyon. 18. Dez. 1907. — Gerschun: Über Pseudoleukaemia cutis. Med. Obosrenje. Nr. 10. 1903. — Hallopeau et Prieur: Sur deux cas de lymphadénie avec éruptions prurigineuses. Ann. de dermatol. et de syphiligr. 1896. — Hammacher: Pseudoleukämie der Haut. Dermatol. Zeitschr. Bd. 22. H. 2. — Heinrich: Ein Fall von Leukaemia cutis mit syphilisähnlichen Hauterscheinungen und positiver Wassermannscher Reaktion. Arch. f. Dermatol. u. Syphilis, Orig. Bd. 108. — Herringham: On purpura and especially of that form wich occurs in sarcoma lymphadenoma etc. St. Barthol. hospit. rep. 1902. — H. Hirschfeld: Über isolierte aleukämische Lymphadenose der Haut. Zeitschr. f. Krebsforsch. Bd. 11. — H. Hirschfeld: Chron. lymphat. Leukämie mit Infiltraten der Nase und Gesichtshaut. Berl. klin. Wochenschr. 1914. Nr. 14. — Hitschmann und Lehndorff: Ein Fall leukämieartiger Erkrankung mit schwerer megaloblastischer Anämie und eigentümlichem Exanthem. Zeitschr. f. Heilk. 1903. — Hochsinger und Schiff: Über Leukaemia cutis. Vierteljahrsschr. f. Dermatol. 1887. — Jadassohn: Ein Fall von pseudoleukämischer

Erkrankung der Haut. Verhandl. d. dtsch. dermatol. Ges. IX. Kongr. — Jadassohn: Über Hautveränderungen bei Pseudoleukämie. Arch. f. Dermatol. u. Syphilis. Orig. Bd. 89. — Javanoff: Über Hautsarkome. Arch. f. Dermatol. u. Syphilis. Orig. Bd. 53. — Joseph: Über Pseudoleukaemia cutis. Dtsch. med. Wochenschr. 1889. — Isler: Leukaemia und Pseudoleukaemia cutis. Zentralbl. f. d. Grenzgeb. d. Med. u. Chirurg. Bd. 9. — Kaposi: Über eine neue Hautkrankheit. Lymphodermia perniciosa. Wien. med. Jahrb. 1885. — Kreibich: Über Hautveränderungen bei Pseudoleukämie und Leukosarkomatose. Arch. f. Dermatol. u. Syphilis, Orig. Bd. 89. — Kreibich: Ein Fall von leukämischen Tumoren der Haut. Arch. f. Dermatol. u. Syphilis, Orig. Bd. 47. — Kreibich: Hautveränderungen in einem Fall von lymphatischer Leukämie. Arch. f. Dermatol. u. Syphilis, Orig. Bd. 122. — Kirkoroff: Ein Fall von Pseudoleukämie der Haut. Russ. Arch. f. Pathol. 1901; ref. Monatsschr. f. Dermatol. u. Syphilis. 1901. — Linser: Beiträge zur Frage der Hautveränderungen bei Pseudoleukämie. Arch. f. Dermatol. u. Syphilis, Orig. Bd. 80. — Mariani: Klinischer und pathologisch-anatomischer Beitrag zum Studium der kutanen Leukämide, der fibro-epithelialen Polylymphomatosen (Hodgkinsche Krankheit) und der Mycosis fungoides. Arch. f. Dermatol. u. Syphilis, Orig. Bd. 120. — Moses: Über leukämische Tumoren der Ohrläppchen. Zeitschr. f. Hals-, Nasen- u. Ohrenheilk. Bd. 7. — Nanta: Étude des lymphodermies et des myélodermies (manifestations cutanées des états leucémiques et aleucémiques). Ann. de dermatol. et de syphiligr. Nr. 11. 1912. — Nanta: Les manifestations cutanées des états leucémiques. Arch. d. malad. du coeur etc. Dez. 1912. — Nanta: Deux nouveaux cas de lymphodermies. Ann. de dermatol. et syphiligr. Tome 5, Nr. 1. — Nekam: Über die leukämischen Erkrankungen der Haut. Hamburg 1899. — Nekam: Ein Fall von Leukaemia cutis. Monatsh. f. prakt. Dermatol. 1897. — Neuberger: Über einen Fall von leukämischen Hauttumoren bei lymphatischer Leukämie. Verhandl. d. dtsch. dermatol. Ges., 3. Kongr. Wien 1892. — Nobl: Zur Morphologie lymphatischer Hautveränderungen. Wien. klin. Wochenschr. Nr. 45. 1916. — Oertel: Observations concerning leucaemic lesions of the skin. Journ. of exp. med. Nov. 1899. — Paltauf: Die lymphatischen Erkrankungen und Neubildungen der Haut. Mraceks Handb. d. Hautkrankh. Bd. 4, 2. — Peter: Über Pityriasis rubra und die Beziehungen zwischen Hautkrankheiten und Pseudoleukämie. Dermatol. Zeitschr. 1894. — Pfeifer: Ein Fall von Pseudoleukämie mit spezifischer Erkrankung der Haut. Wien. klin. Wochenschr. S. 548. 1897. — Polland: Zur Klinik der Hautveränderungen bei Pseudoleukämie. Dermatol. Zeitschr. Bd. 24. — Pinkus: Über die Hautveränderungen bei lymphatischer Leukämie und Pseudoleukämie. Arch. f. Dermatol. u. Syphilis, Orig. Bd. 50. — v. Recklinghausen: Über Pseudoleukaemia cutis. Dtsch. med. Wochenschr. S. 994. 1888. — Riehl: Über Leukaemia cutis. 2. Internat. Dermatol.-Kongr. 1892. — Rolleston: Pruritus in Lymphodermia. Brit. med. Journ. 25. Sept. 1909. — Röttger: Über Pseudoleukaemia cutis. Inaug.-Diss. Jena 1893. — Schaumann: Hautmanifestationen in einem Fall von leukämischer Lymphadenie. Ann. des malad. vénér. Mai 1916. — Schnitter: Über leukämische und pseudoleukämische Hautveränderungen. Inaug.-Diss. Freiburg 1906. — Touton: Ein durch Arsen geheilter Fall von sog. allgemeiner Hautsarkomatose. Ges. f. Morphol. u. Physiol. München 1892. — Tryb: Über Leukämie der Haut. Dermatol. Wochenschr. Nr. 19, 20. 21. 1916. — Tryb: Leukämie der Haut und Mycosis fungoides. Ref. Fol. haematol. Bd. 21. S. 109. — Unna: Ein Fall von Pseudoleukämie. Dtsch. med. Wochenschr. S. 694. 1892. — Vidal: Observations de lymphodermie pernicieuse. Ann. de dermatol. et de syphiligr. 1889. — Wagner: Prurigo bei lymphatischer Leukämie. Dtsch. Arch. f. klin. Med. Bd. 38. — Wassermann: Lymphämie und Hauterkrankung. Dermatol. Zeitschr. 1894. — Waterhouse: An unusual type of leukaemia complicated by the novites in a youth the subjekt of ichtyosis. Lancet. 19. Sept. 1908. — Werther: Ein Fall von chronischer lymphatischer Leukämie mit generalisierter miliarer Lymphadenia cutis. Dermatol. Zeitschr. Bd. 21. — Wise: Lymphadenosis cutis universalis. Americ. med. assoc. Juni 1917. New York med. Journ. 16. Juni 1917. — Zumbusch: Über einen Fall von Leukämie der Haut. Ärztl. Verein München. Münch. med. Wochenschr. Nr. 26. 1914. — v. Zumbusch: Hautveränderung bei lymphatischer Leukämie. Ärztl. Verein zu München, 20. Jan. 1914. Berl. klin. Wochenschr. Nr. 9. 1914. — v. Zumbusch: Erythrodermia (pseudo-)leucaemica (Riehl). Arch. f. Dermatol. u. Syphilis, Orig. Bd. 122, Nr. 1.

b) Die chronische aleukämische (subleukämische) Lymphadenose.

Die aleukämische Lymphadenose wurde lange Zeit hindurch als Pseudoleukämie im Sinne von Cohnheim, gelegentlich wohl auch als Hodgkinsche Krankheit bezeichnet. Die jetzt übliche Benennung charakterisiert aber in unzweideutiger Weise das eigentliche Wesen der Affektion. Die aleukämische Lymphadenose gleicht in jeder Beziehung der leukämischen Lymphadenose, nur fehlt die leukämische Beschaffenheit des Blutes. Sowohl die klinische Symptomatologie, wie die pathologisch-anatomische Grundlage sind bei beiden Affektionen im wesentlichen die gleichen, so daß es zum Beispiel Naegeli in der 3. und 4. Auflage seines Lehrbuches für überflüssig hält, ihr ein eigenes Kapitel zu widmen. Die Ursache des Ausbleibens der Blutleukämie ist bisher nicht bekannt.

Die aleukämische Lymphadenose ist zweifellos seltener als die leukämische Form. Daß im Verlaufe einer echten lymphatischen Leukämie unter dem Einfluß der Therapie, aber auch ohne denselben, Perioden eines aleukämischen Verlaufes vorkommen können, wurde bereits erwähnt.

In den meisten Fällen sind die Symptome die gleichen wie bei der lymphatischen Leukämie. Bei bis dahin gesunden Individuen tritt ohne nachweisbare Ursache eine entweder in einer Körperregion beginnende oder von vornherein generalisierte Lymphknotenschwellung auf, die gewöhnlich auch von einem Milztumor begleitet ist. Manchmal bleiben die Drüsentumoren in mäßigen Grenzen, manchmal erreichen sie ganz erhebliche Größen. Das gleiche gilt für die Milz. Die Konsistenz der geschwollenen Lymphdrüsen ist meistens eine weiche, seltener eine härtere. Man findet vielfach in der Literatur angegeben, daß man eine weiche und eine harte Form zu unterscheiden habe. Es kommen aber bei demselben Individuum harte und weiche Knoten nebeneinander vor. Höchstwahrscheinlich gehören die meisten in der älteren Literatur beschriebenen harten Pseudoleukämien zur Lymphogranulomatosis. Das Allgemeinbefinden der Kranken kann lange Zeit ungestört sein. Allmählich stellt sich dann eine zunehmende Anämie und Kachexie ein. In vorgeschrittenen Stadien kommt Fieber vor. In einer Beobachtung von Milne soll es rekurrierenden Typus gehabt haben.

Häufiger als bei den lymphatischen Leukämien findet man bei den aleukämischen Lymphadenosen lange Zeit hindurch, oft aber auch bis zum Tode, mehr oder weniger ein Beschränktbleiben der hyperplastischen Vorgänge auf eine oder wenige Lymphknotenregionen. Das gilt besonders, wie mir auch einige, bereits erwähnte eigene Beobachtungen zeigten, für die Lymphadenosen der Haut. Aber auch für andere Regionen ist es beobachtet worden. So hat man ausschließlich in den lymphatischen Apparaten des Intestinaltraktus lokalisierte Lymphadenosen beschrieben, ebenso Lymphadenosen von mediastinalem oder retroperitonealem Typus. Ich sah zweimal ganz besonders starkes Befallensein des lymphatischen Rachenringes und der Lymphknoten des Halses. Auch gibt es Fälle, in denen vorwiegend die Milz befallen ist und die Lymphknoten mehr oder weniger unbeteiligt bleiben. Wir haben oben gesehen, daß auch die lymphatische Leukämie gelegentlich in einer Lymphknotenregion beginnt. Daß wir bei der lymphatischen Aleukämie häufiger ein regionäres Beschränktbleiben der Neubildungen finden, liegt offenbar daran, daß diese Affektion im ganzen einen milderen Verlauf hat, vielleicht auf der Infektion mit einer weniger virulenten Noxe beruht. Es liegt nahe, an die ganz ähnlichen Beziehungen zwischen lokalisierten und generalisierten Tuberkulosen zu denken. Ein weiterer Beweis für den milderen Verlauf der aleukämischen Lymphadenose ist auch die gewöhnlich längere Dauer des Leidens. Der Organismus verträgt begreiflicherweise eine Überschwemmung des Blutes mit Lymphozyten schlecht, während bei der aleukämischen Lymphadenose der Granulozytenapparat das ganze Leben hindurch noch recht gut funktionieren kann.

Die Symptome des Leidens hängen ganz von der Lokalisation und Wachstumsintensität der Lymphome ab. Die Kachexie ist im allgemeinen desto schwerer, je generalisierter das Leiden auftritt und je größer die Geschwülste werden. Sie ist ferner abhängig von der Lokalisation. Bei der Besprechung der lymphatischen Leukämie wurden ja bereits die Erscheinungen geschildert, die von dem Befallenwerden dieser oder jener Lymphknotenregion abhängen. Wir müßten das dort Gesagte wiederholen, wenn wir die klinischen Manifestationen der aleukämischen Lymphadenose hier ausführlich schildern wollten.

Blutbefund: Die aleukämische Lymphadenose ist durch ihren von der leukämischen Lymphadenose verschiedenen Blutbefund charakterisiert. Typisch für sie ist das Fehlen einer Gesamtvermehrung der farblosen Blutkörperchen. Wir haben also bei dieser Affektion kein leukämisches Blut. Trotzdem besteht in einer großen Reihe von Fällen ein eigenartiger im Verein mit den sonstigen klinischen Erscheinungen als pathognomonisch zu bezeichnender Blutbefund. Wie Pinkus zuerst gefunden hat, findet man bei weitem in den meisten Fällen eine ausgesprochene relative Lymphozytose (Pinkussches Zeichen). Die Prozentzahl der Lymphozyten beträgt 50 und mehr; ja, man findet gar nicht selten genau so hohe Werte wie bei der lymphatischen Leukämie, also 90% und mehr. Pinkus glaubte ursprünglich, daß diese Blutveränderungen in allen Fällen nachweisbar seien, spätere Forschungen ergaben aber, daß man gelegentlich auch bei echten Lymphadenosen ein normales Prozentverhältnis der weißen Blutkörperchen finden kann. Es dürfte zweckmäßig sein, die Fälle mit relativer Lymphozytose als subleukämische, die mit normalem Mischungsverhältnis der Leukozyten als aleukämische (normozytotische nach Lubarsch) Lymphadenosen zu bezeichnen. Ob letztere bis zum Lebensende in diesem Sinne aleukämisch bleiben, oder ob schließlich doch in allen Fällen eine relative Lymphozytose eintritt, ist noch nicht mit Sicherheit festgestellt aber wahrscheinlich ist letzteres der Fall.

Diagnostische Schwierigkeiten bieten die Fälle mit relativer Lymphozytose kaum jemals, die ohne dieselbe natürlich sehr oft. Können doch alle übrigen Formen der Lymphomatosen gelegentlich mit einem solchen aleukämischen Blutbefund einhergehen. In solchen Fällen ist die histologische Untersuchung eines exzidierten Lymphknotens ausschlaggebend.

Bisher ist in solchen Fällen noch wenig auf das Vorkommen der bereits bei der Besprechung der lymphatischen Leukämie erwähnten pathologischen Lymphozyten geachtet worden. Daß sie auch bei aleukämischen Lymphadenosen vorkommen, ist sicher, ob sie aber einen regelmäßigen Befund bilden, steht noch nicht fest. In den Fällen mit relativer Lymphozytose findet man oft solche abnormen Lymphozytenformen, also abnorm große und abnorm kleine Lymphozyten, Riederzellen, Lymphozyten mit pathologischer Kernstruktur. Auch in Fällen ohne relative Lymphozytose würde jedenfalls das Vorkommen solcher Elemente für die Diagnose ausschlaggebend sein. Hierauf ist in Zukunft in allen solchen Fällen zu achten.

Sehr selten sind leukopenische Lymphadenosen; ich beobachtete vor kurzem einen Fall mit 1800 Leukozyten und 95% Lymphozyten bis zum Tode.

Die roten Blutkörperchen und das Hämoglobin können lange Zeit unverändert bleiben. Gewöhnlich stellt sich aber sehr bald eine Anämie ein, die mitunter sehr hohe Grade erreichen kann. Ganz besonders hohe Grade von Anämie deuten stets auf eine besonders schwere Alteration des Knochenmarks hin.

Verlauf und Prognose. Die aleukämische Lymphadenose ist entschieden eine sehr seltene Krankheit, viel seltener als die lymphatische Leukämie. Im allgemeinen ist ihr Verlauf ein milderer und gutartigerer, da ja die Störung der Blutbildung keine so tiefgehende ist wie bei der leukämischen Form. Je höher die Prozentzahl der Neutrophilen, desto günstiger im allgemeinen die Prognose. Ungünstig ist die Prognose besonders dort, wo entweder die Generalisierung des Prozesses eine sehr hochgradige ist, oder wo durch eine besondere

Lokalisation lebenswichtige Organe in ihrer Funktion behindert bzw. bedroht werden, wie dort, wo eine schwere Anämie besteht. Naturgemäß verlaufen im allgemeinen aleukämische Fälle chronischer und sind meist therapeutisch leichter zu beeinflussen, besonders durch die Röntgentherapie.

Der Tod erfolgt, wenn keine komplizierenden Erkrankungen hinzutreten, durch zunehmende Kachexie oder es entwickelt sich noch gegen Ende des Lebens ein Übergang in ein leukämisches, meist sehr akut verlaufendes Stadium.

Pathologische Anatomie. Die pathologisch-anatomische Grundlage der aleukämischen Lymphadenose ist die gleiche wie die der lymphatischen Leukämie. Nur in zweifacher Beziehung findet man Unterschiede. Man findet gelegentlich die Veränderungen in den nicht geschwollenen Lymphknoten nicht so weit vorgeschritten wie bei der lymphatischen Leukämie, so daß die Struktur einigermaßen an die normale erinnert. Bei den regionär lokalisierten Formen, z. B. denen der Haut, kann man den größten Teil der Lymphknoten überhaupt intakt finden. Auch bei generalisierten Formen pflegen bisweilen die Infiltrationen der verschiedenen Organe, z. B. der Leber und der Nieren, nicht so weit vorgeschritten zu sein. Doch sind das höchstwahrscheinlich nur Ausnahmen, in sehr vielen Fällen ist die Qualität und die Intensität der Lymphozytenhyperplasie und Infiltration eine genau so intensive wie bei der lymphatischen Leukämie. Nur das Knochenmark macht gewöhnlich eine Ausnahme und darin besteht die zweite Differenz gegenüber der lymphatischen Leukämie. In diesem Organ findet man sehr häufig die lymphozytäre Infiltration nur herdweise entwickelt und große Abschnitte normalen myeloiden Gewebes. Dieses Verhalten ist ja auch auf Grund des Blutbefundes von vornherein zu erwarten.

Diagnose. Die Diagnose der aleukämischen Lymphadenose ist in denjenigen Fällen leicht, in welchen bei einer generalisierten Lymphknotenschwellung bei gleichzeitig vorhandener oder fehlender Milz- und Leberschwellung eine deutliche relative Lymphozytose längere Zeit hindurch festzustellen ist, mit einem Wort also in denjenigen Fällen, die man besser als subleukämische bezeichnen sollte. Wo aber das Mischungsverhältnis der Leukozytenformen ein normales ist, ist die Differentialdiagnose gegenüber anderen Lymphomatosen schwierig. Unter solchen Umständen sprechen sicher pathologische Lymphozytenformen für aleukämische Lymphadenose. Wie Naegeli hervorhebt, ist auch das Vorhandensein ausgedehnter Infiltrate der Gesichtshaut oder der Augenlider für die Annahme der genannten Affektion zu verwerten, da die Hautaffektionen der anderen in Betracht kommenden Lymphomatosen in dieser Form nicht aufzutreten pflegen. Typisches rekurrierendes Fieber spricht für Lymphogranulomatose, wenn es auch in einigen nicht ganz einwandfreien Fällen von Lymphadenose gleichfalls beobachtet worden sein soll. Positive Diazoreaktion ist bisher auch nur bei Lymphogranulom bekannt. Schneller Rückgang der Geschwülste nach Röntgenbestrahlung oder Arsen ist diagnostisch nicht verwertbar, da es sowohl bei Lymphadenosen wie bei Lymphogranulomatosen vorkommt. Das sicherste differentialdiagnostische Mittel ist in zweifelhaften Fällen die histologische Untersuchung eines nicht zu kleinen Lymphknotens. Gelegentlich kann auch die Probepunktion einer Lymphdrüse brauchbare Ergebnisse liefern, da dieselbe wenigstens bei der Lymphogranulomatose bisweilen, leider aber nicht immer, später noch näher zu beschreibende charakteristische Bilder gibt. Bei der aleukämischen Lymphadenose fand ich wiederholt als Zeichen starker Hyperplasie auffällig viel Lymphoblasten, einen Teil mit Mitosen.

Die verschiedenen Formen der aleukämischen Lymphadenose. Es gibt außer der generalisierten noch drei andere Formen von aleukämischer Lymphadenose, in denen die Lokalisation der lymphatischen Neubildungen ganz eigenartige

Krankheitsbilder hervorruft, die besonders von hohem diagnostischen Interesse sind. Es sind das die kutane, die medulläre und die lienale Form der aleukämischen Lymphadenose. Sie wurden bis vor kurzem als kutane, medulläre und lienale Pseudoleukämie bezeichnet. Die übrigen hämatopoetischen Apparate sind bei diesen Unterarten der Lymphadenose entweder ganz frei von Veränderungen oder die Erkrankung ist so geringfügig, daß sie klinisch nicht feststellbar ist. Die kutane Form wurde bereits in dem den Hautveränderungen der lymphatischen Leukämie gewidmeten Kapitel mitbesprochen, die medulläre und lienale Abart wollen wir jetzt schildern.

Die medulläre Form der chronischen aleukämischen Lymphadenose (medulläre Pseudoleukämie). Dieses sehr seltene Krankheitsbild, das aleukämische Gegenstück zur bestrittenen Lymphämie ohne Lymphdrüsenschwellung (Pappenheim, Dennig, Walz), ist bisher vorwiegend bei jugendlichen Individuen im zweiten Lebensjahrzehnt beobachtet worden. Die bisher bekannt gewordenen Fälle dieser Art verliefen mehr subakut. Eine ausgesprochen chronisch verlaufende rein medulläre aleukämische Lymphadenose ist bisher mit Sicherheit noch nicht beschrieben worden. Vielleicht gehören hierher Fälle wie der Littens von sog. Übergang einer perniziösen Anämie in Leukämie.

Die lienale Form der chronischen aleukämischen Lymphadenose (lienale Pseudoleukämie). Ebenso wie es Fälle von lymphatischer Leukämie gibt, in denen klinisch Lymphknotenschwellungen nicht nachweisbar sind, während ein gewaltiger Milztumor vorhanden ist, gibt es eine entsprechende Form der aleukämischen Lymphadenose. Diese Erkrankung ist auch vielfach als Anaemia splenica bezeichnet worden und der bekannte Fall von Griesinger und Gretsel gehört hierher. Dagegen scheint ein von Strümpell seinerzeit als Anaemia splenica publizierter Fall eine gewöhnliche perniziöse Anämie mit Milztumor, vielleicht auch ein hämolytischer Ikterus gewesen zu sein.

Bei der wenigstens für heutige Begriffe unzulänglichen Art der Untersuchung und Beschreibung so mancher Fälle in der Literatur ist es zur Zeit nicht möglich, ein abschließendes klinisches Bild dieser vorzugsweise lienal lokalisierten Form der aleukämischen Lymphadenose zu geben, die sicher sehr selten ist. Anämien ohne Lymphknotenschwellungen, aber mit großem Milztumor und einem Blutbild, welches durch eine relative Lymphozytose charakterisiert ist, wird man als aleukämische Lymphadenosen diagnostizieren müssen. In Fällen ohne relative Lymphozytose ist eine Diagnose nicht möglich. Oft werden es nur Anfangsstadien oder Remissionen generalisierter Lymphadenosen leukämischer oder aleukämischer Natur sein. Höchstwahrscheinlich ist in allen diesen Fällen das Knochenmark in starkem Maße miterkrankt, da sonst die Anämie nicht zu erklären wäre. Daß gelegentlich eine derartige lienale Pseudoleukämie in eine Leukämie übergehen kann, beweist eine Beobachtung von Zypkin. Eine 39jährige kachektische wachsbleiche Frau hatte seit längerer Zeit einen schmerzhaften Milztumor, aber keine Lymphdrüsenschwellungen. Unter plötzlicher Verschlechterung des Allgemeinbefindens sank der Hämoglobingehalt von 35 auf 24%, die Erythrozytenzahl von 2 700 000 auf 1 550 000, während die Leukozytenzahl von 8800 auf 106 400 stieg.

An der Wesensgleichheit der leukämischen und aleukämischen Lymphadenose wird wohl jetzt von keiner Seite mehr gezweifelt. Schon Cohnheim diskutierte die Anschauung, daß die Pseudoleukämie ein aleukämisches Vorstadium der Leukämie sei und Langhans empfahl, beide Affektionen unter dem Namen der Adenie zu vereinigen, von welcher dann zwei Formen, eine einfache ohne Vermehrung der farblosen Blutkörper und eine andere leukämische zu unterscheiden wären. In der Folgezeit wurde die Wesensgleichheit beider Formen besonders von Pinkus verfochten, der stets eine relative Lymphozytose bei der Cohnheimschen Pseudoleukämie fand. Pseudoleukämie und lymphatische Leukämie weisen, wie spätere Beobachtungen zeigten, allerdings nicht immer, aber doch meist dieselbe qualitative Blutveränderung auf, lymphatische Leukämie und Pseudoleukämie sind nur als graduelle Unterschiede einer nach derselben Richtung strebenden pathologischen Veränderung aufzufassen. Pinkus erwähnt bereits Übergangsfälle; allerdings kannte er nur Beobachtungen, wo eine Pseudoleukämie kurz vor dem tödlichen Ausgang in lymphatische Leukämie übergeht.

Jetzt wissen wir aber auch, besonders durch sehr eingehende Beobachtungen und Untersuchungen von Stanislaus Klein, daß dieser Übergang stattfinden kann, ohne daß der Verlauf ein akuter wird. Ja dieser Autor hat sogar Fälle beschrieben, in welchen periodisch abwechselnd der Blutbefund bald ein leukämischer, bald ein subleukämischer war. Jeder erfahrene Autor, der viel Leukämien sieht, wird die Richtigkeit dieser Angaben bestätigen können[1]).

Literatur über chronische aleukämische Lymphadenose.

Alströhm: Fall von pseudoleukämischen Orbitaltumoren. Klin. Monatsbl. f. Augenheilk. Bd. 42, II, S. 276. 1904. — Arning: Ein Fall von Pseudoleukämie mit multiplen Haut-, Schleimhaut- und Muskeltumoren. Dtsch. med. Wochenschr. Nr. 51. 1891. — Arning und Hensel: Pseudoleukaemia cutis, ein Fall von Pseudoleukämie mit Hauttumoren. Ikonogr. dermatol. Fasc. 4. 1909. — Aßmann: Beiträge zur osteosklerotischen Anämie. Beitr. z. pathol. Anat. u. z. allg. Pathol. Bd. 41. 1907. — Axenfeld: Zur Lymphombildung in der Orbita. Graefes Arch. f. Ophthalmol. Bd. 37, S. 102. 1891. (Lit.); Münch. med. Wochenschr. S. 1128. 1904. — Baumgarten: Das Verhältnis von Leukämie und Pseudoleukämie. Ref. Münch. med. Wochenschr. S. 384. 1906. — Becker: Beitrag zur Lehre von den Lymphomen. Dtsch. med. Wochenschr. Nr. 42. 1901. Sublymph. — Berl: Pseudoleukämische Erkrankung der Bindehaut und des orbitalen Gewebes. Beitr. z. Augenheilk. Bd. 4. S. 498. 1899. — Berthenson: Ein Fall von Pseudoleukämie, welcher für Typhus mit intensiver Lymphadenitis angegeben worden ist. Petersb. med. Wochenschr. Nr. 12. 1879. — Beyer: Über die Beziehungen zwischen Pseudoleukämie und Lymphosarkom. Inaug.-Diss. Rostock 1904. Fälle 1—3. — Billroth: Multiple Lymphome, erfolgreiche Behandlung mit Arsenik. Wien. med. Wochenschr. S. 1066. 1871. — Birch-Hirschfeld: Leukämie und Pseudoleukämie. Gerhardts Handb. d. Kinderkr. 1878. Bd. 3. — Blumer: A case of aleukaemic lymphatic leukaemia. Albany med. annals. April 1905. — Boerma: Über einen Fall von symmetrischen Lymphomen der Orbita. Graefes Arch. f. Ophthalmol. Bd. 40, S. 219. 1894. — Bronner: Lymphom aller vier Lider, durch Arsen geheilt. Verhandl. internat. Ophthalmol.-Kongr. in Edinburgh. S. 202. 1894. — Bucco: Contributo clinico al passaggio della pseudoleucemia in leucemia. Giorn. internaz. d. scienze med. Nr. 19, 1909. — Chilosotti: Studio di un caso di pseudoleucaemia linfatica con decorso particulare. Gazz. d. osp. e d. clin. 1904. — Butterfield: Lymphocytoma with prominent lesions in the intestinal apparatus and the salivary glands. Physiol. and surgeon. Vol. 29. 1907. — Chossrojeff: Über leukämische und aleukämische Erkrankungen. Russki Wratsch. Nr. 49. 1912. — Christeller: Eigenartige Lokalisation der aleukämischen Lymphomatose. Ref. Klin. Wochenschr. 1922. S. 96. — Clarke: Brit. med. Journ. 1907. — Claus: Über das maligne Lymphom unter besonderer Berücksichtigung der Kombination mit Tuberkulose. Inaug.-Diss. Marburg 1888. — Cohnheim: Ein Fall von Pseudoleukämie. Virchows Arch. f. pathol. Anat. u. Physiol. Bd. 33. 1865. — Collins: Ophth. hospit. rep. Vol. 13, p. 248. — Conti e Rossi: Sopra un caso di pseudoleucemia linfoadenoide etc. Boll. d. scienze med. H. 2. 1910. — Diettrich: Prag. med. Wochenschr. 1886. — Dock: Americ. Journ. 1907. — Dreyer: Demonstration von Organen eines Lymphosarkoms. Dtsch. med. Wochenschr. 1899. V. B. S. 257. — Dutoit: Ein Fall von pseudoleukämischen Lymphomen der Augenlider mit generalisierter Lymphombildung. Graefes Arch. f. Ophthalmol. Bd. 48. 1903. — Dyrenfurth: Über das maligne Lymphom. Inaug.-Diss. Breslau 1882. — Eberth: Ein Fall von Adenie (Pseudoleukämie). Virchows Arch. f. pathol. Anat. u. Physiol. Bd. 49. 1903. — Fabian: Münch. med. Wochenschr. Nr. 51. 1908. — Falkenheim: Pseudoleukämie und Tuberkulose. Zeitschr. f. klin. Med. Bd. 55. 1904. — Futcher: Aleucemic lymphadenosis; a case. Med. rec. 10. Juli 1915. — Goldzieher: Arch. f. vergl. Ophthalmol. Bd. 62. — Göppert: Ein Beitrag zur Lehre der Lymphosarkomatose. Virchows Arch. f. pathol.

[1]) Die Therapie wird in einem späteren Kapitel zusammenfassend für alle Formen der Leukämie besprochen werden.

Anat. u. Physiol. Bd. 144. — Grawitz: Demonstration eines Falles von lienaler Leukämie mit Lymphosarcoma thymicum. Dtsch. med. Wochenschr. S. 458 u. 506. 1890. — E. Grawitz: Über zwei Fälle von aleukämischer Lymphadenie. Fol. haematol. Bd. 10. S. 389. — Gretsel: Ein Fall von Anaemia splenica bei einem Kind. Berl. klin. Wochenschr. 1867. — Gussenbauer - Chiari: Prag. med. Wochenschr. S. 438. 1882 u. S. 414. 1883. — Halpern: Ein Fall von aleukämischer Lymphomatose. Medycyna e kronika Lekarska. Nr. 15. 1912. — Hand: Ein Fall von aleukämischer Leukämie bei einem $2^1/_2$ Jahre alten Knaben. Arch. of pediatr. Dez. 1905. — Hänisch und Querner: Über Tumorbildungen bei leukämischen Erkrankungen, besonders im Skelettsystem. Zeitschr. f. klin. Med. Bd. 88. — Helly: Zur Frage der sog. atypischen Fälle in der Hämatologie. Zeitschr. f. klin. Med. Bd. 62. 1907. — Herard: Arch. gen. 1865. — Hess und Isaak: Über medulläre lymphatische Pseudoleukämie. Monatsschr. f. Kinderheilk. Orig. Bd. 21. — Hesse: Ein Beitrag zur Diagnostik der aleukämischen Lymphomatosen. Bruns Beitr. z. klin. Chirurg. Bd. 79. — Hirschfeld: Über einen Fall von aleukämischer Lymphadenie der Haut. Fol. haematol. Bd. 10, S. 391. — Hochheim: Ein Beitrag zur Kenntnis der symmetrischen Lid- und Orbitaltumoren. Graefes Arch. f. Ophthalmol. Bd. 51, II, S. 347. 1900. — Hoffmann: Über Myelomatose, Leukämie usw. Arch. f. klin. Chirurg. Bd. 79; Langenbecks Arch. Bd. 82. 1907. — Israel-Lazarus: Dtsch. med. Wochenschr. 1890. — v. Jacksch und Ghon: Lymphosarkomatose oder generalisierte Aleukämie. Münch. med. Wochenschr. Nr. 49. 1912. — Jakobäus: Über Mikuliczschen Symptomenkomplex. Mitt. Augenkl. Stockholm 1909. Fall 2. — Jankowski: Über Pseudoleukämie und Anaemia splenica. Inaug.-Diss. Berlin 1902. (Sublymphämisch.) — Joseph: Über Pseudoleukaemia cutis. Dtsch. med. Wochenschr. Nr. 46. 1889 und S. 1373. 1891. — Katzenstein: Heilung eines Falles von Pseudoleukämie (Hodgkinsche Krankheit) durch subkutane Arseninjektionen. Dtsch. Arch. f. klin. Med. Bd. 56. — Klein: Ein Fall von Pseudoleukämie nebst Leberzirrhose mit rekurrierendem Fieberverlauf. Berl. klin. Wochenschr. S. 714. 1890; Lymphozythämie und Lymphomatose Zentralbl. f. inn. Med. S. 817. 1903. — Koslowsky: Über einen Fall von Pseudoleukämie Cohnheim-Trousseau mit Fieber bzw. fieberhaften Perioden. Russki Wratsch. Nr. 47. 1912. — Kraus: Ein Fall von Lymphomatose. Med. Klinik. 1905. — Kreibich: Ein Fall von leukämischen Tumoren der Haut. Arch. f. Dermatol. u. Syphilis, Orig. Bd. 89. — Kümmel: Ohrenerkrankungen bei Pseudoleukämie. Verhandl. d. dtsch. otol. Ges. Nürnberg 1896. — Laache: Bericht über 10 Fälle sog. lymphatischer Pseudoleukämie. Dtsch. Arch. f. klin. Med. Bd. 107. — Laissle: Über schwere Anämien mit atypischem und wenig typischem Blutbefund. Dtsch. Arch. f. klin. Med. Bd. 99 (Fall 6). — Lannelongue: Gaz. des hôp. civ. et milit. p. 312. 1872. — Cornelie de Lange und Duker: Ein Beitrag zur Hämatologie und Histologie der echten Pseudoleukämie. Nederlandsch Tijdschr. v. Geneesk. Vol. 2. 1908. — de Lange und van Goor: Aleukämische Lymphadenose bei einem Kinde von 26 Monaten. Fol. haematol., Orig. Bd. 27, H. 3. — Lavenson: Lymphoide lymphopenische Leukämie. Univ. of Pennsylvania med. Bull. Vol. 21. — Linser: Beiträge zur Kenntnis der Hautveränderungen bei Pseudoleukämie. Arch. f. Dermatol. u. Syphilis, Orig. Bd. 80. 1906. (Sublymph. 2 Fälle.) — Löwenmeyer: Demonstration von multiplen Lymphomen. Berl. klin. Wochenschrift 1890. — Lawatschek: Ein Fall von Aleukämie mit aplastischem Blutbild. Jahrb. f. Kinderheilk. Bd. 81, H. 4. — Marchand: Demonstration eines Falles von seniler Osteomalazie. Berl. klin. Wochenschr. S. 486. 1886. — Meller: Die lymphomatösen Geschwulstbildungen in der Orbita und im Auge. Arch. f. vergl. Ophthalmol. Bd. 62. — Metz: Zur Histologie und Histogenese der metastatischen Leberlymphome. Inaug.-Diss. Halle 1894. Fall I, Nr. 36; Fol. haematol. S. 627. 1907. (Sublymph.) — Mosler: Über Pseudoleukämie als Vorstadium sehr rasch verlaufender Leukämie. Virchows Arch. f. pathol. Anat. u. Physiol. Bd. 114. — Mosse: Zur Histogenese der lymphatischen Leukämie. Zeitschr. f. klin. Med. Bd. 50. — Mosse: Zur Kenntnis der Pseudoleukämie und der Werlhofschen Krankheit. Festschr. f. Senator. — A. Müller: Ein Beitrag zur Ätiologie des Lymphosarkoms. Inaug.-Diss. Zürich 1894. (Fall 2.) — Nicolau: Ann. de dermatol. et de syphiligr. 1905. (Sublymph.) — Nothnagel: Festschr. f. Virchow. 1891. — v. Notthaft: Ein Fall von Pseudoleukämie. Beitr. z. pathol. Anat. u. z. allg. Pathol. Bd. 25. 1899. — Oehme: Aleukämische Lymphadenie. Dtsch. med. Wochenschr. Nr. 27. 1919. — Oette: Über einen Fall von essentieller Lymphomatose. Inaug.-Diss. München 1897. — Ortner: Leukämie und Pseudoleukämie. Wien. klin. Wochenschr. S. 677. 1890. — Pappenheim: Arch. f. klin. Chirurg. Bd. 71. S. 548. — Peacocke and Scott: Lancet 1903. — Pfeiffer: Ein Fall von Pseudoleukämie mit spezifischen Hautveränderungen. Wien. klin. Wochenschr. S. 548, 1897. — Pettit et Monchet: Sur un lymphadénome à évolution irrégulière. Soc. de biol. 1904. — Pinkus: Über die Hautveränderungen bei lymphatischer Leukämie und Pseudoleukämie. Arch. f. Dermatol. u. Syphilis, Orig. Bd. 50. 1899. — Porter: Two cases of Hodgkins disease of the glands, leucocythaemic lymphadenosis. Transact. of the pathol. soc. of London. Vol. 29. 1877. — Powell: Transact. the pathol. soc. of

London. Vol. 21. — Preti: Sul passagio di una linfoadenosi aleucemica in leucemia. Rif. med. 1914. — Pröscher und White: Münch. med. Wochenschr. Nr. 38. 1907. (Spirochäten.) — Reckzeh: Über Lymphämie und Lymphomatose. Charité-Ann. Bd. 29, Fall 4 u. 7; Zeitschr. f. klin. Med. Bd. 50. — Redfern and Hunter: A case of pseudoleukaemia (lymphosarcoma in a young child.) Lancet 9. April 1914. — Ribbert: Über Lymphome der Lungen. Virchows Arch. f. pathol. Anat. u. Physiol. Bd. 102. — Ricca - Barberis e Fasiani: Rif. med. 1910. — Romberg: Zur Kenntnis der Arsenwirkung auf das Lymphosarkom. Dtsch. med. Wochenschr. S. 419. 1892. — Rosenfeld: Ein Fall von Pseudoleukämie. Inaug.-Diss. Halle 1891. — Rosenstein: Zur sogenannten Pseudoleukämie. Virchows Arch. f. pathol. Anat. u. Physiol. Bd. 84. — Rückel: Über das Lymphom resp. Lymphadenom der Lider und der Orbita. Samml. zwangl. Abh. a. d. Geb. d. Augenheilk. Bd. 6, 1906. — Runeberg: Ein Fall von medullärer Pseudoleukämie. Dtsch. Arch. f. klin. Med. Bd. 33. 1883. — Sabrazès: Gaz. hebdom. Bordeaux. 3. Nov. 1907. — M. B. Schmidt: Die Verbreitungswege usw. Jena 1903, Fall 1. — Schmidt: Ein Fall von aleukämischer Lymphadenose usw. Wien. klin. Wochenschr. Nr. 17. S. 487. 1918. — Schmidt-Kimpler: Nothnagels Samml. S. 417. 1905, II. Aufl. — Schur: Wien. klin. Wochenschr. S. 123. 1903. (Fall 2.) — Seidmann: Über einige Fälle von Pseudoleukämie. Inaug.-Diss. Berlin 1914. — Schupfer: Studien über Leukämie und Pseudoleukämie. Erste Mitteil.: Über die Beziehungen der Lymphozythämie zur Pseudoleukämie. Policlinico. Vol. 11, 6. — Senator: Über Pseudoleukämie. Dtsch. Klinik. Bd. 3. 1903. — Senator: Zur Kenntnis der Leukämie und Pseudoleukämie im Kindesalter. Berl. klin. Wochenschr. Bd. 35, S. 533. 1882. — Schwabach: Beiträge zur Ätiologie und Histogenese der pseudoleukämischen Neubildungen. Inaug.-Diss. Leipzig 1900. — Studer: Zur Kasuistik der Leukämie. Inaug.-Diss. Zürich 1908; Korrespbl. f. Schweiz. Ärzte. Nr. 4, 1916. — Thaysen: Über die Lymphomatosen der Tränen- und Speicheldrüsen. Beitr. z. pathol. Anat. u. z. allg. Pathol. Bd. 50. — Tomasi-Crudeli: Virchow u. Hirsch' Jahresber. Bd. 1, S. 178. 1871. (Wie ungefärbtes Chlorom.) — Trembur: Lymphosarkomatose und positive Wassermannsche Reaktion. Dtsch. Arch. f. klin. Med. Bd. 101. — Troje: Leukämie und Pseudoleukämie. Berl. klin. Wochenschr. S. 285. 1892. — Türk: Ein System der Lymphomatosen. Wien. klin. Wochenschr. Nr. 40. 1899; S. 1073. 1903. — Waterhouse: Aleukocythaemic leukaemia. Bristol med. chirurg. Journ. März 1913. — Wallenfang: Beitrag zur Lehre von der symmetrischen Erkrankung der Tränen- und Mundspeicheldrüse. Virchows Arch. f. pathol. Anat. u. Physiol. Bd. 176. 1904. (Mikuliczsche Krankheit, Lit.) — Warren: Case of subleucaemic lymphadenosis. Proc. New York pathol. soc. Nr. 1 u. 2. 1915. — Westphal: Beitrag zur Kenntnis der Pseudoleukämie. Dtsch. Arch. f. klin. Med. Bd. 51, 1892. — Wergeldt: Über Pseudoleukämie unter Mitteilung von 22 klinisch beobachteten Fällen aus der med. Klinik in Leipzig. Inaug.-Diss. Leipzig 1913. — White and Pröscher: Journ. of the Americ. med. assoc. 1907. — Wells: Peudoleukaemia gastrointestinalis. Americ. Journ. of the med. sciences. Nov. 1904. — Wiknez: Hygiea 1906. — Wilden: Inaug.-Diss. Göttingen 1898. (Als akute Pseudoleukämie.) — Wißmann: Über Lymphome des Mediastinums. Inaug.-Diss. Bonn 1888. — Wolff: Über Pseudoleukämie. St. Petersb. med. Zsch. 1912. Nr. 24. — Zahn: Über therapeutische Beeinflussung der Leukämie und Pseudoleukämie. Dtsch. Zeitschr. f. Chirurg. Bd. 22. 1885. — Zedziak: Gaz. lekarska. Nr. 44. 1892. (Nach Virchow und Hirsch.) — Zimmer: Leukämische und pseudoleukämische Tumoren. Inaug.-Diss. Halle 1904.

2. Die chronischen Myelosen.

a) Die chronische myeloide (myeloische) Leukämie (leukämische Myelose).

Die chronische myeloische Leukämie, die bei weitem häufigste Form der Myelosen und der Leukämien überhaupt, wurde lange Jahre hindurch als lienale Leukämie bezeichnet. Die ersten Fälle von Leukämie, welche Virchow und Bennet gesehen haben, gehören zu dieser Kategorie. Virchow nannte sie lienale Leukämie, weil die enorme Schwellung der Milz sowohl im klinischen Bilde wie bei der Obduktion im Mittelpunkt des Leidens zu stehen scheint und ein ursächlicher Zusammenhang zwischen Erkrankung der Milz und der leukämischen Veränderung des Blutes sich jedem Unbefangenen aufdrängen mußte. Virchow glaubte aber auch diesen Zusammenhang erwiesen zu haben, denn er fand im Blute die gleichen Zellen wie in der Milz. Die damaligen unvollkommenen mikroskopischen Hilfsmittel waren schuld daran, daß er diese Zellen mit den Elementen der normalen Milz identifizierte, während wir jetzt wissen, daß es sich um ganz andere Formen handelt, um Zellen, die in der gesunden menschlichen Milz niemals vorkommen.

Neumann, der die Beteiligung des Knochenmarkes bei allen Formen der Leukämie entdeckte, beseitigte die Anschauung von der prädominierenden Rolle der Milz bei dieser Krankheit und sah die Affektion des Knochenmarkes auch für dieses Leiden als den wesentlichsten Faktor für die leukämische Blutveränderung an. Er bezeichnete die Krankheit als lienal-myelogene Leukämie.

Noch mehr betonte Ehrlich auf Grund seiner mit verfeinerten Methoden vorgenommenen Untersuchungen die Bedeutung des Knochenmarkes für diese Form der Leukämie und nannte sie myelogene Leukämie. Nach ihm beginnt die Erkrankung im Knochenmark, wo das Myeloidgewebe hyperplasiert; erst sekundär auf metastatischem Wege durch Ansiedlung dem Knochenmark entstammender Elemente in der Milz und krankhaft gesteigerte Proliferation dieser eingeschwemmten Zellen entstehe der Milztumor. In der gleichen Weise erklärt er die anderen heterotopen myeloiden Wucherungen im Organismus besonders in den Lymphdrüsen und der Leber bei dieser Krankheit.

Es waren die neuen Tatsachen über myeloide Umwandlung der hämatopoetischen Organe bei Infektionen und Anämien und eingehendere Studien über die feinere Histologie und Histogenese der myeloiden Leukämie von Dominici, Hirschfeld, Pappenheim, Naegeli, Fischer, Meyer und Heinicke und anderen, welche die Lehre von der primären Entstehung dieser Krankheit im Knochenmark und ihrer sekundären Metastasierung in andere Organe stürzten und die Auffassung der Affektion als einer Systemerkrankung des gesamten hämatopoetischen Apparates begründeten, eine Auffassung, die vorher für die lymphatische Leukämie bereits von Ehrlich und Pinkus ausgesprochen war. Die von Schridde eingeführte Bezeichnung Myelose drückt am treffendsten und bezeichnendsten diese Anschauung aus.

Daß die myeloide Leukämie von allen Formen der Leukämie die häufigste ist, geht besonders aus einigen neueren Arbeiten über die Erfolge der Röntgentherapie hervor, in denen gewöhnlich eine ganze Serie von Fällen mitgeteilt wird. So berichtet z. B. Joachim über 10 Myelämien und 6 Lymphämien, v. Decastello und Kienböck über 10 Myelämien und 8 lymphatische Leukämien, Béclère über 93 myeloide und nur 12 lymphatische Leukämien. Klein konnte die Wirkung des Benzols an 14 myeloiden Leukämien und nur 4 lymphatischen Leukämien studieren. Im Beobachtungsmaterial von Grawitz stehen 65% myeloide 35% lymphatischen Leukämien gegenüber.

Die chronische myeloische Leukämie kommt in allen Lebensaltern vor, im Kindesalter am seltensten, die im Säuglingsalter beschriebenen Fälle werden von den meisten Autoren nicht anerkannt. Sie ist im 3., 4. und 5. Jahrzehnt am häufigsten, aber auch bei älteren Leuten schon vielfach beobachtet worden, hier aber seltener als die lymphatische Form.

Im allgemeinen pflegt man solche Fälle zur chronischen Form des Leidens zu rechnen, welche länger als ein halbes Jahr dauern. Am häufigsten leben die Kranken mit ausgesprochenen Symptomen etwa 2, 3 und 4 Jahre. Doch sind auch Fälle von 6, 7 und 8 Jahre langer Dauer beschrieben worden, aber sehr selten.

Allgemeine Symptomatologie.

Charakteristisch für die chronische myeloische Leukämie ist der ganz allmähliche und schleichende Beginn. Wenn die Kranken, von ihren Beschwerden beunruhigt, ärztliche Hilfe aufsuchen, sind bereits alle Symptome in stärkstem Maße ausgeprägt. Eine eigentlich beginnende myeloische Leukämie ist meines Wissens bisher noch gar nicht beobachtet worden. Bei der lymphatischen Leukämie ist es ganz anders; hier sind die zunächst auftretenden Drüsenschwellungen, auch wenn sie den Kranken gar nicht belästigen, stets ein auffälliges und beunruhigendes Symptom, das meist bald zu ärztlicher Befragung Veranlassung gibt. Infolgedessen sieht man ziemlich häufig beginnende lymphatische Leukämien mit wenigen und geringfügigen Drüsenschwellungen und wenig verändertem Blute. Individuen mit myeloischer Leukämie laufen dagegen wochen- und monatelang mit recht beträchtlichem Milztumor und starken Blutveränderungen umher und brauchen zunächst gar keine subjektiven Beschwerden zu haben.

In den meisten Fällen sind es erst die durch die zunehmende Milzschwellung veranlaßten unangenehmen Sensationen im Bauche, das Gefühl von Druck und Fülle in demselben, das häufig in die Gegend des linken Hypochondriums verlegt wird, oft auch Verdauungsstörungen, die den Kranken zum Arzte treiben. Viel seltener, und hauptsächlich bei mageren Individuen mit dünnen Bauchdecken ist es eine dem Kranken selbst auffallende Schwellung des Leibes, welche ihn veranlaßt, einen Arzt zu befragen.

Häufig aber sind es mehr Allgemeinsymptome, bedingt durch die zunehmende Anämie und Kachexie, welche den Kranken beunruhigen. Zunehmende Schwäche und Abmagerung, schnelle Ermüdung bei körperlichen Arbeiten, Herz- und Atmungsbeschwerden hierbei und beim Treppensteigen, schnelle geistige Ermüdung, Kopfschmerzen und Schwindel sind vielfach die einzigen von den Kranken selbst empfundenen Symptome. Wenn man es sich daher nicht zur Regel macht, bei einem jeden auch scheinbar leichten Kranken eine genaue körperliche Untersuchung vorzunehmen, wird man gerade myeloide Leukämien häufig übersehen. Gewöhnlich ist auch der Arzt überrascht bei solchen vielfach nicht einmal blassen Kranken mit einer durchaus nicht typischen Anamnese einen gewaltigen Milztumor zu finden, der dem Kranken gar keine Beschwerden machte und von dessen Existenz er keine Ahnung hatte.

Natürlich sichert der Nachweis des Milztumors noch keineswegs die Diagnose, die nur durch die Blutuntersuchung gestellt werden kann.

In einer ziemlich großen Zahl von Fällen ist der ganze Verlauf der Krankheit ein überaus einförmiger. Lange Zeit hindurch bleiben die Beschwerden geringe und beeinträchtigen nur in geringem Maße die Arbeitsfähigkeit. Erst die zunehmende Kachexie dieser Kranken macht sie schließlich arbeitsunfähig und steigert ihr Krankheitsbewußtsein.

Der zunehmende Milztumor macht allmählich größere Beschwerden. Teils durch Erlahmung der Herztätigkeit und Schädigung der Nieren, teils wohl auch durch die dyskrasische Beschaffenheit des Blutes und die Anämie, kommt es zu Ödemen, es kann sich Aszites einstellen, auch kommen pleuritische Ergüsse vor. Unter zunehmender Kachexie erfolgt in den meisten Fällen unter wachsender Schwäche, bisweilen von starken Störungen des Magendarmkanals oder anderen Komplikationen begleitet, der Tod. Häufig sind es akute Infektionen, wie Grippe, Pneumonie, Erysipel oder chronische, wie Tuberkulose, die zur eigentlichen Todesursache werden.

Dieser kursorischen Schilderung des gewöhnlichen Verlaufes und der häufigsten Symptome wollen wir nun eine eingehende Schilderung der Erscheinungen von seiten der einzelnen Organe folgen lassen.

Der Milztumor. Der Milztumor bei der myeloiden Leukämie ist ein so konstantes und niemals fehlendes Symptom, daß die Krankheit früher davon ihren Namen „lienale Leukämie" geführt hat. Eine chronische myeolische Leukämie ohne Milztumor ist bisher nicht bekannt geworden und nur in den Remissionsstadien unter dem Einfluß therapeutischer Maßnahmen oder durch interkurrente Infektionskrankheiten hat man ein zeitweises Zurückgehen der Milzschwellung bis zum Unfühlbarwerden des Organes festgestellt. In unkomplizierten Fällen haben nur Litten, Studer und Naegeli auffallend geringe Schwellungen der Milz beobachtet und ich behandle zur Zeit einen sonst typischen Fall ohne fühlbare Milz[1]).

Die Größe des Milztumors wechselt in den einzelnen Fällen sehr, ist aber meist eine recht beträchtliche. Gewöhnlich reicht der untere Rand nach unten über die Nabellinie hinaus und geht nach rechts bis zur Medianlinie oder weiter. Kleinere Milztumoren, die den Rippenbogen nur wenig überragen, sind entschieden eine Seltenheit. Ich sah einen Fall, wo ein so kleiner Milztumor für eine stark vergrößerte Niere gehalten und irrtümlicherweise exstirpiert wurde. Erst nach der Operation wurde wegen der eigenartigen Beschaffenheit der entfernten Milz an Leukämie gedacht und durch Blutuntersuchung die Diagnose verifiziert. Der Kranke starb sehr bald nach diesem Eingriff, wie es oft nach Splenektomien bei myeloider Leukämie beobachtet worden ist. Solche Vorkommnisse lehren, daß man bei Tumoren der linken Oberbauchgegend auch dann an die Milz denken soll, wenn die Palpation nicht die normalen Formen dieses Organes ergibt. Die Forderung, in allen solchen Fällen das Blut zu untersuchen, kann gar nicht nachdrücklich genug betont werden. Sehr oft reichen die leukämischen Milzen bis zur Spina des Darmbeins, gar nicht so selten erreichen sie sogar die Symphyse und können nach rechts bis zum anderseitigen Darmbeinkamm sich erstrecken. In solchen Fällen füllen sie oft den ganzen vorderen Raum der Bauchhöhle aus, den übrigen Inhalt derselben nach hinten verdrängend. In einem von Hoffmann mitgeteilten Fall von myeloider Leukämie bei einem 14jährigen Knaben war die linke Beckenschaufel durch den Druck der Milz nach unten gedrängt und abgeflacht. Bei der lymphatischen Leukämie tritt im Gegensatz hierzu der Milztumor häufig nicht sehr hervor, kann gelegentlich sogar ganz fehlen und pflegt nur in Ausnahmefällen dieselbe Größe zu erreichen, wie bei der myeloiden Leukämie. Im allgemeinen spricht ein sehr großer Milztumor gegen die lymphatische und für die myeloide Leukämie. Entscheidend ist natürlich nur der Blutbefund, da Ausnahmen von dieser Regel vorkommen wie bereits im Kapitel „lymphatische Leukämie“ erwähnt.

Der leukämische Milztumor ist glatt und zeigt keinerlei Höcker. Die Inzisur der Milz und oft auch andere akzessorische Einkerbungen fühlt man, da die Kranken meist stark abgemagert sind, mit Leichtigkeit hindurch.

Infolge ihrer Schwere ist die leukämische Milz oft recht beweglich. Sie verändert dann ihre Lage, wenn der Kranke dieselbe wechselt und der Untersucher kann sie gewöhnlich bis zu einem gewissen Grade verschieben. Dadurch, daß die Milz im ganzen infolge Lockerung ihres Aufhängeapparates tiefer getreten ist, kann man, worauf besonders Litten aufmerksam gemacht hat, die Milzdämpfung im linken Hypochondrium nicht mehr finden.

Nur in seltenen Fällen kann es zu einer ausgesprochenen Wandermilz bei der myeloischen Leukämie kommen. Bisweilen beobachtet man, daß Darmschlingen zwischen Bauchwand und Milzoberfläche sich gelagert haben. Gewöhnlich ist das nur ein vorübergehender Zustand, doch erinnere ich mich zweier Fälle, wo dauernd ein Darmteil, offenbar das Colon transversum, zwischen Milz und vorderer Bauchwand festzustellen war. Wahrscheinlich waren hier Verwachsungen eingetreten. Wenn der Milztumor eine gewisse Größe erreicht hat und ein vorgeschrittenerer Grad von Abmagerung und Erschlaffung der Bauchdecken besteht, kann man den Milztumor gewöhnlich durch die Bauchdecken hindurch sehen, und namentlich beim tiefen Atmen heben sich infolge seiner respiratorischen Verschieblichkeit seine Grenzkonturen scharf ab. Besonders deutlich tritt vielfach beim Stehen der Milztumor hervor. Bei Frauen

[1]) Ein anderer von mir beobachteter Fall von myeloischer Leukämie ohne Milztumor entpuppte sich bei der Sektion als Chlorom.

kann es dadurch direkt zum Hängebauch kommen. Sehr große Milztumoren machen allein durch ihre Schwere dem Patienten solche Beschwerden, daß man ihnen Leibbandagen verordnen muß. Bisweilen macht es die Schwellung der Milz den Patienten unmöglich, auf der linken Seite zu liegen.

Sehr große Milztumoren können durch Druck auf die abführenden Gefäße der unteren Extremitäten zu erheblichen Stauungserscheinungen führen, die zurückgehen, wenn es durch therapeutische Maßnahmen gelingt, eine Verkleinerung der Milz herbeizuführen. Der Milztumor bei der myeloiden Leukämie macht gewöhnlich nur das Gefühl von Völle, Druck und Zerrung. Er ist als solcher nicht schmerzhaft. Schmerzhaftigkeit ist gewöhnlich durch Komplikationen irgendwelcher Art bedingt. Offenbar auf rein mechanischem Wege durch ständigen Druck und Reibung kann es zu fibrinösen Auflagerungen auf der Milzoberfläche kommen. Man fühlt in solchen Fällen mit der aufgelegten Hand ein deutliches Reiben und Knirschen, das sich auch auskultatorisch nachweisen läßt. Vielfach fühlen es die Patienten selbst bei der Atmung. In diesen Fällen klagen die Patienten oft über spontane Schmerzen in der Milz, und Palpation und Perkussion des Organs kann schmerzhaft sein. Im Gefolge dieser perisplenitischen Entzündungen kommt es meist zu Verwachsungen und Adhäsionen. Auch diese Adhäsionen pflegen sich durch knisternde und knirschende Geräusche bei der Betastung und bei der Atmung bemerkbar zu machen. Gelegentlich kann die noch glatte leukämische Milz durch Entwicklung perisplenitischer Schwarten höckerig werden.

Auch die ziemlich häufige Infarktbildung kann sich unter Umständen durch Schmerzen bemerkbar machen, ja sie kann direkt zu starken peritonealen Reizungen führen. Naegeli berichtet, daß in einem seiner Fälle die Diagnose Perforationsperitonitis gestellt wurde, weil die Erkrankung scheinbar aus voller Gesundheit eingesetzt hatte, und der ganze Leib derart hart gespannt war, daß der Milztumor gar nicht durchgefühlt werden konnte. Erst beim Nachlassen der akuten Erscheinungen ließ sich eine Vergrößerung der Milz feststellen. In einem anderen Falle seiner Beobachtung wurde auf Grund des gleichen Symptomenkomplexes gleichfalls Peritonitis diagnostiziert und die zurückbleibende linksseitige Dämpfung nach Ablauf der akuten Symptome für Exsudat oder Nierentumor gehalten. Der Patient sollte operiert werden, als eine dann noch vorgenommene Blutuntersuchung die Erkennung des Leidens ermöglichte und so die Operation verhütete. Hämorrhagische Infarkte lassen sich manchmal während des Lebens als leichte Erhabenheiten palpieren. In manchen Fällen kann man auskultatorisch Gefäßgeräusche über der leukämischen Milz hören. Ein Unikum dürfte eine Beobachtung von mir sein, wo ein plötzlich bei einer myeloischen Leukämie auftretender Kollaps mit allerheftigsten unerträglichen Schmerzen in der Milzgegend und der bald darauf erfolgende Tod Folge einer gewaltigen in das Milzparenchym erfolgten Blutung war.

Daß der große myeloische Milztumor infolge von Traumen der Bauchgegend rupturieren kann und daß im Anschluß an die darauf folgende schwere Blutung so gut wie immer der Tod erfolgen wird, bedarf keiner weiteren Begründung. Hammesfahr berichtet über einen solchen tödlich verlaufenen Fall nach ganz leichtem Trauma. Aus diesem Grunde müssen derartige Kranken alle körperlichen Überanstrengungen, wie schweres Heben, Reiten, Radfahren usw. strengstens meiden.

Das Verhalten der Lymphdrüsen. So sehr bei der lymphatischen Leukämie und den aleukämischen Lymphadenosen Lymphknotenschwellungen im Vordergrund des ganzen Krankheitsbildes stehen, so sehr treten dieselben bei der myeloischen Leukämie zurück. Man kann es geradezu als eine Regel aufstellen, daß in der Mehrzahl der Fälle während des ganzen Verlaufs bis zum Tode niemals nennenswerte Lymphknotentumoren festzustellen sind. Immerhin gibt es Ausnahmen. Entweder eine Drüsenregion oder mehrere zeigen sich in mittleren Graden bewegende Vergrößerungen, es kann aber auch vorkommen, daß alle fühlbaren Lymphdrüsen in deutlichstem Maße geschwollen sind. Sehr selten können sogar die Lymphdrüsentumoren eine ganz enorme Größe erreichen, wie man sie sonst nur bei der lymphatischen Leukämie findet und der Milztumor kann relativ geringfügig sein. Solche Fälle hat man früher vielfach als Mischformen, als lymphatisch-lienale Leukämien bezeichnet. Indessen zeigt eine Blutuntersuchung, daß hier ganz gewöhnliche myeloische Leukämien vorliegen, bei denen nur zufällig eine besonders hochgradige Schwellung der myeloisch metaplasierten Lymphknoten stattgefunden hat. Es sind wohl stets Erkrankungen mit sehr progredientem Verlauf und schlechter Prognose.

Regelmäßig findet man aber bei Obduktionen die inneren Lymphdrüsen vergrößert, wenn auch nicht in dem Maße wie bei der lymphatischen Leukämie. Jedenfalls erreichen dieselben wohl niemals eine so beträchtliche Größe, daß sie besondere klinische Symptome hervorrufen könnten.

Erscheinungen von seiten des Skelettsystems. Trotzdem das Knochenmark bei der myeloischen Leukämie so gut wie immer miterkrankt ist, sind doch Symptome von seiten der Knochen selten. Am häufigsten ist noch eine gewöhnlich sehr stark ausgesprochene Druckschmerzhaftigkeit des Sternums. Viel seltener ist eine Druck- und Klopfempfindlichkeit der Tibien und anderer Knochen. Überaus selten sind bei der myeloischen Form periosteale Symptome, wie z. B. in dem bekannten Falle, den v. Jaksch mitgeteilt hat.

Respirationsorgane. Die Symptome von seiten der Lunge tragen keinen spezifischen Charakter und sind im allgemeinen selten. Es können chronische Bronchitiden auftreten, bei denen übrigens der Auswurf sich durchaus nicht bezüglich der feineren Beschaffenheit seiner Zellen von dem Auswurf gewöhnlicher Bronchitiden unterscheidet. Eine Vermehrung der eosinophilen oder Mastzellen oder Myelozyten konnte ich niemals feststellen. Dort, wo eine hämorrhagische Diathese besteht, kann natürlich Hämoptoe auftreten. Daß eine so häufige Krankheit wie die Tuberkulose der Lungen auch gelegentlich einmal bei einer myeloischen Leukämie vorkommen kann, ist an sich selbstverständlich. Es scheint mir aber auf Grund eigener Erfahrungen, daß die myeloische Leukämie direkt zur Lungentuberkulose disponiert. Man soll daher bei bestehendem Husten, besonders aber bei Hämoptoe, stets an die Möglichkeit einer Tuberkulose denken und nach Tuberkelbazillen fahnden, bzw. probatorische Tuberkulininjektionen vornehmen.

Wiederholt sind Pleuritiden, besonders mit Erguß, bei myeloischer Leukämie beschrieben worden. Häufig ist der Erguß hämorrhagisch. Unter den Zellen dieser pleuritischen Ergüsse sind wiederholt Myelozyten, eosinophile Zellen und Mastzellen, zuerst von Ehrlich, gefunden worden. Auch Bonnamour fand in einem hämorrhagischen Pleuraexsudat einer myeloiden Leukämie einen zytologischen Befund, welcher dem des Blutes sehr nahestand, da 65% Myelozyten gezählt wurden. Ähnliche Beobachtungen stammen von Sicard, Menétrier und Aubertin. Da, wie bei der Besprechung der pathologischen Anatomie noch genauer geschildert werden wird, in den Lungen wie auf den Pleuren myeloische Herde vorkommen, ist ein Teil der Symptome von seiten der Lungen darauf zurückzuführen, besonders nahe aber liegt es, die pleuritischen Exsudate und besonders ihren Gehalt an atypischen Leukozytenformen auf diese direkte leukämische Erkrankung zurückzuführen.

Herz und Blutgefäße. Daß bei einer mit Anämie und Kachexie einhergehenden Affektion das Herz leiden muß, bedarf keiner weiteren Begründung und so sieht man denn häufig früher oder später Herzinsuffizienzen auftreten, die sich durch beschleunigte Herzaktion, unregelmäßige Schlagfolge, Geräusche, Dilatationen kenntlich machen können. Die häufig auftretenden Ödeme, sowie die bei allen körperlichen Leistungen selbst geringfügiger Art bei vorgeschrittenen Kranken auftretende Kurzatmigkeit, sind sicher kardialer Natur. Über Schädigung des Herzens durch Lokalisation myeloischer Neubildungen am Herzen selbst, am Perikard, und der Muskulatur oder an der Intima ist nichts bekannt. Es ist indessen anzunehmen, daß systematische mikroskopische Untersuchungen des Herzens häufiger leukämische Infiltrate finden lassen werden und es ist zuzugeben, daß funktionelle Störungen des Herzens manchmal auf derartige direkte leukämische Herzerkrankung zurückzuführen sein werden.

Komplikationen von seiten der größeren Gefäße sind nicht bekannt. Auf einer Brüchigkeit und großen Vulnerabilität der kleineren und kleinsten Gefäße beruht die in manchen Fällen vorhandene, aber nur selten höhere Grade erreichende hämorrhagische Diathese. Die Neigung dazu ist bei der chronischen myeloischen Leukämie im allgemeinen nicht groß, obwohl Netzhautblutungen nur selten fehlen und bei der Obduktion fast immer hier und da kapilläre Blutaustritte gefunden werden. Auch Nasenblutungen sind relativ häufig. Doch gibt es auch Fälle, in welchen die hämorrhagische Diathese sehr ausgesprochen ist und das hervorstechendste klinische Symptom bildet (Ter-Barsequian). Man könnte hier direkt von einer hämorrhagischen Form der Krankheit sprechen. Man hat in solchen Fällen Blutungen aus allen Schleimhäuten, selbst der des Magens und Darmes, und nicht nur zahlreiche Haut- und Netzhautblutungen, sondern auch hämorrhagische Pleuritiden und Gelenkergüsse beobachtet. Es fehlen noch systematische Untersuchungen der chemischen Gerinnungsfaktoren und der Blutplättchen in solchen Fällen. Doch sind nicht alle Blutungen bei der myeloiden Leukämie ohne weiteres auf Rechnung einer hämorrhagischen Diathese zu setzen. Thrombosen, Durchwachsen der Gefäßwände durch myeloische lokale Infiltrate können auch zu starken Blutungen führen. Die Muskelhämatome, die Labyrinthblutungen, manche Hirnblutungen, Verblutung in die Milz, wie ich sie beobachtete, sind wohl auf solche lokalen Prozesse, nicht auf eine allgemeine hämorrhagische Diathese zurückzuführen.

Muskulatur. Eine sehr seltene Komplikation der myeloiden Leukämie sind intramuskuläre Hämatome. Pal, Sabrazès, Lesieur, Froment und Frugoni haben solche Beobachtungen mitgeteilt. Letzterer Autor konnte auch feststellen, daß die Ursache dieser Bildungen, wenigstens in seinem Fall nicht auf eine hämorrhagische Diathese, sondern auf einen im Muskel lokalisierten myeloischen Herd zurückzuführen war, der zu schweren Gefäßveränderungen und somit sekundär zu Blutungen geführt hatte.

Diese Muskelhämatome treten nach Frugoni plötzlich auf und nur in einem Falle bestand vorher bereits eine starke Schmerzhaftigkeit an der betreffenden Stelle. Es bildet sich über einem Muskel eine Anschwellung aus, die sehr schmerzhaft ist und allmählich sich stärker ausdehnt und schließlich zu einer bläulichen Verfärbung der Haut und einem Ödem der benachbarten Teile führen kann. In einem der beobachteten Fälle entwickelte sich das Hämatom im Musculus brachialis anterior und dehnte sich dann auf die Schultermuskeln und die Pektorales aus. Chirurgische Eingriffe sind verpönt, denn sie können leicht zur Infektion führen. In dem Falle von Sabrazès erfolgte der Tod durch andauernde Blutverluste aus dem nach außen perforierten Hämatom. Die Möglichkeit einer Heilung ist natürlich nicht auszuschließen.

Nieren. Außerordentlich häufig sind myeloische Neubildungen in den Nieren. Auf einen etwaigen Parallelismus anatomischer Erkrankung und funktioneller Störungen, besonders dem Auftreten abnormer krankhafter Stoffe im Urin, ist bisher wenig geachtet worden. Jedenfalls findet man häufig mäßige Mengen Eiweiß und Zylinder und einige Male sind auch Albumosen (v. Noorden) nachgewiesen worden. Charakteristisch ist das starke Uratsediment, häufig hat man Harnsäuresteine gefunden (schon Virchow in seinem ersten Falle). Infolgedessen wird auch wiederholt von Nierensteinkoliken berichtet.

v. Decastello fand den Bence-Jonesschen Eiweißkörper niemals bei myeloider Leukämie, Boggs und Guthrie dagegen in drei Fällen.

Haut. Hautveränderungen bei der myeloiden Leukämie werden nur ausnahmsweise beobachtet. Hautjucken und Hautblutungen kommen hin und wieder vor. Letztere erreichen aber in chronischen Fällen kaum je erheblichere Dimensionen. Urtikarielle oder pruriginöse Affektionen, wie sie bei der lymphatischen Leukämie beschrieben sind, trifft man bei der chronischen myeloiden Form nur sehr selten.

Noch seltener sind echte myeloische Herde in der Haut. In einem gemeinsam mit Tobias beobachteten Fall myeloider Leukämie fand ich an einem Ohr ein etwa kirschkerngroßes Gebilde, das vorwiegend aus Myelozyten und Myeloblasten bestand. Rolleston und Fox beschreiben in einem Falle von atypischer myeloider Leukämie knötchenförmige Hautinfiltrate. Brunsgaard hat bei einer myeloischen Leukämie Hautinfiltrate gesehen, die histologisch das typische Bild myeloischen Gewebes zeigten. Er schildert den Befund folgendermaßen: „Zerstreut in der Hautbedeckung des Stammes und der oberen Extremitäten findet man linsen- bis über erbsengroße bläulich gefärbte, über das Niveau der Haut ein bißchen hervorragende Infiltrate, die bis in das subkutane Gewebe reichen. Man kann verfolgen, wie sie in der Subkutis anfangen und weiter bis gegen die Oberfläche emporsteigen. Sie können dann, wie einzelne Effloreszenzen in der unteren Sternalregion größere Flächeninfiltrate bilden.“

Sehr ähnlich den bei der gewöhnlichen Lymphadenose beschriebenen Hautinfiltraten sind auch die von Linser und von Scholz in je einem Falle beobachteten Tumorbildungen der Haut. Bei dem Patienten von Linser bestand ein die ganze rechte Wange einnehmender, Haut und Muskulatur durchsetzender Tumor. Eine andere Geschwulst an der linken Halsseite war ein mit der Haut und dem Sternokleidomastoideus fest verwachsener Tumor. Auch an der linken oberen Extremität bestanden elephantiasisähnliche unförmliche Verdickungen der Haut, welche auf die Muskulatur übergingen. In dem Falle von Scholz bestanden gleichfalls elephantiasisartige Schwellungen der Haut, der Hände und Vorderarme, sowie der Unterschenkel, diffuse Infiltrationen der Rachen-, Zungen- und rechten Wangen- und weichen Gaumenschleimhaut. Auch Hindenburg, Schleip, Hildebrandt und Naegeli haben leukämische Hautinfiltrate gesehen.

Verdauungsorgane. In der Mundhöhle findet man bei der myeloischen Leukämie nur sehr selten Veränderungen, wie leichte entzündliche und hämorrhagische Affektionen des Zahnfleisches und der übrigen Schleimhaut, Schwellungen des lymphatischen Rachenringes oder gar ulzeröse Prozesse.

Uncharakteristische Allgemeinsymptome von seiten des Magendarmkanals, wie Appetitlosigkeit, Magenschmerzen, Aufstoßen, Erbrechen, Durchfälle, Verstopfung sind häufig und zum Teil vielleicht durch Kompression von seiten der geschwollenen Milz hervorgerufen. Nach Ellermann ist Achylie nicht selten; von anderer Seite ist bisher nicht darauf geachtet worden; ich vermißte sie in vier daraufhin geprüften Fällen. Hartnäckige Durchfälle können durch ulzeröse Prozesse der leukämisch geschwollenen lymphatischen Apparate des Darmes bedingt sein. Hin und wieder begegnet man auch Blutungen.

Die Leber ist fast regelmäßig geschwollen, sehr häufig sogar in beträchtlichem Maße, selten dagegen ist Ikterus.

Wiederholt ist Aszites beobachtet worden, der Folge einer Stauung durch lokale Gefäßkompression von seiten der vergrößerten Milz und der mesenterialen Lymphknoten, in selteneren Fällen Folge einer echten leukämischen Affektion des Bauchfelles sein kann. Gelegentlich kann er auch Symptom einer allgemeinen Stauung infolge von Herzschwäche oder durch Nierenaffektionen bedingt sein. Meist ist die Aszitesflüssigkeit klar, doch haben Furneß und Stebbing auch chylösen Aszites beschrieben. Ehrlich, Milchner, sowie Furneß und Stebbing wiesen eine leukämische Zusammensetzung der zelligen Bestandteile der Aszitesflüssigkeit nach, die reichlich Myelozyten, Eosinophile und Mastzellen enthielt. Milchner fand sogar einen Mastzellengehalt von fast 50%, Furneß und Strepping von 22%. Auch in Hydrozelen können bei myeloischer Leukämie ähnliche pathologische Zusammensetzungen der Zellbestandteile gefunden werden.

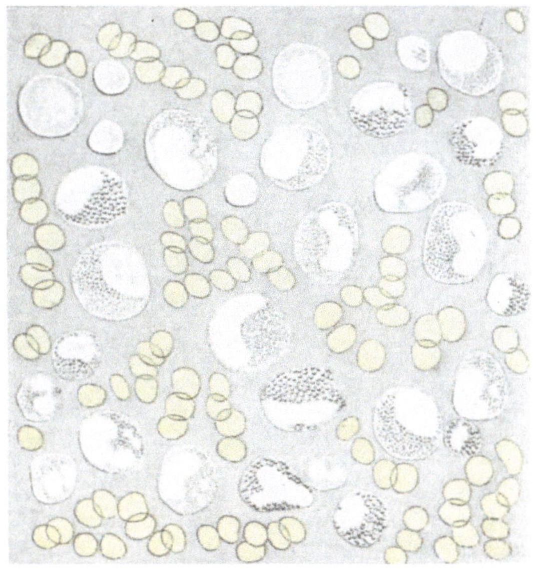

Abb. 18. Frisches Blutpräparat einer myeloischen Leukämie.

Sinnesorgane. Von seiten der Sinnesorgane findet man eine Reihe leichterer und schwererer funktioneller Störungen, deren anatomische Grundlage teils Blutungen, teils Infiltrate, teils eine Kombination beider Prozesse sind. Dieselben werden später im Zusammenhang besprochen werden.

Nervensystem. Auch die Erscheinungen von seiten des Nervensystems, die im übrigen selten sind, werden an anderer Stelle erst ausführliche Erörterungen erfahren. Dasselbe gilt für die Symptome von seiten der Sexualorgane.

Temperatur. Die Temperatur verhält sich bei der myeloiden Leukämie im allgemeinen normal, doch findet man auch fieberhafte Erhöhungen von unregelmäßigem Typus, über deren Ursache nichts bekannt ist. Gegen Ende des Lebens sind fieberhafte Zustände häufiger.

Blutbefund. Es ist auffällig, wie lange manche myeloischen Leukämien eine durchaus nicht anämische, sondern im Gegenteil eine rote volle Gesichtsfarbe behalten. Dementsprechend findet man auch in beginnenden Fällen gar nicht so selten normale Werte für die roten Blutkörperchen und das Hämoglobin. Aber selbst in solchen Fällen findet man immer vereinzelt, bisweilen auch in größerer Anzahl, Normoblasten und eventuell sogar basophil punktierte Erythrozyten im Blut, ein Beweis dafür, daß trotz der normalen Zahlenwerte bereits eine Alteration auch des Erythroblastenapparates stattgefunden hat.

Wenn nun die Krankheit allmählich fortschreitet und eine Kachexie sich zu entwickeln beginnt, sinken auch langsam die Werte für die Erythrozyten und den roten Blutfarbstoff. Auf der Höhe der Krankheit, wenn noch keine schwereren Symptome sich entwickelt haben und die Patienten sich noch in leidlichem Kräfte- und Ernährungszustand befinden, pflegt das Hämoglobin auf 70, 60 oder 50% gesunken zu sein und die Erythrozytenzahlen betragen zwischen 2,5 und 3000000. Tiefer als auf etwa die Hälfte sinken in manchen Fällen die Werte für Hämoglobin und Erythrozyten überhaupt nicht, doch trifft man auch gar nicht selten sehr niedrige Zahlen — etwa 1000000 Erythrozyten und 20% Hämoglobin an.

Mit der Zunahme der Anämie stellen sich auch andere morphologische Veränderungen an den roten Blutkörperchen ein, stärkere Anisozytose, Polychromasie, Auftreten zahlreicherer Normoblasten und auch Megaloblasten.

Alle Autoren, die darauf geachtet haben, geben übereinstimmend an, daß die Blutplättchen bei der myeloiden Leukämie vermehrt sind, ein Befund, den ich selbst bestätigen kann.

Wenn man leukämisches Blut langsam gerinnen läßt, oder es nach Zusatz gerinnungshemmender Substanzen zum Sedimentieren bringt, so scheiden sich

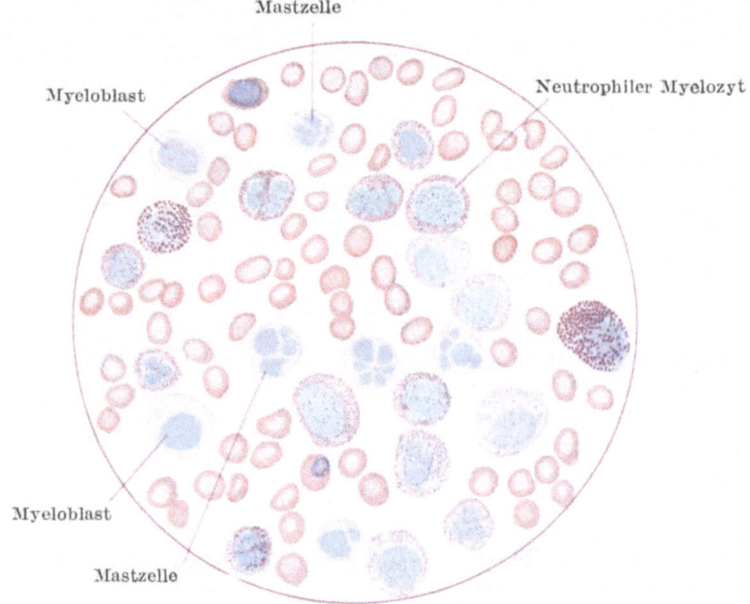

Abb. 19. Myeloische Leukämie. (Triazidfärbung.)

zu unterst die roten Blutkörperchen ab und darüber in dicker Schicht die weißen Blutkörperchen, in Gestalt einer rahm- bis eiterähnlichen Masse von oft grüner Farbe. Verdünnt man leukämisches Blut mit Wasser, so ist die Lösung nicht durchsichtig wie bei normalem Blut, sondern trübe. Dasselbe beobachtet man, wenn man es zur Hämoglobinbestimmung im Sahlischen Hämoglobinometer mit $^1/_{10}$ Normalsalzsäure in Wasser verdünnt. Das gleiche gilt natürlich auch für solche lymphatischen Leukämien, bei denen eine starke Vermehrung der Leukozyten besteht.

Die Vermehrung der Leukozyten ist bei der chronischen myeloischen Leukämie fast ausnahmslos eine hochgradige. Man zählt fast immer mehrere hunderttausend Leukozyten und Zahlen unter 100 000 gehören entschieden zu den Seltenheiten. Schon die Untersuchung des frischen Blutes ergibt, wie die umstehende Abbildung (18) zeigt, ein überaus charakteristisches Bild, so daß die Diagnose auf Grund eines frischen Blutpräparates leicht ist. Es überwiegen die feingranulierten Leukozyten, von denen ein ziemlich großer Teil sich von denen des normalen Blutes durch seinen kreisrunden Kern unterscheidet. Neben diesen fein granulierten Elementen fallen immer ziemlich zahlreiche grob granulierte rundkernige und polymorphkernige Elemente auf. Eine Unterscheidung zwischen eosinophilen Zellen und Mastzellen ist im frischen Präparat nicht möglich und mir auch niemals mit Hilfe der Dunkelfeldbeleuchtung gelungen. Neben diesen gekörnten Zellen sieht man auch stets mehr oder weniger zahlreiche größere und kleinere rundkernige Zellen mit schmalem homogenem Protoplasmasaum.

Läßt man frische Blutpräparate vor Austrocknung geschützt einige Zeit stehen, so schießen allmählich nach längerer oder kürzerer Zeit die bekannten Charcot-Leydenschen Kristalle auf, die durch Zerfall der eosinophilen Zellen entstehen.

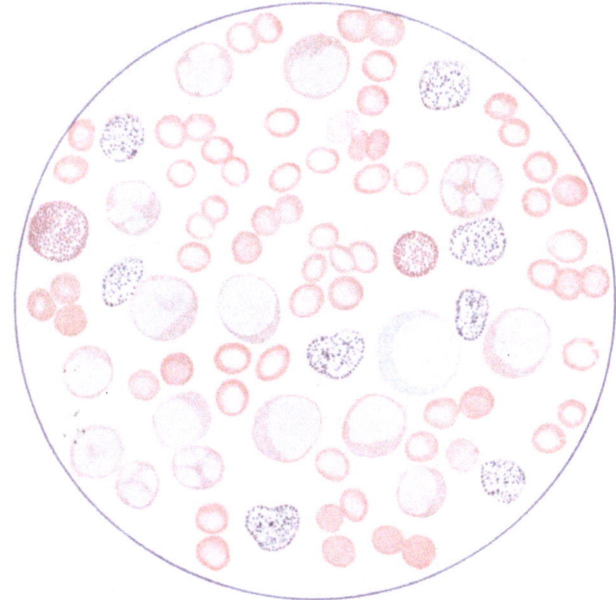

Abb. 20. Blut von myeloischer Leukämie. (Färbung: May-Grünwald.)

Eine feinere Differenzierung der verschiedenen Leukozytenformen des myelämischen Blutes ist erst durch das Studium gefärbter Trockenpräparate möglich. Die alten Eosin-Hämatoxylinfärbungen leisten in dieser Beziehung sehr wenig, da sie zwar die Kernstrukturen gut hervortreten lassen, von Protoplasmastrukturen aber nur die eosinophilen Granula zur Darstellung bringen.

Besser ist schon die Ehrlichsche Triazidfärbung (Abb. 19), welche die neutrophilen Granula sehr deutlich färbt, infolgedessen gestattet, die Myelozyten von anderen rundkernigen, nicht gekörnten Elementen zu unterscheiden und auch die eosinophilen Granula scharf und deutlich tingiert. Dagegen läßt sie die Mastzellengranula ungefärbt und bringt keine deutlichen Kernstrukturen hervor. Ein geübtes Auge erkennt übrigens auch in Triazidpräparaten die Mastzellengranula als stärker lichtbrechende ungefärbte Lücken (C. S. Engel). Die May-Grünwaldfärbung (Abb. 20) färbt sämtliche Granulaarten gut, macht aber auch die Kernstrukturen nicht deutlich. Erst die verschiedenen modernen Methoden der Azurfärbung, die sich auf dem Romanowskyschen Verfahren aufbauen, in erster Linie die Giemsafärbung, besonders auch das kombinierte May-Giemsaverfahren nach Pappenheim, geben panoptische, alle Strukturen scharf hervortretenlassende Bilder, auf denen sich unsere modernen Anschauungen über die Strukturen der normalen und pathologischen Leukozyten aufgebaut haben (Abb. 21).

Die polymorphkernigen neutrophilen Leukozyten sind absolut am stärksten vermehrt, während ihre relative Menge nur leicht erhöhte, normale oder am häufigsten subnormale Werte aufweist. Die eosinophilen Leukozyten und die Mastzellen sind absolut immer, relativ oft vermehrt. Besonders letztere zeigen meist auch prozentisch eine Erhöhung ihrer Menge. Ehrlich hat darauf hingewiesen, daß gerade die starke Vermehrung der Mastzellen, die sonst bei keiner

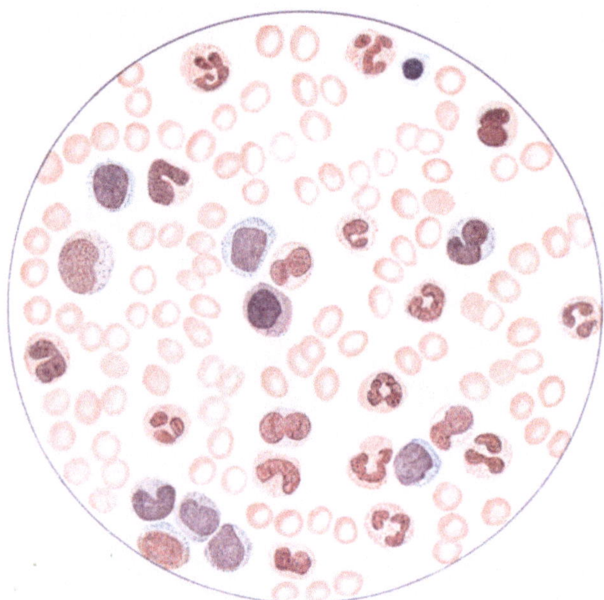

Abb. 21. Blut von myeloischer Leukämie. (Färbung: May-Giemsa.)

anderen Krankheit angetroffen wird, eine charakteristische Veränderung des myeloleukämischen Blutes ist.

Außer den eben genannten polymorphkernigen granulierten Zellen findet man regelmäßig auch die ihnen entsprechenden rundkernigen Vorstufen, also neutrophile, eosinophile und Mast-Myelozyten vermehrt. Besonders die neutrophilen Myelozyten sind ein nie fehlender, besonders typischer Bestandteil des Blutes der myeloischen Leukämie. Ihre relative Menge überschreitet fast immer 10% und kann bis auf 40—50% steigen.

Neben diesen granulierten Elementen findet man in panoptisch gefärbten Präparaten immer lymphoide nicht gekörnte Zellen mit himmelblauem Protoplasma. Ein Teil derselben, gewöhnlich aber nur ein sehr kleiner, sind die gewöhnlichen kleinen Lymphozyten des Blutes. Die übrigen ungranulierten Elemente, die sich meist auch durch eine beträchtlichere Größe auszeichnen, sind aber Myeloblasten und ihre Vorstufen die Lymphoidozyten.

Die Lymphoidozyten, die gemeinsame Stammzelle der farblosen und hämoglobinhaltigen Knochenmarkselemente, sind lymphoide Zellformen von meist beträchtlicher Größe mit rundem Kern und meist schmalem Protoplasmasaum. Das Kerngerüst ist außerordentlich zart, „leptochromatisch“ und zeigt nach Pappenheim ein diffuses feingranuläres, sehr siebartig enges und dichtes Chromatinnetz mit meist mehreren basophilen Nukleolen. In diesem Chromatingerüst sieht man eine ungeformte parachromatische Grundsubstanz, die sich bei Giemsafärbungen leicht blau anfärbt. Das Protoplasma ist himmelblau und zeigt häufig eine feine Körnelung, die von Pappenheim als Azurkörnung, von Naegeli als unreife neutrophile Körnung angesehen wird.

Aus diesen Lymphoidozyten gehen dann als Übergangsformen zu den Myelozyten Zellen hervor, die Pappenheim als Leukoblasten bezeichnet. Die Kernstruktur dieser Elemente ist bereits eine andere als die der Lymphoidozyten und nähert sich bereits der der Myelozyten. Das Chromatingerüst ist gröber und zeigt ein deutlicheres von Parachromatin ausgefülltes Netz. Nukleolen werden gewöhnlich vermißt. Das Protoplasma ist gleichfalls himmelblau gefärbt und manchmal enthält es die gleiche Körnung wie die Lymphoidozyten. Wenn im Protoplasma dieser Zellen neutrophile Granula auftreten, so bezeichnet man sie als Promyelozyten nach Pappenheim. Die echten reifen Myelozyten haben ein ganz oxyphiles Protoplasma, das völlig von neutrophilen oder eosinophilen Granulationen durchsetzt ist. Der reife Myelozytenkern hat ein grobes Chromatingerüst mit gebändertem und gefeldertem Flechtwerk und ziemlich breitem deutlichen Oxychromatin ohne Nukleolen. Diese von Pappenheim gegebene Schilderung trifft aber nicht immer zu. Selbst in reifen Myelozyten kann man noch manchmal Nukleolen sehen. Eine scharfe Trennung zwischen Lymphoidozyten und Leukoblasten kann man nicht machen und faßt besser beide Arten mit Naegeli als Myeloblasten zusammen.

In manchen Zellen sieht man neben neutrophilen und eosinophilen Körnchen auch basophile, also blaugefärbte Granula, die man als jugendliche Elemente auffaßt. Bisweilen besitzen auch alle Granula junger Myelozyten eine basophile Komponente, d. h. sie färben sich sämtlich bei Anwendung basischer Farbstoffe in deutlicher Weise. Am häufigsten findet man in eosinophilen Zellen rot und blau gefärbte Granula nebeneinander. Auch in den Mastzellen sieht man gelegentlich neben den typischen metachromatisch blaugefärbten Körnern rote Granula. Es ist noch nicht ganz sichergestellt, ob es sich hier nur um Reifungsanomalien handelt, oder ob es tatsächlich Mastzellen mit zwei Sorten Granulationen von verschiedener Farbenaffinität gibt (Zwitterformen nach Pappenheim). Ferrata hat neuerdings auf das Vorkommen großer Zellen im myeloleukämischen Blute aufmerksam gemacht, die in ihrem breiten Protoplasma neben Körnchen auch Fäden zeigen und eine etwas abweichende Kernstruktur haben. Er hält sie für abgestoßene Retikuloendothelien und nennt sie Hämohistioblasten.

Man findet aber an den Zellen noch sonstige Anomalien. Zunächst ist die enorme Größe vieler Elemente, besonders der Myeloblasten und Myelozyten auffällig, auf der anderen Seite die abnorme Kleinheit mancher polymorphkernigen Zellen. Ferner findet man gar nicht selten, worauf Ehrlich zuerst aufmerksam gemacht hat, polymorphkernige Zellen ohne Granulation, also Zellen, in denen zwar der Kern gealtert ist, während das Protoplasma dauernd auf einer jugendlichen Stufe stehen geblieben ist. Endlich findet man in allen Formen der Myeloblasten und Myelozyten mitunter mehr oder weniger zahlreiche Mitosen.

Die prozentualen absoluten Werte der Mastzellen unterliegen besonders großen Schwankungen bei der myeloischen Leukämie und können auch in ein und demselben Fall zu verschiedener Zeit außerordentlich variieren. Schon Lazarus konstatierte in einer seiner Beobachtungen 47% Mastzellen, die aber innerhalb von zwei Monaten auf 3,7% sanken. Joachim glaubte vor einigen Jahren als eine besondere Unterart der Myelämie eine „Mastzellenleukämie“ aufstellen zu können. In dem einen Falle konstatierte er 53,6, in dem anderen 56,4%, und später sogar 80% Mastzellen; dieselben beherrschten also das ganze mikroskopische Blutbild. Da der eine seiner Fälle auf Röntgenstrahlen ungünstig reagierte, glaubt er darin eine charakteristische Eigenschaft dieser Leukämieform sehen zu können und räumte ihr eine Sonderstellung in der Gruppe der myelämischen Erkrankungen ein. Diese Anschauung hat keine Anerkennung gefunden und man weiß jetzt längst, daß auch gewöhnliche Myelämien auf Röntgenstrahlen ungünstig reagieren können.

Megakaryozyten im Blute hat zuerst Schwarz bei einem Fall von myeloischer Leukämie gefunden. Doch hat neuerdings Naegeli gezeigt, daß sie ziemlich häufig vorkommen. Er sah sie von 12 untersuchten Fällen 11 mal und erklärt sie deshalb für einen fast regelmäßigen Befund. Am häufigsten sieht man nackte Kerne und Kernklumpen. Wenn auch Protoplasma vorhanden ist, sieht man es in Form eines schmalen, seltener breiten Streifens, mit einer äußerst feinen purpurroten Granulation in der inneren Zone, während die äußere granulareif und basophil ist. Auch Gilbert und Weil, Ölhafen, Sternberg, Hynek, Kaznelson sahen Megakaryozyten im Blute.

Während in der übergroßen Mehrzahl aller Fälle von myeloischer Leukämie das Blutbild die vorstehend geschilderten Eigenschaften zeigt, kommen doch hin und wieder im Verlauf des Leidens mehr oder weniger erhebliche Abweichungen von dieser gewöhnlichen zellulären Zusammensetzung vor.

Man findet bei jeder myeloischen Leukämie, worauf zuerst mit Nachdruck Pappenheim aufmerksam gemacht hat, meist in geringer, selten nur in größerer Menge Zellen, welche als große Lymphozyten im Sinne von Ehrlich bezeichnet werden müssen. Aus diesem Grunde hat ja auch Pappenheim seinerzeit vorgeschlagen, von gemischtzelliger Leukämie zu sprechen. Bisweilen können nun diese großen Lymphozyten, die inzwischen als Myeloblasten erkannt worden sind, und von denen man, durch ihren wechselnden Granulagehalt gekennzeichnet, alle Übergänge zu fertigen Myelozyten nachweisen kann, in auffällig großen Mengen auftreten. Solche Fälle hat vor Jahren Wolff-Eisner vorgeschlagen, als Lymphoidzellenleukämien zu bezeichnen. Sie sind inzwischen wiederholt beobachtet und beschrieben worden (Browning, Simon, Fowler). Rist und Béclère beobachteten zuerst, daß bei röntgenbestrahlten Leukämikern während der Behandlung oder im Rezidiv häufig reichlich Myeloblasten auftreten und andere Autoren haben die gleiche Beobachtung gemacht. Von besonderer Bedeutung aber ist, und von großem theoretischen Interesse, daß in einigen Fällen ziemlich plötzlich fast alle Leukozyten solche Myeloblasten waren; aus der gewöhnlichen gemischtzelligen Leukämie ist in diesen Beobachtungen eine Myeloblastenleukämie geworden, und zwar eine akute Myeloblastenleukämie, da in allen bisher bekannt gewordenen Fällen alsbald der Tod erfolgte. In einem Teil der Fälle erfolgte dieser prognostisch so ungünstige Wechsel des Blutbildes ohne erkennbaren Grund, in anderen unter dem Einfluß einer interkurrenten Infektion, in den meisten Fällen aber im Anschluß an eine Röntgenbehandlung.

Van der Wey beschrieb wohl zuerst (1896) eine derartig verlaufene myeloide Leukämie mit anfänglich typischem Blutbefund. Hier traten nach einiger Zeit eine große Menge mononukleärer Zellen auf, die größer als Lymphozyten waren und keine neutrophile Granulation besaßen. Im Laufe von ca. 7 Wochen erreichten sie schließlich 96,3%. Dieser Wechsel des Blutbildes trat gleichzeitig mit Fiebersteigerung, hämorrhagischer Diathese, zunehmender Anämie und Schwellung aller Lymphdrüsen auf und endete mit dem Tode. Bei der histologischen Untersuchung der Organe wurde gefunden, daß die Mehrzahl der farblosen Elemente in allen Blutbildungsorganen diese großen Lymphozyten waren.

Eine Behandlung hat in diesem Falle nicht stattgefunden, soweit aus der Publikation hervorgeht.

Derartige Fälle hat später auch Türk (1903 und 1906) beobachtet, allerdings in anderem Sinne aufgefaßt. Er spricht von der Entwicklung einer akuten Lymphomatose im Anschluß an eine durch Arsenbehandlung unterdrückte myeloide Leukämie. Der 26jährige Kranke mit großem Milztumor hatte anfänglich 258 000 bis 373 000 Leukozyten mit zahlreichen Myelozyten, Eosinophilen und Mastzellen und außerordentlich geringen Mengen Lymphozyten. Unter Arsenbehandlung (20—25 Tropfen Fowlersche Lösung pro Tag) ging die Leukozytenzahl schließlich bis auf 3500 herunter, die Milz wurde kleiner und die Knochenschmerzhaftigkeit schwand. Doch waren immer noch spärlich Myelozyten vorhanden und bisweilen ziemlich zahlreiche lymphoide Markzellen. Dann trat plötzlich unter Schwellung verschiedener Drüsen und Vergrößerung der Milz ein Rezidiv ein, der Kranke wurde blaß und kachektisch und hatte unregelmäßiges Fieber. Blutuntersuchungen ergaben nun eine ständige Zunahme der lymphoiden Markzellen unter gleichzeitiger Steigerung der Leukozytenzahl, die später wieder bis auf nur 700 sank. Diese atypischen großen einkernigen ungranulierten Zellen überwogen schließlich im Blute bei weitem. Es kann wohl keinem Zweifel unterliegen, daß es sich um Myeloblasten handelte, zumal Türk ausdrücklich angibt, daß sie den großen Lymphozyten der akuten Lymphomatosen glichen.

Auch eine zweite Beobachtung von Türk gehört wohl hierher. Bei einem mit Röntgenstrahlen behandelten Leukämiker mit anfänglich typischem Blutbefund trat eine erhebliche Vermehrung von einkernigen ungranulierten Zellen auf, welche Türk als identisch mit den großen Mononukleären erklärt.

Scott (1907) beobachtete bei einem 14jährigen Knaben mit myeloider Leukämie unter Arsenik- und Röntgenbehandlung ein Emporschnellen der Prozentzahl der großen Lymphozyten (Myeloblasten) von 16,3 auf 84,2%, während die Prozentzahl der Myelozyten von 51,1 bis 6,9% sank.

Wilkinson (1903) sah bei einer 35jährigen Frau mit myeloischer Leukämie (560 000 Leukozyten) im Laufe von zwei Tagen die Umwandlung des anfänglich durch zahlreiche Myelozyten charakterisierten Blutbildes in eine extreme Lymphozythämie. Bald danach erfolgte der Tod.

Flesch (1906) sah bei einem 13jährigen Knaben mit myeloider Leukämie, bei dem anfänglich unter Röntgenstrahlenbehandlung eine sehr starke Remission eingetreten war, ein Rezidiv auftreten, bei welchem zahlreiche lymphoide Zellen im Blute erschienen und dann bald der Tod eintrat.

Einen klinisch und pathologisch-anatomisch sehr gründlich studierten Fall dieser Art teilt Violet (1908) mit. Nach Röntgenbehandlung bildeten sich alle leukämischen Erscheinungen bei dem beobachteten Patienten zurück, dann trat ein Rezidiv ein mit einer Steigerung der Leukozytenzahl auf fast 100 000, aber dem typischen Blutbild der myeloiden Leukämie. Trotz Wiederaufnahme der Röntgenbehandlung verschlechterte sich das Befinden des Patienten und die Leukozyten stiegen bis 216 000. Als dann hohes Fieber eintrat und schwerste Allgemeinerscheinungen sich einstellten, wurde die Röntgenbehandlung unterbrochen. Auf der Höhe des Fiebers trat eine plötzliche Überschwemmung des Blutes mit den großen Lymphozyten Ehrlichs ein und die Leukozytenzahl stieg weiter auf 243 000 unter gleichzeitiger Entwicklung einer schweren Anämie. Dann sank die Leukozytenzahl bis auf 1200. Fast drei Wochen lang wurden subnormale Leukozytenwerte gefunden. Die großen Lymphozyten gingen prozentualiter zurück, dann aber trat aufs neue eine Überschwemmung des Blutes mit diesen Zellen ein, und nach vorübergehender Steigerung der Leukozytenzahl auf 57 000 trat wiederum eine Leukopenie ein, die bis auf 900 Leukozyten im Kubikzentimeter sank. Dann erfolgte der Tod.

Melland (1905) berichtete in der Pathological society of London (21. Februar 1905) von einer myeloischen Leukämie bei einer 35jährigen Frau, in deren Blut anfänglich neben 22% neutrophilen Myelozyten 46% große Lymphozyten vorhanden waren. Gegen Ende des Lebens wurden dagegen 4% Myelozyten und 83% große Lymphozyten gefunden. Bei der Sektion fand man auch im Knochenmark neben wenigen granulierten Elementen fast nur noch große Lymphozyten. Melland betont ausdrücklich, daß hier eine wahre myeloide Leukämie und keine Mischform zwischen Myelämie und Lymphämie vorgelegen habe.

Klieneberger (1909) beschreibt den Übergang einer gewöhnlichen chronischen myeloiden Leukämie in Myeloblastenleukämie bei einem 46jährigen Mann, der im Laufe von zwei Jahren 204 Röntgenbestrahlungen erhalten hatte. Der Wechsel des Blutbildes erfolgte kurz vor der letzten Bestrahlung. Es betrug hier bei beginnender Beobachtung die Prozentzahl der Myeloblasten bei einer Gesamtzahl der Leukozyten von 342 500 nur 7,4%, und als die Leukozytenzahl nach der Behandlung auf 9500 gesunken war, 2%, drei Tage vor der letzten Bestrahlung bei 56 000 Leukozyten 42% und einen Tag vor dem Tode bei 305 000 Leukozyten 75%.

Meine eigene Beobachtung über die Entwicklung einer Myeloblastenleukämie im Verlauf einer Pneumonie wird noch an anderer Stelle ausführlicher erwähnt werden. Auch

Naegeli führt an, daß die Entwicklung einer Myeloblastenleukämie nach Infektionskrankheiten vorkomme.

Ich habe ferner vor mehreren Jahren bei einer viel mit Röntgenstrahlen behandelten 30jährigen Patientin, die aber keinen nennenswerten Rückgang der Leukozytenzahl aufzuweisen hatte, kurz vor dem Tode unter rapider Verschlechterung des Allgemeinbefindens einen Übergang in Myeloblastenleukämie gesehen. Der Fall ist seziert und eingehend histologisch untersucht worden. Es war sicher hier keine sogenannte gemischte Leukämie anzunehmen, da nirgends eine Wucherung von Lymphfollikeln festzustellen war, im Gegenteil vielmehr eine komplette Atrophie. Obwohl in diesem Falle im Blute schließlich fast nur noch Myeloblasten vorhanden waren, war die Zahl der granulierten Elemente in den Blutbildungsorganen noch eine ziemlich große, wenigstens die der neutrophilen Myelozyten, während eosinophile und Mastzellen kaum noch zu finden waren.

Ich habe endlich offenbar unter dem Einfluß einer protrahierten Thorium-X-Behandlung, den Übergang einer gemischtzelligen Leukämie in Myeloblastenleukämie mit bald darauf folgendem Tod gesehen. In diesem Falle trat gleichzeitig ein Emporschnellen der Gesamtleukozytenzahl von 150 000 auf 552 000 auf.

Auch Jagic und Neukirch (1910) sahen in röntgenbehandelten Myelämien eine starke Vermehrung großer ungranulierter mononukleärer Zellen, von denen eine, nachdem diese Elemente 53% erreicht hatten, starb.

Steffler (1912) beschreibt bei einer 41jährigen Russin mit chronischer Myelämie, die fünf Jahre lang wiederholt erfolgreich mit Röntgenstrahlen behandelt worden war, einen nach einer letzten sehr intensiven Bestrahlungsperiode auftretenden Übergang in Myeloblastenleukämie. Die Umwandlung des Blutbildes erfolgte hier im Laufe mehrerer Wochen ganz allmählich, bis schließlich diese Zellen 81,6% aller Leukozyten bei einer Gesamtzahl von 165 000 ausmachten.

Ein solcher Übergang einer gewöhnlichen myeloiden Leukämie in Myeloblastenleukämie erfolgte also in den bisher bekannt gewordenen Fällen teils scheinbar spontan, teils unter dem Einfluß einer Arsenbehandlung, in einigen Fällen unter dem Einfluß interkurrenter Infektionen, bei weitem am häufigsten aber nach Röntgenbehandlung. Natürlich ist es nur ein sehr kleiner Bruchteil der röntgenbestrahlten myeloiden Leukämien, in welchem diese eigenartige und gefährliche Beeinflussung des Blutbildes und des klinischen Verlaufes eintritt.

Auch kurz vor dem Tode, im letzten Stadium der Krankheit, beobachtet man öfter, wie besonders Naegeli hervorhebt, eine starke Zunahme der Myeloblasten.

Nach unseren jetzigen Kenntnissen von der Histologie und Histogenese des Myeloidgewebes ist es nicht schwierig, eine theoretische Erklärung für die histologischen Grundlagen des Überganges einer myeloischen Leukämie in eine Myeloblastenleukämie zu geben. Die Fähigkeit der Myeloblasten, die verschiedenen Formen granulierter Myelozyten zu produzieren, kann eben verloren gehen und es entstehen dann nur noch Zellen der gleichen Art. Ich fand übrigens in allen meinen Fällen auffallend zahlreiche Mitosen, ein Zeichen für die Lebhaftigkeit der Proliferationsvorgänge im Myeloidgewebe. Die außerordentlich große Intensität der Neubildung manifestiert sich auch dahin, daß gleichzeitig mit dem Umschlag des Leukozytentypus eine sehr erhebliche Gesamtvermehrung der Leukozytenzahl stattfinden kann, die in meiner einen Beobachtung von 150 000 auf 552 000 stieg. Nur in dem Falle Türks fand bei dem gleichen histologischen Verhalten ein Rückgang der Leukozytenzahl bis auf subnormale Werte statt, ebenso in Violets Beobachtung. Bemerkenswert ist, daß in allen diesen Fällen bald nach dem Einsetzen dieser Blutveränderungen der Tod eintrat, vielleicht ein Beweis dafür, daß diese Zellen im Organismus nicht die Funktionen der anderen Leukozyten übernehmen können.

Von hohem Interesse sind die Veränderungen des Blutbildes und der Organveränderungen der myeloiden Leukämie, die man unter dem Einfluß interkurrenter Infektionen beobachtet hat. Gelegentlich kommt hier — aber immer nur vorübergehend, wenn die Kranken am Leben bleiben — ein völlig normaler Blutbefund und ein Verschwinden aller Organschwellungen vor. Hierüber wird noch ausführlich an anderer Stelle gesprochen werden.

Während der Rückgang des typisch gemischtzelligen Blutbefundes unter dem Einfluß von Infektionen ziemlich häufig beobachtet und recht eingehend studiert ist, hat man einige wenige Male, auch ohne interkurrente bakterielle Infektion mehr oder weniger komplette Remissionen gesehen. Die Mehrzahl der Autoren neigen dazu und ich möchte mich ihnen anschließen, nicht in den angewandten therapeutischen Maßnahmen die Ursache für diesen Rückgang zu erblicken, denn dieselben Medikamente haben in überaus zahlreichen anderen Fällen angewandt, keineswegs in so erheblichem Maße gewirkt. Es sind daher unbekannte Faktoren, welche in derartigen Fällen die Rückbildung des leukämischen Prozesses bewirkt haben. Weiß man doch bei vielen anderen Erkrankungen, ich erinnere besonders an maligne Tumoren, gleichfalls von derartigen unerwarteten Rückgängen und Heilungen. Es bleibt hier wohl kaum eine andere Erklärung möglich als die, daß der Organismus bisweilen durch seine eigenen Kräfte imstande ist, gewisse Krankheitserreger und Krankheitsprodukte zu vernichten (Autolysine ?).

Eine andere Anomalie des myelämischen Blutes, die wiederholt beobachtet worden ist, besteht in dem Fehlen der eosinophilen und Mastzellen. Ehrlich hielt das reichliche Vorhandensein dieser Elemente für ein nie fehlendes und für die Diagnose der myeloiden Leukämie unerläßliches Symptom. Neuere Beobachtungen haben aber gezeigt, daß diese Zellformen bei chronischen myeloiden Leukämien bisweilen während des ganzen Verlaufes vermißt werden können. Nur Myelozyten und Myeloblasten beweisen in solchen Fällen, daß wirklich eine Myelose vorliegt. In den Organen findet man dann bisweilen doch noch diese Zellformen in geringen Mengen, bisweilen fehlen sie aber auch hier vollständig. Auch gibt es chronische myeloide Leukämien, bei denen nur die eosinophilen oder nur die Mastzellen fehlen. Andererseits gibt es auch Fälle mit ganz ungewöhnlich hohen Werten für die Eosinophilen (73,6% bei Giffin).

Es kommt ferner gelegentlich vor, daß während des ganzen Verlaufes die Gesamtzahl der Leukozyten, im Gegensatz zu dem gewöhnlichen Verhalten, eine auffällig niedrige bleibt, etwa die Zahl von 30 000 bis 50 000 niemals überschreitet, ohne daß irgendwelche besonderen Ursachen dafür vorliegen. Gerade diese Fälle sind es vielfach, in welchen auch die Mastzellen und die eosinophilen Elemente zu fehlen pflegen. Viele dieser Fälle nähern sich schon der später zu besprechenden aleukämischen Myelose und sind als Zwischenformen zwischen dieser und der myeloiden Leukämie aufzufassen. Es liegt kein Grund vor, solche Myelämien mit abweichendem Blutbefund als einen besonderen Krankheitstypus aufzufassen. Gewöhnlich werden sie in der Literatur als „atypische Leukämien“ bezeichnet.

Die Züchtung in vitro nach Carrel von myeloleukämischem Blut ist neuerdings Awrorow und Timofejewski gelungen (Virchows Arch. f. pathol. Anat. u. Physiol. Bd. 216). Nur die Myeloblasten sind nach diesen Versuchen weiterer Entwicklung in vitro fähig und verwandeln sich in hypertrophische Zellen, in eigenartige Riesenzellen, in sogenannte Ausläuferzellen und in Makrophagen. Mir selbst ist es in wiederholten Versuchen nicht gelungen, die Leukozyten des myelämischen Blutes nach Carrel zu züchten.

Prognose. Die myeloide Leukämie ist wie alle Formen der Leukämie eine schließlich mit dem Tode endende Krankheit, die wir mit unseren heutigen therapeutischen Mitteln nicht heilen können. Doch können, wie bereits erwähnt, die Patienten jahrelang sich in leidlichem Zustand befinden. Sie werden gewöhnlich erst im letzten Stadium der Krankheit bettlägerig, wenn nicht besondere Komplikationen eintreten. Auch können sie in leichteren Berufen, die mit nicht allzu großen körperlichen Anstrengungen verbunden sind, ziemlich lange arbeitsfähig bleiben. Als Durchschnittsdauer gelten 2—3 Jahre, selten sind

Fälle von 6jähriger Dauer (eigene Beobachtung), 7jähriger (Klieneberger), 12jähriger (eigene Beobachtung). Ob ein Fall von über 25jähriger Dauer von H. Cohn, den v. Domarus erwähnt, wirklich eine myeloische Leukämie war, erscheint wohl zweifelhaft.

Aber nicht alle Fälle verlaufen leicht. Je größer der Milztumor, je größer die Schwellungen der Lymphknoten, je schwerer die Anämie und je höher die Leukozytenzahl, desto ungünstiger ist die Prognose. Besonders dann, wenn erst Kachexie eingetreten ist, muß man auf einen schnellen Verlauf gefaßt sein. Prognostisch am ungünstigsten sind wohl die Fälle mit ausgesprochener

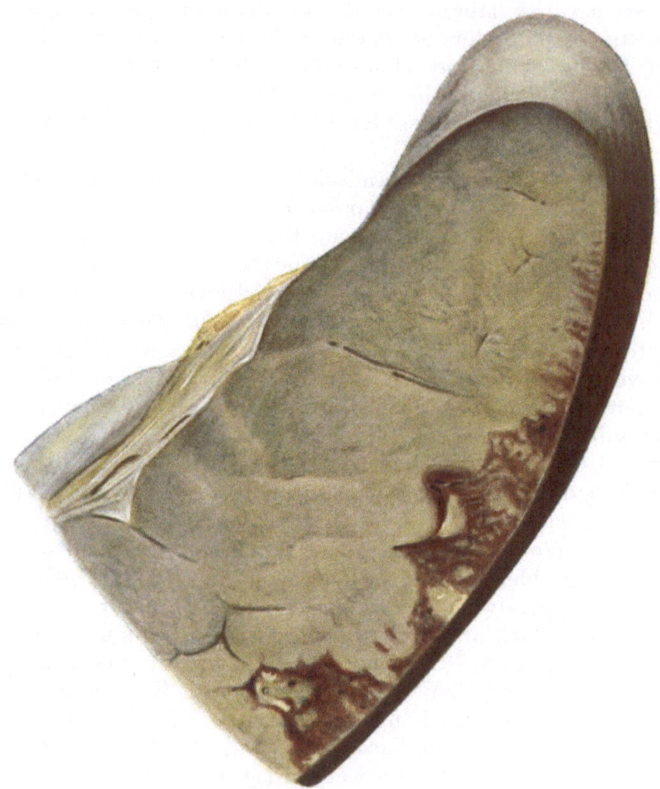

Abb. 22. Milz von myeloischer Leukämie mit Infarkt.

hämorrhagischer Diathese und starken Drüsen- und Leberschwellungen. Auch häufiger fiebernde Kranke sind ungünstiger zu beurteilen, als andauernd fieberfreie. Im allgemeinen soll aber bei der chronischen myeloischen Leukämie ein noch so weites Vorgeschrittensein des Leidens nicht davon abhalten, noch einen Versuch mit der Röntgentherapie zu machen, die oft Wunder gewirkt hat.

Man soll aber stets daran denken, daß myeloische Leukämien, die sich noch im Anfangsstadium befinden, außerordentlich leicht Komplikationen erliegen können. Bekannt ist die Widerstandsunfähigkeit gegen Infektionen, wenn sie auch nicht in dem Maße aufzutreten pflegt, wie bei der lymphatischen Leukämie. Es ist ferner daran zu denken, daß bisweilen auch schon im ersten Stadium eine ausgesprochene Neigung zu schweren Blutungen auftreten kann.

Diagnose. Die Diagnose der myeloiden Leukämie ist in typischen Fällen leicht, da sie ohne weiteres durch Blutuntersuchung zu stellen ist. Wer daher auch bei kleinen Milztumoren es niemals versäumt, eine Blutuntersuchung zu machen, kann einen solchen Fall niemals übersehen. Nur in den Fällen mit atypischem Blutbefund ist die Diagnose schwieriger. Bei hohen Leukozytenzahlen und Fehlen der eosinophilen und Mastzellen muß man bei vorhandener Myelozytose nur mittleren Grades auch an schwere Infektionen denken, bei denen auch Myelozyten ausgeschwemmt werden können. In solchen Fällen wird aber gewöhnlich die Form, Größe und charakteristische Konsistenz des Milztumors ausschlaggebend sein. Auch kommen solche Blutbefunde nur bei akuten, nicht bei chronischen Infektionskrankheiten vor. Es gibt Lymphogranulomatosen mit sehr großem Milztumor, starker Leukozytose und Eosinophilie, die eine myeloide Leukämie vortäuschen können. In solchen Fällen fehlt aber die Vermehrung der Mastzellen. Auch sind die Myelozytenwerte immer nur geringe. Das Vorkommen atypischer Elemente, abnorm großer und abnorm kleiner Zellen, polymorphkerniger Zellen ohne Granulation, von Mitosen spricht immer für myeloide Leukämie.

In den Fällen mit nur leicht erhöhten, normalen oder subnormalen Leukozytenzahlen wird bei großem Milztumor und leukämischem Mischungsverhältnis der Leukozyten keine Schwierigkeit bestehen, sich für die Annahme einer Myelose zu entscheiden, die bei normalen und subnormalen Zahlen als aleukämische zu bezeichnen ist. Bei kleineren Milztumoren muß man auch an Infektionen, Vergiftungen und metastatische Knochenmarkstumoren denken.

Pathologische Anatomie. Die wesentlichsten pathologisch-anatomischen und histologischen Veränderungen der chronischen Myelose beruhen, wie bei allen Leukämien, auf der Wucherung von Leukozyten, in erster Linie in den Blutbildungsorganen, in zweiter Linie aber im ganzen Organismus überall dort, wo es Blutgefäße und Bindegewebe gibt. Diese Wucherungen bestehen nur aus myeloischen Zellformen, niemals aus Lymphozyten des Lymphadenoidgewebes. In vielen Fällen erhalten die anatomischen Befunde auch noch durch die hämorrhagische Diathese einen besonderen Anstrich. Was man außerdem noch gelegentlich von Obduktionen in den verschiedenen Organen sieht, beruht auf sekundären Komplikationen.

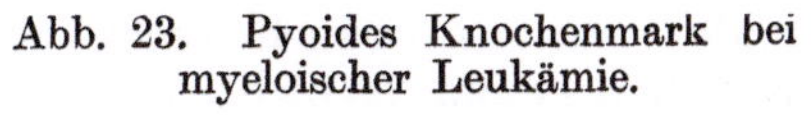

Abb. 23. Pyoides Knochenmark bei myeloischer Leukämie.

Milz. Daß sich gerade die myeloide Leukämie durch einen besonders großen Milztumor auszeichnet, ist bereits bei der Besprechung des klinischen Symptomenkomplexes gesagt worden. Bei der Obduktion ist man oft erstaunt, die Milz viel kleiner zu finden als man es auf Grund des Palpationsbefundes im Leben erwartet hätte. Das gleiche findet man aber bei Milztumoren überhaupt; und diese Erscheinung beruht darauf, daß die pralle Füllung mit Blut das Volumen der sehr dehnbaren Milz recht erheblich vergrößert. Läßt nun mit dem Tode der Blutdruck nach, so kontrahiert sich die Milz und ihr Blutgehalt wird geringer.

Die Konsistenz des Organs ist gewöhnlich eine ziemlich feste. Perisplenitische Veränderungen in Form von Verwachsungen mit den benachbarten Organen oder mehr oder weniger starker Schwielenbildung des peritonalen Überzuges sind häufig. Ganz gewöhnliche Erscheinungen sind ferner Infarkte, vielfach in multipler Anzahl und oft von sehr großer Ausdehnung, die nicht embolischer, sondern thrombotischer Natur sind (Abb. 22). Auf der Schnittfläche erscheint die Milz gewöhnlich hell- bis dunkelrot. Wirkliche Follikel

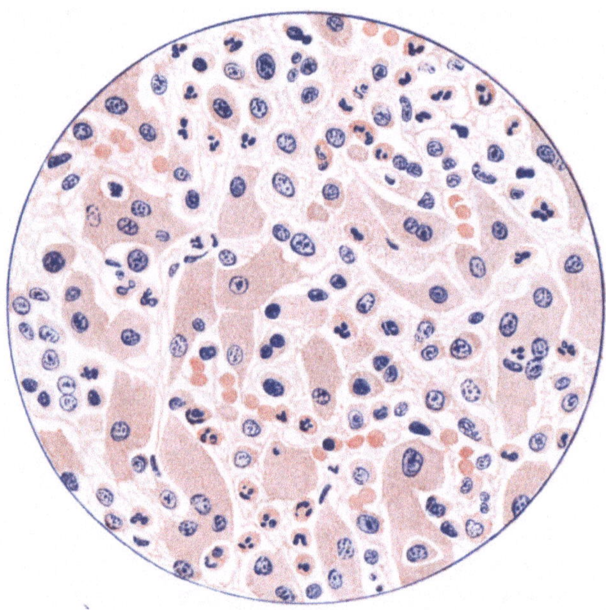

Abb. 24. Leberschnitt einer myeloischen Leukämie. (Färbung: Giemsa.)

sind nicht zu erkennen, die oft Follikel vortäuschenden multiplen kleinen, gewöhnlich aber nicht runden weißlichen Herde sind Wucherungen myeloischen Gewebes ohne rote Blutkörperchen, die dadurch von weißlicher Farbe erscheinen.

Lymphknoten. Eine Vergrößerung der Lymphknoten, wenigstens derjenigen der inneren Körperhöhlen, wird bei der myeloischen Leukämie niemals vermißt. Doch hält sich gewöhnlich ihre Größe in mäßigen Grenzen. Gelegentlich findet man aber auch recht beträchtliche Tumoren, die denen der lymphatischen Leukämie nichts nachgeben. Nennenswerte Vergrößerungen der lymphatischen Apparate der Mund- und Rachenschleimhaut, sowie der Schleimhäute des Respirations- und Digestionsapparates sind seltener, ebenso eine erhebliche Mitbeteiligung der Thymus.

Knochenmark. Von einigen seltenen, erst neuerdings bekannt gewordenen Ausnahmen abgesehen, ist das Knochenmark bei der myeloiden Leukämie stets erkrankt. In den meisten Fällen erscheint es makroskopisch sowohl in den langen Röhrenknochen wie in den kurzen Knochen von graugelber bis gelber, manchmal leicht ins grünliche spielender Farbe (Abb. 23), weshalb es von Neumann, dem Entdecker dieser Veränderungen, auch als pyoides Mark bezeichnet worden ist. Bisweilen ist es von direkt zerfließlicher Beschaffenheit. Die Bälkchen der Spongiosa sind fast gänzlich resorbiert, so daß sich das Mark leicht mit dem Skalpell aus der Knochenhöhle herausheben läßt. Gelegentlich kommen kleine zerstreute Blutungen vor. Seltener ist das Mark von mehr grauroter bis roter Beschaffenheit, und dann gewöhnlich von festerer Konsistenz. Nur selten sind noch hier und da Reste von Fettmark nachweisbar. Periostale leukämische Infiltrate sind eine Rarität. In einigen Fällen ist auch Osteosklerose des Markes beschrieben worden.

Respirationsapparat. Von seiten der Lungen und Pleuren dürften größere auf myeloischer Wucherung beruhende Tumoren zu den Seltenheiten

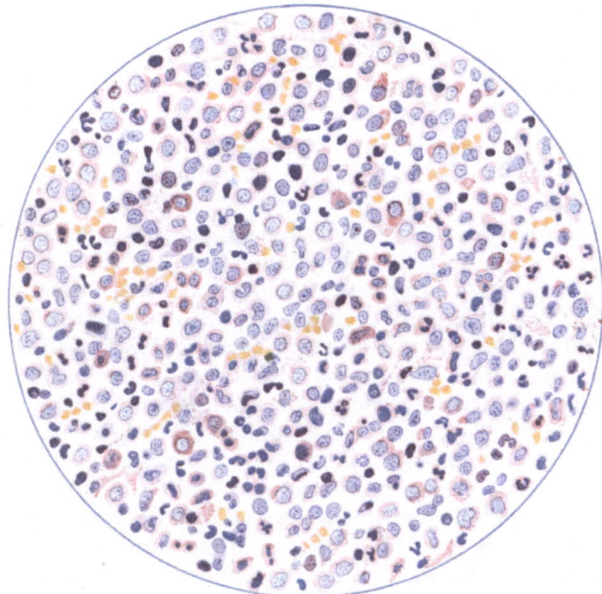

Abb. 25. Aus einer myeloid umgewandelten Lymphdrüse bei myeloider Leukämie. (Schnitt.)

gehören. Häufiger kommen pleuritische Ergüsse vor. Von sekundären Komplikationen trifft man Tuberkulose und Pneumonien häufiger.

Herz und Gefäße. Größere leukämische Tumoren des Herzens sind bei der myeloischen Leukämie nicht bekannt geworden. Braune Atrophie, sowie Fettmetamorphose der Herzmuskulatur wird oft angetroffen. Epikardiale und perikardiale Blutungen sind ein recht häufiger Befund. Als gelegentliche Komplikationen findet man perikarditische und endokarditische Prozesse.

Einer besonderen Erwähnung bedarf noch der makroskopische Befund am Leichenblut. Häufig findet man, daß die im Herzen ja oft vorhandenen Gerinnsel von gelbweißer Farbe sind, einen eiterähnlichen Eindruck machen. Die alte Lehre von der Pyämie fußte ja zum Teil auf diesen Befunden bei der myeloischen Leukämie. Thrombosen in den größeren Gefäßen, besonders den der unteren Extremitäten, werden öfter angetroffen.

Digestionsapparat. Die Leber ist fast regelmäßig beträchtlich vergrößert und gar nicht selten, wenn auch nicht so häufig wie bei der lymphatischen

Leukämie, sieht man mit bloßem Auge erkennbare leukämische Herde in derselben. Am Magendarmkanal kommen, wenn auch seltener, Schwellungen der lymphatischen Apparate vor, die gelegentlich auch ulzerieren können. Auch das Bauchfell kann am leukämischen Prozeß beteiligt sein. Eine ganz besonders stark entwickelte multiple leukämische Infiltration desselben sahen Hirschlaff und Litten bei einer myeloiden Leukämie. Über das ganze Peritoneum und Omentum zerstreut fanden sich zahlreiche Knoten und Knötchen, so daß ersteres das Aussehen eines Reibeisens, letzteres die Dicke eines Pankreas angenommen hatte.

Urogenitalapparat. Die Nieren sind öfter Sitz myeloider Herde, die gelegentlich auch makroskopisch sichtbar sein können. Wiederholt hat man Harnsäureinfarkte gefunden. Eine parenchymatöse Nephritis ist kein seltener Befund.

Die Keimdrüsen sind bisher noch nicht als Sitz makroskopischer Veränderungen angetroffen worden. Dort, wo eine hämorrhagische Diathese besteht, zeigt bisweilen auch die Uterusschleimhaut entsprechende Veränderungen.

Am Penis werden die in einigen seltenen Fällen festgestellten Thrombosen der Corpora cavernosa im Kapitel Priapismus besonders besprochen werden.

Histologie. Histologisch ist die myeloische Leukämie durch eine starke Wucherung myeloischen Gewebes in den Blutbildungsorganen in erster Linie, in zweiter Linie aber auch in allen denjenigen Organen charakterisiert, in welchen leukämische Neubildungen makroskopisch oder mikroskopisch nachweisbar sind. Am deutlichsten ist die myeloische Wucherung natürlich im Knochenmark. Die meistens pyoide Beschaffenheit desselben beruht darauf, daß die farblosen Zellen des Knochenmarkes eine enorme Vermehrung erfahren haben, und daß der erythroblastische Anteil stark zurückgedrängt wird. In denjenigen Fällen, in denen das Mark eine mehr rote Beschaffenheit hat, ist diese Verdrängung des Erythroblastengewebes weniger ausgesprochen. In allererster Linie sind an dieser Wucherung die neutrophilen Myelozyten beteiligt, die gegenüber der Norm stark vermehrt zu sein pflegen. Aber auch eosinophile Zellen und Mastzellen sind in weit größerer Anzahl anzutreffen als bei anderen Krankheiten. Auch eine Myeloblastenwucherung läßt sich stets nachweisen und ist in manchen Fällen ganz besonders in die Augen fallend. Die Myeloblasten liegen gewöhnlich in größeren Haufen zusammen. Zwischen ihnen und den Myelozyten findet man alle Übergänge, was an Abstrichpräparaten deutlicher darzustellen ist als an Schnitten. Auch die Zahl der Riesenzellen ist stark vermehrt. Mitosen sind in Myeloblasten und Myelozyten häufig. Sehr reichlich ist die Menge der Charcot-Leydenschen Kristalle.

In der Milz ist die normale Struktur vollständig verwischt und nur selten findet man noch Follikelreste. In solchen Fällen läßt sich die Pulpa als primärer Sitz der Wucherung meist noch deutlich erkennen. Man findet in der Milz alle Elemente des myeloiden Gewebes wieder, auch Riesenzellen und alle Formen der Erythroblasten. Letztere sind besonders in den Fällen häufig, in denen eine weitgehende pyoide Umwandlung des Knochenmarks besteht. Hier ist offenbar die Milz vikariierend für das in seiner erythroblastischen Tätigkeit stark beeinträchtigte Knochenmark eingetreten.

Auch die Lymphdrüsen sind meist total myeloid metaplasiert, und nur selten sind noch Follikelreste nachzuweisen (Abb. 25). An der Erythroblastenbildung sind aber die lymphatischen Apparate nicht so regelmäßig beteiligt wie die Milz. Auch Riesenzellen sind in ihnen spärlicher und seltener. Daß in den Lymphknoten auch Follikelhyperplasie vorkommen kann, wird u. a. von Naegeli angegeben, der darin ein vikariierendes Eintreten des lymphadenoiden Gewebes gegenüber der universellen myeloiden Metaplasie sieht.

Sehr stark ist gewöhnlich die Leber beteiligt (Abb. 24). Ihre meist sehr beträchtliche Schwellung beruht auf einer diffusen Infiltration mit myeloischen Zellen, die nicht nur im Bindegewebe, sondern vorwiegend im Innern der Kapillaren stark gewuchert sind. Die myeloischen Neubildungen sind oft so stark, daß man in manchem mikroskopischen Gesichtsfeld nur äußerst spärliche oder gar keine Leberzellen sieht. Bisweilen sind die myeloischen Herde auch makroskopisch sichtbar. Viel seltener ist eine herdweise Anordnung der Neubildungen wie bei der lymphatischen Leukämie. Auch in der Leber pflegen gewöhnlich alle myeloischen Elemente nachweisbar zu sein, Riesenzellen und Erythroblasten aber entschieden seltener als in Milz und Knochenmark.

Auch die leukämischen Herde in allen anderen Organen bestehen lediglich aus myeloischen Elementen. Die Myelozyten und eosinophilen Zellen prävalieren meist in diesen Herden, einige Myeloblasten sieht man wohl immer, manchmal sind sie sehr zahlreich. Mastzellen fehlen oft, sehr selten findet man kernhaltige Rote und Megakaryozyten. Sehr häufig lassen sich im Blut und den myeloischen Neubildungen Charcot-Leydensche Kristalle finden. Die Neigung zu mehr unregelmäßiger diffuser Verbreitung im Gegensatz zur zirkumskripten herdweisen Anordnung bei der lymphatischen Leukämie ist auch in den Organherden mehr oder weniger deutlich ausgesprochen. Es gibt kein Organ, das nicht gelegentlich Sitz solcher meist allerdings nur kleiner Herde sein kann. Besonders häufig pflegen die Nieren befallen zu sein. Daß auch das Nierenbeckenbindegewebe nicht selten Sitz umfangreicher myeloischer Wucherungen ist, ist von W. Schultze gezeigt worden.

Literatur über die chronische myeloide Leukämie.

Abt: Infantile myeloide Leukämie. Arch. of pediatr. Oct. 1908. — Andrae: Ein Fall von Leukaemia lienalis. Dtsch. Zeitschr. f. prakt. Med. Nr. 29. 1875. — Arnsperger: Endemisches Auftreten von myeloider Leukämie. Münch. med. Wochenschr. Nr. 1, S. 1. 1905. — Aubertin und Gaillard: Übergang einer myeloiden Leukämie in Myeloblastenleukämie. Soc. méd. des hôp. 21. Nov. 1913. — Baetzner: Ein Fall von myelogener Leukämie. Inaug.-Diss. München 1903. — Banti: Über Leukämien. Zieglers Zentralbl. S. 1. 1904. — Borker und Gebbes: Johns Hopkins hosp. Rep. 1913. (Bence-Jonessche Albumosurie.) — Baudouin et Parturier: Rev. neurol. 1910. (Paraplegie); Rev. neurol. p. 673. 1910. (Paraplegie.) — Bayer: Eisenstoffwechsel. Mitt. a. d. Grenzgeb. d. Med. u. Chirurg. Bd. 22. 1910. — Berghinz: Pediatria 1904, 1905. — Henri Béclère: Mégaloblastes, normoblastes, psychoblastes, leurs rapports et leur évolution dans la leucémie myeloide. Arch. des malad. du coeur, des vaisseaux et du sang. II, Nr. 6. — Biermer: Ein Fall von Leukämie. Virchows Arch. f. pathol. Anat. u. Physiol. Bd. 20. — Biondi: Studio sui corpusculi bianchi di un leucemico. Arch. per le scienz. med. Vol. 13. — Bizzozero: Über die Natur der sekundären leukämischen Neubildungen. Virchows Arch. f. pathol. Anat. u. Physiol. Bd. 90. 1885. — Blum: Priapismus. Ref. Münch. med. Wochenschr. S. 1047. 1906. — Bonnamour: Leucémie avec épanchement myeloide de la plèvre. Lyon méd. 3. Dez. 1911. — Bondi: Prag. med. Wochenschr. Nr. 26. 1901. — Botkin und Manuchin: Über myeloide Leukämie. Russki Wratsch. Nr. 52. 1910. — Boettcher: Zur pathologischen Anatomie der Lungen und des Darms bei Leukämie. Virchows Arch. f. pathol. Anat. u. Physiol. Bd. 37. — Boggs and Guthrie: John Hopkins hosp. Bull. 1912 u. 1913. — Borissowa: Virchows Arch. f. pathol. Anat. u. Physiol. Bd. 172. 1903. Zweiter Fall. — Bramwell: Spleno-medullary leukemia. Clin. studies 1907. — Brandeis: Transformation myeloide aleucémique des ganglions cervicaux. Cpt. rend. des séances de la soc. de biol. 9. Nov. 1909. — Browning: A case of mixed cell leukaemia. Atypical leukaemias. Lancet. 19. Aug. 1905. — Brunsgaard: Über Hauteruptionen bei der myeloiden Leukämie und der malignen Granulomatose. Arch. f. Dermatol. u. Syphilis, Orig. Bd. 106. — Cadebury and Cummins: A case of mixed-cell leukaemia. Univ. Pennsylv. med. bull. 1907. — Campbell: Lancet 1906, Mai. — Cantieri: Un caso di leucemia spleno-midollare. Gazz. d. osp. e d. clin. Nr. 28. 1905. — Cassel: Berl. klin. Wochenschr. Nr. 4. 1898. — Ceconi: La leucémie myelogène. Gazz. d. osp. e d. clin. 1907. — Dallas: Un cas de leucémie myeloide chez un nourrisson. Arch. de méd. des enfants. März 1910. — Dayton: Action du platin colloidal sur le sang dans la leucémie myeloide. Med. record. 7. Sept. 1911. — Debove: La leucémie myelogène et son traitement. Gaz. des hôp. civ. et milit. p. 1191. 1905; Arch. gén. de méd. Nr. 29. 1903. — Donselt: Ein Fall von Leukaemia lienalis. Inaug.-Diss. Greifswald 1867. — v. Decastello: Über Leukopenie und klein-lymphozytäre Umwandlung des Knochenmarks bei chronischer myeloider Leukämie und bei Sepsis. Fol. haematol., Orig. Bd. 13. — Dönecke: Über myeloide Leukämie im Senium. Med. Klinik 1920. Nr. 30. — Ducati: Ref. Fol. haematol., Orig. S. 506. 1906. — Ebstein: Virchows Arch. f. pathol. Anat. u. Physiol. Bd. 154. — Eisenlohr: Virchows Arch. f. pathol. Anat. u. Physiol. Bd. 73. — Eisenstädter: Wien. med. Wochenschr. S. 742. 1907. — Elfer: Fol. haematol., Orig. Bd. 265. — Engel: Leukämie und myeloide Metaplasie. Orvosi hetilap. Nr. 7. 1911. — Eschbach et Bauer: Leucémia lymphatique chronique; myeloide du sang et des organes. Arch. des malad. du coeur, des vaisseaux et du sang. Mai 1912. — Fabian, Naegeli und Schattiloff: Beiträge zur Kenntnis der Leukämie. Virchows Arch. f. pathol. Anat. u. Physiol. Bd. 190. — Facchini: Deux cas de leukémie traumatique. Gazz. d. osp. e d. clin. 20. Mai 1913. — Falconer: Three cases of myeloid leukemia. Lancet. 12. Mai 1906. — Ferrarini: Il Morgagni. 1905. Ref. Fol. haematol., Orig. 1906. — Ferrata: Über die Histogenese der Granulozytenleukämie. Haematologica 1921. H. 2. — Findley: Case of mixed-cell leukemia. Glasgow med. Journ. 1906. — Finkelnburg: Myeloide Leukämie. Dtsch. med. Wochenschr. Nr. 6. 1910. — Fischer: Virchows Arch. f. pathol. Anat. u. Physiol. Bd. 175. 1904. — Fischer: Myeloide Metaplasie. Berlin 1909. (Histologie.) — Fischer: Dtsch. med. Wochenschr. Nr. 16. 1906. — Fleischer und Pentzold: Klinische, pathologisch - anatomische und chemische Beiträge zur Lehre von der lienalmyelogenen, sowie der lymphatischen Form der Leukämie. Dtsch. Arch. f. klin. Med. Bd. 26. 1880. — Forbes: Some diseases of the blood in children associated with enlargement of the spleen, in cluding splenomedullary leucaemia. St. Bartholomew's hosp. Journ. 1906. — Frank und Isaac: Über hochgradige akute generalisierte Lymphdrüsenwucherungen mikrolymphozytärer Natur bei chronischer myeloider Leukämie. Zeitschr. f. klin. Med. Bd. 74. — Frugoni: Berl. klin. Wochenschr. Nr. 23. 1908. — Furness and Stebbing: A case of myeloid leukemia, with chylons ascites. Lancet. 23. Sept. 1911. — Germani: Contributo allo studio della leucemia. Riv. crit. di clin. med. 1907. — Ghon: Myeloische Leukämie bei einem sechs Monate alten Mädchen. Ref. Wien. klin. Wochenschr. 1921. Nr. 39. — Giffin: Eosinophilic polymorphonuclear leukemia. Assoc. Americ. physiol. 16.—18. Juni 1919; Journ. of the Americ. med. assoc. 23. Aug. 1919. — Goia: L'action de l'adrenaline sur le tableau leucocytaire dans les myeloses. Presse méd. 29. 4. 1922. — Grafe: Dtsch. Arch. 1902. — G. B. Gruber: Zur Histogenese der myeloiden Leukämie und zur myeloiden Reaktion. Fol. haematol., Orig. Bd. 7. 1909. — G. B. Gruber: Über die Beziehung von Milz und Knochenmark, ein Beitrag zu der Bedeutung der Milz bei Leukämie. Arch. f. exp. Pathol. u. Pharmakol. Bd. 58. — Guglielmo: Beitrag zur Morphologie des leukämischen Blutes. Ref. Fol. haematol. Bd. 21. S. 376. — Guinon et Simon: Bull. soc. péd. Paris 1909. — Gulland and Godall: Observations on the morbid histology and blood changes in myelocythaemia. Journ. pathol. and bacteriol. 1908. — Gumprecht: Über Mitosen in leukämischen Organen. Verhandl. d. 66. Naturforschervers. in Wien 1894. — Gunkel: Americ. ;med. 6. Jan. 1906. — Haenisch und Querner: Über Tumorbildungen bei leukämischen Erkrankungen, besonders im Skelettsystem. Zeitschr. f. klin. Med. Bd. 88. — Hammesfahr: Spontanruptur einer leukämischen Milz. Zentralbl. f. Chirurg. 1923. Nr. 44. — Helly: Zur Frage der sogenannten atypischen Fälle in der Hämatologie. Zeitschr. f. klin. Med. Bd. 62; Berl. klin. Wochenschr. Nr. 38. 1905. — Heuck: Zwei Fälle von Leukämie mit eigentümlichem Blut- resp. Knochenmarksbefund. Virchows Arch. f. pathol. Anat. u. Physiol. Bd. 78. — Hindenburg: Zur Kenntnis der Organveränderungen bei der Leukämie. Dtsch. Arch. f. klin. Med. Bd. 54. — Hirschfeld: Verein f. inn. Med. 15. Nov. 1908. — Hirschfeld und Tobias: Dtsch. med. Wochenschr. Nr. 6. 1902. — H. Hirschfeld: Zur Kenntnis der atypischen myeloiden Leukämie. Berl. klin. Wochenschr. Nr. 32. 1905. — H. Hirschfeld: Erwiderung zu dem Artikel: Zur Frage der atypischen Leukämie von Helly. Berl. klin. Wochenschr. Nr. 42. 1905. — Hirschlaff: Fall von myelogener Leukämie, Tod durch leukämische Infiltrate der oberen Luftwege. Dtsch. med. Wochenschr. 1899; Dtsch. Arch. Bd. 62. (Fall 2.) — Huber: Zur myelogenen Leukämie. Dtsch. Arch. f. klin. Med. Bd. 12. 1874. — Hutchinson: Lancet. 1904. — v. Jagič: Blutpräparate von Myeloblastenleukämie im Dunkelfeld. Münch. med. Wochenschrift S. 500. 1910. — Jagič und Neukirch: Über das Auftreten großer mononukleärer ungranulierter Zellen im Blute chronischer Myelämien. Berl. klin. Wochenschr. 1910. — v. Jaksch: Multiple Periostaffektion und an Leukämie mahnender Blutbefund. Prag. med. Wochenschr. Nr. 1 u. 2. 1901; Zeitschr. f. Heilk. Bd. 22. 1901. — Joachim: Über Mastzellenleukämien. Dtsch. Arch. f. klin. Med. Bd. 87. 1908. — Jousset: Recherches cliniques et experimentales portant sur 7 cas de leucémie myelogène. Arch. de méd. exp. Tome 17. 1905; Soc. méd. des hôp. — Karsner: Splenomedullary leukaemia in childhood.

Univ. of Pennsylvania med. bull. 11. Jan. 1910. — Klieneberger: Akuter Übergang einer chronischen myeloiden Leukämie in eine Myeloblastenleukämie. Dtsch. med. Wochenschrift Nr. 49. 1909. — Kock: Ein Fall von leukämischen Blutungen im inneren Ohr mit pathologisch-anatomischer Untersuchung der Schläfenbeine. Hospitalstidende. H. 19 u. 20. 1905. — Königer: Dtsch. Arch. f. klin. Med. Bd. 87. 1906. — Kunst: Med. Klinik Nr. 45. 1907. (Priap.) — Labbé: Leucémie myeloide à forme hémorrhagique. Soc. méd. d. hôp. Jan. 1905. — Langsch: Drei Fälle chronischer myelitischer Leukämie im Kindesalter. Monatsschr. f. Kinderheilk. Orig. Bd. 21. — Lauenstein: Zur Pathologie der Leukämie. Dtsch. Arch. f. klin. Med. Bd. 18. 1876. — Lazarus: Die myeloide Leukämie. In Nothnagels Handbuch. — Leclerc: Leucémie et lithiase renale. Lyon méd. 10. Jan. 1909. — Ledingham and Kerron: Lancet. 1905. — Lehndorf und Zak: Zur Frage der myeloiden Leukämie. Berl. klin. Wochenschr. Nr. 9. 1908. — Lehndorf und Zak: Myeloide Leukämie im Greisenalter. Fol. haematol., Orig. Bd. 4. — Lenoble et Guelmé: Leucémie myeloide intermédiaire entre l'anémie pernicieuse progressive et la purpura myeloide. — Lesieur et Froment: Des hématomes intramusculaires dans la leucémie myeloide. Soc. méd. des hôp. 4. Juni 1909. — Leube und Fleischer: Ein Beitrag zur Lehre von der Leukämie. Virchows Arch. f. pathol. Anat. u. Physiol. Bd. 83. 1881. — Levaditi: Un cas de leucémie myelogène. Journ. de physiol. et de pathol. gén. Nr. 3. 1901. — Litten: Zur Lehre von der Leukämie. XI. Kongr. f. inn. Med. Berl. klin. Wochenschr. 1904. — Lombry: Sur un cas d'hémorragie cérébrale au cours d'une leucémie myéloide chronique. Arch. des malad. et du coeur etc. Nr. 1. 1914. — Loewit: Über Neubildung und Zerfall weißer Blutkörperchen. Ein Beitrag zur Lehre von der Leukämie. Sitzungsber. d. Wien. Akademie. Bd. 92 u. 95. — Löwit: Zur Leukämiefrage. Zentralbl. f. allg. Pathol. u. pathol. Anat. 1894. — Lubliner: Atypische chronische myeloide Leukämie mit zahlreichen Hauteruptionen und Übergang in Myeloblastenleukämie. Fol. haematol. Bd. 22. — De Marchis: Pouvoir opsonique et pouvoir phagocytaire dans la leucémie myeloide chronique. — Matsunaga: Myeloide Zellherde im Nierenhilusbindegewebe bei Leukämie. Zentralbl. f. allg. Pathol. u. pathol. Anat. Bd. 29. — Meisenburg: Münch. med. Wochenschr. S. 853. 1901. — Ménètrier et Aubertin: La leucémie myeloide. Paris: Mosson 1906. — Ménétrier et Aubertin: Contribution à l'étude de la leucémie myeloide. Arch. méd. exp. 1906; Journ. de physiol. et de pathol. gén. 1906; Monogr. Paris: Masson 1906. — Meyer und Heineke: Dtsch. Arch. Bd. 88. 1907. — Michaelis: Über einen der Gruppe der leukämieartigen Erkrankungen zugehörigen Fall. Zeitschr. f. klin. Med. Bd. 45. 1902. — Milchner: Über die Emigration von Mastzellen bei myelogener Leukämie. Zeitschr. f. klin. Med. Bd. 37. 1899. — Milne: An unusual case of leukaemia. Journ. of the Americ. med. assoc. 1913. — Minkowski: Kongr. f. inn. Med. 1899. — Mönckeberg: Zur Komplikation myeloischer Leukämie mit Tuberkulose. Dtsch. pathol. Ges. 1912. — Mosler: Ein Fall von lienaler Leukämie. Berl. klin. Wochenschr. Nr. 33. 1869. — Mosler: Zur Symptomatologie der myelogenen Leukämie. Virchows Arch. f. pathol. Anat. u. Physiol. Bd. 57. — Mosse: Chronische myeloide Leukanämie. Berl. klin. Wochenschr. Nr. 49. 1907. — Ed. Müller: Zur Pathogenese der myeloiden Leukämie. Ärztl. Verein Marburg, 18. Dez. 1912; Münch. med. Wochenschr. Nr. 8. 1913. — E. Müller: Vier bemerkenswerte Fälle von myeloider Leukämie. Ärztl. Verein Marburg, 28. Jan. 1911; Münch. med. Wochenschr. Nr. 13. 1911. — H. F. Müller: Zur Leukämiefrage. Dtsch. Arch. f. klin. Med. Bd. 48. — H. F. Müller: Die Morphologie des leukämischen Blutes und ihre Beziehungen zur Lehre von der Leukämie. Zentralbl. f. allg. Pathol. u. pathol. Anat. 1894. — Naegeli: Über Knochenmarkriesenzellen im myelo-leukämischen Blute. Dtsch. pathol. Ges. 1914. — Nanta: La rôle de la tuberculose dans l'étiologie de la leucémie myeloide. Arch. des malad. du coeur etc. Jan. 1913. — Nauwerck und Moritz: Atypische Leukämie mit Osteosklerose. Dtsch. Arch. f. klin. Med. Bd. 85. 1905. — Neumann: Ein Fall von Leukämie mit Erkrankung des Knochenmarks. Arch. f. Heilk. Bd. 11. 1870; Berl. klin. Wochenschr. 1878 u. 1880. — Neumann: Ein neuer Fall von Leukämie mit Erkrankung des Knochenmarks. Arch. f. Heilk. 1872. — Neumann: Kristalle im Blut Leukämischer. Schultzes Arch. f. mikroskop. Anat. Bd. 2. — Neumann: Die Charcotschen Kristalle bei Leukämie. Virchows Arch. f. pathol. Anat. u. Physiol. Bd. 116. 1889. — Neumann: Über leukämische Knochenaffektionen. Berl. klin. Wochenschr. Nr. 21. 1880. — Neumann: Über myelogene Leukämie. Berl. klin. Wochenschr. Nr. 6, 7, 9, 10. 1879. — Panton, Tidy and Pearson: The leukaemias: An analysis of fifty nine consecutive cases. Quart. Journ. of med. Juli 1914. — Panton and Tidy: Myeloid leukemia, chronic and acute. Lancet. 18. Mai 1912. — Parker: A case of splenic leukaemia complicated with gout and rheumatism. Brit. med. Journ. 18. Mai 1907. — Paschen: Ref. Münch. med. Wochenschr. S. 1069. 1902. (Gichtfrage.) — Paulick und Wutscher: Dtsch. med. Wochenschr. Nr. 4. 1911. — Pfeiffer: Zentralbl. f. inn. Med. Nr. 32. 1904. (Fibrin.) — Peacock: A study of a case of myelogenous leukaemia. Americ. Journ. of the med. sciences. Nov. 1904. — Perrin: Un cas de leucémie myelogène avec présence d'un type spécial du leucocytes. Prov. méd. 18. April 1908. — Plavak: A case of splenic leukaemia. Journ. of the Americ. med. assoc. 11. Dez. 1909. — Plehn: Dtsch. med. Wochenschr. 1906. Ref. Münch. med. Wochenschr. S. 90. 1904. —

Ponfick: Virchows Arch. f. pathol. Anat. u. Physiol. Bd. 67. (Knochenmark.) — Poscharissky: Über heteroplastische Knochenbildung. Beitr. z. pathol. Anat. u. z. allg. Pathol. Bd. 38. — Preiß: Über atypische Leukämien. Zeitschr. f. klin. Med. Bd. 57. — Reckzeh: Über atypische Leukämien und Pseudoleukämien. Charité-Ann. 30, 29. 1905. — Ribbert: Beiträge zur Entzündung. Virchows Arch. f. pathol. Anat. u. Physiol. Bd. 150. — Rispal et Nanta: Un cas de leucémie myeloide avec autopsie; ascite leucémique et tuberculeux. La province méd. 14. Dez. 1912. — Rist et Béclère: Apparition en masse de myeloblastes non granuleux au cours de la leucémie myeloide. Soc. d. biol. Tome 68, Nr. 10. — Rolleston and Fox: A case of atypical myeloid leukemia with nodular infiltration of the skin. Brit. journ. of dermatol. 1909. — Rosenbluhm: Ein seltener Fall von gemischtzelliger Leukämie mit großen Tumoren. Wratsch. Gaseta. Nr. 2. 1911. — Saphier und Seyderhelm: Über myeloide Hautinfiltration bei chronischer myeloischer Leukämie. Münch. med. Wochenschr. 1920. Nr. 3. — Schepelern: Et Tifolde of myelogen-lienal leukaemie. Hospitalstidende. 16. Jahrg. (Ref. nach Virchow-Hirsch II, S. 298. 1873). — Schleip: Atlas. — Schmid: Dtsch. Arch. Bd. 76. (Stoffw.) — Schmorl: Über Leukämie mit Ausgang in Osteosklerose. Münch. med. Wochenschr. Nr. 12. 1904. — Schmuziger: Beiträge zur Kenntnis der Leukämie. Arch. f. Heilk. Bd. 17. — Schneiter: Inaug.-Diss. Zürich 1907. — Schridde: Münch. med. Wochenschr. Nr. 20. 1908. — Schupfer: Studien über Leukämie und Pseudoleukämie. Policlinico. Bd. 11. — Schwarz: Ein Fall von Myelämie mit Diabetes mellitus und Miliartuberkulose. Wien. med. Wochenschr. Nr. 9. 1905. — Schwarz: Ein Fall von Leukämie mit Riesenzellenembolie und allgemeiner Osteosklerose. Zeitschr. f. Heilk. H. 11. 1901. — Scott: Lancet. 1907. — Le Serres de Kervily: La leucémie myelogène néoplasique. Thèse de Paris. Dez. 1905. — Shopland: A case of spleno-medullary leukemia. Brit. med. Journ. 19. Okt. 1907. — Simon: A case of myelogenous leukaemia with several unusual features. Americ. Journ. I, 1903. — Simon: Leukaemic blood picture in a case of fracture of the ankle. Americ. journ. of the med. sciences. März 1917. — Simon and Campbell: Myelogenous leukaemia with dis appearance of the splenomegaly and the myelocytes. Med. news. 23. Juli 1904. — Sontheimer: Zur Kasuistik der Leukämie. Inaug.-Diss. Tübingen 1860. — Steffler: Über Myeloblastenleukämien und das Vorkommen von Myeloblasten bei gewöhnlichen Myelämien. Dtsch. Arch. f. klin. Med. Bd. 106. 1912. — Sternberg: Dtsch. med. Wochenschr. Nr. 11 u. 12. 1911. — Sticker: Beitrag zur Pathologie und Therapie der Leukämie. Zeitschr. f. klin. Med. Bd. 14. 1888. — Stienon: Cancer latent de l'estomac; anémie pernicieuse suivie de leucémie; réaction de Wassermann positive. Journ. de méd. de Bruxelles. 8. April 1909. — Stonjek: Inaug.-Diss. Leipzig 1909. — Stude: Korrespbl. f. Schweiz. Ärzte. 1906. — Taylor: On spleno-medullary leukaemia and splenic anemia. Brit. med. Journ. 1908. — Ter-Barsequian: De la leucémie myeloide hémorrhagique. Rev. méd. de la Suisse romande. 1913. — Tomaszewski: Über einen Fall von Mastzellenleukämie. Fol. haematol., Orig. Bd. 12. 1911; Arch. S. 115. — Treadgold: Myeloid leukaemia in a child with blood picture of so-called megaloblastic degeneration. Lancet. 11. Jan. 1913. — Troje: Über Leukämie und Pseudoleukämie. Berl. klin. Wochenschr. Nr. 12. 1892. — Türk: Über die Beziehungen zwischen myeloidem und lymphatischem Gewebe im Verlaufe von Leukämien. Verhandl. d. Kongr. f. inn. Med. 1906. — Türk: Ein Fall von myeloider Leukämie mit atypischem (submyelämischem) Blutbild. Wien. med. Wochenschr. Nr. 21. 1904. — Türk: Myeloide Leukämie mit submyeloidem Blutbefund. Wien. med. Wochenschr. Nr. 49. — Variot: Du rôle pathogénique des lésions viscerales et ganglionaires dans la leucocythémie. Journ. de l'anat. et de physiol. 1882. — Vehsemeyer: Studien über Leukämie. Münch. med. Wochenschr. Nr. 30. 1893. — Vogel: Ein Fall von Leukämie mit Vergrößerung der Leber und der Milz. Virchows Arch. f. pathol. Anat. u. Physiol. Bd. 3. — Waldeyer: Lienale Leukämie mit ausgebreiteten Neubildungen in Leber und Nieren. Virchows Arch. f. pathol. Anat. u. Physiol. Bd. 35. — Waldeyer: Diffuse Hyperplasie des Knochenmarks bei Leukämie. Virchows Arch. f. pathol. Anat. u. Physiol. Bd. 52. — Webb: Über einen Fall von myeloider Leukämie mit Osteosklerose und sog. Riesenzellenembolie. Inaug.-Diss. Breslau 1910. — Weber: Menières Symptoms in spleno-medullary leukemia. Brit. med. Journ. p. 509. 1910; Transact. of the med. soc. London 1907. — Weber: Chronic myelocytic leukaemia. Transact. of the med. soc. London 1907. — Mac Wenney: Case of myelocythaemia in a man who had been insane for 6 years. Brit. med. Journ. 1904. — Wertheim: Zur Frage der Blutbildung bei Leukämie. Zeitschr. f. Heilk. Bd. 12. — Van der Wey: Dtsch. Arch. f. klin. Chirurg. Bd. 57. — Whipham: Myelogenous leukemia in an infant of 18 months. Proc. of the royal soc. of med. III children's diseases. 1911. — White: On myeloic leukaemia. Royal acad. of med. dis. Ireland. 16. April 1919. — Wiedemann: Ein Fall von Spontanruptur der Milz bei Leukämie. Inaug.-Diss. Berlin 1919. — Winiwarter: Leukämischer Priapismus durch einen chirurgischen Eingriff geheilt. Le scalpel. 20. Febr. 1910. Ref. Fol. haematol., Orig. Bd. 11, S. 288. — Wolff: Über das Fehlen des Glykogens in den Leukozyten bei der myeloiden Leukämie. Dtsch. med. Wochenschr. Nr. 44. 1907. — Wolff: Ein Fall von Muskelhämatom bei chronischer Myelose. Inaug.-Diss.

Berlin 1917. — Zamorvani: Ausgedehntes Hämatom der Milz bei einer Myeloblastenleukämie. Haematologica. 1921. H. 3. — K. Ziegler: Über die Beziehung zwischen myeloider Umwandlung und myeloider Leukämie und die Bedeutung der großen mononukleären ungranulierten Zelle. Fol. haematol., Orig. Bd. 6, H. 2. — K. Ziegler: Experimentelle und klinische Untersuchungen über die Histogenese der myeloiden Leukämie. Jena: Gustav Fischer 1906; Zeitschr. f. klin. Med. Bd. 72. 1910. — Ziegler: Experimentelle und klinische Untersuchungen über die Histogenese der myeloiden Leukämie. Jena 1906; Kongr. f. inn. Med. 1907. — Ziegler: Über die Beziehung zwischen myeloider Umwandlung und myeloider Leukämie usw. Fol. haematol., Orig. Bd. 6. 1908. — Ziegler: Klinischer und anatomischer Beitrag zur Lehre von der chronischen lymphatischen und myeloiden Leukämie. Zeitschr. f. klin. Med. Bd. 75. 1903. — Zurhelle: Über Hauterscheinungen bei Erkrankungen des myeloischen Systems. Dermatol. Zeitschr. Bd. 37 und Dtsch. med. Wochenschr. 1922. Nr. 48. — Zylterlast: Un cas de leucémie myeloide chez un enfant de neuf mois. Thèse de Genève. 1906/07.

Literatur über den Übergang der myeloiden Leukämie in Myeloblastenleukämie.

Browning: A case of mixed-zell leukemia with a short account of recent views on atypical leukemias. Lancet. Bd. 2, p. 507. 1905. — Flesch: Zur Frage der Röntgenbehandlung der Leukämie. Dtsch. med. Wochenschr. Nr. 16. 1906. — H. Hirschfeld: Über neuere Kasuistik und Theorien zur Leukämiefrage. Fol. haematol., Orig. Bd. 2, Nr. 11 u. 12. — v. Jaksch: Remission einer lienalen Leukämie. Prag. med. Wochenschr. 1896. — v. Jagič und Neukirch: Über das Auftreten großer mononukleärer ungranulierter Zellen im Blute chronischer Myelämien. Berl. klin. Wochenschr. Nr. 19. 1910. — G. Klemperer und H. Hirschfeld: Weitere Mitteilungen zur Behandlung der Blutkrankheiten mit Thorium X. Therap. d. Gegenw. Nr. 2. 1913. — Klieneberger: Akuter Übergang einer chronischen myeloiden in eine akute Myeloblastenleukämie. Dtsch. med. Wochenschr. Nr. 49. 1909. — Malland: Case of leukocythaemia with change of type from splenomedullary to lymphatic. Lancet. 25. Febr. 1905. — Palleri: Leukemia acuta passato alle stato chronico e guarita con l'arsenico ad alte dosi. Il Raccogl. med. Nr. 20. 1900. — Plehn: Fall von Leukämie. Berl. med. Ges. 6. Jan. 1904. Mit Diskussionsbemerkungen von Hans Kohn und Senator. — Rist et Béclère: Apparition en masse de myeloblastes une granuleux au cours de la leucémie myeloide. Cpt. rend. de la soc. de biol. Tome 68. Nr. 60. — Scott: On change of type in leukemia and its significance. Lancet. 30. Nov. 1907. — Türk: Entwicklung einer akuten Lymphomatose im Anschluß an eine durch Arsenbehandlung unterdrückte myeloide Leukämie. Ges. f. inn. Med. in Wien, 23. Juni 1904. Kongr. f. inn. Med. 1906. — Violet: Kritischer Wechsel des Blutbildes bei myeloider Leukämie. — Wilkinson: A case of Leukemia with change of type in the appearances of the blood. Lancet. 20. Juni 1903.

b) Die aleukämische Myelose.

Daß es neben der myeloischen Leukämie auch eine aleukämische Form der Myelose gibt, ist früher bestritten worden. Nur die myeloischen multiplen Myelome wurden von Weber und Pappenheim als eine Art aleukämischer Parallelerkrankung der myeloischen Leukämie aufgefaßt. Die wirkliche Existenz einer generalisierten aleukämischen Myelose aber wurde von mir zuerst im Jahre 1908 erwiesen. In einer ausführlichen Publikation habe ich dann im Jahre 1914 die Existenz eines solchen wohlentwickelten Krankheitsbildes auf Grund eingehender klinischer und pathologisch-histologischer Untersuchungen an weiteren Fällen bewiesen und gleichzeitig gezeigt, daß in der Literatur eine Reihe von Affektionen unter den verschiedensten Bezeichnungen publiziert worden sind, die als echte aleukämische Myelosen aufgefaßt werden müssen. Inzwischen sind auch von anderer Seite (Naegeli, Engel, Häßler, Kraus u. a.) aleukämische Myelosen richtig erkannt und beschrieben worden. Zweifellos handelt es sich um ein sehr seltenes Krankheitsbild, das oft verkannt worden ist und wohl auch in Zukunft noch öfter übersehen werden wird.

Die Krankheit entwickelt sich langsam unter den Symptomen zunehmender Schwäche und ins gelbliche spielender Blässe. Die Kranken werden appetitlos, können an leichten nervösen Störungen wie Kopfschmerz, Schwindel und Schlaflosigkeit leiden und haben oft noch eine ganze Reihe anderer wenig charakteristischer Symptome. Viele Kranke bekommen sehr bald Beschwerden im

Leibe und klagen über ein Druckgefühl in der Milzgegend, einige bemerken direkt, daß hier eine geschwulstartige Anschwellung entstanden ist. Bei der Untersuchung der Kranken fällt in erster Linie die gelbliche Blässe auf, die nur sehr selten fehlt, die große körperliche und geistige Hinfälligkeit, der beträchtliche, in erster Linie an Leukämie erinnernde Milztumor und die geschwollene, bisweilen bis zum Nabel reichende Leber. Sehr häufig ist Druckschmerzhaftigkeit der Knochen, besonders des Sternums. Von seiten der Lungen pflegen keine Störungen zu bestehen, am Herzen wird oft Verbreiterung konstatiert und es werden Herzgeräusche gehört. Der Puls pflegt der Anämie entsprechend beschleunigt zu sein. Von seiten der Verdauungsorgane bestehen gewöhnlich nur unbedeutende, wenig charakteristische Symptome. Störungen von seiten des Nervensystems habe ich, abgesehen von den subjektiven Beschwerden, betreffend Kopfschmerzen, Schlaflosigkeit, Schwindel usw., und einer gewissen Beeinträchtigung der Stimmung und Intelligenz, nirgends erwähnt gefunden. Im Urin sind bisher noch keine krankhaften Bestandteile gefunden worden, insbesondere finde ich nirgends eine pathologische Urobilinausscheidung erwähnt. Das Verhalten der Temperatur schwankt; es ist in einigen Fällen normal, in anderen Beobachtungen wird von einem unregelmäßigen, wenig charakteristischem Fieber berichtet. Wiederholt sind mehr oder weniger schwere Zeichen einer hämorrhagischen Diathese beobachtet worden. Die meisten dieser Fälle wird man zunächst für Leukämien halten, bis die Blutuntersuchung das überraschende Resultat ergibt, daß nicht nur keine Erhöhung, sondern eine Erniedrigung der Leukozytenzahl oder eine normale Leukozytenzahl vorhanden ist. Das Mischungsverhältnis der Leukozyten charakterisiert sich nun in der Mehrzahl der Fälle durch einen mehr oder weniger ausgesprochen hohen Gehalt an Myelozyten. Auch abnorm hohe Zahlen für große Lymphozyten und Myeloblasten sind beschrieben worden. Es scheint aber auch, wie eigene Beobachtungen zeigen, daß ein annähernd normales Mischungsverhältnis der Leukozyten wenigstens zeitweise während des Verlaufes vorhanden sein kann, daß Myelozyten entweder während des ganzen Verlaufes fehlen können, oder aber nur hin und wieder auftreten. Eosinophile und Mastzellen sind meist nicht vermehrt. Die Zahl der roten Blutkörperchen ist bis auf den Fall von Zypkin und eine eigene Beobachtung in allen bekannt gewordenen Fällen erheblich vermindert gewesen. Der Färbeindex ist in manchen Fällen deutlich erhöht, in anderen erniedrigt. In denjenigen Fällen, in welchen eine schwerere Anämie besteht, findet man oft einen ganz ungewöhnlich hohen Gehalt des Blutes an Normoblasten und bisweilen auch Megaloblasten, von denen erstere durch ihre zahlreichen Kernsprossungen auffallen. Daneben kann Polychromasie, Megalozytose mehr oder weniger ausgesprochenen Grades und Poikilozytose vorhanden sein. Doch ist die Megalozytose nie so ausgesprochen wie bei der perniziösen Anämie.

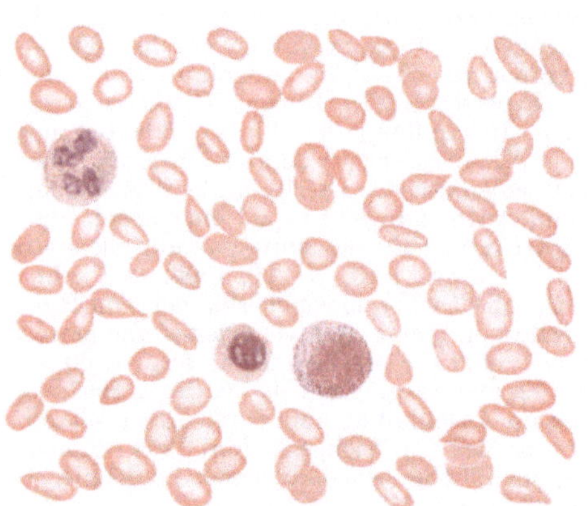

Abb. 26. Blut einer aleukämischen Myelose.

Das Leiden erstreckt sich auf mehrere Jahre, kann mit Remissionen verlaufen, endet aber schließlich tödlich. Übergang in myeloische Leukämie kann vorkommen.

Die pathologisch-anatomische Grundlage des Leidens ist eine hochgradige Wucherung myeloischen Gewebes in allen Abschnitten des hämatopoetischen Apparates und zum Teil auch in anderen Organen, wo es normalerweise nicht vorkommt, während das Blut nicht leukämisch ist und höchstens durch den in den meisten, aber nicht allen Fällen, festgestellten, meist nur geringen Myelozytengehalt entfernt an Leukämie erinnert.

Allerdings ist die Verbreitung dieser myeloischen Metaplasien in den einzelnen Fällen eine verschiedene. Wir haben einige Fälle, in denen außer dem Knochenmark nur Milz und Leber, andere dagegen, wo auch die Lymphdrüsen und andere Organe Sitz myeloischer Herde sind. Als leukämischer Natur sind diese Wucherungen gegenüber ähnlichen Vorgängen bei infektiösen Prozessen durch den hohen Grad ihrer Ausbildung, der zu ganz beträchtlichen Volumzunahmen besonders der Leber und der Milz führen kann, charakterisiert. Während in diesen myeloiden Herden vorwiegend Myelozyten und Myeloblasten vorkommen, wird hier und da auch von eosinophilen und Mastzellen berichtet. Ja sogar Riesenzellen kommen, so z. B. in einem von mir selbst beschriebenen Fall, vor. Sehr auffällig ist allerdings, und das hat z. B. Weil und Clerc, sowie Vaquez und Aubertin veranlaßt, in diesen Fällen eine von der myeloiden Leukämie wesensverschiedene Krankheitsform zu sehen, daß die roten Blutzellen an dieser myeloiden Metaplasie meist einen ganz ungewöhnlich großen Anteil nehmen. Nun sind aber einmal inzwischen zahlreiche Fälle sicherer myeloischer Leukämie bekannt geworden, in denen gleichfalls die Mitbeteiligung des Erythroblastenapparates eine ungewöhnlich große war, so daß diese Beteiligung in derartigen Fällen keineswegs gegen die leukämische Natur des Prozesses spricht. Zweitens aber — und das sei besonders hervorgehoben — stehen uns jetzt auch Beobachtungen zur Verfügung, in denen das histologische Bild dem hier gezeichneten vollkommen entspricht, nur daß die Beteiligung des Erythroblastenapparates fast gänzlich fehlt oder relativ unbedeutend ist. Das trifft zu für den von Zypkin beschriebenen Fall von aleukämischer Myelose akuter Natur und eine eigene Beobachtung. Im übrigen sind die myeloischen Wucherungen bei der aleukämischen Myelose in den meisten Fällen von solcher räumlichen Ausdehnung, daß nur an Leukämie gedacht werden kann.

Die wesentliche pathologisch-anatomische Grundlage ist also die Myelose, zu der in der Mehrzahl der Fälle noch eine gesteigerte Erythropoese hinzukommt. Die übrigen pathologisch-anatomischen Veränderungen makroskopischer und mikroskopischer Natur zeigen allerdings eine ziemliche Mannigfaltigkeit. Als interessant möchte ich zunächst hervorheben, daß in manchen Fällen eine mehr oder weniger ausgesprochene Osteosklerose erwähnt wird, die bekanntlich auch sonst bei Leukämien nicht gar so selten vorkommt, ohne daß man zur Zeit imstande wäre, Näheres über ihre Ursache und Bedeutung anzugeben. Die Vergrößerung der Milz und der Leber ist in allen Fällen eine so erhebliche, daß man daraufhin allein ohne weiteres geneigt ist, in erster Linie an einen leukämischen Prozeß zu denken. Die Beteiligung der Lymphdrüsen ist eine verschiedene, bisweilen werden einzelne Gruppen als schon makroskopisch vergrößert angegeben, in anderen Fällen ist sogar Atrophie ausdrücklich bemerkt. Mehrfach wurden sie im Zustand myeloider Metaplasie angetroffen, in vielen anderen Fällen dagegen wurde dieselbe vermißt. Eine Hämosiderose der Leber und anderer Organe ist in manchen Fällen deutlich ausgesprochen, in anderen wird sie nach dem Ergebnis ausdrücklich dahin gerichteter Untersuchungen vermißt. In einigen Fällen, darunter befinden sich meine eigenen ersten Beobachtungen, wurde eine glatte Atrophie der Magenschleimhaut ganz wie bei perniziöser Anämie konstatiert. Dieser interessante Befund scheint zunächst sehr dafür zu sprechen, daß es sich in den betreffenden Fällen vielleicht nur um eine atypisch verlaufende perniziöse Anämie mit besonders hochgradiger myeloischer Metaplasie gehandelt habe. Dem ist aber entgegenzuhalten, daß so gewaltige Milz- und Leberschwellungen und so hochgradige myeloide Metaplasien bei perniziöser Anämie keineswegs vorkommen, daß gerade in meinen beiden Fällen gleichzeitig die bei perniziöser Anämie fast nie fehlende Hämosiderose der Leber gänzlich vermißt wurde, und daß endlich neuerdings von Ellermann auch bei echter myeloider Leukämie Magenschleimhautatrophie beschrieben worden ist, und daß dieser Befund sogar vom letztgenannten Autor mit als Hauptstütze zu einer Hypothese benutzt wird, daß Leukämie und perniziöse Anämie im Grunde genommen wesensgleiche Affektionen seien, eine Annahme, die ich übrigens nicht teile, auf die aber hier nicht weiter eingegangen werden soll. Die übrigen pathologisch-anatomischen Befunde sind für die Auffassung des Krankheitsbildes ohne Belang.

Die hier von mir gegebene Darstellung der pathologischen Anatomie und Symptomatologie der aleukämischen Myelose ist zusammengestellt auf Grund der relativ wenig zahlreichen, bisher in der Literatur vorliegenden Beobachtungen, die keineswegs alle so exakt mitgeteilt sind, wie man es wünschen möchte. Wenn auch in Zukunft weitere genaue Untersuchungen ähnlicher Fälle noch manches Neue und Interessante nach dieser Richtung hin zutage fördern werden, so kann man doch schon jetzt sagen, daß im großen und ganzen, wie von vornherein zu erwarten ist, Pathologie und Klinik der aleukämischen myeloischen Splenomegalie fast in allen Stücken bis auf das Fehlen der Leukozytenvermehrung und der fehlenden oder nur gering ausgesprochenen qualitativen Veränderung ihres Mischungsverhältnisses mit der leukämischen Myelose übereinstimmen.

Wir haben es also hier zweifellos mit einem sehr charakteristischen pathologisch-histologischen Befund zu tun, der bei dem gegenwärtigen Stande unseres Wissens nicht gut anders als auf leukämischer Grundlage beruhend gedeutet werden kann. Trotzdem kann nicht geleugnet werden, daß er sich durch das eigentümliche Verhalten des Knochenmarks in auffälliger Weise von dem Befund bei gewöhnlichen myeloiden Leukämien unterscheidet. Für die gewöhnliche myeloide Leukämie ist charakteristisch die sogenannte pyoide Beschaffenheit des Markes, die dadurch hervorgerufen wird, daß vorwiegend die granulierten Elemente proliferiert sind und daß dadurch die Neubildung erythroblastischen Gewebes in hohem Maße gehemmt wird. Ich glaube zuerst darauf aufmerksam gemacht zu haben, daß man vielfach in solchen Fällen in der Milz eine viel reichere Entwicklung erythroblastischen Gewebes findet als im Knochenmark, und daß es dadurch zu erklären ist, daß der Organismus in solchen Fällen nicht ganz an roten Blutkörperchen verarmt. Im übrigen möchte ich aber darauf hinweisen, daß in vielen Fällen myeloider Leukämie diese pyoide Beschaffenheit des Knochenmarks nur stellenweise ausgeprägt ist oder auch ganz fehlt, und daß das Knochenmark rot aussieht, wie bei gewöhnlichen Anämien. Aus welchem Grunde bei der hier beschriebenen Form der aleukämischen Myelose die himbeergeleerote Färbung des Knochenmarks und die besonders reichliche Erythroblastenbildung in so hohem Maße überwiegt und dem Blutbild durch reichliche Ausschwemmung kernhaltiger Elemente ein charakteristischstes Gepräge gibt, ist vorderhand nicht zu erklären. Es muß aber in diesem Zusammenhang nochmals darauf hingewiesen werden, und alle diese Vorgänge werden dadurch unserem Verständnis nähergerückt, daß wir einmal bei den sogenannten Leukanämien ganz dasselbe finden. Auch hier haben wir ein himbeergeleerotes, an kernhaltigen Elementen reifer und unreifer Natur besonders reiches Knochenmark, auch bei dieser Abart der Leukämien finden wir im Blute neben einer besonders schweren Ausprägung der Anämie besonders zahlreiche Normo- und Megaloblasten. Zweitens sei wiederum daran erinnert, daß wir auch Fälle aleukämischer Myelose ohne besonders hervorstehende anämische Symptome kennen gelernt haben.

Die Festlegung des Begriffes der aleukämischen Myelose und ihre Einreihung in die übrigen bisher bekannten Formen der myeloiden Leukämie ist insofern von ganz besonderer Bedeutung, als nunmehr ein völliger Parallelismus zwischen Lymphadenose und Myelose bewiesen ist. Daß es leukämische, subleukämische und aleukämische Lymphadenosen gibt, ist längst eine feststehende Tatsache. Die Existenz eines der aleukämischen Lymphadenose entsprechenden parallelen Symptomenkomplexes, einer aleukämischen Myelose als Systemerkrankung des hämatopoetischen Apparates, war bis vor wenigen Jahren noch bestritten und nur theoretisch postuliert worden. Ich glaube in meiner oben erwähnten Arbeit die wirkliche Existenz dieses wohl umgrenzten Krankheitsbildes durch klinische und histologische Untersuchungen erwiesen zu haben.

Es muß der Zukunft vorbehalten bleiben, die Lehre von der aleukämischen Myelose weiter auszubauen. Eine endgültige Klärung der ganzen Frage dürfte aber erst dann erreicht werden, wenn wir in die Ätiologie der leukämischen Erkrankungen einen tieferen Einblick gewonnen haben. Vorderhand arbeiten wir immer nur mit histologischen Begriffen, und wo gleichartige histologische Veränderungen vorliegen, schließen wir auf gleichartige Krankheitsbilder. Es ist natürlich nicht ausgeschlossen, daß verschiedene Krankheitsursachen die gleichen histologischen Veränderungen hervorrufen. Die Blut- und Organveränderungen der Biermerschen perniziösen Anämie sind von denen der Botriozephalusanämie nicht zu unterscheiden, und doch liegen hier zweifellos ganz verschiedene Ursachen vor. Die verschiedensten Gifte, wie Pyrodin, Kali chloricum, Toluylendiamin, rufen gleichfalls identische Blut- und Organveränderungen hervor. Ebenso könnten möglicherweise auch Noxen der verschiedensten Art Veränderungen des hämatopoetischen Apparates erzeugen, die wir auf Grund unserer histologischen Nomenklatur als leukämische ansehen.

Ich halte es also danach nicht für ausgeschlossen, daß den verschiedenen Formen der Leukämie, insbesondere auch der aleukämischen Myelose, ganz verschiedene Krankheitsursachen zugrunde liegen. Aber solange wir die Ätiologie nicht kennen, sind wir auch nicht imstande, eine ätiologische Einteilung dieser Krankheitsbilder vorzunehmen, sondern müssen uns mit einer histologischen begnügen.

Diagnose. Es ist klar, daß das hier beschriebene Krankheitsbild differentialdiagnostisch große Schwierigkeiten machen kann. Von der gewöhnlichen myeloiden Leukämie ist es ohne weiteres durch das Fehlen der Leukozytenvermehrung zu unterscheiden. Auch die Abgrenzung von den atypischen Myelozytenleukämien mit nur geringer Vermehrung der Gesamtleukozytenzahl wird im allgemeinen leicht sein, wenn es auch schwer ist, eine Grenze zu ziehen dort, wo die Gesamtleukozytenzahl zwischen 10 000 und 15 000 schwankt. Zweifellos sind gerade derartige Fälle als Übergänge anzusehen und die besten Beweise dafür, daß unser Krankheitsbild im Grunde genommen ein leukämisches ist. Eine scharfe Grenze zwischen subleukämischen und aleukämischen Myelosen wird sich allerdings nicht ziehen lassen.

Vor einer Verwechslung mit der perniziösen Anämie schützt in erster Linie der große Milztumor. Im Blutbild spricht die wenig ausgesprochene oder fehlende Hyperchromie und eventuell eine andauernde Myelozytose dagegen. Auch der wenig progrediente Verlauf der chronischen Fälle ist gegen perniziöse Anämie zu verwerten. Bei den sogenannten idiopathischen Milztumoren, einem im übrigen höchst zweifelhaften Krankheitsbild, dessen Existenzberechtigung sehr in Frage steht, finden wir keine Blutveränderungen nennenswerter Art, keine Kachexie, überhaupt keine Krankheitserscheinungen. Die verschiedenen Formen der tropischen Splenomegalien lassen sich schon anamnestisch abgrenzen bzw. ausschließen. In diesen Fällen würde auch die Blutuntersuchung oder die Milzpunktion die Existenz von Parasiten nachweisen.

Bei Leberzirrhosen kann zwar der Milztumor gelegentlich erhebliche Größen erreichen. Der Nachweis der Leberschrumpfung aber wird diagnostisch auf den richtigen Weg leiten. Bei der hypertrophischen Leberzirrhose besteht Ikterus, die Anämie ist keine so hochgradige.

Am schwierigsten und praktisch am wichtigsten ist die Abgrenzung von der Bantischen Krankheit. Gerade diese Affektion ist wiederholt fälschlich diagnostiziert worden (Hirschfeld, Nauwerck und Moritz, Rychelik) und hat zu einer Exstirpation der Milz veranlaßt, die den Tod zur Folge hatte. Sowohl im klinischen Bilde wie bei oberflächlicher Betrachtung auch im Blutbefunde, läßt manches bei der aleukämischen Myelose an Banti denken. Die zunehmende Kachexie, die Anämie, die manchmal vorhandene Leukopenie sprechen in diesem Sinne. Gewöhnlich aber erreicht doch bei der Bantischen Krankheit das Blutbild nicht so schwere anämische Veränderungen. Weder Normoblasten und Megaloblasten noch Myelozyten sind in den bisher bekannt gewordenen sicheren Fällen von Banti beschrieben worden. Als wichtigstes differentialdiagnostisches Kriterium kommt aber die Milzpunktion in Frage, die von G. Klemperer und mir zum ersten Male in diesen Fällen zu differentialdiagnostischen Zwecken ausgeführt worden ist (Abb. 27 und 28). Sie ergibt bei der aleukämischen Myelose eine myeloide Umwandlung, während bei der Bantischen Milz diese Veränderung zweifellos nicht vorkommt.

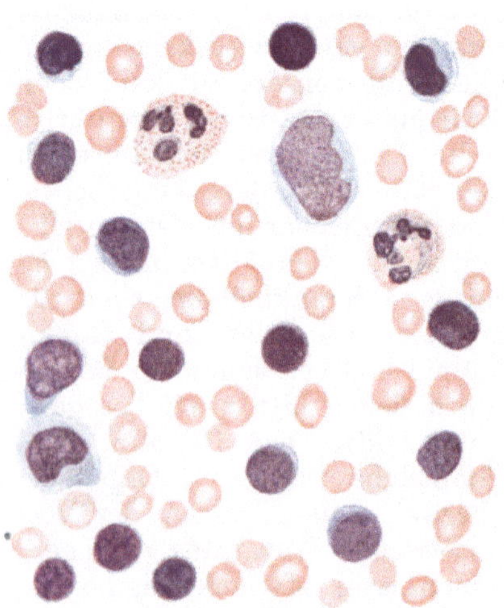

Abb. 27. Milzpunktat einer Blutgesunden. (Gewonnen unmittelbar post mortem bei einer Apoplexie.)

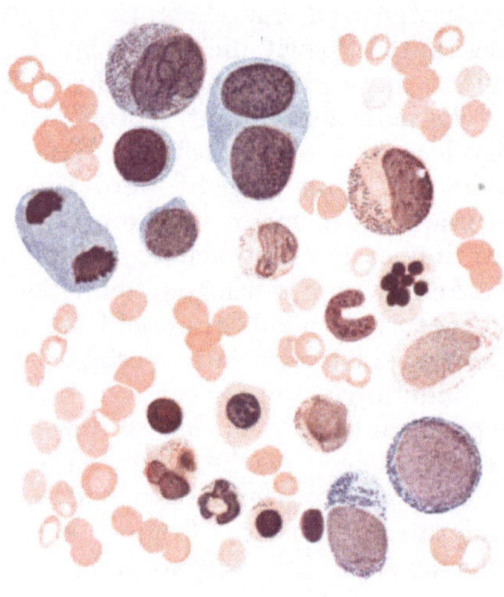

Abb. 28. Milzpunktat bei aleukämischer Myelose.

Die Milzpunktion ist differentialdiagnostisch auch gegenüber primären Tumoren der Milz, Sarkomen usw., sowie gegenüber der Milztuberkulose eventuell zu verwerten und kann auch bei den tropischen Splenomegalien gute Dienste leisten. Sie kann ferner zur Abgrenzung gegenüber den aleukämischen Lymphadenosen dienen.

Milzabszesse dokumentieren sich meist durch Fieber und hohe Leukozytenzahlen, Polyzythämie mit Milztumor ist ohne weiteres durch den Blutbefund auszuschließen. Fälle von familiärer Splenomegalie ohne und mit hämolytischem Ikterus sind durch die Anamnese und eventuell wie überhaupt alle anderen in Frage kommenden Affektionen durch das Ergebnis der Milzpunktion auszuschließen.

Es sei hervorgehoben, daß eine Milzpunktion, vorsichtig mit möglichst dünnen Kanülen ausgeführt, mit denen man nicht zu tief stechen soll, keineswegs ein ganz harmloser Eingriff ist. Die Patienten müssen danach mindestens 2 Tage strenge Bettruhe beobachten. Auf keinen Fall darf man den Eingriff etwa ambulant machen. In Fällen, wo eine ausgesprochene hämorrhagische Diathese besteht, oder wo man auf Grund einer Blutgerinnungsbestimmung, die man zweckmäßigerweise in allen Fällen vorausgehen lassen sollte, eine starke Herabsetzung der Gerinnungsfähigkeit des Blutes festgestellt hat, soll man von einer Punktion absehen, oder sie bei eröffneter Bauchhöhle machen, wo ja eine Blutstillung keine Schwierigkeiten macht. Im allgemeinen aber wird man natürlich in solchen Fällen von vornherein auf einen chirurgischen Eingriff verzichten.

Zu denjenigen Erkrankungen, mit denen unter Umständen die hier beschriebene Form der aleukämischen Myelose verwechselt werden könnte, gehören auch die metastatischen Tumoren des Skelettsystems. Allerdings dürfte das für die Mehrzahl dieser Fälle nicht zutreffen, denn abgesehen davon, daß in den meisten Fällen ein Primärtumor nachzuweisen sein wird, oder daß sich die Metastasen durch äußerlich sicht- und fühlbare Auftreibungen und heftige Schmerzen, sowie durch Spontanfrakturen bemerkbar machen werden, daß in den meisten Fällen kein Milztumor nachweisbar sein wird, ist ja der Blutbefund bei metastatischen Tumoren des Knochenmarkes vielfach ein ganz anderer. Besteht doch eine bisweilen ganz enorm hohe Grade erreichende Leukozytose, wodurch trotz der gleichzeitig vorhandenen Myelozytose und Erythroblastose die Differentialdiagnose leicht zu stellen sein wird. Es gibt aber auch Fälle in der Literatur, von Kurpjuweit, Schleip und Rotky, mir selbst und v. Roznowski beschrieben, die beweisen, daß gelegentlich auch bei universeller Metastasierung eines Tumors im Knochenmark eine Leukozytose fehlen kann, während eine sehr schwere Anämie mit Myelozytose und hochgradiger Erythroblastose vorhanden ist. So bestand in dem von Rotky beschriebenen Falle ein erst bei der Sektion konstatiertes Mammakarzinom mit Knochenmetastasen. Drei Monate lang wurden Erythrozytenzahlen von 790 000, 10 300 000, 840 000 und 750 000 festgestellt. Die Leukozytenzahl betrug anfänglich 16 000, später 9600. Mikroskopisch sah man Mikrozyten, Makrozyten, Normoblasten und Megaloblasten. Von den Leukozyten waren 43,3% polynukleäre Neutrophile, 6,7% Eosinophile und 56% große Lymphozyten. Wenn man nun bedenkt, daß einmal ein Primärtumor sich der Diagnose entziehen kann, daß sich ferner universelle Knochenmarksmetastasen, manchmal jahrelang nach Entfernung eines Primärtumors erst entwickeln und daß endlich, wie namentlich ein von Frese, ein von Kast und ein von mir beschriebener Fall beweisen, auch eine hochgradige myeloide Metaplasie der geschwollenen Milz bei Knochenmarksmetastasen vorkommen kann, so muß zugegeben werden, daß gelegentlich einmal ein solcher Fall trotz Milzpunktion Veranlassung zu einer Fehldiagnose geben könnte.

Eine Röntgenaufnahme des Skelettes, die ohne weiteres Knochenmarksmetastasen erkennen läßt, darf daher als wichtigstes differentialdiagnostisches Kriterium in derartigen Fällen niemals unterlassen werden.

Literatur über aleukämische Myelose.

Bushnell and Hall: Leukanämien. Edinburgh med. Journ. April 1906. — Dévé: Splénomegalie chronique avec anémie d'origine pylé thrombosique. Normande méd. 1. März 1908. — Diel und Levy: Beitrag zum Studium der aleukämischen Myelose. Zeitschr. f. chir. Med. Bd. 82. — Donhauser: The human spleen as a haematoplastic organ; as exemplified in case of splenomegaly with sclerosis of the bone, anaemie. Journ. of exp. med. 1908. — Engel: Pseudoleucaemia myeloidea. Ungar. Ärzteverein Budapest. 19. Mai 1910. — Ewald: Leukämie ohne leukämisches Blut. Berl. klin. Wochenschr. Nr. 26. 1906. — Frank: Aleukämische Myelose. Ref. Klin. Wochenschr. 1922. Nr. 6. — Freund: Anaemia splenica mit vielen einkernigen neutrophilen Leukozyten. Berl. klin. Wochenschr. Nr. 13. 1901. — Hamel: Über einen bemerkenswerten Fall von perniziöser Anämie. Dtsch. med. Wochenschr. Nr. 11 u. 17. 1902. — Häseler: Fall von chronischer aleukämischer Myelose. Ges. f. inn. Med. u. Kinderheilk. Wien, 30. April 1914. — H. Hirschfeld: Die generalisierte aleukämische Myelose und ihre Stellung im System der leukämischen Erkrankungen. Zeitschr. f. klin. Med. Bd. 80, H. 1 u. 2. — Hynek: Über leukanämische Blutveränderungen. Klin.-therap. Wochenschr. 1907. — Jackson: Splenic anemia. Boston med. a. surg. Journ. Vol. 142, Nr. 17. — Jawein: Ein eigentümlicher Fall von Anaemia splenica pseudoleucaemica. Berl. klin. Wochenschr. 1897. — Keuper: Über die Diagnose der aleukämischen Myelose. Dtsch. Arch. f. klin. Med. Bd. 130. — King: Interessing case of splenic anemia. Med. news. Nr. 12, 1901. — F. Kraus: Demonstration einer aleukämischen Myelose. Berl. med. Ges. Berl. klin. Wochenschr. Nr. 31. 1913. — Marg. Levy: Über leukanämische Blutbefunde. Inaug.-Diss. Straßburg 1909 und Fol. haematol., Bd. 25, H. 2. — Marg. Levy: Über die Diagnose der aleukämischen Myelose. Fol. haematol. Bd. 25. — — L. Michaelis: Über einen der Gruppe der leukämieartigen Erkrankungen zugehörigen Fall. Zeitschr. f. klin. Med. Bd. 45. — Nauwerck und Moritz: Atypische Leukämie mit Osteosklerose. Dtsch. Arch. f. klin. Med. Bd. 84. — Naegeli: Leukämie und Pseudoleukämie. 1913. (Nothnagels spez. Path. u. Therap. u. Lehrbuch.) — Osler: Splenic anemia, Dublin. Journ. of med. sciences. 1900. — Rychelik: Über atypische Leukämien. Casopis lekaruv ceskych. Nr. 79. 1907. — Stein: Zur Kenntnis der Aleukämien und zur Therapie leukämischer Erkrankungen. Med. Klinik. Nr. 9—11, 1915. — Szilard: Über die aleukämische Myelose. Dtsch. Arch. f. klin. Med. Bd. 144. — Weber: A case of leucanemia with hyperplasia of the spleen. Lancet. 28. Mai 1904. — Weil et Clerc: De la splénomegalie chronique avec anémie et myelémie. Journ. de physiol. et de pathol. gén. Tome 8.

3. Zusammenfassende Darstellung der Symptomatologie der Erkrankungen des Ohres, der Nase, der anderen oberen Luftwege, der Augen, des Nervensystems und des Genitalapparates bei der lymphatischen und myeloischen chronischen Leukämie.

Die Symptome von seiten einiger Organe zeigen bei der chronischen Leukämie ein so eigenartiges Bild und sind auch bei beiden Formen, der lymphatischen wie der myeloiden so übereinstimmend, daß sie hier eine zusammenfassende Darstellung erfahren sollen, zumal es, besonders bei einigen Fällen der älteren Literatur, gar nicht mehr möglich ist, zu entscheiden, um welche Form der Leukämie es sich gehandelt hat. Sie können gelegentlich zum Teil auch bei den aleukämischen Formen vorkommen. Alle hier zu besprechenden Symptomenbilder sind, wie hervorgehoben werden muß, seltenere Begleiterscheinungen der Leukämie, die in sehr vielen Fällen vollständig fehlen können.

Die anatomischen Veränderungen, welche die Leukämie in den verschiedenen Organen setzt, sind im wesentlichen leukämische Neubildungen und Blutungen. Von der Größe und dem jeweiligen Sitz derselben werden die Symptome abhängig sein, welche sie veranlassen. Wie alle Neubildungen oder tumorartigen Produkte veranlassen sie zunächst Reizerscheinungen und dann bei zunehmender Größe Funktionslähmung, sei es, daß der Druck als solcher zum allmählichen Untergang der komprimierten Gewebe führt, oder daß er eine direkte Kontinuitätstrennung zustande bringt. Größere Neubildungen kommen bei der Lymphadenose entschieden häufiger vor.

a) Erkrankungen des Gehörorgans.

Im allgemeinen werden Funktionsstörungen um so leichter zustande kommen, auch bei relativ geringfügiger Intensität der Blutungen und der leukämischen Neubildungen, je kleiner das betreffende Organ ist und je enger funktionell wichtige Apparate beisammen liegen. Auf Grund dieser Überlegung ist es einleuchtend, daß gerade im Ohr, und zwar speziell im inneren Ohr, bereits schwere Störungen eintreten müssen, wenn sich daselbst leukämische Krankheitsprodukte etablieren, die an anderen Stellen kaum einen nennenswerten Einfluß ausüben würden.

Auf Symptome von seiten des Ohres bei der Leukämie ist man schon recht frühzeitig aufmerksam geworden. Nach Urbantschitsch hat schon Bart im Jahre 1839 derartiges gesehen. Vidal konstatierte in 32 Fällen von Leukämie dreimal Taubheit (1856). Blake, Mulder, Becquerel, Huß, Bamberger, Simon, Obet, Isambert, Perrin, Pepper haben dann in der Folgezeit über ähnliche Beobachtungen berichtet. Vidal sowohl wie Isambert berechneten, daß bei etwa 4% der Leukämien Taubheit vorkomme. Eingehende klinische und besonders auch sehr gründliche pathologisch-anatomische Untersuchungen zur Frage der leukämischen Erkrankungen des Ohres sind von Politzer, Steinbrügge, Lannois, Gradenigo, Habermann, Wagenhäuser und anderen, besonders aber von Schwabach, Blau und G. Alexander publiziert worden. Die erste anatomische Untersuchung rührt von Politzer her. In vielen der mitgeteilten Fälle ist es nicht mehr mit Sicherheit zu sagen, um welche Form der Leukämie es sich gehandelt hat. G. Alexander, der wohl die meisten und gründlichsten Untersuchungen auf diesem Gebiete angestellt hat, hat das Verhalten des Gehörorgans bei den verschiedenen Formen der Leukämie besonders besprochen, kommt aber zu dem Resultat, daß sowohl bei akuten wie bei chronischen, lymphatischen wie myeloiden Leukämien Veränderungen des Ohres vorkommen und daß wesentliche Unterschiede weder in der Symptomatologie noch in der pathologischen Anatomie bei den verschiedenen Leukämieformen festzustellen sind.

Offenbar sind Erkrankungen des Ohres bei Leukämie recht häufig, wenn sie auch nicht so oft angetroffen werden wie die des Auges. Während Isambert, wie schon oben erwähnt, nur 4%, Gradenigo 10%, Schwabach dagegen schon 35,7% angeben, macht mit Recht sowohl dieser Autor wie Alexander darauf aufmerksam, daß man zu noch höheren Zahlen kommen würde, wenn wirklich bei allen Leukämien auf das Ohr geachtet würde. Fand doch Schwabach bei einigen akuten Leukämien post mortem histologische Veränderungen im Ohr, ohne daß während des Lebens Symptome bestanden hätten. Nach den vorliegenden Statistiken scheint das männliche Geschlecht häufiger an leukämischen Ohrkomplikationen zu leiden als das weibliche. Daß vorausgegangene Ohrerkrankungen zu einer leukämischen Affektion prädestinieren, wurde von Gradenigo behauptet, von Schwabach bestritten, und auch Alexander scheint nicht zu dieser Auffassung zu neigen.

In den meisten Fällen scheinen die Ohren bei der Leukämie erst auf der Höhe der Krankheit, oft erst kurz vor dem Tode geschädigt zu werden, doch liegen auch Beobachtungen vor, in denen schon im Anfangsstadium charakteristische Störungen auftraten, ja sogar als Frühsymptom und erste Manifestation der Leukämie hat man Ohraffektionen kennen gelernt. Einen solchen Fall beschreibt Lindt. Der Patient, ein 35jähriger Mann, wollte immer gesund gewesen sein und bekam am 4. August 1905, wie er glaubte, nach Genuß einer starken Zigarre, Magenstörungen, Erbrechen und Schwindel, am 5. August wieder solche Störungen und in der Nacht vom 6. zum 7. August plötzliches

Ohrensausen und Schwindel und dann vollständige Ertaubung. Am gleichen Tage wurde eine Leukämie festgestellt.

Schwindel, Ohrensausen und Taubheit ist die in fast allen Fällen konstatierte Symptomentrias, also das typische Bild des Menière. Am häufigsten setzen diese Erscheinungen plötzlich ein, können sich aber auch im Laufe einiger Tage unter ständiger Steigerung entwickeln. Bei akutem Einsetzen der Symptome wird man immer an eine Blutung denken müssen. Bisweilen tritt eine Besserung ein, gewöhnlich aber sind die Störungen irreparabel. Auffälligerweise erkranken oft beide Ohren gleichzeitig, seltener nacheinander. Blau hat einen sehr interessanten Fall mitgeteilt, in welchem wiederholte derartige Attacken auftraten. Ein 36jähriger Kaufmann mit myeloider Leukämie bekam erst leichten Schwindel, der nach einigen Tagen außerordentlich heftig wurde, während gleichzeitig Übelkeit, Erbrechen und Schwerhörigkeit beiderseits auftrat. Nach 6 Tagen war der Schwindel verschwunden und auch die übrigen Erscheinungen ließen allmählich nach. Einige Wochen später gelegentlich einer Spazierfahrt auf holperigem Wege trat wiederum eine Verschlimmerung bis zu fast vollständiger Taubheit ein. Wiederum besserte sich wenigstens der Zustand des einen Ohres, aber nach etwa zwei Monaten trat eine dritte Attacke ein. Auch von diesem letzten beobachteten Anfall erholte sich der Patient bis zu einem gewissen Grade. Die otologische Untersuchung ergibt in allen diesen Fällen die bekannten Symptome der Labyrinthaffektion. Ziemlich häufig wird auch bei Leukämie, sei es im Verein mit labyrinthären Symptomen, sei es isoliert, eine akute eiterige Mittelohraffektion beobachtet, was zum Teil mit der gesteigerten Disposition der Leukämischen für Infektionen überhaupt, zum Teil aber mit echten leukämischen Affektionen des Mittelohres in Zusammenhang stehen wird. In manchen Fällen beweisen wohl die Symptome — Schwerhörigkeit und Ohrensausen, aber kein Schwindel — wie die mikroskopische Untersuchung post mortem, daß lediglich eine Affektion des Mittelohres vorliegt. Hierher gehört die Beobachtung Gradenigos, in welcher sich das Labyrinth als intakt erwies. Doch kann trotz fehlender Menièresymptome intra vitam sich bei der Sektion eine Labyrinthaffektion finden. Man muß in solchen Fällen annehmen, daß die Entwicklung des Krankheitsprozesses eine so langsame war, daß sich der Organismus allmählich durch kompensatorische Vorgänge den veränderten Verhältnissen anpassen lernte.

Die Prognose der leukämischen Ohrerkrankungen ist im allgemeinen eine schlechte, wenn auch vorübergehende Besserungen, wie besonders der eben zitierte Blausche Fall und eine eigene Beobachtung zeigt, vorkommen können.

Für therapeutische Eingriffe wird man natürlich stets spezialistische Hilfe requirieren. Darüber, ob man mit Hilfe der Röntgenstrahlen und des Thorium X nicht in manchen dieser Fälle eine günstige Beeinflussung der Symptome erreichen kann, fehlt es noch an Erfahrung. Ich sah in dem oben erwähnten Fall die Besserung eines leichten Menière bei einer myeloiden Leukämie unter Röntgenbehandlung eintreten und glaube, daß die Strahlenbehandlung auch in anderen Fällen günstige Wirkung haben muß. Die Behandlung kann sonst nur eine rein symptomatische sein.

Die histologischen Befunde, welche man bei den leukämischen Ohrenerkrankungen erhoben hat, sind Blutungen und leukämische Infiltrate in den verschiedensten Abschnitten des Gehörorgans. Am häufigsten scheint der Gehörapparat in allen seinen Abschnitten, wenn auch in verschiedener Intensität, befallen zu sein. Am seltensten sind leukämische Infiltrate in der Haut des äußeren Gehörganges. Am Trommelfell, sowie an der Schleimhaut der Paukenhöhle und im Labyrinth sind Blutungen und Infiltrate gleich häufig. Auch die Gehörknöchelchen sind Sitz pathologischer Veränderungen. Endlich können auch die nervösen Apparate Veränderungen aufweisen. Sehr interessant ist, daß die Nerven ganz isoliert von leukämischen Prozessen, Blutungen wie Infiltrationen, befallen sein können.

Literatur.

Alexander: Zeitschr. f. Heilk. Bd. 27. — Alt und Pineles: Wien. klin. Wochenschr. 1896. Nr. 38. — Blau: Zeitschr. f. klin. Med. Bd. 10. — Finlayson: Brit. med. journ. Dez. 1898. — Friedländer: Virchows Arch. f. pathol. Anat. u. Physiol. Bd. 78. — Gellé: Soc. franç. d'otol. et laryngol. Tome 1. p. 46. — Gottstein: Zeitschr. f. Ohrenheilk. Bd. 9. — Gradenigo: Arch. f. Ohrenheilk. Bd. 28. — Isambert: Artikel Leucocythémie du dictionnaire Déchambre. — Kock: Ztschr. f. Ohrenheilk. Bd. 50. — Kümmell: Dtsch. otol. Ges. 1896. S. 98. — Lindt: Korresp.-Blatt f. Schweiz. Ärzte. 1907. Nr. 21. — Mishima: Ref. Internat. Zentralbl. f. Ohrenheilk. Bd. 10. S. 405. — Pepper: Philadelphia med. and surg. rep. Febr. 1893. — Perrin: Gaz. des hôp. civ. et milit. 1870. — Politzer: Zeitschr. f. Ohrenheilk. Bd. 34 u. Arch. f. Ohren-, Nasen- u. Kehlkopfheilk. Bd. 22. — Rydberg: Hygiea 1916. — Schwabach: Zeitschr. f. Ohrenheilk. Bd. 31. — Steinbrügge: Zeitschr. f. Ohrenheilk. Bd. 16. — Tadokomo: Ref. Internat. Zentralbl. f. Ohrenheilk. Bd. 9. S. 556. — Urbantschitsch: Ref. Internat. Zentralbl. f. Ohrenheilk. Bd. 10. S. 546. — Vidal: Gaz. hebdom. 1856. — Wagenhäuser: Arch. f. Ohren-, Nasen- u. Kehlkopfheilk. Bd. 34.

b) Veränderungen von seiten der Nase.

Das häufigste Symptom von seiten der Nase, welches angetroffen wird, sind Blutungen. Dieselben pflegen im allgemeinen sehr heftig und sehr hartnäckig zu sein und es wird von vielen Fällen berichtet, in denen es große Mühe machte, die Blutungen zu stillen. Wie Baumgarten angibt, blutet häufig die gesamte Oberfläche der Schleimhaut, wodurch es begreiflich ist, daß die Blutstillung oft so große Schwierigkeiten macht. Als Kuriosum mag angeführt werden, daß nach der Ansicht der älteren Medizin bei Leukämie wie bei Milzleiden überhaupt, Blutungen nur aus dem linken Nasenloch vorkommen sollen. Ganz ernsthaft hebt demgegenüber Mosler in seiner Monographie über die Leukämie hervor, daß nach seinen Beobachtungen das Blut aus beiden Nasenlöchern zugleich, ja sogar aus dem rechten, herauskommen kann und zitiert noch Virchow, der gleichfalls in einem Falle von Leukämie ganz besonders hervorhebt, daß er Nasenbluten auf beiden Nasenlöchern deutlich festgestellt hätte. Dieser Fall Virchows ist auch deswegen von Interesse, weil hier der Tod an nicht zu stillendem Nasenbluten erfolgt ist.

Über die Therapie der leukämischen Nasenblutungen ist natürlich nichts Besonderes zu sagen, da die Behandlung nach den modernen Prinzipien der Blutstillung erfolgen muß. Zu neueren, schon wiederholt gut bewährten Mitteln gehört auch die Behandlung mit intravenösen Injektionen artfremden oder arteigenen Blutserums, sowie die lokale Applikation von Koagulen. Es ist interessant, daß Mosler bereits in einem Falle von Leukämie, in dem wiederholte heftige Nasenblutungen zu einer schweren Anämie geführt hatten, sich zu einer Bluttransfusion entschloß, und daß sich nach derselben die Blutungen nicht mehr wiederholten.

Echte leukämische Neubildungen in der Nasenschleimhaut sind bisher noch Raritäten, was vielleicht nur daran liegt, daß dieselben keine Symptome machen und denselben weder intra vitam, noch bei der Sektion der Nasenschleimhaut besondere Beachtung geschenkt zu werden pflegt.

In einem Falle von lymphatischer Leukämie hat Suchannek die Nasenschleimhaut makroskopisch und mikroskopisch untersucht. Sie war verdickt und zeigte nicht die normale Farbe. In der Regio respiratoria sah sie statt rosa hellgelbbräunlich, in der Regio olfactoria statt hellgelb dunkelbraun aus. Sie zeigte zahlreiche deutlich prominierende Knötchen. Mikroskopisch war die ganze Schleimhaut durchsetzt, teils von zirkumskripten Lymphomen, teils von diffusen Anhäufungen lymphozytärer Elemente, welche zwar das Epithel intakt gelassen, aber die Drüsen fast ganz zerstört hatten. Ferner beschreibt Menzel in einem Fall von lymphatischer Leukämie neben Larynxveränderungen auch bemerkenswerte Erscheinungen von seiten der Nasenschleimhaut in beiden Keilbeinhöhlen. Die Nasenschleimhaut erwies sich bei der mikroskopischen Untersuchung zum großen Teil als von Lymphozyteninfiltraten durchsetzt, und auch die Schleimhaut der Uvula und der hinteren Pharynxwand wiesen die gleichen Veränderungen auf. Am eigenartigsten aber war der Befund in beiden Keilbeinhöhlen. Hier zeigte die Schleimhaut zahlreiche stecknadelkopf- bis linsengroße Höcker und war etwa um das Vierfache verdickt. Auf diesen, etwa in der Zahl von 50—60 vorhandenen Schleimhauthöckern, zeigten sich zahlreiche Hämorrhagien.

Literatur.

Baumgarten: Die Epistaxis und ihre Behandlung. Wien 1886. — Mayer: Über histologische Veränderungen der Nasenschleimhaut bei Leukämie. Montsschr. f. Ohrenheilk. u. Laryngo-Rhinol. 42. Jahrg. H. 5. — Menzel: Beitrag zur Kenntnis der Erkrankung des Larynx und einer noch nicht beschriebenen Veränderung in der Schleimhaut der Nebenhöhlen der Nase bei Leukämie. Zeitschr. f. klin. Med. Bd. 51, H. 3 u. 4. — Mosler: Die Pathologie und Therapie der Leukämie. S. 171 u. 172. Berlin: August Hirschwald 1872. — v. Sokolowski: Nasenerkrankungen bei chronischen und Allgemeinerkrankungen. Heymanns Handb. d. Laryng. Bd. 2, 2. — Suchannek: Über einen Fall von Leukämie mit bemerkenswerten Veränderungen der Nasenschleimhaut. Jahrb. f. Ohrenheilk. Bd. 20. — Voltolini: Die Krankheiten der Nase. Breslau 1888.

c) Veränderungen von seiten des Kehlkopfs und der Trachea.

Die ersten Beobachtungen über leukämische Veränderungen im Larynx rühren von Lambl und Löschner, Virchow, Förster, Wolffhügel und Eppinger her. Lambl und Löschner (zitiert nach Barnick) sahen an der Teilungsstelle der Trachea und in den Bronchien zahlreiche erbsen- bis bohnengroße Knoten. Virchow schildert auf der Epiglottis, dem Larynx und der Trachea zahlreiche kleine, aus lymphatischen Zellen bestehende Knötchen ohne Neigung zu regressiver Metamorphose. v. Recklinghausen beschreibt bei einer lymphatischen Leukämie auf der Schleimhaut des Larynx und der Trachea in sehr großer Zahl kleine prominente Knötchen. Auf jedem wahren Stimmband war ein flaches Geschwür mit gewulsteten und leicht geröteten Rändern. Auch an der hinteren Fläche des Kehldeckels saßen bis erbsengroße leukämische Knötchen. In der Folgezeit haben ziemlich zahlreiche Autoren leukämische Neubildungen im Larynx und der Trachea beschrieben, Orth, Bisiadecki, Askanazy, Mager, Ebstein, Barnick, Suchannek, Hirschlaff, Laache und Menzel. Es wird auch verschiedentlich bei größeren Infiltraten der laryngoskopische Befund geschildert. Die Patientin Menzels zeigte Stenosenatmen und unterhalb beider Stimmbänder sah man jederseits grauweiße Wülste, die nach rückwärts zu konvergierten und in der Mittellinie der Wand zusammenstießen. Bei so ausgedehnten leukämischen Infiltraten entstehen natürlich durch die Behinderung der Atmung sehr starke subjektive Beschwerden, die in den Beobachtungen von Mager und Ebstein zur Tracheotomie Veranlassung gaben. In dem Falle Ebsteins aus der Stoerkschen Klinik erreichte die leukämische Infiltration einen so hohen Grad, daß selbst bei der Sektion die Stimmbänder kaum als solche zu erkennen waren. In dem von Mager mitgeteilten Falle konstatierte v. Schrötter laryngoskopisch vollkommene Unbeweglichkeit der rechten Larynxhälfte und starke Schwellung der gesamten Schleimhaut. Aus dem hinteren Teil des rechten Sinus Morgagni ragte tumorartig eine geschwollene Schleimhautpartie hervor. Zwei Tage später fand man auch höckerige Schwellungen am rechten Aryknorpel. Warthin beobachtete bei einer Leukämie ein zum Tode führendes Glottisödem, als dessen Ursache bei der Obduktion eine leukämische Infiltration des Kehlkopfes gefunden wurde, die so stark war, daß sie zu einer Stenose geführt hatte.

Geringfügige leukämische Neubildungen dürften keine nennenswerten Symptome machen. Bei größerer Ausdehnung aber wird sich bald Heiserkeit und Erschwerung der Atmung infolge von Stenosierungen einstellen müssen, so daß die Tracheotomie in Frage kommt. Sokolowski erwähnt, daß auch durch Kompression seitens leukämischer Drüsen Rekurrenslähmungen zustande kommen können.

Es sei hervorgehoben, daß leukämische Neubildungen des Larynx keineswegs nur dort mit besonderer Vorliebe vorkommen, wo auch von seiten der Mund- und Rachenhöhle starke leukämische Veränderungen vorhanden sind. Das gleiche gilt übrigens auch für die Nase.

Therapeutisch kommen im allgemeinen neben der Behandlung der Leukämie als solcher lokale Maßnahmen kaum in Frage, abgesehen von der Tracheotomie, auf deren Indikation schon hingewiesen wurde. Höchstens könnten geschwürige Prozesse zur Anwendung von Lokalanästhesie Veranlassung geben und man könnte in geeigneten Fällen versuchen, starke, zu besonderen Störungen führende Schleimhautinfiltrate lokal mit Röntgenstrahlen, Radium oder Mesothorium zu beeinflussen.

Literatur.

Askanazy: Über akute Leukämie und ihre Beziehung zu geschwürigen Prozessen im Verdauungskanal. Virchows Arch. f. pathol. Anat. u. Physiol. Bd. 137. — Barnick: Veränderungen im Kehlkopf und in der Trachea bei Leukämie. Münch. med. Wochenschr. Nr. 19 u. 20. 1898. — Beale: A case of lymphoma affecting the larynx eyelid and the cerebral membranes. Lancet. (Zit. nach Sokolowski.) — Bisiadecki: Wien. med. Jahrb. S. 233. 1876. — Booß: Leukämische Veränderungen der Pharynxschleimhaut. Ref. Fol. haematol. Bd. 18. S. 216. — Ebstein: Larynxstenose durch leukämische Infiltration. Wien. klin. Wochenschr. Nr. 22. 1896. — Ender: Veränderungen der Respirationsorgane bei Leukämie. Wien. med. Wochenschr. 1922. Nr. 19. — Eppinger: Larynx und Trachea in Klebs Handbuch der pathologischen Anatomie. II. 1880. — Förster: Würzb. med. Jahrb. III, S. 205. — Glas: Leukämische Infiltration der linken Tonsille bei myeloider Leukämie. Ref. Intern. Zentralbl. f. Ohrenheilk. Bd. 5. S. 487. — Lambl und Löschner: Aus dem Franz Joseph-Kinderspital in Prag. Bd. 1, S. 265. 1860. — Mager: Ein Fall von leukämischer Infiltration des Larynx. Wien. klin. Wochenschr. Nr. 26. 1896. — Menzel: Beitrag zur Kenntnis der Erkrankung des Larynx und einer noch nicht beschriebenen Veränderung in der Schleimhaut der Nebenhöhlen der Nase bei Leukämie. Zeitschr. f. klin. Med. Bd. 51, H. 3 u. 4. — Mosler: Über Pharyngitis und Stomatitis leucaemica. Virchows Arch. f. pathol. Anat. u. Physiol. Bd. 42. — Orth: Lehrbuch der pathologischen Anatomie. — v. Recklinghausen: Fall von Leukämie. Virchows Arch. f. pathol. Anat. u. Physiol. Bd. 30. — Safranek: Die Veränderungen der oberen Luftwege bei der Leukämie. Orvosi hetilap. Nr. 50. 1912. Ref. nach Fol. haematol. Orig. Bd. 14, H. 3. — Smetanko: Über leukämische Veränderungen der oberen Atemwege. Ref. Fol. haematol. Bd. 21. S. 720. — v. Sokolowski: Larynxerkrankungen bei chronischen und Allgemeinerkrankungen. Heymanns Handb. d. Laryngol. Bd. 1, 2. — Stieda: Larynxstenose bei einem Kinde, bedingt durch pseudoleukämische Schleimhautinfiltration. Arch. f. Laryngol. u. Rhinol. Bd. 4. — Virchow: Die krankhaften Geschwülste. II. — Warthin: Infiltration leucémique du larynx ayant entrainé la mort. Intern. clin. Vol. 4, Ser. 19. — Wolffhügel: Zur Kenntnis der leukämischen Neubildungen. Inaug.-Diss. Karlsruhe 1870.

d) Augenveränderungen bei Leukämie.

Auch bei den meisten besonders in der älteren Literatur beschriebenen leukämischen Veränderungen des Sehorgans ist es auf Grund der Beschreibung nicht möglich, mit Sicherheit zu erkennen, ob es myeloide oder lymphatische Leukämien waren. Infolgedessen ist man zur Zeit noch nicht imstande zu sagen, ob jede dieser beiden Erkrankungsformen nur für sie charakteristische Affektionen der Augen zur Folge hat. Nach dem, was wir aber über andere Lokalisationen der Leukämie wissen, ist es wahrscheinlich, daß größere Geschwulstbildungen auch hier mit Vorliebe bei der lymphatischen Form vorkommen werden.

Sowohl die Haut und die Schleimhaut der Augenlider, das retrobulbäre Gewebe der Orbita, der Bulbus selbst und endlich der Sehnerv kann Sitz leukämischer Prozesse sein. Die beobachteten Veränderungen beruhen auf Blutungen, Infiltraten oder einer Kombination dieser Prozesse. Leukämische Augenaffektionen sind keineswegs selten und kommen auch vor, ohne daß auffällige subjektive Symptome bestehen. Leichtere funktionelle Störungen sind aber wohl sicher häufiger als bekannt ist und würden öfter gefunden werden, wenn in jedem Falle von Leukämie prinzipiell spezialistische Untersuchungen der Augen vorgenommen würden.

Infiltrate der Haut und der Schleimhaut der Augenlider, sowie des retrobulbären Gewebes kommen wohl hauptsächlich bei lymphatischer Leukämie vor, ebenso Affektionen der Tränendrüsen. Auffällig stark war das Befallensein aller vier Augenlider in dem bekannten von Leber mitgeteilten und abgebildeten Falle, wo sämtliche vier Augenlider stark geschwollen waren und außerdem infolge Entwicklung retrobulbärer Infiltrate ein doppelseitiger Exophthalmus bestand. Hier war sogar die Schwellung der Augenlider dasjenige Symptom, welches den Patienten veranlaßte, ärztliche Hilfe aufzusuchen und schließlich zur Entdeckung der Leukämie führte. Ähnliche Beobachtungen stammen von Chauvel, Kerschbaumer und Osterwalt. Im Falle Kerschbaumers führten die orbitalen Tumoren zu Doppelbildern. Sonst kommt Exophthalmus nur bei dem Chlorom vor und darf bei der eigentlichen Leukämie wohl als Rarität angesehen werden.

Was die leukämischen Veränderungen des Bulbus betrifft, so können sie alle Abschnitte desselben betreffen, sind aber am häufigsten an der Netzhaut und der Aderhaut zu finden.

Zuerst hat Liebreich auf das Vorkommen von Augenhintergrundsveränderungen bei der Leukämie aufmerksam gemacht. Von ihm stammt die Bezeichnung Retinitis leucaemica. In den meisten Fällen zeichnet sich der Augenhintergrund durch seine orangerote Färbung aus, die gelegentlich auch bis ins Schokoladenbraune gehen kann. Doch wird bisweilen eine solche Verfärbung vermißt. Vielfach sieht die Netzhaut trübe aus. Die Gefäße sind meist stark geschlängelt, strotzend mit Blut gefüllt und zeigen eine weiße Einscheidung. Man kann in ihnen mitunter das Strömen des Blutes direkt sehen (Grunert). Farbunterschiede zwischen Arterein und Venen sind gewöhnlich nicht wahrnehmbar. Weiße Flecke können durch extravaskuläre Leukozyteninfiltrate bedingt sein, besonders dann, wenn sie prominent sind. Vielfach sind sie von einem hämorrhagischen Hof umgeben. Mit Vorliebe sitzen sie an der Peripherie der Netzhaut. Doch können sie auch auf anderen Ursachen beruhen, z. B. auf Sklerose oder Verdickung der Nervenfasern. Bisweilen wird Stauungspapille beobachtet. Die Netzhaut kann, wie anatomische Untersuchungen gezeigt haben, ebenso wie die Aderhaut nicht nur Sitz zirkumskripter Herde, sondern auch von Leukozyten diffus infiltriert sein. Auch in der Sklera und im Ziliarkörper findet man Infiltrate. Am häufigsten sind sicher Augenhintergrundsblutungen, die besonders dann, wenn sie in der Gegend der Macula lutea sitzen, zu schwereren Sehstörungen, ja zu völliger Erblindung führen können. Auch in den Glaskörper hinein können Blutungen stattfinden. So beschrieb Saemisch eine durch massenhafte Blutungen hervorgerufene Zerstörung des Glaskörpers und einer isolierten Netzhautpartie mit anschließender

Atrophie der nervösen Elemente. Schmidt-Rimpler sah starke Herabsetzung der Sehschärfe durch ausgedehnte flottierende Glaskörperblutungen. Im Sehnerven selbst können Infiltrate und Blutungen sich auch etablieren. Sowohl Stauungspapille wie Atrophie des N. opticus ist beobachtet worden. (Abbildungen von Retinitis leucaemica siehe in Graefe-Saemisch: Handbuch der gesamten Augenheilkunde, 2. Aufl., Bd. 11, S. 302, Tafel VII, Abb. 14, ferner in Liebreichs ophthalmoskopischem Atlas.)

Literatur.

Axenfeld: Zur Lymphombildung in der Orbita. Arch. f. vergl. Ophthalmol. Bd. 37, Abt. 4. — Bäck: Über leukämische Augenveränderungen. Zeitschr. f. Augenheilk. 1899. — Becker: Über Retinitis leucaemica. Arch. f. Augen- u. Ohrenheilk. 1869. — Berl: Pseudoleukämische Erkrankung der Bindehaut und des orbitalen Gewebes. Deutschmanns Beitr. z. prakt. Augenheilk. H. 37. — Boerma: Über einen Fall von symmetrischen Lymphomen der Orbita. Arch. f. vergl. Ophthalmol. Bd. 40, Abt. 4. — Bondi: Die klinischen und anatomischen Augenhintergrundsveränderungen eines Falles von Leucaemia lienalis. Prag. med. Wochenschr. Nr. 26. 1901. — Bronner: Case of lymphoma of eylids etc. 8. intern. Ophthalmol.-Kongr. Edinburgh 1894. — Carlotti: Les déterminations neuro-rétiniennes de la leucémie myeloide. Thèse de Paris. 1909. — Casolino: Un cas de leucémie myeloide avec une manifestation oculaire particulière. Policlinico. 1913. — Coover: Leucaemic retinitis. Ophthalmol. rec. 1905. — Deutschmann: Beitrag zur pathologischen Anatomie der Netzhauterkrankung bei Leukämie. Klin. Monatsbl. f. Augenheilk. 1878. — Deutschmann: Über Veränderungen des Auges bei Leukämie. Beitr. z. Augenheilk. H. 4. 1892. — Duclos: Hémorrhagie rétinienne au cours de la leucémie. Ann. d'ocul. 1897. — Dunn: Leukemia with rare lymphoid growths of orbits and parotids glands. Transact. of the college of physicians of Philadelphia. 1893. — Dutoit: Arch. f. Augenheilk. Bd. 48. — Eleinskaja: Die anatomischen Veränderungen der Membranae uveae des Auges bei Leukämie. Russky Wratsch. Nr. 38. 1912. — Elschnig: Augenspiegelbefund bei akuter Leukämie. Wien. med. Wochenschr. 1899. — Feilchenfeld: Über leukämische Pseudotumoren der Retina. Arch. f. Augenheilk. 1900. — Finlayson: The diagnosis during life of retinal and labyrinthic haemorrhage in a case of splenic leukemia. Brit. med. Journ. 30. Dez. 1898. — Fraenkel: Augenhintergrund bei myelogener Leukämie. Münch. med. Wochenschr. 1898. — Friedländer: Ein Fall von multiplen leukämischen Neubildungen des Gehirns und der Retina mit den klinischen Erscheinungen eines Hirntumors. Virchows Arch. f. pathol. Anat. u. Physiol. Bd. 78. — Gallasch: Ein seltener Befund bei Leukämie im Kindesalter. Jahrb. f. Kinderheilk. Bd. 7, S. 82. 1874. — Gayet: Sur les tumeurs symmétriques des deux orbites et leur caractères symptomatiques. Arch. d'ophthalmol. 1886. — Goldzieher: Das Lymphom der Konjunktiva. Wien. med. Wochenschr. 1893. — Groenow: Leukämie. Graefe-Sämisch, Handb. d. Augenheilk. 2. Aufl. 1904. — Grunert: Sichtbare Blutströmung in den Netzhautvenen bei Leukämie. Zentralbl. f. Augenheilk. 1901. — Guaita: Due casi di linfoma diffuso della congiuntiva. Ann. di ottalmol. Vol. 19. — Guillomenet: Cataract et leucémie. Soc. d'ophthalmol. de Paris. 7. Juni 1914. — Hirschberg: Leukämische Netzhautentzündung. Zentralbl. f. prakt. Augenheilk. 1897. — Hochheim: Ein Beitrag zur Kenntnis der symmetrischen Lid- und Orbitaltumoren. Arch. f. vergl. Ophthalmol. Bd. 51. — Kamble: Über Stauungspapille bei Leukämie und Gelbfärbung des Augenhintergrundes durch die Lymphome der Chorioidea. Klin. Monatsbl. f. Augenheilk. Bd. 52. — Kerschbaumer: Ein Beitrag zur Kenntnis der leukämischen Erkrankungen des Auges. Graefes Arch. f. Ophthalmol. 1895. — Kvypanagi: Über die Leukozyteninfiltration in der Chorioidea bei Leukämie. Klin. Monatsbl. f. Augenheilk. Juli-August 1914. — Kramsztyk: Zur Kenntnis der sog. Retinitis leucaemica. Zit. nach Nagels Jahrb. f. d. Ophthalmol. S. 226. 1878. — Kümmell: Über leukämische Augenveränderungen. v. Graefes Arch. f. Ophth. Bd. 95. — Leber: Retinitis leucaemica. Klin. Monatsbl. f. Augenheilk. Bd. 7. 1869. — Leber: Über einen Fall von Leukämie mit großen leukämischen Tumoren an allen vier Augenlidern und mit doppelseitigem Exophthalmus. Graefes Arch. f. Ophthalmol. Bd. 24. 1878. — Liebreich: Über Retinitis leucaemica und über Embolie der Art. centr. retin. Dtsch. Klinik. Bd. 13. 1861. — Liebreich: Atlas der Ophthalmoskopie. Berlin 1863. Taf. X, Fig. 3. — Lütkewitsch: Retinitis leucaemica. Ref. Klin. Monatsbl. f. Augenheilk. Bd. 2. 1906. — Maklakoff: Die Veränderungen im Auge bei Leukämie. Med. obosrenje. Nr. 5. 1900. — Meller: Die lymphomatösen Geschwulstbildungen in der Orbita und im Auge. Graefes Arch. f. Ophthalmol. 1905. — Michel: Über die anatomischen Ursachen von Veränderungen des Augenhintergrundes bei einigen Allgemeinerkrankungen. Dtsch. Arch. f. klin. Med. 1878. — Murakami: Ein Beitrag zu den Netzhautgefäßveränderungen bei Leukämie. Klin. Monatsbl.

f. Augenheilk. Bd. 39. 1901. — Oeller: Beitrag zur pathologischen Untersuchung des Auges bei Leukämie. Graefes Arch. f. Ophthalmol. Bd. 24. 1878. — Orlandini: Sulla alterazione oculari nelle anemie gravi, nelle leucemie e forne associate (leucaemia). Riv. venet. de sc. med. 15. 6. 1908. — Orlow: Zur pathologischen Anatomie der Retinitis leucaemica. Obosrenje. Nr. 3. 1903. — Ortner: Leukämie und Pseudoleukämie. Wien. klin. Wochenschr. 1890. — Osterwalt: Ein neuer Fall von Leukämie mit doppelseitigem Exophthalmus etc. Arch. f. vergl. Ophthalmol. Bd. 27. — Perrin: Rétinite leucocythémique diagnostiquée pendant la vie. Gaz. des hôp. Nr. 48. 1870. — Perrin: Note sur un cas de rétinite leucémique. Gaz. des hôp. Nr. 53. 1874. — Poncet: Rétinite leucémique. Gaz. méd. de Paris. 1874. — Puccioni: Contributo clinico ed anatomo-patologico allo studio delle alterazioni leucemiche dell'occhio. Ann. di ottalmol. Vol. 27, p. 519. 1898. — Reuß: Retinitis leucaemica. Österr. Zeitschr. f. prakt. Heilk. 1870. — Reymond: Linfomi voluminosi delle due orbite ed al davanti delle due orecchie etc. Ann. di ottalmol. Vol. 12. — Rochon-Duvignaud und Carlotti: Retinitis leucaemica. Sitzungsber. d. Soc. franç. d'ophthalmol. Paris, 6.—9. Mai. Ref. Klin. Monatsbl. f. Augenheilk. Bd. 1, S. 561. 1907. — Roth: Ein Fall von Retinitis leucaemica. Virchows Arch. f. pathol. Anat. u. Physiol. Bd. 49, S. 441. 1870. — Rückel: Über das Lymphom der Lider und der Orbita. Samml. zwangl. Abhandl. a. d. Geb. d. Augenheilk. von Vossius, Bd. 6, H. 4. — Saemisch: Retinitis leucaemica. Klin. Monatsbl. f. Augenheilk. Bd. 7, S. 305. 1869. — Schmidt-Rimpler: Die Erkrankungen des Auges im Zusammenhang mit anderen Krankheiten. S. 389. 1898. — Scholtz: Über Retinitis leucaemica. Ungar. Beitr. z. Augenheilk. Bd. 2, S. 161. 1900. — Schultz-Zehden: Die Augenhintergrundsveränderungen bei Leukämie und ihre diagnostische Verwertbarkeit. Med. Klinik. Nr. 23. 1907. — Simon: Zur Lehre von der Leukämie. Zentralbl. d. med. Wissensch. S. 835. 1868. — Sorger: Ein Fall von spontanen Blutungen aus Iris und Corpus ciliare in die Vorderkammer auf Grund lienaler Leukämie. Münch. med. Wochenschr. Nr. 33. 1898. — Sporleder: Über einen Fall von symmetrischen Lymphomen der Orbita. Inaug.-Diss. Leipzig 1897. — Steuber: Ein klinischer Beitrag zur Lehre von der Leukämie. Inaug.-Diss. Berlin 1889. — Sticker: Beitrag zur Pathologie und Therapie der Leukämie. Zeitschr. f. klin. Med. Bd. 14, S. 80. 1888. — Stock: Über Augenveränderungen bei Leukämie und Pseudoleukämie. Klin. Monatsbl. f. Augenheilk. 1906. — Tillaux: Rétinite leucémique. Gaz. des hôp. p. 419. 1878. — Verderame: Über Augenveränderungen bei der akuten und der chronischen Leukämie. Virchows Arch. f. pathol. Anat. u. Physiol. Bd. 200. — Virchow: Vorlesungen über Pathologie. Bd. 2, 21. Vorlesung. — Westphal: Beitrag zur Kenntnis der Pseudoleukämie. Dtsch. Arch. f. klin. Med. Bd. 51.

e) Erkrankungen des Nervensystems.

Erkrankungen des Nervensystems bei der Leukämie sind ziemlich selten und nur eine relativ spärliche Kasuistik ist in der Literatur niedergelegt. In Wahrheit sind sie wahrscheinlich häufiger als bekannt ist, und unsere diesbezüglichen Kenntnisse wären vollständiger, wenn man sich der Mühe unterziehen würde, in allen zur Sektion kommenden Fällen das Nervensystem mikroskopisch zu untersuchen. Geht doch aus einigen mitgeteilten Beobachtungen hervor, daß anatomische Veränderungen vorliegen können, ohne daß im Leben irgendwelche auf das Nervensystem hinweisende Symptome zu beobachten gewesen wären.

Alle Teile des Nervensystems können Sitz leukämischer Veränderungen sein und sowohl in den peripheren Nerven wie im Rückenmark, der Medulla oblongata und dem Gehirn hat man Veränderungen gefunden. Sie können sowohl in der grauen wie in der weißen Substanz ihren Sitz haben und auch in den Meningen lokalisiert sein. Askanazy beschrieb auch in den Plexus chorioidei leukämische Infiltrate.

Am häufigsten wohl, entsprechend der bei fast jeder Leukämie im letzten Stadium in mehr oder weniger hohem Grade vorhandenen hämorrhagischen Diathese, finden wir Alterationen, deren Sitz die Blutgefäße sind, sei es, daß es sich um Blutungen oder um thrombotische Vorgänge handelt, welch letztere wohl zum größeren Teil mit der abnormen Blutbeschaffenheit zusammenhängen. Die Blutungen können bald multipel auftreten und sind dann gewöhnlich von geringerer Intensität und machen keine hervorstechenden klinischen Symptome, bald sind sie nur an einer Stelle in Form einer schweren Hämorrhagie mit je nach dem Sitze wechselnder Symptomatologie vorhanden. Ihr Hauptsitz ist das Gehirn, doch sind sie auch an den peripheren Nerven, hier allerdings gewöhnlich mit anderen Veränderungen kombiniert, beobachtet worden.

Gerade die Multiplizität der Hirnblutungen scheint bei Leukämie typisch zu sein. Sie war schon in einem der ersten von Virchow mitgeteilten Fälle im höchsten Maße auffällig, so daß Virchow schreibt: „Nachdem die Schädelhöhle eröffnet war, fanden sich alle Teile des Gehirns und seiner Häute von Blut strotzend und schon oberflächlich markierten sich eine Reihe größerer Extravasatherde in der Substanz des Gehirns. Niemals erinnere ich mich, so viele und verhältnismäßig so große Hämorrhagien im Gehirn gesehen zu haben: sowohl an der konvexen Oberfläche, als an der Hirnbasis, im kleinen Gehirn und dem Pons lagen umfangreiche Blutgerinnsel in offenbar frisch gerissenen Substanzlücken."

Auch echte leukämische Infiltrationen sind sowohl im peripheren wie Zentralnervensystem in einer Reihe von Fällen beschrieben worden. Sie schädigen natürlich sekundär die Nervenfasern und die Ganglienzellen. Solche leukämischen Herde hat man auch in den Meningen gefunden. Ein Unikum stellt wohl der noch später zu besprechende Fall von Eichhorst dar, in welchem eine 3 cm lange leukämische Geschwulstmasse zwischen Wirbelkörpern und Dura vorhanden war und zum Symptomenkomplex einer Kompressionsmyelitis geführt hatte.

Eine andere Form der leukämischen Erkrankung des Nervensystems sind die in einigen Fällen gefundenen parenchymatösen Degenerationen im Rückenmark, die beim multiplen Auftreten in geringem Umfang symptomlos verlaufen, aber dann, wenn sie einen größeren Umfang erreichen und an besonders wichtigen Stellen lokalisiert sind, wie etwa der Medulla oblongata, zu sehr deletären Folgezuständen führen können. Diese Veränderungen bestanden zum Teil (Minnich) lediglich in ödematösen Schwellungen der Markscheiden, in anderen Fällen dagegen (Kast, Nonne) in echten parenchymatösen Degenerationen.

Natürlich können alle die eben beschriebenen Veränderungen auch gleichzeitig kombiniert vorhanden sein und Grundlage nervöser Symptomenkomplexe werden.

Am peripheren Nervensystem können auch durch den Druck besonders ungünstig gelegener Drüsenpakete leichtere und schwerere Symptome von Parästhesien und Neuralgien bis zu schwersten Neuritiden veranlaßt werden. Solche Vorkommnisse werden häufiger bei der lymphatischen Leukämie zur Beobachtung kommen, bei der ja die Drüsenpakete weit größere Dimensionen erreichen, sind aber auch hier wohl recht selten, häufiger dagegen bei Lymphosarkomatosen mit ihrer größeren Wachstumsenergie und Malignität zu erwarten.

Endlich ist zu erwähnen, daß, wie bei allen kachektischen und anämischen Affektionen auch bei der Leukämie mehr vage und unbestimmte nervöse Beschwerden wie Kopfschmerzen, Schwindel, Neuralgien, Parästhesien vorkommen, die wohl keine anatomische Grundlage haben, sondern auf toxische Wirkungen der Krankheitsprodukte zurückzuführen sind. Man findet über diese nervösen Allgemeinsymptome in zahlreichen publizierten Fällen kurze Angaben. Bemerkenswert ist eine Beobachtung Moslers, der bei einer Leukämie feststellen konnte, daß die vorhandenen Kopfschmerzen mit dem Wachsen der Drüsentumoren am Halse erheblich an Intensität zunahmen. Er zitiert ferner einen Fall von Mulder, in welchem Gehirnsymptome, zu denen er auch die jetzt anders erklärte leukämische Taubheit rechnet, auf den Druck leukämischer

Drüsentumoren auf die Halsvenen zurückzuführen waren, da die Schwellung der Gesichtshaut und ihre bläulich rote Verfärbung für einen gehinderten Rückfluß des Venenblutes sprachen. Nach Moslers Ansicht sind die nervösen Allgemeinsymptome, als welche er außer Kopfschmerz, Schwindel, Eingenommenheit des Kopfes Hypochondrie, Melancholie und schwerere Geistesstörungen anführt, manchmal nur Folgeerscheinungen der begleitenden Anämie, doch spielen auch, worin man ihm wohl beistimmen muß, die erheblichen Widerstände, welche vermöge der großen Klebrigkeit der stark vermehrten Leukozyten die Blutströmung besonders in den Kapillaren erfährt, dabei eine große Rolle.

Eine hartnäckige Ischias, welche bei einer Frau mit lymphatischer Leukämie jahrelang bestand, über die v. Niemeyer berichtet, war durch den Druck vergrößerter retroperitonealer Lymphdrüsen auf den Ischiadikusstamm hervorgerufen. Chvostek beschrieb eine Drucklähmung der obersten Halsganglien des Sympathikus, veranlaßt durch vergrößerte Halsdrüsen. Alt fand als anatomische Grundlage eines Menière bei Leukämie keine Veränderungen im Labyrinth und Mittelohr, aber leukämische Infiltrationen des Akustikusstammes, sowohl in seinem intramedullären Verlauf, wie an seiner Austrittsstelle aus der Medulla.

Multiple Gehirnnervenlähmung beobachtete Eisenlohr bei einer, wie es scheint. lymphatischen Leukämie eines 19jährigen Mannes. Es entwickelte sich eine vollständige beiderseitige Fazialislähmung in sämtlichen Ästen, so daß Stirnrunzeln, Schließen der Augen und Bewegungen der Wangen und Lippen aufgehoben waren und das Gesicht des Patienten den Anblick einer Totenmaske gewährte. Die Kornealreflexe fehlten. Die Bewegungen der Zunge waren sehr erschwert, das Gaumensegel wurde träge und unvollkommen bewegt, vom Gaumen und dem oberen Teil der hinteren Rachenwand waren keine Reflexe auszulösen, vom Zungengrund und den tieferen Partien des Rachens nur noch Würgbewegungen. Das Schlingen war erschwert, die Artikulation war stark beeinträchtigt, die Kaumuskeln aber funktionierten normal. Der Geschmack war ziemlich erloschen. Die Sensibilität war im Bereich der Wangenhaut, der Lippen, der unteren Augenlider, der Nasenspitze, der Zunge und des Zahnfleisches, des harten und weichen Gaumens, der seitlichen Wangen- und Rachenschleimhaut hochgradig herabgesetzt, die Nasenschleimhaut war ganz gefühllos. Im Verlaufe der Zeit traten einige dieser Störungen wieder zurück. Die mikroskopische Untersuchung ergab in diesem Falle keine Veränderungen im Zentralnervensystem selbst, dagegen hochgradige Läsionen im Bereich der affizierten Hirnnerven, besonders der Fazialisstämme im Innern des Schädels. Die Nervenstämme waren zum Teil von Blutungen durchsetzt und umgeben. Die große Ausdehnung dieser Blutungen zeigte besonders die mikroskopische Untersuchung, welche ergab, daß in den Scheiden und in der Substanz aller Hirnnerven multiple Hämorrhagien und massenhafte Infiltration mit lymphoiden Elementen bestanden. Außerdem waren die Nerven selbst degeneriert.

May fand bei einem als lymphatisch-lienale Leukämie bezeichneten Falle als Ursache einer rechtsseitigen Fazialislähmung eine umschriebene, spindelförmige, leukämische Infiltration des Nerven im Canalis Fallopii mit degenerativem Zerfall der Markscheiden.

W. Müller fand bei einer lymphatisch-lienalen Leukämie während des Lebens doppelseitige vollständige Fazialislähmung, Fehlen des Kornealreflexes, erschwerte Bewegung der Zunge, träge und unvollkommene Bewegung des Gaumensegels, Aufhebung des Reflexes am Gaumen und an der hinteren Rachenwand, Artikulationsstörungen, Schlingbeschwerden, Sensibilitätsstörungen fast im ganzen Trigeminusgebiet, Verlust des Geschmacks. Die histologische Untersuchung ergab: in beiden Fazialisstämmen, im linken N. lingualis und alveolaris inferior, sowie im rechten Vagus und Akzessorius multiple Blutungen und dichte Infiltration mit lymphoiden Elementen, sowie mehr oder weniger fortgeschrittene Degeneration vieler Fasern. Die Nervenwurzeln und die Medulla oblongata waren frei von Veränderungen. Der Fall ist also ein Analogon zu der Beobachtung Eisenlohrs.

Ebenso wie an den peripheren Nerven findet man auch am Zentralnervensystem Blutungen und Zellinfiltrate als anatomische Basis bei nervöser Störung. Außerdem sind aber auch rein parenchymatöse Veränderungen gefunden worden. Ob dieselben rein toxischer Natur sind, oder auf der anämischen Komponente der Leukämie beruhen, ist mit Sicherheit noch nicht zu entscheiden. Wahrscheinlich aber sind sie rein toxischer Natur, da man ja auch zu der Annahme neigt, daß die entsprechenden Veränderungen bei der perniziösen Anämie auf der Wirkung unbekannter Gifte beruhen und den anämischen Veränderungen koordiniert sind.

Am häufigsten sind die auf der hämorrhagischen Diathese, der so häufigen Begleiterscheinung der Leukämie, beruhenden Gehirnblutungen. Die Größe derselben ist sehr verschieden; sie sind bald nur mikroskopisch festzustellen, bald gerade noch sichtbar, bald sind es große, zu dem Krankheitsbild der Apoplexie führende Blutungen. Benson fand bei einer Leukämie gegen 50 Blutherde im Gehirn, von welchen 10 ungefähr den Umfang einer Walnuß erreichten.

Auch Thrombosen scheinen bei der Leukämie vorkommen zu können, so berichtet Kretschy über einen Fall, der ohne Bewußtseinsstörung mit einer totalen linksseitigen Hemiplegie verlief. Als Ursache der verschiedenen hämorrhagischen Herde in der Hirnsubstanz fand sich eine Verstopfung der Blutgefäße mit hauptsächlich farblosen Zellen (weiße Thromben ?).

Besonders hochgradig und ausgedehnt waren die Veränderungen im Rückenmark einer myeloiden Leukämie, die Baudouin und Parturier beschrieben haben. Während des Lebens hatte sich bei dem bereits 64 Jahre alten Patienten eine fortschreitende Paraplegie der Beine entwickelt. Bei der Sektion fand man im Rückenmark im siebenten Dorsalsegment eine Erweichung, deren senkrechter Durchmesser 2 cm betrug. Fast der ganze Querschnitt des Rückenmarks war erweicht, die Gefäße, insbesondere die Kapillaren waren vollgepfropft mit Leukozyten. Hier haben wahrscheinlich nach Ansicht der Verfasser kapilläre Leukozytenembolien den Anstoß zur Entwicklung des Prozesses gegeben. Die vorhandene Arteriosklerose hat offenbar die Entstehung dieser seltenen Komplikation begünstigt.

Byrom Bramwell sah zahlreiche Blutungen in der weißen Hirnsubstanz und stellte erweiterte Gefäße fest, die mit Leukozyten prall gefüllt und verschlossen waren. Auch die adventitiellen Lymphscheiden waren mit Leukozyten vollgepfropft. Klinisch bestanden in diesem Falle Kopfschmerzen und kurz ante mortem maniakalische Zustände.

In einem von Bloch und Hirschfeld mitgeteilten Falle bei einem 8 Monate alten Kinde mit myeloischer Leukämie wurden im Halsmark zwischen drittem und viertem Segment in der grauen Substanz verschiedene Lymphozytenherde gefunden, die, von wechselnder Größe, mit Vorliebe die Vorderhörner einnahmen, bisweilen fast ein ganzes Vorderhorn durchsetzten, die Ganglienzellen umhüllten, aber niemals in die weiße Substanz hineingingen. Markscheidenfärbungen zeigten eine Faserarmut der grauen Substanz des Halsmarkes und stellenweise Markscheidenzerfall. Ob die in diesem Falle gleichzeitig gefundene starke Vermehrung der Glia und der Reichtum des ganzen Zentralnervensystems an Kernen irgend etwas mit der Leukämie zu tun hatten, ist zweifelhaft. Offenbar lag hier eine von der Leukämie unabhängige diffuse Sklerose des Zentralnervensystems vor, während die Lymphozyteninfiltrate im Halsmark wohl sicher als leukämische Produkte aufgefaßt werden müssen. Auch in den Maschenräumen der Arachnoidea fanden sich im Halsmark Lymphozytenherde. Symptome von seiten des Nervensystems hatten in diesem Fall nicht bestanden.

Rein parenchymatöse Degenerationen im Gehirn und Rückenmark sind in den Fällen von Schultze, W. Müller, Nonne und Kast beschrieben worden.

F. Schultze fand im Halsmark, wie im Dorsalmark in allen Strängen einzelne oder ganze Gruppen von Achsenzylindern erheblich gequollen und zum Teil zerfallen. Klinische Symptome hatten während des Lebens nicht bestanden. Schultze deutet diese Herde als erstes Stadium der Entartung und nimmt als Ursache dafür eine Ernährungsstörung der Achsenzylinder an, die als Folge der veränderten Blutbeschaffenheit anzusehen ist.

W. Müller fand im Rückenmark einer Leukämie eine leichte Sklerosierung in den Gollschen und zum Teil auch in den Burdachschen Strängen in Form von Ausfall von Nervenfasern und Neurogliawucherungen, in den Keilsträngen einzelne degenerierte Fasern und Lücken. Am stärksten waren diese Veränderungen im Halsmark.

Nonne fand bei einer myeloischen Leukämie in den Pyramidenvordersträngen, Seiten- und Hintersträngen unsymmetrisch verteilte parenchymatöse Herde. Die Achsenzylinder waren zum Teil geschwollen, zum Teil bereits zerfallen und an einzelnen Stellen war soviel Nervensubstanz untergegangen, daß die Glia gewuchert war. Im Halsmark bestand eine geringe Sklerosierung in den Gollschen Strängen. Im Dorsalmark war dieselbe nur im lateralen Teil derselben ausgeprägt. Ganz ähnliche Befunde zeigte ein zweiter Fall, nur fehlte die Sklerosierung im Hinterstrang.

Vielleicht lagen derartige Veränderungen auch in einem von Mosler erwähnten Falle von „lienaler" Leukämie vor, bei dem er tabische Lähmungen der unteren Extremitäten beschreibt.

Akute parenchymatöse Degeneration der Nervensubstanz, aber auf die Medulla oblongata beschränkt, hat Kast beschrieben. Klinisch bestand bei dem 50jährigen Patienten hochgradige Herabsetzung der Hörschärfe, Ohrensausen, Parese der drei rechten Fazialisäste, träge Pupillenreaktion. Die rechte Fazialislähmung ging zurück, an deren Stelle trat eine linksseitige. Die anatomische Untersuchung ergab normalen Befund an den

Hirnnerven, dem Gehirn und dem Rückenmark. Dagegen bestand in der Medulla oblongata, etwa entsprechend der stärksten Entwicklung des Olivenkernes, eine deutliche gleichmäßig verbreitete Verminderung der markhaltigen Nervenfasern. Die meisten Fasern waren stark aufgetrieben, man sah aber auch stark verdünnte Fasern und unregelmäßig zerstreute Schollen untergegangener Marksubstanz. Die Ganglienzellen im Bereich der Kernregion des Hypoglossis, Glossopharyngeus und Vagus, sowie des Akustikus und Fazialis waren an Zahl vermindert, zum Teil verkleinert, vielfach stark gekörnt und pigmentiert.

Minnich fand in einem Falle von myeloischer Leukämie das Rückenmark ödematös.

Auch isolierte leukämische Veränderungen an den Meningen sind beobachtet worden. In einem von Birk mitgeteilten Falle bestanden lymphomatöse Einlagerungen derselben, ohne daß während des Lebens nervöse Symptome vorhanden gewesen wären.

Eichhorst beobachtete in einem Falle zwei Monate vor dem Tode eine zunehmende Schwäche der Beine, die bis zur Lähmung fortschritt. Es bestand Reflexsteigerung, Parästhesien, erschwertes Urinlassen. Nach vier Wochen Hypästhesie bis zum Brustkorb herauf, Incontinentia alvi et urinae, sehr schwache Patellarreflexe. Nach weiteren vier Wochen völlige Anästhesie an den Füßen und Unterschenkeln. In diesem Falle ergab die Obduktion, daß die hintere Seite des Wirbelkanals auf der Höhe des 5. bis 7. Brustwirbels durch eine drüsenartige Geschwulstmasse mit der Dura leicht verwachsen war. Das Rückenmark wurde dadurch komprimiert und war an dieser Stelle auffallend weich. Mikroskopisch zeigte sich an der Druckstelle die graue Substanz ohne gröbere Schädigung. In der weißen Substanz, in den Vorder- und Seitensträngen nur wenige Reste erhaltener Nervenfasern. An ihrer Stelle fand sich grobmaschiges, kernreiches Gewebe, in dessen Lücken blasige großkernige Zellen und gequollene Achsenzylinder waren. In den Hintersträngen eine geringe Sklerosierung. Oberhalb und unterhalb der Druckstelle zeigten sich sekundäre Degenerationen in den Gollschen Strängen, den Kleinhirnseitenstrangbahnen und den Gowersschen Bündeln, bzw. Pyramidenseitensträngen und Vordersträngen. Der Tumor war ein echtes Lymphom und hatte die Symptome einer Kompressionsmyelitis bewirkt.

Literatur.

Alt: Sektionsbefund eines Falles von Menière (Leukämie). Wien. klin. Wochenschr. Nr. 1. 1896. — Askanazy: Über die Rolle der Plexus chorioidei unter physiologischen und pathologischen Zuständen. Dtsch. pathol. Ges. 1914. — Bassoe: Leukemic infiltration in spinal canal as cause of paraplegia. Journ. of nerv. a. ment. dis. März 1918. — Baudouin et Parturier: Sur les complications nerveuses de leucémie. Rev. neurol. 15. Juni 1910. — Benson: Dublin Journ. of med. sciences. 1872. — Birk: Ein interessanter Fall von Leukämie. Petersb. med. Wochenschr. Nr. 47 u. 48. 1883. — Bloch und Hirschfeld: Zur Kenntnis der Veränderungen am Zentralnervensystem bei der Leukämie. Zeitschr. f. klin. Med. Bd. 39, H. 1 u. 2. — Byrom Bramwell: A remarkable lesion of the nerv centres in leukocythemia. Brit. med. Journ. 12. Juni 1886. — Chvostek: Zur Kasuistik der Leukämie. Allg. Wien. med. Zeit. 1877. — v. Dolivo: Ein Fall von Leukämie mit Veränderungen des Zentralnervensystems. Inaug.-Diss. Heidelberg 1919. — Eichhorst: Über Erkrankungen des Nervensystems im Verlauf der Leukämie. Arch. f. klin. Med. Bd. 61. — Eisenlohr: Leucaemia lienalis, lymphatica et medullaris mit multipler Gehirnnervenlähmung. Virchows Arch. f. pathol. Anat. u. Physiol. Bd. 73. — Ferrier: Cytologie du liquide cephalo-rachidien dans la leucémie. Cpt. rend. soc. biol. p. 803. 1901. — Geitlin: Till könne domen om ryggmärge forandringa ned magra konstitutionsjirk domer. Finska Läkareselskapets handlinger. Bd. 45. — Gordinier - Lartigan: A case of lymphatic leukemia showing degeneration of the posterior lateral columns of the spinal cord. Albany med. Ann. Vol. 23. — Hellgardt: Diplegia facialis bei Leukämie. Inaug.-Diss. Königsberg 1917. — Herrick: Multiple Hirnhämorrhagien bei Leukämie. Festschr. f. Chiari. S. 317. 1908. — Kast: Zeitschr. f. klin. Med. Bd. 28. — Kretschy: Ein Fall von Leukämie mit ausgebreiteten Hämorrhagien. Wien. med. Presse. Nr. 5. 1878. — Laubry: Sur un cas d'hémorrhagic cérébrale au cours d'une leucémic myeloide chronique. Arch. des malad. du coeur etc. Nr. 1. 1914. — Luch: Über nervöse Komplikationen bei lymphatischer Leukämie. Ref. Klin. Wochenschr. 1922. S. 1388. — May: Eine seltene Ursache peripherer Fazialislähmung. Ärztl. Intelligenzbl. Nr. 31. 1884. — Minnich: Zur Kenntnis der im Verlauf der perniziösen Anämie beobachteten Spinalerkrankungen. Zeitschr. f. klin. Med. Bd. 21 u. 22. — Mosler: Ein Fall von lienaler Leukämie. Berl. klin. Wochenschr. Nr. 33. 1869 und Pathologie und Therapie der Leukämie. Berlin. S. 154 u. 155. 1872. — W. Müller: Über Veränderungen des Nervensystems bei Leukämie. Inaug.-Diss. Berlin 1895. — Mulder: Ein Fall von lymphatischer Leukämie. Nederlandsch Tijdschr. v. Geneesk. p. 49. 1857. — Nonne: Über Degenerationsherde in der weißen Substanz des Rückenmarks bei Leukämie. Dtsch. Zeitschr. f. Nervenheilk. Bd. 10. — v. Niemeyer: Lehrb. d. spez. Pathol. u. Therap. Berlin. S. 335. 1871. — Schultze: Dtsch. Zeitschr. f. Nervenheilk. Bd. 10. — Olivier: De l'alcohol comme cause de l'hypertrophie ganglionaire généralisée et de la leucocythémie. L'union méd. Nr. 26—28. 1877. — Spitz: Zur Kenntnis der leukämischen Erkrankungen des Zentralnervensystems. Zeitschr. f. Nervenheilk. Bd. 19. — Sterling: Ein Fall von akutem bulbärem Syndrom im Verlauf der lymphatischen Leukämie. Neurol. polska. Bd. 2, H. 5. — Stursberg: Zur Kenntnis der nervösen Erkrankungen bei Leukämie. Dtsch. Arch. f. klin. Med. Bd. 114. — Wharry: Leukemia lieno-lymphatica. St. Bartholomew's hosp. rep. Vol. 12. 1877.

f) Männliche Geschlechtsorgane.

Von seiten der männlichen Geschlechtsorgane ist in erster Linie zu erwähnen, daß in vielen Fällen von Leukämie, besonders in späteren Stadien, Impotenz besteht. Es ist das eine Erscheinung, welche wohl in erster Linie mit der Kachexie zusammenhängt und nicht weiter wundernehmen kann. Trotzdem können leukämische Väter gesunde Kinder erzeugen, wie eine Beobachtung von Dührssen beweist. Gröbere anatomische Veränderungen an den Genitalien scheinen beim männlichen Geschlecht bisher nicht beschrieben worden zu sein, auf feinere ist wohl zu wenig geachtet worden.

Ein sehr bemerkenswertes und interessantes Symptom ist der Priapismus. Derselbe kann bekanntlich aus sehr vielen Anlässen auftreten und ist insbesondere auch bei anderen Konstitutionskrankheiten beobachtet worden, z. B. beim Diabetes, kommt aber offenbar besonders häufig bei Leukämie vor, denn es ist auffällig, wieviele der in der Literatur mitgeteilten Fälle von Priapismus bei leukämischen Patienten beobachtet worden sind.

Während er in einigen Fällen auf der Höhe der Krankheit aufgetreten ist, ist er in einer zweiten Gruppe erst Veranlassung geworden, daß die Patienten ärztliche Hilfe in Anspruch nahmen und gelegentlich der Untersuchung wurde dann entdeckt, daß der betreffende Kranke eine Leukämie hatte. In einigen Fällen der Literatur wurde die Leukämie erst nach Abklingen des Priapismus manifest, so daß derselbe hier tatsächlich als Frühsymptom im eigentlichen Sinne des Wortes aufgetreten zu sein scheint.

Bei weitem die meisten Beobachtungen betreffen die myeloide Leukämie, nur die Fälle von Longuet und Matthias sind wohl sicher lymphatische Leukämien gewesen, während sich in einigen anderen, besonders älteren Fällen auf Grund der vorliegenden Angaben eine sichere Diagnose der Art der Leukämie nicht mehr stellen läßt.

Eine besondere Veranlassung zum Ausbruch des Priapismus liegt gewöhnlich nicht vor, namentlich scheinen sexuelle Exzesse keine Rolle zu spielen, um so weniger, als die Libido bei den meisten Leukämikern fehlt oder gering ist. So gab der Patient Goebels ausdrücklich an, ein Jahr lang keinen Koitus mehr ausgeführt zu haben.

Auch ist Priapismus bei Leukämie nur einmal im Anschluß an einen regulären Koitus beobachtet worden. Winiwarter berichtet von seinem Patienten, daß derselbe zweimal nach einem Koitus langdauernde Erektionen hatte und nach dem dritten ausgesprochenen Priapismus bekam. Bisweilen wird angegeben, daß während einer Defäkation oder beim Urinieren die Erektion erfolgte. Nur bei Stanjeck war eine Gonorrhöe wohl die Gelegenheitsursache, welche den Priapismus zum Ausbruch brachte. Auffällig häufig wird bemerkt, daß die Patienten nachts mit einer nicht mehr zurückgehenden Erektion erwachten, eine Beobachtung, die nicht wundernehmen kann, da spontane Erektionen des Penis infolge gefüllter Blase besonders gegen morgen häufig vorkommen. Bisweilen ist der Priapismus nur von kurzer Dauer, verschwindet bald wieder, um einmal oder öfter wiederzukehren, in anderen Fällen wieder bleibt er von vornherein längere Zeit bestehen. So gab der Patient Goebels an, bereits seit zwei Jahren an nächtlichen Erektionen von längerer Dauer zu leiden, ohne dabei erotische Gefühle zu haben. Mit der Zeit wurden die Erektionen häufiger und dauerten 2—6—10 Stunden. Dann erst trat eine Dauererektion ein, die 3 Wochen währte. Der Priapismus kann von außerordentlich langer Dauer sein; so währte er in der Beobachtung von Walker 18 Tage, der von Neidhart wiederholt 2—3 Wochen, bei Matthias $5^1/_2$ Wochen, bei Klemme 6 Wochen, bei Salzer 7 Wochen, bei Blum sogar 9 Wochen. Meistens ist er von vornherein in voller Intensität vorhanden. Er ist stets außerordentlich schmerzhaft und als Sitz der Schmerzen wird bald die Wurzel des Penis, bald das ganze Glied, bisweilen auch die Hoden angegeben. Auch pflegt Druckschmerzhaftigkeit zu bestehen. Die Schmerzen sind so groß, daß es die Patienten nur in Rückenlage aushalten, außerordentlich ängstlich sind und an schwerer Schlaflosigkeit leiden. Die Urinentleerung ist meistens sehr erschwert und gewöhnlich nur in Knieellenbogenlage möglich, seltener geht sie ohne Störung vonstatten. Wiederholt mußte der Katheter angewandt werden. Der Patient Salzers versuchte durch einen Koitus, bei dem auch eine Ejakulation gelang, sich vergebens Erleichterung zu schaffen. Wollustgefühl besteht nicht und auch spontane Ejakulationen kommen nicht vor. In dem von Blum beschriebenen Falle bestand auch eine Beteiligung des nervösen Apparates, indem die Analgegend, das Skrotum und der Penis mit Ausnahme der Glans und des Präputiums hyperästhetisch war.

Die Erektion ist lediglich durch eine Schwellung der Corpora cavernosa penis bedingt, die Glans und das Corpus cavernosum urethrae nehmen nicht daran teil. Infolgedessen erscheint der erigierte Penis nicht wie bei der normalen Erektion im Querschnitt triangulär, sondern ist abgeplattet. Seine Größe und Länge ist meist beträchtlich und die Erektion so stark, daß die Glans etwa bis zur Höhe des Nabels stehen kann.

Über die Pathogenese des leukämischen Priapismus hat man verschiedene Theorien aufgestellt. Man nahm an, daß ein Bluterguß in die Corpora cavernosa die Ursache sei, man dachte an eine physikalisch-chemische Veränderung des leukämischen Blutes, in deren Gefolge Zirkulationsstörungen in den kleinsten Gefäßen und Thrombenbildung und dadurch bedingte Hemmung des Blutabflusses eintreten. Man nahm ferner eine periphere Reizung der Nervi erigentes etwa durch Druck geschwollener Drüsen an und dachte endlich auch an zentrale Ursachen.

Daß zentrale Ursachen für den leukämischen Priapismus in Frage kommen könnten, muß wohl mit Entschiedenheit abgelehnt werden. Dagegen spricht in erster Linie die gänzliche Unbeeinflußbarkeit des Zustandes durch Nervina und namentlich auch durch die Allgemeinnarkose. Auch würde wohl eine Reizung des Erektionszentrums mehr oder weniger ausgesprochene Störungen von seiten der Miktion und der Defäkation zur Folge haben müssen, die tatsächlich nicht beobachtet worden sind, bzw. wo sie wenigstens von seiten der Miktion bestanden, rein mechanisch zu erklären sind. Auch die Annahme einer peripheren Reizung der Nervi erigentes durch den Druck geschwollener Drüsen ist eine durch keine Tatsache und wirkliche Beobachtungen gestützte Hypothese. Die in dem Falle Blums beobachteten Sensibilitätsstörungen der Genitalgegend sowie die in diesem Falle wie in dem Steubers eingeschlagene Therapie, die in einem die Milz nach oben hebenden Stützverband bestand, scheinen allerdings, wenigstens für einige Fälle, auf die Möglichkeit peripherer nervöser Störungen hinzuweisen; vielleicht war aber auch in diesen Fällen der Priapismus dadurch bedingt, daß die Milz selbst oder von ihr nach unten gedrängte andere Organe auf die abführenden Venen des Genitaltraktus drückten und so Zirkulationsstörungen schwererer Natur hervorgebracht haben.

Am meisten spricht die ganze Erscheinungsform und der Verlauf des leukämischen Priapismus für das Vorhandensein einer Thrombose in den kavernösen Räumen des Penis. Besonders ist die gänzliche Unwirksamkeit der Allgemeinnarkose kaum anders zu erklären. Diese Annahme, die bereits Longuet, Neidhart, Matthias, sowie Schultze geäußert haben und der sich auch Goebel anschließt, ist durch die Sektionsbefunde von Kast und Warthin, sowie durch den später zu erwähnenden Operationsbefund von Winiwarter unzweifelhaft bestätigt worden.

Größere Schwierigkeiten aber macht es, die Entstehung dieser Thrombose zu erklären. Vielleicht muß man mit Goebel annehmen, daß es auf Grund der bei fast jeder Leukämie vorhandenen hämorrhagischen Diathese zunächst vielleicht gelegentlich einer zufälligen Erektion zur Zerreißung kleinster Gefäße und darauf folgender Blutung kommt und daß sich auf dieser Basis dann sekundär eine Thrombose entwickelt. Diese Blutungen können natürlich mikroskopisch sein, hat man doch Verfärbungen der äußeren Haut des Penis, die für eine stattgehabte Blutung sprächen, nicht gefunden. Daß gelegentlich einer Erektion infolge der dabei stattfindenden starken Dehnung kleine Kapillaren und Venen einreißen können, ist leicht einzusehen.

Man bedarf aber wohl für manche Fälle gar nicht der Hypothese einer primären Blutung. Bei der Klebrigkeit des leukämischen Blutes muß man auch mit der Möglichkeit rechnen, daß infolge der bei der Erektion stattfindenden Verlangsamung des Abflusses aus den kavernösen Räumen sich nur aus Leukozyten bestehende Ansammlungen bilden, welche so erhebliche Stauungen bewirken, daß es zur Thrombenbildung kommt. Die geringe Konsistenz der leukämischen Thromben macht es denn auch leicht erklärlich, wieso es so einfach und regelmäßig zu einer Organisierung und teilweisen Auflösung der Thromben und einer Restitution des normalen Kreislaufes wieder kommt und daß die Prognose des leukämischen Priapismus eigentlich eine durchaus günstige ist.

Therapeutisch hat man die mannigfachsten Eingriffe versucht. Ganz zwecklos erwies sich in einigen Fällen die Narkose, die keine Spur einer Erschlaffung herbeizuführen imstande war. Mit äußeren antiphlogistischen Maßnahmen, wie kühlen Umschlägen und lokalen Blutentziehungen konnte man bisweilen Linderung erzeugen, ebenso durch lokale Applikation narkotischer Mittel. Ebenso hat man natürlich das ganze Heer der Narkotika — Morphium, Belladonna, Chloral usw. — innerlich, subkutan oder in Form von Suppositorien angewandt. In dem Falle von Knust brachte eine Epiduralinjektion vorübergehende Linderung. In einigen Fällen hatten chirurgische Eingriffe Erfolg. In der Beobachtung Vorsters mußte eine Paraphimoseoperation gemacht werden, da der Penis stark eingeschnürt war. Offenbar bewirkte die darauf folgende dreistündige Blutung ein Schwinden des Priapismus. In anderen Fällen mußte inzidiert und zur manuellen Entfernung verstopfender Blutgerinnsel geschritten werden. Einen solchen Eingriff beschreibt Winiwarter, der eine doppelseitige Inzision in die Corpora cavernosa penis ausführte, eine hellrot gefärbte Gallerte entleerte und damit den Priapismus beseitigte. Endlich muß natürlich eine günstige Allgemeinbehandlung der Leukämie, falls sie von Erfolg ist, auch einen Priapismus günstig beeinflussen. Auch eine lokale Röntgenbestrahlung des Penis (Perutz) ist versucht worden.

Abgesehen von den drei Fällen Warthins, in welchen der Priapismus auch nach dem Tode noch andauerte, ist er in allen übrigen Fällen zum Teil wohl unter dem Einfluß der eingeleiteten Therapie zurückgegangen. So schnell er einzusetzen pflegt, so langsam ist der Rückgang der Erscheinungen, der ganz allmählich erfolgt. In den meisten Fällen war dann die Erektions- und Ejakulationsfähigkeit erloschen und ebenso die Libido verschwunden, und nur

Knust gibt an, daß bei seinem Patienten beide Fähigkeiten erhalten blieben. Es ist begreiflich, daß es in solchen Fällen späterhin durch Organisierung der Thromben zu sekundären Veränderungen kommen kann, welche die sexuellen Funktionen schwer stören müssen. Blum gibt ausdrücklich an, daß sich der Penis seines Patienten längere Zeit nach Überstehen des Priapismus sehr derbe anfühlte.

Über besondere Komplikationen berichten Blum und Goebel. Bei dem Patienten Blums kam es an einer Stelle zu Fluktuation und es wurde durch Punktion eine blutige Flüssigkeit entleert, welche Stechapfelformen roter Blutkörperchen, Blutkörperschatten und Leukozyten und Detritus enthielt. Bei dem Patienten Goebels wurde im basalen Abschnitt des Penis eine derbe zirkuläre blaurote Schwellung konstatiert. Nach wiederholten Schüttelfrösten und nachdem sich auch am Skrotum Entzündungserscheinungen gezeigt hatten, mußte wiederholt inzidiert werden und es entleerte sich übelriechendes, Luftblasen enthaltendes Blut, in welchem Bacterium coli nachgewiesen werden konnte.

Eine der ältesten und genauesten Beobachtungen über leukämischen Priapismus von Klemme aus dem Jahre 1863 sei hier wörtlich wiedergegeben. Es handelte sich um einen 24jährigen Mann mit lienaler (myeloider) Leukämie. Der Priapismus dauerte in diesem Falle vom 30. September bis 5. November. Der Kranke hatte sich am Tage vorher ungewöhnlich wohl befunden, war um 9 Uhr zu Bette gegangen und gut eingeschlafen. Der Verf. schreibt nun: „Nachts gegen 1 Uhr erweckt ihn ein furchtbarer brennender Schmerz längs der Harnröhre und im Perineum, verbunden mit stärkster Erektion des Penis. Bald stellt sich auch heftiger Drang zum Urinieren ein, ohne daß ein Tropfen Urin hervorgepreßt werden kann. Dieser Zustand versetzt den Kranken in die größte Aufregung und veranlaßt einen zerfließenden Schweißausbruch...... Um 10 Uhr vormittags fand ich folgenden Zustand: Der Kranke liegt mit Verzweiflung ausdrückendem Gesicht, dessen Farbe fast bleigrau erscheint, im Bett, klagte die heftigsten als Brennen und Drücken bezeichneten Schmerzen längs der Urethra, vorzüglich aber im Bulbus urethrae. Der Penis befindet sich in vollster Erektion; die geringste Bewegung desselben oder Druck vermehren den bestehenden Schmerz. Übrigens erscheint der erigierte Penis durchaus wie bei einem gesunden Manne. Die Hoden sind welk und nicht schmerzhaft...... Der Appetit ist aufgehoben, die Zunge leicht belegt, der Durst sehr gesteigert, das Allgemeingefühl sehr gestört. Die Behandlung bestand in kalten Umschlägen und Darreichung von Belladonna sowie Morphium....... Am 5. November: Der Penis ist bedeutend abgeschwollen, und zwar in von hinten nach vorn zunehmender Weise, so daß die Eichel nur noch mäßig erigiert, wie zugespitzt erscheint. Die Schmerzen sind jetzt sehr erträglich und das Kribbeln fast ganz verschwunden........ Schließlich will ich bemerken, daß der Kranke seit dem Bestehen der Peniserektion weder jemals Wollustempfindungen verspürt, noch daß eine Pollution stattgefunden hat.“

Literatur.

Adams: Ein Fall von Leukämie mit Priapismus. Inaug.-Diss. Bonn 1891. — Bernstein: Ein Fall von Priapismus. Monatsber. f. Urol. Bd. 10, H. 12. — Blum: Über Priapismus. Wien. klin. Wochenschr. Nr. 38. 1906. — Carpenter: The treatment of leucocythaemia. Lancet. p. 172. 1880. — Edes: Cases of Leukemia. Boston med. a. surg. Journ. 1871. — Eisenlohr: Virchows Arch. f. pathol. Anat. u. Physiol. Bd. 73. — Eisenstaedter: Ein Fall von Priapismus bei lienaler Leukämie. Wien. med. Wochenschr. Nr. 15. 1907. — Favera: Über einen Fall von Priapismus bei Leukämie. Monatsh. f. prakt. Dermatol. Bd. 47. — Goebel: Über idiopathischen protrahierten Priapismus. Grenzgeb. Bd. 13. — Gunckel: Priapism a symptom of leukemia. Report of a case Americ. med. 6. Jan. 1906. — Haillot et Viardon: Priapisme et grosse rate; 25 jours d'érection continue sans rémission n'ayant cessé qu'à un débridement des corps cavernaux. Bull. méd. Nr. 72. 1904. — Jadioux: Hypertrophie ancienne du foie et de la rate, priapisme probablement du à l'administration des cantharides, suivi de mort. Gaz. des hôp. Paris. p. 626. 1845. — Kast: Beiträge zur Pathologie der Leukämie. I. Über den leukämischen Priapismus. Zentralbl. f. klin. Med. Bd. 28. — Klemme: Über einen Fall von Leucaemia lienalis. Inaug.-Diss. Marburg-Cassel 1863. — Knust: Leukämischer Priapismus mit nervöser Pathogenese. Med. Klinik. Nr. 45. 1907. — Longuet: Priapisme chez une malade atteint de leucémie splénique. Progr. méd. Nr. 32. 1875. — Markoe: Persistent priapisme: New York med. Journ. p. 676. 1888. — Matthias: Noch ein Fall von leukämischem Priapismus. Allg. med. Zentralzeit. Nr. 97. 1876. — Maurell: Sur un priapisme suivi de rétention d'urine. Journ. de méd. p. 150. 1772. — Neidhardt: Über Priapismus bei Leukämie. Allg. med. Zentral-Zeit. Nr. 55. 1876. — Peabody: On persistent priapisme. New York med. Journ. p. 463. 1880. — Perutz: Ein Fall von Priapismus, bedingt durch myelogene Leukämie. Ges. f. inn. Med. u. Kinderheilk. Wien. 4. Nov. 1915. — Rokitansky: Lehrbuch der pathologischen Anatomie. Bd. 3, S. 407. — Rosenow: Priapismus bei myeloider Leukämie. Ref. Berl. klin. Wochenschr. 1917. S. 542. — Salzer: Ein Fall von langdauerndem Priapismus nebst Bemerkungen über die Beziehung desselben zur Leukämie. Berl. klin. Wochenschr. Nr. 11. 1919. — Schultze: Über Leukämie. Dtsch. Arch. f. klin. Med. Bd. 52. — Stanjeck: Über Priapismus bei Leukämie. Inaug.-Diss. Leipzig 1909. — Steuber: Ein klinischer Beitrag zur Lehre von der Leukämie. Inaug.-Diss. Berlin 1889. — Sticker: Beitrag zur Pathologie und Therapie der Leukämie. Zeitschr. f. klin. Med. Bd. 14. — Vorster: Zur operativen Behandlung des Priapismus. Dtsch. Zeitschr. f. Chirurg. Bd. 27. — Walker: Ein Fall von langdauerndem Priapismus. Americ. Journ. N. S. Vol. 146, p. 565. April 1877. — Ward: A case of persistent priapism. Lancet. p. 1143. 24. April 1897. — Warthin: Priapisme persistant post mortem par thrombose myeloide des corps caverneux. Internat. clin. Vol. 4, Ser. 19. — Wetherell: Persistent priapisme. Med. record. Vol. 18, p. 192. 1880. — Winiwarter: Leukämischer Priapismus durch einen chirurgischen Eingriff geheilt. Le scalpel. 20. Febr. 1910; Liège méd. Febr. 1909; Fol. haematol. Orig. Bd. 11, 2. 288.

g) Weibliche Genitalien.

Gewöhnlich ist die Menstruation bei der Leukämie abgeschwächt und unregelmäßig, oder es kommt bei weiterem Fortschreiten des Leidens zu völliger Amenorrhöe. Plötzliche Suppressio mensium ist nicht als Ursache, sondern als Folge der Leukämie aufzufassen. Bei hämorrhagischer Diathese kommen auch profuse Blutungen aus dem Uterus vor. Kermenauer bringt eine sehr bemerkenswerte Beobachtung, die zeigt, daß eine myeloische Leukämie infolge einer zu profusen ersten Menstrualblutung zum Tode führen kann. Ein Unikum ist wohl eine Beobachtung von Hérard, der in einem Falle Lymphombildung in den Eierstöcken nachweisen konnte. Weitere derartige Beobachtungen würden es wahrscheinlich machen, daß Amenorrhöe, Dysmenorrhöe sowie Sterilität Folgen einer direkten leukämischen Erkrankung der Eierstöcke sein könnten.

Manche ältere Autoren glaubten Beziehungen ätiologischer Natur zwischen den Vorgängen an den weiblichen Genitalien und der Leukämie festgestellt zu haben. So sagt schon Virchow wörtlich: „Das einzige, was sich mit einiger Sicherheit angeben läßt, ist der Zusammenhang mit den Geschlechtsvorgängen beim Weibe." Und auch Mosler meint, daß Störungen der Geschlechtsfunktionen beim weiblichen Geschlecht von nicht verkennbarem Einflusse auf die Entstehung der Leukämie wären. Er zitiert aus der Literatur Fälle von Leukämie, die kürzere Zeit nach der Geburt oder nach Aborten aufgetreten sein sollen. Er erwähnt auch Fälle aus seiner eigenen Erfahrung, die sich ähnlich verhielten und beschreibt sogar einen Fall, in welchem er die Entstehung der Leukämie zurückführt auf eine durch Erkältung eingetretene Suppressio mensium. Unter insgesamt 21 Fällen von Leukämie bei Frauen, die ihm bekannt geworden sind, bestanden bei 16 Anomalien von seiten der Sexualorgane.

Wir wissen heute auf Grund eines viel größeren Materials, als es seinerzeit Virchow und Mosler zur Verfügung stand, daß an ursächliche Beziehungen zwischen abnormen Vorgängen in der weiblichen Sexualsphäre und dem Auftreten der Leukämie im allgemeinen nicht gedacht werden kann. Zuzugeben ist allerdings, daß große Blutverluste, wie sie das Entstehen aller Blutkrankheiten begünstigen können, wohl gelegentlich auch die Disposition zur Leukämie schaffen können, wenn das eigentliche ätiologische Agens dieser Krankheit in den Organismus gelangt. Jedenfalls beweist die größere Häufigkeit der Leukämie beim männlichen Geschlecht, daß wir pathologischen Vorgängen an den weiblichen Sexualorganen höchstens nur eine ganz untergeordnete Rolle zuerkennen können. Die tatsächlich beobachteten Unregelmäßigkeiten von seiten dieser Organe bei Leukämie des weiblichen Geschlechtes sind in den meisten Fällen wohl Frühsymptome der Krankheit selbst gewesen. Im Verlaufe des Leidens kommen natürlich wie bei allen kachektischen Prozessen Anomalien der Menstruation vor, die sich sowohl in Abschwächung, völligem Versiegen und unregelmäßigem Auftreten, wie auch infolge der häufig vorhandenen hämorrhagischen Diathese durch Blutungen von besonderer Intensität auszeichnen können.

Die Kombination von Leukämie und Schwangerschaft ist außerordentlich selten und bisher nur bei myeloider Leukämie festgestellt worden. Einige Fälle von akuter Leukämie, die sich während der Gravidität entwickelten, sind auch mitgeteilt worden (Hilbert, Paterson). Eine Reihe von Beobachtungen der älteren Literatur sind nicht ganz einwandfrei. So bin ich mit Sänger, dem wir eine sehr eingehende Studie über Leukämie und Schwangerschaft verdanken, der Ansicht, daß ein Fall von Ingle, sowie die Fälle von Paterson und Greene, welche akute Leukämien betreffen sollen, höchstwahrscheinlich ganz andere Erkrankungen gewesen sind.

Einwandfreie Fälle einer Kombination von Leukämie und Schwangerschaft besitzen wir von Cameron und Sänger, vor allem aber aus neuester Zeit von Herman, Melnikow und Zomakion, sowie von Petersen und Gasser, von Bostetter, Hausam und Markoe. Camerons Patientin, eine 36jährige Frau, litt seit Herbst 1885 an Leukämie. Das Verhältnis der Weißen zu den Roten betrug bei einer ersten Untersuchung 1 : 40, bei einer zweiten 1 : 12,5. Sie trat dann in den folgenden Jahren im 7. Monat der 7. Schwangerschaft wieder in ärztliche Behandlung. Das Verhältnis der Weißen zu den Roten war wie 1 : 10. Die Geburt ging ohne Störung vonstatten, insbesondere ohne Blutung. Das Kind starb bald nach der Geburt und hatte normales Blut und keinerlei leukämische Organveränderungen. Etwa ein halbes Jahr später war das Verhältnis der Weißen zu den Roten wie 1 : 3 und die Patientin aufs neue schwanger geworden. Über das weitere Schicksal der Kranken wird nicht berichtet. Stutzig machen muß allerdings auch in diesem Falle die Angabe, daß Großmutter, Mutter und Bruder an Symptomen gelitten haben, die auf Leukämie hindeuteten und daß von den 6 Kindern der Kranken bereits 2 leukämisch geworden und ein Kind eine große Milz haben soll. Man würde hier ohne weiteres an eine familiäre Splenomegalie denken müssen, wenn so hohe Leukozytenzahlen bei dieser Krankheit vorkämen.

Ganz einwandfrei dagegen ist der gut beobachtete Fall von Sänger: Die 32jährige Patientin kam im 2. bis 3. Monat einer Gravidität mit lienaler Leukämie in die Beobachtung. Mit zunehmender Schwangerschaft steigerten sich die Beschwerden der Kranken, die in heftigen Leibschmerzen und Schlaflosigkeit bestanden, so daß eine künstliche Frühgeburt eingeleitet wurde. Die Geburt ging glatt und ohne Blutung vonstatten. Während alle Blutpräparate der Plazenta leukämische Beschaffenheit zeigten, war das Nabelschnurblut des Kindes völlig normal. Die Mutter fühlte sich anfänglich nach der Entbindung wohl, später verschlechterte sich aber der Zustand. Das Kind entwickelte sich gut. Auch von Herman wird die Kombination von lienaler Leukämie und Schwangerschaft mitgeteilt.

In jüngster Zeit haben Melnikow und Zomakion eine myeloide Leukämie während der Schwangerschaft beobachtet. Sie konstatierten gewisse Variationen im Verhalten der Leukozyten vor und nach der Geburt. Unter dem Einfluß der letzteren stieg die relative Menge der neutrophilen Elemente, während die der eosinophilen und Mastzellen sank. Vor Eintritt der Gravidität war die Leukozytenzahl nur 10—16 000, während der Schwangerschaft 100—120 000, unter der Geburt 132000—137000, im Wochenbett 137000. Zwei Monate nach der Geburt wurden nur 93 300 Leukozyten gezählt. Die Patientin überstand die Geburt und das Wochenbett trotz atonischer Blutungen gut. Das zur Welt gebrachte Kind war bemerkenswerterweise vollständig gesund.

Bei einer Patientin von Bostetter trat im 7. Monat der Schwangerschaft der Abort ein und bald darauf erfolgte der Tod. Markoe beschreibt die Entwicklung einer myeloiden Leukämie während der Gravidität. Die Entbindung verlief normal, das Kind starb aber am 14. Lebenstage, ohne daß bei ihm Leukämie festgestellt worden wäre. In einer Beobachtung Laubenburgs trat der Tod während der Geburt unter komatösen Symptomen ein. Gassers Patientin war eine 38jährige Frau, bei der schon ein Jahr vorher Leukämie festgestellt worden war. Im 5. Monat wurde die Frühgeburt eingeleitet und trotz anfänglich starker Uterusblutungen war der weitere Verlauf ein günstiger und die Kranke lebte noch zwei Jahre lang.

Hausam sah eine 28jährige myeloische Leukämische im vierten Jahre der Krankheit schwanger werden. Normale Geburt, Nachblutungen aus Klitorisriß. Kind 15 Monate lang gesund.

Aus dem bisher vorliegenden spärlichen kasuistischen Material ergibt sich zunächst, daß ein Fall von Übertragung der Leukämie von der Mutter auf das Kind noch nicht beobachtet werden konnte. Es ergibt sich ferner, wie z. B. der Fall von Markoe zeigt, daß die Schwangerschaft trotz der bestehenden Leukämie ein normales Ende nehmen kann, und daß auch die Geburt normal verlaufen kann. Auch die Patientin von Melnikow und Zomakion überstand die Geburt gut und brachte ein gesundes Kind zur Welt. Daß leukämische Frauen konzipieren können, zeigen die Fälle von Sänger und Gasser. Ich selbst beobachte seit 3 Jahren eine junge Frau mit myeloischer Leukämie, die bereits zweimal Gravida war und bei der der künstliche Abort eingeleitet werden mußte.

E. Sachs, der der Frage der künstlichen Unterbrechung der Schwangerschaft bei Blutkrankheiten auf Grund des vorliegenden Literaturmaterials kürzlich eine Studie gewidmet hat, kommt zu dem Ergebnis: Bei Leukämien, die sicher erst in der Schwangerschaft auftreten, leite man den Abort oder die Frühgeburt ein, sobald man die Diagnose Leukämie gestellt hat, bei Leukämien, die schon vor der Schwangerschaft bestanden haben, leite man die Frühgeburt nur ein, wenn eine vitale Indikation dazu zwingt. Die Fälle sind nicht allzu häufig und der Kinderverlust durch künstlichen Abort oder frühzeitige künstliche Frühgeburt ist um so geringer einzuschätzen, als auch bei spontanem Verlauf lebende Kinder bei leukämischen Schwangeren eine Seltenheit sind.

Trotz des günstigen Verlaufes einiger Fälle verlangt doch jede Schwangerschaft bei einer Leukämie eine sehr sorgfältige Beobachtung. Es ist einleuchtend, daß bei der großen Raumbeengung in der Bauchhöhle durch die geschwollene Milz und Leber und oft auch durch die geschwollenen Drüsen die normale Entwicklung einer Frucht unter Umständen gefährdet ist. Ferner bedeutet die oft vorhandene hämorrhagische Diathese immer eine große Gefahr und mit der Möglichkeit einer vorzeitigen Unterbrechung ist stets zu rechnen. Ferner ist wiederholt eine ungünstige Beeinflussung der Leukämie durch die Gravidität festgestellt worden.

Die Einleitung eines künstlichen Abortes kommt ohne weiteres überall dort in Frage, wo die Leukämie sehr vorgeschritten ist und Kachexie besteht, die Schwangerschaft sich aber noch in den ersten Stadien befindet. In allen Fällen vorgeschrittener Schwangerschaft, wo es nicht schon vorher geschehen ist, soll man einen Versuch mit der Röntgenbehandlung machen, die ja oft für Monate hinaus die Milzvergrößerung zurückbringen kann. Wie eine solche Behandlung auf den Zustand des Fötus einwirkt, muß erst an zukünftigen Fällen studiert werden. Natürlich ist die Möglichkeit einer Schädigung recht groß. Eine künstliche Frühgeburt wiederum ist in späteren Stadien der Gravidität wegen der Blutungsgefahr von zweifelhafter Prognose. Ich halte wegen der dubiösen Prognose in jedem Fall von Leukämie den künstlichen Abort im Beginn der Schwangerschaft für indiziert. Die Konzeption ist man berechtigt, ja sogar verpflichtet, in allen Fällen von Leukämie nach Möglichkeit zu verhindern.

Literatur.

Bostetter: Ein Fall von leukämischem Verblutungstod bei einer Schwangeren. Zentralbl. f. Gynäkol. Nr. 9. 1906. — Cameron: The influence of leukemia upon pregnancy and labor. Internat. Journ. of med. sciences. Jan. 1888. — Dührßen: Paterne Leukämie als Ursache des Fruchttodes. Zentralbl. f. Gynäkol. 1906. Nr. 15. — French: Leukemia and pregnancy. Lancet. Mai 1910. — Gasser: Über die Kombination von Schwangerschaft mit Leukämie. Inaug.-Diss. München 1914. — Greene: Acute leukemia during pregnancy. New York med. Journ. 11. Febr. 1888. — Hausam: Schwangerschaft bei Leukämie. Münch. med. Wochenschr. 1922. Nr. 47. — Herman: Leukemia and pregnancy. Lancet. 12. Okt. 1901. — Hilbert: Ein Fall mit Schwangerschaft komplizierter akuter Leukämie. Verein f. wiss. Heilk. in Königsberg. Dtsch. med. Wochenschr. Nr. 36. 1893. — Ingle: Bericht über die Sitzung der Cambridge Med. Soc. vom 6. Febr. 1880. Lancet. p. 334. 1880. — Kermenauer: Über Pubertätsblutungen. Med. Klinik 1920. Nr. 37. — Laubenburg: Über Leukämie und Schwangerschaft. Arch. f. Gynäkol. Bd. 40. — Melnikow und Zomakion: Schwangerschaft bei Leukämie und ihr Einfluß auf die Blutzusammensetzung. Russky Wratsch. Nr. 9 u. 10. 1913. — Paterson: Cases of acute leucocythaemia in connection with pregnancy. Edinburgh med. Journ. p. 1073. 1870. — Petersen: Ein Fall von Leukämie in der Schwangerschaft. Arch. f. Gynäkol. Bd. 103. — Sachs: Die künstliche Unterbrechung der Schwangerschaft bei Blutkrankheiten (Leukämie und perniziöse Anämie). Med. Klinik, Nr. 11/12. 1918. — Sänger: Über Leukämie bei Schwangeren und angeborene Leukämie. Arch. f. Gynäkol. Bd. 33. — Sutcliffe: A case of ruptured ectopic gestation complicated by spleno-medullary leukemia. Brit. med. Journ. 3. Okt. 1914. — Wiener: Über hämorrhagische Erkrankungen bei Schwangeren und Wöchnerinnen. Arch. f. Gynäkol. Bd. 31.

4. Über die Komplikation der chronischen Leukämie mit anderen Krankheiten.

Von allen Erkrankungen, welche als Komplikation zu einer myeloischen oder lymphatischen Leukämie sich hinzugesellen können, haben bei weitem das größte Interesse interkurrente Infektionen, weil sie gelegentlich einen sehr merkwürdigen Einfluß auf das Blutbild, die Organveränderungen und den Verlauf ausüben können.

Von chronischen Infektionskrankheiten kommt nur die Tuberkulose in Betracht, die recht häufig bei leukämischen Individuen auftritt und mitunter schon während des Lebens diagnostiziert werden kann. Seltener sind es gewöhnliche Lungentuberkulosen, die meist wohl schon früher als die Leukämie bestanden, häufiger Tuberkulosen der Lymphknoten, der Milz und eventuell auch der Leber oder generalisierte Miliartuberkulosen. Solche Tuberkulosen können ein zufälliger Sektionsbefund sein, ohne daß während des Lebens Symptome bestanden hätten, die auf eine Einwirkung der Tuberkulose auf den leukämischen Prozeß hingewiesen hätten. In einer Reihe anderer Fälle aber ist eine deutliche Beeinflussung des Blutbildes beobachtet worden, bestehend in einem mehr oder weniger weitgehenden Rückgang der stark vermehrten Leukozytenzahl und einer qualitativen Besserung des leukämischen Blutbildes. Gleichzeitig mit dieser Beeinflussung in günstigem Sinne trat aber eine progressive Verschlechterung des Allgemeinbefindens ein und alsbald erfolgte der Tod. In den Organen fand man die Veränderungen der Tuberkulose kombiniert mit denen der Leukämie. Es bedarf wohl offenbar einer schweren Tuberkulose, der Einwirkung konzentrierter Toxine, um den leukämischen Prozeß nachhaltig zu beeinflussen. Es scheint, daß die Leukämie eine gewisse Disposition zur Tuberkulose schafft bzw. das Aufflackern alter latenter Tuberkulosen begünstigt. Auch die aleukämischen Prozesse sind häufig mit Tuberkulosen kombiniert und auch die ihrem Wesen nach histologisch ganz anders geartete Lymphogranulomatose wird oft kombiniert mit Tuberkulose angetroffen.

Auch akute Infektionskrankheiten hat man wiederholt bei Leukämien auftreten sehen. Bisweilen haben die Patienten die Infektion überstanden, in vielen Fällen aber sind sie daran zugrunde gegangen. Eiterungen, Typhus, Erysipel, Pneumonien und Bronchopneumonien, Influenza und Sepsis sind wiederholt bei Leukämien beobachtet worden. In einem Teil der Fälle fand keine Beeinflussung des Blutbildes und der Organschwellungen statt. Einige Male hat man einen Anstieg der Leukozytenzahlen festgestellt. In der Mehrzahl der Fälle findet unter dem Einfluß einer interkurrenten Infektion ein Abschwellen der Lymphknoten- und Milztumoren statt, ja bisweilen ein völliges Verschwinden derselben. Die Leukozytenzahl pflegt beträchtlich zu sinken und kann normale, ja subnormale Werte erreichen. Meistens nähert sich das Mischungsverhältnis der Leukozyten der Norm, oder wird ganz normal und alle pathologischen Formen gehen stark zurück oder verschwinden ganz. Sogar eine Erhöhung der Erythrozytenzahl und des Hämoglobins ist beobachtet worden. Gewöhnlich findet diese günstige Beeinflussung sehr schnell statt und setzt mit dem Beginn des Fiebers oder bald nach demselben ein. H. F. Müller stellte aber in einem Falle von Sepsis erst 9 Wochen nach Beginn des Fiebers diese merkwürdige Einwirkung der Infektion fest und Kovács beobachtete sie bei einer Influenzapneumonie erst nach Abfall des Fiebers, Dock 14 Tage nach einer überstandenen Influenza. Vielfach trat in diesem durch die interkurrente Infektion bedingten Remissionsstadium der Tod ein, überlebten aber die Patienten die Infektion, so stellten sich allmählich das frühere leukämische Blutbild und die Schwellung der Organe wieder ein.

Auf Grund dieser interessanten Beobachtungen haben einige Autoren eine besondere therapeutische Methode aufzubauen versucht, die aber leider den in sie gesetzten Erwartungen nicht entsprochen hat und auf die noch an anderer Stelle zurückzukommen sein wird. Zur Erklärung dieser merkwürdigen Wirkung interkurrenter Infektionen auf die Leukämie sind verschiedene Hypothesen ausgesprochen worden. H. F. Müller sprach von einer umstimmenden Wirkung der Bakterientoxine auf die Hämatopoese, A. Fraenkel glaubte, daß eine Leukolyse stattfände, andere Autoren sahen in der Leukozytose erregenden Wirkung der Infektionen das wirksame Prinzip, andere wieder im Fieber. Man muß nach meiner Ansicht wohl annehmen, daß der leukämische Organismus die Fähigkeit zur normalen Blutbildung nicht verloren hat und daß die Toxine gewisser Bakterien imstande sind, für eine gewisse Zeit dadurch eine normale Blutbildung zu bewirken, daß sie den Einfluß der leukämischen Noxe paralysieren. Sind diese Substanzen aber nach Überstehen der Infektion aufgebraucht, so gewinnt die leukämische Noxe, welche die pathologische Leukozytenbildung veranlaßt, wieder die Oberhand.

Von denjenigen Sekundärinfektionen, welche eine Remission der leukämischen Symptome, sowohl einen Rückgang der Leukozytenvermehrung wie eine Verkleinerung der Tumoren von Milz und Leber bewirken, beansprucht die Miliartuberkulose ein ganz besonderes Interesse. Es wird im allgemeinen keine Schwierigkeiten machen, ein komplizierendes Erysipel, eine Pneumonie oder eine Sepsis zu diagnostizieren, wohl aber entzieht sich bekanntlich sehr häufig die Miliartuberkulose der klinischen Diagnostik. Man wird daher in manchen derartigen Fällen an Spontanremissionen denken, besonders dann, wenn keine Sektion gemacht werden kann. Solche Fälle sind von Beitzke, Quincke,

Lichtheim, Jünger, Weil beschrieben worden. So wurde in einem Falle von Quincke 3 Wochen vor dem Tode eine mäßige Abnahme der Leukozyten, 12 Tage vor dem Tode eine Volumenabnahme der Milz und bald darauf eine vollständige Umwandlung des Blutbildes konstatiert, in dem nur noch wenig Leukozyten und fast durchweg Polymorphkernige zu sehen waren. Die Sektion zeigte dann, daß eine Miliartuberkulose bestand. Ganz ähnlich war es in einem zweiten Falle, in welchem die leukämische Blutveränderung unter Abschwellung der Milz auf die Hälfte ihres früheren Volumens gänzlich verschwand. In beiden Fällen trat, gleichzeitig mit dieser Besserung der leukämischen Veränderung, eine Verschlechterung des Allgemeinbefindens und schließlich der Tod ein. Ohne Einfluß auf das Blutbild war eine Miliartuberkulose in den Fällen von Francksen und de Roth.

Sowohl lymphatische wie myeloische Leukämien können in der beschriebenen günstigen Weise beeinflußt werden. Indessen bleibt bei der lymphatischen Leukämie trotz Sinkens der Leukozytenzahl das Mischungsverhältnis immer leukämisch, während man bei den myeloischen Leukämien vorübergehend normale Blutbefunde beobachtet hat.

Die Kombination einer myeloischen Leukämie mit Lymphogranulomatose sah Dietrich. Hier betrug die Leukozytenzahl schließlich nur 3900. Allerdings war Bestrahlung vorausgegangen. Hier fanden sich bei der mikroskopischen Untersuchung neben Muchschen Granulis auch säurefeste Bazillen.

Eine höchst eigenartige Veränderung des Blutbildes bei myeloischer Leukämie, nämlich der Übergang in akute Myeloblastenleukämie während einer Pneumonie, ist von mir beobachtet worden. Die folgende Tabelle demonstriert das Verhalten des Blutes in diesem Falle.

Datum	Erythrozyten	Hämoglobin	Leukozyten	Polymorphkernige Neutrophile	Polymorphkernige Eosinophile	Kleine Lymphozyten	Myeloblasten	Neutrophile Myelozyten	Eosinophile Myelozyten	Mastzellen	
18. 8.	2780000	55%	25 200	43,5%	—	1,5%	39%	3%	—	13%	—
21. 8.	3650000	52%	58 200	23%	—	—	56%	3%	2%	16%	Beginn der Pneumonie
22. 8.	3220000	53%	63 800	25%	2%	1%	62%	4%	2%	6%	—
23. 8.	3300000	54%	61 200	22%	2%	—	59%	7%	—	10%	—
24. 8.	—	48%	13 300	22%	1%	—	63%	4%	2%	8%	—
25. 8.	2670000	38%	122 000	15%	—	—	70%	13%	—	2%	—
26. 8.	2330000	36%	140 000	10%	—	—	87%	—	—	3%	—
27. 8.	2410000	31%	161 000	9%	—	—	84%	5%	—	2%	—
28. 8.	—	30%	148 000	—	—	—	—	—	—	—	—
30. 8.	—	30%	224 000	7%	—	—	89%	—	—	4%	—

Mit dem Einsetzen der Pneumonie beginnt hier eine sehr merkwürdige progressiv fortschreitende Veränderung des Blutbildes in quantitativer und qualitativer Beziehung. Die Zahl der roten Blutkörperchen und der Hämoglobingehalt nehmen progressiv, wenn auch nicht sehr erheblich, ab. Die Leukozytenzahl steigt von 25 200 bis auf 224 000 zwei Tage vor dem Tode. Die prozentuale Menge der Myeloblasten steigt von 39% auf 89%, während gleichzeitig die der polymorphkernigen Neutrophilen von 43,5% auf 7% sinkt. Die zeitweilig noch vorhanden gewesenen eosinophilen Zellen verschwinden ganz, desgleichen die neutrophilen Myelozyten. Das einzige, was am letzten Untersuchungstage im Blutbild noch an eine myeloide Leukämie erinnerte, waren die 4% Mastzellen.

Daß maligne Tumoren in ganz ähnlicher Weise wie interkurrente Infektionskrankheiten auf den leukämischen Prozeß wirken können, beweist eine Beobachtung von Marischler über die Kombination einer lymphatischen Leukämie mit einem Hypernephrom der rechten Niere. In diesem Falle fielen die Leukozyten von 96 000 auf 48 000, um allerdings später wieder bis auf 72 000 zu steigen. Aber die polymorphkernigen Leukozyten stiegen von 15,6% auf 57,6%, während die Lymphozyten von 82,3 auf 40% sanken. In anderen Fällen von Leukämie mit gleichzeitigem malignen Tumor wurde allerdings keine Beeinflussung der Leukämie festgestellt.

Daß die schweren anatomischen Veränderungen des hämatopoetischen Apparates bei der Leukämie auch Störungen funktioneller Natur hervorrufen werden, ist eine sehr naheliegende Annahme. Die Beziehungen zwischen Antikörperbildung und Blutbildungsorganen sind ja bekannt. Nach Moreschi ist bei der Leukämie eine Störung der Antikörperbildung nachweisbar. So fehlte dem Serum eines lymphatischen Leukämikers, der Typhus hatte, die Fähigkeit, Typhusbazillen zu agglutinieren. Injektionen von Typhusvakzine, die bei Gesunden Fieber und Agglutininbildung auslösten, waren bei Leukämiekranken nach dieser Richtung hin wirkungslos.

Auf Grund ähnlicher Experimente konnte Rotky diese Unfähigkeit des leukämischen Blutes, Antikörper zu erzeugen, bestätigen. Er impfte mit einem harmlosen Vibrio normale Individuen und zwei Leukämiker. Während die gesunden Geimpften kein Fieber bekamen, aber in ihrem Blute Agglutinine produzierten, reagierten die Leukämiker mit Fieber und starker lokaler Entzündung, wiesen aber keine Agglutinine in ihrem Serum auf. Rotky vermutet, daß die Leukozyten des Leukämikers das Antigen so weit abbauen, daß es nicht mehr antikörpererzeugend wirkt.

In diesem Zusammenhang ist auch eine Beobachtung von Wolff-Eisner bemerkenswert, der in vier Fällen von myeloischer Leukämie bei Anwendung der vitalen Jodfixation kein Glykogen in den Leukozyten nachweisen konnte, während es auf diese Weise in normalen Leukozyten festzustellen ist. Er schließt hieraus, daß die Leukozyten der myeloiden Leukämie anders funktionieren als die normalen Leukozyten.

Die Kombination der Leukämie mit malignen Tumoren scheint sehr selten zu sein. In einem von Glückmann aus der Krausschen Klinik publizierten Fall von Leukämie mit Gicht bestand ein Kankroid des Ösophagus mit Metastasen in einigen subphrenischen Drüsen. Lüder beschreibt einen Fall von lymphatischer Leukämie mit Rundzellensarkom des einen Schulterblattes, das nach einem Trauma sich entwickelt hatte, und Marischler, wie bereits erwähnt, die Kombination einer lymphatischen Leukämie mit einem Hypernephrom. Andere Fälle stammen von Helm, Bizzari (?), Zadek.

Einige Male hat man sowohl bei myeloider Leukämie (Ebstein, Weintraud, Funck), sowie bei lymphatischer Leukämie (Strauß, Lüder, ferner J. Israel, Grawitz) Urolithiasis beobachtet. Auch Gicht ist eine seltene Komplikation der Leukämie und Glückmann, der diese Frage in seiner Dissertation ausführlich erörtert, stellt nur 5 Fälle aus der Literatur zusammen und fügt eine eigene durch Sektion erhärtete Beobachtung aus der Krausschen Klinik hinzu. Warum so selten Urate bei der Leukämie in den Gelenkknorpeln ausfallen, ist nicht bekannt. Brugsch vermutet, daß vielleicht die Anwesenheit von Purinbasen im Blut die Ablagerung der Urate verhindert, eine Vorstellung, deren Berechtigung von Gudzent bestritten wird.

Literatur.

Beitzke: Über Beeinflussung der Leukämie durch komplizierende Krankheiten. Inaug.-Diss. Kiel 1899. — Bizzari: Schwere Leukanämie bei subleukämischer Myelose und Magenkarzinom. Fol. haematol. 1920. H. 2. — Brückmann: Ein Fall von Lymphdrüsen- und Bauchfelltuberkulose, kombiniert mit myelo-lieno-lymphatischer Leukämie. Inaug.-Diss. Tübingen 1896. — Dietrich: Über postleukämische Lymphogranulomatose. Fol. haematol., Orig. Bd. 13. — Dionisi: Über die Bestandteile des endoalveolären Exsudates bei einer mit Pneumonie komplizierten Lymphämie. 4. Riunione della soc. ital. di pat. Pavia 1906. — Dock: The influence of complicating diseases upon leukaemia. Americ. Journ. of the med. sciences. April 1914. — Francksen: Über die Komplikation der Leukämie mit Tuberkulose. Inaug.-Diss. Göttingen 1892. — Freudenstein: Über Fieber und fieberhafte Komplikationen bei perniziöser Anämie und Leukämie. Inaug.-Diss. Berlin 1895. — Funck: Zum Verständnis der Besserung der Leukämie durch interkurrente Krankheiten. Berl. klin. Wochenschr. Nr. 40. — Gali: Kombination einer leukämischen Lymphomatose mit paroxysmaler Hämoglobinurie. Fol. haematol. Bd. 21. S. 109. — Galloway: Spleno-medullary leukaemia, intercurrent erysipelas. Proc. of the roy. soc. of med. April 1910. — Guyot: Sulla complicanza delle leucemia con infezione tubercolare. Gazz. d. osp. e d. clin. Nr. 115. 1917. — Helm: Myeloide Leukämie nach Myom und Mammakarzinom. Ref. Wien. klin. Wochenschr. 1917. S. 960. — Jünger: Ein Fall von Leukämie, kompliziert mit Miliartuberkulose. Virchows Arch. f. pathol. Anat. u. Physiol. Bd. 162, S. 283. 1900. — Körmöczi: Ein Fall von lymphatischer Leukämie günstig beeinflußt durch Erysipel. Krankenvorstellung im Verein der Spitalärzte zu Budapest, 4. Mai 1910. — Körmöczi: Der Einfluß infektiöser Krankheiten auf die Leukämie. Dtsch. med. Wochenschr. S. 773. 1899. — Kovácz: Zur Frage der Beeinflussung des leukämischen Krankheitsbildes durch komplizierende Infektionskrankheiten. Wien. klin. Wochenschr. Nr. 39. 1893. — Lack: Malaria und Leukämie. Inaug.-Diss. 1918. — Leclerc: Leucémie et lithiase rénale. Lyon méd. 10. Jan. 1909. — Lepehne: Echte Pocken bei lymphatischer Leukämie. Verein f. Heilk. Königsberg, ref. Dtsch. med. Wochenschr. 1919. Nr. 32. — Lichtheim: Leukämie mit komplizierender tuberkulöser Infektion. Dtsch. med. Wochenschr. 1897. — Loewy: Der Einfluß von Miliartuberkulose auf die chronische myeloide Leukämie. Med. Klinik. Nr. 38. 1911. — Lüder: Beitrag zur Lehre von der Leukämie mit besonderer Berücksichtigung der Steinbildung. Inaug.-Diss. Göttingen 1888. — Marischler: Ein Fall von lymphatischer Leukämie mit einem Grawitzschen Tumor der rechten Niere. Wien. klin. Wochenschr. Nr. 30. 1896. — Moreschi: Leucemia linfatica cronica ed infezione tifica intercorrente etc. Policlinico Nr. 11. 1913. — Murrel: A case of splenic leucaemia terminating in tuberculosis. Lancet. July 1902. — Neutra: Über den Einfluß akuter Infektionskrankheiten auf die Leukämie. Zeitschr. f. Heilk., Abteil. f. inn. Med. Bd. 24, S. 349. 1903. — Oethe: Über den Einfluß gewisser Fieber auf den leukämischen Prozeß. Inaug.-Diss. Greifswald 1878. — Pfeiffer: Über Leukämie und Miliartuberkulose. Münch. med. Wochenschr. Nr. 6, S. 252. 1907. — Pribram: Beeinflussung des leukämischen Blutbildes durch Infektionen. Ref. Wien. klin. Wochenschr. 1914. S. 1087. — Quincke: Leukämie und Miliartuberkulose. Dtsch. Arch. f. klin. Med. Bd. 74, H. 5/6. — P. F. Richter: Leukämie und Erysipel. Charitéannalen 1896. — de Roth: Contribution à l'étude de la leucémie et de ses complications. Thèse de Genève. 1895. — Rotky: Über die Fähigkeit von Leukämikern Antikörper zu erzeugen. Zentralbl. f. inn. Med. Nr. 43. 1914. — Samson: Leukämie und Infektionskrankheiten, unter besonderer Berücksichtigung akuter Infektionen. Berl. klin. Wochenschr. Nr. 5. 1908. — Scholz: Über den Einfluß des leukämischen Fiebers auf den leukämischen Symptomenkomplex. Zeitschr. f. Heilk. 1906. — Schupfer: Über den Einfluß interkurrierender Infektionskrankheiten auf Leukämie und deren therapeutischer Wert. Berl. klin.-therapeut. Wochenschr. Nr. 40. 1904. — Stukowski: Chronische myeloische Leukämie bei Botriocephalus latus und Taenia saginata. Klin. Wochenschr. 1922. Nr. 51. — Thorsch: Zur Lehre von der Beeinflussung des leukämischen Krankheitsbildes durch akute Infektionskrankheiten. Wien. klin. Wochenschr. Nr. 20. 1896. — Wolff-Eisner: Über das Fehlen des Glykogens in den Leukozyten bei der myeloiden Leukämie nebst Betrachtungen über deren Bedeutung für die Immunitätslehre und Phagozytentheorie. Dtsch. med. Wochenschr. Nr. 44. 1907. — Wörpel: Beeinflussung der Leukämie durch komplizierende Infektionskrankheiten. Inaug.-Diss. Berlin 1918—1919.

5. Chemische Veränderungen des leukämischen Blutes.

Vollständige Untersuchungen über die chemische Zusammensetzung des leukämischen Blutes haben Dennstedt und Rumpf, Freund und Obermayer sowie Erben ausgeführt. Von anderen Autoren rühren nur vereinzelte Daten her. Am gründlichsten und mit den modernsten Methoden hat Erben gearbeitet, er hat aber nur einen einzigen Fall von lymphatischer, und einen einzigen von myeloider Leukämie analysieren können, aber nur bei letzterem Leukozyten und Erythrozyten voneinander isoliert untersucht. Die Analyse seines Falles von myeloider Leukämie ergab folgenden Befund: Im Blutplasma ergaben sich für Trockenrückstand, Eiweiß-, Extraktionsstoff-, sowie Aschegehalt und die Mengenverhältnisse der einzelnen Aschenbestandteile ganz normale Werte. Der Fibrinogengehalt war erhöht. Der Wassergehalt der Erythrozytensubstanz war höher als normal, der Eiweißgehalt beträchtlich niedriger. Die Menge des Zellglobulins war um wenig oder gar nicht vermehrt. Beträchtlich vermehrt waren die Extraktivstoffe, wenig die Fettstoffe. Von den Aschebestandteilen ist das Eisen vermindert gefunden worden. Natrium und Chlor waren vermehrt, ebenso Phosphorsäure, Kalium vermindert. An den Leukozyten war der hohe Trockenrückstand auffällig, der höher war, als der der Erythrozyten. Sehr groß war die Menge der mit Essigsäure fällbaren Eiweißstoffe (Nukleohiston), sehr klein die Menge der albumin- und globulinhaltigen Eiweiße. Sehr hoch war der Gehalt an Extraktiv- und Fettsubstanzen, sehr hoch auch der Aschegehalt, viel höher als der der Erythrozyten und des Gesamtblutes. Auch waren die Leukozyten sehr eisenreich. Folgende Unterschiede bestehen nach Erben in der chemischen Zusammensetzung des Blutes bei lymphatischer und myeloider Leukämie: Was zunächst das Plasma anbetrifft, so findet man normalen Fibringehalt bei der Lymphämie, normalen oder wenig erhöhten bei der Myelämie. Auch Pfeiffer stellte bei mehreren myeloiden Leukämien einen annähernd normalen Gehalt an Fibrin und Fibrinogen fest. Bei der Lymphämie besteht erhöhter Kalkgehalt, bei der Myelämie normaler. Im Blute ist bei der Lymphämie der Fettgehalt ein geringerer, bei der Myelämie ein höherer. Bei Lymphämie ist die Menge der Extraktivstoffe geringer als bei der Myelämie.

Es wäre wünschenswert, daß derartige eingehende Untersuchungen häufiger vorgenommen würden, damit festgestellt wird, ob die von Erben mitgeteilten Befunde regelmäßige sind.

Die titrimetrisch festgestellte Alkaleszenz des leukämischen Blutes soll meistens beträchtlich erniedrigt sein. Auch das spezifische Gewicht ist oft herabgesetzt. Dieballa fand Werte zwischen 1042 und 1060, Askanazy zwischen 1038 und 1060,5 und Grawitz Erniedrigungen bis zu 1036. Fälle mit sehr geringem spezifischen Gewicht sind wohl immer gleichzeitig schwer anämisch. Viele Autoren haben im leukämischen Blute einige organische Säuren aufgefunden, nämlich Milchsäure, Ameisensäure, Essigsäure und Bernsteinsäure. Man hat ferner allerdings nur bei myeloischer Leukämie Albumosen und Peptone gefunden. Über Harnsäurebefunde im Blut liegen Angaben von Koerner, G. Klemperer und Magnus-Levy vor. Es wurden in 100 ccm Blut Mengen von 2,7—8,6—9 und 11 mg gefunden. Hypoxanthin fand Magnus-Levy stets in größeren Mengen, Xanthin nur in Spuren. Nach Kossel finden sich im leukämischen Blute Xanthinkörper reichlicher als im gesunden Blut. Nach Brugsch ist sowohl die lymphatische wie die myeloide Leukämie durch hohen Harnsäuregehalt und die Anwesenheit von Purinbasen ausgezeichnet. Er spricht von einer Purinämie der Leukämischen. Im Gegensatz zur Gicht findet man bei Leukämie auch bei purinfreier Kost Purinbasen im Blut. Einige Autoren (Salkowski, Landwehr, Stadthagen, Salomon) haben aber auch bei Leukämien Fehlen von Harnsäure im Blute konstatiert.

Bei der myeloiden Leukämie findet man bekanntlich Charcot-Leydensche Kristalle, aber nur dann, wenn man das Blut längere Zeit stehen läßt, nach Burkhardt auch durch Erwärmen des Blutes. Sie entstehen aus dem Zerfall der eosinophilen Zellen und werden deshalb bei reiner Myeloblastenleukämie vermißt. In den Blutbildungsorganen, und zwar infolge der myeloiden Umwandlung derselben nicht nur im Knochenmark, sondern auch in Milz und Lymphknoten, sind sie viel zahlreicher als im Blute. Westphal wies sie auch im aspirierten Milzsaft, Grawitz im Pleuraexsudat und Burkhardt in der Aszitesflüssigkeit nach.

Wie aus den bekannten Untersuchungen von Müller und Jochmann hervorgeht, ist das Blut der myeloischen Leukämien reich an proteolytischem Ferment, das an die neutrophilen Granula gebunden ist. Doch läßt es sich oft auch, aber keineswegs regelmäßig, in granulafreien Myeloblasten nachweisen. Die bequemste Form seines Nachweises geschieht mit Hilfe der Serumplatte. In Kochsalzlösung gewaschenes und von seinem Serum befreites Blut wird mit der Platinöse auf Serumplatten gebracht. Läßt man diese Platten 24 Stunden bei ca. 56° stehen, so dokumentiert sich die Anwesenheit proteolytischen Fermentes durch deutliche Dellenbildung. Die Befreiung vom Serum muß erfolgen, weil dasselbe antiproteolytische Fähigkeiten besitzt und die Reaktion verdecken kann. Auch Milz und Lymphknoten, sowie Leber myeloischer Leukämien geben die Reaktion. Erben und Schumm haben im myeloisch-leukämischen Blute schon früher direkt das Vorkommen eines proteolytischen Ferments gezeigt und betont, daß dasselbe die Ursache des Vorkommens von Peptonen und Albumosen im Blute ist. Bei der lymphatischen Leukämie fehlt dieses Ferment nicht nur im Blute, sondern auch im Knochenmark.

Mit Hilfe der Winklerschen Oxydasereaktion kann man endlich ein Oxydaseferment in allen Abkömmlingen der myeloischen Reihe mit Ausnahme mancher Myeloblasten darstellen. Unter der Einwirkung von Alphanaphthol und Paraphenylendiamin sieht man in allen diesen Elementen zahlreiche blaue Körnchen auftreten. Auch diese Reaktion fehlt im lymphämischen Blute stets. Das gleiche gilt für die Peroxydasereaktion.

Systematische Untersuchungen über das Verhalten der Gerinnung des leukämischen Blutes fehlen noch. Die allermodernsten Methoden, welche die einzelnen Gerinnungsfaktoren untersuchen, sind überhaupt noch nicht angewandt worden. Bisher wurde immer nur die Gerinnungszeit berücksichtigt und auch darüber widersprechen einander viele Angaben. Ich habe in allen Fällen von chronischer Leukämie, die ich nach der Methode von Schulz untersuchte, eine Beschleunigung der Gerinnung gefunden, ebenso wie Weiß, Schulz und A. Benecke. In den Fällen Beneckes bestand trotz verkürzter Gerinnungszeit hämorrhagische Diathese.

6. Der Stoffwechsel der chronischen Leukämie.

Eine ausgesprochene Neigung zur gesteigerten Eiweißzersetzung ist nur in manchen Fällen von chronischer Leukämie festzustellen. In anderen fehlen Stickstoffverluste oder man konnte sogar Stickstoffretention nachweisen. Höchstwahrscheinlich sind es die Fälle mit ungünstigem Verlauf und vorgeschrittene Erkrankungen, in denen sich entsprechend der zunehmenden Kachexie Stickstoffverluste nachweisen lassen. Zweifellos sind es wohl nicht nur Komplikationen wie Fieber und Blutungen, welche zum vermehrten Eiweißzerfall führen, sondern der progressive Verlauf der Krankheit als solcher muß schließlich eine erhöhte Eiweißzersetzung hervorrufen. Auch die Remissionen bzw. Exazerbationen, die in vielen Fällen im Verlaufe des Leidens auftreten, müssen auf die Eiweißzersetzungen in verminderndem bzw. förderndem Sinne wirken.

Ganz besondere Aufmerksamkeit hat man dem Purinkörperstoffwechsel bei der Leukämie zugewandt, und namentlich hat man seit Horbaczewski festzustellen versucht, welche Beziehungen zwischen demselben und der Leukozytenzahl bestehen. Bei dem reichlichen Zerfall dieser sehr nukleinreichen Elemente lag es ja nahe, auf eine Vermehrung der Purinkörper im Blute und im Harn zu fahnden. Die Menge der täglich ausgeschiedenen Harnsäure ist denn auch in vielen Fällen abnorm hoch gefunden worden, doch hat man auch normale Werte wiederholt feststellen können. Nach Strauß geht aus der Literatur hervor, daß bei lymphatischer Leukämie die Zahlen für den Harnsäurestickstoff nur relativ selten die höchsten normalen Werte übersteigen, während man bei myeloider Leukämie sowohl normale, als übernormale Werte antrifft. Besonders häufig findet man starke Erhöhungen präagonal. Ein durchgreifender Parallelismus zwischen Leukozytenzahl und ausgeschiedenen Harnsäuremengen läßt sich nicht feststellen. Man kann sowohl bei hoher wie bei niedriger Leukozytenzahl hohe und geringe Harnsäurewerte finden.

Nach Scherer, Salomon, Kossel, Stadthagen, Bondzynski und Gottlieb ist die Menge der mit dem Harn ausgeschiedenen Xanthinbasen abnorm hoch und bis auf das 3—4fache der Norm gesteigert angetroffen worden. Es scheint nach Beobachtungen von Bondzynski und Gottlieb ein Antagonismus zwischen Harnsäure und Xanthinbasen in dem Sinne zu bestehen, daß bei Steigen der ausgeschiedenen Harnsäuremengen über die Norm die Menge der Xanthinbasen sinkt und umgekehrt. Dieselben Autoren vermuten, daß das mehrfach festgestellte Fehlen vermehrter Harnsäuremengen im Urin bei Leukämie darauf zurückzuführen ist, daß in diesen Fällen die Xanthinbasen vermehrt waren, auf die nicht geachtet worden ist. Mit der Nahrung eingeführte Xanthinkörper (Bondzynski und Gottlieb, Schmid, Gualdi), sowie Harnsäure (Stadthagen) kann der Leukämiker vollständig zerstören.

Über das Verhalten des Kochsalzstoffwechsels, des Eisen-, Kalk-, Magnesium- und Phosphorsäurestoffwechsels finden sich nur wenige Angaben in der Literatur, die kaum schon allgemeine Schlüsse zu ziehen berechtigen.

Literatur.

Bartels: Untersuchungen über die Ursachen von gesteigerter Harnsäureausscheidung in Krankheiten. Dtsch. Arch. f. klin. Med. Bd. 1. — Bartoletti: Zur Ausscheidung der Harnsäure und Eiweißkörper durch den Kot beim Gesunden, bei Gicht und bei Leukämie. Riv. crit. di clin. med. Jg. VI. — Bauer und Reihlen: Eiweißzersetzung bei einem Leukämischen. Arb. a. d. Klin.-Inst. in München 1890. — Bayer: Untersuchungen über den Eisenstoffwechsel in einem Fall von myeloischer Leukämie. Mitt. a. d. Grenzgeb. d. Med. u. Chirurg. Bd. 22. — Benecke: Drei Fälle von Leukämie mit besonderer Berücksichtigung der Blutgerinnung usw. Inaug.-Diss. Leipzig 1912. — Bessel: Note on the composition of the urine in a case of leukocythaemia. Med. Tims and Gatt. 1868. — F. Blumenthal: Kap. Leukämie im Handb. d. spez. Pathol. d. Harns. — Bockendahl und Landwehr: Chemische Untersuchung leukämischer Organe. Virchows Arch. f. pathol. Anat. u. Physiol. Bd. 84. — Boggs and Guthrie: Bence Jones proteinuria in leukemia. Bull. of Johns Hopkins hosp. 1913. — Bohland und Schurz: Über die Harnsäure- und Stickstoffausscheidung bei Leukämie. Pflügers Arch. f. d. ges. Physiol. Bd. 47. — Bondzynski und Gottlieb: Über Xanthinkörper im Harn des Leukämikers. Arch. f. exp. Pathol. u. Pharmakol. Bd. 36. — Brugsch: Zur Stoffwechselpathologie der Gicht. Zeitschr. f. exp. Pathol. u. Therap. Bd. 6. — Decastello und Kienböck: Über die Radiotherapie der Leukämie. Wien. med. Wochenschr. S. 2118. 1907. — Dennstedt und Rumpf: Weitere Untersuchungen über die chemische Zusammensetzung des Blutes usw. Zeitschr. f. klin. Med. Bd. 58. — Ebstein: Über die Beziehungen der sog. harnsauren Diathese zur Leukämie. Virchows Arch. f. pathol. Anat. u. Physiol. Bd. 154. — Ebstein: Über die akute Leukämie und Pseudoleukämie. Dtsch. Arch. f. klin. Med. Bd. 44. — Edsall: Stoffwechsel bei akuter Leukämie. Americ. Journ. of the med. sciences. Oct. 1905. — Erben: Über die Ursache der Peptonbildung im leukämischen Blute. Zeitschr. f. Heilk. Bd. 24, S. 70. 1903. — Erben: Zur Kenntnis der chemischen Zusammensetzung des leukämischen Blutes. Zeitschr. f. klin. Med. Bd. 66. 1908. — Erben: Zur Kenntnis der chemischen Zusammensetzung des lymphämischen Blutes. Zeitschr. f. klin. Med. Bd. 40, S. 282. 1900. — Fleischer und Penzoldt: Stoffwechseluntersuchungen bei einem Leukämischen. Erlanger physiol. med. Ges. 17. Febr. 1879 und Dtsch. Arch. f. klin. Med. Bd. 26. — Freund:

und Obermayer: Über die chemische Zusammensetzung des leukämischen Blutes. Hoppe-Seylers Zeitschr. f. physiol. Chem. Bd. 15. 1891. — Gariri: Über den Fettgehalt des Blutes und über das lipolytische Vermögen des Blutserums bei Myelozytenleukämie. Riv. osp. II. — Glückmann: Leukämie und Gicht. Inaug.-Diss. Berlin 1910. — Goodall: Nitrogenous metabolism in a case of chronic myelogenous leukaemia. Boston med. a. surg. Journ. 21. Mai 1914. — Grafe: Die Steigerung des Stoffwechsels bei chronischer Leukämie und ihre Ursachen. Dtsch. Arch. f. klin. Med. Bd. 102. 1911. — de Grazia: Stoffwechselversuche bei chronischer Leukämie. Rif. med. Nr. 12 u. 13. 1905. — Gualdi: Über die Alloxurkörper im Stoffwechsel der Leukämie. Arch. f. exp. Pathol. u. Pharmakol. Bd. 49. 1903. — Gumprecht: Alloxurkörper und Leukozyten beim Leukämiker. Zentralbl. f. allg. Pathol. u. pathol. Anat. Bd. 7. — Hendersen and Edwards: Journ. of physiol. Bd. 9. — Hofmann: Harn bei lienaler Leukämie. Wien. med. Wochenschr. 1870. — Ignatowski: Hoppe-Seylers Zeitschr. f. physiol. Chem. Bd. 42. — v. Jaksch: Über den Nachweis und das Vorkommen von Pepton in den Organen und im Blut von Leukämischen. Hoppe-Seylers Zeitschr. f. physiol. Chem. Bd. 16. — Jacob: Über Harnsäure, Xanthinbasen und Leukozytose bei einem mit Organextrakten behandelten Falle von Leukämie. Dtsch. med. Wochenschr. S. 641. 1894. — Jacubasch: Beiträge zur Harnanalyse bei lienaler Leukämie. Virchows Arch. f. pathol. Anat. u. Physiol. Bd. 43. — Jolles: Über das Auftreten und den Nachweis von Nukleohiston bei einem Fall von Pseudoleukämie. Zeitschr. f. klin. Med. Bd. 34. — Kolisch und Burian: Zeitschr. f. klin. Med. Bd. 23. — Köttnitz: Peptonurie bei einem Fall von lienaler Leukämie. Berl. klin. Wochenschr. 1890. — Krüger: Zusammensetzung des Blutes bei Anämie und Leukämie. Petersb. med. Wochenschr. Nr. 17. 1892. — Kühnau: Weitere Mitteilungen zur Kenntnis der Harnsäureausscheidung bei Leukozytose und Hypoleukozytose, sowie zur Pathologie der Leukämie. Zeitschr. f. klin. Med. Bd. 32, S. 482. 1897. — Lipstein: Die Ausscheidung der Aminosäuren bei Gicht und Leukämie. Hofmeisters Beitr. Bd. 7. — Ličci: Das Nukleohiston und die Nukleohistonurie bei der Leukämie. Policlinico 1906. — Magnus-Levy: Über den Stoffwechsel bei akuter und chronischer Leukämie. Virchows Arch. f. pathol. Anat. u. Physiol. Bd. 152, S. 107. 1898. — Matthes: Zur Chemie des leukämischen Blutes. Berl. klin. Wochenschr. Nr. 23 u. 24, S. 531. 1894. — May: Über die Ausnutzung der Nahrung bei Leukämie. Dtsch. Arch. f. klin. Med. Bd. 50. — v. Moraczewski: Stoffwechselversuche bei Leukämie und Pseudoleukämie. Virchows Arch. f. pathol. Anat. u. Physiol. Bd. 151. — Mosler: Zur Blut- und Harnanalyse bei Leukämie. Virchows Arch. f. pathol. Anat. u. Physiol. Bd. 25. — Mosler: Zur Diagnose der lienalen Leukämie aus der chemischen Beschaffenheit der Transsudate und Sekrete. Virchows Arch. f. pathol. Anat. u. Physiol. Bd. 37, S. 43. 1866. — Mosler und Körner: Zur Blut- und Harnanalyse bei Leukämien. Virchows Arch. f. pathol. Anat. u. Physiol. Bd. 25. — Orefici und Botarri: Ricerche clinice in due casi di leucemia. Lo sperimentale Bd. 55. — Parker: Ein Fall von lienaler Leukämie, kompliziert durch Gicht und Albuminurie. Brit. med. Journ. p. 1170. 1907. — Pettenkofer und Voit: Über den Stoffverbrauch bei einem leukämischen Manne. Zeitschr. f. Biol. Bd. 5. — Pfeiffer: Über Autolyse des leukämischen und leukozytischen Blutes. Wien. klin. Wochenschr. Nr. 42, S. 1249. 1906. — Pfeiffer: Über den Faserstoffgehalt des leukämischen Blutes. Zentralbl. f. inn. Med. Nr. 1. 1898. — Pfeiffer: Über den Fibrinogengehalt leukämischen Blutes. Zentralbl. f. inn. Med. Nr. 32. 1904. — Rosenstein: Untersuchungen über den Stoffwechsel bei Leukämie. Münch. med. Wochenschr. Nr. 21 u. 22. 1906. — Rotky: Beiträge zur Pathologie des Nukleinstoffwechsels. Dtsch. Arch. f. klin. Med. Bd. 98. — Salkowski: Chemische Untersuchung von Leber und Milz bei lienaler Leukämie. Virchows Arch. f. pathol. Anat. u. Physiol. Bd. 81. — Salkowski: Zur Kenntnis der Leukämie. Virchows Arch. f. pathol. Anat. u. Physiol. Bd. 50 u. 52. — Salomon: Beiträge zur Lehre von der Leukämie. Virchows Arch. f. pathol. Anat. u. Physiol. 1876. — Scherer: Untersuchungen des Blutes bei Leukämie. Würzburger med. Ges. 1852. — Schmid: Ein Beitrag zum Stoffwechsel bei chronischer Leukämie. Dtsch. Arch. f. klin. Med. Bd. 76. — Schmuziger: Zur Kenntnis der Leukämie. Arch. f. Heilk. Bd. 17. — W. Schulz: Die Blutgerinnung. In Grawitz „Klinische Pathologie des Blutes". 1911. — Schumm: Über das Vorkommen von Albumosen im Blute. Hofmanns Beitr. Bd. 4, S. 453. — Schumm: Über ein proteolytisches Ferment im Blut bei myelogener Leukämie. Hofmeisters Beitr. Bd. 4, S. 9—11. — Schumm: Zur Chemie des leukämischen Blutes. Dtsch. med. Wochenschr. Nr. 45. 1905. — Schurz: Harnsäure und N-Ausscheidung bei Leukämie. Inaug.-Diss. Bonn 1890. — Spitzig: Versuche über die Ausnutzung der Nahrung bei Leukämie. Zeitschr. f. klin. Med. Bd. 24. — Stadthagen: Über das Vorkommen der Harnsäure in verschiedenen tierischen Organen, ihr Verhalten bei Leukämie usw. Virchows Arch. f. pathol. Anat. u. Physiol. Bd. 109. — v. Stejskal und Erben: Klin. chem. Studien über den Stoffwechselversuch bei Leukämie usw. Zeitschr. f. klin. Med. Bd. 39, S. 151. 1900. — Sticker: Beitrag zur Pathologie und Therapie der Leukämie. Zeitschr. f. klin. Med. Bd. 14. — Strauß: Kap. Blutkrankheiten in Noordens Handb. d. Pathol. d. Stoffwechsels. Bd. 1. — Stüve: Beobachtungen bei einem Fall von lymphatischer Leukämie.

Arb. a. d. staatl. Krankenh. Frankfurt a. M. 1896. — v. d. Wey: Beiträge zur Kenntnis der Leukämie. Dtsch. Arch. f. klin. Med. Bd. 57. — White and Hopkins: Über die Ausscheidung von Phosphorsäure und Stickstoff bei Leukämie. Journ. of physiol. Bd. 24. — A. Wolff: Theoretisches über die Behandlung der Leukämien und Anämien durch Röntgenstrahlen und leukolytische Sera. Berl. klin.-therapeut. Wochenschr. Nr. 49. 1904.

7. Die Behandlung der chronischen Leukämien.

Die Leukämien sind unheilbare Erkrankungen, doch ist es im Laufe der Jahre gelungen, Mittel zu finden, mit deren Hilfe wir eine wirksame symptomatische Therapie ausüben können. Man kann in manchen Fällen weitgehende Remissionen erzielen, die Beschwerden der Kranken für kürzere oder längere Zeit ganz oder fast ganz beseitigen und ist zweifellos wohl auch imstande, auf diese Weise das Leben zu verlängern.

a) Allgemeinbehandlung.

Kranke mit Leukämie bedürfen in erster Linie größter Ruhe und Schonung. Vorgeschrittene und kachektische Kranke gehören ins Bett, aber auch bei weniger vorgeschrittenen Leiden pflegt eine längere Bettruhe das Allgemeinbefinden und viele subjektive Beschwerden der Kranken zu lindern. Besonders dort, wo Störungen von seiten des Zirkulationsapparates oder von seiten der Nieren auftreten, wo Ödeme und Dyspnoe vorhanden sind, ist unbedingt Bettruhe erforderlich. Auch Komplikationen von seiten der Milz, insbesondere perisplenitische Erscheinungen und Infarkte erheischen unbedingte Bettruhe. Ebenso ist es im allgemeinen geraten, wenn sich erheblichere Anzeichen von hämorrhagischer Diathese einstellen, die Kranken ins Bett zu schicken.

Leichtere Fälle dagegen, ohne oder mit nur geringer Störung des Allgemeinbefindens, können auf sein und, wenn es ihre Kräfte erlauben, ihren gewohnten Beschäftigungen nachgehen. Schwere körperliche Arbeiten kann man aber einem Leukämiker nicht zumuten. Er ist unbedingt als Invalide im Sinne des Gesetzes anzusehen. Schwere körperliche Arbeiten zu leisten übersteigt im allgemeinen nicht nur seine Kräfte, sondern kann ihm unter Umständen auch gefährlich werden. Besonders sind Gewalteinwirkungen auf die Milz zu fürchten, die schon wiederholt zu Rupturen des Organs geführt haben. Aus demselben Grunde sind auch sportliche Betätigungen, wie Radfahren, Reiten, Rudern, Fechten, Turnen, Kegelschieben usw. streng zu verbieten.

Bezüglich der Ernährung kann man keine allgemein gültigen Vorschriften machen. Eine möglichst nahrhafte und bekömmliche Kost ist natürlich bei einer Erkrankung, die zur Kachexie führt, solange sie vertragen wird, von großer Wichtigkeit. Eventuell kommen Nährpräparate in Betracht, die an die Digestionsorgane geringere Anforderungen stellen. In vorgeschritteneren Fällen bestehen häufig Störungen von seiten des Magendarmkanals auch ohne eine spezifische Erkrankung desselben. Hier ist nach den üblichen diätetischen Vorschriften zu verfahren. Der Genuß alkoholischer Getränke und Rauchen ist im allgemeinen in mäßigem Grade zu gestatten und nur dort zu verbieten, wo Erkrankungen der Nieren oder der Kreislauforgane bestehen.

Kalte Bäder empfehlen sich für Leukämiker nicht, weil der geschwächte Organismus nicht die nötige Reaktionskraft besitzt, um die Wärmeentziehung ohne Schaden für den Gesamtorganismus wieder auszugleichen und zu leicht Schädigungen des Herzens und der Nieren eintreten können. Springen und Schwimmen könnte außerdem leicht zu einer Milzruptur und zu Blutungen führen. Warme Bäder dagegen sind gestattet.

Was den geschlechtlichen Verkehr anbelangt, so verbietet er sich bei vorgeschrittenen Fällen von selbst, weil die Libido fehlt. Leichtere Kranke sollen aber auch am besten den Geschlechtsverkehr ganz meiden, und zwar aus zwei Gründen: einmal besteht die Gefahr des leukämischen Priapismus, der einige Male nachgewiesenermaßen im Anschluß an eine Erektion oder einen Koitus entstanden ist. Zweitens aber ist es wenig wahrscheinlich, daß ein während der Leukämie eines der Eltern geborenes Kind ein vollwertiges und gesundes Individuum wird, wenn auch eine Übertragung der Leukämie, sei es vom Vater, sei es von der Mutter, bisher noch nicht beobachtet worden ist. Für eine leukämische Mutter bedeutet eine Schwangerschaft eine große Gefahr, wenn auch in einigen der früher erwähnten Fälle die betreffenden Mütter die Schwangerschaft und die Geburt gut überstanden haben. Ob man, wenn bei einer Leukämischen Schwangerschaft eingetreten ist, die künstliche Frühgeburt einleiten soll, ist dahin zu beantworten, daß in den ersten Monaten zweifellos dazu geraten werden muß. Ich habe sie schon ohne jede Komplikation ausführen lassen. Bei großer Kachexie sowie bei ausgesprochener hämorrhagischer Diathese, die meistens kombiniert vorhanden sind, wird man sich zu einem künstlichen Abort um so schwerer entschließen, als in solchen Fällen ja das Leben doch nicht mehr allzulange währen dürfte. In solchen Fällen ist, wie bereits früher betont, Röntgenbehandlung zu versuchen; wenn die Schwangerschaft schon vorgeschritten ist, empfiehlt sich das auf jeden Fall.

Eine klimatische oder Bäderbehandlung kann gelegentlich auf das Allgemeinbefinden einen günstigen Einfluß ausüben, ohne das Grundleiden nennenswert zu beeinflussen. Wenn man einem Leukämiker eine Luftveränderung empfiehlt, wird man stets solche Orte bevorzugen, deren Klima milde ist. Die Nordsee und das Hochgebirge über 1000 m darf man wenigstens in vorgeschrittenen Fällen, wohl als direkt kontraindiziert ansehen. Brunnenkuren kann man in Form von leichten Arsen- oder Arsen-Eisenwässern nehmen lassen, wenn die Patienten, wie es meist der Fall zu sein pflegt, sehr große Hoffnungen darauf setzen und wenn sie der Magen verträgt. Man wird aber im allgemeinen Leukämiker ungerne fortschicken, weil plötzliche Verschlimmerungen vorkommen können, die besser zu Hause behandelt werden. Nur ganz leichte Fälle, am besten im Remissionsstadium, kommen für derartige klimatische und Brunnenkuren in Betracht.

Gegen leichte Bäder, wie Fichtennadelbäder, Solbäder, schwache kohlensaure Bäder ist nichts einzuwenden. Eigentliche hydrotherapeutische Prozeduren kommen nicht in Betracht, auch nicht die kalte Dusche auf die Milzgegend, die milzverkleinernd wirken soll. Ihre Wirkung ist minimal, die Gefahr einer Blutung durch Ruptur ist nicht ausgeschlossen. Bei Perisplenitis und Infarkt der Milz wendet man neben Bettruhe die Eisblase an. Die Galvanisation und Faradisation der Milz ist jetzt ganz verlassen.

Bernhard hat bei Leukämie und Pseudoleukämie Versuche mit der Heliotherapie angestellt. In fünf Fällen von Leukämie hat er durch monatelange Besonnung mit 50—100 Sonnenstunden eine Besserung erzielt. Der Milztumor verkleinerte sich durch Bestrahlung und die Leukozytenzahl ging mitunter enorm zurück. Die große Schwäche ließ nach, das Aussehen besserte sich und subjektive Symptome, wie Appetitlosigkeit, Übelkeiten und Neigung zum Brechen hörten auf. In einem Falle war die Erholung eine so frappante, daß die Patientin sich für geheilt erachtete. Doch war die Besserung nur eine vorübergehende. Auch Naegeli sah durch Heliotherapie, besonders auch direkte Sonnenbestrahlung der Milz, überraschende Erfolge, rät aber zur Vorsicht, da er auch Verschlimmerung feststellte.

b) Die medikamentöse Behandlung.

Die medikamentöse Behandlung der Leukämien, jahrzehntelang die einzige Therapie, welche angewendet werden konnte, hat nur geringe Erfolge aufzuweisen. Das souveräne Medikament war bis vor kurzem allein das Arsen, das teils in Pillen oder Tropfenform, teils in Form subkutaner oder intravenöser Injektionen angewendet wurde. Im allgemeinen haben sich subkutane Injektionen als am meisten wirksam erwiesen. In Frage kommt das Natrium arsenicosum in 1%iger, oder das Kakodyl oder das Atoxyl in 10%iger Lösung, ferner das Solarson. Man pflegt gewöhnlich mit kleineren Dosen zu beginnen und zu höheren aufzusteigen und dann wieder langsam herunterzugehen. So beginnt man bei Anwendung einer 1%igen Lösung von Natrium arsenicosum (exactissime neutralisati!) mit zwei Teilstrichen einer Pravazspritze und gibt jeden dritten Tag einen Teilstrich mehr, bis man eine ganze Spritze erreicht hat. Bei dieser Dosis bleibt man 8—14 Tage, um dann in derselben Weise wieder langsam herunterzugehen. Im übrigen muß man natürlich in jedem Falle, je nachdem das Medikament vertragen wird, die Dosis individualisieren. Bei Verabreichung von Atoxyl empfiehlt es sich, das Gesichtsfeld zu kontrollieren (wegen der übrigens sehr geringen Gefahr einer Erblindung). Arsazetin kann man innerlich darreichen (dreimal täglich 0,05 g nach Naegeli) oder man gibt jeden zweiten Tag 0,1—0,2 g subkutan.

In den meisten Fällen gelingt es, mit Hilfe des Arsens nur eine subjektive Besserung zu erzielen; der Allgemeinzustand und das Kräftegefühl der Patienten hebt sich, gelegentlich kann man auch eine Besserung des Hämoglobingehaltes objektiv nachweisen. Auch ein gewisser Rückgang der Drüsenschwellungen und des Milztumors wird gelegentlich beobachtet. Ebenso hat man wiederholt leichte Rückgänge der Leukozytenzahlen beobachten können. Nur sehr selten hat man weitgehende Remissionen aller leukämischen Symptome, insbesondere auch des Blutbefundes feststellen können. Ich selbst habe einmal bei einer myeloiden Leukämie ein Sinken der Leukozyten bis auf normale Werte und Verschwinden aller pathologischen Formen aus dem Blute mit Ausnahme weniger Myelozyten beobachtet, aber ohne Rückgang des Milztumors. Eine ganz besonders günstige Beeinflussung eines Falles von lymphatischer Leukämie erzielte Neumann mit Atoxyl, von dem er subkutan jeden zweiten Tag 0,25 g injizierte. In einem Zeitraum von 50 Tagen verkleinerten sich Milz, Leber und Lymphdrüsen und das Blut wurde normal. Die Leukozytenzahl war von 92 000 auf 7800 und die Prozentzahl der Lymphozyten von 75 auf 26 gesunken. Ein ganzes Jahr lang wurde diese Besserung beobachtet.

Toulmin und Thayer beobachteten bei einer myeloiden Leukämie unter Arsenbehandlung ein Sinken der Leukozytenzahl von 714 000 bis auf 7500 im Laufe von 23 Tagen, bei einer myeloiden Leukämie, die Mc Crae mit Arsen behandelte, sank die Leukozytenzahl von 584 000 im Frühling 1898 bis auf 9250 im August, stieg trotz weiterer Arsenmedikation wieder auf 178 000 im November und sank erst im April 1899 wieder auf 8000. Ferner berichtet Taylor von drei günstig durch Arsen im Sinne einer Remission beeinflußten Fällen. Plehn beobachtete bei einem 40jährigen Manne mit myeloider Leukämie unter Arsenbehandlung ein Sinken der Leukozytenzahl von 148 000 auf 4600 unter gleichzeitigem Rückgang der Milzschwellung, sowie Steigen der roten Blutkörperchenzahl, des Hämoglobingehalts und des Körpergewichts. Doch wurde der Blutbefund nicht ganz normal, da Myelozyten und große Lymphozyten (Myeloblasten) in vermehrter prozentualer Menge festzustellen waren, obwohl die Gesamtleukozytenzahl schließlich auf 3000 sank. Plehn ist allerdings geneigt, die Besserung mit der Resorption eines großen Hämatoms in

Zusammenhang zu bringen, das sich bei dem Patienten höchstwahrscheinlich retroperitoneal entwickelt hatte.

Auch Palleri beobachtete unter Arsenikbehandlung eine angebliche Heilung einer Leukämie.

Simon und Campbell beobachteten unter großen Dosen Arsen bei einer myeloiden Leukämie im Laufe eines Monats ein Sinken der Leukozytenzahl von 350 000 bis auf 4000 mit gänzlichem Verschwinden der Myelozyten und Heruntergehen der Mastzellen von 10,8% bis auf 3,5%. Auch die Milzschwellung verschwand fast völlig unter gleichzeitiger Besserung des Allgemeinbefindens. Dieser gute Zustand dauerte bei der Publikation der Beobachtung bereits ein ganzes Jahr. v. Jaksch berichtete im Verein deutscher Ärzte in Prag (23. Oktober 1896) von einer lienalen (myeloiden) Leukämie bei einem 29jährigen Manne mit Leukozytenwerten zwischen 294 000 und 560 000. Nach Arsen (Cuprum arsenicosum) und Thyreojodinbehandlung sank die Leukozytenzahl allmählich bis auf 28 400 und die Blutuntersuchung ergab eine gewöhnliche Leukozytose mit spärlichen kernhaltigen Roten.

Die Zahl der Fälle von Leukämie, in denen durch Arsenbehandlung allein nennenswerte Erfolge erzielt worden sind, ist also nur sehr klein. Immerhin liegen doch einige sehr günstige Beeinflussungen vor, die immer wieder zur Anwendung des Arsens ermuntern sollten.

In älteren Zeiten wurde bei Leukämie Eisen und besonders Chinin verabreicht. Für letzteres Mittel ist besonders Mosler warm eingetreten. In Experimenten an Tieren hat er festgestellt, daß sich die Milz nach Injektionen von Chinin verkleinert und darauf basierte er wohl hauptsächlich die Berechtigung dieser Therapie. Er berichtet sogar von einer Heilung einer lienalen Leukämie bei einem 10jährigen Knaben und auch Martin Ehrlich hat durch konsequente Darreichung von Eisen und Chinin angeblich eine Leukämie bei einem 15jährigen Knaben zur Heilung gebracht. Es bedarf wohl heutzutage keiner ausdrücklichen Begründung, daß in diesen Fällen offenbar nicht leukämische Milzaffektionen vorgelegen haben. Einen dritten durch Chinin geheilten Fall von Leukämie, den Hewson aus Amerika mitgeteilt hat, bezeichnet Mosler selbst als zweifelhaft.

Zur Verkleinerung der Milz bei Leukämie empfiehlt auch Mosler die Anwendung der kalten Dusche auf die Milzgegend.

Endlich will Mosler von der Transfusion normalen Blutes bei Leukämie erhebliche Besserung gesehen haben und spricht die Vermutung aus, daß öfters wiederholte Transfusionen eine vollkommene Heilung der Leukämie herbeiführen können. Auch diese Anschauungen dürften längst durch Tatsachen, die das Gegenteil beweisen, überholt sein. Die Wirkung des Arsens schlägt Mosler bemerkenswerterweise nicht so hoch an, wie die des Chinins, empfiehlt aber beide Mittel kombiniert anzuwenden.

Bei leukämischen Drüsentumoren empfiehlt Mosler die Injektion von Jodtinktur in die geschwollenen Lymphknoten, was man heutzutage auch als nutzlos verwerfen würde.

Wegen seines starken Arsengehalts hat man neuerdings auch versucht, das Salvarsan bei chronischen Leukämien anzuwenden. In den wenigen Fällen, in denen ich selbst Gelegenheit hatte, es zu verordnen, habe ich keine Einwirkung gesehen. Dagegen beobachteten Spuler und Schittenhelm bei einer lymphatischen Leukämie zweimal nach einer Injektion von 0,4 g eine Verkleinerung der geschwollenen Lymphknoten.

Grawitz sah in einigen Fällen eine sehr günstige Beeinflussung durch große Dosen Jod und hält die Kombination von Jod-, Arsen- und Eisenpräparaten für zweckmäßig. Die äußere Applikation von Jodpräparaten ist bei Drüsentumoren, allerdings ohne nachhaltigen Erfolg, oft versucht worden.

Die Behandlung der Leukämie mit intravenösen Injektionen von Sublimat (Pirrone), mit kolloidalem Platin (Dayton), mit leukotoxischem Serum (Capps und Smith), mit heterogenem Serum (Tavernese) ist gelegentlich versucht worden, ohne zu greifbaren Resultaten zu führen.

Die günstige, wenn auch leider nur vorübergehende Beeinflussung des Blutbildes und der Organschwellungen der Leukämie durch interkurrente Infektionskrankheiten gab Veranlassung dazu, mit Bakterienextrakten Heilversuche zu unternehmen. Leider sind alle diese Versuche negativ ausgefallen. Es gelingt höchstens, rasch vorübergehende günstige Beeinflussungen auszulösen, niemals nachhaltige Wirkungen. (Nur Larrabee, der mit einem Toxingemisch aus Streptokokken und B. prodigiosus arbeitete, will bei myeloischen Leukämien so gute Resultate erzielt haben, daß er sie mit denen der Röntgenbehandlung vergleicht.) Das gilt auch für die von Quincke inaugurierte und von Naegeli und Weitz nachgeprüfte Tuberkulintherapie. Naegeli warnt direkt vor derselben, weil er in einem Falle, trotzdem er nur Bruchteile eines Zehntelmilligramms verabreichte, eine foudroyant fortschreitende Verschlimmerung unter Leukozytensturz und Milzverkleinerung, sowie baldigen Exitus eintreten sah.

Die leukozytoseerregende Wirkung von Organextrakten, besonders von Milz, Thymus und Knochenmarksextrakten, gab Veranlassung, mit demselben Heilversuche bei Leukämie zu machen, da ja auch Infektionserreger bzw. ihre Produkte leukozytoseerregend wirken (Whait, Jacob, Denicola). Auch auf diesem Wege gelang es nicht, eine nennenswerte Beeinflussung bei Leukämien zu erzielen.

Richter und Spiro haben eine andere leukozytoseerregende Substanz, nämlich die Zimtsäure bei myeloischer Leukämie therapeutisch versucht. Dieselbe ist bekanntlich von Landerer bei Tuberkulose empfohlen worden. Nach intravenösen Injektionen von 0,05 g Zimtsäureemulsion sahen sie die Leukozytenzahl zunächst von 170 000 auf 560 000 emporschnellen. 24 Stunden später begann ein Sinken der Leukozytenzahl und zwei Tage nach der ersten Injektion wurden nur noch 46 000 gezählt. Gleichzeitig trat eine deutliche Verkleinerung der Milz und der Lymphdrüsen ein. Das prozentuale Verhältnis der Leukozyten wurde in dem Sinne verschoben, daß die polymorphkernigen Elemente, welche vorher 45% betrugen, nach der Injektion auf 86% anstiegen. Zwei weitere Injektionen hatten ähnliche Wirkungen. Ein dauernder Erfolg wurde aber nicht erzielt. In den letzten Jahren wurden auch therapeutische Versuche mit Kaseosan und anderen parenteral zu verabreichenden Eiweißkörpern gemacht, aber ohne Erfolg.

Versuche, mit Atophan die Leukozytenzahl des Leukämikers zu beeinflussen (Rößler und Jarczyk, Schittenhelm und Ullmann, Joel), führten zu keinem positiven Ergebnis.

Literatur.

Allaria: De l'action des toxines bactériennes sur les tumeurs et sur le sang leucémique. La clinica ital. 1902. — Bernhardt: Zehn Jahre Heliotherapie. Jahrb. über Leistungen und Fortschritte der physiol. Med. Jahrg. 1912. — Capps and Smith: Preliminary report on the injection of human leucotoxic Serum in leukemia. Transact. of the Chicago pathol. soc. Bd. 6. — Cavadias et Montpherrato: L'action des Métaux colloidaux dans les leucémics. Soc. biol. Tome 80. — Cohnheim: Kasuistischer Beitrag zur Anwendung des Atoxyls bei Leukämie. Med. Klinik Nr. 41. 1907. — Dayton: Action du platin colloidal sur le sang dans la leucémie myeloide. Med. Rec. 7. Sept. 1911. — Denicola: Contribuzione alla cura organoterapica della leucemia. Studium 1910, Nr. 2 (zit. nach Fol. haematol., Orig. Bd. 11, S. 297). — Ewart: The treatment of leucocythaemia by carbonic acid gas. Brit. med. Journ. 26. Nov. 1898. — Heuck: Dtsch. med. Wochenschr. 1891. — Jacob: Über Harnsäure,

Xanthinbasen und Leukozytose bei einem mit Organextrakten behandelten Fall von Leukämie. Dtsch. med. Wochenschr. S. 641. 1894. — J. Joel: Zeitschr. f. klin. Med. Bd. 100. — Kiralyfi: Intramuskuläre Blutinjektionen in der Therapie der Leukämie. Ref. Fol. haematol. Bd. 21. S. 122. — Larrabee: The treatement of leukemia with the mixed toxins of Coley. Boston Journ. med. a. surg. 6. Febr. 1908. (Siehe auch Fol. haematol., Orig. Bd. 12, S. 280.) — Lautier: Leucémies et cinnamate de soude synthétique. Ref. Fol. haematol. Bd. 21. S. 254. — Mosler: Transfusion bei Leukämie. Berl. klin. Wochenschr. Nr. 19. 1867. — Naumann: Über die Ätiologie und Behandlung der Leukämie. Med. Klinik Nr. 43. 1911. — Pal: Über die Beeinflussung der Leukozytenzahl bei der Leukämie. Jahrb. d. Wien. Krankenanstalten Bd. 5. — Pirrone: Le iniezioni endovenose di sublimato corrosivo in due casi di leucemia mielogena. Gazz. di med. e chir. Nr. 21. 1909. Fol. haematol., Bd. 11, S. 297. — Quincke und Pfeifer: Münch. med. Wochenschrift 1907. — Richter und Spiro: Arch. f. exp. Pathol. u. Pharmakol. Bd. 194. — Rößler und Jarczyk: Über die Wirkung von Atophan bei chronischer myeloischer Leukämie. Dtsch. Arch. f. klin. Med. Bd. 107. — Schittenhelm und Ullmann: Zeitschr. f. exp. Pathol. Bd. 12. — Tavernese: Sulle modificatione del sangue leucaemico per effetto di siero eterogenese. Gazz. internaz. di med., chirurg. etc. H. 57. 1906. — Taylor: Studies in leukemia. Contr. of the William Pepper laboratory of clinical medicine. Philadelphia 1900. — Toulmin and Thayer: Bull. of Johns Hopkins hosp. p. 84. 1891. — Vehsemeyer: Die Behandlung der Leukämie. Inaug.-Diss. Berlin 1894. — Warthin: X-rays and arsenic in the treatment of leukemia. Int. clin. Philad. Vol. 4. — Weitz: Über Tuberkulinbehandlung der Leukämie. Dtsch. Arch. f. klin. Med. Bd. 92. — Whait: The treatment of leucocythaemia with bone marrow. Brit. med. Journ. April 1896.

Die Benzoltherapie.

Das Benzol ist von Korányi in die Therapie der Leukämie eingeführt worden. Die Anregung hierzu empfing er aus einer sehr interessanten Arbeit von Selling, welcher als erster die leukotoxische Wirkung des Benzols am Kaninchen nachgewiesen hatte. Dieser Autor beobachtete eine Benzolvergiftung bei drei Fabrikarbeiterinnen und konnte feststellen, daß bei ihnen eine sehr starke Leukopenie bestand, die in einem Falle bis auf 140 Leukozyten im Kubikmillimeter Blut kurz vor dem Tode herunterging. Diese Beobachtung veranlaßte ihn zu einer experimentellen Prüfung des Benzols an Kaninchen. Er gab pro Kilogramm Tier 1 ccm Benzol, mit gleichen Teilen Olivenöl gemischt, subkutan und konnte feststellen, daß man durch wiederholte Dosen nach kurzdauernder Leukozytose ein rasches Verschwinden der Leukozyten aus der Zirkulation hervorrufen kann, wobei eine stärkere Reduktion der neutrophilen Elemente als der einkernigen beobachtet wird. Schließlich können die weißen Blutkörperchen so gut wie ganz aus dem Blute verschwinden. In viel geringerem Grade werden die roten Elemente geschädigt. Wenn man frühzeitig genug die Injektionen aussetzt, nimmt die Leukozytenzahl wieder zu. Er konnte ferner feststellen, daß das Knochenmark, die Milz und die Lymphdrüsen in hohem Maße geschädigt werden und daß der größte Teil der Parenchymzellen zugrunde geht. Am widerstandsfähigsten sind im Knochenmark die kleinen Lymphozyten und die Myeloblasten. In den Blutbildungsorganen tritt, wenn man rechtzeitig mit der Weitergabe des Mittels aufhört, eine Regeneration ein. Die Schädigung des myeloiden Gewebes ist jedenfalls in den Tierversuchen eine stärkere, als die des lymphadenoiden.

Über das Verhalten der übrigen Organe des Körpers bei Benzolintoxikation macht Selling nur ganz kurze Angaben; er teilt mit, daß Leber und Niere wechselnde Grade von fettiger Entartung aufweisen und daß bisweilen auch Blutungen im Magen, Darm und Lungen gefunden werden. Im allgemeinen gewinnt man aus den Mitteilungen Sellings den Eindruck, daß das Benzol in den von ihm angewandten Dosen ein relativ harmloses Mittel ist, besonders deshalb, weil bei rechtzeitigem Aussetzen eine Regeneration des Blutes und der Blutbildungsorgane eintritt.

Nachprüfungen der Sellingschen Experimente von A. Pappenheim sowie von H. Hirschfeld und Klemperer haben indessen ergeben, daß das Benzol in den von Selling angegebenen Dosen bei Kaninchen außerordentlich schwere Schädigungen der Leber und der Nieren hervorruft. Man findet in diesen Organen ausgedehnte Nekrosen, die oft schon makroskopisch sichtbar sind, auch in solchen Fällen, in denen die Einwirkung auf die Leukozytenzahl noch keine sehr erhebliche ist. Pappenheim hat auch in den Kapillaren der Leber und Niere Leukozytenanhäufungen gefunden und behauptet deshalb, daß die Reduktion der Leukozytenzahl im Blut vielfach gar nicht auf einer wirklichen Zerstörung beruhe, sondern auf einer Anhäufung in diesen Organen. Jedenfalls aber ist die leukotoxische Wirkung des Benzols, insbesondere auch die zerstörende Wirkung auf die Blutbildungsorgane von Pappenheim sowohl, wie von Hirschfeld und Klemperer bestätigt worden.

Korányi zeigte nun, daß das Benzol ein sehr wirksames Mittel zur Beeinflussung der Leukämie ist, das auch dort noch einen Erfolg hat, wo die Röntgentherapie versagt. Nach einer vorübergehenden Zunahme der Leukozyten kommt es zu einem allmählichen Absinken ihrer Zahl, die meist am Ende der zweiten oder am Anfang der dritten Woche einsetzt. Gleichzeitig tritt eine Vermehrung der Erythrozyten ein. Sowohl myeloide wie lymphatische Leukämie reagieren, Milzschwellungen gehen erheblich zurück, Lymphdrüsenschwellungen in geringerem Grade, das Allgemeinbefinden bessert sich. 3—4 g Benzol pro die in Gelatinekapseln mit gleichen Mengen Olivenöl gemischt, werden monatelang gut vertragen. Beim Eintreten von Schwindel muß man mit der Dosis heruntergehen. Sein Assistent Királyfi hat ausführlich die Krankengeschichten von 8 mit Benzol behandelten Leukämien mitgeteilt. Alle Fälle reagierten günstig und nur in einem war der Erfolg ein geringer. Doch wurde das Blutbild in keinem Falle normal, vielmehr blieben pathologische Leukozytenformen in reichlicher, wenn auch gegen vorher verminderter Menge bestehen. Die Behandlungsdauer betrug längstens 3 Monate. Die Rezeptformel für das Benzol ist folgende:

Benzoli chemice puri
Olei olivarum $\overline{aa}$ 0,5 g
(Gelatinekapseln).

Von solchen Kapseln soll man auf vollem Magen zuerst zweimal zwei, später dreimal zwei, dann viermal zwei und schließlich fünfmal zwei geben.

Die Beobachtungen von Pappenheim und Hirschfeld und Klemperer über schwere Leber- und Nierennekrosen mahnen natürlich zu außerordentlicher Vorsicht in der Anwendung des Benzols beim Menschen. Eine Beobachtung von Neumann aus der Voitschen Klinik ist eine wichtige Illustration nach dieser Richtung hin. Während der Benzoldarreichung, die im ganzen 36 Tage gewährt hatte, sank bei einer myeloischen Leukämie die Leukozytenzahl von 56 000 auf 5300 und die Milz ging auf die Hälfte ihres Volumens zurück. Nach Aussetzen des Benzols sanken die Leukozyten aber immer weiter, schließlich waren nur noch 200 Leukozyten im Kubikzentimeter vorhanden und das Allgemeinbefinden hatte sich sehr verschlechtert. Die Kräfte nahmen ab, es traten Fieberanfälle und Durchfälle auf, wiederholt stellte sich reichliches Nasenbluten ein und es entwickelte sich eine hämorrhagische Stomatitis und Rhinitis. 39 Tage nach Beendigung der Kur trat der Tod ein. Bei der Sektion wurde eine frische ulzeröse Kolitis gefunden und das histologische Bild von Milz und Knochenmark entsprach dem von Selling bei benzolvergifteten Kaninchen beschriebenen. Neumann glaubt deshalb, daß hier der Tod infolge von Benzolvergiftung erfolgt ist und empfiehlt deshalb die Darreichung des Mittels nur so lange fortzusetzen, bis eine deutliche Tendenz zur Verminderung der Leukozyten zu bemerken ist, nicht aber, bis diese den normalen Wert erreicht haben.

Die ausgedehntesten Erfahrungen über Benzolbehandlung der Leukämie hat wohl bisher Stanislaus Klein sammeln können, der über 22 Fälle berichtet. Nur in einem Falle, einer subakuten Myeloblastenleukämie, die ja auch sonst bekanntlich auf therapeutische Eingriffe nicht reagiert, blieb das Krankheitsbild gänzlich unbeeinflußt, in allen anderen dagegen war die günstige Wirkung eine sehr deutliche, indem Milz und Leber bisweilen bis zur Norm zurückkehrten und das Blutbild gleichfalls eine Tendenz zur Remission zeigte. Doch gelang es niemals, normale oder fast normale Leukozytenzahlen zu erreichen. Durch Kombination der Benzoltherapie mit Röntgenbestrahlung wurde dagegen viel mehr erreicht. Diese Kombinationstherapie empfiehlt Klein aufs wärmste, besonders für die Fälle mit abnorm hoher Leukozytenzahl. Klein verabreicht das Mittel entweder in Gelatinekapseln oder auch in Tropfenform mit gleichen Teilen Olivenöl gemischt. Es wird in dieser Form gewöhnlich ebenso gut vertragen wie in Kapseln. In leichteren Fällen kommt man mit einer maximalen Tagesdosis von etwa 3 g aus. Größere Dosen können die Erythropoese im negativen Sinne beeinflussen. Auch subkutan hat er es gegeben.

Eine Durchsicht der ziemlich umfangreichen Literatur über die Benzolbehandlung der Leukämie zeigt, daß die meisten Fälle günstig, zum Teil sogar sehr günstig beeinflußt werden; eine ganze Reihe verhielten sich aber auch refraktär. Betont wird, besonders von Neumann und von Királyfi, daß man diese Therapie nicht so lange fortsetzen soll, bis die Leukozyten normale Werte erreicht haben, sondern daß man bei etwa 15 000—20 000 Leukozyten aussetzen muß. Manche Patienten vertragen Benzol per os schlecht, dann soll man es per klysma geben. Intoxikationserscheinungen, namentlich Sinken der Erythrozytenzahl, Blut und Albumen im Urin, starke Magen- und Darmstörungen erheischen Unterbrechung der Darreichung.

Besonders hervorgehoben muß werden, daß die Benzolbehandlung auch dort gute Effekte haben kann, wo die Röntgenbestrahlung versagte, daß der Erfolg auch nach Aussetzen des Mittels anhalten kann und daß von mehreren Autoren die Kombination mit Röntgenstrahlen und mit Arsen empfohlen wird.

In solchen Fällen von Leukämie, in welchen, wie es gelegentlich vorkommt, unter dem Einfluß der Behandlung mit Benzol oder mit Röntgenstrahlen ein rapides Sinken der roten und weißen Blutkörperchenzahl unter die Norm eintritt, so daß sich eine schwere Anämie und Leukopenie entwickelt, die lebensbedrohend ist, hat Királyfi empfohlen, intramuskuläre Injektionen von defibriniertem Menschenblut auszuführen, um die blutbildende Fähigkeit des Knochenmarks wieder anzuregen. Bei einer mit Benzol behandelten myeloiden Leukämie war die Zahl der weißen Zellen auf 2150, die der roten auf 1 000 000 gesunken. Der Patient erhielt zunächst 10 ccm defibriniertes Blut einer Polyzythämie, 9 Tage später 10 ccm normales Blut und nach weiteren 3 Wochen 25 ccm Blut. Es gelang so, die Erythrozytenzahl auf 2 000 000 und die Leukozytenzahl auf 17 200 heraufzubringen und der sehr elende und hinfällige Kranke gelangte wieder zu einem befriedigenden Allgemeinbefinden.

Benzin hat le Blaye bei einer myeloiden Leukämie versucht. Er gab 1—5 g pro Tag allmählich steigend in Kapseln. Die Wirkung ist offenbar der des Benzols analog.

Aus meinen eigenen Erfahrungen mit der Benzoltherapie schließe ich, daß dieses Mittel hinter der Strahlentherapie zurücksteht. Letztere wirkt sicherer und ist für den Patienten angenehmer, wenn auch kostspieliger. Ich würde Benzol nur solchen Patienten geben, die sich gegen die Radiotherapie refraktär verhalten oder aus äußeren Gründen sich einer solchen nicht unterziehen können.

Literatur.

Astracharova: Über die Behandlung der Leukämie mit Benzol. Prakticesky Wratsch Nr. 38. 1913. — Aubertin et Parvu: Traitement de la leucémie par le benzol. Bull. et mém. de la soc. méd. des hôp. de Paris. 23. Mai 1913. — Babonneix: A propos de la communication de M. Aubertin et Parvu. Bull. et mém. de la soc. méd. des hôp. de Paris. 30. Mai 1913. — Barry and Ketcharn: Benzol in the treatment of leukaemia. Journ. of the Indian state med. assoc. 15. 8. 16. — M. u. H. Béclère: Benzolbehandlung der myeloiden Leukämie. Bull. et mém. de la soc. méd. des hôp. de Paris. 30. Mai 1913. — Betke: Über verschiedene Methoden der Leukämiebehandlung mit besonderer Berücksichtigung der Benzoltherapie. Münch. med. Wochenschr. S. 2545. 1913. — Billings: Benzol in the treatment of leukemia. Journ. of the Americ. med. assoc. Vol. 60, Nr. 7. 1913. — Blaye: Leucémie traitée par la benzine. Leucopénie pangère. Ann. méd.-chirurg. de Province. Oct. 1913. — Blick: Zwei Fälle von lienaler Leukämie mit Benzol behandelt. Med. Ges. Magdeburg. 13. Febr. 1913; Münch. med. Wochenschr. S. 1176. 1913. — Boehm: Beitrag zur Benzoltherapie der Leukämie. Med. Klinik 1914. — v. Boltenstern: Die Benzoltherapie der Leukämie. Berl. Klinik H. 305. 1913. — Boni: Sur un cas de leucémie chronique myeloide traitée par le benzol. Boll. d. clin. Août 1913. — Boruttau und Stadelmann: Beiträge zu den chemischen Grundlagen der Benzolbehandlung bei der Leukämie. Biochem. Zeitschr. Bd. 61, H. 5/6. 1914. — Corbin: Some notes on a case of splenic leukaemia treated with benzol. Austral. med. gaz. Nr. 10. 1913. — Demidow: Ein Fall von chronischer myeloider Leukämie, mit Benzol behandelt. Russki Wratsch Nr. 11. 1913. — Deutsch: Myeloide Leukämie, mit Benzol behandelt. Münch. med. Wochenschr. Nr. 4. 1913. — Dialekton: Ein Fall von Leukämie, behandelt mit Benzol. Russki Wratsch Nr. 40. 1913. — Döri: Stoffwechseluntersuchungen bei einer mit Benzol behandelten chronischen leukämischen Myelose. Wien. klin. Wochenschr. Nr. 49. 1913. — Flerina und Lukjanczenko: Über die Behandlung der Leukämie mit Benzol. Medizinskoje Obosr. Nr. 20. 1913. — Fossati: Le benzol dans la leucémie. Semana med. 11. Sept. 1913. — Gillmann Morhead: Benzol therapy in leukemia and lymphosarkoma. Brit. med. Journ. 6. März 1915. — Gouget: Le traitement de la leucémie par le benzol. Presse méd. Nr. 14. 1913. — Graham: A case of splenomed. leukemia treated with benzol. Journ. of the Americ. med. assoc. 6.6.1915. — Hahn: Die Behandlung der chronischen Leukämie mit Benzol. Med. Ges. Magdeburg. 16. Jan. 1913; Münch. med. Wochenschr. Nr. 13. 1913. — Hangwout and Asuzano: Notes on the treatment of a case of lymphatic leukemia with benzyl-benzoate. New York med. Journ. 2. Aug. 19. — Jespersen: Ein Fall von benzolbehandelter Leukämie mit eigentümlichem Verlauf. Dtsch. med. Wochenschr. Nr. 27. 1913. — Josefson: Benzolbehandlung vid leukämi. Hygiea 1914. — Királyfi: Das Benzol in der Therapie der Leukämie. Wien. klin. Wochenschr. Nr. 35. 1912. — Királyfi: Intramuskuläre Blutinjektionen in der Therapie der Leukämie. Wien. klin. Wochenschr. Nr. 31. 1914. — Királyfi: Weitere Beiträge zur therapeutischen Verwendung des Benzols. Budapester Ärzteverein 26. April 1913 und Wien. klin. Wochenschr. Nr. 26. 1913. — Stanislaus Klein: Die Wirkung des Benzols auf den leukämischen Prozeß. Wien. klin. Wochenschr. Nr. 10. 1913. — G. Klemperer und H. Hirschfeld: Weitere Mitteilungen über die Behandlung der Blutkrankheiten mit Thorium X. Mit Bemerkungen über die Benzoltherapie. Therap. d. Gegenw. Nr. 2. 1913. — Kouchetti: Leucemie acute e leucemie a decorso febbrile. Il trattamento delle leucemie col benzolo. Sperimentale 1913. — Koppang: Myelogen leukaemi behandlet med benzol. Norsk Magaz. f. laegevidenskaben Nr. 5. 1914. — v. Korányi: Die Beeinflussung der Leukämie durch Benzol. Berl. klin. Wochenschr. Nr. 29. 1912. — v. Korányi: Bemerkungen zu obigem Aufsatz von Pappenheim. Wien. klin. Wochenschr. Nr. 4. 1913. — Ant. Krokiewicz: Die Benzolbehandlung der Leukämie. Przeglad lekarski S. 582. 1913. — Lebedew: Über die Benzolbehandlung der Leukämie. Wratscheb. Gazetta Nr. 16. 1913. — More Leconte: Le benzol dans le traitement des leucémies. Arch. des malad. du coeur, des vaisseaux et du sang. Februar 1913. — Lewelly, F. Barker and James Gibbes: On the treatment of leucemia with benzol. Bull. of Johns Hopkins hosp. Vol. 24, Nr. 274. 1913. — Lewelly, F. Barker and James Gibbes: On the treatment of leukemia with benzol. Bull. of Johns Hopkins hosp. Vol. 24, p. 363. 1913. — Liachowsky: Die Behandlung der Leukämie mit Benzol. Russki Wratsch Nr. 11. 1913. — Liberow: Über die Behandlung der Leukämie mit Benzol. Wratsch Gazeta Nr. 16. 1913 und Therap. Monatsh. Nr. 5. 1914. — Lutschewsky: Zur Frage der Behandlung der Leukämie mit Benzol. Russki Wratsch Nr. 11. 1913. — Mohs: Zur Benzolbehandlung der Leukämie. Verein d. Ärzte in Halle. 16. Juli 1913; Münch. med. Wochenschr. Nr. 38. 1913. — Molczanow: Benzol bei Leukämie. Russki Wratsch Nr. 11. 1913. — Möller: Drei benzolbehandlede tilfolde af leukaemi. Hospitalstidende Nr. 26. 1914. — Mönckeberg: Zur Benzolbehandlung bei Leukämie. Verhandl. d. dtsch. pathol. Ges. 1913. — Moorehead: Brit. med. journ. 1915. 6. März. — Mühlmann: Zur Benzoltherapie der Leukämie. Dtsch. med. Wochenschrift Nr. 43. 1913. — Neumann: Über Benzolbehandlung der Leukämie. Therap. d. Gegenw. Nr. 2. 1913. — Pappenheim: Zur Benzolbehandlung der Leukämie und sonstiger Blutkrankheiten.

Wien. klin. Wochenschr. Nr. 2. 1913. — Parkes-Weber: Case of chronic myelocythaemia treated with benzol. Proc. of the roy. soc. of med. Vol. 7, Clin. Sect. 39. 1914. — Prusik: Unsere Erfahrungen mit der Benzolbehandlung der Leukämie. Casopis lekaruv ceskych Nr. 30. 1913. — Pulowski: Ein Beitrag zur Behandlung der Leukämie mit Röntgenstrahlen und Benzol. Wien. klin. Wochenschr. Nr. 19. 1914. — Rafalskij: Über die Behandlung der Leukämie mit Benzol. Russki Wratsch Nr. 48. 1913. — Rodelius: Über günstige Erfahrungen mit Benzol bei myeloider Leukämie. Ärztl. Ver. Hamburg. 3. Juni 1913. — Rolleston and Boyd: Lymphocytic leukaemia under treatment by benzol. Proc. of the roy. soc. of med. (Childrens Disease) Vol. 7, p. 71. 1914. — Ron: Benzol in the treatment of lymphatic leukaemia. Proc. of the roy. soc. of med. Mai 1914. — Rösler: Zur Benzolbehandlung der Leukämie. Wien. klin. Wochenschr. Nr. 21. 1913. — Sanguinetti: Premiers effets du benzol dans un cas de leucémie myeloide. Policlinico, sez. prat. 29. Juni 1913. — Sappington and Pearson: The leukemias under benzol. Journ. of the Americ. med. assoc. 11. Juli 1914. — Selling: Benzol als Leukotoxin. Beitr. z. pathol. Anat. u. z. allg. Pathol. Bd. 51. — Skorodumow: Ein Fall von myeloischer Leukämie, behandelt mit Benzol. Russki Wratsch Nr. 14. 1913. — Smith: Benzol in leukemia. Journ. of the Americ. med. assoc. Vol. 64, Nr. 21. — Smith: Benzol in leukemia. Journ. of the Americ. med. assoc. 22. Mai 1915. — Sohn: Über die Beeinflussung des Stoffwechsels durch Benzol samt Bemerkungen über seine Darreichung bei der Leukämie. Wien. klin. Wochenschr. Nr. 15. 1913. — Spiegler: Über die Benzolwirkung bei Leukämie. Wien. klin. Wochenschr. Nr. 16. 1914. — Stein: Zur Behandlung der Leukämie mit Benzol. Wien. klin. Wochenschr. Nr. 40. 1912. — Stern: Zur Behandlung der Leukämie mit Benzol. Wien. klin. Wochenschr. Nr. 10. 1913. — Tedesco: Bemerkungen in demselben Aufsatz von Pappenheim. Wien. klin. Wochenschr. Nr. 4. 1913. — Tedesko: Benzolbehandlung bei lymphatischer Leukämie, Wien. Ges. f. inn. Med. u. Kinderh. 6. November 1912 und Wien. med. Wochenschr. Nr. 1. 1913. — Türk: Meine bisherigen Erfahrungen über die Benzolbehandlung der Leukämien verglichen mit den Ergebnissen anderer Methoden. Ges. f. inn. Med. Wien. Beiblatt Nr. 4 1913. — Vaquez et Yacoel: Leucemie myeloide traitée depuis 7 ans par le Benzol et hématologiquement guérie. Soc. méd. hop. 28. Juni 1922. — Wachtel: Zur Frage der Benzoltherapie der Leukämie. Dtsch. med. Wochenschr. Nr. 7. 1913. — Weinstein: Benzol in the treatment of leukemia. New York med. Journ. 17. Februar 1917. — Weiß: Mit Benzol behandelter Fall von lymphatischer Leukämie. Ärztl. Ver. zu Hamburg, 9. Dezember 1913; Berl. klin. Wochenschr. Nr. 1. 1914. — Wirth: Zur Benzolbehandlung der Leukämie. Inaug.-Diss. Gießen 1914.

c) Die Strahlentherapie der Leukämien.

Die Röntgentherapie. Die Radiotherapie der Leukämien ist von amerikanischen Ärzten inauguriert worden. Im Jahre 1902 erschienen die ersten Mitteilungen über die Anwendung der Röntgenstrahlen bei Leukämie und Pseudoleukämie von Pusey. Daß man diese Arbeit in der späteren Literatur nur selten zitiert findet, liegt in erster Linie daran, daß ihr Titel „Report of cases treated with Roentgen-rays" nicht ausdrücklich darauf hinweist, daß sich unter den behandelten Fällen zwei Pseudoleukämien und eine Leukämie befanden, in zweiter Linie aber daran, daß der beschriebene Fall von myeloischer (lienaler) Leukämie nach keiner Richtung hin von den Röntgenstrahlen beeinflußt wurde.

Infolgedessen gilt als der eigentliche Vater der Röntgentherapie der Leukämien der Chicagoer Chirurg Nicholas Senn, der im Jahre 1903 zwei Fälle von Pseudoleukämie und einige Zeit später einen Fall von myeloider Leukämie mitteilte, die alle durch Röntgenstrahlen außerordentlich günstig beeinflußt worden waren. Es sei erwähnt, daß schon vor Pusey und Senn Pseudoleukämien von Childs, Dunn, Hett, Williams mit Röntgenstrahlen behandelt worden sind und daß Schütze 1905 mitteilte, daß er bereits im Jahre 1901 einen Leukämiker bestrahlt habe. Die aufsehenerregende Mitteilung Senns aber gab erst die Anregung, daß überall, besonders aber in Nordamerika und Deutschland, Leukämien mit Röntgenstrahlen behandelt wurden und daß in kurzer Zeit zahlreiche meist außerordentlich günstige und enthusiastische Berichte über die Erfolge der Röntgenbehandlung der Leukämie publiziert wurden.

Senns Beobachtung betraf eine 29jährige russische Jüdin mit ausgesprochener myeloischer Leukämie. Vor der Behandlung hatte dieselbe 56% Hämoglobin, 3 500 000 rote Blutkörperchen und 64 800 Leukozyten. Unter dem Einfluß der Röntgenbehandlung ging nicht nur die Milzschwellung erheblich zurück, sondern auch das Verhalten der Leukozyten besserte sich in quantitativer und qualitativer Beziehung. Die Myelozyten verschwanden gänzlich und nur eine leichte Vermehrung der Eosinophilen blieb zurück. Die Menstruation, die ein Jahr lang zessiert hatte, erschien in regelmäßigen Intervallen wieder und schließlich wurde der Blutbefund bis auf eine leichte Anämie ein völlig normaler. Bestrahlt wurden die Milz, das Brustbein und die Epiphysen der langen Röhrenknochen täglich 10—20 Minuten lang. Die Behandlung dauerte vom 3. Februar bis zum 12. März. Eine eigentliche wissenschaftliche Grundlage hatte die Röntgentherapie der Leukämien damals nicht, experimentelle Arbeiten über den Einfluß der Röntgenstrahlen auf Blut und hämatopoetische Gewebe existierten nicht. Es waren die schon damals recht günstigen Erfahrungen der Behandlung von Karzinomen und anderen bösartigen Tumoren, welche die amerikanischen Ärzte zur Anwendung der Röntgenstrahlen auch bei leukämischen und pseudoleukämischen Erkrankungen veranlaßt hatten. Die günstigen Erfahrungen Senns wurden sehr bald von fast allen Seiten bestätigt und der Enthusiasmus mancher Autoren war so groß, daß viele von einer Heilung der Leukämie sprachen. Diese Begeisterung, die anfänglich herrschte, ist sehr begreiflich, wenn man bedenkt, daß man bis dahin der Leukämie ganz ratlos gegenüberstand und nur gelegentlich einmal durch Arsenkuren dem progredienten Verlauf des Leidens für kurze Zeit Einhalt gebieten konnte. Dagegen war die Wirkung der Röntgenstrahlen eine geradezu zauberhafte und das rasche Schwinden der Milz- und Drüsenschwellungen und die Rückkehr des Blutbefundes zu annähernd normalen Verhältnissen, die außerordentliche Hebung des Allgemeinbefindens waren so frappant und außergewöhnlich, daß die Hoffnungen mit der Strahlentherapie die Leukämie zu heilen, durchaus gut begründet zu sein schienen.

Leider hat die Folgezeit gelehrt, daß von einer Heilung der Leukämie durch die Röntgenstrahlen nicht die Rede sein kann. Bisher ist in jedem Falle ein Rezidiv aufgetreten. Aber die günstige Einwirkung dieser Therapie in der Mehrzahl aller Fälle ist doch eine so weitgehende, daß sie zur Zeit die beste und sicherste Behandlungsmethode dieses deletären Leidens darstellt.

Senn, Arneth u. a. glaubten, daß die Röntgenstrahlen das hypothetische Virus der Leukämie selbst vernichten und führten darauf die günstige Wirkung dieser Behandlung zurück. Es hat sich aber herausgestellt, daß diese Hypothese nicht zutrifft, denn sonst müßten ja doch wenigstens gelegentlich wirkliche Heilungen vorkommen.

Die wissenschaftlichen Grundlagen der Röntgentherapie der Leukämien hat erst Heineke im Jahre 1905 geschaffen. Er untersuchte die Einwirkung der Röntgenstrahlen im Tierversuch auf die Struktur der hämatopoetischen Organe und ist zu sehr bemerkenswerten und interessanten Ergebnissen gekommen. Er konnte feststellen, daß die Lymphdrüsen und die anderen lymphatischen Organe am allerempfindlichsten gegen die Einwirkung der Röntgenstrahlen sind. Die Kerne der Lymphozyten zerfallen und werden von Phagozyten aufgenommen, die später wieder verschwinden. Auch in den Follikeln der Milz beobachtet man die gleichen Vorgänge. Bei den von Heineke angewandten Dosen zeigten sich bereits nach $2^1/_2$ bis 3 Stunden die ersten Symptome einer Zellschädigung und waren nach 24 bis 36 Stunden beendigt. Die Lymphfollikel waren dann vollständig zerstört und verschwunden. Erheblich später werden die Zellen der Milzpulpa und des Knochenmarkes geschädigt, und zwar nach 2—3 Tagen. In der Milz treten zahlreiche Pigmentzellen auf und im Knochenmark findet man schließlich nur noch mit roten Blutkörperchen gefüllte erweiterte Kapillaren und Fettzellen. Der Endeffekt der Röntgenbestrahlung ist also ein Zugrundegehen der weißen wie der roten Blutkörperchen. Die Wirkung der Röntgenstrahlen auf das lymphoide Gewebe ist nach den Untersuchungen Heinekes anfänglich eine geradezu elektive. Zu einer Zeit, wo die Zellen aller übrigen Organe nicht die geringsten Spuren einer Alteration aufweisen, findet man bereits an den Lymphozyten der lymphatischen Organe die schwersten Schädigungen. Es gelang Heineke, die Röntgendosis so abzupassen, daß nur eine Schädigung der lymphozytären Elemente im Organismus stattfand. Von besonderem Interesse ist nun die Feststellung der Tatsache, daß die durch die Röntgenstrahlen zerstörten lymphatischen Apparate nach Aussetzen der Bestrahlung sich wieder zu regenerieren anfangen und im Laufe von 4—6 Wochen die gleiche Struktur aufweisen wie vor der Behandlung.

Daß in ganz entsprechender Weise die Knochenmarksleukozyten durch Röntgenstrahlen geschädigt werden, zeigten Milchner und Mosse, aber auch Heineke hatte es bereits beschrieben.

Über die Beeinflussung des Blutes und seiner Elemente durch die Röntgenstrahlen hat Heineke nur wenig Versuche angestellt, fand aber bereits ein erhebliches Sinken der Leukozytenzahl und schließlich ein Verschwinden der Leukozyten aus dem Blute. Der Hämoglobingehalt und die Erythrozytenzahlen sanken erst zu einer Zeit, wenn die Tiere eine Dermatitis bekamen.

Die ersten systematischen experimentellen Untersuchungen über die Einwirkung der Röntgenstrahlen auf die Zellen des strömenden Blutes stammen von Linser und Helber. Sie fanden ein starkes Sinken der Leukozytenzahl und schließlich ein gänzliches Schwinden derselben aus dem Kreislauf unter dem Einfluß der Bestrahlung. Am schnellsten und zuerst gehen die Lymphozyten zurück, dann erst die anderen Leukozyten. Man findet besonders an den Kernen Zeichen degenerativer Veränderungen, bestehend in schlechter Färbung, Undeutlichwerden der Konturen und Übergang in sogenannte Kernschatten. Aus den Blutbildungsorganen schwinden dagegen die Leukozyten erst bei längerdauernden und stärkeren Bestrahlungen. Linser und Helber glauben, daß die Zerstörung der Leukozyten im strömenden Blute das Primäre ist und daß erst später diese Zellen auch in den Blutbildungsorganen zerstört werden. Sie können aus dem zirkulierenden Blute bereits völlig verschwunden sein, wenn in den Blutbildungsorganen ihre Schädigung erst beginnt. Auch außerhalb des Körpers in vitro werden Leukozyten durch Röntgenstrahlen zerstört.

Während nach Linser und Helber bei Röntgenbestrahlung in erster Linie die Lymphozyten geschädigt werden, so daß es zu Lymphopenie kommt, werden nach v. Jagić bei chronischer Einwirkung, wie sie bei Röntgenologen und deren Hilfspersonal in Betracht kommen, die Neutrophilen geschädigt; es kommt zu Leukopenie mit relativer Lymphozytose.

Von hohem Interesse ist der Befund Linsers und Helbers, daß sich unter dem Einfluß der Bestrahlung sowohl im lebenden Organismus wie in vitro Leukotoxine bilden und daß solche leukotoxinhaltigen Sera in vivo und in vitro Leukozyten zerstören können. Allerdings tritt allmählich bei der Behandlung von Tieren mit Leukotoxin eine Immunisierung ein. Sie sprechen von einem „Röntgenleukotoxin". Sie fanden ferner die bemerkenswerte und praktisch nicht unwichtige Tatsache, daß fast regelmäßig bei bestrahlten Tieren eine Nierenreizung auftritt. Wahrscheinlich entstehen unter dem Einfluß der Bestrahlung im Blute Stoffe, welche schädigend auf das Nierenepithel einwirken. Doch können diese Nierenveränderungen sich zurückbilden. Die Existenz von Leukolysinen im Serum nach der Bestrahlung bestätigten Curschmann und Gaupp, sowie Milchner und Wolff.

Die leukotoxischen Eigenschaften des Serums bestrahlter Tiere oder des in vitro bestrahlten Serums werden wohl am ungezwungensten durch Versuche von Wermel erklärt. Dieser Autor fand nämlich, daß derartiges Serum auf die photographische Platte ganz wie Röntgenstrahlen wirkt und daß es, intrakutan oder subkutan Kaninchen injiziert, Hautveränderungen hervorruft, die an Röntgenverbrennungen erinnern. Das Blut röntgenbestrahlter Patienten hat noch drei Wochen nach der letzten Bestrahlung photoaktive Eigenschaften. Diese Befunde dürften wohl — falls sie Bestätigung erfahren — die Existenz eines Röntgenleukotoxins im Serum bestrahlter Tiere und Menschen endgültig widerlegen.

Übrigens haben sich bereits früher v. Decastello und Kienböck bei einer Nachprüfung der Versuche von Helber und Linser, ebensowenig wie Franke und Klieneberger und Zoeppritz von einer leukozytenzerstörenden Wirkung des Serums bestrahlter Tiere und Menschen überzeugen können. Sie erzielten vielmehr mit derartigen Seris nur dieselben Wirkungen, wie man sie nach der Injektion artfremder Sera immer findet und konnten auch in vitro eine leukozytenzerstörende Wirkung des Serums erfolgreich bestrahlter Leukämiker nicht feststellen.

Aubertin und Beaujard, ferner in einer gemeinsamen Arbeit Benjamin, v. Reuß, Sluka und G. Schwarz fanden, daß als erste nachweisbare Wirkung einer Röntgenbestrahlung eine neutrophile Leukozytose auftritt, die ca. 2 Stunden nach der Behandlung festzustellen ist. Man pflegt eine Erhöhung der Leukozytenzahl auf das zwei- bis vierfache anzutreffen. Erst nach 10—12 Stunden beginnt dann die Röntgenleukopenie, die im Laufe von zwei bis drei Tagen ihr Maximum erreicht.

Auch durch isolierte Bestrahlung der Ohren kann man bei Kaninchen eine Leukopenie erzeugen, doch erreicht die Leukozytenzahl danach auffallend schnell, in 24 Stunden, normale Werte, während nach Gesamtbestrahlungen zur Regeneration des Blutes 7—10 Tage erforderlich sind. Pors zeigte, daß bei isolierter Bestrahlung des Kammes bei Hühnern Leukozytenschädigungen nachweisbar sind.

Nach Schwarz ist die anfänglich auftretende „Röntgenisierungsleukozytose" auf die positiv chemotaktische Wirkung eines Stoffes zurückzuführen, der bei der Bestrahlung sich im Gewebe bildet. Bringt man nämlich mit dem Serum eben bestrahlter Tiere gefüllte Kapillaren in die Bauchhöhle eines Kaninchens, so wandern Leukozyten in die Kapillaren. Die meisten Leukozyten findet man in dem Serum, das vier Stunden nach der Bestrahlung entnommen ist. Das vor der Bestrahlung entnommene Serum enthält fast gar keine Leukozyten.

Die Befunde von Schwarz, der durch Radiumwirkung die Zersetzung des Lezithins im Eigelb nachwies, und der von Exner und Zdarek geführte Beweis, daß dabei Cholin entsteht, ferner die Arbeiten von Werner, Hoffmann u. a., daß Cholininjektionen ähnliche Wirkungen wie Röntgenbehandlung hervorbringen, veranlaßten Benjamin und v. Reuß, auch im röntgenbestrahlten Organismus nach Cholin zu fahnden. In der Tat gelang ihnen dieser Nachweis unter gewissen Bedingungen.

Zu intensive Röntgenbestrahlungen schädigen sicherlich auch die roten Blutkörperchen. Milchner und Mosse fanden zwar nach dreistündiger Bestrahlung der hinteren Extremitäten eines Kaninchens keine Veränderungen an den roten Blutkörperchen im Knochenmark. Die Befunde von Heineke, Aubertin und Beaujard, sowie von Helber und Linser beweisen aber, daß sehr intensive Röntgenbestrahlungen auch den Erythroblastenapparat schädigen können. Heineke macht auf das zahlreiche Vorkommen pigmenthaltiger Zellen in den Blutbildungsorganen röntgenbestrahlter Tiere aufmerksam, Helber und Linser sahen nach langdauernder Bestrahlung bei Versuchstieren die Entwicklung einer Anämie und auch Aubertin und Beaujard konstatierten bei sehr intensiv bestrahlten Kaninchen nicht nur ein allmähliches Sinken der Erythrozytenzahl, sondern auch die Entwicklung einer ausgesprochenen Poikilozytose und Polychromasie, sowie schubweises Auftreten von Normoblasten. Auch fanden sie im Knochenmark dieser Tiere stellenweise Anzeichen zerstörter roter Blutkörperchen und reichliche Mengen Fettmark, während die nicht bestrahlten Knochen Mark von normaler Beschaffenheit enthielten.

Durch alle diese experimentellen Untersuchungen an Tieren ist nunmehr für die Anwendung der Röntgenstrahlen auf leukämische Prozesse ein gesichertes Fundament geschaffen worden. Es ist nachgewiesen, daß die Röntgenstrahlen in elektiver Weise die Leukozyten und die leukozytenbildenden Apparate schädigen, ohne bei vorsichtiger Anwendung andere Gewebe oder Organe anatomisch oder funktionell tiefergehend in schädlicher Weise zu beeinflussen. Auch die roten Blutkörperchen werden erst bei Dosen ungünstig beeinflußt, die therapeutisch nicht in Frage kommen.

Die Röntgentherapie der Leukämien kann auf Grund dieser Untersuchungen nur als eine symptomatische Therapie angesehen werden; konnte Heineke doch nachweisen, daß nach dem Aussetzen der Bestrahlung alsbald eine Regeneration beginnt. Für eine schädliche Beeinflussung etwaiger hypothetischer Parasiten sind bisher keine Unterlagen geschaffen worden. Im Gegenteil haben andere Untersuchungen gelehrt, daß sich gerade Bakterien und andere Kleinlebewesen gegenüber Röntgenstrahlen refraktär verhalten oder erst durch ganz große Dosen geschädigt werden.

Durch die Arbeiten Heinekes und anderer über das Verhalten der Blutbildungsorgane von normalen Tieren gegenüber den Röntgenstrahlen sind natürlich keineswegs alle diejenigen Beobachtungen geklärt, die beim leukämiekranken Menschen im Verlaufe der Röntgenbestrahlung gemacht worden sind. Hier haben sich im Laufe der Jahre eine größere Reihe interessanter Befunde ergeben, auf die später noch zurückzukommen sein wird.

Vor einer Überschätzung der therapeutischen Wirkung der Röntgenstrahlen hat als erster Rosenbach gewarnt. Er wies darauf hin, daß man in der Leukozytenvermehrung und der Hyperplasie der hämatopoetischen Organe bei der Leukämie eine Reaktion des Körpers auf einen unbekannten Reiz sehen müsse, und daß jedenfalls die Leukozytenvermehrung als solche nicht als das Wesen der Erkrankung angesehen werden könne. Eine plötzliche Unterdrückung der Leukozytenneubildung müsse als bedenklich, ja wohl als schädlich angesehen werden. Er empfahl deswegen ein langsames vorsichtiges Vorgehen bei der Röntgentherapie und warnte vor Katastrophen.

Rosenbachs Ausführungen haben in der Tat durch die spätere Erfahrung vielfach Bestätigung gefunden insofern, als wiederholt eine ungünstige Beeinflussung der Leukämie, besonders durch übermäßige Anwendung der Röntgenbestrahlung, zum Teil auch aus unbekannten Gründen, festgestellt werden mußte. Indessen hat eine nunmehr 20jährige Erfahrung doch gezeigt, daß wir im allgemeinen in den Röntgenstrahlen ein mächtiges symptomatisches Mittel zur Beeinflussung der Leukämie besitzen, das außerordentlich segensreiche Erfolge gezeitigt hat, besonders wenn man bedenkt, wie wenig man früher bei dieser Krankheit mit Arsen ausrichten konnte, das doch von allen medikamentösen Mitteln das relativ beste war.

Bei weitem die besten Erfolge sind bei der chronischen myeloischen Leukämie erzielt worden. In den meisten Fällen genügt die Bestrahlung der Milz allein, um einen erheblichen Rückgang der Krankheitserscheinungen zu erzielen, bisweilen wird auch noch gleichzeitig eine Bestrahlung der Extremitätenknochen und des Brustbeins zu Hilfe genommen. Eine Knochenbestrahlung allein ist nach den übereinstimmenden Berichten vieler Autoren weniger wirksam.

Man verwendet zur Bestrahlung möglichst harte X-Strahlen und muß natürlich alle Vorsichtsmaßregeln beobachten, die notwendig sind, um Schädigungen der Haut an der bestrahlten Stelle und Schädigungen des übrigen Körpers zu verhüten. Auf die Einzelheiten der Bestrahlungstechnik soll hier nicht eingegangen werden. Man findet alles Nötige hierüber in den Lehrbüchern der Röntgenologie.

Die Wirkung der Röntgentherapie ist nun in einem Teil der Fälle myeloider Leukämie eine geradezu staunenerregende. Der Milztumor wird zunehmend kleiner, der Blutbefund nähert sich immer mehr dem Normalen, das Allgemeinbefinden hebt sich, das Körpergewicht nimmt zu und die im Beginn der Behandlung elenden und kachektischen Kranken werden bisweilen wieder arbeitsfähig.

Es kann keinem Zweifel unterliegen, daß in den gut reagierenden Fällen die Einwirkung der Röntgenstrahlen auf den Krankheitsprozeß der Leukämie ein durchaus günstiger ist. Mit der Beseitigung der erhöhten Leukozytenzahl und dem Schwinden des Milztumors beseitigen wir natürlich nur Symptome. Aber die Wiederkehr einer normalen oder wenigstens annähernd normalen Blutbeschaffenheit und der Rückgang der Milz- und Lymphknotenschwellungen, der sicherlich auch einhergeht mit dem Schwinden leukämischer Infiltrate anderer Organe, bedeutet für den Organismus unbedingt einen enormen Vorteil und schafft wenigstens annähernd normale Lebensbedingungen für längere Zeit.

Das Allgemeinbefinden der Kranken hebt sich in unverkennbarer Weise, fieberhafte Temperatursteigerungen gehen zurück, Appetit und Schlaf, sowie die zahlreichen anderen Störungen des Allgemeinbefindens, wie Kopfschmerzen, Schwindel, Schweiße verschwinden, das Körpergewicht hebt sich, bei Frauen tritt die ausgebliebene Menstruation wieder regelmäßig ein, auch der Rückgang von Netzhautveränderungen, das Schwinden leukämischer Taubheit oder wenigstens Besserung derselben (eigene Beobachtung) ist wiederholt konstatiert worden. Vor allen Dingen steigt die Zahl der roten Blutkörperchen und die Menge des Blutfarbstoffes oft bis zu normalen Werten. Es ist unbestreitbar, daß die massenhafte Wucherung von Leukozyten in den Blutbildungsorganen den Erythroblastenapparat rein mechanisch schädigt und daß es in erster Linie eine direkte Raumbeengung ist, welche die Neubildung roter Blutkörperchen hemmt. Die massenhafte Zerstörung der pathologischen Leukozyteninfiltrate und die Eliminierung ihrer Trümmer schafft wieder Platz für eine normale Entwicklung der roten Blutzellen, deren Neubildung bei den leukämischen Prozessen im allgemeinen primär nicht gehemmt ist. Wahrscheinlich spielt aber bei der Erythrozytenzunahme bestrahlter Leukämiker auch eine Reizwirkung der Strahlen eine Rolle.

Eine große Zahl der röntgenbestrahlten Leukämien fühlt sich im Remissionsstadium bei weitgehendem Rückgang der Milz- und Lymphdrüsenschwellungen und der Blutveränderungen völlig gesund und arbeitsfähig. Interessant ist, daß eine von Joachim beobachtete Patientin im Remissionsstadium konzipierte und ein gesundes Kind zur Welt brachte. Eine gleiche Beobachtung stammt von Klieneberger.

Bei Anwendung moderner Apparate mit guter Tiefenwirkung und richtiger Dosierung werden die meisten Fälle durch die Röntgenbehandlung so in hohem

Maße gebessert. Bei einem Teil der Fälle ist aber der Rückgang der leukämischen Symptome nur ein partieller, die Leukozytenzahlen bleiben ziemlich hoch und der Milztumor behält eine immerhin noch recht respektable und auffallende Größe. Dementsprechend ist auch bei dieser Kategorie von Kranken das Allgemeinbefinden nicht in so hohem Maße gebessert, daß sie als arbeitsfähig angesehen werden können. Sie behalten ein gewisses Maß von Beschwerden zurück, sie sind größerer Anstrengungen nicht fähig, sie ermüden immer noch leicht, die geschwollene Milz macht ihnen noch gewisse Beschwerden. Jedenfalls aber befinden sie sich in leidlichem Zustande und sind nicht ausgesprochen kachektisch.

Eine dritte Gruppe von Fällen wird zwar durch die Röntgenbehandlung entschieden günstig beeinflußt, es tritt ein gewisser Rückgang der Leukozytenzahlen und des Milztumors ein, auch eine Hebung des Allgemeinbefindens ist unverkennbar, aber die Patienten fühlen sich immerhin noch durchaus krank, bleiben zweifellos kachektisch und sind gewöhnlich bettlägerig.

In einer vierten Gruppe von Fällen endlich, wo das Leiden schon sehr vorgeschritten ist, ist die Röntgenbehandlung ohne jeden Einfluß auf den objektiven Befund und das subjektive Befinden der Patienten. Der Blutbefund zeigt keine oder nur eine unwesentliche Besserung, die geschwollene Milz geht gar nicht oder nur wenig zurück und die Beschwerden sind, von vorübergehenden und unwesentlichen Besserungen abgesehen, die gleichen wie vordem. Dieses sind die absolut refraktären Fälle. Es muß übrigens hervorgehoben werden, daß man recht häufig bei der Röntgenbestrahlung eine recht erhebliche Besserung des Allgemeinbefindens und der Beschwerden der Kranken konstatiert, ohne daß im objektiven Befund auch nur die geringste Änderung festzustellen ist.

Während man anfänglich unter dem Einfluß der Röntgenbehandlung der Leukämien nur günstige Erfolge sah, und allmählich höchstens die deprimierende Beobachtung machte, daß die Zahl der gänzlich refraktären Fälle keine ganz unbeträchtliche ist, hat man im Laufe der Zeit leider auch lernen müssen, daß unter Umständen die Behandlung der Leukämie mit Röntgenstrahlen sehr deletäre Folgeerscheinungen zeitigen kann.

Die üblen Nebenwirkungen auf die Haut brauchen an dieser Stelle nicht näher besprochen zu werden, sie kommen bei der Röntgenbehandlung anderer Erkrankungen häufig genug vor und man hat im Laufe der Jahre gelernt, sie so gut wie ganz zu vermeiden. In den älteren Berichten über die Röntgenbehandlung der Leukämien findet man leider sehr häufig schwere Röntgenschädigungen der Haut erwähnt, die ja bekanntlich meistens nach einer längeren Latenzzeit aufzutreten pflegen. Man hat sich in diesen Fällen gewöhnlich so geholfen, daß man die Knochen bestrahlte, wenn auf der Bauchhaut ein Röntgenerythem oder gar ein Röntgenulkus entstanden war. Heutzutage dürften wohl derartige Röntgenschädigungen wenigstens bei geübten, die Technik beherrschenden Röntgentherapeuten nur ausnahmsweise, besonders bei überempfindlichen Patienten, vorkommen.

Aber leider können die Röntgenstrahlen auch, und zwar meist in ganz unberechenbarer Weise, den leukämischen Prozeß selbst ungünstig beeinflussen.

Die eine Art dieser Schädigungen ist bereits an anderer Stelle dieses Buches ausführlich besprochen worden und braucht hier nur gestreift zu werden. Es kann im Gefolge einer Röntgenbestrahlung entweder während derselben oder auch Wochen und Monate nach dem Aussetzen zu einem Übergang einer gewöhnlichen myeloischen Leukämie in eine akute Myeloblastenleukämie kommen. Gewöhnlich ist dieser Übergang verbunden mit einem gleichzeitigen kolossalen Emporschnellen der Gesamtleukozytenzahl. Doch kann diese Vermehrung auch fehlen und es kann sogar gleichzeitig zu einem Sinken der Leukozytenzahl kommen. Diese Fälle führen meist sehr schnell zum Tode und nur ausnahmsweise leben die Patienten unter gewissen Remissionen des Blutbildes noch längere Zeit. Man soll daher in jedem Falle während der Radiotherapie dauernd die relative Menge der Myeloblasten beobachten und in Fällen mit hohen Werten für diese Zellen außerordentlich vorsichtig sein und bei plötzlichen erheblichen Vermehrungen derselben sofort die Bestrahlung aussetzen. Überhaupt mahnen die nach dieser Richtung hin gemachten Erfahrungen dazu, mit der Dosierung, besonders in refraktären Fällen, vorsichtig zu sein und nicht um jeden Preis niedrige Leukozytenzahlen und Schwinden der Tumoren erreichen zu wollen.

Eine andere mehrfach beobachtete unerwünschte Nebenwirkung der Röntgenbehandlung der Leukämien ist eine Zunahme der Anämie. Daß schon bei normalen Tieren eine zu intensive Bestrahlung die roten Blutkörperchen schädigen kann, zeigen die bereits erwähnten Versuche von Heineke, Aubertin und Beaujard, sowie von Helber und Linser. Neuerdings sind auch bei Personen, die sich berufsmäßig mit Röntgenstrahlen beschäftigen, schwere tödliche Anämien vorgekommen. Bei Leukämien wurde statt der sonst erfolgenden Erhöhung ein beständiges Sinken der Erythrozytenzahl zugleich mit dem Auftreten degenerativer Erscheinungen an den roten Blutkörperchen von Schenk, von Joachim und Kurpjuweit, Stursberg, Lenzmann, Morawitz und Lossen, Rosenstern u. a. bemerkt. Man soll daher bei der Röntgenbestrahlung von Leukämien nicht nur dem Verhalten der Leukozyten, sondern auch dem der Erythrozyten in quantitativer wie in qualitativer Hinsicht die größte Beachtung zuteil werden lassen, namentlich in solchen Fällen, die schon vor der Behandlung die Zeichen einer schwereren Anämie darbieten.

Ebenso ungünstig, ja wohl noch besorgniserregender ist die Entwicklung einer Leukopenie (750 Leukozyten im Kubikmillimeter bei Lossen und Morawitz), die übrigens gewöhnlich mit der einer Anämie einhergeht. In diesen Fällen leidet immer das Allgemeinbefinden schwer, es treten Fieberattacken auf (Resorptionsfieber?) und die Kranken gehen zugrunde. Derartige Ausgänge der Leukämie kommen zwar gelegentlich auch sonst vor, doch muß man wohl dort, wo Röntgenstrahlen angewandt wurden, gewöhnlich diesen den eigenartigen deletären Verlauf zuschreiben oder wenigstens seine Beschleunigung.

Bei weitem die günstigsten Erfahrungen mit der Röntgentherapie der myeloiden Leukämie hat Béclère zu verzeichnen. Er hat im ganzen 93 Fälle behandelt und hat keinen einzigen Fall beobachtet, in welchem nicht eine günstige Beeinflussung stattgefunden hätte. Er gibt gleichfalls ausdrücklich an, mit einer einzigen Ausnahme in keinem einzigen Falle einen ganz normalen Blutbefund erzielt zu haben. Immer waren wenigstens noch einige Myelozyten nachzuweisen. Er hat übrigens beobachtet, daß bisweilen die roten Blutkörperchen nicht nur die normale Zahl erreichen, sondern daß es sogar zu einer Hyperglobulie kommen kann.

In denjenigen Fällen, in denen die Röntgenbehandlung eine günstige Wirkung hat, beobachtet man meistens ein allmähliches Sinken der Leukozytenzahlen, die normale Werte erreichen können. Bisweilen indessen scheint eine Latenzzeit zu bestehen, ehe ein Rückgang der Leukozytenwerte erfolgt. Dieser setzt dann bisweilen plötzlich ein. Hierfür gibt Joachim bemerkenswerte Beispiele. In einem seiner Fälle wurden die Knochen drei Wochen und die Milz zwei Wochen ohne Erfolg bestrahlt und erst nach fünfwöchentlicher Latenz erfolgte ein Rückgang der Leukozyten. In anderen Fällen sah er eine 8tägige, 12tägige und 14tägige Latenz. In dem Fall mit fünfwöchentlicher Latenz erfolgte von einem Tag zum anderen ein Leukozytensturz um 134 000 und in einem anderen Falle sanken die Leukozyten in vier Tagen um 186 000.

Sehr bemerkenswert ist der Einfluß der Röntgenbestrahlung auf das qualitative Leukozytenbild. In allen erfolgreich behandelten Fällen beobachtet man eine Tendenz desselben, sich dem normalen Mischungsverhältnis zu nähern. Die relative Menge der polymorphkernigen neutrophilen Elemente nimmt zu, das Prozentverhältnis der Myelozyten sinkt. Und auch die Mastzellen und eosinophilen Zellen pflegen nicht nur absolut, sondern relativ abzunehmen. In der überaus großen Mehrzahl aller Fälle aber wird das weiße Blutbild nie ein völlig normales; vereinzelte Myeloblasten, Myelozyten und gewöhnlich auch relativ hohe Werte der eosinophilen Elemente und der Mastzellen bleiben dauernd bestehen und beweisen, daß die Grundkrankheit nicht beseitigt ist. Nur in Ausnahmefällen (Lommel, Rohde, Bèclére u. a.) sind die Myelozyten gänzlich verschwunden gewesen. Ich überzeugte mich in 2 Fällen von myeloischer Leukämie davon, daß wochenlang eine ganz normale Leukozytenformel bestand. Auch die bei Myelämien prozentualiter meist verminderten Lymphozyten zeigen im Remissionsstadium eine relative Zunahme, ohne jedoch gewöhnlich normale Werte zu erreichen.

Wiederholt ist eine Nachwirkung der Röntgenstrahlen beobachtet worden in dem Sinne, daß nach Aussetzen der Bestrahlung in vorher beeinflußten wie unbeeinflußten Fällen nachträglich noch ein Sinken der Leukozytenzahl eintrat bzw. ein schon in der Entwicklung begriffenes Zurückgehen weitere Fortschritte machte.

Vielfach beobachtet man nach Bestrahlungen der Milz, besonders dann, wenn eine schnelle Verkleinerung erfolgt, nicht nur unangenehme Sensationen, die von den Kranken in die Milz verlegt werden, sondern auch wirkliche Schmerzen geringerer, zeitweise aber auch recht heftiger Natur. Höchstwahrscheinlich kommen dieselben dadurch zustande, daß bei der Verkleinerung der Milz ihr peritonealer Überzug und Verwachsungen mit benachbarten Organen gezerrt werden. Auch kommt es häufig im Gefolge der Röntgenbestrahlung zu perisplenitischen Prozessen, so daß Reibegeräusche hörbar und fühlbar werden und auch dem Patienten selbst zum Bewußtsein kommen. Auch diese perisplenitischen Zustände können zu lebhaften Schmerzen Veranlassung geben. Knochenschmerzen unter dem Einfluß der Radiotherapie bzw. Exazerbation bereits bestehender ist gleichfalls beschrieben worden.

Eine andere unangenehme Nebenwirkung der Röntgenbestrahlungen sind Temperatursteigerungen, die, wenn sie hochgehen und längere Zeit andauern, das Allgemeinbefinden in mehr oder weniger hohem Grade beeinträchtigen können. Sie wiederholen sich manchmal nach jeder Röntgensitzung, hören aber gewöhnlich bald auf und sind im allgemeinen keineswegs als ein Symptom von übler prognostischer Bedeutung aufzufassen, sondern eine mit in den Kauf zu nehmende Nebenwirkung.

Wiederholt hat man nach Röntgenbestrahlungen das Auftreten heftiger Diarrhöen beobachtet, die aber gewöhnlich auch sehr bald zu schwinden pflegen. Ob dieselben auf eine direkte Röntgenschädigung der Darmschleimhaut zurückgeführt werden müssen oder Zeichen einer toxischen Schädigung sind, ist unbekannt.

Gelegentlich hat man auch vorübergehende Nierenreizungen mit Zylindrurie und Albuminurie auftreten sehen, entsprechend den identischen Feststellungen von Helber und Linser bei Tierversuchen. Auch diese Erscheinungen gehen meist sehr schnell zurück.

Jedenfalls lehren alle diese Beobachtungen, daß eine genaue klinische Bewachung bei der Röntgenbehandlung der Leukämie notwendig ist, daß also eine bloße Kontrolle des Verhaltens des Blutes keineswegs genügt, um schädliche Nebenwirkungen dieser sonst so segensreichen Therapie zu verhindern.

Die anfänglich von einigen enthusiastischen Autoren genährte Hoffnung, daß die Röntgenbestrahlung die Leukämie heilen könne, hat sich leider nicht bestätigt. Die Rezidive sind niemals ausgeblieben. Bei ständiger Beobachtung des Blutbildes hat man gefunden, daß das erste Anzeichen eines beginnenden Rezidivs eine relative Vermehrung der Myelozyten zu sein pflegt, welcher dann sehr bald noch eine Steigerung der Gesamtzahl der weißen Zellen folgt. Diese Rezidive können auch eintreten, während die Röntgenbehandlung noch fortdauert.

Sowohl diese Rezidive wie die längere oder kürzere Zeit nach Aussetzen der Therapie einsetzenden Rückfälle sind im allgemeinen schwerer durch erneute Röntgenbestrahlungen zu beeinflussen. Je häufiger die Rezidive eintreten, desto stärker ist ihr refraktäres Verhalten gegenüber der Strahlenbehandlung. Das Verhalten der Leukämien zeigt in dieser Beziehung eine Analogie zur Giftfestigkeit der Trypanosomenerkrankungen und zur Arsenfestigkeit der Rezidive der perniziösen Anämie.

Tritt ein Rezidiv nach der Röntgenbehandlung ein, so brauchen keineswegs die Veränderungen des Blutes den Vergrößerungen der Blutbildungsorgane parallel zu gehen. Der Blutbefund kann allmählich wieder so werden, wie er vor der Behandlung war, während die Milz bzw. Lymphdrüsen nicht wieder die frühere Größe erreichen. Umgekehrt können wiederum die Schwellungen dieser Organe ganz beträchtlich zunehmen, ohne daß die Leukozytenvermehrung wieder dieselben hohen Grade erreicht, wie vor der Einleitung der Therapie.

Die Frage, wann man bei eintretendem Rezidiv mit der neuen Bestrahlung beginnen soll, ist jedenfalls dahin zu beantworten, daß man keineswegs warten darf, bis sich das Leiden wieder stark verschlimmert hat. Andererseits darf man auch nicht zu früh den Organismus den Röntgenstrahlen aussetzen, weil man dann Gefahr läuft, irreparable Leukopenien und Anämien zu setzen. Man muß in jedem Falle vorsichtig tastend vorgehen. Ich kenne Patienten, bei denen ich schon mit der Röntgentherapie wieder beginnen ließ, wenn die Leukozytenzahlen auf 20—30 000 gestiegen waren und wo dann manchmal 1—2 Bestrahlungen genügten, um eine Monate währende Remission zu veranlassen. Ich habe andererseits Fälle kennen gelernt, in welchen sich so frühe Bestrahlungen als schädlich erwiesen und wo ich deshalb bei späteren Rezidiven erst dann die Strahlenbehandlung beginnen ließ, wenn die Leukozyten 50—60 000 erreicht hatten. Allgemeingültige Regeln lassen sich hier nicht aufstellen.

Über den histologischen Organbefund erfolgreich bestrahlter Leukämien liegen nur wenig Untersuchungen vor. In einem Falle von Lossen und Morawitz, der zum Exitus kam, bald nachdem die Leukozytenzahl auf 750 gesunken war, bestand eine auffällige Hypoplasie des Knochenmarkes, kenntlich an der geringen Zahl von Leukozyten und kernhaltigen Roten mit einer stellenweise sehr starken Wucherung von Fibroblasten und einer ausgesprochen fibrösen Umwandlung. Auch in der Milz war die Armut der Pulpa an Leukozyten deutlich und auch hier war eine Vermehrung der Fibroblasten und eine beginnende fibröse Umwandlung deutlich. Ganz ähnlich war der Befund in den Drüsen. Ähnlich waren die pathologisch-anatomischen Befunde in anderen derartigen Beobachtungen. Ich selbst sah einen vielleicht durch zu starke Bestrahlung zum Exitus gekommenen Fall, in welchem der pathologische Anatom auf Grund des makro- und mikroskopischen Befundes es nicht glauben wollte, daß eine myeloide Leukämie bestanden hätte.

Da es wiederholt gelungen ist, durch fortgesetzte Röntgenbestrahlung ein fast völliges Schwinden der Milzschwellung und einen fast völligen Rückgang des leukämischen Blutbildes herbeizuführen, hat man lange den Grundsatz verfolgt, in jedem Falle von myeloider Leukämie die Bestrahlung so lange fortzusetzen, bis dieses Ziel erreicht ist. Man darf wohl behaupten, daß die Erreichung eines so günstigen Resultates im allgemeinen erstrebenswert ist, doch ist es sicherlich ein schwerer Fehler, in jedem einzelnen Falle um jeden Preis dieses Resultat erreichen zu wollen. Es gibt, wie bereits erwähnt, refraktäre Fälle verschiedenen Grades, die sich bei den üblichen Dosen gar nicht, wenig oder nur bis zu einem gewissen Grade beeinflussen lassen. In solchen Fällen gehe man mit größter Vorsicht zu Werke. Schwerere Störungen des Allgemeinbefindens, längerdauernde Fieberattacken, sowie erhebliche subjektive Beschwerden sonstiger Natur erheischen ein vorläufiges Sistieren der Bestrahlung. Haben doch viele Erfahrungen gezeigt, daß eine Fortsetzung bei dieser Lage der Dinge oft zu schweren Schädigungen führt. Vor allen Dingen aber muß der Blutbefund fortlaufend kontrolliert werden und soll als ständiger Maßstab für die weitere Behandlung dienen. Das Auftreten anämischer Symptome im Blute, eine Vermehrung der Myeloblasten, plötzliche starke Leukozytenstürze, ebenso wie plötzliches starkes Emporschnellen der Leukozytenzahl ist ein Zeichen dafür, daß eventuell Gefahr in Verzug ist. Plötzliche Leukozytenstürze können eine abnorm geringe Leukopenie in gefahrdrohende Nähe rücken, was gleichbedeutend ist mit einer mit dem Leben nicht mehr verträglichen Lähmung der leukoplastischen Funktionen des Organismus. Plötzliche Leukozytenzunahme, ebenso wie das Auftreten größerer Mengen von Myeloblasten zeigen die Nähe der stets tödlich verlaufenden Myeloblastenleukämie an. Eine Zunahme der Anämie deutet gleichfalls auf einen üblen weiteren Verlauf hin. Tatsächlich hat sich wiederholt gezeigt, daß in manchen Fällen mit schnellem Rückgang der leukämischen Blutveränderung und einem rapiden Einschmelzen der geschwollenen Organe eine schwere Kachexie mit Intoxikationserscheinungen einsetzte.

Deshalb dürfen wir eine zu weitgehende Beeinflussung der Leukämie durch die Röntgentherapie nicht forcieren und werden uns in vielen Fällen damit begnügen müssen, wenn wir die Patienten nur einigermaßen gebessert haben und ihr Allgemeinbefinden ein einigermaßen befriedigendes ist. Im allgemeinen tut man gut daran, wenn man bei günstigem Allgemeinbefinden eine schon längere Zeit ausgeführte Röntgentherapie sistiert, auch wenn Blutbefund und Milztumor noch nicht annähernd normale Verhältnisse aufweisen. Die weitere Bestrahlung soll dann mit allergrößter Vorsicht erfolgen.

Die wiederholt bei der Bestrahlung myeloischer Leukämien aufgetretene auffällige Zunahme der Anämie ist nach meiner Ansicht manchmal vielleicht in folgender Weise zu erklären: Es ist sichergestellt, daß die leukämische Umwandlung des Knochenmarks in manchen Fällen zu einem weitgehenden Schwund der Erythroblastenproduktion führt. In solchen Fällen konnte ich wiederholt nachweisen, daß die myeloisch metaplasierte Milz in außerordentlich reichlichen Mengen kernhaltige rote Elemente bildet. Wenn nun in einem solchen Falle eine erfolgreiche Bestrahlung zu einem weitgehenden Rückgang dieses Organs führt, so werden natürlich bei dem dabei stattfindenden Gewebszerfall auch die vikariierenden Bildungsstätten der roten Blutkörperchen mehr oder weniger der Vernichtung anheimfallen. Auf diesem Wege muß es dann zur Entstehung einer schweren Anämie kommen.

Bei den engen Beziehungen, welche zwischen den Leukozyten und der Harnsäureausscheidung bei der Leukämie bestehen, war es von Wichtigkeit, die Harnsäureausscheidung unter dem Einfluß der Röntgenbestrahlung bei Leukämien zu untersuchen.

Über das Verhalten des Stoffwechsels bei röntgenbestrahlten Leukämien liegen eine recht große Zahl von Untersuchungen vor. Joachim und

Kurpjuweit, Krause, Quadrone, Königer, Morawitz und Lossen, Rosenberger, Rosenstern, Joachim, Heile u. a. haben hierüber Untersuchungen angestellt. Man hat gefunden, daß zunächst eine Erhöhung der mit dem Urin ausgeschiedenen Harnsäuremengen der Purinbasen, der Kreatinin- und der Phosphorsäure eintritt, entsprechend dem durch die Röntgenbestrahlung bedingten vermehrten Leukozytenzerfall, daß aber später, wenn nach erfolgreicher Röntgenbestrahlung die Leukozytenzahlen heruntergehen, allmählich die ausgeschiedenen Harnsäuremengen auf normale Werte sinken. Nicht in allen Beobachtungen ist die von einigen Autoren festgestellte anfängliche Steigerung der ausgeschiedenen Harnsäuremengen bestätigt worden. Aber selbst bei extremer Leukopenie hat man noch erhöhte Harnsäurewerte nachweisen können. Sowie eine Vermehrung der Leukozyten wieder einsetzt, pflegt auch eine Steigerung der ausgeschiedenen Harnsäuremengen beobachtet zu werden.

Rosenberger konstatierte auch in zwei Fällen eine Steigerung der mit dem Urin ausgeschiedenen Xanthinbasen. Nach Bayer wird bei der myeloischen Leukämie im Stuhl weniger Eisen als bei Gesunden ausgeschieden, bei Röntgenbehandlung ist diese Eisenausfuhr gesteigert.

Da es sichergestellt ist, daß die alleinige Bestrahlung der Milz von außerordentlichem Erfolge begleitet zu sein pflegt, während die alleinige Bestrahlung der Knochen im allgemeinen viel weniger intensiv auf das Blutbild und die Organschwellungen einwirkt, erhebt sich die Frage, in welcher Weise dieses merkwürdige Faktum zu erklären ist. Man könnte sagen, daß ein myeloisches Organ von den gewaltigen Dimensionen der leukämischen Milz, das die Gesamtmasse des im Organismus vorhandenen Knochenmarkes bei weitem übertrifft, auch auf das Blutbild einen so großen Einfluß hat, daß möglicherweise durch Ausschaltung dieses Organs das Blutbild annähernd normal werden kann, ohne daß das Knochenmark mitaffiziert zu sein braucht. Das kann indessen aus dem Grunde nicht zutreffen, weil wir wissen, daß eine leukämische Veränderung des Knochenmarks allein genügt, um hochgradige leukämische Blutbilder hervorzurufen. Man muß unbedingt annehmen, daß bei der günstigen Beeinflussung des leukämischen Blutbildes durch Röntgenbestrahlung der Milz allein, im Knochenmark im wesentlichen die gleichen Veränderungen eintreten. Das haben auch bereits Sektionsbefunde gelehrt.

Um die Leukozytenzerstörung im Knochenmark bei isolierter Milzbestrahlung zu erklären, hat man angenommen, daß die Röntgenleukotoxine von Helber und Linser die Knochenmarkszellen zerstören. Andere Autoren, welche die Existenz dieser Leukotoxine nicht anerkennen, z. B. v. Decastello und Kienböck, vermuten, daß bei der Milzbestrahlung Substanzen entstehen, welche auf die Neubildung von Leukozyten hemmend einwirken. Wenn sich die Befunde von Wermel bestätigen, daß das Blut längere Zeit nach der Bestrahlung noch auf die photographische Platte wirkt, so liegt wohl die Annahme am nächsten, daß es eine Art von induzierter Radioaktivität des Blutes ist, welche bei isolierter Milzbestrahlung auch auf die granulierten Knochenmarkselemente zerstörend einwirkt. Bemerkenswert ist, daß nach v. Decastello und Kienböck auch bei Nichtleukämischen eine isolierte Milzbestrahlung zu einer beträchtlichen und monatelang anhaltenden Leukopenie führen kann.

Aber auch eine andere Hypothese ist nicht von der Hand zu weisen. Es wäre möglich, daß durch den massenhaften Untergang der Leukozyten durch die Milzbestrahlung Autoleukolysine gebildet werden. Diese Frage bedarf noch weiterer Untersuchung.

Jedenfalls beruht das Heruntergehen der Leukozytenmenge bei der Röntgenbestrahlung der Leukämien in erster Linie auf einer Schädigung der Leukozytenbildungsstätten; daß daneben auch noch eine Zerstörung im strömenden

Blute eine Rolle spielt, soweit es im Bereich der bestrahlten Partien in den Gefäßen direkt von den Röntgenstrahlen getroffen wird, kann nicht geleugnet werden. Immerhin ist es auffällig, daß man nach den Erfahrungen der meisten Autoren und nach meinen eigenen im strömenden Blute nicht nennenswerte Mengen von Zerfallsformen findet.

Wenn auch die an normalen Tieren nach der Röntgenbestrahlung beobachteten Erscheinungen uns eine gutfundierte wissenschaftliche Grundlage für das Verständnis der Wirkung der Röntgenstrahlen bei der Leukämie gegeben haben, so sind doch damit keineswegs alle sich aufdrängenden Fragen gelöst. Das Postulat der modernen experimentellen Therapie, die Strahlenwirkung an leukämischen Tieren zu studieren, konnte bisher nicht erfüllt werden, da kein geeignetes Material für solche Versuche vorhanden ist und vielleicht sogar die erst neuerdings bekannt gewordene übertragbare Hühnerleukämie für solche Versuche weniger geeignet ist, weil die histologischen Veränderungen der Blutbildungsorgane beim Huhn ohnehin anders zu beurteilen sind und nicht ohne weiteres Analogieschlüsse auf die Säugetier- und die menschliche Leukämie zulassen. Deswegen hat uns über manche Dinge erst die klinische Erfahrung und die pathologisch-histologische Untersuchung bestrahlter Leukämiker aufgeklärt.

So ist es eine durch viele klinische Erfahrungen sichergestellte Tatsache, daß ebenso wie die Zellen maligner Tumoren gegen die Röntgenstrahlen weit empfindlicher sind als normales Gewebe, auch die leukämischen Leukozyten offenbar viel leichter unter der Einwirkung der Röntgenstrahlen zerfallen als die normalen Leukozyten. Man behandelt doch, namentlich in der letzten Zeit, sehr häufig maligne Tumoren ebenso lange oder noch länger als Leukämien mit sehr großen Dosen von Röntgenstrahlen. Zweifellos wird in diesen Fällen, abgesehen von der Einwirkung auf die Zellen des strömenden Blutes, auch die Milz von nicht unbeträchtlichen Strahlenmengen betroffen. Man hat zwar gelegentlich dieser Behandlungen ein Herabgehen der Leukozytenzahlen wiederholt gefunden, aber keineswegs in dem Maße, wie man es nach den Erfahrungen bei der Leukämie eigentlich erwarten müßte. Auch bei sogenannten Pseudoleukämien pflegt das Sinken der Leukozytenzahl bei Röntgenbehandlung nur geringfügig zu sein. Man muß deshalb annehmen, daß die normalen Leukozyten des Blutes und der Blutbildungsorgane eine größere Resistenz gegen die Röntgenstrahlen besitzen als die leukämischen Leukozyten, ebenso wie die normalen Zellen anderer Gewebe durch die gleichen Strahlen lange nicht in dem Maße geschädigt werden als die Geschwulstzellen. Ganz identische Erfahrungen hat man übrigens bei der Behandlung mit anderen radioaktiven Substanzen, insbesondere mit Thorium X, gemacht.

Im folgenden sei ein von mir beobachteter, besonders günstig durch Röntgenbehandlung beeinflußter Fall von myeloischer Leukämie mitgeteilt:

28jährige Dame, die seit Ende 1918 kränkelte und bei der im Juli 1919 zuerst Leukämie festgestellt wurde. Nachdem sie vorher schon in Darmstadt mit Röntgenstrahlen behandelt war, befand sie sich vom 22. August bis 30. Oktober 1919 im israelitischen Krankenhaus Frankfurt a. M. Ich verdanke die hier festgestellten Befunde Herrn Dr. Günzburg. Bei der Aufnahme hatte sie 41% Hb, 2650000 Erythrozyten, 258900 Leukozyten, von denen 57% polymorphkernige Neutrophile, 30% neutrophile Myelozyten, 1% eosinophile Myelozyten, 2% große, 3,5% kleine Lymphozyten und 6,5% Mastzellen waren. Die Milz überragte den Rippenbogen um mehr als handbreit nach unten, den Nabel nach rechts um 3 Querfinger, der untere Leberrand war 3 Querfinger unterhalb des Rippenbogens zu tasten. Sie erhielt Kakodylinjektionen und im ganzen 11 Röntgenbestrahlungen. Sie verließ das Krankenhaus am 30. Okt. 1919 mit 62% Hb, 4000000 Roten und 53400 Weißen und wurde dann noch ambulant bis Juni 1920 weiter bestrahlt. Genauere Angaben über Häufigkeit und Dosierung der Bestrahlungsbehandlung waren nicht mehr festzustellen. Im Juni 1919 war die Milz nicht mehr palpabel und die Leukozytenzahl betrug 7000. Bald danach konsultierte mich der Verlobte der Dame, um zu hören, wie ich über eine Heirat dächte.

Ich beschrieb ihm das Schicksal solcher Fälle und riet von der Heirat ab. Dieselbe erfolgte aber doch im Oktober 1919 und ich sah die Patientin im Dezember zum ersten Male, als es ihr wieder schlechter zu gehen anfing. Die Milz überragte etwa 3 Querfinger den Rippenbogen und die Blutuntersuchung ergab $80\,^0/_0$ Hb, 405000 Rote und 70000 Weiße, mit viel Myelozyten, Eosinophilen und Mastzellen. Es erfolgte nun die *erste Bestrahlungsserie* unter meiner Beobachtung (Herr Dr. *Max Cohn*-Berlin). Die Patientin erhielt am 4., 6., 8., 10. und 21. Dezember je $^1/_2$ Erythemdosis mit 6 mm Aluminiumfilter auf die Milz. Am 22. Dezember hatte sie 61000 Leukozyten. Am 3. 1. 1921 noch eine Bestrahlung. Die weitere Beobachtung ergab dann folgende Leukozytenzahlen: am 17. 1. 19200, am 25. 1. 12300, am 1. 2. 7600, am 11. 3. 10200, am 18. 4. 10800, am 28. 5. 13800, am 8. 6. 14800, am 20. 6. 19000. Da gleichzeitig die zunächst nicht mehr palpable Milz sich wieder vergrößert hatte, erfolgte nun die *zweite Bestrahlungsserie* am 21., 23., 25. und 27. 6. mit den gleichen Dosen wie früher auf Brustbein, Oberschenkel, Unterschenkel und Milz. Befund am 30. 6. 10000 Leukozyten, am 9. 7. 9000 Leukozyten; mikroskopisch waren nur vereinzelte pathologische Formen sichtbar, die Milz war nicht mehr palpabel. Die Patientin reiste mehrere Wochen aufs Land und ich sah sie am 6. 9. mit 7800 Leukozyten bei bestem Wohlbefinden wieder. Am 8. 10. hatte sie 9830 Leukozyten, am 13. 12. aber 17000 und die Milz war wieder palpabel. Deshalb erfolgte nun die *dritte Bestrahlungsserie* am 17. und 19. 12. 1921 auf die Milz. Die Leukozytenzahl ging zugleich mit dem Milztumor zurück. Sie betrug am 25. 12 13000, am 8. 1. 1922 9800. Nun beginnt wieder eine langsame Verschlechterung, indem die Leukozyten am 1. 2. 1922 auf 12000, am 24. 3. auf 22000 und am 13. 4. auf 36000 stiegen. Jetzt setzte die *vierte Bestrahlungsperiode* ein; Patientin bekam am 20., 25., 27. und 28. 4. 1922 je $^1/_4$ Erythemdosis bei 6 mm Aluminiumfilter auf die Milz und hatte nun am 5. 5. 30000, am 23. 5. 34800 Leukozyten, ohne daß sich die Milz nennenswert verkleinerte. Deshalb folgte gleich die *fünfte Bestrahlungsserie* am 29. 5. und 6. 6. 1922 je 15 Minuten $^1/_3$ Erythemdosis. Danach sank die Leukozytenzahl am 1. 6. auf 13100, am 10. 6. auf 5400, am 25. 6. wurden 9000 Leukozyten aber ohne pathologische Formen gezählt, die Milz war nicht mehr palpabel. Ich schickte nun die Patientin, die gerne eine Kur machen wollte, nach Levico. Sie fühlte sich zwar nach ihrer Rückkehr ganz wohl, merkte aber selbst, daß die Milz wieder etwas größe geworden war. Ich zählte am 5. 9. 34000, am 13. 9. 1922 54000 Leukozyten, die Milz reichte fast bis zum Nabel. Es hatte sich also jetzt das schwerste Rezidiv entwickelt, solange ich die Patientin kannte. Darum wurde jetzt mit der *sechsten Bestrahlungsserie* begonnen. Sie erhielt am 16., 21., 26. und 30. 9. 1922 je $^1/_2$ Erythemdosis auf 4 Milzfelder mit 1 mm Aluminiumfilter und $^1/_2$ mm Zink. Sie hatte am 16. 10. 1922 18000 Leukozyten und wird nun weiter beobachtet.

Es sei ausdrücklich hervorgehoben, daß die Patientin seit Juni 1919 kein eigentliches Krankheitsgefühl hat. Sie fühlte sich zwar zur Zeit der geschilderten leichten Rezidive immer etwas matt, ist aber stets schwer zu bewegen, sich zu schonen. Zweimal im Verlauf meiner Beobachtung war sie Gravide, beide Male ließ ich den künstlichen Abort einleiten, der ohne jede Komplikation verlief.

Ich schreibe den überaus milden und gutartigen Verlauf dieses Falles in erster Linie der ständigen Beobachtung zu, die bei jedem beginnenden Rezidiv sofort Veranlassung zur vorsichtigen Bestrahlung gab[1]).

Über äußerst eklatante und lange anhaltende Erfolge mit ganz besonders intensiver Tiefentherapie bei der myeloischen Leukämie berichtet E. *Rosenthal* (Budapest) aus der Bálintschen Klinik. Er arbeitet mit einem Silexapparat und bestrahlt die vordere, seitliche und dorsale Oberfläche der Milz mit je 400—500 F. Die Einstellung des Apparates ist folgende: Primär 100—105 Volt, 18 Ampere; sekundär 6—7 Milliampere; Filter 0,5 mm Messing; 25 cm Fokushautdistanz; 38 cm Funkenstrecke. Die Bestrahlungsdauer beträgt für jedes der genannten 3 Milzfelder 15 Minuten. Er sah keinen Fall, der sich bei Anwendung dieser Methodik refraktär verhielt. Bemerkenswerterweise dauerte die Wirkung der Bestrahlung 6—10 Monate, während welcher Zeit die Patienten sich wohl und arbeitsfähig fühlten. Auch Rezidive reagierten ebenso prompt. Es sei ausdrücklich hervorgehoben, daß eine einzige Bestrahlung genügt, um diesen Effekt zu erzielen. Als Beispiel sei folgender Fall zitiert: Leukozytenzahl vor der ersten Bestrahlung

---

[1]) Zur Zeit der letzten Korrektur dieses Werkes, November 1924, lebt Patientin immer noch. Sie hat seit Ende 1922 noch mehrere Rezidive durchgemacht, die immer wieder durch Röntgenstrahlen beseitigt werden konnten. Letztes Rezidiv Oktober 1924. Am 30. Oktober 168000 Leukozyten, danach mehrere Röntgensitzungen. Am 17. November 1924 noch 88000 Leukozyten, 28. November 52000.

265000, zwei Wochen nach einer Tiefenbestrahlung 10000. 8 Monate später kam der Patient mit einem Rezidiv wieder und eine Arsenkur drückte die Leukozytenzahl nur auf 240—260000 herunter. Deshalb erfolgte eine zweite Tiefenbestrahlung zu einer Zeit, wo der Patient wieder 400000 weiße Blutkörperchen hatte. Nach dieser einzigen Bestrahlung sanken sie innerhalb 14 Tagen auf 8000 herunter. Allerdings sind diese massiven Dosen nicht ungefährlich und Rosenthal hatte 3 Todesfälle (12%!) zu beklagen, die einige Tage nach den Sitzungen, bei 2 Fällen unter schnellem Wiederanstieg der Leukozyten eintraten. Diese Mitteilung ermutigt also nicht zur Nachahmung. Lymphatische Leukämien wurden nicht behandelt.

Nach den sehr zahlreichen günstigen Erfahrungen mit der Röntgenbehandlung der Leukämien, die jetzt vorliegen, kann es keinem Zweifel unterliegen, daß wir durch diese Therapie imstande sind, mit ziemlicher Sicherheit der Mehrzahl dieser Kranken Hilfe zu bringen. Wir können das Leiden nicht heilen, aber weitgehend bessern, so daß die Kranken oft sogar wieder arbeitsfähig werden und keinerlei nennenswerte Beschwerden mehr haben. Schwer zu beantworten ist aber die Frage, ob wir auch das Leben durch die Röntgenbehandlung verlängern. An dem Material der Königsberger Klinik haben Klewitz und Schuster neuerdings hierüber Nachforschungen angestellt, indem sie die Lebensdauer von 23 lymphatischen und 30 myeloischen Leukämien, die sämtlich bestrahlt worden waren, feststellten und mit der unbestrahlter Fälle aus früherer Zeit verglichen. Sie kommen zu dem betrübenden Resultat, daß die Strahlentherapie nicht imstande ist, die Lebensdauer der Leukämiker wesentlich zu verlängern. Ich halte aber die Frage für keineswegs in diesem ungünstigen Sinne entschieden. Die meisten Leukämien werden nicht in systematischer Weise bestrahlt, sondern — meist nicht durch die Schuld der Ärzte — in ganz willkürlicher Weise. Ein einmal bestrahlter Leukämiker muß dauernd unter sachverständiger ärztlicher Kontrolle bleiben, sein Blut muß in regelmäßigen Abständen von 2—4 Wochen untersucht werden, und sowie eine nennenswerte Verschlechterung eingetreten ist, immer wieder vorsichtig bestrahlt werden. Meist entziehen sich die Patienten der Kontrolle und kommen mit schweren Rezidiven wieder, deren Beeinflussung schwer oder unmöglich ist. Natürlich kann man unter solchen Umständen wohl oft das Leben nicht verlängern. Über eine größere Zahl von Fällen aber, die in der von mir skizzierten systematischen Weise jahrelang beobachtet und bestrahlt worden sind, liegen noch gar keine Berichte in der Literatur vor. Wenn es mal erst gelungen sein wird ein größeres derartiges Material zu sammeln, so wird es hoffentlich möglich sein, die Frage in dem Sinne zu entscheiden, daß eine konsequent und kunstgerechte, durch Jahre hindurch fortgeführte Röntgenbestrahlung auch das Leben der Leukämien verlängert. Auch die immer mehr fortschreitende Verfeinerung der Technik wird zweifellos die Bestrahlungsresultate verbessern.

Auch bei der lymphatischen Leukämie übertreffen die Resultate der Röntgenbehandlung bei weitem die Erfolge anderer therapeutischer Maßnahmen. Die Drüsentumoren und die Schwellung der Milz gehen allmählich zurück, der Blutbefund bessert sich, die Kachexie schwindet und Kräfte- und Ernährungszustand heben sich. Die Besserung des Blutbefundes erreicht aber nur selten den gleichen Grad wie bei der myeloischen Leukämie. Die Leukozytenzahlen können wohl auf normale Werte sinken, doch bleibt das prozentuale Überwiegen der Lymphozyten vielfach bestehen. Die Anämie kann aber ganz verschwinden. Auch bei der lymphatischen Leukämie gibt es ganz so wie bei der myeloiden Form weniger gut beeinflußbare und ganz refraktäre Fälle. Im allgemeinen dauert die Behandlung länger, weil man nur eine Drüsenregion nach der anderen bestrahlen kann. Doch beobachtet man bereits nach der Behandlung nur einer Region einen Rückgang der Schwellungen der übrigen Drüsenpakete.

Auch bei der lymphatischen Leukämie muß die Röntgenbehandlung unter ständiger klinischer Beobachtung des Allgemeinbefindens und sorgfältiger Kontrolle des Blutbefundes durchgeführt werden. Schädigungen in Form von schweren Anämien und Leukopenien sind auch hier beobachtet worden. Vor allem besteht die Gefahr, daß durch eine zu intensive Bestrahlung der Organismus der letzten Reste polymorphkerniger Leukozyten, die er noch besitzt, beraubt wird. Solche Lymphknotenregionen, die durch ihre Lokalisation bei besonders starker Schwellung schwere funktionelle Störungen hervorrufen, müssen bei der Bestrahlung in erster Linie in Angriff genommen werden. So sah ich in einem Falle hochgradiger Schwellung der Tonsillen und Rachenmandeln, die zu einer schweren Behinderung des Schluckens und der Atmung geführt hatten, durch Bestrahlung vom Munde aus dieselben schnell zurückgehen.

Ich verfüge über einen nachweislich seit 14 Jahren bestehenden Fall an lymphatischer Leukämie, eine 55jährige Dame betreffend, die eigentlich niemals ein nennenswertes Krankheitsgefühl hat und die Drüsenschwellungen mehr als Schönheitsfehler betrachtet. Sie wird seit 1914 bei jeder Exazerbation des Leidens von Herrn Prof. Levy-Dorn bestrahlt (Drüsen und Milz). Die angewandten Dosen schwanken zwischen $^3/_4$ bis $^1/_4$ H. E. D. Serie I—III von August bis November 1914, Serie IV August 1915, Serie V—VII Juni bis November 1916, Serie VIII März 1917, Serie IX Juni 1917, Serie X September 1918, Serie XI Januar 1922. Die über ihr Leiden gut orientierte Patientin ist seitdem nicht mehr zur Untersuchung erschienen, ich hörte (Nov. 1924), daß es ihr gut geht. Auch Rieder berichtet von einer seit 14 Jahren von ihm behandelten lymphatischen Leukämie.

Über die Erfolge der Röntgentherapie bei aleukämischen Myelosen und Lymphadenosen liegen naturgemäß geringere Erfahrungen vor, weil diese Fälle an sich seltener sind. Wegen der geringen Leukozytenzahl — kommen doch bisweilen Fälle mit Leukopenie vor — ist hier eine Kontrolle des Blutes besonders wichtig. Nach den bisher vorliegenden Erfahrungen reagieren die Organschwellungen in genau der gleichen Weise auf Röntgenstrahlen, wie bei den leukämischen Affektionen.

Die großen Fortschritte der Röntgentechnik der allerletzten Jahre, besonders das Arbeiten mit ganz harten Röhren, die sehr tiefgehende Strahlen liefern, werden auch nicht ohne Einfluß auf die Behandlung der Leukämien bleiben. Es liegen bereits Erfahrungen vor, nach denen eine schnellere und weitgehendere Beeinflussung leukämischer Erkrankungen mit diesen besseren technische Hilfsmitteln zu erwarten ist. Ich konnte an meinem eigenen Beobachtungsmaterial mich bereits davon überzeugen, daß die Zahl der refraktären Fälle eine weit kleinere geworden ist. Andererseits aber wird man auch unter Umständen auf stärkere Nebenwirkungen und schwerere Schädigungen gefaßt sein und infolgedessen mit besonderer Vorsicht die Behandlung leiten müssen.

Literatur über die Röntgentherapie der Leukämien.

Acuna: Contribution à l'étude des modifications hématologiques produites dans les leucémies spléno-médullaires sous l'influence de la radiothérapie. Argentina med. 6. Mai 1905. — Ahrens: Über einen Fall von Heilung einer lienalen Leukämie mit großem Milztumor durch Röntgenstrahlen. Münch. med. Wochenschr. Nr. 24. 1904. — Albers-Schönberg: Über eine bisher unbekannte Wirkung der Röntgenstrahlen auf den Organismus der Tiere. Münch. med. Wochenschr. Nr. 43. 1903. — Allard: Vorstellung einer mit Röntgenstrahlen behandelten leukämischen Patientin. Med. Verein Greifswald. Fortschr. a. d. Geb. d. Röntgenstr. Bd. 9, Heft 4, S. 296. 1906. — Allard: Über Röntgentherapie bei Leukämie. Dtsch. med. Wochenschr. Nr. 45. 1905. Vereinsbeilage. — D'Ambrosio: Azione del siero röntgenizatto nella leucocytosi sperimentale e nella cura della leucemica.

Giorn. internaz. d. scienze med. H. 18. 1908. — Arneth: Zum Verständnis des Verhaltens der weißen und roten Blutzellen bei der Behandlung der Leukämie mit Röntgenstrahlen. Münch. med. Wochenschr. Nr. 32—34. 1905 und Berl. klin. Wochenschr. Nr. 38. 1905. — Arneth: Einige weitere Bemerkungen zur Röntgenbestrahlung der Leukämie. Münch. med. Wochenschr. Nr. 22. 1906. — Arnsperger: Verhandl. d. Kongr. f. inn. Med. April 1905. Bd. 22, S. 171. — Arnsperger und Cramer: Über die Behandlung der Leukämie mit Röntgenstrahlen. Med. Klinik. Nr. 5. 1905. — Aubertin: Leucémie et radiothérapie. La semaine méd. Nr. 39, p. 457—458. 28. Sept. 1906. — Aubertin: Modification du sang chez les radiologues professionels. Cpt. rend. des séances de la soc. de biol. Tome 72, p. 84. 1912. — Aubertin et Beaujard: Action des rayons-X sur le sang et la moëlle osseuse. L'action d'une dose unique d'intensité moyenne en irradiation totale. Arch. de méd. expér. et d'anat. pathol. Tome 20, Nr. 3, p. 273—288. — Aubertin et Beaujard: Modifications immédiates du sang leucémique sous l'influence de la radiotherapie. Cpt. rend. des séances de la soc. de biol. 11. Juni 1904. — Aubertin et Beaujard: Sur le mécanisme de la leucopenie produite expérimentalement par les rayons-X. Cpt. rend. des séances de la soc. de biol. 7. März 1908. — Aubertin et Beaujard: Actions des rayons-X sur le sang et la moëlle osseuse. Fol. haematol. Tome 6, H. 1. — Aubertin et Bordet: Action des rayons-X sur le thymus. Cpt. rend. des séances de la soc. de biol. Tome 66, Nr. 23, p. 1091. 1909. — Aubertin et Bordet: Action des rayons-X sur le thymus. Zentralbl. f. inn. Med. Nr. 40. 1909; Cpt. rend. des séances de la soc. de biol. 26. Juni 1909; Arch. des malad. du coeur, des vaisseaux et du sang. 1909. — Aubertin et de Lamarre: Actions du radium sur le sang. Cpt. rend. des séances de la soc. de biol. 14. März 1908. — Aubourg: Leucémie myelogène traité par les rayons-X. Bull. et mém. de la soc. méd. des hôp. de Paris. 29. März 1906. — Ausitni: Zwei Fälle von Leukämie, behandelt mit Röntgenstrahlen. Gazz. d. osped. e d. clin. Nr. 84, 1911. — Baermann und Linser: Über die lokale und allgemeine Wirkung der Röntgenstrahlen. Münch. med. Wochenschr. Nr. 23. 1904. — Bardachzi: Zur Röntgenbehandlung innerer Krankheiten. Prag. med. Wochenschrift Nr. 45, 46. 1907. — Barjou et Charlet: A propos d'un cas de leucémie myéloide très amélioré par la radiothérapie. Soc. méd. de hôp. de Lyon, 30. Jan. 1910. — Barjou, Cade et Nogier: Un cas de leucémie traitée par les rayons-X. Med. mod. Nr. 38. 1904. — Bayer: Ergänzendes über den Eisenstoffwechsel bei der myeloischen Leukämie vor und nach Röntgenbestrahlung. Chirurgische Klinik in Bonn a. Rh. Mitt. a. d. Grenzgeb. d. Med. u. Chirurg. Bd. 22, H. 4, S. 532. 1911. — Bayer: Untersuchungen über den Eisenstoffwechsel in einem Falle von myeloischer Leukämie und Splenektomie. Seine Beeinflussung durch Röntgenstrahlen. (Chirurgische Klinik in Bonn a. Rh.) Mitt. a. d. Grenzgeb. d. Med. u. Chirurg. Bd. 22, H. 1, S. 111. 1910. — Beaujard: La radiothérapie dans les leucémies. Thèse de Paris. 1905. — Béclère et Beaujard: Radiothérapie dans les leucémies. Bull. et mém. de la soc. méd. des hôp. de Paris, 9. Juni 1905; Gaz. des hôp. civ. et milit. p. 799. 1905. — Béclère et Henri Béclère: Die radiotherapeutische Behandlung der Leukämie. Strahlentherapie. Bd. 3, H. 2. — A. Béclère et H. Béclère: Une nouvelle indication pronostique au cours du traitement des leucémies myéloides pour les rayons-X. Congr. internat. de physiothérap. Paris. 1910. — Béclère et Bulliard: Variations leucocytaires, dans la leucémie myeloide sous l'influence de rayons de Roentgen. Rapport des sensibilites des differents elements à l'action des ces rayons. Echèlle de sensibilité. Soc. de radiol. méd. de Paris, avril 1909. — Belat: Traité de radiothérapie. p. 465. Paris: Steinheil 1905. — Benjamin und Sluka: Antikörperbildung nach experimenteller Schädigung des hämatopoetischen Systems durch Röntgenstrahlen. Wien. klin. Wochenschr. Nr. 10. 1908. — Benjamin, v. Reuß, Sluka und Schwarz: Beiträge zur Frage der Einwirkung der Röntgenstrahlen auf das Blut. Wien. klin. Wochenschr. Nr. 21. 1906. — Benjamin und v. Reuß: Röntgenstrahlen und Stoffwechsel. Münch. med. Wochenschr. Nr. 38. 1906. — Bettmann: Naturhist. med. Verein Heidelberg, 14. Nov. 1905. Münch. med. Wochenschr. Nr. 52. 1905. — Biermann: Beiträge zur Behandlung der Leukämie mit Röntgenstrahlen. Dtsch. med. Wochenschr. Nr. 1. 1912. — Biondi: Alterazione del sangue sotto l'azione dei raggi Roentgen. Policlinico, sez. prat. Nr. 17. 1908. — Bozzolo: Sull azione dei ragge X sugli organi leuco-poetici. Giorn. d. R. accad. di med. di Turino. Nr. 7 u. 8. 1904. — Bramwell: Case of lymphatic leukemia? Chloroma. X-ray-treatment. Clin. studies. Vol. 3. Juli 1905. — Brown and Jack: Leukemia, the ultimate failure of Roentgen rays as a therapeutic agent. Journ. of the Americ. med. assoc. 25. März 1905. — Brown and Jack: The ultimate failure of the Roentgen rays as a therapeutic agent in leukemia. Journ. of the Americ. med. assoc. 1905. — Bruce: Two cases of leukemia treated by the Roentgen-rays. Lancet. 27. Jan. 1906. — Bruce: Roentgen-ray treatment of leukemia. Lancet. Nr. 4300. 1906. — Bryant and Crane: Two cases of splenomedullary leukemia treatment and recovery. Med. record. 9. April 1904. — Buchanan: The effect of X-rays upon the leucocytes in the blood and bone-marrow in leukemia. Brit. med. Journ. 14. Juli 1906. — Burghart: Verhandl. d. Kongr. f. inn. Med. Bd. 22, S. 173. 1905. — Byron-Bramwell: Die Röntgenstrahlen bei der Leukämie. Clin. stud. Vol. 3, p. 393. Ref.

Münch. med. Wochenschr. Nr. 42. 1905. — Cahen: Ein Fall von Leukämie mit Röntgenstrahlen behandelt. Münch. med. Wochenschr. Nr. 28. 1904. — Calabrese: Un caso di leucemia acuta. Studium. Nr. 3. 1908. — De la Camp: Kritisches Referat über die bisherigen Erfahrungen der Behandlung der Leukämie und Pseudoleukämie mit Röntgenstrahlen. Therap. d. Gegenw. S. 119. 1905. — De la Camp: Zur Frage der biologischen Wirkung der Röntgenstrahlen. Ärztl. Verein Marburg, 21. Febr. 1907. Münch. med. Wochenschr. Nr. 14. 1907. — Campbell: Three cases of myeloid leucaemia. Lancet. 12. Mai 1906. — Capps and Smith: Experiments on the leucolytic action of the bloodserum of cases of leukemia treated with X-ray and the injection of human leucolytic serum in a case of leukemia. Journ. of exp. med. Vol. 9. 1907. — Capps and Smith: X-ray therapy in leukaemia. Journ. of the Americ. med. assoc. 24. Sept. and 1. Oct. 1904. — Caronna: La Röntgenisation dans un cas de leucémie et dans un cas de maladie de Banti. Ann. di l'ettricita med. Sept. 1907. — Cavina: Untersuchungen über den Stoffwechsel bei der lymphatischen Leukämie während der Röntgenbestrahlung. Dtsch. Arch. f. klin. Med. Bd. 110, H. 5/6. — Cheney: Report of a case of splenomedullary leucaemia treated for nine month by the X-rays. Med. News. 5. Nov. 1904. — Chevalier: Contribution à l'étude du traitement de la leucémie myéloide par les rayons-X. Thèse de Lyon. Nr. 87. 1913. — Childs: Results of X-rays treatment. Med. News. 24. Jan. 1903; ferner New York med. Journ. 2. Juli 1904. — Churchill: Acute leukemia in early life. Americ. Journ. of the med. sciences. Oct. 1904. — Mitchell Clarke: A case of lymphadenoma treated by X-rays. Brit. med. Journ. 26. Okt. 1907. — Mitchell Clarke: Cases of leukemia treated by X-rays. Bristol. med.-chirurg. Journ. Sept. 1910. — Clarkson: Leukemia treated with radium. Canadian practitioner. May 1919. — M. Cohn: Erfahrungen auf dem Gebiete der Therapie mit Röntgenstrahlen. Berl. klin. Wochenschr. Nr. 38. 1905. — Cohn: Die Bedeutung der Röntgenstrahlen für die Behandlung der lymphatischen Sarkome. Berl. klin. Wochenschr. Nr. 1. 1906. — Coley: The limitations of the X-rays in the treatment of malignant tumors. Med. News. 31. Jan. 1903. — Coley: The present status of the X-rays treatment of malignant tumors. New York med. record. 21. März 1903. — Colonna: L'action des rayons-X dans la leucocytose expérimentale. Policlinico Vol. 13. — Courmont et Dufonot: Leucémie myélogène traitée par la radiothérapie. Journ. de physiol. et de pathol. gén. Jan. 1912. — Cozzolino: Traitement de l'anémie splénique infantile par les rayons-X. Liguria méd. 1. Dez. 1907. — De Craence: Leucémie myelogène, traitée par la radiothérapie. Soc. clin. des hôp. de Bruxelles. Séance du 8. Févr. 1908; Journ. méd. Nr. 7, p. 109. 13. Févr. 1908. — Cramer: Über die Behandlung der Leukämie mit Röntgenstrahlen. Fortschr. a. d. Geb. d. Röntgenstr. Bd. 9. — Culloch: On the Analogy between spontaneos Recoveries from Cancer and the Specific Immunity induced by X-Ray irridations of the lymphatic glands involved. Brit. med. Journ. 17. Okt. 1908. — Cumberbatch: Fatal leukopenia following X-ray treatment. Arch. of the Roentgenrays. Vol. 18. — Curschmann: Med.-naturwiss. Verein Tübingen. Sitzung vom 20. Nov. 1905. Münch. med. Wochenschr. Nr. 8. 1906. — Curschmann und Gaupp: Über den Nachweis des Röntgenleukotoxins im Blute bei lymphatischer Leukämie. Münch. med. Wochenschr. Nr. 50. 1905. — Decastello und Kienböck: Die Radiotherapie der Leukämien. Fortschr. a. d. Geb. d. Röntgenstr. Bd. 11. — Desplats: Sur la radiothérapie de la leucémie myéloide. Congr. intern. de physiothérap. de Paris. 1910. — Dock: The influence of complicating diseases upon leukemia. Americ. Journ. of the med. sciences. April 1904. — Dock: Roentgen-rays in the treatment of leukaemia; a study of reported cases. Americ. Med. Vol. 8. — Dovaston: Enlarged glands of the neck succesfully treated by the X-rays. Lancet. 10. Febr. 1905. — Drschewetzky: Behandlung der Leukämie mit Röntgenstrahlen. (Aus Prof. Grawitz' Abteilung im Krankenhaus Westend Charlottenburg-Berlin.) Russki Wratsch. Nr. 43. 1906. — Elfer: Erfahrungen über mit Röntgenstrahlen behandelte Leukämien. Fol. haematol., Orig. Bd. 5, Nr. 4. — Elfer: Ein mit Röntgenstrahlen behandelter Fall von Leukämie. Orvosi hetilap. Nr. 14. 1905. — Elischer und Engel: Neuere Daten zur Röntgenbehandlung der Mediastinaltumoren. Orvosi hetilap. 30. Juli 1907. — Elischer und Engel: Über die Röntgenbehandlung von Blutkrankheiten. Zeitschr. f. klin. Med. Bd. 67. H. 1—3. — Evans: Illustrative cases of myelogenous Leukemia. Americ. Med. 13. Aug. 1904. — Exner und Sydek: Weitere Erfahrungen über die Wirksamkeit des Cholins. Dtsch. Zeitschr. f. Chirurg. Bd. 78. — Finch: A case of Hodgkins disease treated by X-Ray. New York med. Record. 14. Mai 1904. — Fittig: Röntgenbehandlung eines Falles von symmetrischer Erkrankung der Parotis. (Schles. Ges. f. vaterl. Kultur, 8. Juli 1904.) Allg. med. Zentral-Zeit. Nr. 31. 1904. — Flesch: Zur Frage der Röntgenbehandlung der Leukämie. Dtsch. med. Wochenschr. Nr. 16. 1906. — Flesch: Beitrag zur Behandlung der Leukämie mit Röntgenstrahlen. Jahrb. f. Kinderheilk. Bd. 62. — Flesch: Ein mit Röntgenlicht behandelter Fall von Leukämie. Orvosi hetilap. Nr. 20. 1905. — Fränkel: Umfrage über die Behandlung der Leukämie mit Röntgenstrahlen. Med. Klinik. Nr. 6. 1905. — Franke: Über den Einfluß der Röntgenstrahlen auf den Verlauf der Leukämie. Wien. klin. Wochenschr. Nr. 33. 1905. — Frieben: Über

Hodenveränderungen bei Tieren nach Röntgenbestrahlungen. Münch. med. Wochenschr. Nr. 40. 1904. — Fried: Vorläufiges Ergebnis der Röntgenbehandlung zweier Leukämiker. Münch. med. Wochenschr. Nr. 40. 1904. — Funck: Zum Verständnis der Besserung der Leukämie durch interkurrente Krankheiten. Berl. klin. Wochenschr. Nr. 40. 1906. — Fürstenberg: Über die Beeinflussung des Blutbildes durch die X-Strahlen und die radioaktiven Substanzen. Inaug.-Diss. Berlin 1914. — Gasis: Über den Einfluß der X-Strahlen auf die experimentelle Leukozytose. Therap. d. Gegenw. Okt. 1907. — Gennari: Pseudoleucémie traitée avec les rayons-X (Hospital St. Jean-Turin.) — Giffin: Treatment of myelocytic leukemia by Radium. Boston med. a. surg. Journ. 15. Nov. 1917. — Giuffre et Pirone: Sur la leucotoxine roentgénienne. Arch. d'électr. méd. 10. Dez. 1908. — Glaubermann: Experimentelle Untersuchungen über die Wirkung von röntgenisiertem Serum (X-Serum) auf das Blut. Münch. med. Wochenschr. 1914. Nr. 35. — Gnaldi: Ausscheidung von Alloxurkörpern und die Beziehungen derselben zur Blutmischung bei Leukämie mit Behandlung durch Röntgenstrahlen. La nuova revista clinico-terapeutica. Nr. 10. 1906. — Gocht: Lehrbuch der Röntgenuntersuchung. Stuttgart: Enke 1898. — Goldmann: Beitrag zur Behandlung der Leukämie mit Röntgenstrahlen. Inaug.-Diss. Heidelberg 1919. — Goldscheider: Umfrage über die Behandlung der Leukämie mit Röntgenstrahlen. Med. Klinik. Nr. 7. 1905. — Goldschmidt: Zur Behandlung der chronischen Leukämie. Inaug.-Diss. Berlin 1916. — Gordon: A case of acute lymphatic leukemia. Lancet. 23. Juni 1906. — Gram: Ein mit Röntgenstrahlen behandelter Fall von lieno-myelogener Leukämie. Hospitalstidende. 1906. — Grammegna et Quadrone: Arch. gén. de méd. 10. Oct. 1905. — Granat: La Radiothérapie dans les leucémies. Thèse de Montpellier. 1906. — Grawitz: Über Beeinflussung des leukämischen Gewebes durch Röntgenstrahlen. Berl. med. Ges., Sitzung vom 23. Nov. 1904. Ref. Berl. klin. Wochenschr. 5. Dez. 1904. — Grawitz: Umfrage über die Behandlung der Leukämie mit Röntgenstrahlen. Med. Klinik. Nr. 7. 1905. — Grimberg: Über die Erzeugung aplastischer Blutbilder bei Leukämie durch Röntgenbestrahlung. Inaug.-Diss. Breslau 1916. — Grosh and Stone: Roentgen-ray treatment of Leukemia. Journ. of the Americ. med. assoc. 2. Juli 1904. — Guerra: La cura dei raggi Roentgen nella Leucaemia. Gazz. d. osp. e d. clin. 7. Aug. 1904. — Guilloz et Spillmann: Action des rayons-X dans un cas de leucémie splénique. Cpt. rend. des séances de la soc. de biol. 27. Mai 1904. — Haake: Über Resultate der Röntgentherapie bei Leukämie und Pseudoleukämie. Inaug.-Diss. Leipzig. Juli 1905. — Haenisch: Fall von symmetrischer Erkrankung der Tränen- und Mundspeicheldrüsen mit Heilung durch Röntgenstrahlen. Fortschr. a. d. Geb. d. Röngenstr. Bd. 10, H. 5. — Hahn: Umfrage über die Behandlung der Leukämie mit Röntgenstrahlen. Med. Klinik. Nr. 8. 1905. — Halding und Warren: The treatment of leukemia and pseudoleukemia by the Röntgen-rays with report of cases. New York med. Journ. Nov. 1905. — Harris: Myelogenous leukaemia and its treatment with X-rays. Americ. Journ. of the med. sciences. July 1908. — Henry Harris: Myelogenous leukemia and its treatment with X-rays. Americ. Journ. of the med. sciences. Vol. 136, H. 78. July 1908. — Harvey: On the pathological effects of Roentgen-rays on animal tissues. Journ. of pathol. a. bacteriol. Vol. 12, p. 549. 1908. — Heineke: Über die Einwirkung der Röntgenstrahlen auf Tiere. Münch. med. Wochenschr. Nr. 48. 1903. — Heineke: Über die Einwirkung der Röntgenstrahlen auf innere Organe. Ibid. Nr. 18. 1904. — Heineke: Experimentelle Untersuchungen über die Einwirkung der Röntgenstrahlen auf innere Organe. Mitt. a. d. Grenzgeb. d. Med. u. Chirurg. Bd. 14, S. 21. 1904. — Heineke: Zur Kenntnis der Wirkung der Röntgenstrahlen auf tierische Gewebe. Münch. med. Wochenschr. Nr. 31. 1904. — Heineke: Experimentelle Untersuchungen über die Einwirkung der Röntgenstrahlen auf das Knochenmark usw. Dtsch. Zeitschr. f. Chirurg. Bd. 78. — Heineke: Über die Wirkung der Röntgenstrahlen auf das Knochenmark. Chirurgenkongreß 1905. — Helber und Linser: Experimentelle Untersuchungen über die Einwirkung der Röntgenstrahlen auf das Blut. Münch. med. Wochenschr. Nr. 15. 1905. Dtsch. Arch. f. klin. Med. Bd. 83. 1905. — Herrmann: Beiträge zur Behandlung der Leukämie mit Röntgenstrahlen. Dtsch. med. Wochenschr. Nr. 1. 1912. — Herz: Zur Röntgenbehandlung der Leukämie. Wien. klin. Wochenschr. 1905. Nr. 8. — Hett: Röntgenbehandlung bei Pseudoleukämie. Dom. med. Monthly. Aug. 1902. Zit. nach Pusey. — H. Hirschfeld: Röntgentherapie bei Leukämie. Klin.-therap. Wochenschr. Nr. 48. 1904. — His: Verhandl. d. Kongr. f. inn. Med. Bd. 22, S. 182. 1905. — Hochgürtel: Die Röntgentherapie der Pseudoleukämie. Fortschr. a. d. Geb. d. Röntgenstr. Bd. 21, H. 6. — Hoffmann: Rhein.-westf. Ges. f. inn. Med. u. Nervenheilk. 5. Febr. 1905. Münch. med. Wochenschr. Nr. 13. 1905. — Hoffmann: Über Behandlung der gemischtzelligen Leukämie mit Röntgenstrahlen. Verhandl. d. Kongr. f. inn. Med. Bd. 22, S. 125. 1905. — Hoffmann: Behandlung der Leukämie mit Röntgenstrahlen. Fortschr. a. d. Geb. d. Röntgenstr. Bd. 8 u. 34. Chirurgenkongr. 1905. — Hoffmann: Versuche mit Cholin. Jahresber. d. 2. chirurg. Klinik zu Wien. Berlin: Urban und Schwarzenberg 1906. — Hoffmann und Schultz: Zur Wirkungsweise des röntgenbestrahlten Lezithins auf den Organismus. Jahresber. a. d. 2. chirurg. Klinik zu Wien. Berlin: Urban u. Schwarzenberg 1906. — Holzknecht: Ges. f. inn. Med. u. Kinderheilk. in Wien, Sitzung vom 15. Dez. 1904. — Houdet: Le traitement de la leucémie lymphatique par la radiothérapie. Thèse de Paris. p. 196. 1908. — Hynek: Weitere Erfahrungen über die Röntgentherapie der Leukämie. Casopis lekaruv ceskych. 1905. — Hynek: Sbornik Klinicky. Bd. 6, H. 1. 1904. — v. Jaksch: Chronische Splenomegalie mit Röntgenstrahlen Wirkung der Röntgenstrahlen. Med. Klinik. Nr. 15. 1910. — v. Jaksch: Toxikotische Wirkung der Röntgenstrahlen. Med. Klinik. Nr. 15. 1910. — v. Jagič, Schwarz und v. Siebenrock: Blutbefunde bei Röntgenologen. (Aus der 1. med. Universitätsklinik in Wien, Prof. v. Noorden.) Berl. klin. Wochenschr. Nr. 27, S. 1220. 1911. — v. Jaksch: Leukämie und Röntgenbehandlung. Wien. klin. Wochenschr. Nr. 14. 1908. — Jaulin: Un cas de pseudoleucémie traitée par la radiothérapie. Ann. méd.-chirurg. du centre. 4. Nov. 1906. — Joachim: Die Röntgentherapie bei Leukämien und Pseudoleukämien. Zeitschr. f. klin. Med. Bd. 60, H. 1 u. 2. — Joachim und Kurpjuweit: Über die Behandlung der Leukämie mit Röntgenstrahlen. Dtsch. med. Wochenschr. Nr. 49, 1904. — Jousset: Recherches cliniques, anatomiques et expérimentales portant sur 7 cas de leucémie myélogène. Bull. et mém. de la soc. méd. des hop. de Paris. 9. Juni 1905. Gaz. des hôp. civ. et mil. p. 798. 1905. — Karschin: Über einen Fall mit Röntgenstrahlen behandelter akuter Leukämie. Sibirskaja Gazeta, Wratschebny Wjestnik. Nr. 9. 1908. — Kienböck: Zur Pathologie der Hautveränderungen durch Röntgenbestrahlung bei Mensch und Tier. Wien. med. Presse. Nr. 19—22. 1901. — Kerschensteiner: Ärztl. Ver. München. 14. Dez. 1904. Münch. med. Wochenschr Nr. 7. 1905. — Klewitz und Schuster: Zur Prognose der Leukämie. Dtsch. med. Wochenschr. 1922. Nr. 30. — Klieneberger und Zoeppritz: Beiträge zur Frage der Bildung spezifischer Leukotoxine im Blutserum als Folge der Röntgenbestrahlung der Leukämie, der Pseudoleukämie und des Lymphosarkoms. Münch. med. Wochenschr. Nr. 18 u. 19. 1906. — Klieneberger: Bemerkungen zu der Arbeit von Linser und Sick: „Über das Verhalten der Harnsäure und Purinbasen im Urin und Blut bei Röntgenbestrahlungen." Dtsch. Arch. f. klin. Med. Nr. 5/6 1898; Nr.. 1/2. 1890. — Klieneberger: Die Behandlung der Leukämie. Fortschr. a. d. Geb. d. Röntgenstr. Bd. 20. — Kloster: Er Roentgenbehandling ved Leukaemi uden fare? (Ist die Röntgentherapie bei Leukämie ohne Gefahr?) Med. Rev. Juli 1907. — Klynears: Traitement radiothérapique d'un cas de leucémie myeloide avec leucémides cutanées. Soc. belge de radiologie. Juin 1908. — Knoll: Rhein.-westf. Ges. f. inn. Med. u. Nervenheilk. 5. Febr. 1905. Münch. med. Wochenschr. Nr. 13. 1905. — Königer: Der Einfluß der Röntgenbestrahlung auf den Stoffwechsel bei myeloider Leukämie. Münch. med. Wochenschr. Nr. 47. 1905; Dtsch. Arch. f. klin. Med. Bd. 87. — Kraus: Umfrage über die Behandlung der Leukämie mit Röntgenstrahlen. Med. Klinik. Nr. 6. 1905. — Krause: Über Röntgentherapie der Leukämie und Pseudoleukämie. 34. Chirurgenkongr. 1905. — Krause: Röntgentherapeutische Versuche bei Leukämie und Pseudoleukämie. 76. Vers. dtsch. Naturforsch. — Krause: Röntgenbehandlung und Leukämie. Fortschr. a. d. Geb. d. Röntgenstr. Bd. 8. — Krause: Zur Röntgentherapie der Pseudoleukämie und anderweitiger Bluterkrankungen. Fortschr. a. d. Geb. d. Röntgenstrahlen. Bd. 9. — Krause: Experimentelle Untersuchungen über die Einwirkung der Röntgenstrahlen auf menschliches und tierisches Blut. 3. Kongr. d. dtsch. Röntgenges. 1907. — Krause: Über therapeutische Versuche bei Kranken mit Leukämie und Pseudoleukämie durch Bestrahlung mit Röntgenstrahlen. 76. Versamml. dtsch. Naturforsch. u. Ärzte, Breslau 1904. — Krause und Ziegler: Experimentelle Untersuchungen über die Einwirkung der Röntgenstrahlen auf tierisches Gewebe. Fortschr. a. d. Geb. d. Röntgenstrahlen. Bd. 10. — Krause - Garré: Lehrbuch der Therapie innerer Krankheiten. Jena: Verlag Gustav Fischer 1911. Bd. 1. Allgemeine Therapie. XII. Kapitel: Röntgentherapie der Bluterkrankungen, bearbeitet von P. Krause (Bonn). — Krehl: Umfrage über die Behandlung der Leukämie mit Röntgenstrahlen. Med. Klinik. Nr. 7. 1905. — Kretz: Anatomische Bemerkungen zu obigem Fall von Leukämie. Wien. klin. Wochenschr. Nr. 14. 1908. — Krone: Über die Einwirkung der Röntgenstrahlen auf innere Organe. Münch. med. Wochenschr. Nr. 21. 1904. — Labbé: Leucémie myeloide traitée par la radiothérapie. Bull. et mém. de la soc. méd. des hôp. de Paris. 26. Juni 1913. — Landau: Ref. Fol. haematol. Bd. 19. S. 58. — Läwen: Experimentelle Untersuchungen über das Verhalten röntgenisierter Tiere gegen bakterielle Infektionen unter besonderer Berücksichtigung der Bildung spezifischer Antikörper. Mitt. a. d. Grenzgeb. d. Med. u. Chirurg. Bd. 19, H. 1, S. 141. — Ledingham and Mc Kerron: The X-ray treatment of leucemia. Lancet. 14. Jan. 1905. — Ledingham: Haematological and chemical observations in a case of spleno-medullary leukaemia under X-ray treatment. Lancet. 10. Febr. 1906. — Lefmann: Experimente über Leukozytose und Röntgenstrahlen. 34. Kongr. d. dtsch. Ges. f. Chirurg. und Verhandl. d. dtsch. Kongr. f. inn. Med. 1905. — Lenhartz: Verhandl. d. dtsch. Kongr. f. inn. Med. Bd. 22, S. 177. 1905. — Lenzmann: Über die Behandlung der Leukämie mit Röntgenstrahlen. Münch. med. Wochenschr. Nr. 13. 1905; Med. Klinik. Nr. 9. 1905. — Lépine: De l'action des rayons de Roentgen sur les organes profonds. Sem. méd. Nr. 33. 1905. — Lépine et Boulud: Action des rayons de Roentgen sur les tissus animaux. Cpt. rend. hebdom. des séances de l'acad. des sciences du 11. Jan. 1904. Sem. méd. p. 19. 1904. — v. Leube: Umfrage über die Behandlung der Leukämie mit Röntgenstrahlen. Med. Klinik. Nr. 7. 1905. — Levak: A case of splenomedullary leucaemia treated with X-rays. Arch. of the Röntgen ray. 1905. — Levison and Dachtler: Lymphatic leukemia. A case treated with the Pancoast method. Journ. of the Americ. med. assoc. 6. März 1909. — Levy-Dorn: Über Behandlung eines Falles von Peudoleukämie mit Röntgenstrahlen. Sitzung d. Berl. med. Ges. vom 23. Nov. 1904. Berl. klin. Wochenschr. Nr. 49. 1904. — Lhermitte: Les modifications du sang chez les radiologues. Sem. méd. p. 50. 1912. — Lichtheim: Umfrage über die Behandlung der Leukämie mit Röntgenstrahlen. Med. Klinik. Nr. 7. 1905. — Lichtwitz: Ref. Fol. hamatol. Bd. 19. S. 139. — Liebermeister: Münch. med. Wochenschr. Nr. 11. 1905. — Liebermeister: Verein Freiburger Ärzte, 30. Nov. 1904. Münch. med. Wochenschr. Nr. 11. 1905. — Linser und Helber: Experimentelle Untersuchungen über die Einwirkung der Röntgenstrahlen auf das Blut usw. Dtsch. Arch. f. klin. Med. Bd. 83, H. 5/6. — Linser und Sick: Über das Verhalten der Harnsäure und Purinbasen im Urin und Blut bei Röntgenbestrahlung. Dtsch. Arch. f. klin. Med. Bd. 89. — Lommel: Zur Behandlung der Leukämie und Pseudoleukämie mit Röntgenstrahlen. Münch. med. Wochenschr. Nr. 19. 1905. — Lommel: Umfrage über die Behandlung der Leukämie mit Röntgenstrahlen. Münch. med. Wochenschr. Nr. 7. 1905. — Lossen: Die biologischen Wirkungen der Röntgen- und Becquerelstrahlen. Separat-Abdruck a. d. „Wien. Klinik". S. 78. 1907. — Lossen und Morawitz: Chemische und histologische Untersuchungen an bestrahlten Leukämikern. Dtsch. Arch. f. klin. Med. Bd. 83. — De Luca: Sul valore reale del trattamento radioterapico nella leucemia splenomidollare. Giorn. elettricita med. Vol. 4, H. 10. — De Luca: La cura della leucemia mediante i raggi X. Policlinico, sez. med. Fasc. 4. 1907. — De Luca: Azione del Siero di Sangue degli animali tratati con i raggi X sulla leucocitose experimentale. Arch. di farmacol. sperim. e scienze aff. 1907. — De Luca: Über den Leukozytose erzeugenden Einfluß des Serums von mit Röntgenstrahlen behandelten Tieren. Arch. di farmacol. sperim. e scienze aff. Nr. 1. 1907. — Luraschi und Carpi: Intorno ad un caso importante di leucemia mielogena seguita per circa 3 anni. Giorn. di Elettricita med. H. 5. 1906. — Magnus-Levy: Verhandl. d. Kongr. dtsch. f. inn. Med. Bd. 22, S. 181. 1905. — Mahnert und Schopfhagen: Über Leukämie und Röntgenbehandlung. Wien. klin. Wochenschr. Nr. 37. 1907. — Manderazza: Über zwei Fälle von Leukämie mit Röntgenstrahlen behandelt. Gazz. d. osp. e d. clin. Nr. 94. 1906. — Mandl: Aleukämische Splenomegalie mit Röntgenstrahlen behandelt. Therap. Monatsh. Nov. 1907. — Martin and Denys: Americ. journ. of the med. sciences. 1920. — Melland: Leukocythaemia treated by the X-rays. Brit. med. Journ. 1. Juli 1905. — Menetrier et Touraine: Étude de l'action histologique des rayons de Roentgen dans la leucémie lymphoide. Arch. des malad. du coeur, des vaisseaux et du sang. Nr. 1. Jan. 1908 u. Nr. 2. Févr. 1908. — v. Mering: Umfrage über die Behandlung der Leukämie mit Röntgenstrahlen. Med. Klinik. Nr. 7. 1905. — Meyer: Umfrage über die Behandlung der Leukämie mit Röntgenstrahlen. Med. Klinik. Nr. 8. 1905. — Milchner und Wolff: Bemerkungen zur Frage der Leukotoxinbildung durch Röntgenbestrahlung. Berl. klin. Wochenschr. Nr. 23. 1906. — Mosse: Verhandl. d. dtsch. Kongr. f. inn. Med. Bd. 22, S. 179. 1905. — Mosse und Milchner: Zur Frage der Behandlung der Blutkrankheiten mit Röntgenstrahlen. Berl. klin. Wochenschr. Nr. 49. 1904. — Müller und Respinger: Über die Einwirkung der Röntgenstrahlen bei Leukämie. Schweiz. Korrespbl. Nr. 19. 1905. — Nemenow: Zur Behandlung der Leukämie mit Röntgenstrahlen. Zeitschr. f. klin. Med. Bd. 75. H. 5/6. — v. Noorden: Umfrage über die Behandlung der Leukämie mit Röntgenstrahlen. Med. Klinik. Nr. 8. 1906. — Oettinger, Fiessinger et Sauphar: Des anémies et des processus leucolytiques survenant dans les leucémies au cours de la radiothérapie. Arch. des malad. du coeur, des vaisseaux et du sang. 1910. — Oppenheimer: Beitrag zur Röntgenbehandlung der Leukämie. Berl. klin. Wochenschr. 1921. Nr. 46. — Ordway: Metabolism in leukemia and cancer during radium treatment. Journ. of the Americ. med. assoc. p. 860. 3. Sept. 1919. — Oudin, Barthélemy und Darrier: Über die Veränderungen in der Haut und den Eingeweiden nach Durchleuchtung mit X-Strahlen. Monatsh. f. prakt. Dermatol. Bd. 25. — Pancoast: Experimental and practical Application of the X-rays in Diaseses of the Blood and Blood forming Organs, with Report of Cases and a review of the Literature on the Subject. Univ. of Pensylvania med. bull. Vol. 19. p. 282. 1907. — Pancoast: X-ray treatment in leukemia. Americ. Journ. of roentgenol. Jan. 1917. — Pappenheim: Umfrage über die Behandlung der Leukämie mit Röntgenstrahlen. Med. Klinik. Nr. 8. 1905. — Parsons: Royal Acad. of Med. in Ireland. Section of Med., 30. March. Lancet. p. 1113. 21. April 1906. — Penzoldt: Behandlung der Leukämie mit Röntgenstrahlen. Verhandl. d. dtsch. Kongr. f. inn. Med. Bd. 22, S. 183. 1905; Münch. med. Wochenschr. Nr. 5. 1905; Med. Klinik. Nr. 6. 1905. — Perthes: Über den Einfluß der Röntgenstrahlen auf epitheliale Gewebe, insbesondere auf das Karzinom.

Arch. f. klin. Chirurg. Bd. 71, S. 955. — Pesu: Leucémie lymphoide traitée par la radiothérapie. La Loire méd. 19. April 1907. — Petricelli: L'azione biologica dei raggi X sul sangue e sugli organi emopoetici. Rif. med. Nr. 42. 1907. — Pfeiffer: Über die Röntgentherapie der symmetrischen Tränendrüsen- und Speicheldrüsenerkrankung. Bruns Beitr. z. klin. Chirurg. Bd. 50. — Pfeiffer: Die Behandlung der malignen Lymphome und ihre Erfolge. Bruns Beitr. z. klin. Chirurg. Bd. 50. — Plehn und Kohn: Fall von Leukämie. Berl. med. Ges., 6. Jan. 1904; Berl. klin. Wochenschr. S. 68. 1904. — Pollitzer: Über asthmaartige Symptome als Röntgenwirkung bei Leukämie usw. Med. Klinik. Nr. 45. 1919. — Poos: Über isolierte Blutbestrahlung. Strahlentherapie. Bd. 15. H. 4. — Pribram und Rotky: Über den Einfluß der Röntgenstrahlen auf Leukämie. Zeitschr. f. exp. Pathol. u. Therap. Bd. 6. — Provinziali: Radiotherapie bei Morbus Banti und Leukämie. Clin. moderna. 1908. — Pusateri: Fall von primärem Lymphosarkom der linken Gaumentonsille und seine Therapie mittels X-Strahlen. Sperimentale. Vol. 59. — Pusey: The practical application of Roentgen-rays in therapeutics and diagnosis. Philadelphia-New York 1904. — Pusey: The Roentgen-rays in the therapeutics and diagnosis. Journ. of the Americ. med. assoc. 18. Jan. 1902. — Pusey: Report of cases treated with Roentgen-rays. Ibid. 12. April 1902. — Quadrone: Klinische und experimentelle Untersuchungen über die Wirkung der Röntgenstrahlen. Zentralbl. f. inn. Med. Nr. 21, 24 u. 31. 1905. — Quadrone: Über das Auftreten einer exsudativen Pleuritis in zwei Fällen von lymphatischer Pseudoleukämie während der Behandlung mit Röntgenstrahlen. Zentralbl. f. inn. Med. Nr. 31. 1905. — Rachford: The X-ray treatment of status lymphaticus, with inferences drawn therefrom concerning the physiology of the thymus gland. Americ. Journ. of the med. sciences. Okt. 1910. — v. Ranke: Münch. med. Wochenschr. Nr. 7. 1905. — Ransom: A case of leucocythaemia treated by X-rays. Brit. med. Journ. 17. März 1906. — Ranzi: Über einen mit Röntgenstrahlen behandelten Fall von Mikuliczscher Krankheit. 77. Versamml. dtsch. Naturforsch. u. Ärzte. Meran 1905. — Reich: Beitrag zur Röntgentherapie der chronischen lymphatischen Leukämie. Inaug.-Diss. Freiburg 1916. — Remoin et Fanconneau: De l'action resolutive et curative des rayons X dans la lymphadénie et la leucémie. Ann. méd.-chirurg. du centre. 27. Jan. u. 10. Febr. 1907. — Renon, Dégrais et Thibout: Cpt. rend. des séances de la soc. de biol. 9. 5. 1913. — Rieder: Münch. med. Wochenschr. Nr. 7. 1905. — Rieder-Rosenthal: Lehrbuch der Röntgenkunde. 3. Aufl. — Rodet et Bertin: Accidents dus à l'emploi des rayons Roentgen-Congrès franç. de méd. int. Gaz. des hôp. 1898. — Rohde: Ein Fall von myeloider Leukämie, erfolgreich behandelt mit Röntgenstrahlen. Dtsch. med. Wochenschr. Nr. 40. 1904. — Rosenbach: Bemerkungen über die Behandlung der Leukämie mit Röntgenstrahlen. Münch. med. Wochenschr. Nr. 22. 1904. — Rosenbaum: Über die Harnsäureausscheidung bei einem mit Röntgenstrahlen behandelten Leukämiker. Inaug.-Diss. Leipzig 1907. — Rosenbaum: Über die Harnsäureausscheidung bei einem mit Röntgenstrahlen behandelten Leukämiker. Zeitschr. f. physik. u. diätet. Therap. Bd. 11, H. 11. — Rosenberger: Über Änderungen der Urinzusammensetzung bei Leukämikern während und nach der Behandlung mit Röntgenstrahlen. Zentralbl. f. inn. Med. Nr. 40. 1905. — Rosenberger: Über die Harnsäure- und Xanthinbasenausscheidung während der Behandlung zweier Leukämiker und eines Falles von Pseudoleukämie mit Röntgenstrahlen. Münch. med. Wochenschr. Nr. 5. 1906. — Rosenstern: Untersuchungen über den Stoffwechsel bei Leukämie. Münch. med. Wochenschr. Nr. 21 u. 22. 1906. — Rosenthal: Weitere Erfahrungen über die Behandlung der Leukämie mit Tiefenbestrahlung. Berl. klin. Wochenschr. Nr. 39. 1917 u. Nr. 47. 1919. — Roth: The influence of X-Rays in the treatment of Leucemia and Hodgkins disease with a report of two cases. Journ. of the Americ. med. assoc. Vol. 47, Nr. 16, p. 1262. 1906. — Rumpf: Demonstration eines durch Röntgenbestrahlung hochgradig gebesserten Falles von Leukämie. Niederrhein. Ges. f. Natur- u. Heilk. 20. März 1905. Dtsch. med. Wochenschr. Nr. 39. 1905. — Sabrazès: Macrophagie de lymphocytes dans les ganglions et dans les teguments d'un lymphocytémique non traité par les rayons X. Communication à la Réunion biologique de Bordeaux. Cpt. rend. des séances de la soc. de biol. de Paris, 7. April 1908. Gaz. hebdom. des science méd. de Bordeaux. 12. April 1908. — Sabrazès: Hyperplasies leucémiques et tumeurs malignes; fractures des os longs et leucémie. Gaz. hebdom. des sciences méd. de Bordeaux. 8. Okt. 1910. — Salzmann: Röntgenbehandlung innerer Krankheiten. München 1923. — Schenck: Über die Behandlung der Leukämie durch Röntgenstrahlen. Münch. med. Wochenschr. Nr. 48. 1904. — Schirmer: Die bisherigen Ergebnisse der Röntgenbehandlung bei Leukämie und Pseudoleukämie. Zentralbl. f. d. Grenzgeb. d. Med. u. Chirurg. Nr. 1 ff. 1905 u. 1906. — Schleip und Hildebrandt: Beitrag zur Behandlung der myeloiden Leukämie mit Röntgenstrahlen. Münch. med. Wochenschr. Nr. 9. 1905. — Schmidt und Géronne: Über die Wirkung der Röntgenstrahlen auf nephrektomierte Tiere, ein Beitrag zur Frage des Leukotoxins. Münch. med. Wochenschr. Nr. 10. 1907. — Schmidt-Nielsen: Die Enzyme, namentlich das Chymosin, Chymosinogen und Antichymosin in ihrem Verhalten zu konzentriertem elektrischen Lichte; ferner Wirkung der

Radiumstrahlen auf Chymosin. Hofmeisters Beitr. z. chem. Physiol. u. Pathol. Bd. 5. 1904. — Scholtz: Über den Einfluß der Röntgenstrahlen auf die Haut in gesundem und krankem Zustande. Arch. f. Dermatol. u. Syphilis, Orig. Bd. 59. — Schor: Über die Einwirkung der Röntgenstrahlen auf die Leukämie, Pseudoleukämie und malignes Lymphom. Inaug.-Diss. Berlin 1906. — Schubert: Zur Behandlung der Leukämie mit Röntgenstrahlen. Ges. f. Natur- u. Heilk. zu Dresden, Sitzung vom 10. Dez. 1910. Münch. med. Wochenschr. Nr. 4, S. 535. 1911. — Schütze: Zwei Fälle von Leukämie mit Röntgenstrahlen behandelt. Med. Klinik. Nr. 11. 1905. — Schwarz: Über einen mit Röntgenstrahlen behandelten Fall von Mediastinaltumor nebst Bemerkungen über den Rückbildungsmechanismus bestrahlter Geschwülste. Wien. klin. Wochenschr. Nr. 47. 1907. — Schweinburg: Röntgenbehandlung bei Leukämie. 76. Versamml. dtsch. Naturforsch. — Segby et Quénissel: Action des rayons de Roentgen sur le coeur. Cpt. rend. hebdom. des séances de l'acad. des sciences. 5. April 1897. — Seldin: Über die Wirkung der Röntgen- und Radiumstrahlen auf innere Organe und den Gesamtorganismus der Tiere. Fortschr. a. d. Geb. d. Röntgenstr. Bd. 7, S. 322. — Senator: Umfrage über die Behandlung der Leukämie mit Röntgenstrahlen. Med. Klinik. Nr. 6. 1905. — Senn: Case of splenomedullary leukemia succesfully treated by the use of the Roentgen-rays. Med. Record. 22. Aug. 1903. — Senn: The therapeutic value of Roentgen-rays in the treatment of pseudoleukemia. New York med. Journ. 12. April 1903. — Senor: Rev. med. de Sevilla. 15. Nov. 1903. Zit. nach Guerra. — Sewastjanow: Ein Leukämiefall, behandelt mit Röntgenstrahlen. Wratsch. Gaseta. Nr. 4. 1912. — Seyderhelm und Kratzeisen: Zeitschr. f. klin. Med. Bd. 88. — Shoemaker: A case of Hodgkins disease. New York med. Journ. 12. Nov. 1904. — Simon and Campbell: Bull. of John Hopkins hosp. May 1904. — Starker: Leukämie und Röntgentiefenstrahlenbehandlung. Inaug.-Diss. Berlin 1918/19. — Steinwand: A case of pseudoleukaemia succesfully treated with X-rays. Journ. of the Americ. med. assoc. 26. März 1904. — Stengel and Pancoast: A new and more rational method of treatment of leukemia by the X-rays. Journ. of the Americ. med. assoc. Vol. 1, p. 1317. 25. April 1908. — Stengel and Pancoast: The treatment of leukemia and pseudoleukaemia with X-rays. Journ. of the Americ. med. assoc. 28. Sept. 1912. — M. Sternberg: Die Behandlung der Leukämie. Dtsch. med. Wochenschr. Nr. 12. 1911. — Stone: Roentgen-ray treatment of Leukemia. Journ. of the Americ. med. assoc. 2. Juli 1904. — Storer: Denver med. times. 1902. Zit. nach Shoemaker. — v. Strümpell: Umfrage über die Behandlung der Leukämie mit Röntgenstrahlen. Med. Klinik. Nr. 8. 1905. — Studer: Zur Kasuistik der Leukämie. Schweiz. Korrespbl. Nr. 4 u. 5. 1916. — Stursberg: Zur Kenntnis der Röntgenstrahlenwirkung bei Leukämie und Pseudoleukämie. Med. Klinik. Nr. 7. 1906; Münch. med. Wochenschr. Nr. 13. — v. Tabora: Verhandl. d. dtsch. Kongr. f. inn. Med. Bd. 22, S. 187. 1905. — Türk: Verhandl. d. dtsch. Kongr. f. inn. Med. Bd. 22, S. 169. 1905. — Umfrage: Über die Behandlung der Leukämie mit Röntgenstrahlen. Med. Klinik. Nr. 6—8. 1905. (Penzoldt, Fraenkel, Kraus, Senator, Quincke, Krehl, Lommel, v. Leube, Goldscheider, v. Mering, Grawitz, Lichtheim, Meyer, v. Noorden, Albers-Schönberg, Hahn, Pappenheim, v. Strümpell.) — Unverricht: Münch. med. Wochenschr. Nr. 1. 1905. — Uskow und Kalatschew: Über die Behandlung der Leukämie mit X-Strahlen. Russki Wratsch. Nr. 41 u. 42. 1906. — Vaquez et Aubertin: Conditions de succès et d'echéc dans le traitement des leucémies par la radiothérapie. Bull. et mém. de la soc. méd. des hôp. de Paris. 29. März 1906. — Vaquez et Laubry: Séance de la Soc. méd. des hôp., 22. Juli 1904. Gaz. des hôp. civ. et milit. p. 834. 1904. — Vas: Stoffwechselversuche an bestrahlten Leukämikern. Zeitschr. f. klin. Med. Bd. 68. — Walch: Deep tissue traumatism from Roentgen exposure. Brit. med. Journ. 31. Juli 1897. — Walterhöfer: Über die Einwirkung der Röntgenstrahlen bei Leukämie. Berl. klin. Wochenschr. 1920. Nr. 25. — A. S. Warthin: An experimental study of the effects of Roentgen-rays upon the Blood forming organs, with special. Reference to the Treatment of Leukaemia. Internat. Clin. Vol. 4, p. 243. 1906. The Phys. and Surgeon. Vol. 19, Nr. 12 u. 13. Jan., Febr. u. März 1907. — A. S. Warthin: X-rays and arsenic in the treatment of leukaemia. Internat. Clin. Philadelphia. Vol. 4. — A. S. Warthin: The minute changes produced in leukaemia tissues by exposure of Roentgenrays. Americ. Journ. of the med. sciences. Nr. 1. 1913; Strahlentherapie. Bd. 4. — Waßmuth: Die Behandlung der Leukämie mit Röntgenstrahlen. 77. Versamml. dtsch. Naturforsch. u. Ärzte in Meran 1905. Fortschr. a. d. Geb. d. Röntgenstr. Bd. 9, S. 71. 1906. — Ch. H. Weber: A case of splenomyelogenous leucaemia showing marked improvement under the use of the Roentgen-rays. Americ. Med. 21. Mai 1904. — Weil et Beaujard: Leucolyse et réaction macrophagique dans un lymphome leucémique du chien traité par les rayons X. Cpt. rend. des séances de la soc. de biol. 8. Juli 1905. — Wetterer: Handbuch der Röntgen- und Radiumtherapie. München 1919. — Williams: The X-rays in Medicine and Surgery. 1902. — Williams: The use of the X-rays in the treatment of malignant diseases. Med. News. p. 620. 1902. — Williams: The influence of X-rays in myelogenous leukaemia. Biochem. Journ. April 1906. — Winckelmann: Behandlung der Leukämie mit Röntgenstrahlen.

Therap. Monatsh. Mai 1905. — Wiznez: Ett fall af pseudoleuk aemi, behandladt met Röntgen jämte a nagra ord am Röntgen-liusets inverkanpaa blodet. (Ein Fall von Pseudoleukämie mit Röntgenstrahlen behandelt und etwas von der Wirkung der Röntgenstrahlen auf das Blut.) Hygiea. p. 757. August 1906. — Wöhler: Experimentelle Beiträge zur Wirkung der Röntgenstrahlen auf menschliches Blut. Inaug.-Diss. Jena. Okt. 1908. — A. Wolff: Theoretisches über die Behandlung der Leukämien und Anämien mit lytischen Methoden, durch Röntgenstrahlen und leukolytische Sera. Wien. klin.-therap. Wochenschr. Nr. 49. 1914. — A. Wolff: Über Stillstand bei lymphatischer Leukämie mit Demonstration. Berl. med. Ges. 11. Dez. 1904. Münch. med. Wochenschrift Nr. 1. 1905. — A. Wolff: Über aplastische lymphatische Leukämie und über Stillstand bei Leukämie. Berl. klin. Wochenschr. Nr. 2. 1905. — Zabel: Demonstration eines Patienten mit Leukämie. (Rostocker Ärzteverein, 13. Juli 1907.) Münch. med. Wochenschrift Nr. 39, S. 1965. 1907. — Zahn: Über therapeutische Beeinflussung der Leukämie und Pseudoleukämie. Inaug.-Diss. Straßburg i. E. — Zuccola: Ricerche sul' azione dei raggi Roentgen nelle mallatie degli organi ematopoetici. La Rassegna di terap. Fasc. 20. 1908. — Zuccola: Harnsäureausscheidung bei Leukämie unter dem Einfluß der Radiotherapie. Rassegna di terap. Nr. 20. 1908.

Radium- und Mesothoriumtherapie. Die großen Erfolge der Radium- und Mesothoriumbehandlung der malignen Tumoren veranlaßten naturgemäß sehr bald dazu, diese Substanzen auch bei leukämischen Erkrankungen zu versuchen. Es liegen bisher nur wenige Erfahrungen vor, die aber zeigen, daß man auch mit dieser Form der Radiotherapie prinzipiell das gleiche erreichen kann wie mit Röntgenstrahlen. Besonders wichtig ist es aber, daß Radium oder Mesothorium auch in solchen Fällen wirken kann, die sich gegenüber Röntgenstrahlen refraktär gezeigt haben.

Die Anwendung von Radiumbestrahlungen der Milz bei myeloider Leukämie ist von Rénon, Degrais und Dreyfus versucht worden. Nach 3—4 Applikationen von 300—330 mg Radiumsulphat 24 Stunden lang sahen sie die Milz eine normale Größe erreichen, die Leukozyten auf normale Zahlen herabsinken und die Allgemeinerscheinungen sich zurückbilden. Bei den fünf erfolgreich auf diese Weise behandelten Kranken waren vorher Röntgenbestrahlungen ohne Einwirkung gewesen.

Schüller bestrahlte einen 15jährigen Knaben mit myeloider Leukämie, dessen Milz bis zur Symphyse reichte und der nur 2 000 000 Erythrozyten, aber 673 500 Leukozyten hatte, insgesamt 25 000 Milligrammstunden lang und erreichte einen starken Rückgang der Milz, ein S eigen der Erythrozyten auf 4 200 000 und ein Sinken der Leukozyten auf 12 000. Auch bei einer aleukämischen Myelose und einer aleukämischen Lymphadenose hatte er glänzende Erfolge. Schüller empfiehlt 150—200 mg Radiumbromidäquivalent zu benutzen. Natürlich müssen bei der Radium- und Mesothoriumtherapie durch Filter die weichen α- und β-Strahlen ausgeschaltet werden.

Nach tierexperimentellen Untersuchungen von Heineke ist das hämatopoetische Gewebe gegen Radiumstrahlen außerordentlich empfindlich. Er benutzte 20 mg Radium in einer Ebonitkapsel, die in einen Gummifinger eingebunden war. Als Versuchstiere dienten Meerschweinchen. $1-1^1/_2$ Stunden nach der Bestrahlung beginnen bereits die Lymphozytenkerne im Zentrum der Follikel zu zerfallen. Nach 4—6 Stunden hat der Kernzerfall seine größte Ausdehnung erreicht. Es treten dann Phagozyten auf, welche die Kerntrümmer fressen, nach 12—24 Stunden aber verschwunden sind. Der Follikel ist dann im Zentrum bei genügender Bestrahlung gänzlich lymphozytenfrei. Bei direkter Bestrahlung genügen schon weniger als 5 Sekunden, um ausgedehnte Kernzerstörungen hervorzurufen. Bei Bestrahlung durch die Bauchhaut hindurch genügt eine Stunde, um die Lymphozytenherde im Innern des Abdomens weitgehend zu zerstören. Die Knochenmarkzellen werden erst von einer etwas höheren Strahlendosis angegriffen als die Lymphozyten.

Inwieweit sich die sehr interessanten, bisher noch nicht nachgeprüften Experimente von Veraguth und Seyderhelm für die Therapie der Leukämien werden verwerten lassen, bleibt abzuwarten. Diese Autoren fanden, daß unter dem Einfluß galvanischer Ströme (5 M.-A.), sinusoidaler wie faradischer Ströme durch etwa 10 Minuten (sehr große Elektroden zur Erzielung geringer Stromdichte und Vermeidung von Verätzungen) bei myeloider Leukämie beträchtliche Leukozytenstürze zu erzielen sind (bis 37000 Differenz). Sie führen dieses Verhalten auf elektrolytische Vorgänge im Körper zurück, welche die Permeabilität der Zellmembranen verändern und zu kolloid-chemischen Umsetzungen führen.

Literatur.

Clarkson: Leucemia treated by radium. Ref. Fol. haematol. Bd. 20. S. 158. — Giffin: Treatment of myelocytic leukemia by radium. Boston med. a. surg. journ. 15. 11. 1917. — Heineke: Wie verhalten sich die blutbildenden Organe bei der modernen Tiefenbestrahlung? Münch. med. Wochenschr. Nr. 48. 1913. — Ordway: Remissions in leucemia produced by radium in cases completely resistent to X-ray and benzol treatment. Boston med. a. surg. journ. 5. 4. 1917. — Rénon, Degrais et Desbonis: Radiumtherapie der myeloiden Leukämie. Bull. et mém. de la soc. des méd. hôp. de Paris. 11. Juli 1913. Acad. d. méd. 17. Juni 1913. Londoner Kongr. Bull. et mém. de la soc. de méd. des hôp. de Paris. Nr. 35. 1913. — Rénon, Degrais und Dreyfus: Radiumtherapie der myeloiden Leukämie. Strahlentherapie. Bd. 3, H. 2. — Schüller: Über die Wirkung von Radium und Mesothorium. Berl. klin. Wochenschr. Nr. 7. 1914.

Die Thorium X-Therapie. Die in manchen Fällen so eklatante Wirkung der Röntgenstrahlen mußte dazu auffordern, auch andere radioaktive Substanzen bei der Leukämie zu versuchen. Nach der Entdeckung des Thorium X, einem stark radioaktiven Körper, der wasserlöslich ist und gleichzeitig zu einem relativ wohlfeilen Preise im Vergleich zu den Radiumpräparaten hergestellt werden kann, lag es nahe, diese Substanz bei Leukämien anzuwenden; war es doch möglich, nunmehr ein wasserlösliches Präparat von stark radioaktiven Eigenschaften durch subkutane, intravenöse oder stomachale Verabreichung schnell im ganzen Körper zu verteilen und so die Strahlenwirkung im ganzen Organismus stattfinden zu lassen. Da außerdem das Thorium X eine Halbwertsperiode von anfangs 5,5, später 3,7 Tagen hat, erreicht man, daß der Körper tagelang unter ständiger, wenn auch langsam abnehmender Strahlenwirkung steht. Daß durch ein derartiges Präparat viel mächtigere Wirkungen auf die krankhaften Wucherungsprodukte des hämatopoetischen Apparates auszuüben sein müßten als durch Röntgenstrahlen, die ja immer nur vorübergehend zur Wirkung gelangen, war zu erwarten und so mußte man mit großen Hoffnungen an diese Therapie herangehen. Andererseits bedeuteten natürlich diese stark radioaktiven Eigenschaften eine gewisse Gefahr für den Organismus, so daß man von vornherein auch auf üble Nebenwirkungen gefaßt sein mußte und daher verpflichtet war, mit besonderer Vorsicht ans Werk zu gehen.

Die Einführung des Thorium X in die menschliche Therapie und speziell die der Blutkrankheiten verdanken wir Falta und Plesch.

Von Falta, Kriser und Zehner, von Plesch, Karczag und Pappenheim, von Hirschfeld und Meidner, von Löhe ist die Wirkung des Thorium X im Tierversuch nach allen Richtungen hin studiert worden. Wenn auch auf diesem Gebiete noch manches zu erforschen übrig bleibt, so sind doch die wichtigsten Grundlagen, welche eine vorsichtige Anwendung des Thorium X in der menschlichen Therapie gestatten, nunmehr geschaffen.

Wir wissen durch die genannten Untersuchungen, daß das Thorium X in größeren Dosen bei Tieren eine schwere Vergiftung herbeiführt, die je nach der Dosis schneller oder langsamer zum Tode führt. Man findet bei solchen Tieren Nekrosen in fast allen großen drüsigen Organen, besonders in der Leber und in der Niere. Man findet ferner Blutungen und entzündliche Prozesse in den Lungen und endlich eine mehr oder weniger fortgeschrittene Atrophie der Parenchymzellen der Blutbildungsorgane, am stärksten im Knochenmark, in nicht ganz so hohem Grade in der Milz und den Lymphdrüsen. Abb. 29 zeigt das Bild hochgradigster Atrophie des Knochenmarks eines Kaninchens, welches eine 0,63 mg Radiumbromid äquivalente Menge Thorium X intravenös bekommen hatte. Man beobachtet ferner in der Lunge, in der Leber und im Knochenmark bei allen Tieren eine starke Hyperämie und außerordentlich zahlreiche Blutungen. Die Neigung zu dieser hämorrhagischen Diathese ist in ganz besonders hohem Maße bei Hunden ausgesprochen. Diese große Intoleranz der Hunde gegen Thorium X ist besonders deshalb interessant und wichtig, weil auch der menschliche Organismus gegen gewisse Dosen

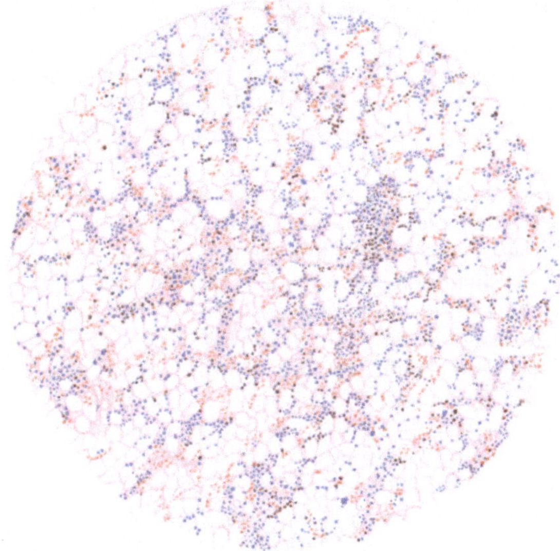

Abb. 29. Kaninchenknochenmark im Zustand weitgehender Atrophie nach Thorium-X-Vergiftung.

recht empfindlich zu sein scheint, denn in dem einzigen bereits beobachteten Vergiftungsfall fanden sich im Darme zahlreiche hämorrhagische Geschwüre. Diese besondere Empfindlichkeit des Darmes beim Menschen beruht darauf, daß nach den Feststellungen von Plesch gerade durch den Darm recht erhebliche Mengen Thorium X ausgeschieden werden und die geringere Empfindlichkeit des Kaninchendarmes dürfte wohl darauf zurückzuführen sein, daß der größere Kotgehalt einen beträchtlichen Teil der ausgeschiedenen Thorium X-Mengen umhüllt und nicht in gleichem Maße zur Wirkung kommen läßt wie in dem kotärmeren Menschen- und Hundedarm. Deshalb empfiehlt auch Plesch bei der Anwendung größerer Mengen Thorium X in der menschlichen Therapie eine reichliche schleimig-breiige Diät zu verabreichen und für eine schnelle Entleerung des Darmes zu sorgen.

Wie schon erwähnt, zeigen die Blutbildungsorgane, insbesondere das Knochenmark, die schwersten Veränderungen, die im letzteren Organe, wie die obenstehende Abbildung zeigt, bis zu einem fast vollständigen Schwund der Parenchymzellen gehen können. Dementsprechend findet man auch bei den Versuchstieren ein fast völliges Verschwinden der weißen Blutkörperchen aus dem strömenden Blute und eine starke Reduktion der Zahl der roten Blutkörperchen und des Hämoglobingehaltes. Geht man nun vorsichtig tastend mit den einverleibten Thorium X-Mengen zurück, so kommt man schließlich zu Dosen, welche nichts weiter erzeugen als eine mehr oder weniger starke Leukopenie mit Lymphopenie, die im Verlauf einiger Tage bis Wochen wieder zurückgeht, um ganz normalen Verhältnissen Platz zu machen. Es gibt also eine je nach der Tierart wechselnde Dosis dieser radioaktiven Substanz, welche nur die Leukozyten schädigt, ohne, wie eingehende mikroskopische Untersuchungen gezeigt haben, andere Organe zu schädigen. Es sei ausdrücklich hervorgehoben, daß es sich hier nicht um eine besondere Affinität des Thorium X zu den Leukozyten handelt, sondern um eine besondere Empfindlichkeit dieser Zellen gegen die strahlende Energie dieses Mittels. Das Thorium X ist nicht etwa in dem Sinne leukozytotrop, wie das Salvarsan spirillotrop ist. Eine im Organismus kreisende radioaktive Substanz entsendet ihre Strahlen gegen alle Zellen, aber gegen ein gewisses Maß dieser Strahlung sind die meisten Zellen unempfindlich und nur die Leukozyten werden geschädigt. Hinzu kommt allerdings ferner noch, daß nach den Befunden Pleschs gerade im Knochenmark, der Bildungsstätte der Leukozyten, das Thorium X in besonders großer Menge angereichert wird.

Diese experimentellen Ergebnisse berechtigen zweifellos zu einer Anwendung des Thorium X in der Therapie der Leukämien, wo es sich ja darum handelt, das Übermaß der gebildeten pathologischen Leukozyten zu vernichten, nachdem die jahrzehntelangen Erfahrungen mit der Röntgentherapie gelehrt haben, daß eine Beseitigung des Leukozytenüberschusses für den Organismus wohltätig ist. Man hatte wohl anfänglich gehofft, daß vielleicht infolge der universellen Verbreitung im Kreislauf das Thorium X imstande wäre, das eigentliche unbekannte Virus der Leukämie zu vernichten. Diese Hoffnungen haben sich leider ebensowenig erfüllt, wie die entsprechenden seinerzeit bei den Röntgenstrahlen. Die Rezidive sind auch nicht ausgeblieben.

Falta hatte zunächst das Thorium X in kleineren Mengen subkutan gegeben, und zwar in Dosen von 50 000 bis zu 1 000 000 Macheeinheiten, die wiederholt verabreicht wurden. Die Erfolge waren recht zufriedenstellende und Nekrosen an den Injektionsstellen wurden nicht beobachtet. Plesch dagegen schlug vor, größere Mengen intravenös zu verabreichen und gab 3 000 000 Macheeinheiten = äquivalent 1 mg Radiumbromid ein einziges Mal. Auf diese Weise erreichte er in einem Falle ein Sinken der Leukozytenzahl von 174 020 innerhalb 14 Tagen auf 666 und eine starke Verkleinerung der Milz, in einem zweiten Falle ein Sinken der Leukozytenzahl von 110 444 auf 2550, in einem dritten Falle mit 109 000 Leukozyten ein Sinken auf 2155. Am 53. Tage nach der Injektion betrug die Leukozytenzahl noch 5180. Besonders hervorzuheben ist, daß alle pathologischen Leukozytenformen aus dem Blut verschwunden waren. Nicht ganz so günstig waren die Resultate bei lymphatischer Leukämie, doch wurden auch hier erhebliche Rückgänge im Blutbild und den Drüsenschwellungen festgestellt. So glänzende Resultate sind nun allerdings von anderen Autoren bisher noch nicht erzielt worden. Ich selbst erreichte bei einer myeloiden Leukämie nach wiederholten Injektionen schließlich nur ein Heruntergehen der Leukozytenzahl von 204 800 bis auf 44 500, allerdings gleichzeitig mit erheblicher Verkleinerung der Milz. Bei einer lymphatischen Leukämie wurde zwar die Leukozytenzahl nicht nennenswert beeinflußt, wohl aber ein erheblicher Rückgang der Drüsenschwellungen erreicht. Andere Fälle eigener Beobachtung verhielten sich refraktär. Entsprechend lauten die Mitteilungen anderer Autoren.

Ganz ähnlich wie bei den Röntgenstrahlen ist also auch die Reaktion der Leukämien auf Thorium X eine verschiedene. Manche Fälle reagieren glänzend, andere gar nicht oder wenig. Ob man vielleicht mit größeren Dosen, vor deren Anwendung man bisher noch zurückschreckte, bessere Resultate erzielen wird, bleibt abzuwarten. Jedenfalls ist das Thorium X offenbar ein in manchen Fällen von Leukämie mächtig wirkendes Mittel, das bei richtiger Anwendung keine schädlichen Nebenwirkungen macht. Leider bleiben ebenso wie bei den Röntgenstrahlen Rezidive nicht aus, ein Beweis dafür, daß das eigentliche Wesen der Krankheit nicht beeinflußt wird und daß auch das Thorium X nur ein symptomatisches Mittel ist.

Aber auch eine ungünstige Beeinflussung des leukämischen Krankheitsprozesses ist ebenso wie bei den Röntgenstrahlen beim Thorium X bereits beobachtet worden. Ich sah in einem anfänglich recht gut reagierenden Falle nach wiederholter Thorium-X-Applikation schließlich den Umschlag einer gewöhnlichen myeloiden Leukämie in eine Myeloblastenleukämie, ein Ereignis, dem nach wenigen Tagen unter rapider Verschlechterung des Allgemeinbefindens der Tod folgte. Ganz ähnliche Vorkommnisse sind ja nach fortgesetzten Röntgenbestrahlungen in rezidivierten oder refraktären Fällen beobachtet worden.

Auch durch Trinkkuren kann man Leukämien, wenn auch in geringerem Grade, günstig mit Thorium X beeinflussen.

Es wird, gerade wie seinerzeit bei den Röntgenstrahlen, noch mehrjähriger Erprobungen und Erfahrungen bedürfen, ehe man ein abschließendes Urteil über die Wirksamkeit des Thorium X bei Leukämien fällen kann.

Ähnlich wie Thorium X, aber entsprechend ihrer geringeren radioaktiven Energie, wirken große Dosen von Radiumemanation (v. Noorden, Falta, Bouchard, Curie, Balthazard). Kleine Dosen rufen nach Gudzent und M. Levy vorübergehende Hyperleukozytose hervor, wirken also reizend.

In jüngster Zeit hat P. Lazarus das Radiothor in die Therapie eingeführt, das gleichfalls in wasserlöslicher Form intravenös verabreicht wird. Da es viel langlebiger ist als Thorium X, darf es nur in Intervallen von viel längerer Dauer gegeben werden. Lazarus hat bereits Leukämien damit erfolgreich behandelt.

Das Thorium X wird jetzt von der Firma „Auergesellschaft" Berlin SO 17 unter der Bezeichnung „Doramad" in den Handel gebracht. Als Maßeinheit (gemessen an der Intensität der von dem Präparat ausgehenden α-Strahlung), wird jetzt die elektrostatische Einheit = 1000 Macheeinheiten nach früherer Bezeichnung gewählt. Vielfach wird auch die Strahlungsintensität mit der bestimmter Gewichtsmengen Radiumbromid verglichen.

Nach dem von der Auergesellschaft herausgegebenen Prospekt werden für eine Trinkkur bei myeloischer Leukämie nach von Noorden empfohlen:

1. Woche 75
2. Woche 100
3. Woche 125
4. Woche 150
} elektrostratische Einheiten täglich in 3 Portionen mit Wasser oder anderen Getränken verdünnt.

Für intramuskuläre Injektionen soll man nach Meseth und Königer 14tägig 200 e. E., 4—12 Wochen lang verabreichen, oder einmal monatlich 500 e. E.

Nach Plesch und Nagelschmidt gibt man intravenös 1500—3000 e. E. ein einziges Mal. Ich selbst habe diese Injektionen auch schon ohne üble Nebenwirkung ein- bis zweimal wiederholt, aber erst nach 2—4 Wochen. Bei lymphatischer Leukämie wird nach Plesch einmalige Injektion von 1000 e. E. empfohlen. Auch hier habe ich schon größere Injektionsmengen verbraucht.

Literatur.

Bickel: Weitere Beiträge zur Thorium X-Therapie bei Anämie, Leukämie und rheumatischen Erkrankungen. Berl. klin. Wochenschr. Nr. 8. 1913. — Bickel: Moderne Radium- und Thoriumtherapie bei der Behandlung der Geschwülste, der rheumatischen Erkrankungen, der Neuralgie und der Blutkrankheiten. Berlin: A. Hirschwald 1914. — Falta, Kriser und Zehner: Therapeutische Versuche mit Thorium X, mit besonderer Berücksichtigung der Leukämie. Verhandl. d. dtsch. Kongr. f. inn. Med. 1912. — Falta, Kriser und Zehner: Über die Behandlung der Leukämie mit Thorium X. Wien. klin. Wochenschr. Nr. 12. 1912. — Falta, Kriser und Zehner: Über Behandlung von Lymphdrüsentumoren mit Thorium X. Med. Klinik. Nr. 37. 1912. — Géronne: Die Thorium X-Behandlung der Leukämie. Verein der Ärzte Wiesbadens, 4. Juni 1913. Berl. klin. Wochenschr. Nr. 31. 1913. — Grund: Behandlung von Leukämie mit Thorium X. Münch. med. Wochenschr. S. 1175. 1913. — Gudzent: Chemische und biologische Versuche mit Thorium und seinen Zerfallsprodukten. Verhandl. d. dtsch. Kongr. f. inn. Med. 1912. — Gudzent: Einwirkung von Strahlen und radioaktiven Substanzen auf das Blut. Strahlentherapie. Bd. 2. — Kaufmann: Über einen $1^1/_2$ Jahre lang mit Thorium X behandelten Fall von lymphatischer Leukämie. Therap. Monatsh. Juni 1915. — G. Klemperer und H. Hirschfeld: Therap. d. Gegenw. Nr. 8. 1912. — G. Klemperer und H. Hirschfeld: Weitere Mitteilungen über die Behandlung der Blutkrankheiten mit Thorium X. Therap. d. Gegenw. Nr. 2. 1913. — Lazarus: Radiothorium und seine klinisch-therapeutische Anwendung. Dtsch. med. Wochenschr. 1922. Nr. 14/15. — Meseth: Thorium X bei inneren Krankheiten. Münch. med. Wochenschr. Nr. 38. 1913. — Nagelschmidt: Über Thoriumbehandlung der Leukämie. Dtsch. med. Wochenschr. Nr. 39. 1912. — v. Noorden: Über eigene Erfahrungen mit Thorium X-Behandlung bei inneren Krankheiten. Therap. Monatsh. 1914. — Nowacynski: Über den Einfluß des Thorium X auf die Harnsäureausscheidung bei Leukämie. Strahlentherapie. Bd. 1, H. 3. — Plesch und Karczag: Über Thorium X-Wirkung. Münch. med. Wochenschr. Nr. 25. 1912. — Plesch und Karczag: Über die Wirkung radioaktiver Stoffe. Verhandl. d. dtsch. Kongr. f. inn. Med. Wiesbaden 1912. — J. Plesch: Über die Dauer der therapeutischen Wirkung des Thorium X. Berl. klin. Wochenschr. Nr. 49. 1912. — Rosenow: Klinische Beiträge zur Therapie der Leukämie mit Thorium X. Münch. med. Wochenschr. Nr. 40. 1913. — Siesto: Sul azione de torio X nelle malattia del sangue. Rif. med. Nr. 25. 1913. — Sisto: Sul azione del torio X nelle malattia del sangue. Boll. d. clin. 1913.

d) Über chirurgische Eingriffe bei Leukämie.

Alle chirurgischen Eingriffe, die aus irgend einem Grunde bei einer Leukämie in Frage kommen, sind wegen der ziemlich häufigen hämorrhagischen Diathese nur unter Beachtung aller Kautelen auszuführen. An die Möglichkeit schwerer Blutungen sollte immer gedacht werden. Hat man doch schon gelegentlich von Zahnextraktionen sehr schwere Blutungen beobachtet.

Mit besonderer Strenge ist auf Asepsis zu achten, da leukämische Individuen zweifellos gegen Infektionen empfindlicher sind als Gesunde oder sonstige Kranke.

Einige Male ist bereits bei myeloider Leukämie die Milzexstirpation ausgeführt worden, ursprünglich von der durchaus unbewiesenen Vorstellung ausgehend, daß die Milz in der Pathogenese der Krankheit eine wesentliche Rolle spielte, oder gar der eigentliche Sitz des Leidens sei. In den meisten Fällen ist der Tod sehr bald eingetreten, teils infolge parenchymatöser Nachblutung, teils durch Infektion, teils ohne ersichtlichen Grund. Offenbar vertragen Individuen mit myeloider Leukämie die Milzexstirpation auch ohne hinzutretende Komplikationen sehr schlecht.

Vanverts konnte im Jahre 1897 bereits 39 Fälle von Splenektomie bei Leukämie zusammenstellen, Lindner fand noch 4 andere von Vanverts nicht erwähnte Fälle und fügte eine eigene Beobachtung hinzu. Tatsächlich ist wohl die Splenektomie bei der Leukämie häufiger ausgeführt worden, zum Teil auf Grund einer falschen Diagnose. So erinnere ich mich selbst eines Falles, in welchem ein Nierentumor angenommen wurde, der sich aber bei der Operation als vergrößerte Milz entpuppte. Trotzdem exstirpierte ihn der betreffende Chirurg. Erst nach der Operation tauchte der Verdacht der Leukämie auf, eine Annahme, die eine von mir ausgeführte Blutuntersuchung bestätigen konnte.

Es finden sich in der Literatur der früheren Jahre eine ganze Reihe von Angaben über die Exstirpation der leukämischen Milz. Es ist aber durchaus zweifelhaft, ob hier wirklich echte Leukämien vorgelegen haben, besonders dort, wo als Endresultat eine Heilung angegeben wird. In einer Zusammenstellung von Adelmann, die 54 Exstirpationen umfaßt, wird von 37 Todesfällen und 16 Heilungen gesprochen. In einem Fall trat nach Exstirpation wegen Leukämie Heilung ein. Ceci, der 145 Fälle von Splenektomie gesammelt hat, gibt für die Exstirpation der leukämischen Milz eine Mortalität von 91,4% an. Vulpius hat 28 Fälle von Milzexstirpation bei Leukämie zusammengestellt, von denen 25 zugrunde gingen. Spanton hat 25 Fälle von Entfernung leukämischer Milzen zusammengestellt, von denen 24 gestorben und einer geheilt worden ist. Orecchia stellt 19 Fälle von Milzexstirpation pseudoleukämischer Natur mit 8 Heilungen zusammen. Lennander teilt einen durch Splenektomie geheilten Fall von angeblicher beginnender lienaler Pseudoleukämie mit. Der von Janz beschriebene, von Kümmel operierte Fall von Pseudoleukämie ist, wie viele ähnliche Fälle der Literatur, höchstwahrscheinlich ein Granulom gewesen.

Lindner hat bei einer 44jährigen Frau mit myeloischer Leukämie die Milz exstirpiert. Die Diagnose wurde hier erst nach der Operation gestellt. Zwei Jahre nach der Operation lebte die Kranke noch, hatte nur 26 000 Leukozyten und fühlte sich wohl. Küttner exstirpierte eine leukämische Wandermilz. Die Patientin konnte noch $^3/_4$ Jahre lang nach der Splenektomie beobachtet werden. Er empfiehlt diesen Eingriff als Palliativoperation, wenn der Milztumor so große Beschwerden macht, daß das Leben eine unerträgliche Qual bedeutet, der Kräftezustand günstig ist und keine Zeichen von hämorrhagischer Diathese und Verwachsungen bestehen.

Delhougne hat neuerdings 43 Fälle von splenektomierten Leukämien gesammelt, von denen 10 die Operation überstanden und längere Zeit lebten.

Ein neuer Gesichtspunkt in dieser Frage ist von Seefisch und Schilling hervorgehoben worden. Der Milztumor als solcher beeinträchtigt oft das Befinden der Kranken in hohem Maße, und seine Entfernung würde eine Befreiung von vielen Beschwerden bedeuten, auch wenn er den Krankheitsverlauf selbst nicht wesentlich beeinflußte. Da nun die Entfernung einer großen leukämischen Milz in der überaus großen Mehrzahl der Fälle den sofortigen Tod herbeigeführt hat, gingen sie in einem ihrer Fälle so vor, daß sie die Milz zunächst durch Röntgenstrahlen verkleinerten, so daß sie schließlich nicht mehr palpabel war und dann zur Operation schritten. Dieselbe gelang ohne Zwischenfälle und das Befinden der Patienten war über ein Jahr lang nach der Operation ein ausgezeichnetes. Der Blutbefund blieb so, wie er kurz vor der Operation nach Abschluß der erfolgreichen Röntgenbestrahlung gewesen war. Der Hämoglobingehalt betrug 70% und die Leukozytenzahl 14 500. Es waren nur 2,5% Myelozyten, 3% eosinophile und 5% Mastzellen vorhanden. Die Patientin lebte noch 3 Jahre nach der Operation und war davon etwa $2^1/_2$ arbeitsfähig. Dann starb sie unter den Symptomen einer gewöhnlichen myeloiden Leukämie mit typischem Blutbefund.

Dieses Vorgehen von Seefisch und Schilling verdient entschieden in geeigneten Fällen Nachahmung, denn es muß zugegeben werden, daß sich ein Mensch mit myeloider Leukämie ohne Milztumor erheblich besser fühlen muß als mit einer großen Milz, die ja ein großes Heer lokaler Beschwerden unangenehmster Art macht. Dagegen erscheint die Vermutung der genannten Autoren wenig wahrscheinlich, daß bei der myeloiden Leukämie der Milztumor mit dem Eintreten des Rezidivs nach erfolgreicher Bestrahlung in einem gewissen kausalen Zusammenhang steht, und daß die Milzschwellung der äußere Ausdruck für eine Dyssekretion des Organs ist, gewisse Stoffe in den Organismus gelangen läßt, welche bei vorhandener leukämischer Erkrankung des Knochenmarks eine Disposition schaffen, auf deren Boden die Blutbeschaffenheit wieder eine leukämische wird. Ich sah auch bei röntgenbestrahlten Leukämikern Rezidive schwerster Art eintreten ohne gleichzeitige Vergrößerung der Milz.

Ein guter symptomatischer Erfolg wurde auch in einem Fall von myeloider Leukämie durch die Splenektomie erzielt, welchen Delhougne aus der Garréschen Klinik mitteilt. Die sehr große Milz veranlaßte bei der Patientin neben einem sehr lästigen Druckgefühl in erster Linie einen permanenten Harndrang und Symptome einer intermittierenden Hydronephrose. Die Exstirpation wurde, ohne vorangegangene Verkleinerung durch Röntgenstrahlen, am 13. Februar 1915 ausgeführt und gelang ohne nennenswerte Störungen. Nach Beseitigung eines großen Bauchdeckenhämatoms und einer in den ersten 8 Tagen bestehenden starken Darmatonie vollzog sich der weitere postoperative Verlauf ohne Komplikation, und die Kranke konnte nach 3 Wochen die Klinik verlassen. Sie erholte sich dann bald sehr schnell und die eintretende Besserung konnte noch durch $1^1/_2$ Jahre verfolgt werden. Die Patientin konnte alle ihre Arbeit im Haushalt selbst besorgen und ohne Beschwerden Wege von 2 Stunden gehen. Wie die folgende Tabelle zeigt, deren erstes Blutprotokoll vom Tage nach der Operation stammt, verlor allerdings das Blut niemals seine leukämische Beschaffenheit.

	14. II.	7. III.	10. IV.	14. V.	29. VI.	8. XII.	6. III.	15. VI.
Rote	1500000	1950000	2130000	2500000	2700000	3000000	3000000	3000000
Weiße	377000	173000	109000	75000	85000	97000	142000	84000
Hb	43%	65%	75%	80%	80%	80%	73%	75%
Normoblasten	$^1/_2$%	$^3/_4$%	—	—	$^1/_4$%	$1^1/_2$%	1%	2%
Polymorphkernige Neutrophile	43%	56%	61%	60%	61%	44%	54%	57%
Myelozyten	39%	23%	15%	13%	18%	28%	31%	22%
Myeloblasten	7%	2%	5%	4%	5%	12%	4%	6%
Mastzellen	2%	1%	3%	2%	2%	1%	$^1/_2$%	2%
Eosinophile Leukozyten	2%	2%	2%	1%	1%	2%	2%	3%
Lymphozyten	7%	14%	15%	20%	13%	12%	10%	10%

Wie aus obiger Tabelle hervorgeht, erfolgte in den ersten Monaten nach der Splenektomie eine rapide Abnahme der weißen, dagegen eine Zunahme der roten Blutkörperchen und des Hämoglobingehaltes. Seinen höchsten und besten Stand erreichte das Blut 3 Monate nach der Operation, im Mai 1915. Von da ab begann wieder eine zunehmende Verschlechterung.

Über einen ganz ungewöhnlich günstigen Verlauf einer myeloischen Leukämie nach Exstirpation der vorher durch Röntgenbestrahlung verkleinerten Milz berichtet Toenniessen. Bei dem 37jährigen Hauptmann wurde zuerst im Jahre 1909 myeloische Leukämie festgestellt und eine Röntgenbehandlung eingeleitet. Am 7. 6. 1910 wurde die 3 Pfund schwere Milz exstirpiert. Heilung per primam. Am 29. 6. 1910 wurden 25000 Leukozyten mit viel Myelozyten festgestellt und Patient in ein Genesungsheim entlassen. Bis August 1914 fühlte er sich so wohl, daß er bei Kriegsbeginn ins Feld rückte. Hier wurde er zweimal leicht verwundet, zuletzt 1916. Eine Blutuntersuchung ergab zu dieser Zeit 80% Hb, 460 0000 Erythrozyten, 140 000 Leukozyten, von denen 35% polymorphkernige, 24% Lymphozyten, 1% Eosinophile, 1% Mastzellen, 16% Myelozyten, 22% Metamyelozyten, 1% eosinophile Myelozyten waren. Er wurde wieder mit gutem Erfolg bestrahlt, hatte zuletzt nur 12 000 Leukozyten, keine Myelozyten, 105 % Hb und fühlte sich so wohl, daß er wieder ins Feld rückte, wo er dann 1917 in Gefangenschaft geriet. Weiteres über sein Schicksal konnte nicht eruiert werden. Der Kranke hat also noch 11 Jahre nach der Splenektomie gelebt.

Die bekannten amerikanischen Chirurgen Gebr. Mayo haben, wie ich einer Arbeit von Krumbhaar entnehme, da mir die Originalpublikation nicht zugänglich war, 26 myeloische Leukämien splenektomiert, davon 18 nach vorausgegangener Verkleinerung der Milz durch Radium. Sie hatten nur einen postoperativen Todesfall, 15 Fälle starben später.

Schließlich ist noch zu erwähnen, daß gelegentlich einmal eine Ruptur der Milz Veranlassung zum chirurgischen Eingreifen geben könnte. Allerdings wird in derartigen Fällen, die ja meist nur bei sehr großen Schwellungen vorkommen werden, die Prognose dieses Eingriffs eine sehr ungünstige sein. Immerhin ist er zu versuchen, da bei solchen Vorkommnissen die Kranken doch verloren gehen.

Literatur.

Biziel: Ein Fall von Milzexstirpation bei Leukämie. Dtsch. Zeitschr. f. Chirurg. Bd. 21. — v. Burckhardt: Arch. f. klin. Chirurg. 1890 u. 1892. — Carstens: Journ. of the Americ. med. assoc. 1901. — Cetnarowski: Zwei Fälle von Milzexstirpation. Przeglad lekarski. Nr. 19. 1903. — Collier: Splenotomy: a justifiable operation in leucocythaemia (?). Lancet 1882. — Delhougne: Beitrag zur Frage der Splenektomie bei myeloischer Leukämie. Bruns Beitr. z. klin. Chirurg. Bd. 104. — Giffin: Splenectomy following radium treatment for myelocytic leukemia. Med. record. 14. p. 1020. Dez. 1918. — Hartmann: Congr. franç. d. chirurg. 1895. — Herfarth: Beiträge zur Chirurgie der Milz. Bruns Beitr. z. klin. Chirurg. Bd. 128. — Janz: Zur Operation der leukämischen Milz. Bruns Beitr. z. klin. Chirurg. Bd. 23. — Köberle: Gaz. hebd. 1867. Nr. 43. — Krumbhaar: Americ. journ. of the med. sciences. Vol. 166. — Küttner: Beiträge zur Milzchirurgie. 36. Chirurgenkongr. 1907. — Lindner: Zur Frage der chirurgischen Eingriffe bei lienaler Leukämie. Dtsch. Arch. f. klin. Med. Bd. 85. — Martin: Exstirpation einer leukämischen Milz. Zeitschr. f. Geburtsh. u. Gynäkol. Bd. 35, H. 1. 1896. — Piquaud et Grenet: Leucocythémie splénique; splénectomie, mort rapid. Bull. et mém. de la soc. anat. de Paris. Nr. 7. 1900. — Schilling: Über moderne Therapie der Leukämie. Inaug.-Diss. Berlin 1913. — Toennissen: Über den Verlauf der Leukämie nach Milzexstirpation. Münch. med. Wochenschr. 1920. Nr. 37. — Vauverts: De la splénectomie. Thèse de Paris. 1897. — Ziegler: Dtsch. med. Wochenschr. 1910.

B. Akute Leukosen.

Bereits in der älteren Literatur finden sich verstreut einzelne Fälle von Leukämie beschrieben, die wir als akute Formen bezeichnen müssen. Es ist aber das Verdienst von Ebstein, zum ersten Male die klinischen und anatomischen Besonderheiten der akuten Leukämie erkannt zu haben. Er hat im Jahre 1889 eine ausführliche Darstellung dieses Krankheitsbildes auf Grund der Literatur und einer eigenen Beobachtung gegeben und im ganzen 16 Fälle zur Grundlage seiner Ausführungen gemacht. Erst seit dieser Zeit wurde die Aufmerksamkeit der ärztlichen Welt auf die akute Leukämie gelenkt und seitdem ist durch zahlreiche weitere Beobachtungen unsere Kenntnis dieser besonderen Verlaufsform der Leukämie bereichert worden. Der erste sichere Fall von akuter Leukämie ist nach der Ebsteinschen Zusammenstellung von Friedreich im Jahre 1857 beschrieben worden. Ganz besonders vertieft wurde die Lehre von der akuten Leukämie durch die Arbeiten von A. Fraenkel und Benda, die in der Lage waren, ein ganz ungewöhnlich großes Material solcher Fälle, welches durch eine merkwürdige Häufung dieser Krankheit in einer relativ kurzen Spanne Zeit in ihre Beobachtung kam, ihren klinischen und histologischen Untersuchungen zugrunde zu legen. Erst in die neueste Zeit fällt dann die Entdeckung, daß es nicht nur, wie man lange glaubte, eine lymphatische, sondern auch eine myeloische Form der akuten Leukämie gibt.

Die klinische Symptomatologie beider Formen ist aber in allen wesentlichen Punkten die gleiche, so daß eine gesonderte Besprechung beider Formen vom klinischen Gesichtspunkte aus nicht möglich ist. Es gibt zur Zeit nur einen klinischen Symptomenkomplex der akuten Leukämie schlechtweg. Hämatologisch und histologisch sind die lymphatischen und myeloischen Formen indessen durchaus voneinander verschieden, wenn es auch Fälle gibt, in welchen die Unterscheidung schwierig, ja in manchen Fällen sogar unmöglich ist. Daß sie auch ätiologisch verschieden sind, ist wahrscheinlich, aber bei unserer Unkenntnis der Ursachen der Leukämien überhaupt natürlich nicht erwiesen; auch die Frage. ob die gleiche Noxe, je nach ihrer Virulenz, bald die chronische, bald die akute Form der Leukämie hervorrufen kann, ist zur Zeit noch nicht zu entscheiden.

1. Akute Lymphadenosen.

a) Akute lymphatische Leukämie.

Beginn und Verlauf. Der Beginn der Krankheit ist entweder ein ganz plötzlicher, wie bei einer akuten Infektionskrankheit, oder die Symptome entwickeln sich ganz allmählich, um dann allerdings gewöhnlich plötzlich sich so zu verschlimmern, daß die Kranken sofort bettlägerig werden.

Am häufigsten scheint ein plötzlicher Anfang des Leidens zu sein. Die Krankheit beginnt dann mit Fieber, eventuell mit Schüttelfrost und Gliederschmerzen. Auch Stiche in der Milzgegend (A. Fraenkel) sind beobachtet worden. Gewöhnlich findet man bald Symptome von seiten der Mundhöhle oder des Rachens. In manchen Fällen scheint zunächst eine gewöhnliche Angina vorzuliegen, in anderen Fällen sind es entzündliche Prozesse am Periost der Kiefer, die sich zuerst einstellen, oder es entstehen Geschwüre an der Lippe oder der Wangenschleimhaut. Die meist schon im Beginn nachweisbare Schwellung der regionären Drüsen läßt zunächst gar nicht an Leukämie denken, da sie auch bei akuten infektiösen Hals- und Mundentzündungen gewöhnlicher Natur häufig vorhanden ist. Die Fehldiagnose Lues oder Diphtherie ist sehr häufig anfänglich gestellt worden.

In einem Fall von A. Fraenkel waren Gelenkschwellungen das erste Zeichen der Krankheit, so daß man zunächst an einen akuten Gelenkrheumatismus dachte.

In einer anderen Gruppe von Fällen wiederum bestehen zunächst ganz uncharakteristische Symptome wie Nachtschweiße, Ohrensausen, unbestimmte vage Schmerzen. Es entwickelt sich unter meist hohem Fieber in kurzer Zeit eine zunehmende Schwäche und Blässe mit schwerem Krankheitsgefühl.

In einer Beobachtung von Gouget war eine Pleuritis das erste Symptom und nur eine sich bald danach entwickelnde Purpura erweckte den Verdacht einer Bluterkrankung.

Endlich kann das Leiden ganz unter dem Bilde einer akuten hämorrhagischen Diathese, eines Morbus maculosus Werlhofii, beginnen und vornehmlich durch multiple kleinste Haut- und Schleimhautblutungen ausgezeichnet sein oder mit heftigem Bluten aus der Nase oder locker gewordenen Zähnen anfangen.

Es gibt zahlreiche Erkrankungen, die unter ähnlichen Symptomen beginnen können, ohne etwas mit Leukämie zu tun zu haben. Da nun auch Lymphdrüsentumoren und Milzschwellungen im Beginn und bisweilen auch während des ganzen Krankheitsverlaufes der akuten Leukämie nur in sehr geringem Grade entwickelt sein, vielfach aber auch ganz fehlen können, so ist es klar, daß nur eine frühzeitige Blutuntersuchung zur richtigen Diagnose führen kann.

Während gewöhnlich die Symptome der akuten Leukämie schnell einsetzen, und sich in wenigen Tagen ein schweres Krankheitsbild entwickelt, beobachtet man zuweilen auch sich ziemlich lange hinziehende Prodromalsymptome. Wahrscheinlich muß man annehmen, daß in solchen Fällen die Blutbildungsorgane bereits erkrankt sind, und nur die leukämische Blutbeschaffenheit sich noch nicht entwickelt hat, daß es sich also um ein aleukämisches Prodromalstadium handelt. So war es in dem myeloischen Falle Hirschfeld - Alexander. Hier hatte der Patient seit 14 Tagen Schmerzen und eine leichte Schwellung am rechten äußeren Fußrand. Etwa eine Woche später bekam er Zahnschmerzen und eine Schwellung am linken Unterkieferwinkel und ließ sich einen Backzahn ziehen, wonach er 24 Stunden lang blutete. Am 3. Tage nach der Extraktion trat am inneren Rand der Unterlippe links ein Geschwür auf, welches schnell größer wurde und eine heftige schmerzhafte Spannung der ganzen Wange erzeugte. Deshalb, und wegen seiner auffallenden Blässe wurde er einem Krankenhaus überwiesen. Hier konstatierte man eine Schwellung des rechten äußeren Fußrandes, eine Schwellung der linken Gesichtshälfte, eine teigige Schwellung des Periosts an der Außenseite des linken Unterkiefers und ein Geschwür an der Innenfläche der Unterlippe. Die linksseitigen Halsdrüsen waren geschwollen. Die Blutuntersuchung ergab zwar nur 35% Hämoglobin und 2 000 000 rote Blutkörperchen, aber keine qualitative Abweichung oder Vermehrung der weißen Blutkörperchen. Allmählich nahmen die Drüsenschwellungen zu, es entwickelte sich eine Milzschwellung, die Anämie wurde stärker, aber erst nach etwa 4 Wochen wurde der Blutbefund leukämisch, etwa 6 Wochen nach dem Beginn der ersten Symptome. Die auffällig starke, von vornherein bestehende Anämie beweist wohl mit Sicherheit, daß der leukämische Prozeß in den Blutbildungsorganen bereits in voller Entwicklung begriffen war.

Noch weiter zurück reichten die Prodromalsymptome in dem gleichfalls myeloischen Falle Wechselmann - Hirschfeld. Hier begann die Krankheit im Juli 1907 mit einer Ulzeration am Kehlkopf und einem nekrotischen Belag am rechten Zungenrand und rechten Gaumenbogen; doch heilten diese Geschwüre innerhalb von 3—4 Tagen spontan. Am 31. Oktober desselben Jahres suchte der Patient aufs neue ärztliche Hilfe auf, weil an der Unterlippenschleimhaut rechts sich ein Geschwür entwickelt hatte. Erst nach zweimaliger Röntgenbestrahlung schloß sich dasselbe. Am 4. Januar 1908 hatte sich ein Geschwür an der rechten Hälfte des harten Gaumens entwickelt, nachdem ein gleiches an der linken Seite spontan geheilt war. 6 Tage später setzten Fieber und Leibschmerzen ein, Milz und Leber waren geschwollen. Bald danach, Ende Januar 1908, wurde dann der leukämische Blutbefund festgestellt. In diesem Fall muß man wohl annehmen, daß eine chronische, aber verkannte aleukämische Leukämie in ihrem Endstadium den Charakter der akuten Leukämie angenommen hat, wie es bei chronischen Leukämien wiederholt beschrieben worden ist.

Indessen sind derartige Vorkommnisse offenbar Seltenheiten. In den meisten Fällen ist die Entwicklung der Krankheit eine ganz rapide und vollzieht sich in wenigen Tagen.

Das Leiden kommt in allen Lebensaltern vor, aber häufiger beim männlichen Geschlecht, bei Säuglingen, bei Kindern im mittleren Lebensalter sowie bei älteren Leuten, ist aber wohl im 2., 3. und 4. Jahrzehnt am häufigsten, und bei älteren Leuten am seltensten. Bei Kindern sind die meisten Leukämien akuter Natur. Ätiologische Momente sind gewöhnlich nicht zu eruieren. In einer eigenen Beobachtung war einige Zeit vorher eine Fingerverletzung vorausgegangen, in verschiedenen Fällen der Literatur hatten die Kranken kürzere oder längere Zeit unerhebliche fieberhafte Krankheiten durchgemacht, die meist als Influenza bezeichnet wurden. Vielleicht waren das schon die ersten

Symptome des noch latenten Leidens. Auch im Anschluß an Scharlach, Diphtherie und im Puerperium kann sich eine akute Leukämie entwickeln.

Die Gesamtdauer des Leidens schwankt zwischen einigen Tagen (Walz unterscheidet eine Leucaemia acutissima, acuta und subacuta) und etwa 3 bis 4 Monaten. Bei länger dauernden Fällen wird man sich nur dann zur Diagnose „akute Leukämie" entschließen, wenn der Beginn ein plötzlicher war und der charakteristische klinische Symptomenkomplex besteht, besonders die ulzerösen Prozesse der Mundhöhle und eine deutliche hämorrhagische Diathese. Remissionen sind selten. Gegen Ende des Lebens kommen deliröse und komatöse Zustände vor, die teils mit dem hohen Fieber, teils mit der schweren, oft durch profuse Blutungen beschleunigten Anämie zusammenhängen, bisweilen auch durch direkte Erkrankungen des Gehirns bedingt sind, besonders Blutungen in dasselbe.

Um ein anschauliches Bild von den verschiedenen Arten des Beginnes der akuten Leukämie zu geben, seien einige diesbezügliche Angaben aus der Literatur, die sowohl myeloische wie lymphatische Fälle betreffen, zitiert.

Grawitz: Die Patientin bemerkte Blutungen am Zahnfleisch und Lockerwerden der Zähne. Ein Zahnarzt zog ihr in einer Sitzung 14 Zähne. Die Blutungen und Mundfäule nahmen nun erst recht zu und die Patientin kam kurze Zeit darauf mit schwerer Stomatitis und Kiefernekrose ins Krankenhaus.

Van der Wey: Die Krankheit begann mit Kopfschmerzen, Ohrensausen und Schmerzen in der linken Schulter.

Hirschfeld - Alexander: Patient erkrankte mit Schmerzen und leichter Schwellung am rechten äußeren Fußrand, sowie Zahnschmerzen und Schwellung am linken Unterkieferwinkel. Er ließ sich einen Zahn ziehen, wonach eine Blutung von 24stündiger Dauer eintrat. 3 Tage später entwickelte sich an der Innenfläche der linken Unterlippe ein schnell sich vergrößerndes Geschwür.

Hirschfeld: Fall 1: Seit 3 Wochen heftige Durchfälle und zunehmende Blässe.

Fall 2: Vor 4 Wochen mit Schmerzen in der linken Seite erkrankt, bald danach heftige Diarrhöen.

Pappenheim und Hirschfeld: Auffällige Abmagerung seit 3 Wochen. 3 Tage vor der Aufnahme heftiges Nasenbluten, weswegen sie ins Krankenhaus kam.

Fall 2: Der Kranke fühlte sich seit einigen Tagen matt und elend und hatte in der Gegend des Brustbeins Schmerzen. Da er immer matter und elender wurde, kam er ins Krankenhaus.

Fall Schultze: Patient erkrankte mit Schmerzen und Schwellung im Halse und bekam deswegen vom behandelnden Arzte eine Diphtherieheilseruminjektion. Einige Tage darauf entstanden zahlreiche markstückgroße Hautblutungen, die Temperatur stieg bis 38 Grad.

Ziegler und Jochmann: Die Erkrankung begann plötzlich am Abend des 8. Januar mit Schlingbeschwerden. Am 9. Januar stellte sich Erbrechen und allgemeine große Mattigkeit ein. Wegen zunehmender Schwäche und fortdauernden Erbrechens, Schmerzen in der Kehlkopfgegend und Atembeschwerden wurde er bettlägerig.

Vor kurzem beobachtete ich eine akute myeloide Leukämie bei einem 11-jährigen Mädchen, deren erstes Symptom offenbar die starke Vergrößerung einer Tonsille war. Dieselbe wurde deshalb operativ entfernt, bemerkenswerterweise, ohne daß eine Blutung eintrat. Den Eltern fiel aber bald eine zunehmende Blässe und Schwäche auf. Als sich dann das Kind bald danach einen losen Zahn selbst auszog, erfolgte eine sehr schwere Blutung. Danach wurde es sehr elend und bekam Fieber, so daß die Eltern beschlossen, es einem Krankenhaus zu überweisen.

Diese Daten aus der Literatur und meinen eigenen Beobachtungen habe ich angeführt, um zu zeigen, in wie verschiedenartiger Weise die Krankheit beginnen kann.

Der weitere Verlauf erstreckt sich dann meist auf einige Wochen, doch kann auch schon nach wenigen Tagen der Exitus eintreten. Im Vordergrund des Krankheitsbildes, das fast immer fieberhaft verläuft, stehen neben einer immer zunehmenden Anämie in den meisten Fällen die Erscheinungen von seiten der Mundhöhle, sehr häufig auch eine allgemeine hämorrhagische Diathese, die gewöhnlich sehr hohe Grade erreicht. Vielfach sind auch die Drüsenschwellungen oder der Milztumor bemerkenswerte Symptome, können aber auch in manchen Fällen ganz oder fast ganz fehlen. Die Leber ist meistens etwas geschwollen, die Knochen sind vielfach druckschmerzhaft, es können Durchfälle bestehen, der Urin kann Eiweiß und Zylinder enthalten. In den letzten Tagen vor dem Tode tritt häufig Benommenheit ein.

Erscheinungen von seiten der Lungen, wie Bronchopneumonien, oder von seiten des Herzens, wie Perikarditis und Endokarditis sind wohl immer sekundärer Natur. Der Tod erfolgt wohl selten ohne Mitwirkung von Komplikationen, wie Pneumonie, schwere Enteritiden, Endokarditis, Sepsis usw. oder im Gefolge schwerer Blutungen. Hierzu ist auch der plötzliche Tod durch Milzruptur zu rechnen, wie er von Miller und Heß in einem Fall beschrieben worden ist.

Gilbert und Weil haben 3 verschiedene Verlaufstypen der akuten Leukämie aufgestellt: 1. eine bukkopharyngeale Form mit den Unterarten der anginösen und pseudoskorbutischen Form; 2. eine hämorrhagische Form unter dem Bilde der Purpura simplex, und 3. eine typische Form, bei welcher, wie bei der chronischen Leukämie die Schwellung der Milz und der lymphatischen Apparate im Vordergrund des Symptomenkomplexes stehen.

Mit Recht bemerkt aber hierzu Herz, daß es im allgemeinen kaum möglich ist, einen Fall unter eine dieser Gruppen einzureihen, daß man in den meisten Beobachtungen alle diese Veränderungen kombiniert findet und daß es schließlich auch Verlaufsformen gibt, die in keine dieser Gruppen passen.

Hierzu gehören in erster Linie diejenigen Fälle, bei denen die auffallenden Erscheinungen in der Mundhöhle fehlen und Drüsen- und Milzschwellung ganz geringfügig oder im Leben gar nicht nachweisbar sind und auch die hämorrhagische Diathese zurücktritt. Solche Fälle machen zunächst den Eindruck einer schweren septischen Infektion oder eines Typhus, und erst die Blutuntersuchung klärt die wahre Natur der Krankheit auf. Man sollte daher auf Grund solcher Vorkommnisse bei keiner akuten Infektionskrankheit, deren Diagnose nicht völlig geklärt ist, eine Blutuntersuchung unterlassen.

Spezielle Symptomatologie. Temperatur: Ein fieberloser Verlauf der akuten Leukämie scheint überaus selten zu sein. In einer eigenen, eine 66 Jahre alte Frau betreffenden Beobachtung wurde während des ganzen 13 Tage währenden Verlaufes kein Fieber festgestellt und hatte nach der Anamnese wahrscheinlich auch vorher nicht bestanden. Auch in einem anderen Fall vermißte ich während der ganzen Krankheitsdauer Fieber. Schon Ebstein weist auf fieberlosen Verlauf der akuten Leukämie hin. Sonst fand ich in allen Fällen Fieber erwähnt, das meist unregelmäßig intermittierend war, ohne irgend einen typischen Verlauf aufzuweisen, teils in Form einer Kontinua verlief.

Temperaturen über 40 Grad scheinen zu den Seltenheiten zu gehören. Schüttelfröste sind wiederholt beobachtet worden. Vielleicht sind das Fieber, und besonders die Schüttelfröste, vielfach zum Teil auf Sekundärinfektionen zu beziehen, da ja infolge der oft vorhandenen Ulzerationen der Mundhöhle und der Atmungsorgane und des Darmes der Resorption fiebererregender Substanzen Tür und Tor geöffnet ist. Auch ist ja wiederholt in solchen Fällen durch Blutkultur eine Sepsis festgestellt worden.

Die Mundhöhle: In der großen Mehrzahl aller Fälle ist die Mund- und Rachenhöhle Sitz auffälliger Krankheitserscheinungen, welche teils Folgen der hämorrhagischen Diathese, teils Folgen einer Lokalisation leukämischer Infiltrate in diesen Abschnitten sind, und durch ihre fast nie fehlende Neigung zu ulzerieren und sekundär infiziert zu werden, zu erheblichen und auffälligen Krankheitserscheinungen führen, die oft im Vordergrund des ganzen Symptomenkomplexes stehen. Sie können, wie wir oben gesehen haben, die Szene eröffnen, oder sich im Verlauf der Erkrankung hinzugesellen. Die leukämischen Neubildungen sitzen an der Oberfläche der Schleimhäute der Lippen, der Wangen, des Zahnfleisches, der Zunge, des harten und des weichen Gaumens, der Tonsillen oder der hinteren Rachenwand. Sie ulzerieren gewöhnlich schnell, wachsen in die Tiefe und führen zu großen Geschwüren, die naturgemäß die Kranken dadurch sehr belästigen, daß sie schmerzen und die Nahrungsaufnahme stark beeinträchtigen. Gewöhnlich wird man erst auf die Mundaffektion aufmerksam, wenn die Ulzeration beginnt, selten nur hat man Gelegenheit, die Infiltrate vorher festzustellen, offenbar weil sie nicht schmerzen und meist klein sind. Der harte und weiche Gaumen kann perforiert werden, ein großer Teil der Zunge kann auf diese Weise fort ulzerieren, an Stelle der Tonsillen kann man tiefe kraterförmige Geschwüre finden. Sehr häufig wird an Diphtherie oder an Lues gedacht. So kam ein von Jochmann und Blühdorn beschriebener Fall zuerst wegen Luesverdachts auf die dermatologische Abteilung, dann wegen Diphtherieverdachts auf die Infektionsstation. Auch auf der Kehlkopfschleimhaut können sich ulzeröse Prozesse entwickeln, ebenso kann die Nasenschleimhaut befallen werden.

Eine besondere Vorliebe scheinen diese leukämischen Infiltrate für das Periost der Kiefer zu haben und führen deshalb sehr häufig zu Zahnschmerzen und Lockerung der Zähne. Infolgedessen suchen solche Kranken zuweilen zuerst einen Zahnarzt auf, der leider meist in Unkenntnis dieses Krankheitsbildes nicht zögert, die Zähne zu ziehen. Die Folge solcher Eingriffe sind gewöhnlich umfangreiche ulzeröse Prozesse an den Kiefern oder schwerste Blutungen. Besonders gefährlich sind diese Affektionen dadurch, daß sie, wie in dem Falle Hirschfeld - Alexander, schon zu einer Zeit auftreten können, wo sonstige leukämische Veränderungen noch nicht bestehen und das Blut noch relativ normal ist, so daß keine Kontraindikation gegen einen chirurgischen Eingriff vorzuliegen scheint. Sitzen die periostitischen Prozesse in der Nähe des Kiefergelenkes, so kann es direkt zu einer Mundsperre kommen. In allen diesen Fällen entsteht sehr bald ein äußerst starker und widerlicher Foetor ex ore. Meist gesellt sich sehr bald eine echte Gangrän hinzu. Wenn die Ulzerationen sich an der Wangenschleimhaut lokalisieren, entsteht ein der Noma gleichendes Bild. Sogar Perforation nach außen ist in solchen Fällen schon beobachtet worden (Samson).

Sehr lästig wird auch für die Patienten ein sehr starker Speichelfluß. Die regionären Lymphknoten können geringere oder stärkere Grade von Schwellung zeigen.

In anderen Fällen überwiegen die Blutungen, besonders aus den Zähnen. Das ganze Zahnfleisch ist aufgelockert, entzündlich geschwollen und blutet fast ständig. Die Zähne werden locker und das Zahnfleisch beginnt dann zu ulzerieren. Es kommt häufig zu einem dem Skorbut völlig gleichenden Symptomenbild. Auch diese Zustände beruhen wohl meistens nicht auf Blutungen allein, sondern sind mit leukämischen Infiltrationen mehr diffuser Natur der

Schleimhäute und besonders wohl ihrer Blutgefäße verbunden. Sekundär kann es leicht infolge entzündlicher Prozesse und kollateralen Ödems zu starken Schwellungen des Gesichtes kommen.

Seltener sind ulzeröse Prozesse in der Nase. Körmöczy beschrieb einen solchen Fall, der mit Nasenbluten einsetzte und einen akuten septischen Zerfall der Schleimhäute der Nase und ihrer Nebenhöhlen herbeiführte. Es sind indessen auch Fälle akuter Leukämie bekannt, wo ulzeröse bzw. infiltrative Prozesse der Mundhöhle ganz fehlten, z. B. der von Mager und Sternberg, zwei eigene Beobachtungen usw., Sabel und Satterlee, Herz und Kind.

Respirationsapparat. Wiederholt hat man in den Pleuren mehr oder weniger große Ergüsse gefunden. Dieselben sind bald ein-, bald doppelseitig und entsprechend der hämorrhagischen Diathese häufig blutig.

Von seiten der Lungen werden Bronchitiden häufiger beobachtet, Bronchopneumonien sind stets als Sekundärinfektionen aufzufassen und meist terminale Komplikationen. Vielfach besteht hochgradige Dyspnoe, bedingt entweder durch die schwere Anämie, durch eine Affektion der Lungen oder der Pleuren, oder eine Schädigung des Herzens. Aber auch die beschriebenen Affektionen der oberen Luftwege, sowie Kompression der Trachea durch eine vergrößerte Thymus oder mediastinale Drüsen können die Atmung erschweren.

Herz und Gefäße. Die Herztätigkeit ist entsprechend der Anämie und dem Fieber immer beschleunigt. Unregelmäßige Aktion kommt vor, da wohl immer eine schwere Schädigung der Herzmuskulatur, bestehend in trüber Schwellung und Fettmetamorphose, bei der Sektion gefunden wird. Auch Blutungen im Perikard und in der Muskulatur müssen als Ursachen dafür oft in Betracht kommen. Herzgeräusche sind teils funktioneller Natur, teils können sie auf einer sekundären Endokarditis beruhen.

Von seiten des Herzbeutels beschreiben Ziegler und Jochmann eine hämorrhagische Perikarditis. Da der Fall aber mit einer Staphylokokkensepsis kombiniert war, ist es fraglich, ob wir in dieser Affektion nicht eine septische Komplikation zu erblicken haben.

Bei einer akuten myeloiden Leukämie beobachtete Barrenscheen eine kurz ante exitum auftretende Embolie in einer Arteria brachialis.

Digestionsapparat. Eine Beteiligung des Magendarmkanals wird öfters erwähnt. Während sich in vielen Fällen keinerlei hervorstechende Symptome nach dieser Richtung hin finden und nur allgemeine dyspeptische Störungen, Appetitlosigkeit, Erbrechen usw. bestehen können, wird in manchen Fällen ausdrücklich hervorgehoben, daß starke Durchfälle bestanden. Auch schwere Magenblutungen kommen vor. In einer eigenen Beobachtung waren Diarrhöen hartnäckiger Natur der Hauptgrund, daß die Patientin überhaupt ärztliche Hilfe aufsuchte. Anatomisch findet man entweder gar keine Veränderung oder mehr oder weniger ausgedehnte Blutungen und endlich leukämische Infiltrate. In einem Teil der Fälle sind die Follikel und die Peyerschen Plaques mehr oder weniger geschwollen, in anderen Fällen aber sind gerade die präformierten lymphatischen Apparate des Darmes unverändert.

Recht häufig kommt es zu Ulzerationen der leukämischen Infiltrate und gerade solche Fälle sind es, die mit starken, oft blutigen und eitrigen Durchfällen einhergehen. Stärkere Blutungen aus dem Darm können sowohl aus Ulzerationen erfolgen, wie auch ihren Grund in der schweren hämorrhagischen Diathese haben. Leberschwellungen kommen vor, auch Ikterus wird erwähnt, aber von Herz als hämolytischer gedeutet.

Milz und Lymphknoten. Klinische Symptome von seiten der Milz und der Lymphknoten, insbesondere also Vergrößerungen derselben, können bei der akuten Leukämie vollständig fehlen. Daher kommt es, daß so häufig diese

Erkrankungen verkannt werden oder erst nach längerer Beobachtung zur Diagnose kommen. In manchen Fällen aber werden deutliche Vergrößerungen der Milz und der Lymphknoten schon ziemlich frühzeitig festgestellt. Am häufigsten sind Schwellungen der Drüsen am Halse und am Kiefer. Es liegt nahe, dieselben als sekundäre entzündliche von den ulzerativen Prozessen der Mundhöhle ausgegangene aufzufassen. Doch habe ich mich selbst oft davon überzeugt, daß sie meist auf reiner Hyperplasie beruhen. Offenbar beginnt der leukämische Prozeß gewöhnlich in der Mundhöhle und den benachbarten Drüsen. Wo eine Lymphknotenschwellung nachweisbar ist, ist sie meist ziemlich weich und nur selten schmerzhaft (sekundäre infektiöse Lymphadenitis).

Auch die Schwellung der Milz, die sich vielfach dem klinischen Nachweise entzieht, wenn sie auch durch die spätere Obduktion als vorhanden erwiesen wird, hält sich meist nur in mäßigen Grenzen und erreichte nur in wenigen Fällen dieselbe Größe wie bei der chronischen Leukämie. Komplikationen, wie Infarkte, Perisplenitis usw., die bei den chronischen Leukämien häufig sind, müssen bei den akuten Leukämien als selten bezeichnet werden. Miller und Heß beobachteten bei einer akuten Leukämie eine Milzruptur. Im Verlaufe interkurrenter Infektionen können, gerade wie bei den chronischen Formen, auch bei akuten Leukämien Milz- und Lymphknotenschwellungen zurückgehen.

Knochen. Von seiten der Knochen werden vielfach Schmerzen angegeben, die schon als Prodromalsymptom auftreten können. Eine Druckschmerzhaftigkeit mancher Knochen, besonders des Sternums, fehlt wohl nie. Besonderer Erwähnung bedürfen die Periostitiden, die mit Vorliebe an den Kiefern auftreten, gelegentlich aber auch an anderen Stellen sich entwickeln. Pank beschreibt eine am Schläfenbein auftretende Schwellung dieser Art, Hirschfeld und Alexander eine solche am Fußrand, Glinski am Periost der Rippen. Diese Periostitiden beruhen wohl zum Teil auf Blutungen, zum Teil auf leukämischen Infiltraten.

Hautveränderungen. Die bei der akuten Leukämie bisher beobachteten Hautveränderungen sind fast ausschließlich Folgen der hämorrhagischen Diathese. Am häufigsten findet man multiple kleinste Hautblutungen, seltener sind größere zu Blasenbildungen und ausgedehnter Verfärbung führende Affektionen und größere Hämatome. Selbst Nekrosen der Haut können sich im Anschluß an die Blutungen entwickeln. So fand Schultze in seinem Falle auf vielen Stellen der Haut beulenartige Erhebungen von blauschwarzer Färbung, auf deren Höhe die Epidermis zu einem kraterförmigen Schorf eingesunken war. Die histologische Untersuchung der Blasen ergab, daß sie nur im Epithel lagen, einen deutlich fächerigen Bau zeigten und massenhaft große mononukleäre Leukozyten sowie Erythrozyten enthielten. Ferner fanden sich Streptokokken im Blaseninhalt. Polynukleäre Leukozyten fehlten auffälligerweise, was darauf zurückgeführt wird, daß der Körper anscheinend die Fähigkeit zur Bildung von Eiterzellen verloren hatte. Unter den Blasen ließ sich eine Infiltration mit mononukleären Leukozyten nachweisen. Hier lag also eine Kombination von leukämischen Neubildungen mit starken Blutungen vor.

Ich sah bei einer akuten Myeloblastenleukämie ein masernartiges Exanthem. Eine als toxisches Erythem bezeichnete eigenartige Hautaffektion sah Barrenscheen bei einer akuten myeloiden Leukämie. Er beschreibt vorwiegend an den Extremitäten verteilte fleckförmige erythematöse Effloreszenzen, sowie linsengroße und größere über das Niveau der Haut erhabene Krankheitsherde von hellroter Farbe und quaddelartigem Charakter. Mannaberg und Spiegler sahen ein makulo-papulöses Exanthem am ganzen Körper, Hitschmann und Lehndorff konstatierten in ihrer Beobachtung zahlreiche blaßrote bis hellblaue, im Hautniveau liegende, ca. linsengroße Flecke. Herz beschreibt in einem Falle akuter myeloider Leukämie ein Exanthem, das er als Erythema multiforme haemorrhagicum auffaßt. Burkhardt beobachtete ein chronisches, seborrhoisches Ekzem, das sich einige Wochen vor dem Tode in eine pustulöse nekrotisierende Entzündung fast der gesamten Körperhaut umgewandelt hatte.

Auch echte leukämische Infiltrate sind wiederholt bei der akuten Leukämie beschrieben worden, wenn auch seltener wie bei den chronischen Formen. Seelig fand unter der Haut des Thorax gelegene, leicht verschiebliche Knötchen. die bei der histologischen Untersuchung als Lymphome erkannt wurden. Oswald beschreibt bohnengroße Infiltrate der Haut, Lavenson einen Tumor der Frontalgegend, Litten brettharte, über die ganze Körperhaut sich erstreckende Infiltrate bis zu Handtellergröße. Holst sah in der Haut des Gesichts sitzende hirsekorngroße Infiltrate, Hochsinger und Schiff stecknadelkopf- bis haselnußgroße Knoten der Stirn- und der Kopfschwarte, ähnliche Veränderungen sahen Benjamin und Sluka, sowie Brunsgaard. Auch Herz beschreibt eine tumorartige Hautaffektion bei der akuten myeloiden Leukämie, die in der Umgebung des Genitale lokalisiert war. Ich selbst sah bei einer akuten lymphatischen Form an den Unterschenkeln zahlreiche stecknadelkopfgroße Knötchen.

Uropoetischer Apparat. Geringe Mengen von Eiweiß und Zylindern als Zeichen einer leichten Nephritis werden recht häufig gefunden, seltener kommt es zu einer ausgesprochenen schweren, akuten Nephritis. In solchen Fällen findet man einen hohen Eiweißgehalt, zahlreiche und verschiedene Formen von Zylindern, farblose Blutkörperchen und Erythrozyten. Bei so schweren nephritischen Symptomen kann es auch zu urämischen Erscheinungen und ödematösen Schwellungen kommen.

Häufiger sind Blutungen aus der Niere oder den tieferen Abschnitten des uropoetischen Apparates. Albuminurie und Zylindrurie brauchen nicht notwendig Folgen einer leukämischen Erkrankung der Nieren zu sein, sondern hängen wohl in den meisten Fällen mit sekundären Infektionen zusammen. Leukämische Infiltrate in den Nieren findet man auch in solchen Fällen, in denen während des Lebens Harnveränderungen fehlten.

Bei vielen akuten Leukämien findet man hohe Werte für die Harnsäure und die Stickstoffausscheidung, ferner nach Magnus - Levy eine Vermehrung der Phosphorsäureausscheidung. Seltene Befunde im Harn sind Leuzin, Tyrosin, Azeton und Azetessigsäure, Albumosen und eine positive Diazoreaktion, wie sie in den Fällen von Hirschfeld - Alexander und Mager - Sternberg festgestellt wurde. Urobilin wird oft gefunden.

Genitalapparat. Beim weiblichen Geschlecht sind begreiflicherweise Uterusblutungen ein ziemlich häufiger Befund. Es ist auch verständlich, daß Aborte im Verlauf der akuten Leukämie vorkommen können. Askanazy sah die Entwicklung einer akuten Leukämie am Ende der Schwangerschaft. Die Leukämie wurde nicht auf das Kind übertragen.

Bei Männern ist gelegentlich im Verlauf der akuten Leukämie Priapismus beobachtet worden, in einem Falle von Stevens sogar als erstes Krankheitssymptom. Bei der akuten Leukämie ist Priapismus jedenfalls viel seltener wie bei der chronischen.

Sinnesorgane. Am häufigsten sind wohl Symptome von seiten der Augen, speziell Augenhintergrundsblutungen, die wohl nur selten fehlen. Auch Blutungen in die Konjunktiva und in die vordere Kammer kommen vor. Außer Blutungen kommen am Augenhintergrund auch Infiltrate vor. Histologisch hat man sowohl in der Chorioidea, in der Netzhaut, wie im Sehnerven selbst Lymphozyteninfiltrate nachweisen können. Auch der Gehörapparat beteiligt sich vielfach am Krankheitsprozeß. Zunächst kommen sekundäre Infektionen vom Rachen her vor, z. B. Otitis media. Eigentliche leukämische Affektionen, Blutungen oder Infiltrate, oder auf beiden Veränderungen gleichzeitig beruhend, kommen namentlich im Labyrinth vor und führen dann ganz plötzlich zum Auftreten des Menièreschen Symptomenkomplexes. In manchen Fällen sind nur feinere funktionelle Hörstörungen festzustellen. Eine leukämische Infiltration des Nervus acusticus ist von A. Fraenkel beschrieben worden.

Nervensystem. Allgemeine Symptome von seiten des Zentralnervensystems, wie Kopfschmerzen, Benommenheit, Schwindelerscheinungen, sind ziemlich häufig und sind teils von dem begleitenden Fieber, teils von der Anämie abhängig. Schwere Allgemeinerscheinungen, wie ausgesprochene Somnolenz, Delirien usw. pflegen meist erst gegen Ende des Lebens einzutreten. Aber auch Herderscheinungen durch Blutungen oder Infiltrate bedingt, können vorkommen und in allen Teilen des Nervensystems lokalisiert sein. Mit polyneuritischen Symptomen, zu denen sich später myelitische hinzugesellen, begann ein Fall von Groß, mit Fazialislähmung setzte ein Fall von Bailay ein. Auch ich selbst sah im Verlaufe einer akuten Myeloblastenleukämie eine Fazialislähmung eintreten, die später wieder verschwand. Okulomotoriuslähmung mit Strabismus beschreibt Sternberg.

Eine echte periphere leukämische Neuritis des rechten Fazialis sah auch A. Fraenkel in einem Falle von akuter Leukämie. Hier ergab die Untersuchung nach dem Tode, daß makroskopisch nur einige Blutaustritte in die Bindegewebsscheide des Gesichtsnerven zu sehen waren, während mikroskopisch eine ausgedehnte Infiltration des Nerven mit Lymphozyten, sowie ein körniger Zerfall des Nervenmarkes festzustellen war.

Wie eine Beobachtung Türks zeigt, können Nervenlähmungen — in seinem Falle eine Parese des rechten Beines — durch den Druck periostaler Infiltrate auf die austretenden Nervenstämme bedingt sein.

Auch im Gehirn sind Lymphozyteninfiltrate beschrieben worden, ebenso größere leukämische Tumoren der Dura.

Wiederholt sind kleinere und größere Blutungen in die Hirnsubstanz festgestellt worden. Besonders in Fällen, wo während des Lebens Hemiplegien bestanden haben. Multiple kleine Blutungen werden meist nur Allgemeinsymptome veranlassen. Bei einem unter komatösen Erscheinungen zugrunde gegangenen 32jährigen Mann mit akuter Leukämie fand A. Fraenkel bei der Sektion zahllose Blutungen in beiden Hemisphären von sehr verschiedener Ausdehnung. Die größten, etwa walnußgroßen Herde saßen beiderseits im Stirnhirn, die Mehrzahl der übrigen waren nur punktförmig und über die ganze Hirnsubstanz zerstreut. Ein subdurales Hämatom mit Kompression des Gehirns beschreibt Benda.

Stoffwechsel. Die eingehendsten Stoffwechseluntersuchungen bei akuter Leukämie stammen von Magnus-Levy. Man findet in den meisten Fällen sehr erhebliche Ausscheidungen von Stickstoff und Harnsäure im Urin. Die ausgeschiedenen Harnsäuremengen sind beträchtlich höhere wie bei den chronischen Leukämien und erreichen zum Teil exzessiv hohe Werte. So konstatierte Magnus-Levy Stickstoffverluste bis zu 21 g am Tage. Er konstatierte ferner eine Vermehrung der Phosphorsäureausscheidung, deren Quelle in dem organisch gebundenen Phosphor des Nukleins zu suchen ist. Nicht immer findet man gerade dort die höchsten Harnsäurewerte, wo die Leukozytenzahl hoch ist, man muß also annehmen, daß auch die Leukozyten der Blutbildungsorgane bei der akuten Leukämie in erhöhtem Maße zugrunde gehen.

Der Blutbefund der akuten lymphatischen Leukämie. Der Blutbefund gestattet in den meisten Fällen schon während des Lebens infolge seines typischen Verhaltens die Diagnose akute lymphatische Leukämie zu stellen.

Die Gesamtzahl der Leukozyten kann mehrere Hunderttausend, ja eine Million erreichen, bleibt aber oft auf mäßigen Graden (10 000—30 000) stehen. Prozentualiter überwiegen die Lymphozyten, die 90 und mehr Prozent betragen können. In den meisten Fällen sind es die großen Lymphozyten, die vermehrt sind. Vielfach trifft man Riesenlymphozyten. Früher hielt man es für eine Regel, daß bei der akuten lymphatischen Leukämie diese großen Lymphozyten vermehrt sind, jetzt weiß man aber, daß auch Fälle mit ausschließlicher Vermehrung der kleinen Lymphozyten vorkommen, was besonders im Kindesalter häufig sein soll. Einige Autoren sahen Fetttropfen in den Lymphozyten. Für die Differentialdiagnose zwischen Lymphozyten und Myeloblasten ist in erster Linie die Kernstruktur bei Giemsafärbung maßgebend. In den meisten Fällen gelingt es dem Geübten leicht zu erkennen, ob Myeloblasten oder Lymphozyten vorliegen. Doch gibt es auch Fälle, wo eine Entscheidung nicht möglich ist. Weniger zu verwerten ist das Ausbleiben der Oxydasereaktion und die fehlende proteolytische Fermentwirkung auf die Serumplatte, da beide Reaktionen gelegentlich auch bei sicheren Myeloblasten negativ ausfallen können.

Azurgranula im Protoplasma der großen Lymphozyten können vorkommen, Mitosen sind selten, Riederformen häufig. Vereinzelte Myelozyten und eosinophile Zellen können vorhanden sein. Sie verdanken ihre Entstehung wohl einer vikariierenden myeloiden Metaplasie, ähnlich wie bei chronischer lymphatischer Leukämie.

Auch ohne therapeutische Eingriffe beobachtet man hier und da auffälligen Rückgang der Leukozytenzahlen, dem später wieder ein Ansteigen folgen kann. Vielleicht spielen in solchen Fällen Sekundärinfektionen eine Rolle.

Eine schwere Anämie, die mit dem Fortschreiten der Krankheit zunimmt, ist ein regelmäßiger Befund bei der akuten lymphatischen Leukämie und kann nur in der allerersten Zeit fehlen. Ausnahmen sind normale und leicht erhöhte Erythrozytenzahlen. Der Hämoglobingehalt kann bis 10%, die Zahl der Roten unter eine Million sinken. Der Färbeindex ist meist kleiner als 1, selten größer. Alle Formen der Degeneration und Regeneration der Roten, Poikilozytose, Mikrozytose, Makrozytose, Polychromasie, basophile Punktierung, Normoblasten, Megaloblasten, Jollykörper können vorkommen. Sie sind im allgemeinen um so zahlreicher, je schwerer die Anämie ist. In Fällen mit besonders schwerer Anämie und viel kernhaltigen Elementen stellte man vielfach die Diagnose „Leukanämie“.

In manchen Fällen sind die Patienten schon ausgesprochen anämisch, wenn das Blut noch keine leukämische Beschaffenheit zeigt (Fälle von Litten (?), Waldstein, Hirschlaff, Körmöczy, Hirschfeld und Alexander). Man hat bei solchen Beobachtungen früher von dem Übergang einer perniziösen Anämie in Leukämie gesprochen, weil die Anämie sehr schwer war. Selbstverständlich handelte es sich nicht um eine wirkliche perniziöse Anämie, sondern um ein anämisches und aleukämisches Vorstadium der akuten Leukämie.

Pathologische Anatomie der akuten lymphatischen Leukämie. In den meisten Fällen von akuter lymphatischer Leukämie erreichen die Schwellungen der Lymphknoten, der lymphatischen Apparate und der Milz nur eine mäßige Größe, gelegentlich aber nähern sich ihre Umfänge denen der chronischen Form. Bisweilen kann man makroskopisch überhaupt keine Vergrößerung der Milz und der Lymphdrüsen feststellen und besonders häufig findet man die äußeren Lymphknoten von normaler Größe. Am häufigsten pflegen die Halsdrüsen sowie die Mesenterialdrüsen und die retroperitonealen Lymphknoten befallen zu sein, seltener die lymphatischen Apparate des Darms. Die Thymus zeigt ziemlich häufig durch eine nicht unbeträchtliche Vergrößerung ihre Beteiligung am Krankheitsprozeß. Die Lymphknoten sind weich und zeigen eine weiße bis graue, bisweilen auch ausgesprochen rote Färbung. Die allgemeine hämorrhagische Diathese, die nur selten fehlt, macht sich auch in kleinen Blutaustritten in den Lymphknoten bemerkbar. In manchen Fällen sind einige Lymphknoten, besonders die mediastinalen und retroperitonealen sehr groß und zeigen tumorartiges Wachstum. Die lymphatischen Apparate der Mund- und Rachenhöhle, seltener die Follikel der Darmschleimhäute, können ulzeriert sein und gangränöse und diphtherische Veränderungen aufweisen.

Am Herzen findet man häufig Fettmetamorphose der Muskulatur. Außerordentlich selten sind echte leukämische Infiltrate des Herzens; häufiger sind dieselben lediglich mikroskopisch nachweisbar, ein Unikum dagegen ist die Durchsetzung des Myokards mit haselnußgroßen Knoten, wie sie Seelig bei einer akuten Leukämie beschrieben und abgebildet hat. Man sieht an der ganzen Vorderfläche des Herzens dieses Falles mehrere kugelig hervorgewölbte weiße Knoten, die einen Durchmesser von durchschnittlich 1 cm hatten und in geringerem Grade auch an der Seite und Rückseite des Herzens vorhanden waren. Zwischen denselben sah man zahlreiche Blutungen. Mikroskopisch bestanden diese Infiltrate aus lymphoiden Zellen, welche die Fettzellen des subperikardialen Gewebes und die Muskelfasern des Herzens auseinandergedrängt hatten.

Die Lungen können Sitz bronchitischer und pneumonischer Prozesse sein, pleuritische Ergüsse werden oft festgestellt. Im Magendarmkanal findet man außer Ulzerationen geschwollener Follikel häufiger multiple Blutaustritte, die auch an den serösen Häuten häufig sind. In einem Fall von akuter Lymphozytenleukämie bei einem Kind beschreibt Krjukow eigenartige Einschlüsse vieler Leberzellen in Form rundlicher und ovaler Gebilde, die zum Teil deutliche konzentrische Schichten aufwiesen und sich mit Hämatoxylin, polychromem Methylenblau und mit Pyronin gut färbten. Manche dieser Einschlüsse erreichten die Größe des Kerns, die meisten waren kleiner. Krjukow hält dieselben nicht für parasitäre Gebilde, sondern für Degenerationsprodukte des Protoplasmas.

An den Nieren sind akut entzündliche Prozesse, meist mit Blutungen kombiniert, nicht selten. Die Milz ist nur in seltenen Fällen nicht vergrößert, meist ist ihre Volumenzunahme deutlich, nur in Ausnahmefällen aber nähert sich ihre Größe der bei chronischen Fällen. Die Follikelzeichnung ist vielfach sehr deutlich, die Pulpa ist meist leicht abstreifbar und die Konsistenz eine weiche, oft der der septischen Milzen ähnlich. Auch Infarkte und perisplenitische Prozesse kommen vor.

Das Knochenmark ist graurot bis rot, oft von Blutungen durchsetzt. Selten nur findet man in den langen Röhrenknochen reines Fettmark. Gelegentlich kommt auch bei akuter Leukämie, wie eine Beobachtung von Schmorl beweist, eine ausgedehnte Sklerosierung des Knochenmarks vor. Ziemlich häufig sind periostitische Prozesse, deren Lieblingssitz die Kiefer sind.

Makroskopisch sichtbare leukämische Infiltrate können in allen Organen vorkommen, am häufigsten sind sie in den Nieren und in der Leber.

Eine besondere Erwähnung verdienen noch die ulzerösen und gangränösen Prozesse in der Mundhöhle. Ihr Sitz sind hier nicht nur die eigentlichen lymphatischen Apparate, sondern sie können sich an jeder Stelle der Schleimhaut, am Zahnfleisch, an den Lippen, an der Wangenschleimhaut, am harten oder weichen Gaumen, an der Zunge, an der hinteren Rachenwand, sowie auf den Tonsillen entwickeln. Sie entstehen, wie sich histologisch nachweisen läßt, durch den Zerfall kleinerer und größerer Lymphozytenansammlungen in der Schleimhaut oder im Periost.

Mikroskopisch findet man fast in allen Organen kleinere und größere, mit Vorliebe perivaskulär angeordnete Lymphozyteninfiltrate, in denen man sehr häufig Mitosen antrifft. Es gibt kein Organ, das nicht gelegentlich davon befallen sein kann.

Auf die leukämische Erkrankung der Venen bei der akuten Leukämie hat Benda zuerst aufmerksam gemacht. Er fand eine hervorragende Beteiligung der Venenwand in allen Neubildungen bei der akuten Leukämie, bestehend in Auffaserung der elastischen Schichten durch Lymphozyten. Oft reichen die Lymphome bis an das Lumen der Gefäße. Er führt die multiplen Blutungen zum Teil auf diese leukämische Affektion der Gefäßwände zurück.

Im allgemeinen überwiegen überhaupt bei der akuten lymphatischen Leukämie gegenüber der chronischen die Blutungen. Sie können vor allen Dingen in den Sinnesorganen, dem Auge, dem inneren Ohr, sowie im Zentralnervensystem schwere Funktionsstörungen veranlassen, ohne daß nennenswerte Lymphozyteninfiltrate vorhanden zu sein brauchen.

Im Knochenmark findet man nur noch spärliche Reste myeloiden Gewebes. Gewöhnlich ist die lymphozytäre Umwandlung eine komplette und selbst Riesenzellen werden gewöhnlich vermißt. In Fällen mit schwerer Anämie sind kernhaltige rote Elemente besonders häufig.

Die Milz zeigt in manchen Fällen eine vollständige Verwischung ihrer Struktur, so daß eine Differenzierung von Follikeln und Pulpa nicht mehr möglich ist, recht häufig aber läßt sich noch nachweisen, daß eine enorme Hyperplasie der Follikel die histologische Grundlage des Prozesses bildet, und daß die Pulpa verdrängt ist. Auch die Lymphknoten zeigen meistens eine völlige Verwischung ihrer Struktur. Hier ist es viel schwieriger, den Nachweis zu führen, daß der Prozeß mit einer Follikelhyperplasie begonnen hat. Sowohl in Milz wie in Lymphknoten kann man bisweilen hier und da Andeutungen einer myeloiden Metaplasie auffinden, die jetzt von den meisten Autoren im Sinne eines vikariierenden Eintretens aufgefaßt wird.

Die histologische Veränderung in der Leber gleicht meist der bei der chronischen Lymphadenose geschilderten. Die Lymphozyteninfiltrate sind gewöhnlich zirkumskripter Natur und nehmen ihren Ausgang vom interazinösen periportalen Gewebe. Diffuse, die Azini selbst ergreifende Infiltrationen sind viel seltener.

Infolge der Häufigkeit terminaler septischer Infektionen findet man oft bei akuten Leukämien in allen Organen massenhaft Bakterien, vielfach in den kleinen Gefäßen direkte Bakterienthromben.

Literatur über akute lymphatische Leukämie.

Acuna: La leucémie aiguë chez les enfants. Arch. de méd. des enfants. p. 321. 1906. — Aguinet et Ribadeau-Dumas: Leucémie aiguë et lésions cutanées. Arch. gén. de méd. Août 1905. — Ambros: Ein seltener Fall von akuter Leukämie. Inaug.-Diss. München 1893. — Askanazy: Über akute Leukämie und ihre Beziehung zu den geschwürigen Prozessen im Verdauungskanal. Virchows Arch. f. pathol. Anat. u. Physiol. Bd. 137. — Askanazy: Das Blut bei akuter Leukämie. Dtsch. med. Wochenschr. Nr. 52. 1895. — Babes: Zieglers Zentralbl. 1902. — Babonneix et Tixier: La leucémie chez le nourrison. Arch. de méd. des enfants. Sept. 1909. — Bailey: Some cases of acute Leukemia admitted in St. Georg Hosp. between 1895 and 1905. Lancet. 15. Dez. 1906. — Ballage: A case of acute lymphatic leukemia. New York med. Journ. Nr. 2. 1914. — Barié et Salmon: Akute Leukämie mit kindskopfgroßem Hämatom der Skapulargegend. Zit. nach Zentralbl. f. allg. Pathol. u. pathol. Anat. S. 427. 1904. — Barker: Two cases of atypical leukemia.

Boston med. a. surg. Journ. 1908. — Barnick: Veränderungen im Kehlkopf und in der Trachea bei Leukämie. Münch. med. Wochenschr. 1898. — Bauer: Über akute Leukämie. Inaug.-Diss. Bonn 1901. — Bauermeister: Ein Fall von Leucaemia acutissima. Berl. klin. Wochenschr. Nr. 24. 1909. — Benda: Anatomische Mitteilungen über akute Leukämie. 15. Kongr. f. inn. Med. 1897. — Benjamin und Gött: Zur Frage der akuten Leukämie. Fol. haematol., Orig. Bd. 6, S. 152. 1908. — Benjamin und Sluka: Zur Leukämie im Kindesalter. Jahrb. f. Kinderheilk. Bd. 65. 1907. Erg.-Bd. S. 253. — Bensaude et Rivet: Sur un cas de leucémie aiguë pseudoscorbutique. Bull. méd. Dez. 1904. — Blackader and Gillies: Bemerkungen zu einem Fall von akuter Leukämie. Arch. of pediatr. Dez. 1905. — Bloch: Klinisch-hämatologische Mitteilungen. Dtsch. med. Wochenschr. Nr. 29. 1903. — Bonardi: Zwei Fälle von splenoider Leukämie mit Schizomyzeten im Blute. Riv. gen. ital. di clin. med. 1889. Ref. Zentralbl. f. allg. Pathol. u. pathol. Anat. 1890. — Borgen: Ein Fall von Purpura fulminans. Ref. Jahrb. f. Kinderheilk. Bd. 54. 1901. — Böttcher: Ein Fall von Typhus mit auffallend zahlreichen lymphatischen Neubildungen in den Nieren. Arch. d. Heilk. Bd. 11. 1870. — Bradford and Shaw: Five cases of acute Leukemia. Med. chirurg. Transact. Vol. 81, p. 343. — Bradley: New York med. Journ. 1899. — Brandenburg: Über akute lymphatische Leukämie. Charité-Ann. Bd. 25. 1900. — Brown: Acute lymphatic leukemia after tetanusserumanaphylaxie. Journ. of the Americ. med. assoc. Vol. 62, Nr. 19. — Brunsgaard: Zur Klinik und Histogenese der leukämischen und pseudoleukämischen Hautaffektionen. Norsk Magaz. f. laegevidenskaben. Jan. 1907. — Butterfield: Über die ungranulierten Vorstufen der Myelozyten usw. Dtsch. Arch. f. klin. Med. Bd. 92. — Cabot: Acute leukemia. Boston med. a. surg. Journ. Vol. 131. 1894. — Calabrese: Leucémie aiguë. Studium. Nr. 3. 1908. — Carl: Über akute Lymphämie. Med. Klinik. Nr. 38. 1910. — Caw: A case of splenic leukemia in a young child. Practitioner. Okt. 1903. — Cheney: Leukemia in childhood. Americ. Journ. of the med. sciences. Jan. 1912. — Churchill: Acute leukemia in early life. Americ. Journ. of the med. sciences. Okt. 1904. — Coley and Ewing: Acute lymphatic tuberculosis with purpura haemorrhagica. Proc. of the New York pathol. soc. (U. S. A.) Okt.-Nov. 1910. — Comby: Lymphocythémie infantile. Arch. de méd des enfants. p. 131. 1909. — Count and Botty: Journ. of infect. dis. 1907. — McCrae: Acute lymphatic Leukemia. Brit. med. Journ. 1905. Ref. Fol. haematol., Orig. Bd. 2, S. 720. 1905. — Delacroix: Etude clinique de la leucémie aiguë lymph. Thèse de Paris. 1905. Ref. Fol. harmatol., Orig. Bd. 2, S. 720. 1905. — Delfosse: Leukämie bei Kindern. Journ. de méd. de Lille. Sept. 1911. — Dennig: Über einen Fall von akuter Leukämie ohne makroskopisch nachweisbare Veränderungen der blutbildenden Organe. Münch. med. Wochenschr. S. 140. 1901. — Dennig: Über akute Leukämie. Münch. med. Wochenschr. S. 1297. 1900. — Denys: Kongr. f. inn. Med. Lille 1899. — Descos: Leucémie aiguë. Loire méd. 15. Jan. 1908. — Dietz: Über akute Leukämie. Inaug.-Diss. Straßburg 1903. — Donnan: Acute lymphatic leukemia. Brit. med. Journ. 25. Febr. 1905. — Drozda: Ein aparter Fall von akuter Leukämie. Wien. med. Wochenschr. Nr. 9. 1903. — Dudgeon: A case of acute lymphatic leukemia. Lancet 1904. — Dudgeon, Harvett and Panton: Three cases of acute Lymphocythaemia. Brit. Journ. of exp. pathol. 1907. — W. Ebstein: Über die akute Leukämie und Pseudoleukämie. Dtsch. Arch. f. klin. Med. Bd. 44, S. 343. — Edsall: A case of acute Leukemia. Americ. Journ. of the med. sciences. 1905. — Ehrlich: Über einen Fall von progredienter perniziöser Anämie mit Sarkombildung. Charité-Ann. Bd. 5. — Eichhorst: Über akute Leukämie. Virchows Arch. f. pathol. Anat. u. Physiol. Bd. 130. — Elben: Fall von perniziöser Anämie usw. Korrespbl. d. Württ. Ärztever. Bd. 51. 1881. — Elschnig: Augenspiegelbefund bei akuter Leukämie. Wien. med. Wochenschrift S. 1435. 1899. — Emerson: Acute Leukemia. Bull. of Johns Hopkins hosp. p. 71. 1907. — Eppenstein: Akute Leukämie und Streptokokkensepsis. Dtsch. med. Wochenschrift Nr. 48. 1907. — Erb jun.: Septische Erkrankungen und akute Leukämie. Dtsch. med. Wochenschr. Nr. 21. 1907. — Eschbach et Baur: Leucémie aiguë à lymphocytes. Arch. des malad. du coeur, des vaisseaux et du sang. 1909. — Fabian: Über Leukämie, besonders ihre großzellige lymphatische Form. Sammelreferat. Zieglers Zentralbl. f. pathol. Anat. Nr. 2. 1908. — Fabian, Naegeli und Schattiloff: Beiträge zur Kenntnis der Leukämie. Virchows Arch. f. pathol. Anat. u. Physiol. Bd. 190. — Felsenthal: Arch. f. Kinderheilk. Bd. 13. 1893. — Fleischmann: Ein Fall von akuter lymphatischer Leukämie. Charité-Ann. Bd. 23. 1909. — Flesch: Zur Frage der Röntgenbehandlung der Leukämie. Dtsch. med. Wochenschr. Nr. 16. 1906. — Forbes, Graham, Langmead and Frederick: Fatal lymphocythaemia in early life. Proc. of the roy. soc. med. of London clin. sect. Vol. 1. 1908. — A. Fränkel und Benda: Klinische Mitteilungen über akute Leukämie. 15. Kongr. f. inn. Med. S. 359. 1897. — Fraenkel: Über akute Leukämie. Dtsch. med. Wochenschr. Nr. 39—43. 1895. — Friedreich: Ein neuer Fall von Leukämie. Virchows Arch. f. pathol. Anat. u. Physiol. Bd. 12. — Fussel, Jopson and Taylor: Acute Leukemie. The Philad. med. Journ. VI. III, Nr. 1. 1899. — Gallasch: Ein seltener Befund bei Leukämie im Kindesalter. Jahrb. f. Kinderheilk. Bd. 7. 1874. — Gardavot: Thèse de Paris.

1903. — Gaucher: Leucocythémie aiguë. Progr. méd. p. 445. 1881. — Geißler und Japha: Anämie mit lymphämischem Blutbild. Jahrb. f. Kinderheilk. Bd. 52. — Giesberts et de Bruin: Ein Fall von akuter lymphatischer Leukämie. Nederlandsch Tijdschr. v. Geneesk. 1910. — Gilbert et Weil: Leucémie aiguë. Arch. de méd. exp. Vol. 15. 1904. — Gilbert et Weil: Contribution à l'étude de la leucémie aiguë. Arch. de méd. exp. 11. 1899. — Gilde: Inaug.-Diss. München 1898. — Glaeser: Fall von Leucaemia lienalis und medullaris mit akutem Verlauf. Dtsch. med. Wochenschr. Nr. 29. 1887. — Glinski: Zur pathologischen Anatomie der akuten Lymphämie. Virchows Arch. f. pathol. Anat. u. Physiol. Bd. 171, S. 101. 1903. — Goldschmidt: Ein Beitrag zur Kenntnis der akuten Leukämie. Fol. haematol., Orig. Bd. 4. 1907. — Golitzinsky: Jahrb. f. Kinderheilk. 1882. — Gordon: A case of acute lymphatic leukemia. Lancet. Vol. 1, p. 1759. 1906. — Gouget: Leucémie aigue à forme pleurétiquë. Bull. et mém. de la soc. méd. des hôp. de Paris. 21. März 1914. — Graetz: Über lymphatische Leukämie unter besonderer Berücksichtigung ihrer großzelligen Form. Beitr. z. pathol. Anat. u. z. allg. Pathol. Bd. 49. — P. Grawitz: Demonstration eines Falles von Lymphosarcoma thymicum mit lienaler Leukämie. Dtsch. med. Wochenschr. 1890. — Green: Thèse de Paris. 1900. — Greene: New York med. Journ. Nr. 6. 1888. — Greiwe: Eine nach Trauma rasch zum Tode führende Leukämie. Berl. klin. Wochenschr. 1892. — Guillard et Gendron: Leucémie aiguë avec enorme tuméfaction des gencives, sans hémorrhagie. Bull. et mém. de la soc. méd. des hôp. de Paris. 12. Mai 1910. — Guinin und Jolly: Ein Fall von akuter Leukämie. Ann. d. méd. 1899. — Guthrie and d'Este Emery: A case of fatal lymphocythaemia, in a youg aged 6 years. Clin. Journ. 1909. — Guttmann: Über einen Fall von Leucaemia acutissima. Berl. klin. Wochenschr. Nr. 46. 1891. — Haenisch und Querner: Über Tumorbildungen bei leukämischen Erkrankungen, besonders im Skelettsystem. Zeitschr. f. klin. Med. Bd. 88. — Halter et Richon: Arch. de méd. des enfants. 1899. — Hansemann: Demonstrationen von Präparaten eines Falles von akuter Leukämie. Berl. med. Ges., Juni 1907. S. Berl. klin. Wochenschr. S. 821. 1907. — v. Hansemann: Akute Leukämie. Med. Klinik. Nr. 1. 1919. — Hainszel: Zur Diagnose der akuten lymphoiden Leukämie im Rachen. Wien. klin. Wochenschr. S. 584. 1908. — Hayem et Bensaude: Bull. et mém. de la soc. méd. des hôp. de Paris. 1903. — Hertz und Kino: Ein Fall von akuter Riederlymphozytenleukämie. Wien. klin. Wochenschrift Nr. 11. 1910. — A. Herz: Zur Kenntnis der akuten Leukämie. Wien. klin. Wochenschrift Nr. 14. 1909. — Heubner: Thymustumor mit lymphozytenleukämieähnlichem Blutbefund. Berl. klin. Wochenschr. S. 1128. 1904. — Hindenburg: Zur Kenntnis der Organveränderungen bei Leukämie. Dtsch. Arch. f. klin. Med. Bd. 54. 1895. — Hinterberger: Ein Fall von akuter Leukämie. Dtsch. Arch. f. klin. Med. Bd. 48. — Hintze: Ein Beitrag zur Lehre von der akuten Leukämie. Dtsch. Arch. f. klin. Med. Bd. 53. — Hirschfeld: Über akute Leukämie. Fol. haematol., Orig. Bd. 4, S. 202. 1907; Berl. klin. Wochenschr. 1907. — Hirschlaff: Über Leukämie. Dtsch. Arch. f. klin. Med. Bd. 62. — Hirtz, Delamare et Genevries: Recherches sur un cas de leucémie aiguë. Arch. de méd. exp. Tome 16. — Hitschmann und Lehndorf: Über einen Fall von leukämieartiger Erkrankung. Zeitschr. f. Heilk. Bd. 24. 1903. — Hobhouse and Bushnell: A case of acute Leukemia (Lymphocythaemia). Lancet. 22. Juni 1907. — Hochsinger und Schiff: Über Leucaemia cutanea. Vierteljahrsschr. f. Dermatol. 1887. — Holst: Akut leukaemi. Norsk Magaz. f. laegevidenskaben. Nr. 9. 1904. — Holzer: A rare case of lymphatic leukemia. Journ. of the Americ. med. assoc. 25. Mai 1912. — Huber: Acute lymphatic leukemia. Arch. of pediatr. 1914. — Hug: Über einen Fall von akuter Leukämie mit Exitus nach Adenotomie. Verhandl. süddtsch. Laryngol. 1907. — Hull: Acute lymphatic Leukemia in a child. Practitioner. Savannah, Georgia. 3. 1906. — Hunter: Acute haemorrhagic leukemia. Glasgow med. Journ. Jan. 1910. — Hunter: A case of acute lymphatic leukemia. Lancet. 18. Juli 1903. — Hunter: Lancet. 1903. — Hutchinson: Lancet. 1904. — v. Jagič und Schiffner: Über lymphatische Reaktionen. Wien. med. Wochenschrift Nr. 1. 1920. — Jaksch: Wien. klin. Wochenschr. 1889. — Januskiewicz: Ein Fall von akuter Leukämie. Virchows Arch. f. pathol. Anat. u. Physiol. Bd. 173. S. 209. — Johnson: A case of acute lymphatic leukemia. Brit. Journ. of childr. dis. 1909. — Jung: Contribution à l'étude de leucémie aiguë chez les enfants. Thèse de Nancy. 1899. — Karschin: Über einen Fall von mit Röntgenstrahlen behandelter akuter Leukämie. Sibirskaja Gazeta. Wratsch. Wjestnik. Nr. 8. 1908. Ref. Fol. haematol., Orig. Bd. 8, S. 56. 1909. — Kassowitz: Demonstration eines $4^1/_2$ Jahre alten Kindes mit der vorläufigen Diagnose der akuten lymphatischen Leukämie. Ges. f. inn. Med. in Wien. Münch. med. Wochenschr. Nr. 27. 1914. — Kast: Beiträge zur Pathologie der Leukämie. Zeitschr. f. klin. Med. 1895. — Kelly: Acute lymphocytic leukemia, with reference to its myelogenous origin. Noir. Pensylv. med. Bull. 1903. Zit. nach Fabian. — Kelsch et Vaillard: Tumeurs lymphadéniques multiples avec leucémie. Ann. de l'inst. Pasteur. 1890. — Kirstein: Inaug.-Diss. Königsberg 1893. — Klein: Über die großen einkernigen Leukozyten des Leukämieblutes. Fol. haematol., Orig. Bd. 10. — Kleinschmidt: Über akute lymphatische Leukämie im Kindesalter. Berl. klin. Wochenschr. 1917. S. 1053. — Körmöczy: Das hämatologische Bild der Lymphämie ohne anatomischen Befund, im Anschluß an schwere Anämie. Dtsch. med. Wochenschr. 1899. — Kose: Über die akute Leukämie. (Polnisch.) Zit. nach Mendels Jahresbericht. — Kraus: Ein Fall von großzelliger lymphatischer Leukämie. Charité-Ann. Bd. 32. — Kraus: Ein Fall von Lymphomatose. Med. Klinik. Nr. 52 u. 53. 1905. — Kreibich: Ein Fall von leukämischen Tumoren der Haut. Arch. f. Dermatol. u. Syphilis, Orig. Bd. 89, Fall 2. — Kübler: Ein Fall von akuter Leukämie. Dtsch. militärärztl. Zeitschr. S. 460. 1900. — Kühnau: Über leukämische Nierenveränderungen. Verhandl. d. dtsch. Kongr. f. inn. Med. 1899. — Kühnau und Weiß: Ein Fall von Lymphosarkomatosis nach primärem Thymussarkom. Zeitschr. f. klin. Med. Bd. 32. — Küßner: Berl. klin. Wochenschr. 1876. — Lämpe: Beitrag zur Kenntnis der akuten Leukämie. Dtsch. Arch. f. klin. Med. Bd. 120. — Larrabee: Acute lymphatic leukemia in infancy. Boston med. a. surg. Journ. 1905. Zit. nach Wehrsing. — Lauber: Demonstration eines Falles von akuter Lymphomatose mit einem Tumor der Orbita. Ges. f. inn. Med. in Wien, 4. Juni 1903. Siehe Mitt. d. Ges. f. inn. Med. in Wien 1903; Wien. klin. Wochenschr. S. 937. 1903. — Lauenstein: Zur Pathologie der Leukämie. Dtsch. Arch. f. klin. Med. Bd. 18. — Lazarus: Multiple Sarkome mit perniziöser Anämie und gleichzeitiger Leukämie. Inaug.-Diss. Berlin 1890. — Lehndorff: Über Lymphozytenleukämie im Kindesalter. Wien. med. Wochenschr. Nr. 7. 1906. — Lenhartz: Dtsch. med. Wochenschr. 1897. — Lepehne: Ein Fall von akuter aleukämischer Lymphadenose. Dtsch. med. Wochenschr. Nr. 19. 1919. — Lesage: Cpt. rend. des séances de la soc. de biol. 24. Dez. Zit. nach Schultze. — Letulle: Leucémie lymphoide. Bull. et mém. de la soc. anat. de Paris. 12. Mai 1911. — Leube und Fleischer: Ein Beitrag zur Lehre von der Leukämie. Virchows Arch. f. pathol. Anat. u. Physiol. Bd. 83. — Lewinson: Lymphocytic leukemia. Brit. med. journ. 16. 1. 1915. — H. Leyden: Beitrag zur Lehre von der akuten Leukämie. Inaug.-Diss. Berlin 1890. Zit. nach Ebstein. — Litten: Zur Lehre von der Leukämie. Verhandl. d. Kongr. f. inn. Med. 1892. — Lommel: Zur Behandlung der Leukämie und Pseudoleukämie mit Röntgenstrahlen. Münch. med. Wochenschr. 1905. — Lovett and Low: Lymphatic leukemia in a child. Boston med. a. surg. Journ. Aug. 1906. — Löwenstein: Zur Kenntnis der Leukämie im Kindesalter. Inaug.-Diss. Berlin 1913. — Löwit: Über intranukleäre Körper der Lymphozyten und über geißelführende Elemente bei akuter lymphatischer Leukämie. Zentralbl. f. Bakteriol. Bd. 45, S. 600. 1907. — Luce: Über Leukanämie. Dtsch. Arch. f. klin. Med. Bd. 77. — Luksch: Zur lymphatischen Leukämie. Verhandl. d. dtsch. pathol. Ges. 1905; Fol. haematol., Orig. Nr. 6. 1906. — Lustgarten: Die akute Leukämie bei Kindern. Inaug.-Diss. Bukarest. 1903. — Maase: Akute lymphatische Leukämie. Ref. Klin. Wochenschr. 1922. S. 444. — Mager: Zur Klinik der Leukosarkomatose. Wien. med. Wochenschr. Nr. 33. 1903. — Magnus-Levy: Über den Stoffwechsel bei akuter und chronischer Leukämie. Virchows Arch. f. pathol. Anat. u. Physiol. Bd. 152, S. 107. — Mannaberg und Spiegler: Akute Leukämie mit makulopapulösem Exanthem. Ges. f. inn. Med. in Wien, 9. Jan. 1902. — Marchand: Über einen Fall von akuter lymphatischer Leukämie. Münch. med. Wochenschr. Nr. 22. 1911. — Marchand: Zwei Fälle von Leucaemia lymphatica. Münch. med. Wochenschr. Nr. 8. 1908. — Marchand: Über ungewöhnlich starke Lymphozytose im Anschluß an Infektionen. Dtsch. Arch. f. klin. Med. Bd. 110. — Marvel: Journ. of the Americ. med. assoc. 1906. — Marvel: Acute lymphatic leukemia. Journ. of the Americ. med. assoc. Vol. 47. 1906. — Matthew: Acute lymphatic leukemia. Scott. med. Journ. Juni 1906. — Melchior: Spondylopathia leucaemia bei akuter lymphatischer Leukämie. Ref. Klin. Wochenschr. 1922. S. 1923. — Erich Meyer und Heineke: Beiträge zur Leukozytenfrage. Münch. med. Wochenschr. 1903. — Milchner: Zur klinischen Diagnose der akuten Lymphozythämie. Internat. Beitr. z. inn. Med. für E. v. Leyden. 1902. Zit. nach Wehrsig. — Miller und Heß: A case of acute Leukemia with death due to rupt. of the spleen. Journ. of the Americ. med. assoc. 1904. Ref. Fol. haematol., Orig. S. 430. 1904. — Minerbi e Prampolini: Un caso di leucemia acuta a piccoli linfociti. Riv. crit. di clin. med. Nr. 15. 1907. Ref. Fol. haematol., Orig. Bd. 7, S. 390. 1909. — Mixa: Ein Fall von akuter Leukämie. Wien. klin. Rundschau. Nr. 28 u. 29. 37 u. 38. 1901. — Moorhead: Notes on a case of acute leukemia. Med. Presse. 25. Mai 1910. — O. Moritz: Zur Frage der akuten Lymphozytenleukämie und Pseudoleukämie. Fol. haematol., Orig. Bd. 4. 1907. — Morse: Arch. of pediatr. 1898. — Mosler: Ein Fall von primärer lymphatischer Leukämie. Virchows Arch. f. pathol. Anat. u. Physiol. Bd. 75. — Mosse: Zur Histogenese der lymphatischen Leukämie. Zeitschr. f. klin. Med. Bd. 50. — Müller: Zur Kenntnis der akuten Leukämie im Kindesalter. Jahrb. f. Kinderheilk. Bd. 43. — v. Müllern und Großmann: Beiträge zur Kenntnis der Primärerkrankungen der hämatopoetischen Organe. Beitr. z. pathol. Anat. u. z. allg. Pathol. Bd. 52. — Nakamura: Über die lymphatische Leukämie, mit besonderer Berücksichtigung ihrer großzelligen Form. Dtsch. Zeitschr. f. Chirurg. Bd. 132. — Nanta et Loubet: Un cas de leucémie lymphatique aiguë. Fol. haematol., Orig. Bd. 16. — Nobel: Demonstration eines $1^1/_2$ Jahre alten Kindes mit akuter lymphatischer Leukämie. Mitt. d. Ges. f. inn.

Med. u. Kinderheilk., Wien. 25. Juni 1914. — Nobl: Über Symptomatologie der akuten Leukämie. Wien. med. Presse. 1892. — Obrastzow: Zwei Fälle von akuter Leukämie. Dtsch. med. Wochenschr. Nr. 50. 1908. — Ogawa: Ein Fall von akuter lymphatischer Leukämie, entwickelt auf der Basis von primärem Thymussarkom. Kyoto Igacu Jassi. Bd. 2. 1905. Ref. Fol. haematol., Orig. Bd. 3, S. 459. 1906. — Ortner: Beitrag zur Leukämie im Kindesalter. Jahrb. f. Kinderheilk. Bd. 32. — Oswald: Über akute Leukämie. Korrespbl. f. Schweiz. Ärzte. Nr. 5. 1904. — Pappenheim: Über die Stellung der akuten großzelligen lymphozytären Leukämie im nosologischen System der Leukämien usw. Fol. haematol., Orig. Bd. 4. 1907. — Pappenheim und Hirschfeld: Über akute myeloide und lymphadenoide makrolymphozytäre Leukämie usw. Fol. haematol., Orig. Bd. 5. — Paterson: Edinburgh med. Journ. 1870. — Pehu et Chalier: Deux cas de leucémie aiguë infantile à formale sanguine normale. Arch. de méd. des enfants. 1914. — Pfannkuch: Beitrag zur Lehre der akuten Leukämie. Münch. med. Wochenschr. Nr. 39. 1904. — Pietrowski: Zur lymphatischen Leukämie. Zeitschr. f. Heilk. 1906. — Pineles: Über akute Leukämie. Wien. klin. Wochenschr. S. 797. 1899. — Plehn: Zwei Fälle von Leukämie. Ver. f. inn. Med. Berlin. März 1906. Ref. Dtsch. med. Wochenschr. Nr. 15. 1906. — Poenagen: Über einen Fall von akuter Myelitis, kombiniert mit akuter lymphatischer Leukämie. Inaug.-Diss. München 1913. — Pollak: Wien. klin. Wochenschr. 1905. — Ponfick: Weitere Beiträge zur Lehre von der Leukämie. Virchows Arch. f. pathol. Anat. u. Physiol. Bd. 56 u. 67. — Potpeschnigg: Beiträge zur Kasuistik der primären Blutkrankheiten im Kindesalter. Wien. med. Wochenschr. 1907. — Reckzeh: Über Lymphämie und Lymphomatose. Charité-Ann. Bd. 29. — Reed: A case of lymphatic leukemia without enlargement of the lymph glands. Americ. Journ. of the med. sciences. Okt. 1917. — Reim: Ein seltener Herzbefund bei akuter lymphatischer Leukämie. Berl. klin. Wochenschr. 1916. S. 475. — Reimann: Ein Fall von akuter Leukämie mit einem Thymustumor bei einem 9jährigen Mädchen. Wien. klin. Wochenschr. Nr. 39. 1899. — Richter: Zeitschr. f. klin. Med. Bd. 27. — Riova-Barbari et Fasiani: Su un caso di leucemia linfatica acuta atipica. Rif. med. Nr. 13. 1910. — Rivet: Gaz. des hôp. civ. et milit. 1905. — Rocaz: Rev. mens. des maladies de l'enfance. 1902. — Rodel-Zipkin: Über einen Fall von akuter großzelliger lymphatischer Leukämie mit generalisierter Hauterkrankung. Virchows Arch. f. pathol. Anat. u. Physiol. Bd. 197. — Rokaz: Lymphocythémie aiguë avec hypertrophie du thymus chez un enfant de quatre ans. Rev. mens. de malad. de l'enfance. Tome 20. 1902. — Rolleston and Franklin: Acute leucemia simulating caries of the spine. Lancet. Nr. 3. 1914. — Rolleston and Latham: Lancet. 14. Mai 1898. — Rollmann: Ein Fall von Leukämie beim Neugeborenen. Münch. med. Wochenschr. Nr. 2. 1898. — Romani: Un cas de lymphémie aiguë. Il Tommasi Tome 1. — Rosenberger: A case of acute lymphatic leukemia. Americ. Journ. of the med. sciences. Okt. 1904. — Rosenfeld: Ein Fall von Pseudoleukämie. Inaug.-Diss. Halle 1891. — Ryan: Acute lymphatic leukemia complicating pulmonary tuberculosis. Journ. of the Americ. med. assoc. 1919. — Sabel and Satterle: A case of acute lymphatic leukemia. Proc. of the New York pathol. soc. (U. S. A.). 1907. — Salander und Hoffsten: Ref. Jahrb. f. Kinderheilk. Bd. 23. 1885. — Salomon: Lymphomatose mit lokaler Aggressivität. Dtsch. med. Wochenschr. Nr. 10. 1908. — Savory: Lancet. 1903. — Scheel: Jahresbericht über die Sektionen am Kommunehospital in Kopenhagen. Norsk med. Arch. 1906. — Scherber: Zur Klinik und Ätiologie der nekrotisierenden Stomatitisformen. Dtsch. med. Wochenschr. Nr. 28. 1907. — Schiarri e Sanguinetti: Un caso di leucemia acute linfatice. Riv. crit. di clin. med. Vol. 15. — Scholefleid: Acute lymphatic leukemia. Brit. med. Journ. 6. Juni 1914. — Schwarz: Extreme Leukopenie. Wien. med. Wochenschr. 1904. — Seelig: Ein Fall von akuter Leukämie. Dtsch. Arch. f. klin. Med. S. 537. 1895. — Senator: Ein Fall von Leucaemia acutissima und zentripetalem Venenpuls. Berl. klin. Wochenschr. S. 69. 1890. — On the occurence of the Corynebacterium lymphomatosis granulomatosae. Journ. of the Americ. med. assoc. Nr. 20. 1915. — Spitzer: Zur Patho-Histologie der Gingiva bei akuter Leukämie. Österr.-ungar. Vierteljahrsschr. f. Zahnheilk. 1908. — Sternberg: Über lymphatische Leukämie. Zeitschr. f. Heilk. Bd. 25. 1904. — Steven: Glasgow med. Journ. 1903. — Stevens: A case of acute lymphatic leukemia. Lancet. 1905. Ref. Fol. haematol., Orig. Bd. 2, S. 2971. 1905. — Stewart: A case of acute Leukemia presenting some interesting features. Americ. Journ. of the med. sciences. Nr. 61. 1901. — Stilling: Über diffuse leukämische Infiltrate der Nieren. Virchows Arch. f. pathol. Anat. u. Physiol. Bd. 80. — Stirnimann: Akute Leukämie und Adenotomie. Jahrb. f. Kinderheilk. 1907. — Strauch: Acute lymphatic leukemia in early life. Americ. Journ. of dis. of childr. 1913. — Strauch: Acute leukemia. Med. Rec. 24. Okt. 1914. — Strauß: Ein Fall von akuter Leukämie. Arch. f. Kinderheilk. 1901. — Studer: Zur Kasuistik der Leukämie. Schweiz. Korrespbl. Nr. 4 und 5. 1906. — Stuhl: Lues congenita im Bilde lymphatischer Leukämie beim Neugeborenen. Dtsch. med. Wochenschr. 1906. — Stursberg: Zur Differentialdiagnose zwischen akuter Leukämie und Sepsis. Med. Klinik. Nr. 13. 1912. — Tange: Acute lymphatic Leukemia in a little girl. Australes. med. Gaz. Sydney. Vol. 26. 1907. —

Taylor: Two cases of lymphatic leukemia. Transact. of the clin. soc. London. 1906. — Theodor: Akute Leukämie im Kindesalter. Arch. f. Kinderheilk. 1897. — Thomson and Ewing: A case of acute leukemia. New York med. Rec. 1898. Ref. Fol. haematol., Orig. Bd. 1, S. 152. 1904. — Thue: Akut Leukaemie. Norsk Magaz. f. laegevidenskaben. 1911. — Türk: Demonstration von Präparaten eines Falles akuter lymphoider Leukämie. Ges. f. inn. Med. in Wien. 1903. — Türk: Septische Erkrankungen bei Verkümmerung des Granulozytenapparates. Wien. klin. Wochenschr. Nr. 6. 1907. — Türk: Beziehungen zwischen akuter Leukämie und Infektionskrankheiten. Diskussion. Mitt. d. Ges. f. inn. Med. u. Kinderheilk., Wien. S. 89. 1909. — Ullmann und Weiß: Ein bemerkenswerter Fall von akuter lymphatischer Leukämie. Dtsch. Arch. f. klin. Med. Bd. 144. — Veeder: Akute lymphatische Leukämie bei einem Kinde. Arch. of pediatr. 1911. — Vehsemeyer: Münch. med. Wochenschr. 1893. — Veszpremi: Beiträge zur Histologie der sog. akuten Leukämie. Virchows Arch. f. pathol. Anat. u. Physiol. Bd. 184. — Villinger: Über einen Fall von akuter Leukämie. Inaug.-Diss. Tübingen 1900. — Virchow: Berl. klin. Wochenschr. 1898. — Wadham: Lancet. 1884. — Wagner: Über sporadischen Skorbut. Münch. med. Wochenschr. Nr. 36. 1904. — Walz: Leukämie. Sammelreferat. Zentralbl. f. allg. Pathol. u. pathol. Anat. Bd. 12, S. 967. 1901. — Ward: A peculiar case of acute leucemia. Ref. Fol. haematol. Bd. 20. S. 158. — P. Weber: Ein Fall von akuter Leukämie mit einem Schema zur Einteilung der Leukämie und Pseudoleukämie. Virchows Arch. f. pathol. Anat. u. Physiol. Bd. 174, S. 324. — P. Weber und Fürth: A case of anaemia and one of acute lymphocythemia with special reference to conditions of aplasia hematopoetica tissues in Leukemia. Edinburgh med. Journ. März 1905. Ref. Fol. haematol., Orig. Bd. 2. 1905. — Mac Weeney: Haematological observations on a case of chronic and on one of acute lymphatic leukemia. Lancet. 19. Nov. 1905. — Weeney and Farnau: On a case of acute lymphaemia in a child. Brit. med. Journ. 25. Febr. 1905. — Wehrsig: Über akute Leukämie. Inaug.-Diss. Halle 1908. — Weil: Semaine méd. Nr. 8. 1904. — Weill-Hallé et Aubertin: Leucémie lymphoide infantile. Arch. des malad. du coeur, des vaisseaux et du sang. p. 37. 1908. — Weinberger: Zeitschr. f. Heilk. Bd. 28. — Weintraud: Berl. klin. Wochenschr. 1895. — A. Weiß: Ein Beitrag zur Kenntnis des nomatösen Brandes bei Erwachsenen. Wien. klin. Wochenschr. Nr. 19. 1908. — Westphal: Über einen Fall von akuter Leukämie. Münch. med. Wochenschr. Nr. 1. 1890. — Whipeam and Leathem: Some unusual forms of anemia in childhood, with remarks to lymphatic leukemia. Lancet. August 1906. — Whipham: Acute lymphocythaemia in children. Clin. Journ. 16. Dez. 1908. — Whitney: Two cases of lymphatic Leukemia. Boston med. a. surg. Journ. Sept. 1906. — Wolff: Über atypische lymphatische Leukämien. Klin.-therapeut. Wochenschr. Nr. 26. 1904. — Wynhausen: Ein Beitrag zur Kenntnis der akuten Leukämie. Nederlandsch Tijdschr. v. Geneesk. 1907. Ref. Fol. haematol., Orig. Bd. 7, S. 361. 1907. — Zamfirescu: Über akute Leukämie. Roman. med. Nr. 17. 1904. Ref. Fol. haematol., Orig. Bd. 1, S. 737. 1904. — Zenoni: Beitr. z. pathol. Anat. u. z. allg. Pathol. Bd. 16. — Zeri: Sur la leucémie aiguë. Policlinico. Vol. 13. — Zumpe: Ein Fall von Leukämie mit akutem Verlauf. Arch. f. Heilk. Bd. 19. 1878.

b) Die akute aleukämische Lymphadenose (akute lymphatische Pseudoleukämie).

Die akuten aleukämischen Leukosen bedürfen, obgleich zwischen ihnen und den echten akuten Leukämien fließende Übergänge vorkommen, doch deshalb einer gesonderten Besprechung, weil ihre klinische Erscheinungsform eine eigenartige und wenig bekannte ist, obwohl schon Ebstein zuerst auf ihr Vorkommen aufmerksam machte. Ist es schon häufig schwierig, eine gewöhnliche akute Leukämie zu diagnostizieren, weil beim Fehlen von Tumoren der Milz und Lymphknoten oder geringer Entwicklung derselben der Gesamteindruck der einer gewöhnlichen akuten Infektionskrankheit ist, so macht es noch größere Schwierigkeiten bei akuten Erkrankungen ohne offensichtliche leukämische Blutveränderung und ohne Milz- und Lymphknotenschwellungen die in Wahrheit leukämische Natur des Leidens zu erkennen und andere davon zu überzeugen. Nur eine ganz subtile Blutuntersuchung und eine ganz eingehende anatomische Analyse kann solche Fälle aufklären, die sonst sehr leicht noch sogar auf dem Sektionstische verkannt werden können.

Man unterscheidet akute aleukämische Lymphadenosen und Myelosen, Erkrankungen, die klinisch völlig gleichartig verlaufen und nur durch die Blutveränderungen und die Histologie der Organe sich voneinander unterscheiden.

Zwischen akuter lymphatischer Leukämie und akuter aleukämischer Lymphadenose sind die Übergänge ebenso fließende, wie zwischen chronischer lymphatischer Lymphämie und chronischer aleukämischer Lymphadenose. In den meisten in der Literatur mitgeteilten Fällen sind die modernen Methoden zur Unterscheidung von Lymphadenose und Myelose noch nicht angewendet worden. Aber auch hier sind offenbar keine klinischen Differenzen wesentlicher Natur vorhanden. Der klinische Verlauf gleicht, abgesehen vom Blutbefund, ganz dem der akuten Leukämie.

Besondere diagnostische Schwierigkeiten bestehen in den Fällen ohne äußerlich feststellbare oder erhebliche Milztumoren und Lymphknotenschwellungen. Auch hier sind Verlaufsformen bekannt, in welchen, ebenso wie bei der chronischen Lymphadenose, das Knochenmark das in erster Linie und am stärksten erkrankte Organ ist.

Die Fälle von einwandfreier akuter aleukämischer Lymphadenose sind sehr selten. Hierher gehört z. B. eine Beobachtung von Brucks. Eine 44jährige Frau erkrankte mit einem akuten quaddelartigen Exanthem und bekam dann Fieberanfälle und Schwellungen der Blutbildungsorgane. Die Inguinaldrüsen waren bis zu Pflaumengröße geschwollen und die Milz reichte bis in die Mitte zwischen Nabel und Processus xyphoideus. Wiederholt Schüttelfröste. Es bestand eine mäßige Anämie (80%, später 40% Hb) und eine Leukopenie (2800, 3600, 4000 Leukozyten). Im Blut geringe Verschiebung zugunsten der Lymphozyten. Exitus ca. 8 Wochen nach Einsetzen der ersten Symptome. Histologischer Befund: einfache Hyperplasie der Lymphknoten. Lepehne hat auch einen hierhergehörigen Fall beschrieben.

Im Gegensatz zur chronischen lymphatischen Aleukämie besteht bei der akuten Form fast immer eine ausgesprochene Anämie, die rasch im weiteren Verlauf des Leidens zuzunehmen pflegt und exzessiv hohe Grade — bis zu 10% Hb und Erythrozytenwerte von 500 000 und weniger — erreichen kann. Oft findet man zahlreiche Normo- und Megaloblasten, Poikilozyten, Polychromasie, punktierte rote Zellen, Jollykörper und Cabotsche Ringe, gelegentlich entwickelt sich ein ausgesprochen hyperchromes Blutbild mit erhöhtem Färbeindex wie bei der perniziösen Anämie.

Wiederholt ist es vorgekommen, daß allmählich oder plötzlich akute lymphatische Leukämien teils unter dem Einfluß einer Infektion, wie es schien, teils ohne erkennbaren Grund infolge Sinkens der Leukozytenzahl zu Aleukämien wurden, und ebenso hat man wiederholt, meist aber erst gegen Ende des Lebens, aus einer akuten Aleukämie eine akute lymphatische Leukämie sich entwickeln gesehen.

Pathologische Anatomie. Das pathologisch-anatomische Bild gleicht dem der akuten lymphatischen Leukämie in allen Stücken.

Eine lienale Form der akuten aleukämischen Lymphadenose ist bisher nicht beschrieben worden, obwohl ihre Existenz theoretisch möglich ist. In diese Gruppe würden solche Fälle gehören, die unter dem klinischen Bilde der akuten Leukämie verlaufen und mit großem Milztumor einhergehen, ohne daß das Blut leukämisch ist. Die pathologisch-anatomische Grundlage dieses supponierten Krankheitsbildes wäre eine hochgradige lymphadenoide Umwandlung der Milz, während Lymphknoten und Knochenmark ganz oder fast ganz unbeteiligt an den leukämischen Veränderungen sind. Ich erinnere mich klinisch Fälle gesehen zu haben, die ich in diese Krankheitsgruppe unterbringen würde, doch stehen mir keine pathologisch-anatomischen Befunde zu Gebote.

Dagegen ist eine Affektion, die als medulläre Form der akuten aleukämischen Lymphadenose aufzufassen ist, durch zwei Beobachtungen von Senator und Rubinstein gut bekannt geworden und ein Seitenstück zu der bereits besprochenen chronischen medullären leukämischen Lymphadenose, der früher sog. chronischen medullären Pseudoleukämie.

Senator berichtet von einem 13jährigen Mädchen, das seit drei Monaten an allmählich zunehmender Schwäche, zeitweise mit Schwindelgefühl verbunden, litt, allmählich blasser wurde und den Appetit verlor. Es trat Erbrechen ein und es stellten sich auch Kopfschmerzen ein. Im Vordergrund aller Klagen stand aber die überaußerordentliche Mattigkeit. Das Kind war so schwach, daß es sich kaum ohne Hilfe im Bett aufrichten konnte, alle Bewegungen wurden außerordentlich kraftlos ausgeführt. Am Herzen bestanden systolische Geräusche, die Milz und die Lymphknoten waren nicht vergrößert, am Augenhintergrund bestanden Blutungen, Druck auf das Brustbein war schmerzhaft, der Urin war normal. Auffällig war die enorme Blässe. Der Hämoglobingehalt betrug nur 8—10%, die Zahl der Roten 1 040 000, die der Weißen 8000, es bestand Poikilozytose. Von den Leukozyten waren die meisten Lymphozyten. Nach ca. 3 Monate langem Krankenlager trat der Tod ein. Die Sektion zeigte neben schwer anämischen Veränderungen und multiplen Blutungen nirgends geschwollene Lymphdrüsen. Das Knochenmark war rot, doch ergab die mikroskopische Untersuchung, daß es nicht sogenanntes anämisches Knochenmark war. Vielmehr bestand eine lymphadenoide Umwandlung desselben, da es vorwiegend Zellen vom Typus der Lymphozyten enthielt. Daß es sich in diesem Falle wirklich um eine lymphadenoide Metaplasie handelte, beweist das Verhalten der Milz, deren Follikel hyperplastisch waren.

Nicht ganz so sicher ist es, ob der von Rubinstein beschriebene Fall zum Gebiet der Lymphadenose gehört, da über die Art der Hyperplasie in Milz und Lymphknoten nähere Angaben fehlen. Es ist also nicht ausgeschlossen, daß hier die myeloblastische Form der akuten medullären Aleukämie vorgelegen hat.

„Ein vorher ganz gesunder 16jähriger Knabe erkrankt ohne nachweisliche Ursache allmählich an Schwäche und Kräfteverfall, ohne daß sich irgend eine Erkrankung eines Körperorgans nachweisen läßt. Patient fiebert auch während der Krankheit, die Temperaturen reichen sogar bis nahe an 40 Grad und halten sich eine Zeitlang konstant. Eine vorhandene Milz- und Leberschwellung schwindet bedeutend vor dem Tode. Im Blute eine progressive Abnahme sowohl der roten als auch der weißen Zellen, welch letztere bis auf 500 ccm sanken. Mikroskopisch im Blute nur Anzeichen einer gewöhnlichen nicht perniziösen Anämie, verbunden mit einer auffallenden relativen Lymphozytose, wobei die großen Lymphozyten am meisten prävalieren, neutrophile polynukleäre Zellen stark herabgesetzt sind, Eosinophile vollständig fehlen. Unter zunehmender Blässe, Schwäche und Kräfteverfall erliegt der Patient nach dreimonatlicher Krankheit dem Tode, wobei er eigentlich nur den letzten Monat allein schwerkrank war. Die Obduktion ergibt außer den gewöhnlichen alle Anämien begleitenden Erscheinungen, wie parenchymatöse und fettige Degeneration des Herzens, der Leber und der Nieren, keine Veränderungen an den Organen. Das einzige, was man außer dem geringen Milztumor vorfindet, ist eine auffallende Veränderung des Knochenmarks, in welchem das normale, myeloide Gewebe durch lymphoides ersetzt wird."

Die wesentlichsten klinischen Symptome und der pathologisch-anatomische und histologische Befund bei der medullären Form der akuten aleukämischen Lymphadenose geht aus der voranstehenden Schilderung hervor. Die Krankheit ist jedenfalls außerordentlich selten und während des Lebens schwer zu diagnostizieren. Bei allen akut verlaufenden Fällen schwerer Anämie muß man auch an diese Affektion denken. Es gibt ein Krankheitsbild, dem sie klinisch oft völlig gleicht, obwohl es sich um eine ätiologisch und histologisch ganz andere Krankheit handelt, das ist die sogenannte aplastische Anämie. Bei dieser bald chronisch, öfter aber akut oder subakut verlaufenden Form der schweren Blutarmut, die immer tödlich ist, entwickelt sich eine progressive Anämie, die dadurch ausgezeichnet ist, daß im Blut alle Anzeichen einer Regeneration fehlen, Polychromasie, basophile Punktierung, sowie kernhaltige rote Elemente sind äußerst spärlich vorhanden oder fehlen ganz, verschwinden jedenfalls, wenn sie auch vorher vorhanden waren, mit dem Fortschreiten der

Anämie. Außerdem ist das Blutbild charakterisiert durch eine Leukopenie oft höchsten Grades mit relativer Lymphozytose, die oft hohe Werte erreichen kann. Das Blutbild gleicht also vollständig dem der medullären Form der akuten aleukämischen Lymphadenose. Die Sektion und histologische Untersuchung ergibt aber, in diesen Fällen als anatomische Grundlage des Leidens, eine Atrophie des Knochenmarks. Trotz der schweren Anämie enthalten die langen Röhrenknochen selbst in den Epiphysen nur Fettmark und in den kurzen Knochen sind die zelligen Elemente des Marks bis auf ganz spärliche Reste, die vorwiegend aus lymphoiden Zellen bestehen, verschwunden. Kernhaltige rote Zellen sind enorm selten. Es kann also in manchen Fällen die lymphadenoide Metaplasie des Knochenmarks zu demselben Blutbilde führen wie eine Atrophie des Knochenmarks. Warum in den Fällen von lymphadenoider Knochenmarkshyperplasie statt der zu erwartenden lymphämischen Beschaffenheit des Blutes eine hochgradige Anämie mit Leukopenie in seltenen Fällen eintritt, entzieht sich unserer Kenntnis. Auf Grund des Blutbefundes wird intra vitam nur in solchen Fällen mit größerer Wahrscheinlichkeit an eine lymphadenoide Metaplasie des Knochenmarks gedacht werden, wo die vorhandenen Lymphozyten pathologische Formen sind, insbesondere große Lymphozyten. Vielleicht wird auch in Zukunft die Knochenmarkpunktion in solchen Fällen differentialdiagnostisch verwertet werden können. Eine sichere Entscheidung wird man immer erst nach der Obduktion stellen können.

Literatur.

Becks: Über akute aleukämische Lymphadenose mit herdförmiger nekrotisierender Stomatitis als Folge einer Angina Plaut-Vincenti. Ergebn. d. ges. Zahnheilk. 7. Jahrg. H. 5. — v. Domarus: Ein Beitrag zur Frage der medullären Pseudoleukämie. Münch. med. Wochenschr. Nr. 23. 1909. — Conti e Rossi: Pseudo-leucémie avec formule hématologique de l'anémie aplastique. Congr. ital. de méd. int. Mailand. Okt. 1909. — Halpern: Ein Fall von aleukämischer Lymphomatose. Med. i kronika lekarska. Nr. 15. 1912. — Hertz und Moczulski: Ein Fall von akuter latenter lymphatischer Leukämie. Med. i kronika lekarska. 1913. — Lavenson: Lymphoide lymphopenische Leukämie. Univ. of Pennsylv. med. Bull. Febr. 1908. — Lepehne: Ein Fall von akuter aleukämischer Lymphadenose. Dtsch. med. Wochenschr. 1919. Nr. 19. — Lesné et Clerc: Lymphomatose aleucémique où anémie pernicieuse. Journ. de physiol. et de pathol. gén. Nr. 1. 1906. — Masing und Schirokogorow: Zur Kasuistik der akuten aleukämischen Lymphadenosen. Russki Wratsch. Nr. 12. 1914. — Moritz: Über akute Pseudoleukämie. Petersburg. med. Wochenschr. Nr. 36. 1906. — v. Müllern und Großmann: Beiträge zur Kenntnis der Primärerkrankungen der hämatopoetischen Organe. Beitr. z. pathol. Anat. u. z. allg. Pathol. Bd. 52. — Pierret: Lymphadénite aleucémique à évolution aiguë et anasarque. Echo méd. du Nord. p. 398. 1912. — Rubinstein: Zeitschr. f. klin. Med. Bd. 61. — Schippers: Ein Fall von akuter aleukämischer Lymphadenose. Berl. klin. Wochenschr. Nr. 2. 1913. — Senator: Über lymphadenoide und aplastische Veränderungen des Knochenmarks. Zeitschr. f. klin. Med. Bd. 54. — Winter: Beitrag zur Kenntnis der Lymphadenosis aleucaemica acuta. Inaug.-Diss. Freiburg 1913.

2. Akute Myelosen.

a) Die akute leukämische Myelose (akute myeloide Leukämie).

Unsere Kenntnisse von der akuten myeloiden Leukämie sind erst jüngeren Datums. Die Existenz einer solchen Form wurde von Lazarus und Pinkus 1901 noch bestritten. Trotzdem ist der erste Fall dieser Affektion schon früher beschrieben worden, nämlich von van der Wey im Jahre 1896. 1898 beschrieben Thompson und Ewing eine zweite Beobachtung und Grawitz im Jahre 1902 eine dritte. Auch zwei im Jahre 1901 publizierte Fälle von Ewing gehören hierher. 1902 publizierten Hirschfeld und Alexander einen Fall akuter myeloischer Leukämie, der deshalb von prinzipieller Bedeutung ist, weil der Patient bereits zu einer Zeit in Beobachtung war, wo noch kein leukämischer Blutbefund vorlag. Ähnlich war es in den Beobachtungen von

Billings und Capps, Mager und Sternberg, Naegeli, Jochmann und Ziegler, Wynhausen, Herz. Man kann ja, wenn man skeptisch sein wollte, gegen alle diese Fälle einwenden, daß es sich um chronische myeloide Leukämien handelt, die plötzlich akut geworden sind, und so faßte auch van der Wey seine eigene Beobachtung auf. Allerdings spricht hiergegen die Anamnese und der ganze Verlauf dieser Fälle, insbesondere das Fehlen des großen für die chronische myeloide Leukämie besonders charakteristischen Milztumors. Sehr bald folgten dann weitere Beobachtungen, so daß im Laufe der Jahre die Kasuistik eine sehr reichhaltige geworden ist. Ich selbst habe drei derartige Fälle publiziert und inzwischen noch eine ganze Anzahl weiterer solcher Fälle klinisch und histologisch untersuchen können.

Einen ganz erheblichen Fortschritt bedeutete die Entdeckung von Walter Schultze, daß es Lymphozytenleukämien gibt, die in Wahrheit myeloischer Natur sind, weil man nachweisen kann, daß die scheinbaren Lymphozyten in Wahrheit Myeloblasten, die granulationslosen Vorstufen der granulierten Knochenmarkzellen sind. Vorher hatte auch schon Naegeli auf solche Formen hingewiesen.

Nachdem wir gelernt haben, Myeloblasten und Lymphozyten durch Anwendung spezifischer mikrochemischer und tinktorieller Methoden zu unterscheiden, hat sich gezeigt, daß akute Myeloblastenleukämien häufiger sind als akute lymphatische Leukämien. Von den als akute lymphatische Leukämien publizierten Fällen der früheren Zeit sind sicher viele Myeloblastenleukämien gewesen.

Symptomatologie. Die klinischen Symptome und der Verlauf der akuten myeloischen Leukämien, der gemischtzelligen wie der Myeloblastenleukämien, unterscheiden sich in keiner Weise von dem der akuten lymphatischen Leukämien.

Auch hier ist der Beginn ein akuter, meist ganz plötzlicher, aus vollem Wohlsein heraus. Die ersten Symptome sind dieselben wie bei akuten Infektionskrankheiten. Kopfschmerz, Erbrechen, Mattigkeit, Fieber leiten den Prozeß ein. In manchen Fällen bleiben das längere Zeit hindurch die einzigen Symptome. Allmählich entwickeln sich dann als typische Krankheitserscheinungen Milz- und Lymphknotenschwellungen, meist aber nur mäßigen Grades. Besonders die Lymphknoten am Halse sind oft und am stärksten geschwollen. Manchmal erscheinen diese Organaffektionen erst später, manchmal sind sie schon sehr frühzeitig vorhanden. Sie können zwar auch gelegentlich während des ganzen Verlaufes fehlen, doch ist das selten. Auffallende Größe des Milztumors und der Lymphknoten spricht für akute lymphatische und gegen akute myeloische Leukämie. Doch fand ich den größten Milztumor, den ich je bei akuter Leukämie sah, gerade bei einer Myeloblastenleukämie.

Ein sehr häufiges und typisches Symptom ist, ganz wie bei der lymphatischen Form eine hämorrhagische Diathese, die mit Vorliebe und am stärksten in der Mundhöhle lokalisiert ist und direkt zu skorbutähnlichen Zahnfleischaffektionen führen kann. Blutungen, besonders auch aus der Nase, können als Frühsymptom auftreten.

Endlich sind als typische Symptome gangränöse Prozesse der Mund- und Rachenhöhle, besonders auch des Zahnfleisches und des lymphatischen Rachenringes zu erwähnen. Im Urin findet man oft Eiweiß und Zylinder.

Die Dauer der Krankheit schwankt zwischen wenigen Wochen und ca. 6 Monaten, doch gibt es keine scharfe Grenze zwischen akuten und chronischen Formen. Akutes Entstehen der Krankheit und fieberhafter Verlauf ist für die Diagnose akute Leukämie wichtiger und ausschlaggebender als die Dauer. Die Krankheit ist unheilbar.

Der Tod erfolgt infolge allgemeiner Erschöpfung, auf Grund der meist sehr schweren Anämie oder durch Komplikationen, von denen in erster Linie

Sepsis zu nennen ist, die meist von den gangränösen Affektionen des Mundes ihren Ausgang nimmt.

Blutbefunde: Bei den akuten leukämischen Myelosen kann man auf Grund des Blutbefundes, speziell des Verhaltens der Leukozyten, drei verschiedene Verlaufstypen unterscheiden. Bei der ersten Form, welche die seltenste zu sein scheint, ist der Blutbefund der gleiche wie bei der chronischen myeloischen Leukämie, bei einer zweiten Gruppe fehlen eosinophile Elemente und Mastzellen ganz oder sind nur in geringen Mengen vorhanden, in einer dritten Gruppe von Fällen endlich besteht das Blutbild der Myeloblastenleukämie. Natürlich kommen zwischen allen diesen Formen die mannigfachsten Übergänge vor. Die Gesamtleukozytenzahl kann beträchtlich hohe Werte, die in die Hunderttausende gehen, ganz wie bei der chronischen Form erreichen.

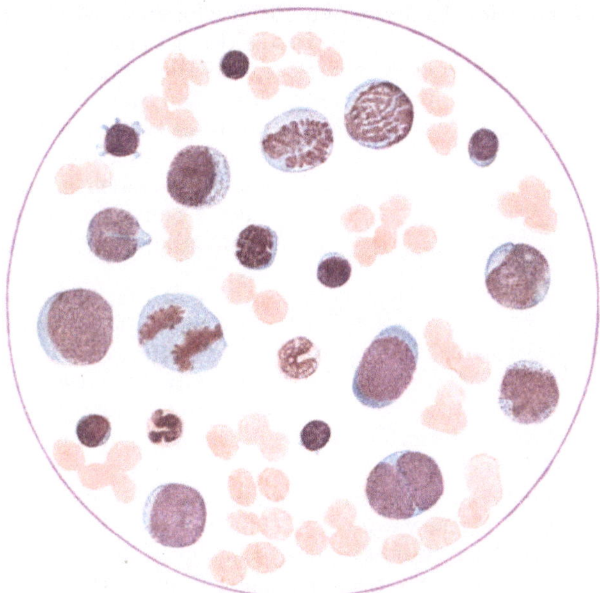

Abb. 30. Akute Myeloblastenleukämie.

Häufiger findet man nur mäßige Vermehrungen der Gesamtleukozytenzahl. Ziemlich zahlreich sind die Fälle mit Leukozytenzahlen, die zwischen 10 und 20 000 variieren. Atypische Leukozytenformen und Mitosen kommen ebenso wie bei den chronischen Myelosen häufiger vor. Ebenso findet man wohl immer größere oder geringere Mengen von Myeloblasten, die in den älteren Fällen gewöhnlich unter der Rubrik „Große Lymphozyten" geführt werden.

Zu den Fällen mit dem typischen Blutbild der chronischen Myelose gehört der Fall von Grawitz mit 10% eosinophilen Myelozyten. Allerdings fehlten hier die Mastzellen gänzlich. Auch eine Beobachtung von Billings und Capps mit 1,6% gewöhnlichen Eosinophilen, 2,4% eosinophilen Myelozyten und 0,8% Mastzellen bei 540 000 Leukozyten gehört hierher. Hier sank gegen Ende des Lebens die relative Menge der eosinophilen und der Mastzellen bis auf sehr geringe Werte herunter. Ferner sah Naegeli akute Fälle mit Mast- und eosinophilen Zellen.

Zahlreicher sind die Fälle, in denen eosinophile Zellen und Mastzellen fehlen und nur die großen Mengen neutrophiler Myelozyten den leukämischen

Charakter des Blutbildes ausmachen. Übergänge von Myelozyten zu Myeloblasten werden wohl nur selten vermißt werden.

Endlich findet man in einer großen Gruppe von Fällen, daß die Vermehrung der Leukozyten fast ausschließlich auf Kosten der Myeloblasten stattgefunden hat. Die anderen Leukozytenarten treten demgegenüber außerordentlich zurück. Diese Fälle sind es, die so schwer von akuten echten Lymphozytenleukämien zu unterscheiden sind.

Die Myeloblasten zeichnen sich in erster Linie durch ihre Größe aus. Sie übertreffen in dieser Beziehung die polymorphkernigen neutrophilen Elemente und erreichen vielfach die Dimensionen der großen mononukleären Zellen. Natürlich wechselt ihre Größe in gewissen Grenzen. Ihr Protoplasma erscheint bei gelungenen Giemsafärbungen himmelblau und schmalrandig. Azurophile Granula enthält es meist nicht. Bisweilen zeigen ganz spärliche neutrophile Granula den beginnenden Übergang zu Promyelozyten. Ziemlich häufig findet man alle Formen von Mitosen. Die Kernstruktur ist eine sehr charakteristische. Es besteht ein feinmaschiges sehr zartes, aus dünnen Fasern bestehendes Netzwerk von Chromatinfäden mit mehreren Nukleolen, das von dem grobbalkigen Chromatingerüst der Lymphozyten leicht zu unterscheiden ist. Immerhin wird es doch in vielen Fällen Schwierigkeiten machen, einkernige ungranulierte Zellen dieser Art mit absoluter Sicherheit als Myeloblasten zu erkennen.

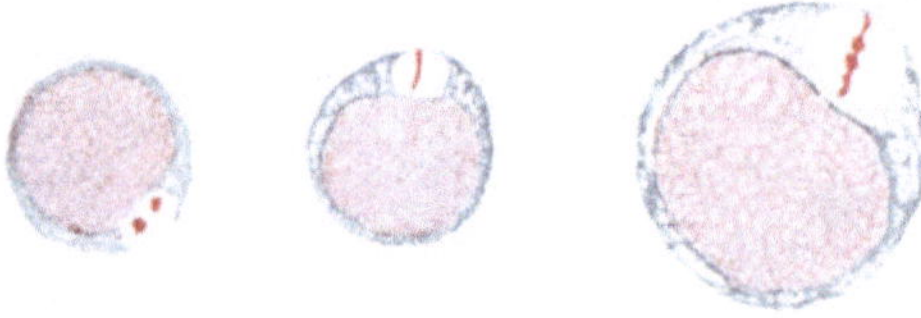

Abb. 31. Auersche Einschlußkörper bei akuter Myeloblastenleukämie.

Als Unterscheidungsmerkmal gegenüber Lymphoblasten sind neben dem tinktoriellen Verhalten der Kernstruktur im wesentlichen zwei Methoden angegeben worden, die Untersuchung auf proteolytische Fermentwirkung und die Oxydasereaktion, ferner die neuerdings noch hinzugekommene Peroxydasereaktion.

Bekanntlich sollen alle Elemente der myeloiden Reihe nach Müller und Jochmann die Serumplatte verdauen. Behufs Feststellung dieser Eigenschaft fängt man einige Tropfen Blut auf, die man entweder mit Glasperlen sofort defibriniert, oder in Natrium citricum-Lösung fließen läßt, zentrifugiert, mit Kochsalzlösung auswäscht und dann mit einer Platinöse auf eine Serumplatte bringt. In der Tat kann man sich davon überzeugen, daß in manchen Fällen Myeloblasten die Serumplatte verdauen, was man an der Dellenbildung erkennt, die auftritt, wenn die Platten für 24 Stunden bei 56 Grad gehalten werden.

Bei der Oxydasereaktion kann man mit Hilfe der angegebenen Methoden stark blaugefärbte dichtliegende Körner in den Myeloblasten zur Darstellung bringen, bei der Peroxydasereaktion braune Körnchen.

Die Guajakreaktion nach Brandenburg ist nur für makroskopische Zwecke zu benutzen. Aber es gibt Fälle sicherer Myeloblastenleukämie, wo alle drei Reaktionen versagen (Jochmann, eigene Beobachtungen, Dunn, Klieneberger, v. Jagič). Man muß eben annehmen, daß die Myeloblasten bzw. ihr Protoplasma erst einen gewissen Reifezustand erlangen müssen, bevor sie diese Reaktionen geben. In einem gewissen Stadium der Entwicklung enthalten offenbar die Myeloblasten weder ein proteolytisches Ferment, noch Substanzen, welche die Oxydasereaktion geben. Auch hat man vermutet, daß ein Fermentschwund in den Myeloblasten eintreten kann (Klieneberger, v. Jagič). In den meisten Fällen wird die Diagnose auf Grund der Kernstruktur möglich sein, in anderen aber nicht. Ich habe mich durch wiederholte Untersuchungen davon überzeugt, daß die Kernstruktur junger Lymphoblasten, wie man sie durch Punktion hyperplastischer Lymphdrüsen bei frischer Syphilis erhält, sich nicht mit Sicherheit von der Kernstruktur der Myeloblasten unterscheiden läßt. Aus diesem Grunde wird die definitive Diagnose Myeloblastenleukämie vielfach erst bei der histologischen Untersuchung der Organe, insbesondere der Milz- und der Lymphdrüsen möglich sein, und selbst hierbei wird man bisweilen Schwierigkeiten haben.

Die roten Blutkörperchen und der Hämoglobingehalt zeigen meist eine sehr starke Reduktion und Zahlen unter 1000000 Erythrozyten, und ein Hämoglobingehalt unter 20 % wird häufig beobachtet. Vielfach muß man die schweren vorangegangenen Blutungen für die Anämie verantwortlich machen, in anderen Fällen aber führt offenbar die Erkrankung der Blutbildungsorgane als solche zu einer hochgradigen Beeinträchtigung der Erythropoëse. In manchen Fällen beweist eine starke Hämosiderose der Organe, daß die leukämische Noxe auch eine anämisierende Komponente besaß. In anderen Fällen scheint die Wucherung des Leukoblastenapparates das hämatoblastische Gewebe direkt zu verdrängen.

Kernhaltige rote Blutkörperchen, Normoblasten und Megaloblasten mit zahlreichen Mitosen und Kernsprossungen sind häufig. Das typische Bild einer eigenen Beobachtung zeigt Abb. 30, S. 405. Die Thrombozyten waren in allen Fällen, wo auf sie geachtet wurde, vermindert.

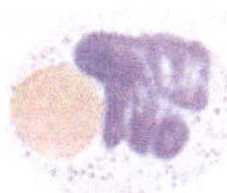
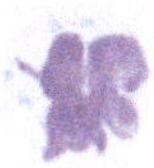
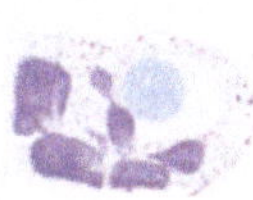
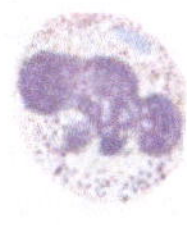

Abb. 32. Leukozyteneinschlüsse bei akuter Myeloblastenleukämie im Fall Wechselmann-Hirschfeld.

Eine Ausnahme bilden Fälle mit normalen oder sogar übernormalen Werten für Hämoglobin und Erythrozyten, wie der von Herz mit 5 900 000 roten Blutkörperchen und einem Farbstoffgehalt von 100 %.

Bei akuter Myeloblastenleukämie sind wiederholt von einigen Autoren eigenartige Einschlußkörper im Innern der Myeloblasten gefunden worden und man hat viel über ihre etwaige parasitäre Natur diskutiert. Zuerst Auer, dann Pappenheim und Hirschfeld, Mosse, Ottenberg, sowie Naegeli, Offenberg, Jochmann, Blühdorn und Ishikawa haben über derartige Befunde berichtet. Sie fanden im Protoplasma meist in Vakuolen gelegene Einschlüsse von azurroter Färbung, die entweder kreisrund oder mehr stäbchenförmig bis peitschenförmig aussahen. Die Kopien der Abbildungen von den Fällen Pappenheim-Hirschfeld (Abb. 31) zeigen das eigentümliche Aussehen dieser Gebilde. Die Mehrzahl der Autoren neigen zu der Ansicht, daß es sich nicht um Parasiten, sondern wahrscheinlich um eigenartig geformte Zellsekrete handelt.

Ziemlich häufig findet man im Protoplasma der Myeloblasten eine oder mehrere Vakuolen, die von Fettkörnchen herrühren, da man sie mit Osmium schwärzen kann.

Auch in dem von Wechselmann und Hirschfeld beschriebenen Fall fanden sich eigenartige Einschlüsse, aber nicht in den Myeloblasten, sondern in den polymorphkernigen neutrophilen Leukozyten und den großen mononukleären Zellen. Hier handelt es sich höchstwahrscheinlich um irgendwelche phagozytär aufgenommene Degenerationsprodukte. Bemerkenswerterweise wurde sowohl in dem Fall von Wechselmann - Hirschfeld, wie in dem von Jochmann und Blühdorn auch Phagozytose roter Blutkörperchen im strömenden Blute festgestellt.

Vakuolenbildung in den polymorphkernigen Leukozyten, aber ohne Einschlüsse, beschreibt auch Barrenscheen.

Die Mikromyeloblastenleukämie. Da es im Knochenmark und dem an anderen Orten des Organismus unter pathologischen Bedingungen neugebildeten myeloischen Gewebe neben den gewöhnlichen großen Myeloblasten auch kleine Myeloblasten gibt, muß man theoretisch die Möglichkeit zugeben, daß es auch Mikromyeloblastenleukämien geben könnte. Da im normalen wie im pathologischen Myeloidgewebe Mikromyeloblasten aber immerhin seltene Zellformen sind, die hinter den gewöhnlichen Myeloblasten an Menge weit zurücktreten, wird man von vornherein vermuten dürfen, daß solche Mikromyeloblastenleukämien sehr selten sind, da sie auf einer durchaus ungewöhnlichen und besonderen pathologischen Abart der Myeloidwucherung beruhen. Das ist denn auch in der Tat der Fall und erst in den letzten Jahren sind einige wenige Fälle dieser Art bekannt geworden.

Ein Teil derselben hat sich aus einer gewöhnlichen chronischen myeloiden Leukämie unter dem Bilde eines plötzlichen Umschlages des Typus des weißen Blutbildes entwickelt und in akuter Form unter rapider Verschlechterung des Allgemeinzustandes zum Tode geführt. In einer anderen Gruppe von Fällen scheint von vornherein dieser eigenartige Wucherungstypus des leukämischen Myeloidgewebes vorgelegen zu haben. Wir finden also hier genau die gleichen Verhältnisse wieder, wie wir sie bei der gewöhnlichen Myeloblastenleukämie kennen gelernt haben.

Ein solcher Umschlag des Blutbildes ist zuerst von Türk in zwei Fällen von myeloider Leukämie beschrieben worden, in denen plötzlich etwa ein Drittel aller farblosen Elemente kleine, die Erythrozyten an Größe manchmal gar nicht, oder wenig übertreffende rundkernige, bei Triazid- und Methylenblaufärbung völlig granulationslose Zellen von den morphologischen Charakteren der Lymphozyten waren. Türk deutete seinerzeit diese Fälle, worauf noch an anderer Stelle näher zurückzukommen ist, als sogenannte gemischte Leukämien, Erkrankungen des leukoblastischen Apparates, bei denen sich zu der schon lange bestehenden Wucherung des Myeloidgewebes noch eine solche des Lymphadenoidgewebes hinzugesellt hat. Es ist höchstwahrscheinlich, daß hier keine Mischform von Leukämie vorgelegen hat, sondern daß eine Entdifferenzierung in eine Mikromyeloblastenleukämie stattgefunden hat. In ähnlicher Weise sind drei von Rist und Beclère mitgeteilte Fälle von typischer myeloider Leukämie aufzufassen, in denen plötzlich massenhaft kleine ungranulierte Elemente vom Typus der Lymphozyten aufgetreten sind.

In anderen Beobachtungen bestand von vornherein eine akute Mikromyeloblastenleukämie. So wurden in einem derartigen Falle von Fabian, Naegeli und Schatiloff neben 9% Myelozyten und 4% Myeloblasten gewöhnlicher Größe 52% kleine Myeloblasten festgestellt. Zahlreiche Mikromyeloblasten fanden sich ferner in einem von Pappenheim und Hirschfeld beschriebenen Falle akuter Myeloblastenleukämie.

Es war früher geradezu unmöglich, auf Grund einer unbefangenen Betrachtung der Blutpräparate in solchen Fällen die echt myeloblastische Natur dieser lymphozytoiden Elemente zu erkennen und ihre Rekognoszierung als Abkömmlinge der Myeloblastenreihe war nur auf Grund des Resultates der histologischen Untersuchung möglich, welche eine Follikelatrophie und eine Pulpahyperplasie ergab, wie sie für die myeloischen Leukämien charakteristisch ist. Während des Lebens kann man ferner die wahre Natur derartiger kleiner lymphoider Elemente dadurch erkennen, daß man den Nachweis führt, daß von ihnen zu echten Mikromyelozyten über die Vorstufe der Promyelozyten alle Übergänge nachzuweisen sind. Dieser Nachweis konnte in dem Falle von Pappenheim und Hirschfeld geführt werden, ist natürlich in solchen Fällen, wo die Entdifferenzierung weiter vorgeschritten ist, unmöglich. Vereinzelte reife Myelozyten, selbst von kleinzelligem Habitus, dürften nach dieser Richtung hin kaum ausschlaggebend sein.

Nachdem nun inzwischen von Pappenheim der Nachweis geführt worden ist, daß sich mit Hilfe der panoptischen Methoden, insbesondere der May-Giemsafärbung sehr charakteristische Unterschiede in der feineren Kernstruktur zwischen Lymphozyten und Myeloblasten feststellen lassen, ist die Diagnose der Mikromyeloblastenleukämie aus dem gefärbten Blutpräparat relativ leicht geworden. Nach Pappenheim haben die echten Lymphozyten des Lymphadenoidgewebes ein grobbalkiges pachychromatisches Kerngerüst mit weiten Kernlücken und Nukleolen, die Myeloblasten dagegen, auch die kleinen, einen meist nukleolenreichen Kern und ein in Chromatin und Parachromatin differenziertes weitmaschigeres feinfädiges Netzwerk. Die jüngeren Zellen dieser Art (Lymphoidozyten, Stammzellen) haben außerdem noch mehrere Nukleolen.

Auf Grund dieser, wenn auch recht subtil, so doch dem geübten und erfahrenen Untersucher keine allzugroßen Schwierigkeiten bereitenden Kriterien konnte in zwei von Isaac und Cobliner mitgeteilten Fällen akuter Leukämie bei jungen Kindern die Diagnose Mikromyeloblastenleukämie schon auf Grund des Blutbefundes gestellt und durch die histologische Untersuchung der Organe später bestätigt werden.

Der eine dieser Fälle ist dadurch besonders interessant, daß die myeloide Gewebswucherung makrolymphozytär war, daß aber trotzdem in das strömende Blut nur mikrolymphozytäre Elemente ausgeschwemmt worden sind.

Neben den genannten strukturellen Verschiedenheiten in der Kernstruktur zwischen echten Mikrolymphozyten und Mikromyeloblasten kommen dann für die Differentialdiagnose noch die Oxydase- und Peroxydasereaktionen und die tryptische Fermentwirkung der Abkömmlinge des Myeloidgewebes in Frage. Dort, wo diese positiv ausfallen, ist die Entscheidung leicht, doch beweist ein negativer Ausfall derselben ebensowenig wie bei der gewöhnlichen Myeloblastenleukämie, daß man es mit echten Lymphozyten zu tun hat.

Es hat den Anschein, als ob die Differenzierung zwischen Lymphoblasten und Myeloblasten nach der Kernstruktur ein zuverlässigeres Kriterium ist als die Fermentreaktionen. Aber auch sie ist nicht absolut zuverlässig. Es wurde bereits erwähnt, daß auf Grund von Befunden im normalen und erkrankten Myeloid- und Lymphadenoidgewebe daran festgehalten werden muß, daß die von Pappenheim angegebenen Strukturunterschiede zwar oft vorhanden sind, aber doch auch in manchen Exemplaren fehlen und daß man vielen Elementen auf Grund ihrer Kernstruktur ihre Zugehörigkeit nicht ansehen kann, wie es scheint um so weniger, je jünger bzw. je entdifferenzierter sie sind.

Daß man speziell bei der Diagnose der Mikromyeloblastenleukämie und ihrer Unterscheidung von der Mikrolymphozytenleukämie auf Grund dieser Pappenheimschen Kriterien irren kann, beweist eine Beobachtung von Krjukow, der bei einer akuten Leukämie auf Grund des Blutbefundes die Diagnose Mikrolymphoidozytenleukämie stellte, während die histologische Untersuchung der Organe bewies, daß eine echte lymphadenoide Leukämie bestand, die allerdings durch herdweise Entwicklung von Myeloidgewebe, das aber vorwiegend aus granulierten Elementen bestand, kompliziert war, so daß jedenfalls die Frage aufgeworfen wurde, ob nicht eine sogenannte gemischte Leukämie vorläge.

Wir haben im vorstehenden immer von Myeloblastenleukämien gesprochen und sind dabei der Nomenklatur Naegelis gefolgt, welcher die ungranulierten Vorstufen der Myelozyten mit diesem Namen belegt hat. Seitdem hat man versucht, den Begriff des Myeloblasten noch weiter zu zerlegen. Pappenheim unterscheidet Lymphoidozyten und Leukoblasten. Letztere sind identisch mit den Naegelischen Myeloblasten, während die Lymphoidozyten eine jüngere Vorstufe der Leukoblasten sind, von denen sie sich durch ihre Kernstruktur unterscheiden. Man findet bei allen myeloischen Leukämien, besonders aber bei den akuten Formen nach Pappenheim, sowohl Lymphoidozyten wie Leukoblasten im Blute. In manchen Fällen herrschen die einen, in manchen die anderen Zellformen vor, so daß man rein morphologisch von einer Leukoblasten- und einer Lymphoidozytenleukämie sprechen müsse. Die letztere stellt die primitivere, weniger differenzierte Form vor. Unterschiede im klinischen Verhalten bestehen natürlich nicht. Die morphologischen Unterschiede zwischen Lymphoidozyten und Leukoblasten sind nach Pappenheim folgende: Die Leukoblasten haben einen typischen Myelozytenkern, der durch eine ganz charakteristische, streifig gefelderte Chromatinstruktur ausgezeichnet ist. Die Lymphoidozyten dagegen zeichnen sich durch ein außerordentlich fein- und dichtfädiges, genauer gesagt körniges (leptochromatisches) Kerngerüst aus, das oft Nukleolen aufweist. Zwischen beiden Zellarten kommen alle Übergänge vor (siehe Abb. 30 auf S. 405, die von einem auch von Pappenheim als Lymphoidozytenleukämie anerkannten Fall stammt).

Die Differenzierung zwischen Leukoblasten und Lymphoidozyten ist wegen der vielen Übergangsformen meist ungemein schwierig und praktisch vorderhand ohne Bedeutung. Viele als Myeloblastenleukämien publizierten Fälle der Literatur mögen Lymphoidozytenleukämien im Pappenheimschen Sinne gewesen sein; nach meiner Auffassung bei weitem die meisten.

In manchen Fällen von Leukoblasten- und Lymphoidozytenleukämien zeichnen sich viele, bisweilen sogar die meisten Zellen durch Kerneinbuchtungen und Segmentierungen aus (Riederzellen). Namentlich bei Vorhandensein vieler Kernsegmentierungen kommen ganz eigenartige, oft schwer zu deutende Blutbilder vor. Überhaupt sind fast in jedem Fall die Myeloblasten in ihrer feineren Struktur verschieden. Kaum ein Fall gleicht in dieser Beziehung dem anderen.

Noch weiter ist Stanislaus Klein gegangen, der unter dem Namen „Myelogonie“ eine bisher unbekannte Zellform des Knochenmarks beschreibt, die nach ihm die Stammform der farblosen wie der gefärbten Zellen des Knochenmarks ist und auch die Riesenzellen aus sich hervorgehen läßt. Man findet sie in jedem Knochenmark, im Blute unter den verschiedensten pathologischen Bedingungen, ja gelegentlich sogar im normalen Blute, wenn auch nur in degenerierten und pyknotischen Exemplaren. Am häufigsten ist sie bei den akuten myeloischen Leukämien, bei denen sie bisweilen die vorherrschende Zellform sein kann. Es gibt nach Klein also reine Myelogonienleukämien, die nach ihm die wahren Stammzellenleukämien sind. In reiner Form hat er bisher nur die Mikromyelogonienleukämie beobachtet. Die Myelogonien unterscheiden sich in erster Linie durch ihre Kernstruktur von allen bisher bekannten Blutzellen. Sie haben ein deutliches Netz von mäßig dicken saftigen Chromatinbalken, die in verschiedener Richtung verlaufen und sich unregelmäßig verflechten. Das Netz umschließt deutlich erkennbare, meistens runde, öfters auch unregelmäßig konturierte Lücken, die teils farblos, teils bei Giemsafärbungen blaßrosa gefärbt erscheinen. Im Kern liegen deutlich erkennbare ovale, graublaue Kernkörperchen, gewöhnlich 1—3, manchmal auch 6. Der Kern erscheint immer dunkel und fällt auch bei geringer Vergrößerung durch die hellen Lücken auf. Im Protoplasma sieht man feinere und größere Vakuolen. Den Kern umlagert eine der azurophilen Granulation der Myeloblasten ähnliche Körnelung, die manchmal auch diffus verstreut sein kann. Die Zellen mit Granulation weisen gewöhnlich eine Abflachung des Kernes auf, der bisweilen so wie die Riesenzellenkerne eingebuchtet ist. In den kleineren Zellen ist die Kernform nur selten ganz rund, sondern gewöhnlich öfter scharf eingeschnitten. Diese Angabe Kleins von der Neigung der Kerne zur Polymorphie ist sehr auffällig für Stammzellen, da doch bei Myeloblasten die kreisrunde Form zu überwiegen pflegt. Diese bisher noch nicht nachgeprüften Angaben Kleins über die Myelogonien und die Myelogonienleukämie seien hier nur der Vollständigkeit halber erwähnt, da erst weitere Untersuchungen darüber abgewartet werden müssen, inwieweit dieselben eine Bestätigung erfahren werden.

Die Monozytenleukämie. Bereits in der Einleitung wurde erwähnt, daß neuerdings von Schilling, von Fleischmann, Hirschfeld und Bingel sogenannte Monozytenleukämien beschrieben worden sind, die sich dadurch auszeichnen, daß die Mehrzahl der farblosen Elemente Monozyten waren.

In diesen wenigen bisher bekannt gewordenen Fällen glich der klinische Verlauf und das ganze Symptomenbild dem der akuten Leukämie. Im Falle Schillings erreichten die Leukozyten die Zahl von 56000 und 74,6% der farblosen Elemente entsprachen den großen Mononukleären und Übergangsformen. Schilling spricht von einer Übergangsformenleukämie, da die meisten Monozyten seines Falles einen eingebuchteten oder polymorphen Kern hatten. In dem Falle Fleischmanns erreichten die Leukozyten anfangs nur die Zahl von 15 600, 65—75% derselben waren Monozyten. Einige Monate später hatte sich aber das Blutbild geändert; die Leukozytenzahl war auf 36 000 gestiegen, während die relative Zahl der Monozyten 55,2—58% betrug. Außerdem waren 1,1—3% gewöhnliche neutrophile Myelozyten und 10—14% basophil granulierte Myelozyten vorhanden.

Die histologische Untersuchung ergab bei Schilling myeloisches Mark, keine myeloischen Herde in der Leber, aber myeloische Umwandlung des interfollikulären Gewebes der Lymphknoten. In der Milz bestand Follikelatrophie und die Pulpa war mit Monozyten vollgestopft. In den übrigen Organen war die Monozytenwucherung auf die Umgebung der Blutgefäße beschränkt. Im Falle Fleischmanns war in allen Organen myeloide Wucherung festzustellen, doch sah man überall zwischen den myeloischen Zellen vereinzelt auch Monozyten.

Infolge des spärlichen, bisher vorliegenden Materials sind die Beziehungen der Monozytenleukämie zu den beiden anderen Formen der Leukämie noch keineswegs geklärt. Das Vorkommen myeloischer Elemente im Blute in den Beobachtungen von Fleischmann und Hirschfeld, welch letzterer neben 60—80% Monozyten auch vereinzelte Myelozyten feststellte, sowie die hochgradige myeloide Umwandlung der Organe in Fleischmanns Fall (in dem Falle Hirschfelds liegt kein Sektionsbefund vor) läßt daran denken, daß hier vielleicht gewöhnliche myeloische Leukämien mit einseitiger Differenzierung in Monozyten vom Typus der Pappenheimschen pathologischen Leukoblasten vorgelegen haben. Mit größerer Sicherheit kann der Schillingsche Fall als Typus einer selbständigen Monozytenleukämie aufgefaßt werden. Naegeli hält die sog. Monozytenleukämie für eine oft nur temporäre initiale Variante der Myeloblastenleukämie, in die sie übergeht, wenn das Leben genügend lange erhalten bleibt.

Pathologische Anatomie und Histologie. Die grobanatomischen Veränderungen, die man bei der Obduktion akuter myeloischer Leukämien findet, unterscheiden sich nicht von denen der akuten lymphatischen Leukämie. Man kann wohl nur sagen, daß im allgemeinen die Schwellungen der lymphatischen Apparate bei der lymphatischen Leukämie ausgesprochener sind und bei der akuten myeloischen Leukämie mehr zurücktreten, ja bisweilen durch ihre Geringfügigkeit auffallen.

Meist sind die Lymphknoten nur in mäßigem Grade geschwollen und zeigen auf dem Durchschnitt die gleiche meist weiche, graue bis graurote Beschaffenheit wie bei anderen Formen der Leukämie. Verwachsungen der einzelnen Drüsen miteinander oder mit der Nachbarschaft bestehen gewöhnlich nicht Meistens erreicht die Schwellung in den einzelnen Regionen ungefähr den gleichen Grad. Stärkere Schwellungen, wohl immer auf der Sekundärinfektion vom Munde aus beruhend, zeigen die Drüsen der Halsregion, bisweilen auch die des Mesenteriums, wenn ulzeröse Prozesse im Darm vorliegen. Die Thymus scheint bei den myeloischen Formen der akuten Leukämie seltener und nur in geringem Maße beteiligt zu sein.

Die Milz, die nur selten auffällige Dimensionen erreicht (z. B. in den Fällen Hirschfeld und Wechselmann und Hirschfeld), erinnert auf dem Durchschnitt manchmal an einen akuten infektiösen Milztumor. Infarkte erwähnen Mager und Sternberg, sowie Herz. Die Follikel sind gewöhnlich nicht sichtbar.

Das Knochenmark ist teils rot, teils pyoid, bisweilen wechseln rote und pyoide Partien miteinander ab. Makroskopisch völlig frei war es in den Fällen von Butterfield, Reichmann und Herz.

Von seiten des Gefäßsystems ist in erster Linie die meist sehr ausgesprochene und gewöhnlich generalisierte hämorrhagische Diathese zu erwähnen. Die Mundhöhle, insbesondere das Zahnfleisch und das Perikard sind Lieblingsstellen zahlreicher, bald größerer, bald kleinerer Blutaustritte. Aber auch in fast allen anderen Organen, den Pleuren, den Nieren usw. kommen kleinere und größere Blutungen vor.

Die Infiltration der Gefäßwände mit Leukozyten wird häufig festgestellt. Die weißen, eiterähnlichen Blutgerinnsel, die bei der chronischen Leukämie so häufig sind, findet man in der Literatur auffällig selten erwähnt, was wohl hauptsächlich daran liegt, daß die Gesamtvermehrung der Leukozytenzahl in vielen Fällen keine sehr erhebliche ist.

Die Veränderungen der Mundhöhle zeigen bei der grobanatomischen Untersuchung gegenüber dem klinischen Befund nichts wesentlich Neues. Veränderungen im Magen scheinen selten zu sein. Im Darmkanal findet man vielfach eine mehr oder weniger starke Schwellung der follikulären Apparate, bisweilen aber auch außerhalb derselben leukämische Infiltrate, zum Teil unter Freibleiben der Follikel und Plaques. Wiederholt sind Ulzerationen sowohl der präformierten aber hyperplastischen Follikel und Plaques, wie auch der leukämischen Neubildungen gefunden worden. Das anatomische Bild in solchen Fällen erinnert vielfach an Typhus und so wurde in einem Falle Herxheimers die anatomische Diagnose auf Leukämie plus Typhus abdominalis gestellt. Bald ist der ganze Darmkanal Sitz solcher Prozesse, bald nur einzelne Abschnitte. Herxheimer schildert die Veränderungen in seinem Fall folgendermaßen: „Das Ileum zeigt, besonders in seinem unteren Teile, zahlreiche, bis etwa gut 1 cm im Durchmesser messende, ziemlich runde, markig geschwollen erscheinende Stellen, dazwischen auch kleinere, weniger hervortretende. Die größeren zeigen in der Mitte eine leichte Einsenkung mit grünverfärbten nekrotischen Massen. Dazwischen fielen noch nur leicht geschwollene Solitärfollikel auf. Besonders aber finden sich an mehreren Stellen des unteren Ileums ähnliche, aber stärker hervortretende markige Schwellungen von einem Längsdurchmesser von 3—4 cm in der Längsachse des Darmes, von beetartigem Aussehen, mit ungereinigten Geschwüren durchsetzt, an welchen grünlich verfärbte Fetzen nekrotischen Gewebes daranhängen. Der Grund wie der Rand zeigten, wo es schon zu tieferen Ulzera gekommen ist, graue, fetzige Massen. . . . . .“

Durch ihre blutige, offenbar durch Hämorrhagien bedingte Färbung zeichneten sich die Darmveränderungen im Falle Schultzes aus, wo sie unabhängig von den Darmfollikeln und Plaques aufgetreten waren.

Die Leber ist meist vergrößert und vielfach erkennt man schon makroskopisch leukämische Infiltrate.

Das gleiche gilt für die Nieren. An den weiblichen Genitalien scheinen Veränderungen spezifisch leukämischer Natur nicht vorzukommen, nur Blutungen auf Grundlage der hämorrhagischen Diathese konstatiert man öfter.

Von seiten der Atmungsorgane sind, abgesehen von den hämorrhagischen Prozessen, ulzerierende Infiltrate in der Nasenhöhle, an den Rachenmandeln, sowie an der Schleimhaut des Kehlkopfs gefunden worden. Pleuritiden kommen häufiger vor, spezifische Erkrankungen der Lungen sind nicht bekannt.

Am Zentralnervensystem hat man bisher nur durch Blutungen geringerer oder größerer Ausdehnung gesetzte Veränderungen gesehen.

Während so die makroskopische Betrachtung keine wesentlichen Unterschiede gegenüber den Befunden bei der akuten lymphatischen Leukämie feststellen läßt, zeigt die mikroskopische Untersuchung nach mannigfachen Richtungen hin bemerkenswerte Ergebnisse.

In den Fällen mit dem typischen Blutbefund der chronischen Myelose ist das mikroskopische Aussehen aller Organe, besonders auch des hämatopoetischen Apparates, von dem bei dieser Krankheit zu erhebenden nicht unterschieden. In den ohne Vermehrung der eosinophilen und Mastzellen einhergehenden Fällen ist der einzige Unterschied das Fehlen dieser Elemente in den leukämischen Neubildungen. Doch ist gelegentlich trotzdem das Mark noch reich an Eosinophilen und Hirschfeld und Alexander beschreiben zahlreiche Charcot-Leydensche Kristalle im Mark ohne eosinophile Zellen, die offenbar kurz ante mortem zugrunde gegangen waren.

Bei den Myeloblastenleukämien bestehen alle leukämischen Infiltrate, sowie die Blutbildungsorgane selbst aus Myeloblasten, die im Schnitt von echten Lymphozyten sehr schwer zu unterscheiden sind.

Die Oxydasereaktion vermag aber hier in vielen Fällen durch ihren positiven Ausfall die myeloische Natur dieser Elemente zu beweisen. Auch im Knochenmark findet man fast lediglich neben meist nur spärlichen Resten von Erythroblasten ein reines Myeloblastengewebe. Selten nur findet man noch spärliche granulierte Elemente. Durch seinen Reichtum an Megakaryozyten unterscheidet sich mikroskopisch das Mark von dem sonst so ähnlichen der Lymphadenose, wo diese Elemente meist fehlen. Doch sah ich wiederholt auch bei sicheren Myeloblastenleukämien Fehlen der Megakaryozyten.

Von großer Bedeutung für die Pathogenese der Myeloblastenleukämie und wichtig für die Diagnose ist meistens der sehr charakteristische, zuerst von W. Schultze beschriebene Befund in der Milz und in den Lymphknoten. Wie immer bei den Myelosen findet auch bei der Myeloblastenleukämie die Proliferation der Myeloblasten von der Pulpa aus statt. Die Follikel werden kleiner und kleiner und in vorgeschrittenen Fällen sieht man meist nur noch vereinzelte Follikellymphozyten in der Umgebung einer Zentralarterie. In Fällen, wo die Oxydasereaktion positiv ausfällt, ist der Unterschied zwischen Follikelresten und gewuchertem Myeloblastengewebe ein in die Augen springender, aber gewöhnlich auch dort noch an dem durchaus verschiedenen Habitus der Zellen zu erkennen, wo die Oxydasereaktion negativ ausfällt. In den Lymphknoten geht die Wucherung vom interfollikulären Gewebe aus, und auch hier findet man gewöhnlich noch, besonders am Rande der Lymphknoten, vereinzelte stark verkleinerte, aber noch deutliche Keimzentren. Besonders deutlich sind diese Verhältnisse namentlich in den Tonsillen von Kindern zu sehen, die ja besonders reich an Keimzentren sind. Neben Myeloblasten findet man vielfach auch, oft sogar auffällig zahlreich, granulierte Elemente und Megakaryozyten.

Keineswegs braucht in allen Fällen akuter myeloischer Leukämie eine ausgesprochene Follikelatrophie vorhanden zu sein. So gibt Barrenscheen in seinem Falle an, daß die Follikel gut erhalten seien. Auch ich habe wiederholt dieselbe vermißt, andererseits auch Fälle gesehen, wo die Struktur so verwischt war, daß man unmöglich sagen konnte, ob hier die differme Zellwucherung von der Pulpa oder den Follikeln ausgegangen war.

Wie alle Myelosen pflegt in der Leber die akute myeloische Leukämie meist diffuse, intrakapillare, nur gelegentlich und stellenweise auch knötchenförmige Infiltration zu machen. Das Fehlen extramedullärer myeloischer Infiltrate berichten Citron und Hittmair.

Diagnose und Differentialdiagnose der akuten Leukämien. Die Diagnose der akuten Leukämie ist leicht, wenn man daran denkt, eine Blutuntersuchung zu machen. Eine stärkere Vermehrung der Leukozyten bei akuten fieberhaften Prozessen mit prozentualem Überwiegen der rundkernigen ungranulierten Elemente beweist im allgemeinen das Vorhandensein einer akuten Leukämie, wenn auf Grund der Anamnese anzunehmen ist, daß der betreffende Mensch vorher gesund war. Dieser Umstand muß besonders betont werden, weil gar nicht so selten auch im Verlauf einer chronischen Leukämie akute Exazerbationen mit Fieber vorkommen können.

Dort wo der Blutbefund der gemischtzelligen Leukämie vorliegt, muß gleichfalls untersucht werden, ob nicht schon lange eine chronische Leukämie besteht.

In denjenigen Fällen, die mit nennenswerten Schwellungen der Milz und der Lymphknoten einhergehen, wird ja wohl immer an eine Erkrankung des Blutes gedacht und eine Untersuchung desselben vorgenommen. Leider wird dieselbe dagegen häufig in solchen Fällen versäumt, bei denen fehlende oder nur gering entwickelte Schwellungen der genannten Organe den auf diesem Gebiet wenig erfahrenen Arzt gar nicht auf den Gedanken bringen, daß hier ein leukämischer Prozeß vorliegen könnte. Gerade diese Fälle sind aber, wie es scheint, recht häufig. Von dem Übersehen einer akuten Leukämie kann man sich daher eigentlich nur so schützen, daß man prinzipiell in jedem diagnostisch nicht völlig geklärten und einwandfreien Fall einer akuten Infektion das Blut untersucht. Besonders sollte man niemals bei hämorrhagischen Diathesen und entzündlichen Prozessen der Mundschleimhaut und der Rachenorgane, die längere Zeit dauern, eine Blutuntersuchung versäumen. Sind doch entzündliche, ulzeröse und hämorrhagische Prozesse der Mundschleimhaut selbst, der Tonsillen, des Zahnfleisches und der Zunge, sowie anderer Abschnitte der Mund-Rachenhöhle neben Fieber oft das einzige auffällige klinische Symptom bei akuten Leukämien. Andererseits sollte das Fehlen solcher Affektionen niemals die Aufmerksamkeit vom Verhalten des Blutes ablenken. Besonders sei noch hervorgehoben, daß auch manche akuten Leukämien mit Exanthemen einhergehen, die von denen bekannter exanthematischer Krankheiten, wie Scharlach, Masern usw. kaum zu unterscheiden sind. Auch syphilitischen Prozessen sehen viele Manifestationen der akuten Leukämien außerordentlich ähnlich. Ein Symptom, das stets bei akuten Infektionskrankheiten zu einer schleunigen Blutuntersuchung Veranlassung geben sollte, ist nbeen der hämorrhagischen Diathese auch noch eine schwere Anämie, die so häufig die akuten Leukämien begleitet.

Auch an der Leiche ist in solchen Fällen, wo die Diagnose während des Lebens nicht gestellt worden ist, die Erkennung der Krankheit unter Umständen nicht ganz leicht, wenn man eine Untersuchung des Blutes versäumt, und die Schwellungen der Blutbildungsorgane nicht sehr ausgesprochene sind. So können manche Formen sehr an einen Typhus erinnern, wenn die Darmgeschwüre zahlreich und die Milzschwellung sehr weich ist. Gelegentlich kann auch beim Typhus die Schwellung der Follikel im Darm und der Mesenterialdrüsen so groß werden, daß makroskopisch eine große Ähnlichkeit vorhanden ist, wie z. B. in einem von v. Hansemann mitgeteilten Falle. Die nebenstehende Reproduktion eines Stück Mesenterium mit ungewöhnlich stark geschwollenen Lymphknoten von einem sicheren Typhusfall zeigt die große Ähnlichkeit im makroskopischen Aussehen mit manchen Fällen von akuter Leukämie.

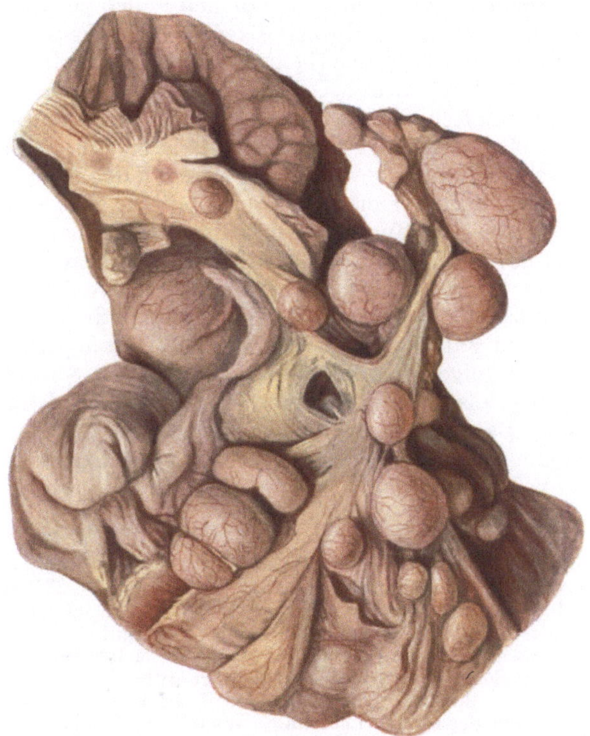

Abb. 33. Mesenterialdrüsenhyperplasie bei Typhus.

Sehr leicht wird auch die akute Leukämie noch bei der Obduktion ohne Untersuchung des Leichenblutes für eine Sepsis gehalten. Die mikroskopische Untersuchung klärt allerdings sehr schnell die Sachlage auf, indem sie im Blute die Vermehrung der rundkernigen und ungranulierten Leukozyten und in den Organen die bekannten leukämischen Veränderungen zeigt. Dagegen kann bei gemischtzelligen Formen die Unterscheidung von einer Leukozytose, besonders bei nicht sehr hohen Leukozytenzahlen, schwierig sein.

Größere Schwierigkeiten macht die Differentialdiagnose zwischen akuter Lymphozyten- und akuter Myeloblastenleukämie. Selten nur sind die Fälle, in denen alle für die Unterschiede zwischen Lymphozyten und Myeloblasten angegebenen Kriterien so ausgesprochen vorhanden sind, daß eine Verwechslung nicht möglich ist. In solchen Beobachtungen haben die Myeloblasten die typische Kernstruktur bei Giemsafärbung, geben eine positive Oxydasereaktion und verdauen die Serumplatte. Sehr zahlreich sind die Fälle, wo man weder positive Oxydasereaktion, noch proteolytische Fermentwirkung feststellen kann, wo aber doch die Kernstruktur außerordentlich typisch entwickelt ist und die myeloische Herkunft der Zellen beweist. Es gibt aber auch Fälle, in denen es nicht möglich ist, auf Grund der Kernstruktur eine sichere Entscheidung über die Zugehörigkeit der vermehrten farblosen Elemente zum myeloischen oder lymphatischen System zu fällen. Es gibt Myeloblasten, deren Kernstruktur an Lymphozyten, und Lymphozyten, deren Kernstruktur an Myeloblasten erinnert. Man muß dann intra vitam auf eine Differentialdiagnose verzichten, was glücklicherweise ohne praktische Bedeutung ist, unser therapeutisches Handeln nicht beeinflußt und auch hinsichtlich der Prognose als gleichgültig bezeichnet werden muß. In solchen Fällen muß man das Resultat der histologischen Untersuchung abwarten. Sicherer Nachweis einer Follikelhyperplasie besonders in der Milz, der Nachweis von Keimzentren in den Lymphdrüsen spricht für die lymphatische Form, Follikelatrophie mit Hyperplasie der Pulpa für die myeloische Form. In den Lymphknoten ist es gewöhnlich sehr schwierig, den Nachweis einer Follikelatrophie zu führen. Die myeloische Natur des Prozesses zeigt aber in solchen Fällen vielfach auch der Nachweis leicht zu differenzierender myeloischer Elemente, wie von neutrophilen und eosinophilen Myelozyten, die auch in der Milzpulpa vorhanden sein können. Geringerer Wert ist auf die Art der leukämischen Infiltration der Leber zu legen, die allerdings häufig in rein lymphatischen Fällen herdweise, im periportalen Gewebe, bei Myeloblastenleukämien mehr diffus angeordnet ist. Leider findet man gar nicht so selten Fälle, wo auch die subtilste histologische Untersuchung im Stich läßt und es infolge der diffusen Wucherung und Strukturverwischung unmöglich ist, die myeloische oder lymphatische Natur des leukämischen Prozesses zu erweisen. Dann muß die Entscheidung darüber, ob eine Lymphozyten- oder Myeloblastenleukämie vorgelegen hat, in suspenso bleiben.

Literatur über akute myeloische Leukämie.

Alexander und Hirschfeld: Ein bisher noch nicht beobachteter Befund bei einem Falle von akuter (myeloider?) Leukämie. Berl. klin. Wochenschr. S. 231. 1902. — Arneth: Hämatologischer Befund zu W. v. Leube: Über einen Fall von rapid verlaufender schwerer Anämie mit gleichzeitiger leukämischer Beschaffenheit des Blutes. Dtsch. Arch. f. klin. Med. Bd. 69, S. 331. — Aubertin: Origine myelogène de la leucémie aiguë. Sem. méd. 14. Juni 1905. — Auer: Some hitherto undescribed structures found in the large lymphocytes of a case of acute Leukemia. Americ. Journ. of the med. sciences. Juni 1906. — Barrenscheen: Zur Frage der akuten Leukämie. Wien. klin. Wochenschr. Nr. 8. 1912. — Bauermeister: Ein Fall von Leucaemia medullaris acutissima. Berl. klin. Wochenschr. Nr. 24. 1909. — Benjamin: Akute myeloide Leukämie bei einem Kind von 9 Jahren. Münch. Ges. f. Kinderheilk. 21. Febr. 1908. — Benjamin und Sluka: Zur Leukämie im Kindesalter. Jahrb. f. Kinderheilk. Bd. 65. — Berblinger: Zur Frage der akuten Leukämie. Klin. Wochenschr. 1922. Nr. 29. — Billing and Capps: Acute myelogene Leukemia. Americ. Journ. of the med. sciences. Sept. 1903. — Bingel und Betke: Über einen Fall von akuter sogenannter Myeloblastenleukämie. Frankfurt. Zeitschr. f. Pathol. Bd. 4. S. 87. 1910. — Bingel: Monozytenleukämie? Dtsch. med. Wochenschrift 1916. Nr. 49. — Bodenstab: Acute lymphatic leukemia. Journ. of the Americ. med. assoc. 30. März 1912. — Boéchal: Über akute Myeloblastenleukämie mit teilweise chloromatösem Charakter. Frankfurt. Zeitschr. f. Pathol. Bd. 13. — Browning: A case of mixed-cell leukemia etc. Lancet. 19. Aug. 1905. — Burckhard: Zur Frage der akuten myeloiden Leukämie. Frankfurt. Zeitschr. f. Pathol. Bd. 6, H. 2. — Butterfield: Über die ungranulierten Vorstufen der Myelozyten usw. Dtsch. Arch. f. klin. Med. Bd. 92. — Butterfield, Meyer und Heineke: Über das Vorkommen der Altmannschen Granulationen in den weißen Blutzellen. Fol. haematol., Orig. Bd. 8. — Cailliau: Leucémie aiguë embryon. type myeloide. Soc. anat. Paris. 24. 7. 1920. — Chauffard et Bernard: Anémie pern. icterigène terminée par leucémie myeloide aiguë. Presse méd. 1919. p. 361. — Citron: Über zwei bemerkenswerte Fälle von akuter Leukämie. Fol. haematol. Bd. 20. — Cordinier: Report of a case of acute myelogenous leukemia. Bull. of Johns Hopkins hosp. 1904. — Dallas: Myeloide Leukämie bei einem 20monatlichen Kinde. Arch. de méd. des enfants. 1910. — Dann: Two cases of acute leukemia. Glasgow med. Journ. Sept. 1910. — Döhrer und Pappenheim: Ein weiterer Fall von akuter Mikrolymphoidozytenleukämie. Fol. haematol., Orig. Bd. 16. — Dunn: The use of the oxydase reaction in the differentiation of acute leukemias. Quart. Journ. of med. April 1913. — Elder and Fowler: Acute myelocytic Leukemia. Edinburgh med. Journ. 1904. Ref. Fol. haematol., Orig. Bd. 2, S. 717. 1905. — Elfer: Ein besonderer Fall von Leukämie. Orvosi hetilap. 1905. — Ellermann: Über Myeloblasten und partiell granulierte Myelozyten. Dänisch. Ref. Fol. haematol. Bd. 21. S. 381. — Ewald, Frehse und Hennig: Akute Monozyten- und Stammzellenleukämien. Dtsch. Arch. f. klin. Med. Bd. 138. — Ewing: Clinical pathol. of the blood. — Fabian, Naegeli und Schatiloff: Virchows Arch. f. pathol. Anat. u. Physiol. Bd. 190. — Falconer: Three cases of myeloid leukemia. Lancet. 1906. — Ferro: Akute Hämozytoblastenleukämie. Haematologica. 1922. H. 5. — Fischer: Myeloische Metaplasie. Berlin 1909. — Fissinger et Marie: Leucémie aiguë myelogène hémorrhagique. Sem. méd. 1909. — Fleischmann: Ein Fall von akuter lymphatischer Leukämie. Charité-Ann. 1909. — Fleischmann: Der zweite Fall von Monozytenleukämie. Fol. haematol., Orig. Bd. 20. Archiv. — Füchtner: Württemb. Korresp. 1920. S. 113. — Gans: Akute myeloische Leukämie oder eigenartige Streptokokkensepsis? Beitr. z. pathol. Anat. u. z. allg. Pathol. Bd. 56. — Gardinier: The report of a case of acute myelocytic Leukemia. Bull. of Johns Hopkins hosp. p. 314. 1904. Ref. Fol. haematol., Orig. Bd. 1, S. 743. 1904. — Ginsburg: Über einen Fall akuter myelogener Leukämie im Kindesalter. Inaug.-Diss. Zürich 1905. — Goldschmidt und Isaak: Endothelhyperplasie als Systemerkrankung des hämatopoetischen Apparates. Dtsch. Arch. f. klin. Med. Bd. 138. — Goodall: Acute myelocythaemia associated with osteosclerosis and other unusual features occurring in an infant. Edinburgh med. Journ. 1912. — Grosz: Demonstration histologischer Präparate eines Falles myeloider Leukämie. Ver. f. Psychiatr. u. Neurol. in Wien. 8. März 1910. Ref. Wien. klin. Wochenschr. S. 603. 1910. — Gudzent: Verein f. inn. Med. Berlin. Ref. Dtsch. med. Wochenschr. 1922. Nr. 12. — Hardman: A rapidly-fatal case of spleno-medullary leukocythaemia. Brit. med. Journ. 28. Jan. 1911. — Hatigean: Die klinische Bedeutung der Schultze-Winklerschen Oxydasereaktion. Wien. klin. Wochenschrift Nr. 14. 1913. — Hayem: Cpt. rend. des séances de la soc. de biol. 31. Dez. 1898. — Hertz und Kino: Wien. klin. Wochenschr. Nr. 11. 1910. — Herxheimer: Über die Lymphoblasten- und Myeloblastenleukämie. Münch. med. Wochenschr. Nr. 45/46. 1913. — Herz: Die akute Leukämie. Wien 1911. — Herz: Zur Kenntnis der akuten Leukämie. Wien. klin. Wochenschr. Nr. 14. 1909. — Herz: Die akute Leukämie. Kraus-Brugsch. Bd. 8. — Herzog: Beziehung der akuten Leukämie zur akuten Aleukie. Virchows Arch. f. pathol. Anat. u. Physiol. Bd. 233. — H. Hirschfeld: Über akute Leukämie. Fol. haematol., Orig. 1904. — Hirschfeld: Über akute myeloide Leukämie. Berl. klin. Wochenschr. S. 772. 1907. — Hirschfeld und Wechselmann: Über einen Fall akuter makrolymphozytärer Leukämie mit eigentümlichen Zelleinschlüssen. Zeitschr. f. klin. Med. Bd. 66, S. 349. — Hirschlaff: Dtsch. Arch. f. klin. Med. Bd. 62. — Hittmair: Über akute Myelose. Dtsch. Arch. f. klin. Med. Bd. 140. — Hochhaus: Fall von akuter myeloischer Leukämie. Münch. med. Wochenschr. Nr. 5, S. 276. 1914. — v. Jagic: Ges. f. inn. Med. in Wien. Wien. med. Wochenschr. S. 702. 1910. — Jedlicka: Zur Pathogenese akuter Leukämien (Myeloblastenleukämie). Tschechisch. Ref. Fol. haematol. Bd. 22. S. 299. — Jochmann und Blühdorn: Über akute Myeloblastenleukämie. Fol. haematol., Orig. Bd. 12, H. 2. — Ishikawa: Über die Auerkörper bei einem Falle von akuter Myeloblastenleukämie. Ref. Fol. haematol. Bd. 20. S. 117. — Kahn: Zur Kenntnis der akuten myeloischen Leukämie. Frankfurt. Zeitschr. f. Pathol. Bd. 9. — Karsner: Splenomedullary leukemia in childhood. Pennsylv. med. Bull. 11. Jan. 1910. — Kerschensteiner: Zur Leukämiefrage. Münch. med. Wochenschr. Nr. 21. 1905. — Klein: Über die großen einkernigen Leukozyten des Leukämieblutes. Fol. haematol., Orig. Bd. 10. — Klein: Die Myelogonie. Berlin: Julius Springer 1914. — Klinger: Ein Beitrag zur Infektion mit Pyozyaneusbazillen. Charité-Ann. 1911. — Mason Knox: A case of acute myelogenous leukemia in an infant. Americ. Journ. of dis. of childr. 1916. — Koller: Ein Fall von Schwellung und myeloider Umwandlung von Lymphdrüsen im Stauungsgebiete einer thrombierten Vene. Wien. klin. Wochenschr. Nr. 20. 1910. — Koroleff: Kasuistischer Beitrag zur Lehre von der akuten myeloiden Leukämie. Zit. nach Fol. haematol., Orig. Bd. 10. 2, S. 16. — Kwasniewski: Ein Beitrag zur Klinik und Histogenese der akuten Myeloblastenleukämie. Dtsch. Arch. f. klin. Med. Bd. 145. — Laederich, Debre et Gastinel: Étude d'un cas de leucémie aiguë. Arch. des malad. du coeur, des vaisseaux et du sang. 1912. — Laignel-Lavastine et Pruvost: Un cas de leucémie embryonaire subaiguë. Journ. de méd de Paris. Nr. 1. 1914. — Lámpe: Beitrag zur Kenntnis der akuten Leukämien. Dtsch. Arch. f. klin. Med. Bd. 120. — Lasch: Akute Myeloblastenleukämie. Ref. Wien. klin. Wochenschr. 1923. Nr. 44. — Lazarus und Fleischmann: Ein Fall von akuter myeloider Leukämie.

Dtsch. med. Wochenschr. Nr. 30. 1905. — Lenk: Akute Leukämie und Diabetes insipidus bei Status thymico-hypoplasticus. Wien. klin. Wochenschr. Nr. 31. 1911. — Lennox and Means: Metabolism in akute leucemia during röntgen ray treatment. Arch. intern. Med. 1923. S. 705. — Lommel: Ref. Berl. klin. Wochenschr. 1917. S. 835. — Longcope and Donhauser: A study of the proteolytic ferments of the large lymphocytes in a case of acute leukemia. Proc. of the pathol. soc. of Philadelphia. 1908; Journ. of. exp. med. 1908. — Löwenstein: Zur Kenntnis der Leukämie im Kindesalter. Inaug.-Diss. Berlin 1913. — Lüdke: Über die experimentelle Erzeugung leukämieähnlicher Blutbilder. Dtsch. Arch. f. klin. Med. Bd. 100. — Mager und Sternberg: Zur Kenntnis der akuten myeloiden Leukämie. Wien. klin. Wochenschr. Nr. 49. 1905. — Magnus-Alsleben: Über einen Fall von Leukanämie. Zeitschr. f. klin. Med. Bd. 71. — Marchand: Über akute Myeloblastenleukämie. Münch. med. Wochenschr. Nr. 17. 1911. — Marchet et Rieux: Un cas de leucémie aiguë du type myeloide. Arch. des malad. du coeur, des vaisseaux et du sang. Sept. 1913. — Masing: Zur Leukämiefrage. Dtsch. Arch. f. klin. Med. Bd. 94. — E. Meyer und Heinecke: Die Blutbildung bei schweren Leukämien und Anämien. Dtsch. Arch. f. klin. Med. Bd. 88. — O. Meyer: Zwei Fälle von akuter Myeloblastenleukämie, zugleich ein Beitrag zur Frage der sog. Leukanämie. Frankfurt. Zeitschr. f. Pathol. Bd. 15. — Milligan: A case of acute lymphadenia. Manch. pathol. soc. 10. März 1899. — Mönckeberg: Akute Myelämie mit Streptokokkennachweis im Blute. Verhandl. d. dtsch. pathol. Ges. 1913. — Ed. Müller: Vier bemerkenswerte Fälle von myeloider Leukämie. Münch. med. Wochenschr. Nr. 13. 1911. — v. Müllern und Großmann: Beiträge zur Kenntnis der Primärerkrankungen der hämatopoetischen Organe. Beitr. z. pathol. Anat. u. z. allg. Pathol. Bd. 52. — Ottenberg: Observations on acute leukemia with special reference to Auers bodies. Americ. journ. of the med. sciences. 1909. — Paltauf: Leukosarkomatose und Myeloblastenleukämie. Wien. klin. Wochenschr. Nr. 1. 1912. — Pank: Beitrag zur Lehre von der akuten myeloiden Leukämie. Inaug.-Diss. Göttingen 1911. — Panton et Tidy: Myeloid leukemia — chronic and acute. Lancet. 18. Mai 1912. — Pappenheim: Zur Differentialdiagnose der akuten lymphoidzelligen Leukämien. Med. Klinik. Nr. 42. 1910. — Pappenheim: Über eigenartige Zelleinschlüsse bei Leukämie. Ref. Berl. klin. Wochenschr. S. 60. 1908. — Pappenheim: Zwei Fälle akuter großzelliger Leukämie. Fol. haematol., Orig. Bd. 4, S. 301. 1907. — Pappenheim und Hirschfeld: Über akute myeloide und lymphadenoide makrolymphozytäre Leukämie an der Hand von zwei verschiedenen Fällen. Fol. haematol., Orig. Bd. 5, S. 347. 1908. — Peters: Ein Beitrag zur Leukämiefrage. Münch. med. Wochenschr. Nr. 29. 1909. — Pirchan: Atypischer Fall von akuter Leukämie (Monozytenleukämie). Tschechisch. Ref. Fol. haematol. Bd. 22. S. 299. — Plehn: Zwei Fälle von Leukämie (Fall II). Dtsch. med. Wochenschr. 1906. Ver.-Beil. S. 76. — Port: Beitrag zur akuten myeloiden Leukämie. Dtsch. Arch. f. klin. Med. Bd. 96. — Reichmann: Über einen Fall von akuter atypischer myeloider Leukämie ohne Beteiligung des Knochenmarks. Münch. med. Wochenschr. S. 2002. 1910. — Reitano: Hämohistioblasten und ihre Abkömmlinge bei Monozytenleukämie. Haematologica. 1922. H. 6. — Reschad und Schilling: Die Monozytenleukämie. Münch. med. Wochenschr. 1913. Nr. 36. — Richter: The Presence of Auerbodies in leukemic tissues. Arch. of intern. 1923. Nr. 5. — Rieux, Savy et Courjon: Un cas de leucémie aiguë du type myéloide. Arch. des malad. du coeur, des vaisseaux et du sang. Juli 1910. — Rivet: Sur deux cas de leucémie aiguë. Gaz. des hôp. civ. et milit. 28. Nov. 1905. — Rousseau-Delille et Rivet: Un cas de leucémie aiguë. Progr. méd. Nr. 27. 1912. — Sabrazes: Sur la leucémie myeloide à marche rapide. Gaz. hebdom. de Bordeaux. Nr. 36 u. 37. 1904. — Sacconaghi: Fol. haematol., Orig. Bd. 2. — Sappington: Acute myeloblastic leukemia in its relation to primary anemia. Americ. Journ. of the med. sciences. August 1916. — Savy et Courjon: Un cas de leucémie aiguë du type myeloide. Arch. des malad. du coeur, des vaisseaux et du sang. Juli 1910. — R. Schmidt: Zwei Fälle von akuter großzelliger Leukämie mit positiver Oxydasereaktion. Mitt. d. Ges. f. inn. Med. u. Kinderheilk. S. 91. 1909. — Schnitter: Über leukämische und pseudoleukämische Hautveränderungen. Inaug.-Diss. Freiburg 1906. — Schultze: Zur Differentialdiagnose der Leukämie. Münch. med. Wochenschr. S. 167. 1909. — Schultze: Ein Beitrag zur Kenntnis der akuten Leukämie. Beitr. z. pathol. Anat. u. z. allg. Pathol. Bd. 39 u. 45. — Scott: On change of type in leukemia and its significance. Lancet. 1907. — Spitz: Zur Kenntnis der leukämischen Erkrankungen des Zentralnervensystems. Dtsch. Zeitschr. f. Nervenheilk. 1901. — Steffler: Über Myeloblastenleukämien und das Vorkommen von Myeloblasten bei gewöhnlichen Myelämien. Dtsch. Arch. f. klin. Med. Bd. 106. — Sternberg: Über akute myeloische Leukämie. Wien. klin. Wochenschr. Nr. 47. 1911; Vers. dtsch. Naturforsch. 1911. Pathol. Sektion. — Sternberg: Über sogenannte akute myeloide Leukämie. Wien. klin. Wochenschr. Nr. 14, S. 559. 1913. — Sternberg: Ein Fall von Myeloblasten-Pseudoleukämie. Verhandl. d. dtsch. pathol. Ges. 1912. — Stewart and Campbell: Montreal med. Journ. 1902. — Stone and Fay: Acute myelogenous leukemia.

Med. Rec. 28. Nov. 1914. — Strauch: Acute leucemia. Med. Record. 24. 10. 1914. — Stursberg: Zur Differentialdiagnose zwischen akuter Leukämie und Sepsis mit besonderer Berücksichtigung der „Sepsis bei Verkümmerung des Granulozytensystems". Med. Klinik. Nr. 13. 1912. — Teeter: Journ. of the Americ. med. assoc. Nr. 7. 1907. — Thomas: Zur Lehre von der großlymphozytären Leukämie. Zeitschr. f. klin. Med. Bd. 73. — Thompson and Ewing: Med. Rec. 1898. — Tillgreen: Akute Myelosis mit Hautinfiltrationen. Ref. Fol. haematol. Bd. 19. S. 138. — Treadgold: Myeloid leukemia in a child with blood picture of socalled megaloblastic degeneration. Lancet. 11. Jan. 1913. — Verderame: Virchows Arch. f. pathol. Anat. u. Physiol. Bd. 200. — Veszpremi: Beiträge zur sog. akuten Leukämie. Virchows Arch. f. pathol. Anat. u. Physiol. Bd. 184. — Voswinkel und Dunzell: Akute Leukämie mit Infektion von Bacterium paratyphi B. Dtsch. Arch. f. klin. Med. Bd. 100. — Ward: A peculiar case of acute leukemia. Clin. Journ. August. — Parkes Weber: Acute leukemia 1919 and so-called mediastinal leukosarcomatosis. Quart. Journ. of med. 1919. — Wechselmann und Hirschfeld: Über einen Fall von akuter myeloider makrolymphozytärer Leukämie mit eigentümlichen Zelleinschlüssen. Zeitschr. f. klin. Med. Bd. 66. — Wiechmann: Miliartuberkulose und sekundäre Myeloblastose. Med. Klinik. 1922. Nr. 34. — Wipham: Myeloide Leukämie bei einem 18monatlichen Kinde. Proc. of the roy. soc. of med. 1910. — Wynhausen: Dtsch. Arch. f. klin. Med. Bd. 92. — Zeman: Akute myeloische Leukämie. Ref. Fol. haematol. Bd. 21. S. 246. — Ziegler und Jochmann: Dtsch. med. Wochenschr. Nr. 19. 1907. — Zuccola: Ricerche anatomo-patologiche in un caso di leucemia mielogena acuta. La clin. med. ital. Nr. 10. 1907. — Zypkin: Über akute myeloide Leukämie. Ein Fall von grüner Färbung des Knochenmarks. Berl. klin. Wochenschrift S. 2011. 1910.

Literatur über Mikromyeloblastenleukämie.

Chosrojeff: Über Myelosis aleucaemica acuta micromyeloblastica. Fol. haematol., Orig. Bd. 20, H. 1. — Fabian, Naegeli und Schatiloff: Virchows Arch. f. pathol. Anat. u. Physiol. Bd. 190. (Fall 10.) — Fineman: A study of mikrolymphoidocytär leukemia. Arch. of internal med. Febr. 1922. — Glanzmann: Über Lymphogranulomatose, Lymphosarkomatose und ihre Beziehung zur Leukämie. Dtsch. Arch. f. klin. Med. Bd. 118, H. 1. — Isaac und Cobliner: Über mikrolymphozytäre Typen akuter myeloischer Leukämien. Fol. haematol., Orig. Bd. 10. — Kohn: Über einen Fall von akuter Mikromyeloblastenleukämie mit aleukischem Blutbild. Zeitschr. f. klin. Med. Bd. 96. — Krjukow: Über einen Fall von akuter Mikrolymphozytenleukämie. Fol. haematol., Orig. Bd. 15, H. 2. — Lehndorff: Demonstration der mikroskopischen Präparate eines Falles von Mikromyeloblastenleukämie beim Kinde. Mitt. d. Ges. f. inn. Med. u. Kinderheilk., Wien. 25. Jan. 1914. — Lydtin: Ein Fall von sog. Mikromyeloblastenleukämie. Fol. haematol., Orig. Bd. 15, H. 2. — Pappenheim und Hirschfeld: Fol. haematol., Orig. Bd. 5. — Rist und Beclère: Apparition en masse de myeloblastes une granuleux au cours de la leucémie myeloide. Sem. méd. 23. März 1910. — Türk: Über die Beziehungen zwischen myeloidem und lymphoidem Gewebe im Verlauf von Leukämien. 23. Kongr. f. inn. Med. 1906.

b) Die akute aleukämische Myelose.

Im Gegensatz zur chronischen aleukämischen Myelose ist die akute Form dieses Leidens relativ häufiger. Man beobachtet gar nicht selten akute myeloide Leukämien, in deren Verlauf bald eine Vermehrung der Leukozyten besteht, bald normale oder subnormale Werte erreicht werden. Die dauernd aleukämischen Fälle bieten für die Diagnose meist recht große Schwierigkeiten, da der Verlauf im großen und ganzen der einer akuten Infektionskrankheit ist und nennenswerte Tumoren der Lymphknoten und der Milz gänzlich fehlen können. Auch können sicherlich schwere Infektionen der verschiedensten Art ein Blutbild hervorbringen, das dem der akuten aleukämischen Myelose bis zu einem gewissen Grade entspricht. In denjenigen Fällen, wo typische leukämische Symptome vorhanden sind, wie z. B. gangränöse Prozesse im Munde, ist die Diagnose möglich, wo dieselben aber fehlen, oft unmöglich. Selbst die histologische Organuntersuchung kann gelegentlich im Stich lassen. Bei einer ausgesprochenen und kompletten myeloischen Metaplasie aller Blutbildungsorgane wird die Diagnose histologisch leicht zu stellen sein. Wo dieselbe aber nicht sehr hochgradig ist, kann man nur dort mit einiger Bestimmtheit eine leukämische Hyperplasie als Grundlage des ganzen Prozesses annehmen, wo auch andere Organe, wie Nieren und Leber, myeloische Infiltrate enthalten.

Auch eine akute aleukämische Myeloblastenleukämie kommt vor. Diese Fälle sind schwierig gegenüber den aleukämischen Lymphadenosen abzugrenzen. Positive Oxydasereaktion, proteolytische Fermentwirkung der gewaschenen Blutkörperchen beweist eine Myeloblastenwucherung. Ausbleiben dieser Reaktionen spricht nicht unbedingt für eine lymphadenoide Natur des Prozesses. Meist ist die Diagnose mit Hilfe des Nachweises der typischen Kernstruktur der Myeloblasten möglich. Oft wird erst die Sektion und die histologische Untersuchung die Entscheidung fällen.

Gelegentlich kommt es vor, daß eine aleukämische Myelose akuter Art schließlich noch in Leukämie übergeht. Einige Fälle in der Literatur sind dadurch bemerkenswert, daß vorher das Blutbild einer schweren Anämie bestand, so z. B. in dem bekannten Fall von Litten, den dieser Autor als einen Übergang einer perniziösen Anämie in Leukämie auffaßte, ferner in den Fällen von Hirschlaff, Waldstein und Körmöczy, Strauß - Rohnstein. Auf Grund unserer jetzigen Anschauungen müssen wir aber annehmen, daß hier von vornherein eine Leukämie vorgelegen hat, der nur ein latentes anämisches und aleukämisches Stadium vorausging. Ich selbst beobachtete einen ähnlichen Fall, in welchem lange Zeit nur an eine schwere Anämie gedacht wurde, bis ein immer tiefer fressendes Ulkus der Zunge den Verdacht eines akuten leukämischen Prozesses erweckte, der denn auch bald darin seine Bestätigung fand, daß plötzlich eine Überschwemmung des Kreislaufes mit Myeloblasten stattfand.

Auch bei der aleukämischen Myelose sind Fälle denkbar, die dadurch eine Sonderstellung einnehmen, daß der leukämische Prozeß nicht alle Blutbildungsorgane in gleichmäßiger Weise befällt, sondern vorzugsweise lienal oder medullär lokalisiert bleibt. Einen typischen Fall akuter aleukämischer medullärer Myelose haben H. Hirschfeld und Dünner mitgeteilt:

Der 29jährige Schuhmacher Hermann W. wurde am 4. März 1914 ins Krankenhaus aufgenommen. Er gab an, vor 18 Tagen plötzlich unter Fieber, Frösteln und ziehenden Schmerzen in der Brust und im Leib erkrankt zu sein. Er habe einige Tage zu Bett gelegen, dabei verloren sich die Beschwerden, traten dann wieder auf, um dann nochmals für kurze Zeit zu verschwinden. Da keine anhaltende Besserung zu erzielen war, begab er sich ins Krankenhaus. Er klagt besonders über Kopfschmerzen, Stuhlverstopfung und Halsbeschwerden; er hat auch etwas Zahnreißen.

Er will bis vor 4 Jahren immer gesund gewesen sein. Seitdem sei er etwas kränklich und habe ab und zu leichten Husten und wenig Auswurf. Vor 3 Jahren machte er eine Zahnfleischerkrankung durch, die seiner Schilderung nach eine Alveolarpyorrhöe war, und die nach 8 Tagen bei zahnärztlicher Behandlung ausheilte.

Potus und Infektion werden negiert.

Heredität: Vater verunglückt, Mutter an Tuberkulose gestorben. Geschwister gesund.

Der Status ergibt einen hochfiebernden Patienten (39,4° bei 128 Pulsen), der ziemlich apathisch ist und mit müder Stimme spricht. Die Augen sind etwas haloniert. Die Hautfarbe ist ziemlich blaß.

Es bestehen keine Ödeme, keine Exantheme, keine Drüsenschwellungen.

Mundhöhle ergibt bei eingehender Inspektion keine Veränderungen; es besteht keine Alveolarpyorrhöe.

Lungen und Herz ohne Besonderheiten.

Abdomen ist mäßig gewölbt. Leber und Milz ohne Besonderheiten. Es besteht keine Druckempfindlichkeit, kein Ileozökalgurren.

Alle Reflexe sind normal auslösbar.

Im Urin finden sich Spuren von Albumen und ziemlich viele granulierte Zylinder. Diazo ist negativ.

Im Blut sind 4000 Leukozyten.

Wegen Verdachts auf Typhus abdominalis werden alle bakteriologischen und serologischen Untersuchungen angestellt, die negativ ausfallen.

Die Wassermannsche Reaktion ist negativ.

In den nächsten Tagen wird der Kranke noch hinfälliger. Seine Sprache wird zitternd, er hat deutlichen Tremor der Hände und der Füße. Er schläft sehr viel. Er macht klinisch durchaus einen typhösen Eindruck.

Andauernde Kontinua um 39°, die später auf 40° steigt.

16. März. Patient hat seit heute geringe Zahnfleischblutungen. Am linken Oberkiefer befindet sich an der Übergangsstelle von hartem und weichem Gaumen dicht am Alveolarfortsatz eine ovale, mandelkerngroße, blau verfärbte Stelle, die nicht schmerzt. Die Tonsillen sind frei, nicht vergrößert. Geringe Blutung aus einzelnen Zahnfleischtaschen.

Aus dem weiteren schließlich zum Exitus führenden Verlauf sei nur noch der spätere Blutbefund erwähnt, der ergab: Hämoglobin 60%, Erythrozyten 4500000, Leukozyten 400, von denen 11% Neutrophile, 6% Monozyten und 83% Myeloblasten waren. Die Leukozytenzahl schwankt in den folgenden Tagen zwischen 400 und 900, die Erythrozyten sanken bis auf 1 700 000, und es zeigten sich in der Mundhöhle weitere Blutungen und Ulzerationen. Alle Blutkulturen blieben steril.

Vom Sektionsbefund sei hier erwähnt: Auf Abstrichen der Lymphdrüsen fand man teils kleine Lymphozyten, teils größere Elemente, die wegen ihrer Kernstruktur ohne weiteres als Myeloblasten zu bezeichnen waren. Schnitte zeigten, daß Follikel nur hier und da in spärlichen Resten zurückgeblieben waren, die normale Struktur war völlig an den meisten Stellen verwischt. Myelozyten oder kernhaltige Rote waren nicht zu sehen. Milzschnitte ließen erkennen, daß stellenweise die Follikel noch erhalten waren, die meisten waren aber stark atrophiert. Die Pulpa war hyperplastisch und bestand zum größten Teil aus ziemlich voluminösen Zellen mit großem runden, zart strukturiertem Kern. In Abstrichpräparaten dominierten gleichfalls große Zellen von Myeloblastenhabitus. Myelozyten und kernhaltige Rote waren nicht vorhanden.

Abstriche vom Femurmark enthielten vorwiegend sehr große Elemente vom Myeloblastenhabitus, sehr wenig kernhaltige Rote, vereinzelte kleinere lymphozytäre Formen. Auf Schnitten erwies sich das Mark als überaus zellarm. Die zwischen den ausgelaugten Fettmaschen liegenden schmalen Gewebszüge enthielten vorwiegend Myeloblasten, in geringerer Zahl kleine lymphozytäre Zellen.

Abstriche vom Rippenmark enthielten zahllose, meist sehr große Myeloblasten, wenig kleine lymphozytäre Zellen, ganz vereinzelt neutrophile Myelozyten, in etwa normaler Menge Normoblasten. Neutrophile und eosinophile polymorphkernige Zellen wurden in keinem Blutbildungsorgan gefunden. Schnitte durch die entkalkten Rippen zeigten eine starke Myeloblastenwucherung, dazwischen kleine Erythroblastenherde. Plasmazellen waren ganz spärlich vorhanden, Mastzellen gar nicht.

In der Leber sah man in den Kapillaren hier und da Myeloblasten, die nur an wenigen Stellen größere Herde bildeten, in denen vier bis sechs zusammenlagen. Kernhaltige Rote fanden wir in der Leber nicht.

Die übrigen Organe enthielten keine leukämischen Herde.

Schnitte durch das Ulkus am harten Gaumen zeigten, daß sich dasselbe auf dem Boden einer recht umfangreichen submukösen Myeloblasteninfiltration entwickelt hatte. Auch hier konnten keine polymorphkernigen neutrophilen Leukozyten entdeckt werden. Unmittelbar unter dem Epithel und dem Geschwürsgrund waren zahlreiche Mastzellen, aber keine Plasmazellen sichtbar.

Nach diesem Befund kann es keinem Zweifel unterliegen, daß wir es wirklich mit einer akuten Leukämie zu tun haben, und zwar mit einer Myeloblastenleukämie, genauer gesagt „Myeloblastenaleukämie". Die besonders im Rippenmark stark gewucherten großen Zellen müssen auf Grund ihrer zarten leptochromatischen Kernstruktur mit aller Bestimmtheit als Myeloblasten rekognosziert werden, ebenso die ihnen identischen großen Zellen in den anderen Organen. Auch die Follikelatrophie in Lymphknoten und Milz sprach in diesem Sinne.

Auffällig und interessant ist das relative Freibleiben des Markes der langen Röhrenknochen, das vorwiegend aus Fett bestand, dessen spärliche zellige Elemente aber gleichfalls zum größten Teil Myeloblasten waren.

Literatur.

Herz: Zur Kenntnis der akuten Leukämie. Wien. klin. Wochenschr. Nr. 14. 1909. — H. Hirschfeld: Übergang von perniziöser Anämie in Leukämie. Fol. haematol., Orig. Bd. 12, 2, S. 252. — H. Hirschfeld und Dünner: Zur Differentialdiagnose zwischen Sepsis und akuter Leukämie. Berl. klin. Wochenschr. Nr. 1. 1915. — Hurter: Leukanemia. Liverpool med.-chirurg. Journ. Jan. 1907. — v. Jagic und Hemmler: Myeloische

Reaktion ohne Ausschwemmung mit Granulozytenschwund im Blute. Med. Klinik. 1923. Nr. 13. — Kerschensteiner: Zur Leukanämiefrage. Münch. med. Wochenschr. Nr. 21. 1905. — Mager und Sternberg: Zur Kenntnis der akuten myeloiden Leukämie. Wien. klin. Wochenschr. Nr. 49. 1906. — Reid, Calwell and Thompson: Notes on a case of nodular leukemia. Brit. med. Journ. 21. Juni 1913. — Waterhouse: Aleukocythemic leukemia. Bristol med.-chirurg. Journ. March 1913. — Zypkin: Über die akute Pseudoleukämie. Virchows Arch. f. pathol. Anat. u. Physiol. Bd. 209.

Diagnose. Die Diagnose der akuten aleukämischen Prozesse ist vielfach recht schwierig. Bei den akuten Leukämien orientiert gewöhnlich ein Blick in ein mikroskopisches Blutpräparat sofort, während die Erkennung einer aleukämischen akuten Leukämie aus dem Blute eine sehr subtile Untersuchung erfordert. Besonders gegenüber septischen Prozessen und der sog. aplastischen Anämie, die ja häufig auch septischer Natur ist, ist die Differentialdiagnose schwierig. Namentlich trifft das für die Fälle mit Leukopenie zu. Der bloße Nachweis einer relativen Lymphozytose beweist noch nicht die Existenz eines aleukämischen Prozesses, wenn nicht gerade gleichzeitig nennenswerte Schwellungen der Milz und der Lymphknoten vorliegen; denn wir haben sowohl bei der aplastischen Anämie, wie bei vielen septischen Prozessen ohne Anämie eine derartige Reaktion der Leukozyten. Bekanntlich hat Türk von einer Verkümmerung des Granulozytenapparates in solchen Fällen gesprochen. Bei beträchtlichen Schwellungen der Milz und der Lymphknoten spricht ein solcher Blutbefund für eine aleukämische akute Leukämie, bei geringer Ausbildung derselben oder gänzlichem Fehlen aber wird erst die Sektion den Sachverhalt aufklären, indem durch den Nachweis einer Hyperplasie und Infiltration der Organe die leukämische Natur des Prozesses bewiesen wird. Handelt es sich um die myeloblastische Form der aleukämischen akuten Leukämie, so wird die Differentialdiagnose leichter sein, da große Prozentzahlen von Myeloblasten immer auf einen leukämischen Prozeß hinweisen und die Existenz einer Myeloblastenleukozytose noch nicht sichergestellt ist.

Besonders die mit schweren Anämien einhergehenden akuten Aleukämien werden leicht übersehen. Ist man doch nach Feststellung einer schweren Anämie nur zu sehr geneigt, dem Verhalten der Leukozyten geringere Aufmerksamkeit zu schenken. Man soll deshalb gerade bei schweren Anämien, besonders perniziösen, sehr eingehende und genaue Analysen der Leukozytenformel ausführen, um sich nach Möglichkeit vor Fehldiagnosen zu schützen, die, wie nochmals betont sein möge, im allgemeinen natürlich nur in denjenigen Fällen vorkommen werden, wo fühlbare Milz- und Lymphknotenschwellungen fehlen.

Der Einfluß interkurrenter Infektionen bei akuten Leukämien. Während über den Einfluß interkurrenter Infektionen auf das Symptomenbild und den Verlauf der chronischen Leukämien bereits eine ziemlich umfangreiche Erfahrung vorliegt, sind die Beobachtungen über das Verhalten der akuten Leukämien unter der Einwirkung einer akuten sekundären Infektion zur Zeit noch sehr spärlich. In einigen Fällen, die bekannt geworden sind, war eine Veränderung in der Beschaffenheit des Blutes und der Organveränderungen sowie eine Einwirkung auf den Krankheitsverlauf nicht festzustellen.

In zwei sehr genau beobachteten und interessanten Fällen von A. Fraenkel war die Beeinflussung eine ähnliche, wie man sie bei chronischen Leukämien kennen gelernt hat. Dieselben seien hier kurz referiert:

„Im ersten Falle erkrankte der bis dahin völlig gesunde Mann sechs Wochen vor der Aufnahme mit Schmerzen und Anschwellung verschiedener Gelenke. Neben der Blässe fiel bereits bei der ersten Untersuchung die Vergrößerung der zervikalen und axillaren Lymphdrüsen, sowie ein nicht unbeträchtlicher Milztumor auf. Außerdem bestand enorme Schmerzhaftigkeit des Sternums und auch erhebliche Druckempfindlichkeit der Knochenepiphysen. Die Blutuntersuchung ergab eine akute Leukämie mit ausschließlicher Vermehrung der mononukleären weißen Elemente. Nachdem im Verlauf einiger Tage die

Gelenkschwellungen zurückgegangen waren, dafür aber die Empfindlichkeit der Knochen noch zugenommen hatte, entwickelte sich nunmehr unter schnellem Anstieg der bereits in geringem Maße erhöhten Körpertemperatur eine neue Drüsengeschwulst unter dem linken Unterkieferwinkel. Dieselbe vergrößerte sich rapid und ging in Eiterung über. Gleichzeitig bildete sich der leukämische Blutbefund bis auf eine geringgradige Vermehrung der einkernigen weißen Blutkörperchen, welche noch einige Zeit anhielt, innerhalb von 4 Tagen zurück. Die polynukleären Zellen erfuhren in diesem Stadium des Rückganges keine grob nachweisbare Zunahme. Auch die Milz verkleinerte sich so erheblich, daß das vorher den Rippenbogenrand um 4 cm überragende Organ schließlich nicht mehr fühlbar war. Gegen das Lebensende entwickelte sich noch ein rechtsseitiges Empyem. Unter zunehmendem Kollaps ging der Patient zugrunde. Bakteriologisch wurde sowohl im Drüseneiter und im Eiter des Empyems, sowie nach dem Tode in Milz und Knochenmark das Vorhandensein von Staphylokokken nachgewiesen.

Der zweite Fall betraf eine 34jährige Frau, bei welcher sich die akute Leukämie im Anschluß an eine vor 4 Wochen begonnene Influenza entwickelt hatte. Auch diese Patientin bot gleich im Anfang der Beobachtung außer hochgradiger Anämie und vielfachen Drüsenschwellungen einen ziemlich erheblichen Milztumor dar, ferner wiederholtes Nasenbluten und Hämorrhagien im Augenhintergrund. Der Blutbefund war der nämliche wie im vorhergehenden Falle. Nachdem in den ersten vier Tagen des Hospitalaufenthaltes die Temperatur sich nur vorübergehend etwas über 38° C erhoben hatte, begann dieselbe am fünften Tage plötzlich auf 40° zu steigen und erhielt sich unter zunehmender Verschlimmerung sämtlicher Krankheitserscheinungen mit geringfügigen Schwankungen bis zu dem neun Tage später erfolgenden Tode auf dieser Höhe. Mit derselben Schnelligkeit wie in Fall I vollzieht sich auch hier die Rückkehr des Blutbefundes zur Norm. Kurz vor dem Tode war die absolute Menge der Leukozyten bei beiden Patienten beträchtlich unter die Normalzahl herabgesunken. Die Verminderung betraf, wie die Bestimmung des Prozentverhältnisses bei der zweiten Kranken ergab, nicht bloß die mononukleären (Lymphozyten), sondern auch die polynukleären Zellen, nur mit dem Unterschiede, daß eine geringfügige Änderung der relativen Menge zugunsten letzterer eintrat. Hand in Hand hiermit schwollen die Lymphdrüsen und Milz bei der Patientin täglich mehr ab. Der Exitus erfolgte nach sehr schwerem Nasenbluten unter den Symptomen der Herzschwäche. Hier war eine Koliinfektion als Komplikation aufgetreten.

Delacroix beobachtete in einem Fall von akuter lymphatischer Leukämie mit 97% kleinen Lymphozyten unter dem Einfluß eines interkurrenten Erysipels ein Sinken der Leukozytenzahl von 110 000 auf 38 000 und später auf 18 000, während gleichzeitig die relative Zahl der Polynukleären auf 55%, die der Myelozyten auf 9% stieg. Krjukow sah bei einer akuten Mikrolymphoidozytenleukämie während einer Pneumonie Hebung des Allgemeinzustandes, Verschwinden der gangränösen Mundaffektion und Sinken der Leukozytenzahl.

3. Therapie der akuten Leukämien.

Es sind zwar einige Fälle publiziert worden, in denen angeblich eine akute Leukämie geheilt sein soll, doch hat es sich hier wahrscheinlich nur um ein leukämoides Blutbild bei einer akuten Infektion gehandelt. In allen sicheren Fällen ist regelmäßig und meist sehr schnell das Leiden unaufhaltsam weiter geschritten und hat mit dem Tode geendet.

Eine günstige Beeinflussung durch die Röntgentherapie oder durch Arsenbehandlung ist jedenfalls sehr selten. Doch sind diese Behandlungsmethoden nicht kontraindiziert und mögen, da man doch nicht die Hände in den Schoß legen kann, immer wieder versucht werden. Ich selbst sah in einem Fall hochgradiger akuter Myeloblastenleukämie mit ungewöhnlich starkem Milztumor unter Röntgenbehandlung wenigstens für einige Zeit erheblichen Rückgang des Milztumors und der Leukozytenzahl und erfreuliche Besserung des Allgemeinbefindens. Unzweckmäßig sind im allgemeinen subkutane Arseninjektionen, da wegen der fast stets vorhandenen hämorrhagischen Diathese an den Einstichstellen sich ziemlich große und schmerzhafte Hämatome zu bilden pflegen. Man beschränke sich also auf die innerliche Arsendarreichung oder intravenöse Injektionen. Parenterale Proteinkörpertherapie, die neutrophile Leukozytose macht, wäre bei einer Krankheit, bei welcher gerade die Bildung dieser Zellen schwer geschädigt ist, zu versuchen, hat aber bisher noch zu keinem einwandfreien Erfolg geführt. Auch die Anwendung der inneren Antiseptika, wie Kollargol, Trypaflavin, Rivanol usw. käme, besonders bei sekundärer Sepsis, in Frage, ohne daß man darauf besondere Hoffnungen setzen dürfte.

Bei besonderem Hervortreten der Anämie wäre auch an Bluttransfusionen zu denken, die vorübergehend günstig wirken können.

Der Schwerpunkt ist auf die symptomatische Therapie zu legen, die immerhin ein recht großes Feld hat, und die zahlreichen, oft sehr quälenden Beschwerden dieser Kranken nach Möglichkeit zu bekämpfen bestrebt sein muß.

Das Fieber, etwaige Komplikationen von seiten der Atmungsorgane, die Durchfälle, vor allen Dingen aber die verschiedenen Formen kleinerer und größerer Blutungen bei diesen Kranken, sind nach bekannten Prinzipien zu behandeln. Narkotika wird man wohl niemals entbehren können.

Sehr quälend sind die oben ausführlich beschriebenen Symptome von seiten der Mundhöhle, die Stomatitiden, die Periostitiden und die ulzerösen und gangränösen Prozesse. Sehr vorsichtig sei man mit der Extraktion von Zähnen wegen der Gefahr lebensgefährlicher Blutungen und der Möglichkeit komplizierender Ulzerationen und gangränöser Prozesse am Kiefer. Auf Grund eigener Erfahrungen möchte ich empfehlen, bei Ulzerationen in der Mundhöhle, wenn es technisch möglich ist, einen Versuch mit Röntgenstrahlen zu machen, die eventuell das leukämische Infiltrat beseitigen und so die Vorbedingungen für eine Wundheilung schaffen können. Wegen der großen Schmerzhaftigkeit dieser geschwürigen Prozesse kommen natürlich antiphlogistische und anästhesierende Maßnahmen in erster Linie in Frage. Ferner ist, besonders wegen des unerträglichen Fötor eine häufige Spülung und Irrigation mit desinfizierenden und desodorierenden Flüssigkeiten von großer Bedeutung.

Literatur.

Benjamin-Sluka: Zur Leukämie im Kindesalter. Jahrb. f. Kinderheilk. Erg.-Bd. 65. 1917. — Biermann: Beiträge zur Behandlung der Leukämie mit Röntgenstrahlen. Dtsch. med. Wochenschr. 1912. Nr. 1. — Neidhardt: Zur Frage der Therapie der akuten Leukämie. Strahlentherapie. Bd. 16. — Rousseau, Déville et Rivet: Un cas de leucémie aiguë. Progr. méd. 1912. Nr. 40. S. 324. — Strauch: Akute Leukämie. Med. record. 24. 10. 1914. — Thue: Akute Leukämie. Norsk magaz. f. laegevidenskaben. 1913. S. 773.

4. Theorien über die Pathogenese und Ätiologie der Leukämie.

Die Auffassung einer gemeinsamen pathologisch-anatomischen Grundlage aller Leukosen bedeutet keineswegs, daß diese verschiedenen Erkrankungen auch ätiologisch einheitlicher Natur sind und etwa nur als verschiedenartige Reaktionen auf die gleiche Schädlichkeit aufzufassen wären. Natürlich kann es vielleicht so sein. Es ist aber auch denkbar, daß alle diese Erkrankungen sich nur in dem gleichen Gewebe, am Leukoblastenapparat, abspielen, ätiologisch aber in genau der gleichen Weise grundverschieden voneinander sind, wie beispielsweise zahlreiche Ursachen eine Enteritis, eine Dermatitis, eine Meningitis, eine Bronchitis oder eine Pneumonie hervorrufen. Für die bösartigen Geschwülste nimmt man ja auf Grund einwandfreier Beobachtungen klinischer Art und gestützt auf Experimente schon lange eine vielfache Ätiologie an. Eine ähnliche Tendenz bahnt sich, wie es scheint, neuerdings auch in der ätiologischen Betrachtung der Leukämien an, nur fehlen hier noch die einwandfreien empirischen Grundlagen, so daß alle derartigen Theorien vorläufig nur noch Hypothesen sind. So äußert sich über diese Frage O. Lubarsch, einer unserer führenden Pathologen, in folgender Weise in einer neueren Arbeit (Zentralbl. f. allg. Pathol. u. pathol. Anat. Bd. 33): „Ich bin immer mehr zu der Überzeugung gekommen, daß die Leukämien ebenso einen Symptomenkomplex darstellen, den es ätiologisch und pathologisch aufzuklären gilt, wie die perniziösen Anämien, und daß man ebenso, wie man jetzt schon die perniziösen fortschreitenden Anämien in die sekundären und kryptogenetischen Formen einteilen kann, auch bei den Leukämien sekundäre und kryptogenetische Formen unterscheiden sollte.“

Sehr wahrscheinlich ist es, daß man für die Myelosen einerseits und die Lymphadenosen andererseits verschiedene ätiologische Momente annehmen muß, weil es sich ja um die Reaktion zweier durchaus differenter Gewebsarten handelt. Die Annahme, daß die gleiche Noxe, bald das myeloische, bald das lymphatische System zur Wucherung anregt, ist wenig einleuchtend, wenn auch nicht a limine von der Hand zu weisen. Rufen doch, um ein naheliegendes Beispiel anzuführen, die Spirochäten bei einem Menschen eine Paralyse, bei einem anderen eine gummöse Syphilis des Gehirns hervor, bei einem dritten eine Tabes.

Auch die Frage, ob akute und chronische Leukämien durch verschiedene Ursachen bedingt werden, ist keineswegs leicht zu entscheiden. Manche Autoren glauben, daß, ganz wie bei vielen anderen Krankheiten, die gleiche Schädlichkeit bei diesem Individuum eine akute, bei jene eine chronische Leukämie hervorruft und denken, wie z. B. A. Fraenkel, an eine gemeinsame Ätiologie, aber eine verschieden starke Virulenz des Erregers.

a) Pathogenese der chronischen Leukämien.

Die Geschwulsttheorie der Leukämien. Während Virchow und die meisten anderen Autoren als den primären Prozeß bei der Leukämie die Neubildung in den hämatopoetischen Organen annahmen, und auf diese die Vermehrung der weißen Zellen im Blut zurückführten, ein Standpunkt, der im Laufe der Jahre als der richtige erkannt worden ist, versuchte Kottmann (1871) eine andere Anschauung zu begründen. Auf Grund einer Reihe von Fällen, die wir nach unseren heutigen Begriffen aber nicht als genügend untersucht anerkennen können, bei welchen angeblich keine Veränderungen in den blutbildenden Organen gefunden worden waren, nimmt er an, daß die Vermehrung der weißon Blutkörperchen im strömenden Blute das Primäre sei. Kottmann glaubt, daß die Leukämie ein Neoplasma im Blute sei. Die Veränderungen der Blutbildungsorgane sind als Metastasen dieses Bluttumors aufzufassen. Bard hat die Leukämie als ein Karzinom des Blutes bezeichnet und ähnliche Anschauungen hat Bisiadecki ausgesprochen.

Einen ganz ähnlichen Standpunkt hat auch Loewit vertreten, der annahm, daß bei der Leukämie die Umwandlung der ein- in mehrkernigen Leukozyten im Blute beeinträchtigt ist, so daß die so massenhafte Ansammlung der Leukozyten im Blute bei der Leukämie teilweise wenigstens auf diese behinderte Umwandlung zurückgeführt werden kann.

Diese Anschauung über den primären Sitz der Leukämie im Blute und die sekundäre Ablagerung der Leukozyten in den Blutbildungsorganen ist längst widerlegt. Vielmehr ist es mit absoluter Bestimmtheit erwiesen, daß bei der Leukämie primär die hämatopoetischen Organe erkranken, daß diese der Sitz einer stark gegenüber der Norm erhöhten Leukozytenproliferation sind und daß die Blutleukämie sekundärer Natur ist. Das lehrt in unwiderleglicher Weise nicht nur die Histologie der hämatopoetischen Organe, sondern auch die Beobachtung solcher aleukämischen Erkrankungen, die später in Leukämie übergegangen sind.

Über das eigentliche Wesen des anerkanntermaßen primär in den Blutbildungsorganen sich entwickelnden leukämischen Prozesses hat man nun verschiedene Theorien aufgestellt.

Manche Forscher halten die Leukämien für beruhend auf einer echten Geschwulstbildung der hämatopoetischen Organe. In besonders nachdrücklicher Weise hat Ribbert die Geschwulstnatur aller Leukosen verfochten. Er faßt sie als Rundzellengeschwülste zusammen und betont, daß die Elemente der Blutbildungsorgane zweifellos ebensogut imstande seien, Geschwülste zu bilden wie alle anderen zelligen Elemente. Er sieht in der Leukämie und den verwandten Krankheitsbildern nur eine besondere Form der Geschwulstbildung. Er bestreitet die Berechtigung alle diese Affektionen als Hyperplasien aufzufassen. Eine Hyperplasie ist nach seiner Definition eine lebhafte Vermehrung von Zellen, ohne daß die Struktur eines Gewebes dadurch wesentlich geändert wird und ohne daß es seine normalen Grenzen überschreitet. Bei den Rundzellengeschwülsten dagegen bestehen die Neubildungen in völlig gleichmäßiger Weise aus gleichartigen Elementen, höchstens findet man verschiedene Entwicklungsstufen dieser Zellen nebeneinander vor. Dabei geht die normale Struktur vollständig verloren und die normalen Grenzen werden überschritten, indem die Zellen infiltrierend und knotenbildend in die Umgebung hineinwachsen unter Zerstörung der durchsetzten Gewebe. Die Geschwulstbildung kommt dadurch zustande, daß die Zellen selbständig und nur aus sich selbst heraus sich vermehren und ausbreiten, während z. B. bei entzündlichen Tumoren die angrenzenden Elemente des Bindegewebes sich umbilden. Auch die oft diffuse Beteiligung der entsprechenden Zellen des gesamten hämatopoetischen Apparates spricht nicht gegen die Geschwulstnatur des Prozesses. Gibt es doch auch multiple Chondrome, Osteome und Neurofibrome.

Ribbert ist auch ein Gegner der Vorstellung, daß die zahlreichen Manifestationen der Leukämie in den verschiedensten Organen auf autochthone Bildung an Ort und Stelle zurückzuführen sind, sondern hält sie für echte Metastasen. Einen Beweis für die metastatische Natur multipler Herde führt er für das Lymphosarkom auf Grund eigener Beobachtungen und an der Hand von Abbildungen an, den Nachweis nämlich, daß man sowohl makroskopisch wie mikroskopisch sehen kann, wie sich in Lymphknoten verschleppte Lymphosarkomzellen allmählich vergrößern und die normalen Lymphozyten verdrängen. In ähnlicher Weise stellt er sich auch bei den eigentlichen leukämischen Prozessen die Bildung der Herde vor. Nur sind bisher die Anfangsstadien dieser Prozesse noch nicht untersucht worden. Vielleicht findet man im ersten Beginn auch bei diffusen leukämischen und aleukämischen Prozessen einzelne Herde, von denen die Infiltration der ganzen Gewebe ausgeht.

Auch Banti rechnet die lymphatische wie die myeloide Leukämie zu den bösartigen Tumoren. Häufig findet man Infiltrationen der Kapsel und Hineinwuchern in die umgebenden Gewebe. Die Gefäßwandungen, besonders die Venen, sind oft infiltriert und die leukämischen Herde öffnen sich in das Innere der Gefäße. Die kompakte Knochensubstanz kann von dem wuchernden Markgewebe durchwachsen werden. Überhaupt aber ist die Struktur der leukämischen Neubildungen als eine atypische zu bezeichnen. Auch machen die leukämischen Produkte hämatogene Metastasen. Die ganz gleiche Struktur der histologisch sonst gleich gebauten Lymphosarkome spricht schließlich gleichfalls für die Geschwulstnatur der Leukämie. Besonders führt er noch das Chlorom und das multiple Myelom als leukämieähnliche Krankheiten sicher tumoröser Natur an.

Nach Banti ist die lymphatische Leukämie eine lymphadenoide Sarkomatose der Blutbildungsorgane, die myelogene Leukämie eine systematische myeloide Sarkomatose derselben. Die im Blut kreisenden Leukozyten sind neoplastische Zellen, welche durch Einbruch lymphatischen bzw. myeloiden Gewebes in die Gefäße ins Blut gelangen.

Die Auffassung der Leukämien als einer geschwulstartigen Affektion des hämatopoetischen Apparates hat manches Bestechende für sich, besonders wenn man bedenkt, daß einige verwandte später noch zu besprechende Affektionen, die Lymphosarkome, die Myelome, die Chlorome, sich zum Teil ganz wie bösartige Tumoren verhalten. Zwischen diesen und den rein hyperplastischen Leukosen bestehen ja fließende Übergänge.

Indessen sprechen doch sehr viele Bedenken gegen die Annahme der geschwulstartigen Natur der Leukämie. Die Leukämien sind Systemerkrankungen, entstanden durch das meist fast gleichzeitige Befallenwerden des gesamten hämatopoetischen Apparates oder wenigstens großer Abschnitte desselben. Durch Metastasierung erklärt man die Herde in den verschiedensten Organen nicht mehr. Immerhin kann die Möglichkeit nicht ausgeschlossen werden, daß neben der autochthonen lokalen Entstehung auch eine Kolonisation eine gewisse Rolle spielen könnte. Besonders muß erwähnt werden, daß eine den bösartigen Tumoren fast nie fehlende Eigenschaft, die Neigung zum Zerfall und zur Ulzeration den leukämischen Neubildungen fast stets abgeht; nur die leukämischen Tumoren der Schleimhäute, besonders in den akuten Fällen, machen hiervon eine Ausnahme.

Bösartige Tumoren treten fast immer solitär, selten multipel auf. Die erste Geschwulstentwicklung erfolgt vielleicht nur aus einer einzigen Zelle oder aus wenigen Exemplaren. Bei der Leukämie aber finden wir immer eine enorme diffuse Wucherung der Parenchymzellen ganzer Organe, bis jetzt ist wenigstens kein einwandfreier Befund bekannt, der für eine herdweise Neubildung in den Blutbildungsorganen mit Verdrängung benachbarter Zellkomplexe spricht, wie wir das bei echten malignen Tumoren und auch bei den multiplen Myelomen und den Lymphosarkomen finden. Allerdings gibt es auch unter den Geschwülsten solche, die, wie die Neurofibromatose des Nervensystems oder die multiplen Exostosen, die multiplen Lipome, beinahe als Systemerkrankung aufgefaßt werden können.

Der hämatopoetische Apparat bietet infolge seiner universellen Verbreitung und seiner Fähigkeit, überall auf schädliche Reize in gleichartiger Weise zu reagieren, so eigenartige Bedingungen, daß zur Zeit theoretische Erklärungen über die Pathogenese seiner Neubildungen, besonders infolge unserer Unwissenheit bezüglich der Ätiologie, außerordentlich schwierig sind. Zweifellos bestehen enge Beziehungen und gewisse Ähnlichkeiten zwischen Leukämien und malignen Tumoren, doch darf man unserer Ansicht nach die Leukämien höchstens als geschwulstartige Hyperplasien der Blutbildungsorgane bezeichnen.

Die Auffassung der Leukämien als Korrelationsstörungen der Blutbildung. Eine eigenartige Theorie über die Pathogenese der myeloiden Leukämie hat vor einigen Jahren Kurt Ziegler aufgestellt. Er berichtet, daß es ihm in Versuchen an Mäusen, Meerschweinchen und Kaninchen gelungen sei, durch isolierte Bestrahlung der Milz eine Atrophie der Follikel zu erzeugen, in deren Gefolge es dann zum Auftreten unreifer myeloischer Elemente im Blute und Ablagerung derselben in den Pulparäumen und im Gefolge hiervon zu einer myeloiden Umwandlung der Milz gekommen sei. Auch bezeichnet er den Blutbefund bei einigen seiner Tiere als myeloidleukämisch. Auf Grund dieser Beobachtungen glaubt er, daß auch die myeloide Leukämie auf einer primären Schädigung der Follikel in der Milz und sekundären Ablagerung und weiteren Wucherung eingeschwemmter myeloischer Zellen in derselben beruhe. „Die myeloide Leukämie ist demnach der Ausdruck eigenartiger hyperplastischer Vorgänge des myeloiden Gewebes, welche durch eine Störung der normalen Beziehungen zwischen lymphatischem und myeloidem Apparat zuungunsten des ersten ausgelöst werden und zu myeloider Umwandlung und Funktion des

Milzgewebes und zu einer Überschwemmung des Blutes mit myeloiden Zellen führen. Die Störung besteht in dem funktionellen Versagen des Milzgewebes durch Zerstörung seiner lymphatischen Apparate.“

Gruber konnte aber in einer Nachprüfung der Zieglerschen Arbeit zeigen, daß auch die Bestrahlung der Knochen entmilzter Tiere zu ganz ähnlichen Blutveränderungen führt, es kommt zu einer Leukozytose mit Myelozyten. Deswegen darf man aber noch nicht von einem leukämischen Blutbefund sprechen. Ferner wies Gruber mit Recht darauf hin, daß die bei Ziegler oft erwähnten ungranulierten Myelozyten offenbar nichts anderes sind als die großen Mononukleären Ehrlichs.

Weder die Zieglerschen Experimente, noch die Schlußfolgerungen aus diesen auf die Histogenese der myeloiden Leukämie haben überzeugend gewirkt. Man nimmt jetzt allgemein an, daß die Atrophie der Follikel in der Milz kein primärer Vorgang ist, sondern eine sekundäre Folgeerscheinung infolge der myeloiden Hyperplasie der Pulpa. Überhaupt ist sicherlich eine Wucherung myeloiden Gewebes der primäre Vorgang bei dieser Form der Leukämie und der Schwund der lymphatischen Apparate der sekundäre. Inzwischen hat sich auch herausgestellt, daß die Exstirpation der Milz bei der myeloiden Leukämie den Krankheitsprozeß als solchen nicht beeinflußt.

Unverständlich ist es auch, warum die Exstirpation der normalen Milz nicht die gleichen oder wenigstens ähnliche Blutveränderungen hervorruft, wie eine Schädigung der Milz durch Röntgenstrahlen. Die von Ziegler und auch von Gruber beobachtete Myelozytose ist offenbar nur eine Teilerscheinung der auch von anderen Autoren beschriebenen Röntgenisierungsleukozytose.

Naegeli wirft die Frage auf, ob nicht innersekretorische Einflüsse die korrelativen Beziehungen zwischen lymphatischem und myeloischem Apparat regulieren und ob nicht ein Versagen der Tätigkeit dieser hypothetischen Organe bald das eine, bald das andere Gewebe zur Proliferation führe.

Von großem Interesse ist die Tatsache, daß bereits mehrfach bei Radiologen Leukämien beschrieben worden sind, und auch bei einem Chemiker, der mit der fabrikmäßigen Herstellung von Radium längere Zeit beschäftigt war, wurde Leukämie beobachtet. Es scheint sich bald um myeloische, häufiger aber um lymphatische Leukämie gehandelt zu haben. Man könnte auf Grund dieser Beobachtungen mit Ziegler vermuten, daß in solchen Fällen bald das myeloische, bald das lymphatische System durch die Röntgenstrahlen geschädigt sei und gewissermaßen als Reaktion darauf ein chronischer hyperplastischer Reizzustand des nicht geschädigten Anteils des hämatopoetischen Gewebes eingetreten sei.

Die Infektionstheorie der chronischen Leukämien. Die meisten Autoren neigen jetzt zur Annahme einer infektiösen Ätiologie der Leukosen. Die universelle Verbreitung der Neubildungen im Organismus, der Nachweis der autochthonen Entstehung derselben, der gegenüber Metastasierung und Kolonisation, wenn sie überhaupt vorkommt, nur einen bescheidenen Raum einnehmen kann, sind am ungezwungensten mit der Annahme eines im ganzen hämatopoetischen Apparat meist gleichzeitig angreifenden Reizes zu erklären, den man sich am einfachsten als ein infektiöses bzw. infektiös-toxisches Agens vorstellen muß. Derartig generalisierte Gewebsreaktionen sind ja unter der Einwirkung von Mikroorganismen längst bekannt, man braucht ja nur an die Tuberkulose zu denken, die sich ja häufig gerade im hämatopoetischen Apparat lokalisiert. Man kann sich sehr wohl vorstellen, daß es Kleinlebewesen gibt, welche sich im hämatopoetischen System ansiedeln und Gewebsreaktionen vom Typus der Leukosen erzeugen, zumal ja doch gerade die Leukozyten bei Infektionen die am stärksten reagierenden Zellen sind.

Bevor wir auf diese Frage näher eingehen, müssen wir zunächst erwähnen, daß auch wiederholt die Hypothese ausgesprochen worden ist, daß die Leukämie eine postinfektiöse Erkrankung ist, daß Infektionen verschiedener Art ebenso wie sie etwa Nervenentzündungen, Herzmuskelaffektionen, Neuritiden, Anämien als Nachkrankheiten erzeugen, auch eine Schädigung der Blutbildung hervorrufen können, die sich in einer Leukämie äußert.

So hat wohl zuerst Chmelar es ausgesprochen, daß die Leukämie durch vorangegangene Infektionskrankheiten verursacht werde, weil bekanntermaßen gerade diese den hämatopoetischen Apparat in weitgehendem Maße in Mitleidenschaft zu ziehen pflegen. Er konnte in 27 Leukämiefällen 12 mal mit Sicherheit nachweisen, daß die Patienten eine oder mehrere Infektionskrankheiten, allerdings meist vor vielen Jahren, durchgemacht hatten.

Pappenheim ist geneigt, die Annahme eines bestimmten spezifischen Erregers der Leukämie abzulehnen und glaubt, daß die verschiedensten Toxine verschiedener bakterieller und protozoischer Virusarten unter bestimmten dispositionellen Vorbedingungen des hämatopoetischen Apparates Leukämie erzeugen und verursachen können. Er verweist auf die Feststellungen von Reckzeh, daß bei jungen Versuchstieren banale Blutgifte nicht bloße Anämie, sondern auch reaktive Lymphozytombildung im Fettgewebe des Knochenmarkes erzeugen und meint, daß eine infektiöse Schwächung des myeloiden Apparates bei einer nochmaligen zweiten, aber andersartigen Infektion keine bloße infektiöse Reizung desselben hervorzurufen brauche, sondern ihn in leukämische Hyperplasie versetzen könnte. Das gleiche gilt für den lymphatischen Apparat.

v. Hansemann vermutet, daß die Leukämie vielleicht in ähnlicher Weise eine sekundär auftretende Erkrankung sein könnte wie die Gummiknoten bei der Syphilis, also sozusagen die tertiäre Erscheinung einer uns vielleicht schon längst bekannten Krankheit infektiöser Natur darstellt, wobei die Parasiten nicht unmittelbar die Erreger der Wucherung sind, wohl aber den Körper in einen Zustand versetzen, daß aus seinen Zellen leukämische Wucherungen hervorgehen können. Er empfiehlt daher, um nach dieser Richtung hin weiterzukommen, in allen Fällen von Leukämie sehr eingehend nach voraufgegangenen Infektionen zu forschen.

Es ist auch behauptet worden, so besonders von Mosler, der dafür einige Beispiele bringt, daß die Leukämie als Nachkrankheit von Malaria entsteht. Es mag wohl gelegentlich einmal vorkommen, daß ein Mensch, der Malaria gehabt hat, auch Leukämie bekommt; wenn aber hier ein ursächlicher Zusammenhang bestände, müßte die Leukämie in Malariagegenden besonders häufig sein. Schupfer, der in Italien lebt, fand in 18 Fällen von Leukämie nur äußerst selten einen Zusammenhang mit Malaria. Daß früher in Deutschland öfter derartige Beobachtungen mitgeteilt wurden, liegt daran, daß die Malaria hier in vergangenen Zeiten häufiger vorkam.

Neuerdings behauptet Nanta, wie 1864 schon einmal Mosler, daß in der Ätiologie gewisser Leukämieformen die Syphilis eine Rolle spiele und führt hierfür 2 Beispiele an. In dem einen derselben entstand sogar die erste Manifestation der Leukämie, eine starke tumoröse Hyperplasie der Mandeln im unmittelbaren Anschluß an eine syphilitische Angina. Doch lag in beiden Fällen die Syphilis so weit zurück, daß die Annahme eines ursächlichen Zusammenhanges wenig Wahrscheinlichkeit für sich hat. Die Syphilis ist eine so verbreitete Krankheit, daß sie natürlich auch in einem gewissen Prozentsatz von Fällen der Leukämie vorausgegangen sein wird. Auch eine positive Wassermannsche Reaktion bei einer manifesten Leukämie beweist nichts für einen ätiologischen Zusammenhang. Dafür ist die Zahl der Leukämien ohne Lues oder Luesanamnese doch zu groß. Die Angabe einiger Autoren wie Plaut, Fränkel und Much, Heinrich, daß die Wassermannsche Reaktion auch ohne voraufgegangene Lues bei Leukämie positiv sein kann, bedarf noch sehr der Bestätigung. Übrigens kann sich ein Leukämiker syphilitisch infizieren.

Für die Pseudoleukämie spielt die Syphilis nach Selenew eine wichtige ätiologische Rolle. Offenbar sind es aber syphilitische Lymphknotenschwellungen, die der Autor im Sinne hat, nicht echte Lymphadenosen.

Von vielen Autoren wird angenommen, daß es einen spezifischen Erreger der Leukämie geben muß, wenn derselbe auch bisher noch nicht gefunden ist. Vielleicht handelt es sich um ein invisibles Virus.

Mikrobenbefunde bei Leukämien sind schon wiederholt publiziert worden. Aber erstens ist es zweifelhaft, ob in den betreffenden Fällen überhaupt echte Leukämien vorgelegen haben und zweitens sind so mannigfaltige Mikroorganismen beschrieben worden, daß man kaum fehlgeht zu behaupten, daß die Untersuchungen einer modernen Kritik nicht standhalten können und offenbar mit einer unzureichenden Methodik angestellt wurden. Der Vollständigkeit halber seien diese Arbeiten hier kurz angeführt: Klebs beschrieb 1880 Monadinen im Blut Leukämischer, Mannaberg berichtet von protozoenartigen Gebilden bei einer lymphatischen Leukämie. Mac Gillavry fand Mikrokokken in den Leukozyten, Osterwald amoebenartige Gebilde, Minardi Kokken, Roux und Verdelli züchteten Kokken aus dem Blute, Kelsch und Veillard, Fermi und Pawlewsky fanden Bakterien, ebenso Jousset und Baar und Kornitzer. Andere Autoren geben im Gegensatz hierzu an, daß sie niemals Mikroben aus Blut und Organen leukämischer Individuen züchten konnten (Salander und Hoffsten, Ebstein, N. Müller, Eckenbusch und Lautenburg, Litten, Triconi). Ich selbst habe in zahlreichen Fällen aus Blut und Organen Leukämischer weder aerob noch anaerob irgendwelche Mikroorganismen züchten können.

Großes Aufsehen erregten seinerzeit die angeblichen Protozoenbefunde bei Leukämie von Loewit, über die er in einer Monographie ausführlich berichtet hat. Er verwandte zu ihrer Darstellung folgende Methode: Deckglastrockenpräparate werden $1-1^1/_2$ Stunden bei $110-115^0$ auf der Kupferplatte fixiert, auf eine Methylenblaulösung nach Löffler mit der beschickten Seite nach unten gelegt und in einem Uhrschälchen über der Flamme etwa zweimal erhitzt, bis Dampfwolken aufsteigen. Nach 5—10 Minuten langer Abkühlung werden sie mit Wasser abgespült, in $0{,}3^0/_0$ salzsaurem Alkohol differenziert, wieder abgespült, getrocknet und in Balsam eingelegt. In so hergestellten Präparaten des myelämischen Blutes findet man in allen Zellen, am seltensten in den polynukleären, neutrophilen und eosinophilen Leukozyten eigenartige metachromatisch gefärbte Gebilde von bald mehr klumpiger amöbenartiger Gestalt, bald von granula-artiger Form, die Loewit für Parasiten hält. Er beschreibt auch geißeltragende Formen und Sporulation. Er nennt diesen Parasiten „Haemamoeba leukaemiae magna". Bei der Lymphämie beschreibt er eine „Haemamoeba leukaemiae parva". Auch in den Organen von Leukämien fand er diese Gebilde und schließlich will er auch die Leukämie auf Kaninchen übertragen haben.

Nachuntersuchungen dieser Angaben von L. Michaelis und Litten, von Hirschfeld, Bloch und von Türk gelangten aber zu keiner Bestätigung. sondern konnten den Nachweis führen, daß die Loewitschen Parasiten nichts anderes als deformierte Mastzellengranula und verklumpte Bestandteile des Lymphozytenprotoplasmas sind. Die bei Kaninchen beschriebenen Veränderungen haben mit Leukämie nichts zu tun.

Der Vollständigkeit halber sei schließlich noch erwähnt, daß Selenew in einem Fall von Aleukämie, der vielleicht eine aleukämische Lymphadenose war, im Fingerblut ein nicht näher bestimmbares Insekt fand und dasselbe ätiologisch für die Entstehung der Krankheit verantwortlich machen will.

Es hat nicht an Versuchen gefehlt, auf experimentellem Wege leukämische Blutveränderungen hervorzurufen. Weiß man doch seit langem, daß eine Reihe giftiger Substanzen, sowie manche Infektionskrankheiten Blutbilder erzeugen können, die besonders dem Blutbild mancher Fälle von atypischer Leukämie außerordentlich nahe stehen, ja bisweilen gar nicht von ihnen zu unterscheiden sind. Dazu kommt, daß man auch die myeloide Umwandlung der Milz und der lymphatischen Organe bei vielen Vergiftungen und Infektionen antrifft. Man hat daher versucht durch Behandlung von Tieren mit leukozytoseerregenden Substanzen, speziell auch durch bakterielle Infektionen, leukämieartige Veränderungen hervorzurufen. Insbesondere die von vielen Autoren aufgestellte Behauptung, daß Infektionen in der Ätiologie der Leukämie eine Rolle spielen, hat zu solchen Versuchen Veranlassung gegeben.

Lüdke hat bei verschiedenen Versuchstieren Streptokokken- und Staphylokokkeninfektionen gesetzt, ohne aber leukämieähnliche Blutbilder zu erhalten. Er hat auch bakterielle Infektionen mit Behandlung durch Blutgifte kombiniert und auf diese Weise in einigen Fällen insofern leukämieähnliche Blutbilder erzielt, als er zahlreiche kernhaltige rote Elemente und beträchtliche Myelozytenmengen im strömenden Blute bei stark erhöhter Gesamtleukozytenzahl erscheinen sah. Doch gingen diese Blutveränderungen alsbald wieder zurück, wenn die Tiere am Leben blieben. Trotzdem ist er geneigt aus dem Ergebnis dieser Experimente Rückschlüsse auf die Ätiologie der Leukämien zu ziehen, und er glaubt, daß toxisch-bakterielle Reize als ursächliches Moment für das Entstehen der Leukämie in Frage kommen, daß dagegen die Annahme einer spezifischen Ätiologie wenig Wahrscheinlichkeit für sich hat.

Bei Hühnern, die allerdings auf Schädlichkeiten mit ihrem Blutbildungsapparat ganz anders reagieren als Säugetiere, hat Kasarinoff durch Behandlung mit verschiedenen Substanzen, in besonders deutlicher Weise mit Saponin-Rizinmischungen, Blutbilder erzeugen können, die denen der Hühnerleukämie außerordentlich ähnlich sind. Aber alle diese experimentell erzeugten leukämoiden Blutbilder unterscheiden sich von echten leukämischen Veränderungen dadurch, daß sie reparabel sind. Eine dauernde Schädigung des hämatopoetischen Apparates auf experimentellem Wege im Sinne einer echten leukämischen Wucherung konnte man bisher noch nicht hervorbringen.

Unsere Unwissenheit über die Ätiologie der Leukämie nötigt uns dazu, alle diejenigen Befunde zu notieren und zunächst als schätzbares Material zu sammeln, welche geeignet sind, vielleicht einmal zur Klärung des Rätsels dieser Krankheit zu dienen. Es seien daher hier alle diejenigen Angaben aus der Literatur und eigene Erfahrungen zusammengestellt, die nach dieser Richtung hin wertvoll und bemerkenswert erscheinen, und über lokal gehäuftes bzw. familiäres Auftreten der Leukämie, seien es akute oder chronische Fälle, berichten.

Über familiäres Auftreten der Leukämie liegen in der älteren Literatur Berichte von Cameron sowie von Greene vor. Cameron beschreibt einen Fall von myeloider Leukämie bei einer Schwangeren, welche ein nicht leukämisches Kind zur Welt brachte. Die Großmutter und ein Bruder dieser Kranken sollen gleichfalls an Symptomen gelitten haben, die auf Leukämie hindeuteten, und von den 6 Kindern der Patientin sollen 2 an Leukämie gestorben sein, während von einem noch lebenden angegeben wird, daß es auf Leukämie verdächtig wäre. Brauchbare Beschreibungen des Blutbefundes und der sonstigen Symptome dieser Fälle werden aber von Cameron nicht gebracht.

Noch unwahrscheinlicher ist eine Beobachtung von Greene, der bei zwei schwangeren Schwestern eine lienale Leukämie beobachtete und berichtet, daß eine dritte Schwester früher an Leukämie gestorben sein soll. Es liegt sehr nahe, daran zu denken, daß in allen diesen Fällen eine familiäre Splenomegalie nicht leukämischer Natur vorgelegen hat.

Über familiäres Auftreten von Leukämie berichtet auch Brandenberg. Es handelte sich um zwei Geschwister männlichen Geschlechts, die bald nach der Geburt mit einer hämorrhagischen Diathese, das eine auch mit einem Milztumor, erkrankten und starben. Die anatomische Diagnose der Universitätsfrauenklinik in Zürich lautete in dem einen Fall „Leukämie", in dem anderen „leukämischer Habitus". Eine ausführliche Publikation wird in Aussicht gestellt (1909!). Der in der kurzen Publikation angegebene Befund gestattet nicht, die Diagnose Leukämie mit Sicherheit zu stellen.

Einwandfrei dagegen ist eine Beobachtung von Barrenscheen über familiäres Auftreten akuter Leukämie. Eine 38jährige Arbeiterin kam mit dem typischen Symptomenkomplex der akuten myeloiden Leukämie auf die v. Noordensche Klinik und starb. Kurze Zeit nach ihrem Tode wurde ein Bruder von ihr mit einer ausgesprochenen lymphatischen Leukämie eingeliefert. Etwa ein Jahr vorher soll eine Cousine der beiden Patienten an „Vereiterung des Blutes" gestorben sein. Ein anderer Bruder wie eine Schwester zeigten Erscheinungen von Status lymphaticus. Barrenscheen glaubt, daß das konstitutionelle Moment in der Pathogenese der akuten Leukämie berücksichtigt werden müsse. Er stützt sich besonders auf Paltauf, der auf einen möglichen Zusammenhang der lymphatischen Leukämie mit dem Status thymico-lymphaticus hinwies, sowie auf v. Neußer, Herz und Bartel, welche auf das häufige Zusammentreffen von Status lymphaticus und Leukämie aufmerksam gemacht haben.

Auch ich selbst bin in der Lage, über eine sehr bemerkenswerte Beobachtung von familiärem Auftreten von Leukämie berichten zu können. Der auf S. 254 beschriebene und abgebildete Patient, ein 67jähriger Mann, ist schon seit mehreren Jahren wegen einer aleukämischen Lymphadenose der Haut in meiner Behandlung. Sein 70jähriger Bruder, mit dem zusammen er geschäftlich tätig ist, erkrankte etwa $2^1/_2$ Jahre nach dem erwähnten jüngeren Bruder an einer typischen lymphatischen Leukämie und ging an dieser Krankheit zugrunde. Ferner beobachte ich zur Zeit einen 63jährigen Mann mit chronischer lymphatischer Leukämie, der angibt, daß eine ältere Schwester von ihm im Alter von etwa 70 Jahren an Leukämie (welche Form, war nicht zu eruieren) gestorben sei. Ob in diesem und ähnlichen Fällen eine direkte Infektion von Fall zu Fall oder eine gemeinsame Infektion infolge einer exogenen Schädlichkeit lokaler Natur vorliegt, oder ob derartige Vorkommnisse darauf hinweisen, daß wir in der leukämischen Erkrankung nur eine bisweilen familiär auftretende besondere Reaktionsform auf eine Schädlichkeit nicht spezifischer Natur zu sehen haben, kann auf Grund dieses spärlichen Materials nicht entschieden werden.

Schließlich sei hier noch die bekannte von Arnsperger beobachtete Leukämie-Endemie im Enztal bei Pforzheim erwähnt, sowie die Angabe Nantas, daß er im Verlauf von 18 Monaten in der Gegend von Toulouse 18 Fälle von Leukämie gesehen habe.

Eine ganze Reihe von Autoren, zuerst wohl Mosler, dann Bollinger und Moslers Schüler Nette, haben versucht, die Leukämie auf Tiere zu übertragen, indem sie Blut oder Organstückchen verimpften. Da alle diese Bemühungen negativ ausgefallen sind, erübrigt es sich dieselben hier einzeln aufzuführen. Auch Übertragungsversuche auf Affen sind wiederholt vorgenommen worden. In neuerer Zeit hat v. Seht unter Leitung von Eduard Müller Material von menschlicher myeloider Leukämie auf Affen (Makaken) verimpft. Es wurde den Tieren Blut einer myeloischen Leukämie intraperitoneal, subkutan und intravenös injiziert, ohne daß die Affen erkrankten.

Sehr viel Übertragungsversuche von menschlicher Leukämie auf Tiere hat Lüdke angestellt. Er injizierte Hunden und Affen subkutan und intravenös Blut von myeloider Leukämie des Menschen, ohne daß in einem Falle die Übertragung gelungen wäre. Er spricht die Vermutung aus, daß solche Experimente bei anthropoiden Affen vielleicht erfolgreicher ausfallen könnten.

H. Hirschfeld und M. Jacoby haben wiederholt Makaken Blut wie Organe eben verstorbener Leukämiker intravenös injiziert, ohne daß es ihnen jemals gelang die Krankheit zu übertragen.

Endlich hat H. Hirschfeld einem jungen Schimpansen wiederholt Blut myeloischer und lymphatischer Leukämie, sowie die Emulsion einer frisch exstirpierten Drüse einer chronischen lymphatischen Leukämie intravenös und einmal intraglandulär (Leistendrüsen) injiziert, ohne eine Übertragung der Krankheit zu erzielen.

Schupfer hat Kaninchen, Meerschweinchen und Fledermäusen leukämisches Blut injiziert. Bei Kaninchen trat nach diesen Eingriffen eine Leukozytose auf. Er hat ferner 4 Karzinomkranken leukämisches Blut vom Menschen intravenös injiziert. 3 Krebskranke erhielten Blut von myeloischer Leukämie, von denen einer einen Monat, ein zweiter $4^1/_2$ Monate und ein dritter $10^1/_2$ Monate nach der Injektion starb, die letzten beiden also lange genug lebten, um erkranken zu können, falls die Inkubationszeit eine ungewöhnlich lange wäre. Ein vierter Patient bekam Blut einer akuten Lymphozytenleukämie. Keiner dieser geimpften Patienten erkrankte an Leukämie.

Mazetti und Robinato haben Blut, sowie Fragmente von Milz und Knochenmark von 3 Fällen von Leukämie Kaninchen teils intravenös, teils intraperitoneal injiziert. Die Tiere bekamen eine Leukozytose mit Zunahme der Mastzellen und dem Auftreten einzelner Myelozyten, aber keine ausgesprochen leukämischen Veränderungen.

Sellards und Baetjer glauben bei Affen eine abortive Leukämie hervorgerufen zu haben, indem sie erst bei 2 Generationen von Katzen und von da auf Affen Übertragungen machten. Ihre Beschreibungen wirken aber nicht überzeugend.

Wir müssen also, wenn wir einen Rückblick auf alle hier zusammengestellten Beobachtungen und Experimente werfen, resigniert bekennen, daß wir über die Ätiologie der chronischen Leukämien nichts wissen. Leider steht es in dieser Beziehung mit der akuten Leukämie nicht viel anders.

b) Pathogenese und Ätiologie der akuten Leukämien.

Die akute Leukämie wurde schon von jeher als eine Infektionskrankheit aufgefaßt, da sie durch den meist plötzlichen Beginn, den schnellen fieberhaften Verlauf und den ganzen übrigen klinischen Symptomenkomplex in hohem Maße an diese Krankheitsgruppe erinnert. Als Eingangspforte wurden meist die ulzerösen Manifestationen der Mundhöhle angesehen, die aber in Wahrheit erst Symptome des bereits bestehenden Leidens sind, wie besonders die histologischen Untersuchungen derselben gezeigt haben.

Einige Autoren vertreten die Ansicht, z. B. A. Fraenkel, Naegeli u. a., daß die akuten Leukämien durch dieselbe Noxe hervorgerufen würden, wie die chronischen Formen, und daß nur eine verschiedene Virulenz des Erregers den bald akuten, bald chronischen Verlauf bedinge. So betont z. B. Naegeli, daß man die akute lymphatische Leukämie durch kein einziges durchgreifendes Merkmal von der chronischen Form unterscheiden könne und daß sie rein als eine klinische Variante derselben zu betrachten sei. In ähnlicher Weise faßt er die akute Myelose auf. Eine andere Reihe von Forschern glauben, daß ein spezifischer, bisher noch nicht aufgefundener Erreger für die akuten Leukämien anzunehmen sei, der aber anderer Natur wäre, als der der chronischen Leukämie. Wirklich beschrieben hat nur Loewit einen solchen Parasiten, der aber ebensowenig Anerkennung gefunden hat, wie die Loewitschen Parasiten der chronischen Leukämie.

Eine dritte Gruppe von Autoren endlich glaubt, daß Infektionen verschiedenster Art, speziell septische Infektionen, das Blutbild und die Organveränderungen der akuten Leukämie hervorrufen oder aber den Boden für ihre Entstehung vorbereiten können. Diese Anschauung hat wohl zuerst Holst (1904) geäußert.

Zugunsten dieser Anschauung scheinen zunächst die zahlreichen Angaben in der Literatur über bakterielle Befunde bei den akuten Leukämien im Blute zu sprechen. So wurden teils Staphylokokken, teils Streptokokken von A. Fraenkel, Erb, Eppenstein, Millard und Girode, Holst, Jochmann und Ziegler, Lüdke, Barrenscheen, Sternberg nachgewiesen. Vorwinkel und Dünzelt fanden bei einer akuten Leukämie Paratyphusbazillen im Blute, A. Fränkel Kolibazillen, Coley und Ewing, sowie H. Hirschfeld in je einem Falle enorme Mengen von Tuberkelbazillen in den Lymphknoten, und Coley und Ewing sprechen direkt von tuberkulöser akuter Leukämie.

Diese bakteriellen Befunde wurden nun aber sehr verschieden gedeutet. Einige Autoren glauben, daß die nachgewiesenen Mikroben die akute Leukämie hervorgerufen hätten, andere denken nur an eine zufällige Sekundärinfektion.

Eine solche Sekundärinfektion hat Erb jun. in dem von ihm beschriebenen Falle angenommen, während Eppenstein, sowie Jochmann und Ziegler und ferner Herz auf Grund ihrer Beobachtungen, wenn auch mit Reserve, die Anschauung vertreten, daß die gefundenen Bakterien die Basis für die Entwicklung der akuten Leukämie abgegeben haben. So meinen Ziegler und Jochmann, daß sich bei ihrem einen 15jährigen Knaben betreffenden Falle zunächst im Anschluß an eine Angina eine Staphylokokkeninfektion entwickelt habe und daß erst 14 Tage nach Beginn dieser Erkrankung das leukämische Blutbild zustande gekommen sei. Indessen fällt doch bei der Durchsicht der Krankengeschichte auf, daß schon bei Beginn der Beobachtung, 7 Tage nach dem Einsetzen der ersten Krankheitserscheinungen, die Gesichtsfarbe eine sehr blasse war und daß drei Tage später bereits 45 000 Leukozyten vorhanden waren, deren morphologische Kennzeichen nicht näher beschrieben werden, offenbar also nicht untersucht worden sind. Die erste genaue Blutuntersuchung hat vielmehr erst 15 Tage nach Einsetzen der Erkrankung stattgefunden und ein leukämisches Blutbild ergeben. Man kann bei dieser Sachlage nicht den Verdacht unterdrücken, daß das Blut schon früher leukämisch gewesen ist. Tatsächlich drücken sich auch die Autoren über den ätiologischen Zusammenhang sehr vorsichtig aus, indem sie sagen, daß für viele Fälle zwischen bakterieller Infektion und der Entstehung akuter, wahrscheinlich auch chronischer Leukämien eine gewisse Beziehung besteht. Herz geht also entschieden zu weit, wenn er meint, daß Ziegler und Jochmann wohl zuerst einwandfrei den Beweis erbracht hätten, daß sich eine akute Leukämie im Anschluß an eine Sepsis entwickeln könnte. Herz beschreibt einen Fall von akuter Leukämie bei einem Manne, der eine Phlegmone am linken Daumen hatte, welche 12 Tage lang bestand und dann erst so starke Beschwerden machte, daß er ins Krankenhaus aufgenommen werden mußte, wo er nach 3 Tagen starb. Er sieht das Krankheitsbild als eine Sepsis an, die unter dem Bild der akuten myeloiden Leukämie verlaufen ist. Aber auch hier ist der Zusammenhang zwischen beiden Erkrankungen durchaus nicht erwiesen, der Einwand, daß es sich um eine zufällige Kombination handelt, läßt sich nicht widerlegen. Weniger beweiskräftig noch ist ein anderer Fall von Herz, den er als Sepsis mit schwerer Anämie und hochgradiger Leukopenie auffaßt und den er ätiologisch auf eine Periostitis eines Molarzahnes zurückführt. Bei einem 44jährigen, in somnolentem Zustande aufgenommenen, bis vor wenigen Tagen noch gesunden Manne wurde Fieber, leichte Milz- und Lebervergrößerung, sowie leichter Ikterus festgestellt. Der Hämoglobingehalt betrug 20%, die Erythrozytenzahl 850 000, die Leukozytenzahl 880. Letztere bestanden fast nur aus kleinen Lymphozyten und einzelnen großen mononukleären Zellen. Bei der Obduktion wurde eine gangränöse Periostitis am linken oberen Molaren mit Nekrose der entsprechenden Zahnalveole und ein diphtherisches Geschwür im Larynx festgestellt. Es kann sich hier sehr gut um eine ehte akute Leukämie gehandelt haben, bei der derartige Affektionen der Mundhöhle etwas ganz Gewöhnliches sind. Der Beweis für das primäre Vorhandensein der Periostitis und des Larynxgeschwürs ist nicht erbracht. Vielleicht lag hier aber überhaupt keine Leukämie, sondern eine auf Sepsis zurückzuführende Verkümmerung des Granulozytenapparates vor, wie sie Türk zuerst beschrieben hat.

Holst hat bei drei akuten Leukämien sub finem vitae eine allgemeine Streptokokkeninfektion nachgewiesen und glaubt, daß wenigstens bei der einen derselben die Infektion das Primäre gewesen ist, und die leukämischen Blutveränderungen hervorgerufen hat. Er diskutiert die Frage, ob nicht vielleicht viele unserer Infektionskrankheiten imstande wären, Veränderungen des Blutes und des Knochenmarkes hervorzurufen, die den bei der akuten Leukämie sich vorfindenden identisch sind, so daß die Leukämie in pathogenetischer Hinsicht keine einheitliche Entität wäre, sondern von verschiedenen Erkrankungen im Knochenmark hervorgerufen werden könnte.

Besonders ist Sternberg dafür eingetreten. in der akuten myeloischen Leukämie eine eigenartige Reaktion des hämatopoetischen Apparates auf eine Allgemeininfektion zu sehen. Die akute myeloische Leukämie stellt nach ihm kein besonderes Krankheitsbild dar, sondern ist eine Allgemeininfektion mit starker Mitbeteiligung der blutbereitenden Organe. Er glaubt nicht an einen spezifischen Erreger, sondern glaubt, daß verschiedene Mikroorganismen diesen klinischen Symptomenkomplex auslösen können. Er geht sogar so weit, es für nicht berechtigt zu halten, von einer akuten myeloischen Leukämie als einem besonderen Krankheitsbild zu sprechen und ist der Ansicht, daß der Begriff der akuten myeloischen Leukämie höchstwahrscheinlich fallen zu lassen ist. Er stützt seine Theorie auf klinische Beobachtungen und Tierversuche. In zwei Fällen von Scharlach, deren einem Varizellen, deren anderem eine schwere Angina und eitrige Otitis sowie gleichfalls Varizellen folgten, entstand das Krankheitsbild der akuten myeloischen Leukämie und es gelang aus den Organen des einen dieser Fälle Streptokokken zu züchten. Mit diesen geimpfte Kaninchen zeigten eine ganz ähnliche Reaktion der Blutbildungsorgane, wie die akute myeloische Leukämie. Auch aus den Organen eines zweiten nicht im Anschluß an eine andere Infektion entstandenen Falles akuter myeloischer Leukämie wurden Streptokokken gezüchtet, mit denen Tierversuche die gleichen Resultate ergaben wie in dem anderen Fall. Man muß aber gegen die Schlußfolgerungen Sternbergs einwenden, daß in allen seinen Beobachtungen die Möglichkeit einer Sekundärinfektion nicht auszuschließen ist. Die Tierversuche wirken nicht sehr überzeugend, insbesondere hatte der Blutbefund mit einer wahren Leukämie kaum eine Ähnlichkeit. Es waren nur Leukozytosen mit Reizungsmyelozytose und Normoblastose.

Ich selbst habe in einem Falle von akuter Myeloblastenleukämie in zahlreichen verkästen Lymphdrüsen enorme Mengen säurefester tuberkelbazillenähnlicher

Mikroorganismen nachweisen können, ohne daß sonst im Organismus ein tuberkulöser Herd vorhanden gewesen wäre und ohne daß der betreffende Patient bis zum Tage seiner Erkrankung irgendwelche Symptome einer tuberkulösen Infektion gezeigt hätte. Doch war in diesem Falle bemerkenswert, daß eine schlecht heilende Fingerverletzung voraufgegangen war und die Erkrankung im Anschluß an dieselbe erfolgte. Von den Unfallgerichten war bemerkenswerterweise in diesem Falle der Zusammenhang der akuten Leukämie mit der Fingerverletzung anerkannt worden. Auch Ewing und Coley haben in einem Falle akuter Leukämie in verkästen Drüsen massenhaft Tuberkelbazillen gefunden. In einem von Gudzent mitgeteilten Fall von akuter Myeloblastenleukämie mit Allgemeintuberkulose nahm Lubarsch eine durch diese hervorgerufene schwere Schädigung des hämatopoetischen Apparates an, die zu einer leukämieähnlichen Blutveränderung geführt hatte und in einem ähnlichen Falle vertritt Wiechmann die gleiche Auffassung, ebenso Füchtner. Andere ähnliche Fälle stammen von Fränkel und Ullrich (Diphtherie und Lues), Ullmann und Weiß, Becks (Angina Vincenti).

Andererseits ist es ganz zweifellos, daß die bakteriologische Untersuchung in vielen anderen Fällen vollkommen negativ ausgefallen ist. Ich selbst hatte häufig Gelegenheit, bei akuten Leukämien myeloischer und lymphatischer Natur Blutkulturen anzulegen und habe nur in sehr vorgeschrittenen Fällen mit ausgedehnten ulzerativen Affektionen der Mundhöhle bald Staphylokokken, bald Streptokokken finden können. Zweimal fand ich bald nach Krankheitsbeginn keine Mikroorganismen, wohl aber kurz vor dem Tode, ein sicherer Beweis dafür, daß hier eine Sekundärinfektion vorgelegen hat.

Gegen die Theorie, daß verschiedene Mikroorganismen entweder direkt eine akute Leukämie hervorrufen können, oder daß sie indirekt durch irgend eine Beeinflussung der hämatopoetischen Organe den Boden für die Entstehung dieses Leidens vorbereiten, hat man mit Recht eingewendet, daß man doch bei zahllosen Infektionen mit den gleichen Mikroben niemals solche Blutbilder sieht, sondern ganz andere Reaktionen, und daß der enormen Menge von Infektionskrankheiten, die beim Menschen vorkommen, doch im allgemeinen auch keine leukämischen Affektionen folgen. Man hat deshalb zur Erklärung die neuerdings sehr beliebte Disposition herangezogen und die Hypothese aufgestellt, daß nur solche Individuen bei oder nach Infektionen mit akuter Leukämie reagieren, bei denen eine bestimmte konstitutionelle Anomalie vorliegt. Beziehungen zwischen lymphatischer Leukämie und Status lymphaticus verfochten schon Paltauf und Neusser, und Ortner und Bartel wiesen darauf hin, daß Individuen mit dieser Konstitutionsanomalie auf Infekte nicht mit neutrophiler Leukozytose reagieren. Pribram hat die Vermutung ausgesprochen, daß die akute Leukämie die Sepsis der Lymphatiker sei und Herz sah akute lymphatische Leukämie, Lenk und Barrenscheen akute myeloische Leukämie bei Lymphatikern. Barrenscheen sah familiäres Auftreten von Status lymphaticus und akuter Leukämie; von zwei Geschwistern erkrankt die Schwester an akuter Myeloblastenleukämie, der Bruder an akuter lymphatischer Leukämie.

Erwähnt sei an dieser Stelle, daß auch einmal bei akuter Leukämie eine Infektion von Mensch zu Mensch beobachtet worden ist. Obrastow beschreibt einen solchen Fall, wo ein Krankenwärter, der eine akute Leukämie pflegte, einige Wochen darauf selbst an diesem Leiden zugrunde ging.

Eine kritische Prüfung des jetzt vorliegenden Tatsachenmaterials ergibt meiner Ansicht nach, daß die bisher in zahlreichen Fällen von akuter Leukämie gefundenen Mikroorganismen nicht mit Sicherheit als die Erreger der Krankheit angesehen werden können. Die Frage, ob die akute lymphatische und myeloische Leukämie durch einen spezifischen Erreger hervorgerufene Infektionskrankheiten sind oder ein Symptomenkomplex, eigenartige Reaktionen des hämatopoetischen Apparates, die unter dem Einfluß verschiedenartiger Infektionen, eventuell bei einer bestimmten konstitutionellen Anlage, in die Erscheinung treten können, oder ob endlich Infektionen den Boden für die Entstehung einer akuten Leukämie vorbereiten können, ist noch ungelöst. Jedenfalls wird es in Zukunft notwendig sein, um die Ätiologie der akuten Leukämie zu erforschen, in jedem Falle eingehende bakteriologische Untersuchungen des Blutes und der Organe sowie vor allem auch Übertragungsversuche auf Tiere vorzunehmen. Bisher sind alle derartigen Versuche (auch eigene auf Makaken und einen Schimpansen) negativ ausgefallen. Auch andere Autoren (z. B. A. Fraenkel, Ottenberg) waren nicht glücklicher.

Ottenberg hat in einem Falle von akuter Myeloblastenleukämie Übertragungsversuche auf Makaken gemacht. Das eine Tier erhielt intravenös 15 ccm Blut des Patienten, das andere Tier 10 ccm Milzsaft. Die Tiere wurden 6 Monate lang danach beobachtet und blieben gesund. Doch hatten sie beide zeitweise eine ausgesprochene relative Lymphozytose im Blute, beruhend auf einer Vermehrung der kleinen Lymphozyten. Wieczkowski will durch Überimpfung des Pleuraexsudates einer akuten Leukämie auf Hühner eine der menschlichen akuten Leukämie ähnliche Krankheit erzeugt haben. Da aber der vorläufigen Mitteilung dieses Autors im Jahre 1913 keine weitere gefolgt ist, muß man annehmen, daß es sich wohl um eine vorübergehende Reaktion gehandelt hat.

Auch an die Möglichkeit, daß rein toxische Reize eine akute Leukämie auslösen können, hat man gedacht. So hat Brown einen Fall von akuter lymphatischer Leukämie bei einem 14jährigen Knaben beschrieben, der sich im Anschluß an eine Anaphylaxie entwickelte, die nach einer Reinjektion von Antitetanusserum aufgetreten war.

Die Auffassung, daß das Blutbild und der Symptomenkomplex der akuten Leukämie durch Infektionen verschiedener Art zustande kommen könne, ist besonders durch die gelegentliche Beobachtung mehr oder weniger leukämieähnlicher Blutbilder und Organveränderungen bei akuten Infektionskrankheiten gestützt worden, wobei in einem Teil der Fälle Veränderungen gefunden wurden, die an myeloische Leukämie, in einem anderen Teil solche, die an lymphatische Leukämie erinnerten.

Das gelegentliche Vorkommen sehr hoher Myelozytenzahlen bei entzündlichen Leukozytosen ist schon lange bekannt, ebenso daß es dabei hier und da gleichzeitig zu schweren Anämien mit dem Auftreten auffällig zahlreicher kernhaltiger roter Elemente kommt. So berichten Hirschfeld und Kothe von einem 10jährigen Knaben mit gangränöser Appendizitis, der nach der Operation zunächst eine zwischen 22 000 und 38 000 schwankende Leukozytose hatte, bis im Gefolge einer schweren postoperativen Blutung die Leukozytenzahl bis auf 190 000 anstieg. Von diesen waren 56% polymorphkernige neutrophile Leukozyten, 24,66 granulationslose polymorphkernige Leukozyten, 7,33% Myelozyten und 12% Lymphozyten. Bei der Sektion fand sich eine hochgradige myeloide Umwandlung der Milz und der Lymphknoten. Ähnlich hohe Leukozytenzahlen mit beträchtlichen Myelozytenwerten beschreiben Rubinstein, sowie Austrian.

Solche akuten leukämoiden Blutbilder ohne Gesamtvermehrung der Leukozyten, aber gleichzeitig mit schwerer Anämie kombiniert, sah Morawitz in 2 Fällen, die besonders noch dadurch bemerkenswert sind, daß sie in Heilung ausgingen.

Ein 16jähriger Metzgerlehrling erkrankte 4 Tage vor der Aufnahme plötzlich mit heftigem Schüttelfrost, nachfolgendem Hitzegefühl, Kopfschmerz, Erbrechen, Stuhlverstopfung und großer Schwäche. Bei der Aufnahme machte der Patient einen schwerkranken

Eindruck, hatte einen mäßigen Ikterus, eine auffällige Blässe, eine Temperatur von 39 Grad, kleine Augenhintergrundsblutungen, einen den Rippenbogen um 2—3 Finger überragenden Milztumor, schwache Urobilinurie und folgenden Blutbefund: 881 000 rote Blutkörperchen, 25% Hämoglobin, 9800 Leukozyten, von denen 74% Polymorphkernige, 19% Lymphozyten, 1,5% große mononukleäre Zellen, 0,5% Eosinophile, 0,5% Mastzellen und 4,5% neutrophile Myelozyten waren. Es bestand mäßige Poikilozytose, ziemlich spärlich waren Makro- und Mikrozyten vorhanden und auf 100 Leukozyten kamen zwei Normoblasten und ein Gigantoblast. 12 Tage später wurden sogar 13,5% neutrophile und 1,5% eosinophile Myelozyten gezählt. Eine Blutkultur blieb steril. Etwa 10 Tage nach Beginn der Erkrankung trat eine langsam fortschreitende Besserung ein, die Temperatur ging allmählich herunter, der Ikterus schwand, die Blässe nahm ab und die Milz war schließlich kaum noch palpabel. In gutem Zustand konnte der Patient entlassen werden, nachdem der Blutbefund wiederum ein völlig normaler geworden war. Man muß in diesem Falle annehmen, daß eine unbekannte Infektion dieses leukämoide Blutbild hervorgerufen hat. Ganz ähnlich war eine zweite Beobachtung. Ein 15jähriger Fabrikarbeiter erkrankte am 27. April mit Erbrechen. Er wurde blaß, bekam am 6. Mai eine angebliche Diphtherie und lag nun 6 Wochen unter Fieber und Kopfschmerzen, Abmagerung und zunehmender Anämie. Am 21. Juni wurde er mit einer Temperatur von 37,5° in die Klinik aufgenommen. Er hatte etwas vergrößerte Drüsen, eine eben palpable Milz und folgenden Blutbefund: 3 396 000 Erythrozyten, 35% Hämoglobin, 15 000 Leukozyten. Von diesen waren 59,2% neutrophile Leukozyten, 10,8% Lymphozyten, 12% große Mononukleäre, 0,5% eosinophile Leukozyten, 1% Mastzellen, 16,5% neutrophile Myelozyten. Es wurden ferner im Kubikmillimeter 11 500 Normoblasten und 1500 Gigantoblasten gezählt. Im Verlauf der Beobachtung stiegen die Myelozyten bis 20%. Im Verlaufe der Krankheit trat auch Aszites ein, die roten Blutkörperchen nahmen bis auf 1 612 000 ab und trotz Arsentherapie trat keine Besserung ein. Erst nach einer Bluttransfusion von 200 ccm begannen die objektiven und subjektiven Krankheitserscheinungen abzunehmen. Bei der letzten, Mitte Oktober vorgenommenen Untersuchung war das Blutbild normal und der Patient fühlte sich ganz gesund. Ob in diesem Falle das Blut bakteriologisch untersucht worden ist, wird nicht angegeben.

Einen ähnlichen Fall bei einem 6jährigen Kinde, der in Heilung überging, beschreibt auch Teeter. Im Verlauf einer akuten fieberhaften Erkrankung unbekannter Ätiologie entwickelte sich eine schwere Anämie mit 2000 Erythroblasten, 133 000 Leukozyten, von denen 11% Myelozyten waren.

Jungmann und Grosser konstatierten bei einem 3jährigen Mädchen mit schwerer akuter Enteritis unter 34 000 Leukozyten 6,5% Myeloblasten, 35% Myelozyten, 13% Übergangsformen, 7% Türksche Reizungsformen, 26% polymorphkernige Leukozyten und 12,5% Lymphozyten. Trotzdem wurde bei der Obduktion kein Milztumor und keine myeloide Umwandlung der Milz gefunden und die Autoren deuten diesen Fall als Sepsis mit starker Myelozytose.

Neuerdings sind aber wiederholt auf bekannter infektiöser Grundlage auch Blutbilder beobachtet worden, die, mit oder ohne Gesamtvermehrung der Leukozyten völlig, teils der akuten lymphatischen, teils der akuten myeloblastischen Leukämie entsprechen und in Heilung übergingen.

Ein Teil dieser Fälle gleicht in hohem Maße einer akuten aleukämischen Lymphadenose, ist aber doch anders aufzufassen. Es sind das Fälle, in denen sich infolge einer schweren Infektion eine vollständige Verkümmerung des Granulozytenapparates entwickelte, so daß schließlich nur noch die lymphatischen Apparate Lymphozyten ins Blut ausstießen. Türk hat zuerst auf dieses interessante Krankheitsbild hingewiesen, und zwei solche Fälle beschrieben. In seinen Beobachtungen war der Erythroblastenapparat nicht beteiligt. In anderen ähnlichen Fällen, wie sie von E. Schwarz, Stursberg, Hirschfeld und Buschke mitgeteilt worden sind, bestand gleichzeitig auch eine schwere Schädigung der Bildungsstätten der roten Blutkörperchen im Sinne einer aplastischen Anämie. Man findet in diesen Fällen Fettmark in den langen Röhrenknochen und atrophisches Mark in den kurzen Knochen. Letzteres enthält eventuell neben spärlichen Granulozyten nur noch Lymphozyten und ganz vereinzelte kernhaltige Rote. Die Grundlage des Prozesses ist also eine Atrophie, nicht wie bei wahren Leukämien eine Hyperplasie im hämatopoetischen Apparat. Es wird also in diesen Fällen eine aleukämische Lymphadenose nur vorgetäuscht.

Es gibt aber auch Fälle, in denen es unter dem Einfluß einer akuten Infektion, oft einer Angina, die schließlich in Heilung überging, zu einer wirklichen Hyperplasie im lymphatischen System gekommen ist, wie in Beobachtungen von Marchand, Lüdke, Freund und Deussing. Hier entwickelten sich Milz- und Drüsentumoren und die Prozentzahlen für die Lymphozyten wurden beträchtlich hohe, um später zugleich mit dem Schwund der Milz- und Drüsenschwellungen spurlos zu verschwinden. Auch Cabot beschreibt bei Infektionen Lymphozytenzahlen von 70—88% vorübergehender Natur.

Den ersten Fall dieser Art hat Türk beschrieben. Ein 20jähriger junger Mann bekam während einer Angina Milz- und Lymphknotenschwellungen, die Leukozytenzahl betrug 16 700 mit 84,8% Lymphozyten, unter denen Plasmazellen und Riederformen sich befanden. Türk beschreibt ihn zusammen mit dem obenerwähnten und erklärt ihn als entstanden durch Verkümmerung des Granulozytenapparates. Diese Erklärung reicht aber nicht aus, da doch eine zweifellose Hyperplasie des lymphatischen Apparates bestand, die nur durch eine besondere Reizwirkung auf diesen zu erklären ist.

Naegeli beschreibt in seinem Lehrbuch (3. Aufl., S. 485) drei derartige Fälle:

1. $13^1/_2$jähriger Knabe, immer blaß, Magenstörungen, einmal Angina, aber rasche Heilung. Nach $1^1/_2$ Monaten hohes Fieber, Lymphknoten, erhebliche Milzvergrößerung, sehr große Tonsillen. Hb 57%, Leukozyten 12 000, von denen 50% Lymphozyten, fast zur Hälfte sehr große, vereinzelt Riesenexemplare. Heilung.

2. 21jährige Frau, akut mit Fieber bis 40° erkrankt. Tonsillen mäßig groß, Blutaustritte im Munde, verschiedene kleine Halsdrüsen, palpable Milz. 4320 Leukozyten, von denen 29% Lymphozyten waren, überwiegend große pathologische Formen. Heilung.

3. 34jähriger Arzt, akut mit Fieber erkrankt, am Ende der zweiten Woche generalisierte Lymphknotenschwellung, palpable Milz. Bei normaler Leukozytenzahl bis 89% Lymphozyten, meist an Plasmazellen erinnernd. Heilung.

Deussing teilte drei Fälle von diphtherieähnlicher Angina mit, Knaben von 15, 11 und 9 Jahren betreffend, die generalisierte Lymphknotenschwellungen und einen Milztumor während des Leidens bekamen. Die Blutuntersuchung ergab eine starke Lymphozytose, und zwar betrug die höchste beobachtete relative Zahl der Lymphozyten im ersten Falle 87%, im zweiten Falle 70% und im dritten Falle 62%. Es waren meist große Lymphozyten, darunter auch Plasmazellen bis zu 4,6%, und vereinzelte Myelozyten. Die höchste Gesamtleukozytenzahl betrug 28 200, es bestand nur eine ganz geringe Herabsetzung von Hb und Erythrozytenzahl. Ohne schwere Schädigung der inneren Organe gingen alle Fälle in Heilung aus.

v. Jagic und Schiffer sahen bei einem 48jährigen Mann während einer schweren Angina generalisierte Lymphknotenschwellungen und einen Milztumor auftreten, die Leukozyten stiegen bis auf 15 000, die relative Menge der Lymphozyten bis 60%. Dieser Zustand bestand etwa $^5/_4$ Jahre und ging dann nach Röntgenbehandlung endgültig zurück.

Ich selbst sah bei einem jungen Offizier eine im Felde akquirierte, mit großem Milztumor einhergehende akute Infektionskrankheit unbekannter Ätiologie mit etwa 90% kleinen und großen Lymphozyten, so daß ich die Diagnose akute lymphatische Leukämie stellte. Der Kranke besserte sich aber zusehends, Fieber und Milztumor schwanden allmählich und der Blutbefund wurde normal und ist es noch heute nach 7 Jahren. Der Patient hat inzwischen geheiratet und hat ein gesundes Kind.

Vor kurzem beobachtete ich folgenden Fall dieser Art: Ein 11jähriges Mädchen erkrankt mit hohem Fieber und erheblicher Halsdrüsenschwellung, sehr schnell entsteht ein großer bis zum Nabel reichender Milztumor. Blutbefund am 8. 9. Polymorphkernige Neutrophile 25%, Eosinophile 1%, kleine Lymphozyten 33%, große Lymphozyten 33%, Monozyten 8%. Am Morgen des 10. 9. kritischer Fieberabfall, auf der Mund- und Lippenschleimhaut einige Exkoriationen. Hb 63%, Leukozyten 15 000. Am 11. 9. eine Bestrahlung der Drüsen. Am 14. 9. war bei sehr gutem Allgemeinbefinden die Milz- und Drüsenschwellung erheblich zurückgegangen. Hb 60%, Leukozyten 9900, Neutrophile 38%, Eosinophile 7%, kleine Lymphozyten 42%, große Lymphozyten 9%, Monozyten 4%. Am 28. 9. war der Milztumor nicht mehr nachweisbar, die Drüsen dann noch fühlbar. Hb 65%, Erythrozyten 3 810 000, Leukozyten 7200, Neutrophile 49%, Eosinophile 4%, kleine Lymphozyten 25%, große Lymphozyten 2%, Monozyten 15%. Am 13. 10. waren die Drüsen eben auch fühlbar, der Blutbefund Hb 65%, Leukozyten 12 000, davon Neutrophile 51%, Eosinophile 8%, kleine Lymphozyten 27%, große Lymphozyten 2%, Monozyten 12%. Seitdem ist das Kind ganz gesund.

Einer der bemerkenswertesten Fälle von passagerer schwerer lymphatischer Leukozytose, der ganz den Eindruck einer lymphatischen Leukämie machte, ist von Jackson und Smith mitgeteilt worden. Hier handelte es sich bemerkenswerterweise um einen

21jährigen Studenten, dem 6 Jahre vorher wegen traumatischer Ruptur die Milz exstirpiert worden war. Im Anschluß an eine Angina entwickelten sich im Laufe einiger Tage multiple Lymphdrüsenschwellungen. Bei einer Blutuntersuchung wurde festgestellt, daß 40 000 Leukozyten vorhanden waren, von denen 59% große und 36% kleine Lymphozyten waren. Fünf Tage später betrug die Leukozytenzahl 32 600 mit 70% großen und 17% kleinen Lymphozyten, 16 Tage später 17 000 mit 70% großen und 13% kleinen Lymphozyten. Das Befinden des Patienten besserte sich aber und die Lymphknotenschwellungen verschwanden. Etwa 2 Monate nach Beginn der Erkrankung waren 7000 Leukozyten vorhanden, von denen 43% große und 21% kleine Lymphozyten waren. Eine etwa 1/2 Jahr danach ausgeführte Blutuntersuchung ergab aber einen ganz normalen Blutbefund, nämlich 75% polymorphkernige Neutrophile, 6% große Lymphozyten, 13% kleine Leukozyten und 6% Eosinophile. Es ist möglich, daß in diesem Falle das Fehlen der Milz eine abnorme Reaktion des lymphatischen Apparates begünstigt hat.

In diesem Zusammenhang sei auch auf die merkwürdige Beobachtung Simons hingewiesen, der bei einem Neger mit kompliziertem Splitterbruch des Fußgelenkes zunächst eine neutrophile Leukozytose feststellte. Als einen Monat später wegen Phlegmone der Fuß amputiert werden mußte, hatte der Kranke etwa 50 000 Leukozyten mit 15,3% Myelozyten und 17,5% Mastzellen, Normoblasten und Megaloblasten. Die Milz war vergrößert. Noch eine Woche nach der Operation waren Myelozyten und 40 (!) % Mastzellen vorhanden. Dann wurde das Blut allmählich normal.

Aber auch vorübergehende Überschwemmungen des Blutes mit Myeloblasten sind einige Male beschrieben worden. So sah Steven bei einem 1 3/4 Jahre alten Kind mit Bronchopneumonie ein Blutbild mit 236 000 Leukozyten, von denen 65% Myeloblasten waren. Rott sah Auftreten von Myeloblasten bei Miliartuberkulose und Paltauf spricht von einer Myeloblastenleukozytose.

Es ist auf Grund unseres heutigen Wissens unmöglich zu entscheiden, ob es sich in diesen hochinteressanten Fällen wirklich um abnorme Reaktionen des hämatopoetischen Apparates, also um atypische Leukozytosen gehandelt hat, oder ob nicht vielleicht doch in Wirklichkeit hier akute Leukämien vorgelegen haben, die ausnahmsweise geheilt sind.

Man weiß jetzt auch, daß es nicht nur lymphatische und myeloblastische, sondern entsprechend der neuerdings beschriebenen Monozytenleukämie auch monozytäre Reaktionen gibt, d. h. extreme Monozytosen, die ein der Monozytenleukämie ähnliches schweres, aber in Heilung übergehendes Krankheitsbild zeigen. Baader beobachtete fünf Fälle schwerer nekrotisierender Angina mit Milz-, Leber- und zum Teil auch Lymphknotenschwellung, bei denen er Monozytosen von 27—78% feststellte. Ganz ähnliche Befunde wurden schon früher von Türk, Marchand, Bloedorn gemacht, ferner von Houghton und Sprunt und Evens (sechs Fälle schwerer Angina). In neuerer Zeit beschrieben Schwenkenbecher und Fritz Kohn solche Fälle. Die Patientin letztgenannten Autors hatte eine Neosalvarsan-Quecksilberkur durchgemacht und bekam im Anschluß an die zweite Neosalvarsaninjektion Exanthem und Fieber, nach einer dann noch verabreichten Hg-Injektion Stomatitis und Durchfälle. Trotzdem Fortsetzung der Kur. Nach der letzten Neosalvarsanspritze 39 Grad und wegen zerebraler Erscheinungen Aufnahme in die Klinik. Eine Blutuntersuchung ergab: 4190 Weiße, davon 74% Monozyten (!), 23% Lymphozyten, 0,7% Myelozyten, 0,3% Jugendliche, 1,3% Stabkernige, 0,3% Segmentkernige 0,3% Mastzellen. Der Fall ging in Genesung über.

Leukämien sind keine sehr häufigen Erkrankungen. Da sehr viele Fälle nicht diagnostiziert werden, kann man auf statistische Angaben keinen sehr großen Wert legen. Ich habe für Berlin aus den „Tabellen über die Bevölkerungsvorgänge Berlins, herausgegeben vom statistischen Amt der Stadt Berlin“ die Zahl der Todesfälle aus den Jahren 1906 bis 1918 zusammengestellt. Innerhalb dieses Zeitraumes starben im ganzen 273 männliche und 269 weibliche Personen, zusammen also 542 Menschen an Leukämie, wobei akute und chronische Formen nicht getrennt sind, unter jährlich etwa 30 000 Todesfällen überhaupt.

Gegen die Auffassung der akuten Leukämien als eigenartige Reaktionen auf eine septische Infektion sprechen die Beobachtungen über das Verhalten der Organveränderungen und des Blutes bei solchen Fällen, zu denen nachweislich sekundär eine Infektion hinzugetreten ist. In einigen Fällen scheint eine solche Sekundärinfektion ohne Einfluß auf den leukämischen Prozeß zu sein, in anderen dagegen, ganz wie bei manchen chronischen Leukämien, zu einem weitgehenden Rückgang der Blutveränderungen und der Organschwellungen zu führen, wie die bereits zitierten Fälle von A. Fraenkel beweisen, der einmal unter dem Einfluß einer Allgemeininfektion mit Staphylokokken und in einem zweiten Falle nach der Entstehung einer Kolisepsis einen fast vollständigen Rückgang des Milztumors und der Drüsenschwellungen und ein Sinken der Leukozytenzahlen auf normale bzw. subnormale Werte beobachtete. Wäre die akute Leukämie als eine schwere Schädigung der Leukozytenregeneration unter dem Einfluß bakterieller Toxine aufzufassen, so müßte man unter dem Einfluß einer Sekundärinfektion eine Verstärkung dieser Reaktion erwarten, nicht aber einen Rückgang derselben und eine Annäherung an normale Verhältnisse.

Also auch über die Ätiologie der akuten Leukämien können wir auf Grund des bisher vorliegenden Tatsachenmaterials noch kein abschließendes Urteil abgeben.

Literatur über Pathogenese und Ätiologie der Leukämie.

Arnsperger: Endemisches Auftreten von myeloider Leukämie. Münch. med. Wochenschrift Nr. 1. 1905. — Austrian: Bull. of Johns Hopkins hosp. 1911. — Baader: Über Monozytenangina. Dtsch. Arch. f. klin. Med. Bd. 140. — Baar und Kornitzer: Ein positiver Bakterienbefund bei einem Fall von chronischer myeloider Leukämie (Myeloblastenleukämie). Wien. klin. Wochenschr. Nr. 34. 1919. — Bans: Leukämieartige Zustandsbilder mit dem Blutbefund einer extremen Leukopenie. Med. Klinik. 1923. H. 51 u. 52. — Banti: Leukämie und Sarkomatose. Zentralbl. f. allg. Path. u. pathol. Anat. 1904. — Barca: Contributi degli studii sul le etiologia e patogenesi della leucemia. Gazz. internaz. di med.-chirurg. ig. etc. Nr. 47 u. 48. 1913. — Berblinger: Zur Frage der akuten Leukämie. Klin. Wochenschr. Nr. 29. 1922. — Bettencourt: Corynébactérie dans un cas de leucémie lymph. Soc. biol. 1915. — Bie: Zwei Fälle von Leukämie in demselben Hausstand. Ugeskrift f. Laeger. Nr. 51. 1910. — Brandenberg: Über familiäres Auftreten der chronischen Leukämie. Fortschr. d. Med. Nr. 31. 1909. — Burgess: A study of leukemia. Boston med. a. surg. Journ. Nr. 2. 1914. — Cabot: The lymphocytosis of infection. Americ. Journ. of the med. sciences. p. 335. 1913. — Chmelar: Beitrag zur Ätiologie der leukämischen Krankheit. Wien. med. Wochenschr. Nr. 10. 1903. — Deußner: Blutbild der akuten lymphatischen Leukämie bei Angina. Ärztl. Verein Hamburg. 22. 1. 1918. Dtsch. med. Wochenschr. 1918. S. 513. u. Nr. 20. S. 542. — Downey und Mc Kinlay: Akute Lymphadenosis compared with acute lymphatic leukemia. Arch. of internal med. 1923. Nr. 32. — V. Ellermann: Über das Wesen der essentiellen perniziösen Anämie. Dtsch. med. Wochenschr. Nr. 18. 1912. — C. S. Engel: Über Rückschlag in die embryonale Blutbildung. Berl. klin. Wochenschr. Nr. 23. 1908. — C. S. Engel: Über Rückschlag in die embryonale Blutbildung und Entstehung bösartiger Geschwülste. Berl. klin. Wochenschr. Nr. 40. 1907. — C. S. Engel: Über histogenetische Beziehungen zwischen schweren Blutkrankheiten und bösartigen Geschwülsten. Zeitschr. f. klin. Med. Bd. 65. — Fränkel und Ullrich: Akute Myeloblastenleukämie nach Diphtherieinfektion und Lues. Med. Klinik 1921. Nr. 16. — H. Freund: Über den klinischen Verlauf der Infektionen mit Bac. paratyphi B. Dtsch. Arch. f. klin. Med. Bd. 107. — Füchtner: Württemb. Korresp.-Blatt 1910. S. 113. — Funck: Zur Biologie der perniziösen Blutkrankheiten und der malignen Zelle. Berl. klin. Wochenschr. Nr. 29. 1907. — Gudzent: Verein f. inn. Med. Berlin. Ref. Dtsch. med. Wochenschr. 1922. Nr. 12. — Haberfeld: Über Pseudoleukämiesymptome nach Insektenstichen. Wien. klin. Wochenschr. Nr. 7. 1914. — v. Hansemann: Eine Arbeitshypothese für die Erforschung der Leukämie. Berl. klin. Wochenschr. Nr. 1. 1914. — Hirschfeld und Kothe: Über abnorm hohe Leukozytose bei schweren Infektionen. Dtsch. med. Wochenschr. 1917. — Holler: Über die Pathogenese der Leukämien usw. Wien. med. Wochenschr. 1923. Nr. 27. — Holler: Gedanken über die Pathogenese der Leukämien. Wien. med. Wochenschr. 1923. Nr. 28. — Holler und Haumeder: Kurze Betrachtungen zur Klinik der Leukämien und Leukozytosen. Wien. Arch. f. inn. Med. Bd. 5. — Huhle: Über Lymphozytose und ihre diagnostische Überwertung. Münch. med. Wochenschr. Nr. 21. 1915. — Jackson and Smith: Lymphatic leukemia in acute infection after removal of the spleen. Boston med. a. surg. Journ. 28. Jan. 1915. — Jagic und Spengler: Myeloische Reaktion ohne Ausschwemmung mit Granulozytenschwund im Blute. Med. Klinik. 1923. Nr. 13. — Jacques: Leukämie bei Zwillingskindern. La Policlinique. 1905. Nr. 6. — Jousset: Pathogénie de la leucémie myeloide. Arch. d. méd. exp. Nr. 4. 1905. — Kassowitz: Passagere lymphoide Reaktion (Myeloblastämie) nach Staphylokokkenangina. Klin. Wochenschr. 1922. Nr. 14. S. 708. — Kelsch et Veillard: Tumeurs lymphadéniques multiples avec leucémie. Observation d'un microbe dans le sang pendant la vie et dans le tissue etc. Ann. de l'inst. Pasteur. Tome 4. Nr. 5. 1890. — E. F. Kohn: Über monozytäre Reaktion. Wien. Arch. f. inn. Med. Bd. 7. — Krjukoff: Über eigenartige Einschlüsse in den Leberzellen bei einem Fall von Lymphozytenleukämie. Fol. haematol., Orig. Bd. 18. — Laisle: Über schwere Anämien mit atypischem und wenig typischem Blutbefund. Dtsch. Arch. f. klin. Med. Bd. 99. — Lenarz: Il concetto della leucemia. Haematologica. 1921. Bd. 3. — Levaditi: Leucémie lymphatique chez la souris. Soc. biol. Tome 77. p. 258. — Litten und Michaelis: Über die Granula der Leukozyten, ihre chemische Beschaffenheit und ihre Beziehungen zu den Loewitschen Leukämieparasiten. Die med. Woche. 2. August 1911. — Loewit: Die Leukämie als Protozoeninfektion. Wiesbaden: Bergmann 1900. — Lüdke: Über experimentelle Erzeugung leukämieähnlicher Blutbilder. Dtsch. Arch. f. klin. Med. Bd. 100; Würzburger Ber. Nr. 4 u. 5. 1910. — Mannaberg: Ein neuer Befund im leukämischen Blute. Verhandl. d. dtsch. Kongr. f. inn. Med. 1886. — Marchand: Über ungewöhnlich starke Lymphozytosen im Anschluß an Infektionen. Dtsch. Arch. f. klin. Med. Bd. 110. — Mazetti et Robinato: Zur Ätiologie und Pathogenese der Leukämie. Boll. d. scienze med., Bologna. Jg. 76. — Morawitz: Über atypische schwere Anämien. Dtsch. Arch. f. klin. Med. Bd. 88. 1907. — Mosler: Zur Ätiologie der Leukämie. Virchows Arch. f. pathol. Anat. u. Physiol. Bd. 56. — Much und Hegler: Weitere Mitteilungen über die Erreger der Leucaemia lymphatica. Münch. med. Wochenschr. Nr. 23. 1910. — Ed. Müller: Zur Pathogenese der myeloiden Leukämie. Ärztl. Ver. Marburg, 18. Dez. 1912; Münch. med. Wochenschr. Nr. 8. 1913. — Nanta: Syphilis et lymphomatoses. Ann. de dermatol. et de syphiligr. p. 149—158. 1913. — Nanta: Leucémie myeloide et syphilis. Ann. de dermatol. et de syphiligr. April 1914. — Nanta: Les leucémies dans la region toulousaine. Province méd. 7. Sept. 1912. — Nanta: La rôle de la tuberculose dans l'étiologie de la leucémie myeloide. Arch. des malad. du coeur, des vaisseaux et du sang. Nr. 1. 1913. — Nette: Ist Leukämie eine Infektionskrankheit? Inaug.-Diss. Greifswald 1890. — Nyfeldt: Chlamydozoenähnliche Körper in den Myeloblasten bei Myelose. Dänisch. Ref. Fol. haematol. Bd. 21. S. 382. — Pawlowsky: Zur Lehre der Ätiologie der Leukämie. Dtsch. med. Wochenschrift S. 641. 1892. — Pawlowski: Zur Lehre von der Ätiologie der Leukämie. Dtsch. med. Wochenschr. 1892. — Ribbert: Menschliche Zellen als Parasiten. Dtsch. med. Wochenschr. Nr. 9. 1907. — Rolly: Akute Leukämie nach Diphtherie. Med. Ges. Leipzig, 25. Juli 1916. — Rosenthal: Über lymphatische Reaktion. Ref. klin Wochenschr. 1922. Nr. 6. — Roth: Über einen bemerkenswerten Blutbefund bei einem Fall von subakuter Miliartuberkulose. Zeitschr. f. klin. Med. Bd. 78. — Rotky: Über die Fähigkeit von Leukämikern, Antikörper zu erzeugen. Zentralbl. f. inn. Med. Nr. 43. 1914. — Rubinstein: Über eine selten hohe Leukozytose, begleitet von einer myeloiden Metaplasie der Milz. Zentralbl. f. inn. Med. Nr. 8. 1907. — Salander und Hoffsten: Fall von Leukämie mit tödlichem Ausgang. Jahrb. f. Kinderheilk. S. 202. 1885. — W. Schultze: Transplantables Kaninchensarkom und Leukämie. Verhandl. d. dtsch. pathol. Ges. 1914. — Schupfer: Studien über Leukämie und Pseudoleukämie. III. Mitteilung: Über die Ätiologie und Pathogenese der Leukämie. Rif. med. 1905. — Schupfer: Über die Ätiologie und Pathogenese der Leukämie. Rif. med. 1905. — E. Schwarz: Mitt. d. Ges. f. inn. Med. u. Kinderheilk., Wien, 23. Juni 1904. Wien. klin. Wochenschr. 1904. — Selenew: Tierische Parasiten als Ursache der aleukämischen Vergrößerung der Lymphdrüsen (Pseudoleukämie) und der Vergrößerung der Blutplättchenzahl. Fol. haematol., Orig. Bd. 12. — Sellards and Baetjer: Experiments on the attempted transmission of leukemia in monkeys. Bull. of Johns Hopkins hosp. Vol. 26, Nr. 287. — Siccardi: Il substrato organico individuale nella etiologia e nella determinazione clinica delle forme pseudoleucemiche e leucemice. Policlinico. 1912. — Silbermann: Über die geographische Verbreitung der Leukämie in Ostpreußen. Med. Klinik. 1920. Nr. 7. — Steffan: Über einen Fall akuter Myeloblastenleukämie und über die Beziehungen: Leukämie-Sepsis. Fol. haematol. Bd. 21. — C. Sternberg: Über akute Leukämie. Wien. klin. Wochenschr. 1920. Nr. 26. — Steven: Acute infantile bronchopneumonia. Lancet. p. 791. 1902. — Stursberg: Zur Differentialdiagnose zwischen akuter Leukämie und Sepsis. Med. Klinik. Nr. 13. 1912. — Türk: Septische Erkrankungen bei Verkümmerung des Granulozytensystems. Wien. klin. Wochenschr. Nr. 6. 1907. — Verdelli: Beitrag zur Lehre der Ätiologie der Pseudoleukämie und der Leukämie. Zentralbl. f. d. med. Wiss. Nr. 33. 1893. — Vollenweider: Über familiäres Auftreten von angeborener Leukämie. Inaug.-Diss. Zürich 1914. —

R. Wagner: Die Ätiologie der Leukämie. Inaug.-Diss. Greifswald 1897. — Ward: Secondary or symptomatic leukemia. Proc. of the roy. soc. of med. März 1914. Lancet. Nr. 21. 1914. — Warthin: The neoplasm theory of leukemia with report of a case supporting this view. Transact. of the assoc. of Americ. phvsicans. 1904. — Wiechmann: Miliartuberkulose und sekundäre Myeloblastose. Med. Klinik. 1922. Nr. 34. — Wieczkowski: Beitrag zur Lehre über die Leukämie. Wien. klin. Wochenschr. Nr. 15. 1913. — Wilbur: Leucemia — an infection?. Americ. med. assoc. Juni 1915. Med. Record. 1915. p. 1090. — K. Ziegler: Experimentelle und klinische Untersuchungen über die Histogenese der myeloiden Leukämie. Jena: G. Fischer 1906.

5. Trauma und Leukämie.

Die Zahl derjenigen Fälle in der Literatur, in welchen ein Trauma als Ursache einer leukämischen Erkrankung behauptet und mit mehr oder weniger Wahrscheinlichkeit erwiesen wird, ist eine so große, und die Unfallgerichte haben so häufig einen Zusammenhang zwischen einem Trauma und einer später aufgetretenen Leukämie anerkannt, daß diese interessante und praktisch wichtige Frage, die natürlich weit davon entfernt ist, auch nur einigermaßen geklärt zu sein, an dieser Stelle eingehend erörtert werden muß. Sagt doch Stern in seinem bekannten Werk über die traumatische Entstehung innerer Krankheiten: „Von einem Verständnis des Einflusses traumatischer Einwirkungen auf die Entwicklung der Leukämie sind wir vorläufig weit entfernt." Auch die Hypothesen, die bisher in dieser Beziehung aufgestellt sind, halten einer Kritik nicht stand. Ebstein in einem bekannten Aufsatze über traumatische Leukämie (Dtsch. med. Wochenschr. Nr. 29 u. 30. 1894) drückt sich aber in folgender Weise aus: „So weit glaube ich gehen zu dürfen, daß ich ein kausales Bindeglied zwischen Trauma und Leukämie annehme, und daß die letztere ohne ersteres sich möglicher-, ja wahrscheinlicherweise nicht entwickelt hätte. Es scheint mir nach dem vorliegenden kasuistischen Material außerordentlich wahrscheinlich, daß Traumen zu den die Entwicklung der Leukämie begünstigenden Momenten gehören, deren es offenbar eine ganze Reihe gibt."

Wie auf allen Gebieten der Unfallheilkunde ist es natürlich in sehr vielen Fällen angeblich traumatischer Leukämie außerordentlich schwierig, ja unmöglich zu sagen, ob der betreffende Unfallverletzte nicht schon vorher an Leukämie erkrankt gewesen ist. Es ist eine ganz bekannte und feststehende Tatsache, daß es bisweilen recht lange dauern kann, ehe gerade bei der Leukämie die Beschwerden so hochgradig werden, daß der Kranke ärztliche Hilfe aufsucht. Jedem erfahrenen Arzt sind Fälle bekannt, in denen die Leukämie trotz ärztlicher Untersuchung übersehen worden ist, sei es, daß, wie es namentlich bei der arbeitenden Bevölkerung und in der kassenärztlichen Praxis oft genug vorkommt, eine eingehende körperliche Untersuchung gar nicht stattgefunden hat, oder daß zwar vom Arzt gewisse verdächtige Symptome, wie Schwellungen der Milz oder einiger Lymphdrüsen festgestellt wurden, daß aber der betreffende Untersucher bei der relativen Seltenheit der Leukämie an diese Krankheit gar nicht gedacht hat. Es ist doch leider eine bedauerliche Tatsache, daß in der ärztlichen Praxis Blutuntersuchungen nur außerordentlich selten vorgenommen werden.

Es ist also in hohem Maße wahrscheinlich, daß manche als traumatische Leukämien betrachteten Fälle schon vor der Verletzung bestanden haben.

Es kommt aber noch ein weiterer Umstand hinzu, der besondere Beachtung verdient. Bei vielen Formen der Leukämie, insbesondere der myeloischen, steht ein gewaltiger Milztumor im Vordergrund des klinischen Symptomenkomplexes. Bei der Häufigkeit kleinerer Kontusionen und Quetschungen in industriellen und landwirtschaftlichen Betrieben bei der arbeitenden Bevölkerung muß natürlich eine solche geschwollene Milz besonders leicht Insulten ausgesetzt sein und bereits leichte Stöße und Quetschungen, die den Organen eines gesunden Arbeiters nichts anzuhaben vermögen, können eine solche bereits erkrankte Milz, die wegen ihrer Größe äußeren Einwirkungen besonders stark ausgesetzt ist, und die wegen ihrer pathologischen Verfassung durch allerlei Schädlichkeiten mechanischer Art ganz besonders leicht eine Läsion erfahren wird, nicht nur tatsächlich schwer alterieren, sondern werden auch aus diesem Grunde als eigentliche Unfälle angesehen, obwohl die stattgehabte Gewalteinwirkung gar nicht über das übliche Maß hinausgegangen zu sein braucht, auf das ein gesunder Arbeiter sonst bei seiner Tätigkeit gar nicht achtet. Was für die Milz gilt, trifft in ähnlicher Weise auch für die Lymphdrüsen und Knochen zu. Nehmen wir z. B. an, daß ein Arbeiter eine mäßig schwere Kiste hebt, und ihm diese auf den Brustkasten fällt, so wird er, bei der großen Druckempfindlichkeit der leukämischen Knochen, einen ganz enormen Schmerz verspüren, während er im Zustande voller Gesundheit ein gleiches Vorkommnis unter denselben Bedingungen vielleicht gar nicht empfinden und beachten würde. Es werden also mit einem Worte über das betriebsübliche Maß durchaus nicht hinausgehende Anstrengungen und leichtere Gewalteinwirkungen in solchen Fällen als schwerer Unfall empfunden und aufgefaßt werden, und sehr häufig wird sich später, wenn es sich um die Begutachtung handelt, ein objektiver Maßstab an die angeblichen Unfallereignisse gar nicht mehr anlegen lassen.

Für die praktische Frage der Unfallbegutachtung kommt es im übrigen gar nicht darauf an, ob sich ein direkter Zusammenhang zwischen einem Unfall und einer Leukämie wissenschaftlich erweisen läßt. Wenn nur der Unfall als eine der mitwirkenden Ursachen zur Entstehung des Leidens angesehen werden kann, muß man bereits den ätiologischen Zusammenhang bejahen und wenn man auch nur den Nachweis führen kann, daß eine bereits vorhandene Leukämie durch das Unfallereignis verschlimmert worden ist, und der Verlauf des Leidens durch den Unfall eine Beschleunigung erfahren hat, so genügt dieser Nachweis schon, um dem Verletzten eine Rente zu sichern.

Wir werden demnach im wesentlichen zwei Hauptfragen zu erörtern haben, von denen nur die erstere wirklich praktische Bedeutung für die Unfallheilkunde hat, während der letzteren mehr theoretisch wissenschaftliche Bedeutung zukommt.

Wir müssen erstens feststellen, ob ein Unfall eine Leukämie verschlimmern bzw. ihren Verlauf, der ja immer ein tödlicher ist, beschleunigen kann, und zweitens ob nach dem gegenwärtigen Stande unseres Wissens ein Unfall allein oder im Verein mit anderen Momenten die Entstehung einer Leukämie veranlassen kann.

Nach Thiem kommen für die traumatische Entstehung einer Leukämie folgende 6 Arten äußerer Einwirkung in Frage. 1. Unmittelbare Quetschung der Milz oder doch des Bauches. 2. Allgemeine Erschütterung, entweder des ganzen Körpers oder des Nervensystems. 3. Unmittelbare Verletzungen der Knochen. 4. Schwere Blutverluste. 5. Überanstrengungen. 6. Erkältungen. Eine Form der äußeren Einwirkung ist hier von Thiem nicht angeführt worden, wenn sie auch nur relativ selten vorkommen dürfte, nämlich direkte Verletzungen der Lymphdrüsen, und endlich verdient auch noch die Frage Erörterung, ob solche Verletzungen irgend eines Körperteils, an welche sich eine Infektion angeschlossen hat, indirekt durch die eingedrungenen Krankheitserreger zu einer leukämischen Erkrankung führen können.

Nach Kaufmann ist unter folgenden Bedingungen ein Zusammenhang zwischen Unfall und Leukämie anzunehmen: 1. Die Verletzung muß eine schwere sein: direkte erhebliche Verletzung der Milz oder Milzgegend oder des Knochenmarkes durch Sturz, direkten Schlag, Stoß oder Knochenbruch, ferner profuse und lange anhaltende Blutungen. 2. Die Entwicklung der Krankheit muß sich unmittelbar oder innerhalb eines Zeitraumes von höchstens 1 Jahr an die Verletzung anschließen. 3. Der Verletzte muß bis zum Unfalle gesund oder doch arbeitsfähig gewesen sein.

Die Frage, ob alle oben genannten Formen der äußeren Einwirkung eine bereits vorhandene und eventuell auch unerkannte Leukämie verschlimmern bzw. ihren Verlauf beschleunigen können, ist meiner Ansicht nach ohne weiteres zu bejahen.

Das Wesen der leukämischen Erkrankung und ihre anatomische Grundlage ist eine enorme Wucherung des gesamten leukopoetischen Apparates. Gleichviel, ob wir nun annehmen, daß diese Wucherungen geschwulstartiger Natur sind, ob sie unter dem Einfluß einer oder verschiedener Arten einer unbekannten Infektion sich entwickeln oder irgend eine andere Ursache haben, daß eine derartige pathologische Zellwucherung durch äußere Einwirkungen aller möglichen Art eine Verschlimmerung erfahren kann, d. h. daß eine Wachstumssteigerung der krankhaft gereizten hämatopoetischen Gewebe unter den genannten Einflüssen auftreten kann, muß auf Grund unserer heutigen pathologischen Anschauungen durchaus bejaht werden. Erkennen wir doch auch ohne weiteres an, daß Traumen mannigfachster Art sowohl echte Geschwulstbildungen, wie infektiöse Prozesse, wie z. B. die Tuberkulose, die Osteomyelitis, die Syphilis und viele andere Krankheiten verschlimmern können. Also einigermaßen erhebliche Traumen der Milz, der Knochen und der Lymphdrüsen, derjenigen Organe, welche der Hauptsitz der leukämischen Krankheitsprozesse sind, können wohl eine erhebliche Verschlimmerung des Leidens zur Folge haben. Aber auch allgemeine Erschütterungen des Körpers können in gleichem Sinne wirken, da wir doch annehmen dürfen, daß bei einer solchen allgemeinen Erschütterung die besonders empfindlichen erkrankten Organ- und Gewebsabschnitte besonders stark reagieren werden. Daß schwere Blutverluste einen leukämischen Krankheitsprozeß aber beschleunigen müssen, ist eigentlich a priori anzunehmen, weil das ohnehin schon durch die leukämische Noxe stark gereizte hämatopoetische System durch den intensiven Reiz eines Blutverlustes, der schon die normalen Blutbildungsorgane in einen Zustand stark erhöhter Tätigkeit versetzt, in besonders hohem Maße affiziert werden muß, und der geschwächte Organismus ohnehin durch Blutverlust eine schwere Schädigung erfahren muß.

Daß Blutverluste einen überaus starken Reiz auf die hämatopoetischen Organe ausüben können, ist ja eine zweifellos feststehende Tatsache. Können doch nach starken Blutverlusten geradezu leukämoide Blutbefunde zustande kommen mit dem Auftreten zahlreicher kernhaltiger roter Elemente und Myelozyten. Findet man doch ferner nach Blutungen wie auch experimentell nachgewiesen, myeloide Metaplasien in Milz, Leber und Lymphdrüsen.

Blutverluste werden eine Leukämie auch dann verschlimmern können, wenn die Quantität des verlorenen Blutes einem gesunden Organismus keinen nennenswerten Schaden zugefügt hätte. Im allgemeinen aber werden Blutverluste bei einer Leukämie meist deshalb sehr erhebliche sein, weil das Leiden ja oft mit einer hämorrhagischen Diathese kompliziert ist. Diese Blutverluste brauchen übrigens keineswegs immer nach außen stattzufinden. Es ist bekannt, daß gar nicht selten nach Kontusionen der Milz Zerreißungen dieses Organes mit schwerer innerer Verblutung stattgefunden haben. Ich selbst beobachtete sogar einmal bei einem Patienten mit myeloider Leukämie eine auf Grund einer Spontanruptur erfolgte innere Verblutung in die Milz. Wegen der erwähnten Neigung zu Blutungen können natürlich infolge relativ geringer Traumen auch Blutungen in anderen Organen stattfinden. So sind die Nasenblutungen der

Leukämiker ziemlich häufig und können durch Traumen leicht ausgelöst werden. Es liegt auch nahe, daran zu denken, daß Magen-, Darm- und Nierenblutungen durch Traumen veranlaßt werden können, daß Kopfverletzungen bei Leukämikern leicht zu Apoplexien führen können und es sei endlich noch erwähnt, daß gar nicht selten gelegentlich von Zahnextraktionen schwere lebensgefährliche Blutungen bei Leukämikern aufgetreten sind und daher auch eventuell bei den Verletzungen der Mundhöhle, wie etwa dem Ausschlagen eines Zahnes beim Fallen, zu erwarten sind. Auch ausgedehnte subkutane und intramuskuläre Hämatome können vorkommen.

Da es eine große Zahl von Giften, besonders auch solchen, die in gewerblichen Betrieben eine große Rolle spielen, gibt, welche anämisierend wirken, wie Blei, Kali chloricum, Pyrogallussäure, Pyrodin, Toluylendiamin, Benzol usw., so wird in Zukunft auch darauf zu achten sein, ob nicht auch Vergiftungen mit solchen Substanzen gelegentlich einmal die Manifestation einer Leukämie veranlassen können.

Die einige Male angeschuldigte Rolle von Überanstrengungen (Greiwe, Kutschera, Stintzing) und von Erkältungen (Mosler, Laache), sowie von traumatischen Schädigungen des Nervensystems für die Entstehung einer Leukämie ist auch nicht ganz von der Hand zu weisen. Kommen doch derartige Einwirkungen als den Organismus schwächende Momente in Betracht, und da natürlich jede Schwächung des Organismus wie den Ausbruch und den schnelleren Verlauf jeder Krankheit auch den einer Leukämie begünstigen muß, wären derartige Ursachen gelegentlich einmal in Erwägung zu ziehen.

Es bleibt noch übrig, den Einfluß von Infektionen zu erörtern, die sich an eine Verletzung anschließen. Es ist bekannt, welchen weitgehenden Einfluß Infektionen auf den leukämischen Prozeß ausüben können. Die verminderte Widerstandsfähigkeit der Leukämiker gegenüber lebenden Krankheitserregern ist oft festgestellt worden. Besonders empfindlich ist der Organismus bei lymphatischer Leukämie, wo die neutrophilen Elemente, die im Kampf mit den Bakterien eine wichtige Rolle spielen, stark vermindert sind. Wiederholt hat man nach selbst unbedeutenden Infektionen einen foudroyanten tödlichen Verlauf beobachtet. Auch die weitgehenden Remissionen des leukämischen Befundes und der Rückgang der Organschwellungen in vielen Fällen, die Umwandlung in eine Myeloblastenleukämie in anderen Fällen beweisen, daß Infektionen einen weitgehenden Einfluß auf Leukämien ausüben können. Schließlich wäre noch zu erwähnen, daß der im allgemeinen schlechte Kräftezustand des Leukämikers an sich die Widerstandskraft gegen Infektionskrankheiten in meist hohem Grade herabsetzen muß, was ganz besonders für solche Fälle gilt, in denen lebenswichtige Organe, wie das Herz oder die Nieren geschädigt sind.

Der verschlimmernde und beschleunigende Einfluß von Unfällen und ihren Folgeerscheinungen auf den Verlauf der Leukämie kann also nicht bezweifelt werden. Selbstverständlich ist von Fall zu Fall auf Grund des vorliegenden Tatsachenmaterials zu entscheiden, inwieweit die soeben erörterten Einflüsse in Frage kommen.

Der oben zitierte Ausspruch Sterns: „Von einem Verständnis des Einflusses traumatischer Einwirkungen auf die Entwicklung der Leukämie sind wir vorläufig weit entfernt", dürfte wohl jetzt nicht mehr zu Recht bestehen, soweit Verschlimmerungen und Beschleunigungen des Verlaufs in Frage kommen. Dagegen sind wir auf Grund unseres gegenwärtigen Wissens, ebenso wie beim Krebs, nicht in der Lage zu sagen, ob ein Trauma allein eine Leukämie auslösen kann, oder unter Umständen wenigstens als auslösendes Moment aufgefaßt werden darf. Da aber andererseits die Möglichkeit nicht geleugnet werden kann, wird man in solchen Fällen, wo alsbald nach einer schwereren Verletzung, besonders der Knochen, der Milz oder der Lymphknoten die Entwicklung einer Leukämie einsetzt, einen ursächlichen Zusammenhang nicht mit Sicherheit bestreiten können. Es existiert in der Literatur eine Beobachtung, die für die Frage der traumatischen myeloischen Leukämie von Wichtigkeit ist, nämlich der Fall von Simon, der nach einer Knochenfraktur die Entstehung eines Blutbildes beobachtete, das dem der myeloischen Leukämie nahe stand, aber sich allmählich wieder zurückbildete.

Auch experimentelle Erfahrungen liegen vor, nach denen die Entstehung einer Leukämie auf Grund einer traumatischen Einwirkung auf die Knochen bzw. das Knochenmark unserem Verständnis nähergerückt wird.

Durch die interessanten Versuche von Aschoff, Lubarsch, Lengemann und Ogata wissen wir, daß Embolien von Knochenmarksparenchym nicht nur experimentell erzeugt werden, sondern bei Kaninchen sogar normalerweise in den Lungen vorkommen können. Ogata hat hierüber sehr interessante Versuche angestellt. Wenn er Kaninchen mehrere Male aus 1 Meter Höhe auf hölzernen Fußboden fallen ließ und nach 24 Stunden durch Chloroform tötete, so fand er in den Lungengefäßen dieser Tiere reichlich Knochenmarksgewebsembolien. Man kann sich wohl vorstellen, daß derartige metastatisch verschleppte Gewebspartikel unter Umständen sich weiter entwickeln können und daß andererseits auch das Knochenmark selbst durch derartige Traumen einen Anstoß zu ungewöhnlichen Formen der Reaktion erhalten kann. Injiziert man allerdings Kaninchen intravenös Knochenmark, so entstehen zwar Embolien, doch gehen im Laufe einiger Tage die myeloischen Gewebspartien zugrunde.

Auch die Möglichkeit, daß Verletzungen der Milz eine myeloische Leukämie auslösen können, ist jetzt nicht mehr a limine von der Hand zu weisen, seitdem wir wissen, daß die myeloide Metaplasie keineswegs im Knochenmark zu beginnen braucht, ja überhaupt das Mark verschonen kann.

Das gleiche gilt für Verletzungen der Lymphknoten, besonders bei lymphatischer Leukämie. Übrigens sind bisher in der Literatur Leukämien nach Lymphdrüsentraumen noch nicht beschrieben worden.

Mit größter Skepsis dagegen wird man die alleinige oder wesentliche ätiologische Rolle von allgemeinen Körpererschütterungen, von Blutverlusten und Gifteinwirkungen, Überanstrengungen, Erkältungen, Verbrennungen beurteilen müssen.

Die Frage, ob Infektionen der verschiedensten Art, wie sie sich ja an jeden Unfall anschließen können, bei gesunden Individuen die Entstehung einer akuten oder chronischen Leukämie allein oder im Verein mit anderen unbekannten Faktoren veranlassen können, ist auch nicht mit Sicherheit zu beantworten. Viele Autoren (z. B. Hansemann) glauben ja, daß frühere Infektionskrankheiten eine prädisponierende Rolle spielen. Zweifellos sind Infektionen imstande, das hämatopoetische Organsystem zu schwächen und seine Neigung zu etwaigen Erkrankungen zu erhöhen. Man wird also unter Umständen bei Leukämien, die sich im Anschluß an eine durch einen Unfall bedingte schwerere Infektion anschließen, nicht umhin können, die Möglichkeit eines ursächlichen Zusammenhanges zu bejahen.

Ich selbst habe einen Fall von chronischer lymphatischer Leukämie beschrieben, der sich im Anschluß an eine lang dauernde Eiterung nach Unfall entwickelt hat. Der Patient hatte 7 Jahre bevor ich ihn sah, von einem Pferde einen Hufschlag gegen das linke Bein bekommen und dadurch eine komplizierte Fraktur desselben erlitten. Es schlossen sich an diese Verletzung langwierige Eiterungen am Knochen und im Kniegelenk an, so daß eine Resektion desselben vorgenommen werden mußte. Es dauerte fast 3 Jahre, ehe eine vollständige Heilung eintrat, die noch durch ein interkurrentes Erysipel verzögert wurde. Noch während die Eiterungen bestanden, etwa $2^1/_2$ Jahre nach dem Unfall, wurden die ersten Drüsenschwellungen bemerkt, die aber nicht regionär in der linken Leistengegend, sondern am Halse aufgetreten sein sollen. Sehr bald waren die Lymphknotenschwellungen generalisiert und die leukämische Natur der Krankheit wurde ärztlicherseits festgestellt und ein Zusammenhang mit dem Unfall, vermittelt durch die langwierigen Eiterungen angenommen. Der Patient bekommt nicht nur für sein verkürztes Bein, sondern auch für die Leukämie eine Unfallrente.

In der Literatur sind ziemlich zahlreiche Fälle von Leukämie nach Trauma mitgeteilt. In der Mehrzahl derselben kann höchstens von einem verschlimmernden Einfluß auf die Leukämie und einer Beschleunigung ihres Verlaufes die Rede sein. Am zahlreichsten sind die Fälle, in denen sich nach Verletzung der Milz oder des Bauches Leukämie entwickelt haben soll (Morax, Mosler, Ponfick, Thomsen, Lüder, Herrmann, Knoth, Koschin, Kutschera, Schimmert). Nach allgemeinen Körpererschütterungen angeblich entstandene Leukämien publizierten Ebstein, Kutschera, Herrmann.

Nach Knochenverletzungen sollen sich die Fälle von Liniger, Neumann, Stempel, Lévaë und Schimmert, nach Blutverlusten ein Fall von Herrmann, nach Überanstrengung Fälle von Greiwe, Kutschera und Stintzing (zit. nach Laache), nach Erkältung Fälle von Mosler, nach Nervenerschütterung ein Fall von Ebstein entwickelt haben.

Sehr bemerkenswert ist, daß fast alle Fälle von traumatischer Leukämie myeloide Formen sind. Das ist offenbar darauf zurückzuführen, daß hier wohl meistens die Leukämie schon vor dem Unfall bestand, aber, wie es gerade bei der myeloiden Form häufiger ist, noch keine Symptome gemacht hatte. Erst der Unfall mit seinen Folgeerscheinungen führte zur ärztlichen Untersuchung und somit zur Entdeckung des Leidens. Die lymphatische Leukämie führt wegen der sichtbaren und auffallenden Drüsenschwellungen den Patienten viel früher zum Arzt; auch fallen diese Kranken meist schon ihrer Umgebung auf. Es ist natürlich auch nicht ausgeschlossen, daß Traumen gerade den Verlauf der myeloischen Form beschleunigen bzw. mit Vorliebe gerade diese Krankheitsform auslösen. Doch wird diese Frage erst entschieden werden können, wenn ein größeres und besser beobachtetes kasuistisches Material vorliegt.

Kasuistik[1]).

Recht zahlreich sind die Fälle, in welchen eine Verletzung der Milz als Ursache einer Leukämie angenommen wird. Gerade diese Fälle müssen besonders kritisch betrachtet werden, weil Verletzungen dieses Organs bei Gewalteinwirkungen auf den Bauch recht häufig sind und namentlich dann sehr leicht eintreten werden, wenn die Milz bereits leukämisch erkrankt ist. Bietet doch das stark vergrößerte Organ ein besonders geeignetes Objekt für äußere Gewalteinwirkungen. Es ist ferner bekannt, daß fast alle Leukämiker, die in Beobachtung kommen, schon einen großen ausgebildeten Milztumor haben, von dessen Existenz sie gewöhnlich nichts ahnen.

Morax beobachtete nach Quetschung der Milzgegend allmähliche Entwicklung einer Leukämie.

Mosler nimmt einen verschlimmernden Einfluß eines Traumas auf eine schon vorhandene Leukämie bei einem Manne an, der beim Aufsteigen auf ein Pferd auf die linke Bauchseite fiel und von dieser Zeit an daselbst eine Geschwulst bemerkte und Schmerzen fühlte.

Ponfick beobachtete bei einem 37jährigen Arbeiter nach einem Hufschlag in die linke Bauchseite eine etwa ein Jahr danach einsetzende Leukämie. Bei der Sektion wurden noch Zeichen der beim Unfall erlittenen Bauchverletzung, bestehend in Verwachsung der Milz und fibröser Veränderung der linken Zwerchfellhälfte gefunden.

---

[1]) Es ist aus der oft sehr ungenügenden Beschreibung mancher Fälle nicht mit Sicherheit zu ersehen, ob myeloische oder lymphatische Leukämie vorlag.

Thomson beschreibt eine Leukämie bei einem Schneider, der wiederholt Kontusionen der linken Seite, zuletzt einen Stoß mit einer Wagendeichsel erlitten hatte und fast im unmittelbaren Anschluß daran Leukämie bekam. Wahrscheinlich hat der letzte Unfall verschlimmernd eingewirkt.

Lüder sah eine lymphatische Leukämie bei einem 36jährigen Arbeiter, der von einem Pferd heftig mit der rechten Brustseite gegen eine Wand gedrückt war. Schon 6 Wochen später trat Schwellung des Bauches und der Füße ein und es wurde über große Schwäche geklagt. Die Diagnose Leukämie wurde 2 Jahre nach dem Unfall gestellt. Bei der Sektion fanden sich noch sichtbare Reste der Bauchverletzung, bestehend in Verwachsungen der Milz und der Leber miteinander und mit dem Zwerchfell.

Bei einem von Herrmann beschriebenen Falle wurde die Leukämie 4 Monate nach einem Sturz auf die linke Seite diagnostiziert.

Knoth sah bei einem 36jährigen Schmied nach einem Schlag gegen die linke Oberbauchgegend durch eine herabfallende Leiter sich an dieser Stelle allmählich Schmerzen entwickeln. Später war an dieser Stelle ein Tumor zu fühlen und bei der Sektion nach dem 2 Jahr nach dem Unfall erfolgten Tod fand man eine typische Leukämie.

Koschin sah Leukämie bei einem Manne, der in einem Gedränge stark gequetscht wurde. Schon 14 Tage danach soll Schwellung der Halsdrüsen aufgetreten sein und es entwickelte sich dann eine lymphatische Leukämie.

Um einen Fall, in welchem ein schon an Leukämie erkrankter Patient mit großem Milztumor zufällig eine starke Kontusion des letzteren erlitt, die zu einer erheblichen Beschleunigung des Krankheitsverlaufes führte, handelte es sich offenbar in den Mitteilungen von Kutschera. Hier konnte der Arzt schon 4 Tage nachdem der Unfall — Herabfallen eines Sackes auf die linke Körperseite — stattgefunden hatte, unter dem linken Rippenbogen einen großen Tumor nachweisen, und die Blutuntersuchung ergab bald das Vorhandensein einer Leukämie. Ferner sei ein im „Kompaß“ mitgeteilter Fall erwähnt. Ein 30jähriger Arbeiter erhielt einen heftigen Schlag gegen den Unterleib. Etwa 5 Wochen später wurde ein Milztumor festgestellt und bald danach durch die Blutuntersuchung eine Leukämie nachgewiesen.

Endlich sind in den Sanitätsberichten der preußischen Armee zwei Fälle von Pseudoleukämie, die später in echte Leukämie übergingen, nach Sturz vom Pferde auf die linke Seite mitgeteilt.

Lévaë beobachtete eine myeloide Leukämie nach einer Beckenverletzung durch einen herabfallenden Holzbalken. Die Diagnose wurde etwa 8 Monate nach dem Unfall gestellt. Der Verletzte war bis zum Tage des Unfalls gesund und arbeitsfähig. Von dieser Zeit an aber kränkelte er fortgesetzt, bis die ersten Zeichen des leukämischen Leidens entdeckt wurden.

Eine Knochenverletzung als Ursache einer lymphatischen Leukämie nimmt Ebstein bei einem 36jährigen früher gesunden Manne an, der sich beim Fall aus einer Höhe von $2^1/_2$ m eine Kontusion beider Beine zugezogen hatte. Einige Wochen danach trat eine bald wieder zurückgehende Schwellung der beiderseitigen Leistendrüsen auf, nach ca. $4^1/_2$ Monaten bestand das Bild einer akuten, mit hämorrhagischer Diathese zum Tode führenden Leukämie.

Stempel beschreibt einen Fall von myeloider Leukämie, der sich bei einem gesund und blühend aussehenden Mann nach einem heftigen Schlag gegen die Außenseite des rechten Oberschenkels, der ein Hämatom zur Folge hatte, entwickelte. Nach einige Wochen dauerndem Wohlbefinden trat hier Blässe, Mattigkeit, Schwäche und Milzvergrößerung ein und ein halb Jahr nach dem Unfall erfolgte der Tod.

In den Sanitätsberichten der preußischen Armee vom Jahre 1898/99 wird von einem Fall von Leukämie berichtet, der ein Jahr nach Hufschlag gegen den rechten Oberschenkel auftrat. In diesem Falle können monatelang nach dem Unfall andauernde Schmerzen in dem verletzten Glied als Brückenerscheinungen aufgefaßt werden.

Schimmert sah bei einem 29jährigen Landbriefträger im Anschluß an eine Muskelzerreißung und Knochenhautentzündung nach Trauma die Entstehung einer Leukämie. Er beschreibt ferner einen Fall von Leukämie bei einem 38jährigen Arbeiter, der im Laufe mehrerer Jahre wiederholt Rippenbrüche erlitten hatte.

In dem von Neumann mitgeteilten Falle handelte es sich um einen Knöchelbruch, der anfänglich nur eine Erwerbsbeschränkung von $15^0/_0$ zur Folge hatte. Etwa 13 Monate später wird zum ersten Male blasses Aussehen und benommenes schläfriges Wesen erwähnt. Zu dieser Zeit begann der Verletzte auch über leichte Schmerzen in der linken Seite zu klagen. Bald stellte sich Abmagerung, Schwellung der Füße und beschleunigte Herztätigkeit ein. Aber erst etwa ein halbes Jahr später wurde myeloide Leukämie festgestellt.

Liniger beobachtete die Entstehung einer myeloiden Leukämie bei einem 21jährigen Arbeiter, dem ein schwerer eiserner Träger auf den rechten Unterschenkel gefallen war und eine starke Quetschung mit Bluterguß in Muskulatur und Haut zur Folge gehabt hatte. Etwa 6 Wochen nach dem Unfall stellte sich Priapismus ein, ohne daß aber zu dieser Zeit die Blutuntersuchung eine Leukämie feststellen ließ. Erst etwa 5 Monate später ergab die Blutuntersuchung in zweifelloser Weise das Vorliegen einer myeloiden Leukämie.

Als Folge einer allgemeinen schweren Erschütterung des Körpers sieht Ebstein eine myeloide Leukämie an, die sich bei einem 31jährigen Lokomotivführer nach einem Eisenbahnzusammenstoß entwickelt hatte. Zuerst bestanden nur die Symptome einer traumatischen Neurose, die Leukämie wurde erst vier Jahre nach dem Unfall festgestellt. Ebstein glaubt trotzdem an einen Zusammenhang, weil sich die Beschwerden sehr bald entwickelten, nachdem die traumatische Neurose festgestellt war. Der Fall dürfte als sehr wenig beweiskräftig angesehen werden.

In einem von Herrmann mitgeteilten Falle wird ein Blutverlust als Ursache einer Leukämie angegeben. $1^1/_2$ Jahre nach einer stark blutenden Verletzung am Kinn, die eine Anämie zur Folge hatte, von der sich der Verletzte nicht wieder erholte, wurde eine Leukämie festgestellt. Es liegt natürlich in diesem Falle, wie auch Thiem bemerkt, viel näher, die starke Blutung als ein Symptom der bereits vorhanden gewesenen Leukämie anzusehen.

Für die praktische Unfallheilkunde ist die noch ungeklärte Frage der infektiösen Ätiologie der akuten Leukämie von außerordentlicher Wichtigkeit. Wenn sich alsbald an ein Trauma, das gleichzeitig zu einer Infektion führte, oder seiner Natur nach geeignet war, die Entstehung einer Infektion zu begünstigen, wie z. B. durch die Setzung offener Wunden, eine akute Leukämie anschließt, so wird man in der Praxis nicht umhin können unter Umständen einen ätiologischen Zusammenhang anzunehmen. Unsere Unkenntnis von dem eigentlichen ätiologischen Agens und der Streit über die Frage, ob bakterielle Infektionen verschiedener Natur eine akute Leukämie hervorrufen können, sollte nicht zu einer Benachteiligung der Verletzten führen. Zur Illustration zitiere ich zwei Fälle aus der Literatur.

Der eine derselben stammt von Lauber: Bei einer 26jährigen Dienstmagd schwoll im Oktober 1902 das obere Lid des rechten Auges, nachdem es die Patientin beim Waschen von Wäsche mit einem Leinwandlappen gerieben hatte, beträchtlich an, war aber nach 8 Tagen wieder abgeschwollen. Kurz darauf zog sie sich an derselben Stelle eine Kuhhornverletzung zu, die auch schnell mit Narbenbildung abheilte. Kurz vor Weihnachten 1902 schwoll dasselbe Lid spontan an und bald danach entstanden Drüsenschwellungen in der Achselhöhle, am Hals und an anderen Körperstellen und die Entwicklung einer subakuten lymphatischen Leukämie setzte ein.

Der andere Fall ist von mir publiziert worden: Ein bis dahin völlig gesunder 42jähriger Arbeiter hatte sich kurz vor Pfingsten eine Verletzung des rechten Zeigefingers durch einen rostigen Nagel beim Schließen eines Seifenfasses zugezogen. Die Wunde heilte unter Eiterung nach einiger Zeit, ohne daß ein Arzt konsultiert wurde. Einige Wochen später konsultierte er wegen einer Schwellung am rechten Kiefer einen Arzt, der einen Einschnitt in das Zahnfleisch machte. Im Laufe von 4 Wochen wurde dann sein Allgemeinbefinden derartig schlecht, daß er das Krankenhaus aufsuchte, wo eine akute Myeloblastenleukämie festgestellt wurde, der er nach kurzer Zeit erlag. Die Kieferschwellung war eine leukämische und offenbar das erste Symptom der Krankheit gewesen. Bei der histologischen Untersuchung der Organe fand man in fast allen Lymphdrüsen in nekrotischen Partien, ohne daß histologisch irgendwelche Zeichen einer Tuberkulose festzustellen gewesen wären, ungeheure Mengen säurefester Stäbchen. Da der Kranke immer gesund und kräftig gewesen und bis kurz vor seiner Erkrankung gearbeitet hatte und sonst in seinem Körper keine Spuren tuberkulöser Veränderungen gefunden wurden, konnten die genannten säurefesten Stäbchen noch nicht lange im Körper vorhanden gewesen sein, zumal ihre Zahl eine so ungeheuer große war. Die Annahme, daß sie gelegentlich der Fingerverletzung in den Organismus gedrungen sind, läßt sich daher nicht von der Hand weisen. In diesem Falle bekamen auch die Hinterbliebenen auf Grund zweier Gutachten von G. Klemperer und F. Kraus eine Rente.

Es sei noch einmal ausdrücklich hervorgehoben, daß sich in diesen Fällen der ätiologische Zusammenhang zwischen Trauma und akuter Leukämie natürlich nicht exakt erweisen läßt. Wir können aber auch in solchen Fällen, da sich namhafte Autoren für die infektiöse Natur der akuten Leukämie ausgesprochen haben, einen Zusammenhang nicht ableugnen.

Literatur über traumatische Leukämie.

Aschoff: Über kapilläre Embolie von riesenkernhaltigen Zellen. Virchows Arch. f. pathol. Anat. u. Physiol. Bd. 134. — Borntraeger: Pseudoleukaemia lymphatica und Unfall. — De Chapelle: De la leucocythémie dans ses rapports avec le traumatisme. Thèse de Paris. 1880. — Ebstein: Beiträge zur Lehre von der traumatischen Leukämie. Dtsch. med. Wochenschr. Nr. 29 u. 30. 1894. — Facchini: Deux cas de leucémie traumatique. Gazz. d. osp. e d. clin. 20. Mai 1913. — Fürbringer: Gutachten über den Zusammenhang zwischen Trauma und Leukämie. Amtl. Nachr. d. R.-V.-A. 1902 u. 1906. — Görtz: Zur angeblich traumatischen Entwicklung der Leukämie. Münch. med. Wochenschr. S. 42. 1902. — Graziani: Un caso di leucemia per traumatismo. Rif. med. Nr. 55. 1895. — Greiwe: Eine nach Trauma rasch zum Tode führende Leukämie. Berl. klin. Wochenschr. 1892/93. — Hermanni: Ein Fall von traumatischer Leukämie. Ärztl. Sachverst.-Zeit. Nr. 23. 1898. — Herrmann: Traumatische Leukämie. Wiss. Mitt. d. Inst. f. Unfallvers. Breslau. 1896. — Hindenburg: Zur Kenntnis der Organveränderungen bei Leukämie. Dtsch. Arch. f. klin. Med. Bd. 54. — Hühnchen: Die Rolle des Traumas bei Stoffwechselkrankheiten und den Erkrankungen des Blutes. Inaug.-Diss. Leipzig 1913. — Kaufmann: Handb. d. Unfallmed. 1915. — G. Klemperer: Akute Leukämie nach einem Trauma der Milzgegend. Dtsch. med. Wochenschr. 1895. Ver.-Beil. S. 184. — Knoth: Zur Kasuistik der traumatischen Leukämie. Inaug.-Diss. Jena 1896. — Koschin: Med. obosrenje. 1898. — Kutschera: Traumatische Leukämie. Ärztl. Sachverst.-Zeit. Nr. 7. 1900. — Lengemann: Knochenmarksveränderungen als Grundlage von Leukozytose und Riesenkernverschleppung. Beitr. z. pathol. Anat. u. z. allg. Pathol. Bd. 39. — Lubarsch: Über Knochenmarksgewebsembolie. Virchows Arch. f. pathol. Anat. u. Physiol. Bd. 151. — Lubarsch: Zur Lehre von der Parenchymzellenembolie. Fortschr. d. Med. 1893. — Lüder: Beiträge zur Lehre von der Leukämie. Inaug.-Diss. Göttingen 1880. — Maximow: Zur Lehre von der Parenchymzellenembolie der Lungenarterien. Virchows Arch. f. pathol. Anat. u. Physiol. Bd. 151. — Morax: Bull. de la soc. méd. de la Suisse romande. 1870. — Mosler: Zur Ätiologie der Leukämie. Virchows Arch. f. pathol. Anat. u. Physiol. Bd. 56. — Ogata: Megakaryozytenembolie und Knochenmarksembolie in Lungenkapillaren. Beitr. z. pathol. Anat. u. z. allg. Pathol. Bd. 53. — Ponfick: Weitere Beiträge zur Lehre von der Leukämie. Virchows Arch. f. pathol. Anat. u. Physiol. Bd. 67. — Schattmann: Trauma und Leukämie. Inaug.-Diss. Halle 1906. — Schimmert: Über Leukämie nach Trauma. Inaug.-Diss. Greifswald 1907. — Simon: A case of myelogenous leukemia with several unusual features. Americ. Journ. of the med. sciences. 1903. — Stempel: Leukämie und Trauma. Monatsschr. f. Unfallheilk. u. Invalidenw. Nr. 11. 1903. — Stern: Traumatische Entstehung innerer Krankheiten. Kapitel: Leukämie. — Thiem: Handbuch der Unfallerkrankungen. Kapitel: Leukämie. — Thomson: Beitrag zur Kenntnis des leukämischen Blutes. Inaug.-Diss. Würzburg 1880. — Westphal: Über einen Fall von akuter Leukämie. Münch. med. Wochenschr. Nr. 1. 1890.

6. Leukämie bei Tieren.

Vielleicht wird es durch experimentelle Untersuchungen bei tierischen Leukämien gelingen, die Ätiologie dieser Krankheit auch beim Menschen aufzuklären.

Bisher sind Fälle von sicherer Leukämie sowohl bei einigen Säugetieren, wie beim Huhn beobachtet worden. Leysering wies zuerst im Jahre 1858 darauf hin, daß auch Tiere an Leukämie erkranken können.

Was zunächst die Säugetierleukämie anbetrifft, so soll dieselbe am häufigsten bei Hunden, seltener bei Pferden, Rindern, Schweinen und Katzen vorkommen. Eberth, sowie Fajerzstein und Koczynski, ferner Levaditi haben sogar Leukämie bei Mäusen beschrieben. Nach Sommer waren bis zum Jahre 1889 über 46 Fälle tierischer Leukämie bekannt geworden, von denen 22 Hunde, 10 Pferde, 7 Rinder, 5 Schweine und 2 Katzen betrafen. Ähnlich ist nach Nocard die Beteiligung der einzelnen Tierarten an dieser Krankheit. Dieser Autor berichtet von 9 Fällen bei Pferden, 5 bei Kühen, 22 bei Hunden und einem bei einer Katze. Nach Hutyra und Marek kommen unter den Pferden der preußischen Armee jährlich 2—4 Erkrankungen vor. Alle Übertragungsversuche sind bisher negativ ausgefallen. Weder nach Verfütterung erkrankter Organe (Nocard) noch durch subkutane oder intravenöse Verimpfung ausgepreßten Saftes gelang es das Leiden auf andere Tiere zu übertragen.

Bollinger ist wohl der erste gewesen, der versucht hat, die Leukämie auf Tiere der gleichen Spezies zu übertragen. Aus der frischen Milz eines leukämischen Hundes bereitete er mit $^{1}/_{2}{}^{0}/_{0}$iger Kochsalzlösung eine Emulsion und injizierte dann eine Pravazspritze voll einem kleinen Hund durch die rechte Brustwandung direkt in die Lunge. Das Tier zeigte keine Krankheitserscheinungen und erwies sich auch bei der vier Monate später nach Strychninvergiftung vorgenommenen Sektion als nicht leukämisch.

In neuerer Zeit (1904) haben auch Weil und Clerc Übertragungsversuche mit Material von Hundeleukämie vorgenommen. Die kranke Hündin hatte eine typische lymphatische Leukämie mit 320000 Leukozyten. Sie injizierten einem Hunde 50 ccm defibriniertes leukämisches Blut in die Vena saphena und konnten das Tier fast 3 Monate lang beoabchten. Es bekam eine Leukozytose, aber keine Leukämie. Eine weitere Beobachtung war nicht möglich, da das Tier entlief. Ein zweites Tier bekam 50 ccm defibriniertes leukämisches Hundeblut intraperitoneal. Es bekam keine nennenswerten Blutveränderungen und wurde nach etwa 3 Monaten getötet, ohne daß leukämische Veränderungen in den Organen gefunden wurden. Einem dritten Tiere implantierten sie Fragmente einer leukämischen Lymphdrüse und einer leukämisch infiltrierten Mamilla. Auch bei diesem Tier wurden keine leukämischen Veränderungen festgestellt.

Lüdke hat frische Knochenmarks- und Milzemulsionen eines Hundes mit myeloischer Leukämie 6 jungen Hunden wiederholt intravenös injiziert. Nur ein Tier erkrankte nach einer Inkubationszeit von ungefähr 4 Wochen. Es hatte 85000 Leukozyten, vereinzelte kernhaltige rote Blutkörperchen und zwischen 5 und $10^{0}/_{0}$ Myelozyten. Indessen verschwand diese leukämieähnliche Zusammensetzung des Blutes nach etwa 3 Wochen. Es läßt sich nicht entscheiden, ob hier eine mitigierte Infektion vorgelegen hat oder nur eine Reizungsmyelozytose. An die Möglichkeit einer gelungenen Übertragung und Heilung der Krankheit muß gedacht werden, da man ähnliche Beobachtungen bei der übertragbaren Hühnerleukämie gemacht hat. Habersang gelang es nicht, die lymphatische Leukämie eines Pferdes auf ein anderes zu übertragen. Den gleichen Mißerfolg hatte Levaditi bei Mäusen.

Nach den Forschungen von Knuth, Volkmann und du Toit kommt besonders in Ostpreußen anscheinend endemisch bei Rindern Leukämie vor. Ob eine mit Milztumor einhergehende und gewöhnlich durch Milzruptur mit dem Tod endende Krankheit eine wahre Leukämie ist, speziell eine myeloide, lassen die Autoren dahingestellt, da sie solche Fälle nicht selbst mit untersuchen konnten. Außerdem kommt aber eine mit allgemeiner Lymphdrüsenschwellung einhergehende Erkrankung vor, die meist auch mit Vermehrung der Gesamtleukozytenzahl und ausgesprochener Lymphozytose einhergeht. Blutmorphologisch entspricht dieselbe einer lymphatischen Lymphoidozytenleukämie, anatomisch steht sie dem Lymphosarkom insofern nahe, als Milz, Leber und Knochenmark bisher immer frei gefunden wurden und die Geschwülste ein ausgesprochen malignes Wachstum an den Tag legten, z. B., wenn sie in der Orbita lokalisiert waren, den Bulbus herausdrängten und Nerven so komprimierten, daß es zu Lähmungen kam. Übertragungsversuche sind bisher gescheitert, doch zeigten geimpfte Tiere lange Zeit hindurch eine starke großzellige Lymphozytose.

Anscheinend ist bei Säugetieren die lymphatische Leukämie häufiger, was aber vielleicht daran liegen kann, daß solche Tiere durch ihre Lymphdrüsenschwellungen auffallen, während die Vergrößerung der Milz, die in den meisten Fällen von myeloider Leukämie allein besteht, gerade bei Tieren dem Nachweis entgehen kann. Auch aleukämische Lymphadenosen sind bekannt geworden

(z. B. beim Hund durch Weil und Clerc). Die Feststellung des Milztumors erfolgt bei Pferden und Rindern durch rektale Untersuchung, bei kleineren Tieren durch Palpation des Bauches. Doch kann die Milz, gerade so wie beim Menschen, die linke Seite des Bauches nach unten und außen stark hervorwölben. Auch eine Vergrößerung der Leber ist oft nachgewiesen worden. Die Vergrößerung der Lymphknoten ist eine so erhebliche, daß sie ohne weiteres in die Augen fällt, wie besonders deutlich Abbildungen bei Hutyra und Marek zeigen. Auch Knochenschmerzhaftigkeit ist bei Tieren beschrieben worden. Eine Retinitis leukaemica beim Pferd hat Fröhner gefunden. Hämorrhagische

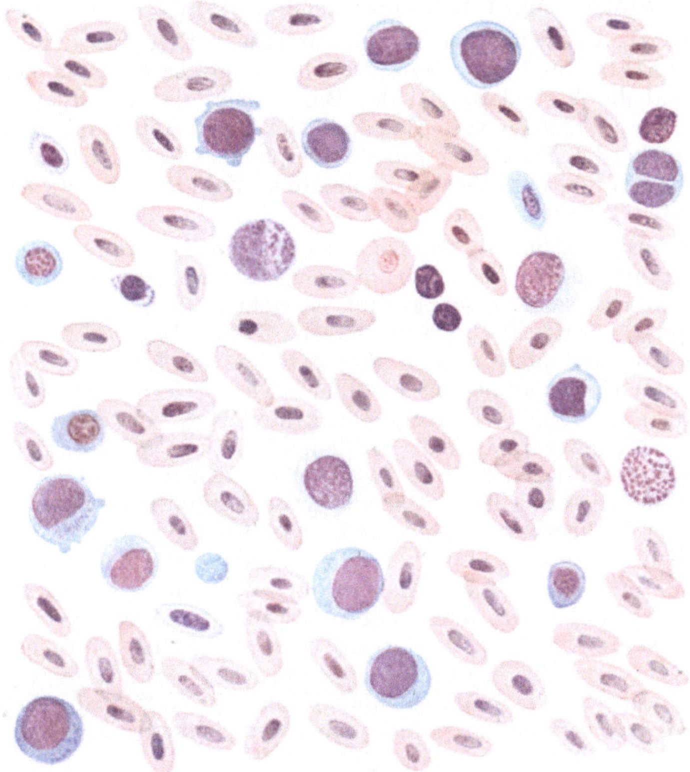

Abb. 34. Hühnerleukämie.

Diathese wird häufig erwähnt. Bei Pferden, Hunden und Schweinen soll oft eine leukämische Infiltration des interlobulären Gewebes der Lungen bestehen, eine leukämische Infiltration der Mammae beim Hunde beschreiben Weil und Clerc, Lymphadenome der Haut beschrieb Nocard beim Hund, Liénaux bei einer Kuh. Im übrigen ist der Verlauf und die Symptomatologie des Leidens ganz ähnlich wie beim Menschen. Die Krankheit entwickelt sich schleichend, die Tiere ermüden und schwitzen leicht, die Freßlust sinkt, der Durst wird gesteigert. Die Schleimhäute sind blaß, der Puls ist beschleunigt, es tritt eine auffällige Abmagerung ein. Durch Druck vergrößerter Lymphdrüsen auf die inneren Organe kann es zu schweren Funktionsstörungen kommen. Intrathorakale Tumoren führen zur Erschwerung der Atmung, starke Vergrößerung der Mesenteriallymphknoten kann zu Aszites führen. Häufig sind fieberhafte

Temperatursteigerungen und Untertemperatur gegen Ende des Lebens. Nocard und Wolff haben Fälle beschrieben, in welchen die Krankheit einen akuten Verlauf gehabt zu haben scheint, meist dauert sie aber Monate und Jahre.

Von besonderem Interesse aber ist die durch die Forschungen von Ellermann und Bang bekannt gewordene Leukämie der Hühner. Das Vorkommen von Leukämie bei Hühnern ist schon länger bekannt, und so hat z. B. Kon eine solche Beobachtung mitgeteilt. Ellermann wurde von Hansen auf das häufigere Vorkommen einer Leukämie bei Hühnern in Dänemark aufmerksam gemacht und stellte dann gemeinsam mit Bang Übertragungsversuche an, die zu einem positiven Resultat führten. H. Hirschfeld und M. Jacoby konnten die Feststellungen Ellermanns und Bangs bestätigen.

Die Hühnerleukämie ist nach den Feststellungen Ellermanns und Bangs, sowie Hirschfelds und Jacobys zweifellos eine echte Leukämie. Das beweisen sowohl die Veränderungen des Blutes wie die der Organe. Im Blut entwickelt sich allmählich eine Zunahme der Leukozytenzahl, wobei immer mehr und mehr die Menge der großen lymphoiden Zellen des Hühnerblutes zunimmt, während die granulierten Elemente an Zahl immer mehr zurückgehen und schließlich gänzlich verschwinden.

Die lymphoiden Zellen weisen schon zu einer Zeit, wo die Gesamtzahl der Leukozyten noch nicht wesentlich vermehrt ist, Mitosen auf. Auch treten Zellen auf, die man wohl als Myelozyten bezeichnen kann, da sie einen runden Kern und ein gekörntes Protoplasma haben. Diese Myelozyten bleiben meist spärlich an Zahl und pflegen beim Fortschreiten des Leidens wieder zu verschwinden. Im Höhestadium der Krankheit wird, wie die Abbildung 34 auf Seite 453 zeigt, das Bild beherrscht von zahlreichen, vorwiegend großen zum Teil aber auch kleinen lymphoiden Zellen, die häufig Mitosen und oft auch abgelaufene Kernteilungen zeigen. In manchen Fällen findet man im Protoplasma einzelner dieser Zellen auffallend große kugelförmige Granula, wie sie dem normalen Hühnerblute fremd sind. Gleichzeitig mit den leukämischen Blutveränderungen entwickeln sich auch anämische. Die Zahl der roten Blutkörperchen und der Hämoglobingehalt nehmen nicht nur ab, sondern es treten auch runde Erythroblasten, meist mit polychromatophilem Plasma auf. Die kleineren Elemente kann man als Normoblasten, die größeren als Megaloblasten bezeichnen. Bisweilen bleibt die Gesamtvermehrung der Leukozyten eine nur geringfügige, während die anämischen Erscheinungen außerordentlich schwere werden. Man kann in solchen Fällen von einem leukanämischen Blutbefund sprechen.

Endlich kommt es vor, daß man an den Leukozyten auch qualitativ keine oder keine nennenswerten Veränderungen findet, und daß auch keine erhebliche Anämie besteht, daß aber doch die mikroskopische Untersuchung der Blutbildungsorgane leukämische Veränderungen aufdeckt. Es gibt also auch beim Huhn geradeso wie beim Menschen aleukämische Leukosen.

Wenn schon der eben geschilderte Blutbefund in eindeutiger Weise dafür spricht, daß es sich nur um einen leukämischen Prozeß handeln kann, so wird der endgültige Beweis für diese Anschauung durch die makroskopische und mikroskopische Untersuchung der Organe geführt. Die Tiere haben einen meist enormen Milztumor. Während die Milz eines normalen Huhnes etwa die Größe einer Haselnuß hat, haben die leukämischen Hühner Milzen, deren Größe zwischen der einer Walnuß und eines kleinen Apfels schwankt. Auch die Leber ist um das Vielfache vergrößert. Das Knochenmark erinnert in seinem Aussehen und seiner Beschaffenheit an das der menschlichen perniziösen Anämie; es ist roter und zerfließlicher als das Mark normaler Hühner.

Die mikroskopische Untersuchung der Milz ergibt eine vollständige Verwischung ihrer Struktur, sie besteht ganz aus den lymphoiden Elementen, die im Blute vermehrt sind. Die Leber ist durchweg diffus infiltriert von denselben pathologischen Zellformen, die sowohl die Kapillaren strotzend füllen, wie auch außerhalb der Gefäße das Gewebe infiltrieren. Eigenartige Einschlüsse in den Leberzellen sind sowohl von Ellermann und Bang, wie von Hirschfeld und Jacoby beschrieben worden. Das Knochenmark besteht gleichfalls völlig aus den beschriebenen lymphoiden Elementen, während man granulierte Leukozyten fast vollständig vermißt. Es besteht also eine vollständige hämatologische und histologische Übereinstimmung zwischen der menschlichen und der Hühnerleukämie. Ellermann behauptet, daß es sowohl lymphatische wie myeloische Leukämien bei den Hühnern gäbe, und daß auch Mischformen vorkämen. Indessen ist die Entscheidung dieser Frage außerordentlich schwierig und bedarf noch weiterer eingehender Untersuchungen, zumal die Hühner keine Lymphknoten besitzen.

Einige Autoren, Schridde, Skiba, Burckhardt haben bestritten, daß es sich bei der Hühnerleukämie um eine echte Leukämie handle. Aus den Arbeiten dieser Autoren geht indessen hervor, daß sie überhaupt keine wirkliche Hühnerleukämie in Händen gehabt haben. Speziell ist die Behauptung von Burkhardt und Skiba, daß die Hühnerleukämie durch Tuberkulose bedingt sei, von Hirschfeld und Jacoby, sowie von Ellermann in neueren Arbeiten endgültig widerlegt.

Diese Hühnerleukämie ist nun, wie Ellermann und Bang entdeckt haben, eine übertragbare Krankheit. Doch läßt sie sich nur auf Tiere derselben Spezies übertragen. Schon Perlhühner sollen unempfänglich sein. Sowohl Ellermann und Bang, wie Hirschfeld und Jacoby ist diese Übertragung in vielen Generationen gelungen. Eine Emulsion von Knochenmark, Milz und Leber oder auch nur von einem dieser Organe in physiologischer Kochsalzlösung oder von Blut allein, intraperitoneal oder intravenös appliziert, erzeugt nach einer Inkubation von einigen Wochen die Krankheit bei anderen Hühnern. Die ersten Symptome der Leukämie findet man meist 4—6 Wochen nach der Impfung, doch kann sie auch noch nach 5 Monaten angehen. Die Dauer des Leidens scheint im Durchschnitt ein bis zwei Monate zu betragen. Die Tiere sterben gewöhnlich sehr schnell, wenn der Blutbefund ausgesprochen leukämisch ist. Etwa 6 Wochen nach einer gelungenen Impfung pflegen die Hühner auffallend ruhig zu werden, fressen schlecht und bekommen einen blassen Kamm. Eier legen sie nicht mehr. Gegen Ende des Lebens tritt fast immer eine exzessive Abmagerung ein.

Ellermann und Bang haben aber nicht nur bewiesen, daß die Hühnerleukämie eine übertragbare Krankheit ist, sie haben auch zeigen können, daß der Erreger ein invisibles filtrierbares Virus ist. Die Übertragung der Krankheit mit Berkefeldfiltraten gelang ihnen wiederholt. Der gegenwärtige Stand unserer Kenntnis von der übertragbaren Hühnerleukämie sollte befruchtend auf die Erforschung des Wesens der Leukämie des Menschen und der Säugetiere wirken. Auch hier dürfte eine Aufklärung über die wahre Natur des Leidens durch Übertragungsversuche zu erwarten sein. Doch haben die Arbeiten von Ellermann und Bang gezeigt, daß man Individuen derselben Spezies nehmen muß. Es ist nunmehr klar, aus welchem Grunde so viele Übertragungsversuche der menschlichen Leukämie mißglücken mußten, da man Tiere anderer Spezies impfte. Die Versuche von Ellermann und Bang lehren aber weiter, daß man bei Übertragungsversuchen stets eine große Zahl von Tieren impfen soll, denn es gehen immer nur von jeder Serie einige wenige Tiere an.

Was speziell die menschliche Leukämie betrifft, so wären hier Versuche an anthropoiden Affen am Platze. Leider ist dieses Tiermaterial so kostspielig, daß man sehr großer Geldmittel bedarf, um hier eine ganze Versuchsserie anstellen zu können.

Ob die Leukämie des Menschen und der Säugetiere auch eine übertragbare Krankheit ist, läßt sich trotz der großen histologischen Übereinstimmung mit der Hühnerleukämie keineswegs voraussagen. Nach dieser Richtung hin können weitgehende Differenzen zwischen Säugetieren und Vögeln bestehen. Es sei daran erinnert, daß Peyton Rous ein durch zellfreie Filtrate übertragbares Hühnersarkom entdeckt hat, während wir doch wissen, daß Säugetiersarkome mit zellfreien Filtraten nicht zu übertragen sind. Ähnliche Differenzen zwischen Säugetieren und Vögeln könnten auch bezüglich der Leukämie bestehen. Jedenfalls aber dürfte es jetzt an der Zeit sein, auf diesem Wege in ätiologische Forschungen über das Wesen der Leukämie einzutreten. Ob zwischen der chronischen und akuten Leukämie, zwischen der myeloischen und der lymphatischen bezüglich der Übertragungsmöglichkeit Unterschiede bestehen, kann nur auf diesem Wege durch das Experiment entschieden werden. Wenn es in der Tat gelingen sollte, wenigstens bei einer Säugetierart die Übertragbarkeit der Leukämie nachzuweisen, so würden zahlreiche wichtige Streitfragen voraussichtlich bald auf experimentellem Wege entschieden werden können. Levaditi, der jüngst bei zwei Mäusen eine lymphatische Leukämie sah, gelang es nicht, dieselbe zu übertragen.

Literatur über Leukämie bei Tieren.

Aronsohn: Die Lymphozytomatose des Rindes. Berl. tierärztl. Wochenschr. 1917. Nr. 2. — Aubertin et Morel: La leucémie lymphoide chez les bovidés. Arch. des malad. du coeur, des vaisseaux et du sang. März 1913. — Avérous: Lymphadénie chez la chèvre. Rev. vétér. 1896. — Berndt: Arch. wiss. Tierheilk. Bd. 15. — Bollinger: Leukämie beim Schwein. Schweiz. Arch. f. Tierheilk. Bd. 24. — Bollinger: Beitrag zur vergleichenden und experimentellen Pathologie der konstitutionellen und Infektionskrankheiten. Virchows Arch. f. pathol. Anat. u. Physiol. Bd. 59. — Burggraf: Leukämie beim Schwein. Zeitschr. f. Fleisch- u. Milchhyg. 1900. — Burkhardt: Über das Blutbild bei Hühnertuberkulose und dessen Beziehungen zur sog. Hühnerleukämie. Zeitschr. f. Immunitätsforsch. u. exp. Therap., Orig. Bd. 14. — Busch: Lymphomatous tumor of the spleen in a dog. Journ. of med. research. Boston 1902. — Butterfield: Aleucemic lymphadenoid tumors of the hen. Fol. haematol., Orig. Bd. 2. — Cadiot et Weil: Un cas de lymphadénite chez le chien. Arch. de méd. exp. Tome 16, Nr. 6. — Dósse: Berl. klin. Wochenschr. Nr. 26. 1896. — Eberth: Leukämie bei der Maus. Virchows Arch. f. pathol. Anat. u. Physiol. Bd. 72. — Eggeling: Lienale Leukämie. Arch. wiss. Tierheilk. Bd. 10. — Ellermann: Untersuchungen über das Virus der Hühnerleukämie. Zeitschr. f. klin. Med. Bd. 79. — Ellermann: Untersuchungen über die übertragbare Hühnerleukämie. Berl. klin. Wochenschrift Nr. 30. 1915. — Ellermann und Bang: Experimentelle Leukämie bei Hühnern. Zeitschr. f. Hyg. u. Infektionskrankh. Bd. 63. — Ellermann: Die übertragbare Hühnerleukose. Berlin: Julius Springer 1918. — Ellermann: Leucosis of fowls and leucemia problems. London: Gyldendal 1922. — Ellermann: Zur Epidemiologie der Hühnerleukose. Monatsh. f. prakt. Tierheilk. Bd. 33. – Ellermann: Komparative Leukosestudien. Dänisch. Ref. Fol. haematol. Bd. 21. S. 103. — Ellermann: Histogenese der übertragbaren Hühnerleukose. Fol. haematol. Bd. 26. — Ellermann: Bericht über einen Hühnerleukosestamm. Dänisch. Ref. Fol. haematol. Bd. 22. S. 126. — Endres: Lymphatische Leukämie beim Rind. Wien. tierärztl. Monatsschr. Bd. 9. — Fadyean: Fünf Fälle von Hodgkinscher Krankheit bei Tieren. Journ. of comp. pathol. Vol. 16. 1903. — Fajerzstein und Koczynski: Drei Fälle von Leukämie bei Mus musculus. Gaz. lekarska. Nr. 30. 1892. — Friedberger und Fröhner: Lehrbuch der speziellen Pathologie und Therapie der Haustiere. 1904. — Fürstenberg: Leukämie beim Schwein. Berl. klin. Wochenschr. Nr. 28. 1870. — Gmach: Ein Fall von Leukämie beim Schwein. Tierärztl. Zentralbl. Nr. 7. 1914. — Güttlich: Mitt. a. d. tierärztl. Praxis im preuß. Staat. — Habersang: Lymphatische Leukämie eines Pferdes. Arch. f. wiss. u. prakt. Tierheilk. Bd. 51. — Hell: Über Leukämie. Berl. tierärztl. Wochenschr. Nr. 49. 1896. — Herbert and Busch: The lymphomatous tumors of the dog's spleen. Buffalo univ. rep. 2. 1904. — Hirschfeld und Jacoby: Übertragungsversuche mit Hühnerleukämie. Zeitschr. f. klin. Med. Bd. 69. — Hirschfeld und Jacoby:

Übertragbare Hühnerleukämie und ihre Unabhängigkeit von der Hühnertuberkulose. Zeitschr. f. klin. Med. Bd. 75. — Hutyra und Marek: Spezielle Pathologie und Therapie der Haustiere. Jena: Gustav Fischer. — Johne: S. B. 24. 1879. — De Jong: Lienale Leukanämie bei einem Kalb von 5 Wochen. Virchows Arch. f. pathol. Anat. u. Physiol. Bd. 173. — Kaupp: Leucémie. Journ. of comp. med. a. surg. 1899. — Knuth und Volkmann: Untersuchungen über die Lymphomatose des Rindes. Zeitschr. f. Infektionskrankh., parasit. Krankh. u. Hyg. d. Haustiere. Bd. 17. — Kon: Über Leukämie beim Huhn. Virchows Arch. f. pathol. Anat. u. Physiol. 1907. — Leisering: Leukämie beim Schwein. Ber. üb. d. Veterinärwesen im Königreich Sachsen. 1865. — Leisering: S. B. 35. 1858; 45. 1861; 29. 1865. — Lellmann: Ein Fall von Leukämie bei der Katze. Berl. tierärztl. Wochenschr. 1904. — Levaditi: Leucémie lymphatique chez la scuris. Cpt. rend. des séances de la soc. de biol. Tom. 77. — Liénaux: Deux cas de lymphadénie dont un à déterminations cutanées chez la vache. Recueil de méd. vét. 1902. — Lucet: Journ. vét. 1891. — Lüdtke: Über experimentelle Erzeugung leukämischer Blutbilder. Verhandl. d. dtsch. Kongr. f. inn. Med. 1910. — Moore: Annual report of the burau of animal industry (Washington). — Moorehead: Investigations into the etiology of the leukemia. Royal acad. in Ireland. Lancet. 1903. — Nocard: Leucémie chez le cheval et le chien. Arch. vét. d'Alfort. 1880. — Nocard: Artikel „Leucémie" im Dictionnaire vétérinaire. Trashot-Samson. — Nocard: Cas rares de leucémie chez les animaux. Arch. vét. d'Alport. 1882. — Ohl: Leukämie beim Rind. Zeitschr. f. Fleisch- u. Milchhyg. Bd. 33. — Olt: Dtsch. tierärztl. Wochenschr. 1899. — Perrée: Ein Fall von Lymphadenie. Rev. de méd. vét. 1896. — Petit: Lymphadenie du chien. Bull. et mém. de la soc. anat. de Paris. II. p. 601. 1906. — Poncet: Lymphadenie beim Rind. Journ. de méd. vét. 1900. — Rennazotti: Leukämische Lymphadenie bei einer Kuh. La Clin. vet. Nr. 34. 1907. — Röbert: Leukämie beim Pferd. Sächs. Ber. 1896. — Rößle: Ein Fall von lymphatischer Leukämie beim Kalb. Zeitschr. f. Fleisch- u. Milchhyg. 1903. — Satterlee: A case resembling pseudoleukemia in a canary. Proc. of the New York pathol. soc. (U. S. A.) Nov. 1906. — Schmeisser: Spontaneous and experimental leucaemia of the fowl. Journ. of exp. med. Vol. 22. — Schridde: Gibt es eine infektiöse Ätiologie der Leukämie? Sitzungsber. d. Naturforsch.-Ges. in Freiburg. Dtsch. med. Wochenschr. Nr. 6. 1909. — Siedamgrotzky: Leukämie beim Hund und Schwein. Sächs. Ber. 21. 1876. Vortr. f. Tierärzte. 10. 1878. — Skiba: Beiträge zur Kenntnis der Leukämie mit besonderer Berücksichtigung dieser Krankheit beim Geflügel. Dtsch. tierärztl. Wochenschr. Nr. 28. 1908. — Soschestrensky: Ein Fall von Hühnerleukämie. Wiss. Nachr. a. d. kaukasischen Inst. f. Veterinärmed. 15. Mai 1918. — Stockmann: Journ. of comp. pathol. 65. 1893. — Du Toit: Beitrag zur Morphologie des normalen und des leukämischen Rinderblutes. Fol. haematol., Orig. Bd. 21. — Trollvenier: Un cas de lymphadénie chez le cheval. Recueil de méd. vét. 1902. — Warthin: Leukemia of the commun fowl. Journ. of infect. dis. Juli 1907. — Weil et Clerc: Contribution à l'étude de la leucémie chez les animaux. Arch. de méd. exp. Tome 16, Nr. 4; Presse méd. Nr. 72. 1905. — Weil et Clerc: Note sur la leucémie chez les animaux. Cpt. rend. des séances de la soc. de biol. 2. Juli 1904. — Weil et Clerc: Un cas de leucémie myelogène chez le chien. Cpt. rend. des séances de la soc. de biol. 1. Juli 1905. — Wilhelm: Leukämie bei einem 9jährigen Pferd. Sächs. Veterinärber. 1901. — Willach: Ein Fall von lymphatischer und lienaler Leukämie beim Schwein. Dtsch. tierärztl. Wochenschr. 1896. — Wirth: Die Leukämie beim Hund. Monatsschr. f. prakt. Tierheilk. Bd. 31. — Wittstock: Beitrag zur Kenntnis der Lymphozytomatose des Rindes. Inaug.-Diss. Berlin 1922. — Wolff: Ein Fall von akuter Leukämie bei einem Kalb. Berl. tierärztl. Wochenschr. 1892. — Zell: Tierärztl. Rundschau. 1888/89.

7. Die gemischte Leukämie.

Mischformen der Leukämien sind in früheren Jahrzehnten, als man die Leukämien nach grob klinischen Gesichtspunkten einteilte, wiederholt beschrieben worden. Man sprach von lienal-lymphatischen Leukämien, wenn neben einem großen Milztumor starke Lymphknotenschwellungen bestanden, von lienal-medullären Leukämien, wenn neben einem Milztumor die Sektion Knochenmarksveränderungen aufdeckte, und von lienal-lymphatisch-medullären Leukämien, wenn man an allen diesen drei Apparaten leukämische Veränderungen fand.

Nach unseren modernen Anschauungen aber ist nur der histologische Befund maßgebend, auf Grund dessen man nach der Art der gewucherten Gewebsformation die Leukämien benennt. Von diesem Standpunkte aus handelt es sich um die Frage, ob es Leukämien gibt, die eine Kombination einer Lymphadenose und einer Myelose darstellen. Für Anhänger der rein unitarischen Anschauung der Histopathologie der Leukämien ist die ganze Frage illusorisch, bedarf aber einer besonderen Besprechung vom Standpunkte der dualistischen Lehre aus, die sich zur Zeit, wenigstens für die Lehre von den Leukämien, fast allgemein Geltung verschafft hat.

In der Tat sind einige Beobachtungen mitgeteilt worden, welche die Existenz derartiger gemischter Leukämien diskutabel erscheinen lassen.

Die ersten Befunde, die im Sinne einer gemischten Leukämie in modernem Sinne gedeutet werden können, hat Türk mitgeteilt.

Bei einer 52jährigen Frau mit typischer myeloider Leukämie fand er eine auffällig mangelhafte Färbung der neutrophilen Granula in den meisten Zellen. Doch war die Zahl der völlig ungranulierten lymphoiden Markzellen nicht auffällig hoch (1,6%). 35,7% aller Elemente aber waren echte Lymphozyten, die von den lymphoiden Markzellen auf einen Blick zu unterscheiden waren. Nach einigen Tagen hatten die Lymphozyten sogar 55,9% erreicht. Diesen Fall, der am ganzen Körper zahlreiche Drüsenschwellungen von Erbsen- bis Haselnußgröße hatte, hält Türk für eine echte gemischte Leukämie. Leider wurden bei der Sektion die Blutbildungsorgane nur auf Abstrichpräparaten untersucht. Auch in diesen Präparaten fielen die zahlreichen echten Lymphozyten auf.

Ferner beschreibt Türk in einem Fall von myeloider Leukämie eine auffällige Veränderung im Blutbefund, ohne daß klinisch etwas Besonderes eingetreten wäre. Es fanden sich plötzlich im Blute zahlreiche echte Lymphozyten, kleiner als polymorphkernige Neutrophile, aber größer als die gewöhnlichen kleinen Lymphozyten. Bald danach entwickelte sich auch deutliche Drüsenschwellung und die prozentuale Menge der echten Lymphozyten, die anfänglich 25,9 betragen hatte, erreichte 56,9%. Bald danach starb der Kranke und auch hier wurden an Abstrichpräparaten der Blutbildungsorgane auffällig große Mengen von Lymphozyten gefunden.

Das Nebeneinandervorkommen lymphatischer und myeloischer Wucherungen bei Leukämie wurde dann von H. Hirschfeld zuerst in drei Fällen von lymphatischer Leukämie nachgewiesen, in welchen er eine myeloide Umwandlung der Milz wie der Lymphdrüsen fand. Es war ein Fall von chronischer lymphatischer Leukämie, ein Fall von akuter Leukämie und ein Fall von akuter Leukanämie, in welchem diese Befunde erhoben wurden.

Er deutete dieselben im Sinne einer gemischten Leukämie, indem er annahm, daß die unbekannte leukämische Noxe aus irgend einem Grunde gleichzeitig auf die Wucherung des lymphadenoiden, wie auf die des myeloiden Gewebes eingewirkt hat. Er hob auch hervor, daß man gar nicht so selten bei sicheren myeloischen Leukämien in den Lymphdrüsen neben einer Wucherung myeloischen Gewebes eine solche lymphadenoiden Gewebes feststellen könne.

Es muß indessen zugegeben werden, daß ein gegen diese Deutung erhobener Einwand Pappenheims, Naegelis und Meyers und Heinekes nicht abgelehnt werden kann, die diese Befunde so deuten, daß die bei lymphatischer Leukämie in Milz und Lymphdrüsen gefundenen myeloischen Elemente als die Folge einer kompensatorischen vikariierenden Neubildung aufgefaßt werden können. Da im Knochenmark durch die exzessive Wucherung lymphatischen Gewebes eine weitgehende Verdrängung des myeloiden Gewebes zustande gekommen sei, fände eine kompensatorische Neubildung desselben in Milz und Lymphknoten statt. Immerhin ist es eigentümlich und gegen die Richtigkeit dieser Hypothese sprechend, daß gerade in der Milz und den Lymphknoten trotz der starken Einwirkung einer ausgesprochen lymphozytoplastisch wirkenden Noxe eine solche kompensatorische Entwicklung myeloider Elemente stattfinden soll.

In der letzten Zeit sind aber noch weitere Beobachtungen bekannt geworden, die sehr für die Existenz einer gemischten Leukämie sprechen. Hierher gehört in erster Linie ein von Herz mitgeteilter Fall, der eine akute Leukämie betrifft. In diesem Falle bestand im Knochenmark eine Wucherung myeloiden Gewebes, vorwiegend die Myelozyten betreffend. Inmitten desselben aber sah man herdförmig angeordnete Zellen vom Charakter der kleinen Lymphozyten, daneben einzelne streifenförmige Züge derselben Elemente. Die Milz zeigte das Bild der typischen myeloiden Umwandlung mit Follikelverkleinerung. Die Lymphknoten zeigten ein Bild, wie es von der lymphatischen Leukämie her bekannt

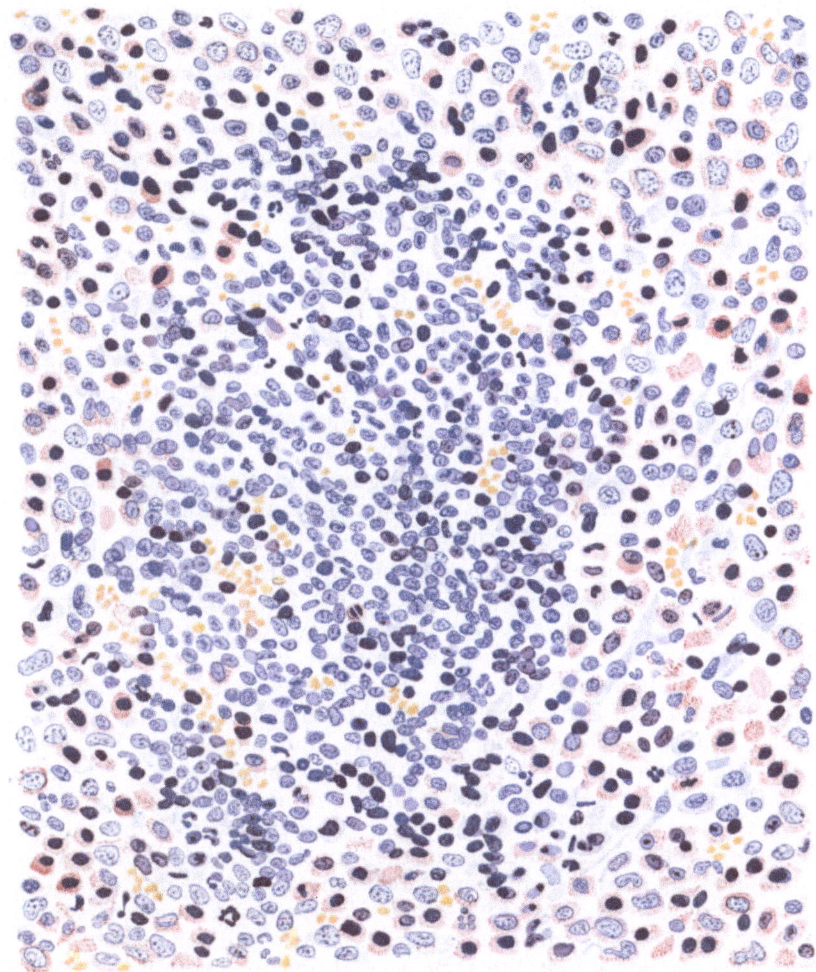

Abb. 35. Aus einem großen Leberinfiltrat bei myeloischer Leukämie. Ansammlung kleiner lymphoider Zellen (Lymphozyten? Mikromyeloblasten?) in gewöhnlichem myeloischen Gewebe.

ist, doch waren vereinzelt neutrophile Myelozyten nachzuweisen. Herz nimmt an, daß hier eine myeloide Leukämie neben einer lymphatischen bestanden habe.

Als Mischform einer chronischen lymphatischen Leukämie mit akuter Myeloblastenleukämie faßt Herxheimer einen von ihm beobachteten Fall auf, der jedenfalls bisher ein Unikum darstellt. Während in der Milz eine Vergrößerung der Follikel bestand und sowohl hier wie in den Lymphdrüsen und dem Knochenmark kleine und mittlere Lymphozyten das Bild beherrschten, erwiesen sich Abschnitte eines vorhandenen Mediastinaltumors, sowie tumorartige Wucherungen in Niere, Pankreas und Herz auf Grund des positiven Ausfalls der Oxydasereaktion als aus Myeloblasten bestehend. Auch im Blut wurden teils Lymphozyten, teils Myeloblasten gefunden.

Schließlich haben Frank und Isaac bei einer typischen chronischen myeloiden Leukämie in den letzten drei Monaten vor dem Tode die Entwicklung multipler starker Lymphknotenschwellungen beobachtet, und die Obduktion ergab, daß dieselben lediglich auf einer enormen Wucherung kleiner lymphozytärer Elemente beruhten und nur hier und da Einsprengungen myeloischer Zellen aufwiesen. Milz und Knochenmark enthielten dagegen nur myeloische Elemente. Frank und Isaac geben zu, daß hier möglicherweise eine gemischte Leukämie vorliegen könne, neigen aber mehr zu der Auffassung, daß hier nur scheinbar eine mikrolymphozytäre Wucherung stattgefunden habe und daß es näher liege, eine Wucherung von Mikromyeloblasten anzunehmen, deren Unterscheidung von echten kleinen Lymphozyten meist schwierig, oft aber überhaupt unmöglich sei.

Eschbach und Bauer beschreiben eine typische lymphatische Leukämie, bei deren histologischer Untersuchung nach der Obduktion sich herausstellte, daß in einzelnen Organen auch myeloide Herde nachweisbar waren.

Ich selbst habe in allerletzter Zeit bei der histologischen Untersuchung eines Falles von typischer myeloischer Leukämie in einem großen knotenförmigen myeloischen Herd der Leber eine große Zahl follikelartig angehäufter kleiner Lymphozytenherde nachweisen können, und gebe in der Abbildung 35 auf S. 459 diesen Befund wieder. Es ist unmöglich mit Bestimmtheit zu sagen, ob diese Wucherungen mikrolymphozytär oder mikromyeloblastär sind. Doch halte ich letzteres für wahrscheinlicher.

Zur Zeit halte ich mit Naegeli eine endgültige Entscheidung der Frage, ob es echte gemischte Leukämien gibt, noch nicht für möglich. Sichergestellt sind meine eigenen Befunde myeloischer Wucherungen bei echten lymphatischen Leukämien. Die Hypothese einer vikariierenden Neubildung von Myeloidgewebe in diesen Fällen muß ich aber als durchaus annehmbar bezeichnen. Die Fälle von Türk und anderen, wo eine echte myeloische Leukämie in eine lymphatische Leukämie übergegangen sein soll, sind mit großer Wahrscheinlichkeit als Übergänge in Myeloblastenleukämien anzusehen. Auch in den Fällen von Herz, Frank und Isaac und meinem oben zitierten sind die im Blut und im Gewebe beschriebenen Lymphozyten vielleicht in Wahrheit Myeloblasten gewesen. Ich muß es auch als möglich hinstellen, daß die in der obenstehenden Abbildung wiedergegebenen Anhäufungen von Lymphozyten vielleicht Myeloblasten gewesen sind. Eine sichere Entscheidung darüber an Schnittpräparaten zu treffen, war mir nicht möglich, doch will ich erwähnen, daß die an Paraffinschnitten angestellte Oxydasereaktion in diesen Fällen negativ ausgefallen ist. Da aber, wie wir früher gesehen haben, auch sichere Myeloblasten sich der Oxydase- und Peroxydasereaktion gegenüber refraktär verhalten können, wird man in derartigen Fällen nur einen positiven Ausfall dieser Reaktionen verwerten können.

Literatur.

Eschbach et Bauer: Leucémie lymphatique chronique; myeloide du sang et des organes. Arch. des malad. du coeur, des vaisseaux et du sang. Mai 1912. — Frank und Isaac: Über hochgradige akute generalisierte Lymphdrüsenwucherungen mikrolymphozytärer Natur bei chronischer myeloider Leukämie. Zeitschr. f. klin. Med. Bd. 74. H. 1 u. 2. — Herxheimer: Ein Fall von lymphatischer Leukämie, kombiniert mit akuter Myeloblastenleukämie. Ver. d. Ärzte Wiesbadens, 9. Juli 1913. Berl. klin. Wochenschr. Nr. 34. 1913. — Herz: Zur Frage der gemischten Leukämie. Wien. klin. Wochenschr. Nr. 29. 1909. — H. Hirschfeld: Weiteres zur Kenntnis der myeloiden Umwandlung.

Berl. klin. Wochenschr. 1906. — Türk: Entwicklung einer akuten Lymphomatose im Anschluß an eine durch Arsenbehandlung unterdrückte myeloide Leukämie. Wien. med. Wochenschr. Nr. 30. 1904. — Türk: Über die Beziehungen zwischen myeloidem und lymphatischem Gewebe im Verlauf von Leukämien. Verhandl. d. dtsch. Kongr. f. inn. Med. 1906.

8. Plasmazellen-Leukämie.

Ebenso wie es lokalisiert bleibende benigne Lymphome gibt, sind auch wiederholt in der letzten Zeit streng lokalisiert gebliebene Tumoren beschrieben worden, die fast ganz aus Plasmazellen bestanden, sogenannte Plasmome oder Plasmozytome. Man hat derartige Bildungen an der Bindehaut und der Hornhaut des Auges, auf der Pleura und an anderen Stellen gefunden.

Aber auch generalisierte plasmazelluläre Hyperplasien des lymphatischen Apparates mit und ohne leukämische Blutveränderung sind bekannt geworden.

Auf das häufigere Vorkommen recht zahlreicher Plasmazellen in den Neubildungen bei akuter lymphatischer Leukämie ist zuerst von A. Schlesinger hingewiesen worden. Ich selbst fand wiederholt auffällig große Plasmazellen bei akuten Myeloblastenleukämien. Auch Lucksch fand bei einer akuten Leukämie sehr viel Plasmazellen.

Gluzinski und Reichenstein beschrieben einen Fall, in welchem neben multiplen aus Plasmazellen bestehenden Myelomen Milz- und Drüsenschwellungen bestanden. Die Erythrozytenzahlen waren 2 750 000 bis 680 000 und die Leukozytenzahlen 7600 bis 39 400, und es bestand eine relative Vermehrung der Lymphozyten von 72—91 $^0/_0$. Unter letzteren waren sehr zahlreiche Elemente, die etwa um die Hälfte größer waren als die polymorphkernigen Neutrophilen und einen runden oder eiförmigen Radkern hatten. In denselben sehen die Autoren Plasmazellen, wie sie auch in den Myelomen und den anderen erkrankten Regionen des Blutbildungsapparates vorwiegend eine plasmazelluläre Wucherung feststellen konnten.

Micheli beschreibt als Pseudoleucaemia plasmacellularis die Erkrankung einer 53jährigen Frau mit 1 375 000 roten und 7500 weißen Blutkörperchen. In allen Blutbildungsorganen, auch in der Leber, wurde eine massenhafte Infiltration mit Marschalkoschen Plasmazellen gefunden. Im Blute waren keine Plasmazellen nachzuweisen. Die Lymphdrüsen waren nicht mit affiziert. Der Fall ist besonders deshalb bemerkenswert, weil er mit dem Syndrom der Leukanämie einherging; offenbar war dieselbe bedingt durch die massenhafte Infiltration des Knochenmarks mit Plasmazellen und eine dadurch bewirkte Hemmung der Erythroblastenbildung.

Foà beschrieb einen ganz ähnlichen Fall bei einer 63jährigen Frau mit schwerer Anämie und Milz- und Lebertumor. Die Untersuchung von Milz, Leber und Knochenmark ergab eine enorme Wucherung der Plasmazellen. Auch in den nicht vergrößerten Lymphdrüsen waren sie in sehr reichlicher Menge vorhanden, während nur ganz wenige von ihnen in den Kreislauf übergetreten waren.

Weitere Fälle stammen von Ghon und Roman. Der eine, einen 72jährigen Greis betreffend, verlief akut in 3 Wochen. Es bestand eine allgemeine Schwellung der Lymphknoten mit Milztumor, eine erhebliche Anämie und eine geringe Vermehrung der Leukozyten. Vereinzelte Reizungszellen fielen im Blute auf, doch war eine relative Lymphozytose nur angedeutet. Alle Schwellungen des lymphatisch-hämatopoetischen Apparates erwiesen sich mikroskopisch als plasmazelluläre Hyperplasien mit mehr oder weniger Lymphozyten vermischt. Eine zweite Beobachtung derselben Autoren betrifft einen 55jährigen Mann, der unter den typischen Symptomen der akuten Leukämie erkrankte und starke

Anämie wie hämorrhagische Diathese zeigte. Auch hier bestanden die Blutbildungsorgane vorwiegend aus Plasmazellen. Die Gesamtleukozytenzahlen während des Lebens waren übrigens nicht erhöht (5600 und 6200 Leukozyten), doch fanden sich im Blute zahlreiche Plasmazellen.

Auch Hertz und Mamrot beschreiben eine ähnliche Beobachtung bei einem 32jährigen Mann mit generalisierten Lymphdrüsenschwellungen und subnormalen Leukozytenzahlen (2900 bis 3400). Erst kurz vor dem Tode stiegen dieselben höher, um am letzten Lebenstage 19 400 zu erreichen. Im Blute wurden ungefähr 5% Plasmazellen gefunden, während die prozentualen Verhältnisse sonst normal waren.

Auch die Beobachtungen von Maresch und Vogt gehören wohl zu den hyperplastischen Erkrankungen des lymphatischen Apparates, obwohl sie von den genannten Autoren als Lymphogranulomatosen bezeichnet werden. Maresch beschreibt bei einem 48jährigen Bauern eine generalisierte Lymphdrüsenerkrankung bei normalem Blutbild. In den vergrößerten Lymphknoten wurden vorwiegend Plasmazellen und vereinzelte Lymphozyten gefunden.

Klinisch besonders bemerkenswert ist die Beobachtung Vogts bei einem 20jährigen Fabrikarbeiter. Der Patient erkrankte mit Heiserkeit, Halsschmerzen, Schluckbeschwerden und Fieber, ohne Veränderungen in der Blutzusammensetzung zu zeigen. Er starb an Erstickung und die Sektion ergab aus Plasmazellen bestehende, tumorartige Infiltrationen der Submukosa des Gaumens, des Rachens, des Nasenrachenraums, des Kehlkopfes, der meisten Lymphdrüsen, besonders der des Halses und der Milz.

Eine akute Plasmazellenleukämie beschrieb Steinhaus bei einem 15 Monate alten Kind, das seit 4 Monaten krank war. Der Blutbefund war zunächst aleukämisch. (3 480 000 Rote und 3300 Weiße mit normaler Leukozytenformel.) Milz und Leber waren vergrößert, es bestand Fieber, Nasenbluten und leichte Albuminurie. Die Leukozytenzahl stieg allmählich auf 233 400, von denen 87% große mononukleäre Zellen, 9,5% polynukleäre, 2% eosinophile und 1,5% Lymphozyten waren. Bei der histologischen Untersuchung der Organe nach der Obduktion zeigte es sich, daß die Mehrzahl der Zellen, welche die Infiltrate bildeten, Plasmazellen waren.

Die Zahl der bisher bekannt gewordenen Fälle von leukämischen und aleukämischen generalisierten Plasmazellenhyperplasien ist noch zu klein, um bereits ein abschließendes Bild dieser Affektion geben zu können. Wie aus der kurz zitierten Kasuistik hervorgeht, scheinen, wie überhaupt häufig bei den Lymphadenosen, meistens ältere Leute zu erkranken. Das Leiden kann akut und chronisch verlaufen mit leukämischen oder aleukämischem Blutbefund. Bereits während des Lebens kann durch den Nachweis von Plasmazellen im Blute die richtige Diagnose gestellt werden. In Zukunft sollte man versuchen, durch Lymphdrüsenpunktionen festzustellen, ob eine plasmazelluläre Hyperplasie vorliegt. Daß das möglich sein wird, schließe ich aus meinen eigenen Befunden an Drüsenpunktaten bei frischer Lues, wo man auch sehr zahlreiche Plasmazellen im Punktat findet.

Die plasmazellulären Hyperplasien haben vorderhand nur theoretisches Interesse. Ein besonderer klinischer Verlauf scheint diesen Fällen nicht zuzukommen. Auch beweisen die Befunde von Schlesinger, Lucksch und mir, daß Übergänge zwischen gewöhnlichen lymphatischen Leukämien und solchen mit Überwiegen der Plasmazellen vorkommen. Da man im allgemeinen Plasmazellen überall dort findet, wo entzündliche Reize einwirken, könnte man in dem Vorkommen von Plasmazellenleukämien eine Stütze für die infektiös-toxische Theorie der Leukämien sehen.

Literatur über Plasmazellenleukämien.

Aschoff: Münch. med. Wochenschr. S. 337. 1906. — Bost: Ein Fall von Plasmozytom des Sinus Morgagni. Frankfurt. Zeitschr. f. Pathol. Bd. 1. — Deutschmann: Plasmome der Konjunktiva. Zeitschr. f. Augenheilk. Bd. 27. — Foà: Pseudoleucaemia plasmacellularis. Ref. nach Fol. haematol., Orig. S. 166. 1904. — Ghon und Roman: Über pseudoleukämische und leukämische Plasmazellenhyperplasie. Fol. haematol., Orig. Bd. 15. — Hedinger: Zur Frage des Plasmozytoms. Frankfurt. Zeitschr. f. Pathol. Bd. 7. — Hertz und Mamrot: Ein Fall von generalisierter plasmazellulärer Hyperplasie der Lymphdrüsen usw. Zit. nach Fol. haematol., Orig. Bd. 16. — Hoffmann: Beitr. z. pathol. Anat. u. z. allg. Pathol. Bd. 35; Arch. f. Dermatol. u. Syphilis, Orig. Bd. 68. — Klose: Plasmozytom der Pleura. Bruns Beitr. z. klin. Chirurg. Bd. 47. — Lucksch: Zur lymphatischen Leukämie. Fol. haematol., Orig. Bd. 3. — Maresch: Über ein plasmazelluläres Lymphogranulom. Verhandl. d. dtsch pathol. Ges. 1909. — Micheli: Anémie grave et pseudoleucémie plasmacellulaire. Arch. d. science méd. 1903. — Pascheff: Plasmazelluläre Bildungen der Binde- und Hornhaut. Graefes Arch. f. Ophthalmol. — Pirone: Sur les cellules plasmatiques. Fol. haematol., Orig. Bd. 6. — Rund: Über ein Plasmozytom der Konjunktiva. Zeitschr. f. Augenheilk. 1911. — A. Schlesinger: Über Plasmazellen und Lymphozyten. Virchows Arch. f. pathol. Anat. u. Physiol. Bd. 169. — Schridde: Weitere Untersuchungen über die Körnelung der Plasmazellen. Zentralbl. f. allg. Pathol. u. pathol. Anat. Bd. 16. — Steinhaus: Leucémie aiguë à plasmacellen. Soc. d'anat. pathol. de Bruxelles. 18. April u. 2. Mai 1912. — Vogt: Granulomatosis plasmacellularis colli. Frankfurt. Zeitschr. f. Pathol. 1912. — Werdt: Zur Kenntnis des Plasmozytoms. Frankfurt. Zeitschr. f. Pathol. Bd. 6.

9. Über die Beziehungen zwischen Leukämien und Anämien.

Fast stets finden wir, in vorgeschrittenen Fällen wohl immer, bei allen Formen der Leukämie im Blut anämische Veränderungen, welche bisweilen einen sehr hohen Grad erreichen können. Bei myeloiden Leukämien kann die Zahl der im Blute kursierenden Normo- und Megaloblasten schon zu einer Zeit eine auffallend große sein, wenn die Erythrozytenzahl und der Hämoglobingehalt noch normal sind.

Diese Mitbeteiligung des Erythroblastenapparates hält man für eine sekundäre, indem man annimmt, daß die Anomalien der Leukopoese infolge der genetischen Beziehungen zwischen Leukozyten und Erythrozyten die Erythropoese schädigen, oder daß die Leukozytenwucherung rein mechanisch die Bildungsstätten der roten Zellen alteriert. Auch ist die Möglichkeit erwogen worden, daß es bei manchen Leukämien zu einer hämolytischen Anämie infolge Giftbildung von seiten der leukämischen Produkte kommen kann.

V. Ellermann hat auf Grund dieser Tatsachen und Erwägungen anderer Art die Vermutung ausgesprochen, daß verwandtschaftliche Beziehungen zwischen Leukämie und perniziöser Anämie bestehen. Er weist auf gemeinsame Züge bei der myeloiden Leukämie und perniziösen Anämie hin; bei beiden Krankheiten finden wir myeloide Umwandlung vieler Organe, Siderosis der Leber, gelegentlich auch bei der myeloiden Leukämie Achylia gastrica. Im Blute weist auch die perniziöse Anämie oft viel Myelozyten auf, die myeloide Leukämie Normo- und Megaloblasten. Es gibt auch aleukämische Leukämien mit dem Blutbefund der schweren Anämie. Die anämische Form der myeloiden Leukämie, die myeloide Leukanämie ist vielleicht eine Zwischenform zwischen myeloider Leukämie und perniziöser Anämie. Die perniziöse Anämie ist vielleicht nur diejenige Form der myeloiden Leukämie, bei welcher die anämische Komponente der Blutbildung am stärksten, am einseitigsten ausgebildet ist. Es könnte sein, daß die lymphatische Leukämie, die myeloische Leukämie, die perniziöse Anämie eng verwandte Krankheiten wären, die sich zueinander verhalten wie die drei Malariakrankheiten, die Tropika, die Tertiana, die Quartana.

Im Gegensatz hierzu stehen zur Zeit alle übrigen Autoren noch durchaus auf dem Standpunkt, die Leukämien als ein selbständiges Krankheitsbild ganz anderer Histogenese scharf von den Anämien zu trennen und sehen in der Anämie bei vielen Fällen von Leukämie nur eine sekundäre Begleiterscheinung und Komplikation, beruhend auf den räumlichen und genetischen Beziehungen zwischen weißen und roten Blutkörperchen in den hämatopoetischen Organen.

In diesem Zusammenhang bedarf noch der Begriff der „Leukanämie" einer eingehenden Würdigung und Erörterung.

Das leukanämische Syndrom. Für solche Erkrankungen des Blutes, bei denen die Schädigung gleichmäßig stark alle Bestandteile desselben betrifft, so daß sowohl die roten wie die farblosen Elemente schwere Veränderungen in quantitativer wie in qualitativer Hinsicht aufweisen, und die man deshalb geneigt sein könnte, als Übergangs- und Mischformen zwischen perniziöser Anämie und Leukämie aufzufassen, hat v. Leube auf Grund einer Beobachtung, die später von Arneth genauer mitgeteilt wurde, die Bezeichnung „Leukanämie" vorgeschlagen.

Man findet in solchen Fällen sehr niedrige Erythrozytenzahlen, meist unter einer Million, einen erhöhten Färbeindex, viel hämoglobinreiche Megalozyten, zahlreiche Normo- und Megaloblasten, Poikilozytose und alle übrigen für perniziöse Anämie charakteristischen Veränderungen an den roten Blutzellen. Die Gesamtzahl der farblosen Zellen ist entweder beträchtlich erhöht oder schwankt um normale Werte herum, qualitativ aber ist stets das weiße Blutbild leukämisch bzw. subleukämisch. Hohe Werte für Myelozyten trifft man immer, oft werden auch Myeloblasten gefunden, bisweilen waren auch die Eosinophilen und die Mastzellen vermehrt. In einigen Fällen verhielten sich die Leukozyten wie bei der lymphatischen Leukämie. Die Krankheit verlief in den meisten mitgeteilten Fällen akut, wie eine schwere septische Infektion oder eine akute Leukämie, mit Fieber, oft mit hämorrhagischer Diathese; Milz- und Drüsenschwellungen waren in manchen Fällen vorhanden, in anderen fehlten sie. Die wenigen bekannt gewordenen chronischen Fälle verliefen wie gewöhnliche Leukämien, von denen sie sich nur durch die schwere Anämie unterschieden.

Über die Berechtigung des Begriffes der „Leukanämie" und die Frage, ob dieselbe als eigenes Krankheitsbild aufgefaßt werden darf, ist in der Folgezeit viel gestritten worden. Ganz besonders haben sich Luce, Hirschfeld, Pappenheim, Naegeli u. a. hiergegen gewandt.

v. Leube selbst hat keineswegs diese Affektion als eine besondere Abart der Leukämie oder Anämie oder als eine Kombination beider Krankheiten aufgefaßt, sondern er bemerkt ausdrücklich, daß er in der Leukanämie nur eine eigenartige Reaktion des hämatopoetischen Apparates sieht, die unter der Einwirkung durchaus verschiedener Noxen erfolgen kann. Er sagt bei der Besprechung seines Falles: „Es handelt sich im vorliegenden Falle um eine schwere vielleicht infektiöse Alteration des Formationsprozesses der Blutzellen im Knochenmark, die sich gleichmäßig auf die roten wie die weißen Blutkörperchen bezog . . ."

Man hat seitdem leukanämische Blutbefunde bei einer ganzen Reihe von durchaus verschiedenartigen Fällen erhoben. Der Blutbefund bei der Anaemia pseudoleucaemia infantum, in vielen Fällen von multiplen metastatischen Tumoren des Knochenmarks, bei Intoxikationen mit Blutgiften (Ehlich und Lindenthal) ist durchaus ein leukanämischer, da man neben dem Auftreten von zahlreichen Normoblasten und Megaloblasten und anderen schweren anämischen Symptomen in diesen Fällen auch schwere qualitative Veränderungen des Leukozytenbildes, in erster Linie Myelozytose mit oder ohne Gesamtvermehrung der Leukozytenzahl antrifft. In allen solchen Fällen kann man mit Arneth von symptomatischer Leukanämie sprechen. Daneben aber gibt es nach demselben Autor noch eine idiopathische Leukanämie, die nach seiner Ansicht eine allerschwerste Infektionskrankheit sui generis darstellt.

Tatsächlich sind Fälle bekannt geworden und in Heilung übergegangen (Morawitz, Teeter), in welchen sich unter dem klinischen Bilde einer schweren Infektion ein leukanämischer Symptomenkomplex entwickelte. Es liegt indessen kein Grund vor, mit Arneth von einer Infektionskrankheit sui generis zu sprechen, sondern man muß annehmen, daß Infektionen der allerverschiedensten Art das Bild der Leukanämie hervorzurufen vermögen, nachdem wir so viele Schädlichkeiten kennen gelernt haben, die diese eigenartige Reaktion des hämatopoetischen Apparates auslösen können. Lag doch in einer solchen Beobachtung von Zevi eine Malaria vor.

Die meisten Leukanämien, die beschrieben worden sind, sind höchstwahrscheinlich akute Leukämien gewesen, aber auch eine chronische myeloide Leukämie kann, wie besonders Beobachtungen von Mosse, Sacconaghi und Hynek erweisen, mit dem leukanämischen Syndrom einhergehen. Einige Autoren, wie Arneth, glauben nicht, daß Leukämien das Blutbild der echten Leukanämie hervorrufen können. Naegeli will solche mit schwerer Anämie einhergehenden sicheren Leukämien als wesensverschieden nicht hierher rechnen. Er glaubt, daß die Anämie das wichtigste bei solchen Erkrankungen ist und spricht von Anämien mit leukanämischem Blutbefund. Kerschensteiner glaubt, daß durch die Entwicklung einer myeloiden Metaplasie der Milz bei einer primären perniziösen Anämie das leukanämische Blutbild entstehen kann. Dagegen haben besonders Luce und Hirschfeld den Standpunkt vertreten, daß sowohl lymphatische wie myeloische Leukämien, akute wie chronische Formen, mit leukanämischem Blutbefund einhergehen können, und daß die meisten Fälle, auch der von Leube und Arneth, als Leukämien aufgefaßt werden müssen, bei denen aus irgend einem Grunde schwere anämische Symptome sich zu den leukämischen hinzugesellt haben.

Bekanntlich verläuft ja jede Leukämie mit einem gewissen Grad von Anämie, die aber gewöhnlich, wenigstens in den ersten Perioden der Krankheit keine sehr hochgradige ist. Nimmt aber die Anämie in quantitativer und qualitativer Hinsicht einen besonders hohen Grad an, so entwickelt sich ein leukanämischer Blutbefund. Es handelt sich also dabei nur um die besondere Ausbildung eines Symptoms der Krankheit auf Grund einer besonderen anämisierenden Komponente der Noxe. Man kann daraufhin aber nicht ein eigenes Krankheitsbild aufstellen. Ich habe an anderer Stelle hierfür folgendes Beispiel angeführt: Jeder akute Gelenkrheumatismus verläuft mit Fieber, es gibt aber auch Fälle mit besonders hohem Fieber, hyperpyretische Gelenkrheumatismen; es wird wohl niemand einfallen, daraufhin ein neues Krankheitsbild aufzustellen.

Bemerkenswert ist, daß in den meisten Fällen keine Hämosiderose der Leber festgestellt wurde, die vorhandene Anämie also nicht als eine hämolytische aufgefaßt werden könnte, sondern als eine direkte lokale Schädigung des Erythroblastenapparates im Knochenmark infolge Überwucherung und Verdrängung von seiten des Leukoblastenapparates anzusehen war. Daß aber bei solchen mit einer schweren gleichzeitigen Anämie verlaufenden Leukämien auch eine Hämosiderose vorkommen kann, ist zuerst von H. Hirschfeld gezeigt und später von Inada und Masing, Duker, Hynek bestätigt worden. Man muß in solchen Fällen annehmen, daß die leukämische Noxe, die sonst den Erythroblastenapparat nur sekundär und rein mechanisch schädigt, gleichzeitig ein hämotoxisches bzw. hämolytisches Produkt absondert und so das leukanämische Blutbild hervorruft.

Die Frage, ob eine Anämie oder eine Leukämie bei derartigen Krankheitsbildern die pathogenetische Grundlage bildet, wäre leicht zu entscheiden, wenn wir über die Ätiologie dieser Krankheiten ausreichende Kenntnisse hätten. So ist man aber nur auf Vermutungen und Hypothesen angewiesen. Mir erscheint es ungezwungener, an eine leukämische Grundlage in solchen Fällen zu denken, weil wir wissen, daß Leukämien mehr oder weniger immer in ihrem Blutbild eine anämische Komponente aufweisen, während im Gegensatz hierzu schwere Anämien meist mit Leukopenie einhergehen. Der Leukoblastenapparat weist bei Anämien meist keine erheblichen Reizzustände auf, mindestens aber treten dieselben gegenüber denen des Erythroblastenapparates zurück. Selbst pathologische Zustände, die stark leukozytoseerregend wirken, wie gewisse Infektionen, und komplizierend zu schweren Anämien hinzutreten, pflegen gewöhnlich nicht einmal eine nennenswerte Leukozytose hervorzurufen. Ich will aber nicht die Möglichkeit in Abrede stellen, daß auch gelegentlich Anämien mit einem leukanämischen Blutbefund einhergehen können.

Es sei noch erwähnt, daß bei der übertragbaren Hühnerleukämie nach den Beobachtungen von Ellermann und Bang, sowie von Hirschfeld und Jacoby ziemlich häufig leukanämische Blutbilder vorkommen. Manche Tiere einer geimpften Serie bekommen eine typische Leukämie, andere dagegen eine schwere Anämie ohne Gesamtvermehrung der Leukozytenzahl, nur das qualitative Leukozytenbild ist im Sinne eines Überwiegens der lymphoiden Elemente verändert. Dieses interessante Faktum sei hier nur erwähnt, man kann keineswegs ohne weiteres aus dem Verhalten des Hühnerorganismus auf den menschlichen schließen.

Leukanämische Blutbefunde kommen also vor:

1. Bei einigen Intoxikationen mit Blutgiften (Nitrobenzol, Kali chloricum usw.).
2. Bei einer Reihe bekannter und unbekannter Infektionen.
3. Bei multiplen metastatischen Tumoren des Skelettsystems.
4. Bei Anaemia pseudoleucaemica infantum.
5. Bei Leukämien, akuten wie chronischen, myeloiden wie lymphatischen.
6. Vielleicht auch bei schweren Anämien.

Sicherlich aber wird man der zuerst von Luce mit Nachdruck ausgesprochenen Anschauung zustimmen müssen: „Der Leukanämie gebührt in dem Kreise der Erkrankungen des hämatopoetischen Apparates keine Sonderstellung, sie ist nur ein hämatologisches Symptom, nur eine der morphologischen Ausdrucksformen, mit welcher der letztere auf eine große Zahl von Schädlichkeiten reagieren kann.“

Besondere diagnostische Schwierigkeiten bestehen dann, wenn Aleukämien von schweren Anämien begleitet werden. Dieselben werden in solchen Fällen ganz besonders groß, wo gleichzeitig Leukopenie besteht und fühlbare Tumoren der Lymphknoten und der Milz fehlen. Nur eine sehr subtile Feststellung der Leukozytenformel kann in solchen Fällen auf den richtigen Weg leiten, oft wird erst die Sektion und mikroskopische Organanalyse den Tatbestand aufklären. Es sind fast nur akute Fälle, die hierher gehören.

Literatur über Leukanämie.

Arneth: Hämatologischer Befund von W. v. Leube: Über einen Fall von rapid verlaufender schwerer Anämie mit gleichzeitiger leukämischer Beschaffenheit des Blutes. Dtsch. Arch. f. klin. Med. Bd. 69. — Bushnell and Hall: Leukanemia. Edinburgh med. Journ. April 1906. — Carducci: Akute Lymphadenie mit leukanämischem Syndrom. Fol. haematol., Orig. Bd. 8. — Drysdale: Leukanaemia: Its relation to leukemia and pernicious anemia. Quart. Journ. of med. 1907. — Duker: Ein klinischer und pathologisch-anatomischer Beitrag zur Kenntnis der Leukanämie von Leube. Nederlandsch Tijdschr. v. Geneesk. 26. Jan. 1909. — Ehlich und Lindenthal: Über einen Fall von protrahierter Nitrobenzolvergiftung mit eigentümlichem Blutbefund. Zeitschr. f. klin. Med. Bd. 30. — Elmer: Leukanemia. Americ. Journ. of the med. sciences. Sept. 1908. — Goriajew: Zur Leukanämiefrage. Fol. haematol., Orig. Bd. 16. — H. Hirschfeld: Über Leukanämie.

Fol. haematol., Orig. 1906. — Hitschmann und Lehndorff: Über einen Fall leukämieartiger Erkrankung mit schwerer megaloblastischer Anämie und eigentümlichem Exanthem. Zeitschr. f. Heilk. Bd. 24. — Hurter: Leukanemia: With report of a case observed during two distinct stages. Liverpool med.-chirurg. Journ. Jan. 1907. — Hynek: Die Leukanämie als Syndrom und ihre Beziehungen zu den Erkrankungen des Blutes und der blutbereitenden Organe. Casopis lekaruv ceskych. 1907. — Inada: Zur Leukanämiefrage. Mitt. d. med. Fakultät d. Univ. Tokio. 1907. — Kerschensteiner: Zur Leukanämiefrage. Münch. med. Wochenschr. 1905. — Krjukow: Zur Frage der Leukanämie. Prakt. Wratsch. 1907. — Lenoble et Guelmé: Leucémie myeloide intermédiaire entre l'anémie progressive pernicieuse et le purpura myeloide. Arch. des malad. du coeur, des vaisseaux et du sang. Nr. 12. 1900. — v. Leube: Über Leukämie. Dtsch. Klinik. 1902. — v. Leube: Demonstration eines Falles von Leukanämie. Würzburg. Sitzungsber. 1900. — M. Levy: Über leukanämische Blutbefunde. Inaug.-Diss. Straßburg 1909. — Llambias: Leucanémie avec prédominance des cellules de Rieder. Soc. biol. Tome 83. — Luce: Über Leukanämie. Dtsch. Arch. f. klin. Med. Bd. 77. — Luzzatto e Viana: Contributo alla patogenesi della leucanaemia. Il Tommasi. H. 5. 1907. — Magnus-Alsleben: Über einen Fall von Leukanämie. Zeitschr. f. klin. Med. Bd. 71. — Martelli: Über die Leukanämie. Virchows Arch. f. pathol. Anat. u. Physiol. Bd. 216, H. 2. — Masing: Zur Leukanämiefrage. Dtsch. Arch. f. klin. Med. Bd. 94. — Mattirolo: Les leucanémies. Fol. haematol., Orig. 1905. — Melland: On leukanemia. Quart. Journ. of med. 3. Sept. 1909. — Morawitz: Schwere atypische Anämien. Dtsch. Arch. f. klin. Med. 1907. — Mosse: Chronische myeloide Leukanämie. Berl. klin. Wochenschr. Nr. 49. 1907. — Pappenheim: Bemerkungen über Leukanämie im Anschluß an vorstehende Mitteilung von Hans Hirschfeld, Fol. haematol., Orig. Bd. 3. — Pappenheim: Bemerkungen zur Frage und zum Begriff der Leukanämie und Anaemia splenica. Fol. haematol., Orig. Bd. 14. — Pasnusi: Un caso di leucanemia. Giorn. d. R. Accad. di med. di Torino. 1909. — Sacconaghi: Sulla leucanemia. Gazz. med. ital. Nr. 11, 12, 14. 1904. — Teeter: Recovery from leukanemia. Journ. of the Americ. med. assoc. Vol. 48, Nr. 7. 1907. — Wanner: Contributions à l'étude des leucanémies. Schweiz. med. Wochenschr. 1920. Nr. 32. — Parkes Weber: A case of leukanemia with hyperplasia of the spleen and prevertebral haemolymph glands and with increase of connective tissue in the bone marrow. Lancet. 28. Mai 1904. — Zevi: Leucanémie dans un cas de malaria. Rif. med. 1904.

C. Leukosen mit geschwulstartigem Wachstum.

(Sarkoleukämien, Sarkoleukosen.)

a) Sarkoleukämien und Leukosarkomatose.

Von den echten Geschwülsten unterscheiden sich die Leukämien durch drei charakteristische Eigenschaften. Die Leukämien sind, wie wir gesehen haben, generalisierte Systemerkrankungen, während bösartige Tumoren nur an einer einzigen Stelle des Organismus entstehen, und nur selten von vornherein multipel auftreten, niemals aber derartig generalisiert und diffus wie die Leukämien. Zweitens machen die bösartigen Tumoren Metastasen, während die Leukämien, wie wir jetzt wissen, von vornherein generalisiert auftreten und nur in Ausnahmefällen lokal beginnen. Aber selbst in diesen seltenen Fällen erfolgt die Erkrankung anderer Abschnitte des hämatopoetischen Apparates unabhängig vom primären Entstehungsort durch autochthone Wucherungen unter dem Einfluß einer ubiquitären Schädlichkeit. Drittens endlich sind die Leukämien im allgemeinen rein hyperplastische Affektionen, die nicht die Tendenz haben, aggressiv zu wuchern und in die benachbarten Gewebe und Organe hineinzuwachsen. Indessen haben neuere Erfahrungen gezeigt, daß eine gewisse Neigung zum infiltrativen Wachstum bei leukämischen Wucherungen gar nicht so selten anzutreffen ist, nur ist es in den meisten Fällen quantitativ in geringem Grade ausgeprägt, makroskopisch nicht zu erkennen und lediglich durch eingehende histologische Untersuchungen festzustellen. So hat man gefunden (Orth), daß besonders häufig bei der lymphatischen Leukämie und Aleukämie die Kapsel der Lymphknoten infiltriert wird, daß ferner gar nicht so selten hier und da einige Lymphknoten miteinander fest verwachsen und sogar in das benachbarte Fettgewebe und die Muskulatur hineinwuchern. In manchen Fällen aber ist bei aleukämischen und leukämischen Lymphadenosen die Aggressivität des Wachstums an einer oder mehreren Stellen derartig gesteigert, daß bereits die klinische Untersuchung die Malignität der Wucherung ohne weiteres klarstellt. Man findet z. B. in einer Drüsenregion nicht nur eine ganz kolossale Geschwulstbildung, sondern auch eine derartige Verwachsung der einzelnen Lymphknoten miteinander, daß eine Isolierung durch die Palpation gar nicht möglich ist. Auch kann man oft in solchen Fällen konstatieren, daß benachbarte Organe vollständig durchwachsen und verdrängt werden. Die regionären Muskeln bilden mit den Lymphknoten zusammen ein einziges großes Paket und sind außer Funktion gesetzt, Nerven werden so komprimiert, daß es zu schweren Neuralgien oder Lähmungen kommt und Gefäße thrombosiert werden. Nebenstehende Abbildung 36 zeigt als Beispiel einen selbstbeobachteten Fall von lymphatischer Leukämie, bei welchem die Lymphknoten der rechten Achselhöhle ein über kindskopfgroßes Paket bildeten, in den Pektoralis hineingewachsen waren und durch Kompression der Gefäße eine enorme ödematöse Schwellung des rechten Arms und durch Kompression der Plexusnerven heftige Neuralgien im Verbreitungsgebiet derselben hervorgerufen hatten. Ähnliche Verhältnisse kann man an allen übrigen äußeren und inneren Lymphknoten gelegentlich antreffen. Derartige Fälle werden vielfach als Lymphosarkome bzw. Lymphosarkomatosen betrachtet, doch gehören sie in Wirklichkeit noch zur Leukämie, wie der lymphämische oder sublymphämische Blutbefund und die post mortem festzustellende generalisierte und diffuse Systemerkrankung beweist. Derartige Beobachtungen sind nur als gewöhnliche Leukämien oder Aleukämien mit lokal aggressivem Wachstum zu betrachten. Sie verhalten sich sonst klinisch und anatomisch wie diese Erkrankungen, so daß sie keiner gesonderten ausführlicheren Besprechung mehr bedürfen. Will man ihnen einen besonderen Namen geben, so empfiehlt es sich wohl, sie als Sarkoleukämien (Pappenheim) oder Sarkoleukosen zu bezeichnen, denn der vielleicht noch passendere Name „Leukosarkomatosen" ist bereits von Sternberg in etwas anderem Sinne und von anderen Gesichtspunkten aus für gewisse Erkrankungsformen vorgeschlagen worden, die allerdings nach unserer Ansicht mit den eben besprochenen Krankheitsbildern identisch sind.

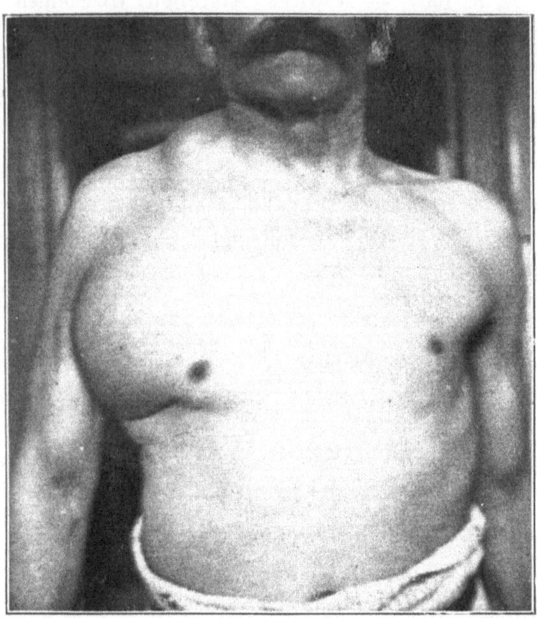

Abb. 36. Lymphatische Leukämie mit geschwulstartigem Wachstum der rechten Axillardrüsen.

Sternberg, der wiederholt zu dieser Frage das Wort ergriffen hat, bezeichnet hiermit eine besondere Erkrankung des lymphatischen Apparates, die er als atypische Wucherung desselben mit leukämoidem Blutbefund auffaßt.

Von der lymphatischen Leukämie, mit der sie früher identifiziert wurde, ist diese Affektion nach ihm ebenso abzutrennen, wie vom Lymphosarkom. Die Ähnlichkeit mit diesen Erkrankungen ist nur eine äußerliche.

Nach Sternberg ist die Pathogenese der Leukosarkomatose eine ganz andere. An irgend einer Stelle des lymphatischen Apparates entwickelt sich eine Geschwulstbildung. Von dieser aus gelangen die pathologischen Lymphozyten allmählich ins Blut, siedeln sich in anderen Organen an und so kommt es erst im Laufe der Zeit durch Metastasierung zu einer generalisierten Erkrankung.

In manchen Fällen ist der pathologisch-anatomische Befund makroskopisch dem der lymphatischen Leukämie gleich, in anderen dagegen finden sich in einzelnen Teilen des lymphatischen Apparates Veränderungen, die als echte Geschwulstbildungen aufgefaßt werden müssen. In den meisten Fällen ist das Mediastinum Sitz von Geschwülsten gewesen, wobei es dahingestellt bleibt, ob die Thymus oder die hier befindlichen Lymphknoten Ausgangspunkt der Neubildung gewesen sind. In anderen Fällen sind irgendwelche sonstigen Lymphknotengruppen oder die lymphatischen Apparate des Intestinaltraktus oder der Rachenorgane Sitz der geschwulstartigen Veränderungen.

In den übrigen Abschnitten des hämatopoetischen Systems gleichen die Wucherungen denen der Leukämie. Bei der mikroskopischen Untersuchung sieht man, daß namentlich in den Lymphdrüsen die Kapsel von Lymphozyten infiltriert ist und daß sich Züge derselben in das umgebende Gewebe erstrecken. Besonders in den gewucherten Follikeln der Schleimhäute reichen die Infiltrate bis tief in die Muskularis.

Der klinische Verlauf dieser Fälle ist in den meisten Fällen ein akuter gewesen. Doch sind auch chronische Fälle bis zu einer Dauer von drei Jahren von Sternberg selbst bsechrieben worden.

In den häufigeren akuten Fällen gleicht das klinische Bild der Erkrankung ganz dem der akuten Leukämie. Der Beginn ist meist ein plötzlicher mit hohem Fieber, das während der ganzen Dauer des Leidens anhalten kann. Aber auch ein fieberloser Verlauf kommt vor. Häufig ist eine allgemeine hämorrhagische Diathese, oft sind auch geschwürige Prozesse in der Mundhöhle vorhanden. Nicht immer wird während des Lebens bereits festgestellt, daß an irgend einer Stelle des Organismus ein Tumor vorhanden ist. Solche Fälle gelten dann zunächst als Leukämie.

Der Blutbefund ist in erster Linie durch seine leukämische Beschaffenheit charakterisiert. Die Gesamtzahl der Leukozyten kann 800 000 und mehr erreichen. Besonders typisch ist es nun, daß die Mehrzahl der farblosen Elemente Zellen vom Typus der großen Lymphozyten Ehrlichs sind. Sternberg bezeichnet sie neuerdings direkt als Leukosarkomzellen. Ihre Zugehörigkeit zur lymphatischen Reihe dokumentieren sie besonders durch den negativen Ausfall der Oxydasereaktion.

Außerdem besteht gewöhnlich eine schwere Anämie mit herabgesetztem, vereinzelt aber auch erhöhtem Farbeindex. Häufig sind kernhaltige Elemente, gelegentlich kommen auch Megaloblasten vor.

Leukosarkomatosen sind nach Sternberg außer mehreren eigenen Beobachtungen die Fälle von Israel, Türk, Palma, Drozda, Askanazy.

Die Leukosarkomatose ist einerseits nicht identisch mit der akuten Leukämie und unterscheidet sich anderseits von der Lymphosarkomatose durch den Blutbefund und die Ausbreitung des Prozesses. Die Lymphosarkomatose ist nicht so universell über das gesamte lymphatische System verbreitet, auch geht sie nicht mit einer Vermehrung der Lymphozyten einher.

Sternberg glaubt die Leukosarkomatose von der Leukämie besonders deshalb abtrennen zu müssen, weil letztere ein rein hyperplastischer Prozeß, die Leukosarkomatose aber eine atypische Wucherung sei. Zweifellos steht die Leukosarkomatose der Lymphosarkomatose nahe, ohne aber mit ihr identisch zu sein.

Die Auffassung Sternbergs von der Sonderstellung der Leukosarkomatose ist fast allgemein abgelehnt worden. Pappenheim, v. Domarus, Herz, E. Fraenkel, Herxheimer und Naegeli haben ausführlich die Unhaltbarkeit der Sternbergschen Anschauungen in dieser Frage ausführlich dargelegt. Man hat mit Recht folgendes gegen Sternberg eingewendet: Es gibt zweifellos generalisierte Systemerkrankungen des lymphatischen Apparates mit aggressiver Wachstumstendenz ohne Vermehrung der großen Lymphozyten, vielmehr mit dem Blutbefund der kleinzelligen lymphatischen Leukämie (Türk, Ogata, v. Domarus, Graetz, v. Müllern - Großmann, Fraenkel, eigene Beobachtungen).

Zweitens gibt es sicherlich zahlreiche akute großlymphozytäre Leukämien, bei welchen man keine Spur einer geschwulstartigen Wucherung an irgend einer Stelle auffinden kann. Es sind ja in der Literatur außerordentlich viel Fälle von echter akuter lymphatischer Leukämie beschrieben worden, aus deren Schilderung man keinerlei Anhaltspunkte für malignes Wachstum der lymphatischen Neubildungen finden kann. Ich selbst habe mehrere derartige Fälle gesehen und bei der histologischen Untersuchung mein spezielles Augenmerk gerade auf diesen Punkt gerichtet, niemals aber Befunde erhoben, welche für die Richtigkeit der Sternbergschen Anschauung sprechen.

Selbstverständlich kann nicht geleugnet werden, daß bei akuten wie chronischen großlymphozytären Leukämien aggressives Wachstum vorkommt, doch trifft das keineswegs für alle Fälle, nicht einmal für die Mehrzahl derselben zu. Ebenso kann es keinem Zweifel unterliegen, daß auf der anderen Seite auch kleinzellige lymphatische Leukämien, mögen sie akut oder chronisch sein, malignes Wachstum aufweisen können. Es ist ja besonders von Orth darauf hingewiesen worden, daß eine gewisse Tendenz zur Aggressivität sich bei allen lymphatischen Leukämien zeigen kann und daß besonders häufig Infiltrationen der Drüsenkapseln vorkommen. Von derartigen Fällen bis zu solchen mit ausgesprochener Neigung zum malignen Wachstum bestehen fließende Übergänge.

Also die Neigung zur anatomischen Malignität ist eine Eigenschaft, die man häufig bei leukämischen Prozessen findet. Es ist nicht gestattet, diejenigen Fälle, in welchen diese Neigung besonders stark ausgesprochen ist, als eine besondere Krankheitsform abzugrenzen.

E. Fraenkel spricht sich über diese Frage folgendermaßen aus: „Die Leukosarkomatose hat mit geschwulstbildenden Prozessen nichts zu tun, ist vielmehr den großzelligen Leukämien zuzurechnen, die aus unbekannten Gründen bisweilen, und zwar häufiger als die kleinzelligen Leukämien zur Entwicklung größerer, den Eindruck des malignen erweckender Tumoren führen und sich teils durch eine schon makroskopisch erkennbare, teils erst mikroskopisch nachweisbare Aggressivität auszeichnen."

Sternberg und Paltauf nehmen nun aber an, daß die Pathogenese der Leukosarkomatose eine von der der Leukämien grundverschiedene ist und daß die leukämische Blutbeschaffenheit der Leukosarkomatose in ganz anderer Weise zustande kommt als bei den wahren Leukämien. Nach ihnen entsteht zuerst der Tumor, dessen Zellen allmählich ins Blut gelangen und dann erst erkranken die anderen Organe sekundär auf metastatischem Wege. Indessen ist diese Art der Entstehung und Ausbreitung des Prozesses keineswegs sichergestellt. Sie ist nur in einem Fall von Paltauf und einem noch später zu beschreibenden myeloischen Falle von Buschke und Hirschfeld wahrscheinlich gemacht worden. Bemerkenswert ist jedenfalls, daß nach Sternberg und Paltauf trotz der lymphadenoiden Natur der Leukosarkomatose die Follikel in Milz und Lymphknoten klein bleiben können und daß man in der Pulpa Herde von Leukosarkomzellen findet. Selbst wenn sich diese Verbreitungsart in weiteren Fällen mit Sicherheit feststellen lassen sollte, beweist das nichts gegen die enge Verwandtschaft der Leukosarkomatose mit den Leukämien und dem Lymphosarkom.

Die Mehrzahl der Autoren steht zur Zeit jedenfalls auf dem Standpunkt, daß die Sternbergsche Leukosarkomatose im Grunde nichts anderes ist, als eine meist akute, seltener chronische Form der lymphatischen Leukämie mit gewöhnlich, aber keineswegs immer großlymphozytärem Blutbild, die sich nur durch das besonders stark ausgesprochene maligne Wachstum in einer oder mehreren Regionen von anderen lymphatischen Leukämien unterscheidet. Die

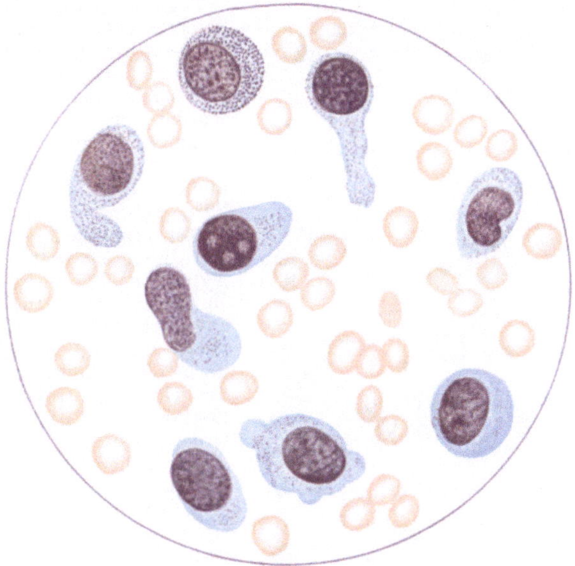

Abb. 37. Blut eines Falles von Leukosarkomatosis cutis (Lymphoidozytenleukämie).

Leukosarkomatose steht zweifellos auch der Lymphosarkomatose außerordentlich nahe und ist vielleicht oft nichts anderes als eine generalisierte und leukämische Form derselben. Die Existenz von kleinzelligen lymphatischen Leukämien mit aggressivem Wachstum wird übrigens von Sternberg zugegeben. Doch sieht er in ihnen Lymphosarkome mit leukämischem Blutbefund. Hiermit ist aber eigentlich die enge Verwandtschaft mit den Lymphosarkomen anerkannt und es ist nicht recht einzusehen, warum der großzellige Blutbefund diese Erkrankung zu einer besonderen, im Prinzip andersartigen stempeln soll.

Übrigens müßte man, wenn die Sternbergsche Anschauung über die Geschwulstnatur der Leukosarkomatose richtig wäre, erwarten müssen, daß die Erkrankung in anderen Organen wie beim Lymphosarkom herdweise anfängt. Derartiges ist aber niemals beschrieben worden, vielmehr ist die Generalisierung eine durchaus diffuse, ganz wie bei echten Leukämien.

Auch im myeloischen System gibt es Wucherungen, die sich mutatis mutandis ganz wie die Leukosarkomatose verhalten und deshalb nach Sternberg als Myelosarkomatosen zu bezeichnen wären.

Sonst gibt es bisher in der Literatur nur einen einzigen von Buschke und H. Hirschfeld beschriebenen Fall, der bis auf die myeloische Struktur ganz der Leukosarkomatose Sternbergs ähnelt und deshalb als Myelosarkomatose bezeichnet werden könnte. Indessen war es kein gewöhnliches myeloisches Gewebe, das in diesem Falle zur Geschwulstbildung führte, sondern in stärkstem Maße entdifferenziertes Myeloidgewebe, das nur noch Zellen vom Typus der primitivsten farblosen Elemente, der Lymphoidozyten, aufwies. Der Verlauf dieses Falles war folgender:

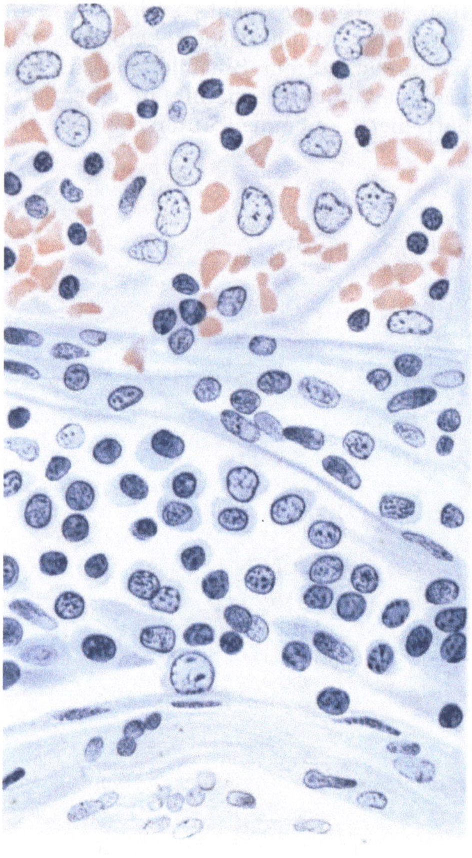

Bei einem 22 jährigen jungen Mädchen, das schon längere Zeit an einem doppelseitigen tuberkulösen Spitzenkatarrh litt, entwickelten sich etwa Tage nach der letzten Spritze einer Tuberkulinkur auf der Haut des ganzen Körpers kirschkern- bis pflaumengroße Tumoren. Der Blutbefund war längere Zeit ein normaler. In diesen Tumoren wurden sehr bald durch Punktion eigenartige lymphozytäre Zellen nachgewiesen, die etwa 3 Monate später zum ersten Male auch im Blute in einer Menge von etwa 29% gefunden wurden. Eine Woche später bestanden fast alle Leukozyten aus diesen eigenartigen Zellen, die den Typus der Lymphoidozyten aufwiesen. Zu dieser Zeit betrug die Gesamtleukozytenzahl 33 000, der Hämoglobingehalt 50% und die Zahl der roten Blutkörperchen 1 860 000. Unter zunehmender Kachexie trat der Tod ein. Die Sektion zeigte nun, daß fast sämtliche Organe von diesen Lymphoidozyten durchwuchert waren. In den Lymphdrüsen, die nur an einzelnen Stellen des Organismus eine mäßige Vergrößerung aufwiesen, und in der Milz war eine deutliche Follikelatrophie festzustellen.

Abb. 38. Milzschnitt eines Falles von Leukosarkomatosis cutis. Die Pulpa ist in Lymphoidozyten infiltriert, die den Follikel zur Atrophie gebracht haben.

Durch diesen Befund, der in sehr typischer Weise durch die beiden nebenstehenden Abbildungen demonstriert wird, ist die myeloische Natur der Wucherung, die schon auf Grund der feineren Struktur der Lymphoidozyten erwiesen war, ganz sichergestellt. Da es der einzige Fall von so hochgradig atypischer entdifferenzierter Lymphoidozytenleukämie ist, der in der Literatur existiert, so ist auch eine Reproduktion des Blutbildes hier gebracht worden.

In diesem Falle scheint es in der Tat, daß der Entwicklungsgang des ganzen Prozesses sich so abgespielt hat, wie es von Sternberg für die Leukosarkomatose als typisch hingestellt wird, aber bisher in keinem Falle erwiesen werden konnte, da dieselben fast alle erst im Endstadium zur Beobachtung gekommen sind. Die erste Lokalisation des Prozesses hat hier offenbar in der Haut stattgefunden, von hier aus gelangten die Zellen dann ins Blut und haben höchstwahrscheinlich erst dann die übrigen Organe infiltriert. Ganz sicher ist aber dieser Entwicklungsmodus nicht, weil die lymphoidozytäre Umwandlung in Milz und Lymphdrüsen streng an das interfollikuläre Gewebe gebunden zu sein schien. Es ist also sehr wohl möglich, daß zwar die Haut das ersterkrankte Organ war, daß aber die Erkrankung von Milz und Lymphdrüsen nicht metastatischer, sondern autochthoner Natur gewesen ist.

Sollte es aber noch in Zukunft gelingen, in solchen und ähnlichen Fällen den exakten Nachweis zu führen, daß wirklich das Leiden als streng lokalisierte Tumorbildung in einer Lymphknotenregion begann und daß dann sekundär erst durch Einbruch der wuchernden lymphozytären Tumorzellen in die Venen die Propagierung im ganzen Organismus stattfand, dann wäre allerdings die Existenzberechtigung einer Leukosarkomatose im Sinne von Paltauf und Sternberg erwiesen, denn dann wäre wirklich gezeigt, daß die Pathogenese dieser Krankheit eine ganz andere ist als die der verwandten Leukämien.

Literatur über Leukosarkomatose.

Buschke und Hirschfeld: Über Leukosarkomatosis cutis. Fol. haematol., Orig. Bd. 12. — v. Decastello: Myeloleukosarkomatose. Ges. f. inn. Med. Wien. 12. 3. 1914. — Diemer: Zur Klinik der Lymphosarkoleukämie. Dtsch. Zeitschr. f. Chirurg. Bd. 163. — v. Domarus: Über die Beziehungen der Leukämien zu den malignen Neoplasmen. Fol. haematol., Orig. Bd. 13. — E. Fraenkel: Über die Beziehungen der Leukämie zu den geschwulstbildenden Prozessen des hämatopoetischen Apparates. Virchows Arch. f. pathol. Anat. u. Physiol. Bd. 216. — Haenisch und Querner: Über Tumorbildungen bei leukämischen Erkrankungen. Zeitschr. f. klin. Med. Bd. 88. — Herxheimer: Über die Lymphoblasten- und Myeloblastenleukämie. Münch. med. Wochenschr. Nr. 45 u. 46. 1913. — Herz: Über die den Leukämien verwandten Krankheitsprozesse. Fol. haematol., Orig. Bd. 13. — v. Jagic: Über Leukosarkomatose. Wien. med. Wochenschr. S. 730. 1908. — Lipschütz: Ein Fall von akuter lymphatischer Leukämie mit Lymphosarkom der Thymus. Inaug.-Diss. Berlin 1914. — Mager: Zur Klinik der Leukosarkomatose. Wien. med. Wochenschr. Nr. 33. 1909. — Paltauf: Leukosarkomatose und Myeloblastenleukämie. Wien. klin. Wochenschr. S. 46. 1912. — Pappenheim: Über die Stellung der akuten lymphatischen großzelligen Leukämie usw. Fol. haematol., Orig. Bd. 4. — Pappenheim: Nochmals zur Frage der Leukosarkomatose und der Leukosarkomzellen. Fol. haematol., Orig. Bd. 9. — Pappenheim: Bemerkungen zur akuten Myeloblastenleukämie und Leukosarkomatose. Wien. klin. Wochenschr. Nr. 4. 1912. — Pollak: Fall von Leukosarkomatose. Wien. klin. Wochenschr. S. 616. 1907. — Salomon: Über Lymphomatosen mit lokaler Aggressivität usw. Dtsch. med. Wochenschr. S. 415. 1908. — Scherf: Zur Frage der akuten Leukämie und Leukosarkomatose. Wien. klin. Wochenschr. 1923. Nr. 34. — C. Sternberg: Über Leukosarkomatose. Wien. klin. Wochenschr. S. 475. 1908. — Strauß: Sarkomatose und lymphatische Leukämie. Charité-Ann. Bd. 23. — Türk: Demonstration mikroskopischer Präparate zur Frage der Leukosarkomatose. Wien. klin. Wochenschr. Nr. 49. 1903. — Weber und Wolf: Mediastinalleukosarkomatosis. Americ. med. Journ. Aug. 1916.

b) Die Chlorome.

Eine weitere, recht seltene Abart der Leukosen sind die jetzt zu besprechenden Chlorome, deren naher Verwandtschaft mit den Leukämien man jetzt durch die Bezeichnung „Chloroleukämien" gerecht zu werden sucht. Im ganzen sind etwa 100 derartige Fälle in der Literatur beschrieben worden, die letzte monographische Arbeit über dieses Gebiet stammt von Lehndorff.

Die Chloroleukämien unterscheiden sich von den gewöhnlichen Leukämien durch die ausgesprochen grüne Färbung der Neubildungen, wie durch ihre in der überwiegenden Mehrzahl der Fälle ausgesprochene Neigung zu malignem Wachstum, das am deutlichsten an den so häufigen periostalen Infiltraten hervorzutreten pflegt, die mit Vorliebe an den platten Schädelknochen lokalisiert sind, sowie an den Lymphknoten.

Die Geschichte des Chloroms reicht weiter zurück als die der Leukämie, denn bereits im Jahre 1821 beschrieb Allan - Burns den ersten sicheren Fall bei einem jungen Mann mit Exophthalmus, Augenlidtumoren und Erblindung. Nach der Entfernung des Bulbus fand sich eine grüne Geschwulst der Tränendrüse. Es hat aber länger als bei der Leukämie gedauert, bis das wahre Wesen der Affektion erkannt wurde. Von Makenzie, Balfour, Durand-Fardel und von Aran wurden zunächst weitere Fälle publiziert und letzterer Autor nannte die Krankheit „Cancer vert". Der Name „Chlorom" wurde von King im Jahre 1853 zuerst verwendet. Der erste deutsche Autor, der ein Chlorom beschrieb, war Dittrich im Jahre 1846. Virchow erklärte im Jahre 1866 in einem Nachwort zu einer Veröffentlichung von Dreßler über Chlorom die Krankheit für ein Sarkom. Blutveränderungen wurden zuerst von Huber 1878 und von Waldstein 1883 beschrieben. Huber fand im Blute in großer Zahl die gleichen Elemente, welche die Geschwülste zusammensetzten und glaubte, daß dieselben aus den Neubildungen in das Blut übergetreten seien und Veranlassung zu Metastasen gegeben hätten. Waldstein zeigte zuerst die völlige Übereinstimmung in der histologischen Struktur der Chlorome und der Lymphome und führte die Bezeichnung „Chlorolymphom" ein. Die leukämische Blutveränderung seines Falles setzte er aber noch nicht in Beziehung zum Chlorom und dachte an eine Kombination beider Krankheiten.

Recklinghausen (1885) betonte zuerst die innigen Beziehungen des Chloroms zur Leukämie und faßte Leukämie, Pseudoleukämie, multiple Myelome und Chlorome als verschiedene Spielarten einer Gruppe auf. Die Zellen, welche die Chlorome zusammensetzen, bezeichnet er als Lymphzellen, den gesamten Bau als einen rein lymphomatösen. Das multiple Auftreten in allen denjenigen Geweben, welche in Beziehung zum Lymphapparat stehen, in den Lymphknoten sowohl wie in den lymphatischen Apparaten der Schleimhäute, sowie namentlich das Befallensein des Knochenmarks legen nach ihm die Wesensgleichheit des Chloroms mit den leukämischen Affektionen nahe.

Für die Verwandtschaft des Chloroms mit den leukämischen Prozessen ist ferner besonders Dock (1893) eingetreten; er wies namentlich auf die histologischen Unterschiede gegenüber den periostalen Sarkomen hin und rechnete die Krankheit zur Gruppe der Lymphome. Zahlreiche spätere Autoren haben sich dann dieser Auffassung des Leidens als eines den leukämischen Affektionen nahe verwandten angeschlossen. Das Chlorom ist danach eine Systemerkrankung des lymphatisch-hämatopoetischen Apparates, ausgezeichnet durch seine grüne Farbe und seine Neigung, vorzugsweise das Periost der platten Schädelknochen zu befallen, sowie sein malignes Wachstum und seine tumorartige Erscheinungsform. Vieles spricht sogar dafür, daß die chloromatöse Neubildung im Periost primär entsteht. Da die Grünfärbung gelegentlich in einigen Herden oder sogar überall fehlen kann, ist sie kein notwendiges Attribut dieses Leidens, zumal auch gewöhnliche Leukämien gelegentlich grün aussehen können. Es ist deshalb eigentlich zweckmäßiger, von periostaler Form der Leukämie zu sprechen. Doch gibt es auch Formen, die periostale Lokalisationen vermissen lassen.

Pinkus bespricht das Chlorom als Anhang zur akuten lymphatischen Leukämie und betont, daß außerordentlich nahe Beziehungen zwischen beiden Affektionen bestehen. Nachdem dann Türk, Klein und Steinhaus, sowie Sternberg auch eine myeloische Form des Chloroms beschrieben hatten, war die Auffassung des Chloroms als einer besonderen Abart der Leukämie so gut wie gesichert. Besonders ausführlich hat Sternberg in seiner Pathologie der Primärerkrankungen des lymphatisch-hämatopoetischen Apparates diesen Standpunkt begründet. Nur die Grünfärbung unterscheidet nach ihm das Chlorom von den anderen leukämischen Krankheitsprozessen, und es ist daher als selbständiges Krankheitsbild fallen zu lassen. Er rechnet es speziell zu der von ihm aufgestellten Abart der Leukämie, welche er Leukosarkomatose nennt. Auch Türk sieht im Chlorom nur eine besonders durch ihr bösartiges Wachstum und ihre Grünfärbung gekennzeichnete Form der Leukämie. Endlich hat sich Pappenheim gleichfalls für die Wesensgleichheit von Chlorom und Leukämie ausgesprochen; Naegeli und Grawitz nehmen den gleichen Standpunkt ein, ebenso Lehndorff. Diese von Recklinghausen begründete Anschauung ist also siegreich geblieben und hat durch die Forschung der letzten Jahre, besonders durch die Entdeckung der myeloischen Form, allerseits weitgehendste Bestätigung gefunden.

Ätiologie. Über die Ätiologie des Chloroms wissen wir nichts. Heredität spielt keine Rolle. In einigen Fällen werden vorausgegangene Traumen mit dem Leiden in Verbindung gebracht, doch ist ein ätiologischer Zusammenhang sehr unwahrscheinlich. Ebenso wie bei manchen akuten Leukämien ist in einigen Fällen eine Infektion vorausgegangen, deren ätiologische Bedeutung aber nicht erwiesen ist.

Klinisches. Wie bei den übrigen Systemerkrankungen des Blutbildungsapparates kann man auch bei den Chloromen infolge der verschiedenen Lokalisationsart der Neubildung verschiedene klinische Verlaufstypen unterscheiden, denen ganz bestimmte eigenartig lokalisierte pathologisch-anatomische Befunde entsprechen. Die häufigste sozusagen klassische Form des Chloroms ist die an den platten Knochen des Schädels vorzugsweise entwickelte und kommt namentlich im Kindesalter vor. Aber auch andere Knochen (aber meist nur platte) und Organe können der Hauptsitz einer chloromatösen Neubildung werden, z. B. die Mamma (Reid). Dann gibt es Fälle, in welchen ein ganz uncharakteristischer, klinischer Symptomenkomplex dadurch entsteht, daß die Chlorome an einer der klinischen Untersuchung nicht zugänglichen Stelle gewachsen sind, wo sie benachbarte funktionell wichtige Organe in starkem Maße beeinträchtigen und dadurch, daß sie an anderen Stellen wenig oder gar nicht zur Ansiedlung gekommen sind, der Diagnostik besonders große Schwierigkeiten machen.

Es gibt aber noch eine andere klinische Verlaufsform, die dadurch zustande kommt, daß das Chlorom vorzugsweise in den Blutbildungsorganen zur Entwicklung kommt, ohne zur Bildung nennenswerter, insbesondere äußerlich nachweisbarer Geschwulstbildungen zu führen, Fälle, die also ganz wie eine Leukämie verlaufen und erst bei der Sektion richtig erkannt werden. Gemeinsam aber ist allen diesen verschiedenen klinischen Verlaufsformen die Veränderung des Blutes, die sich in Anämie, Leukämie und hämorrhagischer Diathese äußert.

Die grüne Farbe der Tumoren ist nur in Ausnahmefällen bei besonderer und günstiger Lokalisation schon während des Lebens sichtbar und kann für die Diagnose verwertet werden. In einigen Fällen war es möglich, an Infiltraten der Schleimhäute oder der Haut die grüne Farbe wahrzunehmen. So konnte Bramwell geschwollene Follikel des Zungengrundes als grüne Erhebungen wahrnehmen. Auch die in seinem Falle entstehenden Hautknoten nahmen eine gelblichgrüne Färbung an und wurden schließlich zum Teil ausgesprochen grün. Grüne Knoten in der Haut hat auch Hitschmann sowie Jacobaeus beschrieben. Bramwell sowie Hitschmann beschreiben auch Grünfärbung der Skleren und Konjunktiven. In früherer Zeit, als man in Unkenntnis der wahren Natur des Leidens die Tumoren operativ angriff, überzeugte man sich mehrfach auf diesem Wege schon in vivo von der Grünfärbung.

Die Mehrzahl aller Chlorome betrifft jugendliche Individuen und auffällig häufig wird das Kindesalter betroffen. Doch kommt das Chlorom auch bei älteren Leuten vor. Meist ist der Verlauf ein akuter. Wie die anderen leukämischen Erkrankungen ist auch dieses Leiden häufiger beim männlichen Geschlecht. Bei der als „Schädelchlorom" (Pfeiffer) bezeichneten klassischen Form gehen entweder unbestimmte Klagen über Schwäche, Appetitlosigkeit,

Kopfschmerzen und andere uncharakteristische Allgemeinbeschwerden der Entwicklung der typischen Veränderungen voraus und man bemerkt erst allmählich im Verlaufe dieses Prodromalstadiums auffällige Erscheinungen am Schädel, vornehmlich an den Sinnesorganen. Oder aber die tumorartigen Bildungen am Schädel sind das erste Symptom des Leidens. Es entwickelt sich z. B. aus fast unbemerkbaren Anfängen heraus ein zunehmender Exophthalmus einseitig, zu gleicher Zeit oder nacheinander auf beiden Seiten. Dann machen sich allmählich Sehstörungen bemerkbar und es pflegt nicht lange zu dauern, bis auch von augenärztlicher Seite objektive Erscheinungen am Sehapparat nachzuweisen sind. Subjektive Beschwerden von seiten der Augen können aber auch den äußerlich sichtbaren Veränderungen voraufgehen. Die Orbitaltumoren, welche Ursache des Exophthalmus sind, können ein derartig starkes Wachstum an den Tag legen, daß sie aus der Orbita herauswuchern und zwischen Bulbus und Augenhöhlenwand äußerlich sichtbar werden. Infolge des starken meist sehr schmerzhaften Exophthalmus entstehen natürlich auch Veränderungen an den Augenlidern und den Konjunktiven, die vielfach chemotisch sind. Retinitis leucaemica und Stauungspapille sind beobachtet worden. Dadurch, daß sich in anderen Fällen auf den Schuppen des Schläfenbeines Tumoren entwickeln, entsteht eine eigenartige und höchst charakteristische Verunstaltung des Kopfes. Bilden sich im Felsenbein Chlorome, so entstehen Schwerhörigkeit und Ohrensausen. In solchen Fällen hat man, wenn die Symptome von seiten der Augen noch nicht vorhanden oder nur gering waren, und auch sonstige Lokalisationen der Chlorome an anderen Körperstellen nicht in die Augen fielen, oft schon fälschlicherweise Ohrenleiden anderer Natur angenommen. Ebenso wie in die Augen kann es auch in das Labyrinth zu Blutungen kommen und damit der Menièresche Symptomenkomplex ausgelöst werden. Sekundär kommt es häufig zu akuten Mittelohrentzündungen. Schwellungen an den Warzenfortsätzen können eine Mastoiditis vortäuschen und Veranlassung zu operativen Eingriffen geben (Graupner). Paviot und Jacobaeus sahen grünen Ohreiter. Alle diese Bildungen, besonders auch der Exophthalmus sind vielfach spontan und auf Druck überaus schmerzhaft. Viele dieser Kranken werden schließlich vollständig taub und blind.

Häufig kommt es zu Fazialislähmungen, meist zusammen mit Symptomen von seiten des Ohres durch Druck der Tumoren auf den Fazialisstamm im Felsenbein. Optikus wie Akustikus können völlig atrophisch werden.

Durch Lokalisation von Chloromen am harten Gaumen und dem Nasenrachenraum oder in der Nasenhöhle kommt es zu schwerer Behinderung der Atmung und des Geruchsvermögens. Sehr ausgedehnt können die chloromatösen Wucherungen an den Tonsillen, an der Rachenwand, an den lymphatischen Apparaten der Zunge werden. Häufig ulzerieren die chloromatösen Neubildungen der Mundhöhle. Solche klassischen Fälle von Schädelchlorom zeigen dann ein Aussehen, das Benjamin und Sluka anschaulich schildern: „Die weit aus ihren Höhlen tretenden Augen, die durch die Tumoren verbreiterte Stirn, das durch die Fazialisparese verunstaltete Gesicht, der unregelmäßige, höckerige Schädel, die wachsbleiche Haut geben in ihrer Gesamtheit den Kranken eine fast typische Physiognomie."

Alle diese ebengenannten Veränderungen am Schädel sind in vielen Fällen zwar nicht die einzige Lokalisation der Chlorome, aber doch die vorzugsweise entwickelte, und gar nicht selten finden sich, von vereinzelten mäßigen Drüsenschwellungen und einem meist unerheblichen Milztumor abgesehen, am übrigen Körper keine sehr in die Augen fallenden Symptome. In anderen Fällen hinwiederum können auch die sonstigen Lokalisationen des Chloroms in stärkerem Maße ausgebildet sein.

Die zweite oben erwähnte Verlaufsform kommt dadurch zustande, daß sich die Chlorome im Innern des Körpers in unmittelbarer Nachbarschaft lebenswichtiger und funktionell sehr in Anspruch genommener Organe etablieren. So sind Fälle bekannt (Saltykow, Sauer), wo das Bild einer Kompressionsmyelitis, im Fall Saltykow kombiniert mit dem einer linksseitigen Plexuslähmung bestand, und die Sektion als anatomisches Substrat dieser klinischen Krankheitsbilder ausgedehnte Chlorommassen an der Innenfläche der Wirbelkörper ergab, welche das Rückenmark komprimiert hatten, und ähnliche Bildungen an der Außenseite der Halswirbelsäule, die in den Plexus brachialis hineingewuchert waren. Da sich auch im Innern des Schädels Chlorome entwickeln, kann auch der Symptomenkomplex eines oder multipler Gehirntumoren zustande kommen. Natürlich ist mit diesen geschilderten und bisher beschriebenen Lokalisationstypen die Variationsfähigkeit des klinischen Symptomenkomplexes nicht erschöpft.

Es gibt kein Organ, in welchem nicht Chlorombildungen, sei es primär, sei es sekundär, zustande kommen können und je nach dem Grad ihrer Entwicklung und der Art ihrer Wucherung in die Nachbarschaft Symptome hervorrufen oder nicht. Es gibt Chlorombildungen am Herzen, in der Pleura, in den Drüsen des Thorax, in der Thymus und in den Lungen. Chloromknoten der Thyreoidea können so groß werden, daß sie eine Struma hervorrufen. Am Zahnfleisch und in der Mundhöhle kann es zu ulzerierenden und blutenden Infiltraten kommen. Im Magendarmkanal können unter Umständen ulzerierende und nicht ulzerierende Chlorome Diarrhöen, Ileus und Blutungen machen. Chlorome der Leber können zur Schwellung des Organs und auch zum Ikterus führen. Chloromknoten des Pankreas könnten vielleicht Zuckerausscheidung hervorrufen, ohne daß das bis jetzt beobachtet worden wäre. Die so häufigen multiplen Knoten in den Nieren scheinen keine Symptome zu machen, und es ist fraglich, ob die geringen Albuminurien, die mehrfach beobachtet worden sind, auf die Geschwulstentwicklung in den Nieren zurückzuführen sind. Waldstein hat in seinem Falle grünen Urin beobachtet, ein unerklärter und bisher nie wieder erhobener Befund. Bence-Jonessche Albumosurie dürfte wohl mehr auf eine Lokalisation im Knochenmark zurückzuführen sein, Hämaturie auf eine hämorrhagische Diathese. Chloromatöse Infiltration der Harnröhrenschleimhaut verursachte in einem Falle Gümbels eitrigen Harnröhrenausfluß. Ein Chlorom des Uterus beschrieb Schlagenhaufer.

Von seiten des Skelettsystems findet man, abgesehen von den bereits erwähnten Affektionen des Schädels und der Wirbelsäule, auch sonst gelegentlich periostale fühlbare Schwellungen, so an den Rippen, dem Sternum, den Schulterblättern, den Backenknochen, seltener an anderen Knochen, fast niemals aber an den langen Röhrenknochen. Stark ausgesprochen ist wohl immer die Druckempfindlichkeit der Knochen.

In manchen Fällen kommt es in einigen Drüsengebieten zu ganz besonders starken Schwellungen, die als lymphosarkomatöse, tuberkulöse oder pseudoleukämische Erkrankungen imponieren. Ein Milztumor, meist nur mäßigen Grades, ist oft beobachtet worden, fehlte aber auch recht häufig. Auch die Gelenke (Schmidt) können von den Chloromen durchwachsen werden.

Die dritte typische Verlaufsform, die relativ selten ist, gleicht ganz dem der akuten Leukämie. Die Individuen erkranken mit unbestimmten Symptomen, zunehmender Blässe und Schwäche, es stellt sich Fieber ein und es tritt eine hämorrhagische Diathese auf. Die Symptome von seiten des Drüsenapparates und der Milz, sowie des Knochensystems sind bald mehr, bald weniger ausgesprochen und die Blutuntersuchung läßt zunächst an einen leukämischen Prozeß gewöhnlicher Art denken. Erst die Sektion zeigt dann Grünfärbung des Markes und aller oder einiger Drüsen, sowie auch grüne Knoten in anderen Organen.

Die Veränderungen der Haut, welche beim Chlorom vorkommen, bestehen meistens in einer ausgesprochenen Blässe und bisweilen in multiplen Blutungen. In manchen Fällen sind auch chloromatöse Infiltrate der Haut beschrieben worden, meist in Form multipler kleiner Knötchen (Stevens, Fabian, Rosenblath-Riesel). In einigen Fällen fielen dieselben durch ihre grüne Farbe auf und ermöglichten auf Grund derselben die Diagnose (Bramwell, Hitschmann, Jacobaeus).

Eine sehr seltene, bisher immer verkannte Lokalisation des Chloroms ist die weibliche Brustdrüse, wie im Falle Hubers, wo dieselbe sogar zur Amputation Veranlassung gab, und in der Beobachtung Trevithiks, Simons und Reids.

Das Allgemeinbefinden leidet in allen Fällen sehr stark und oft sind zunehmende Schwäche, Kraftlosigkeit und Blässe die ersten Symptome. Fieber von meist beträchtlicher Höhe und unregelmäßigem Typus besteht wohl in den meisten Fällen, wenigstens in späteren Stadien der Krankheit, und besonders bei akutem Verlauf.

Eine hämorrhagische Diathese ist ein wohl in keinem Falle fehlendes Symptom. Sie kann sehr hohe Grade erreichen und profuse Nasenblutungen, Hämoptoe, Magen- und Darmblutungen usw. kommen vor. Recht häufig sind Netzhaut- und Zahnfleischblutungen.

Der Verlauf des Leidens, der oft dem der akuten Leukämie entspricht, ist nur selten ein längerer. Es sind Fälle mit einer Dauer von $^1/_2$ Jahr (Klein), $^3/_4$ Jahren (Bauer und Dürck), 1 Jahr (Dock, Huber) und länger (15 Monate, Schmidt) beobachtet worden.

Blutbefund. Auf Grund des Blutbefundes und der Organveränderungen unterscheidet man lymphatische und myeloische Chlorome.

Im sogenannten Prodromalstadium, bisweilen aber auch bei sonst schon ausgeprägtem Krankheitsbild scheint, nach den vielfach lückenhaften Angaben der Literatur ein annähernd normaler Blutbefund vorzukommen. Doch ist es fraglich, ob bei einer mit modernen Methoden ausgeführten Blutuntersuchung nicht auch schon in diesem Stadium in den meisten Fällen Verschiebungen des weißen Blutbildes im Sinne einer leukämischen Veränderung hätten aufgefunden werden können.

Sehr bald entwickelt sich eine Anämie und der Hämoglobingehalt kann schließlich bis auf $10^0/_0$, die Zahl der roten Blutkörperchen bis auf 1 000 000 sinken. Es treten die verschiedenen Formen anämischer Erythrozytenveränderungen auf — Anisozytose, Poikilozytose, Polychromasie, basophil punktierte Erythrozyten, Normoblasten, bisweilen auch Megaloblasten.

Die Gesamtleukozytenzahl ist nicht immer erhöht und es sind sogar subnormale Werte beobachtet worden. In vielen Fällen aber wird die Blutbeschaffenheit ausgesprochen leukämisch und sogar Leukozytenzahlen von 700 000 bis 1 880 000 sind beobachtet worden. Wie bei anderen Leukosen beobachtete man auch beim Chlorom kurz vor dem Tode den plötzlichen Übergang eines subleukämischen in ein leukämisches Blutbild.

Ein genaueres Studium der Leukozytenformen beim lymphatischen Chlorom hat ergeben, daß stets eine sehr ausgesprochene relative Vermehrung der Lymphozyten vorhanden ist. Nur in wenigen Fällen betraf diese Vermehrung die kleinen Lymphozyten (Höring, Krokiewicz, Lubarsch); meist sind es typische große Lymphozyten, welche das Gesichtsfeld beherrschen. Hin und wieder werden auch vereinzelte Myelozyten beschrieben. Nach der Beschreibung, welche manche Autoren von diesen Fällen geben, ist es wahrscheinlich, daß es sich in vielen Fällen gar nicht um echte Lymphozyten des Lymphadenoidgewebes, sondern um Myeloblasten gehandelt hat. Manche Autoren bezweifeln überhaupt, daß es akute lymphatische Chlorome gibt.

Sternberg meint, daß diese Elemente des Blutes von den gewöhnlichen Lymphozyten zu trennen seien, nennt sie große einkernige Leukozyten und erklärt sie für pathologische Formen, die in gewissem Sinne Geschwulstzellen sind. Sie haben denselben Habitus wie die von ihm beschriebenen Leukosarkomzellen, mit denen er sie für identisch erklärt.

Myeloische Chlorome sind von Türk, Klein und Steinhaus, Sternberg, Port und Schütz, sowie von Weinberger, Saltykow, Butterfield, Jacobaeus, Wetter, Lehndorff, Rosenblum, Bauer und Dürck, Paulicek und Witscher, Dock und Warthin, Fabian u. a. (im ganzen jetzt etwa 30 Fälle) beschrieben worden. Alle diese Fälle verliefen akut; die Krankheitsdauer betrug bei Sternberg 6 Monate, bei Klein und Steinhaus 6 Wochen, bei Weinberger ca. 4 Monate.

Das Blut zeigt Veränderungen, wie sie bei der akuten myeloischen Leukämie beobachtet sind: starke Anämie mit Normoblasten und Megaloblasten, Herabsetzung der roten Blutkörperchen bis auf 1 000 000 und weniger, des Hämoglobingehalts bis auf ca. 20%, hohe Leukozytenzahlen bis zu 100000 und ein weißes Blutbild, welches durch seinen Reichtum an Myelozyten und Myeloblasten und auch noch durch andere Anomalien, wie z. B. granulationslose polymorphkernige Leukozyten ausgezeichnet ist. Auch Myeloblastenchlorome kommen vor (Wetter, Jacobaeus, Lehndorff II, Fabian, Dock-Warthin).

Butterfield hat in zwei myeloischen Chloromfällen eigenartige Zellen beschrieben, die er auch abbildet, deren Kern als ein vielfach in sich verschlungenes Konvolut erscheint und einige Kernkörperchen aufweist. Ihr Protoplasma enthielt Granula, die bei Triazidfärbung als feine staubartige Körnchen, mit Romanowskyfärbung als deutlich blau tingiert erschienen. Er hält sie für entdifferenzierte Elemente der neutrophilen Reihe.

Der ganze Verlauf des Leidens und der Blutbefund gleicht also bis auf die beobachteten Knochenverdickungen in den meisten Fällen dem der gewöhnlichen akuten myeloischen Leukämie.

Pathologische Anatomie und Histologie. Eine Sonderstellung nehmen die wenigen Fälle ein, die während des Lebens wie gewöhnliche akute Leukämien verliefen, bei denen aber die Sektion eine Grünfärbung des Knochenmarks, der Lymphknoten und eventuell auch der Herde in anderen Organen ergeben hat.

In den typischen Fällen dagegen fallen auch bei der Sektion die eigenartigen Lokalisationen der tumorartigen Produkte an den platten Knochen, besonders denen des Schädels, sofort in die Augen. Es sind subperiostal entwickelte, grüne, kleinere und größere Infiltrate, die rücksichtslos benachbarte Organe wie Muskeln, Nerven und Gefäße komprimieren oder durchwachsen haben und entweder nach außen hin vorgedrungen sind, oder, wenn sie sich auf der Innenfläche der Knochen des Schädels entwickelt haben, das Gehirn oder die Gehirnnerven komprimieren. Auch an den Rippen, am Sternum, an den Wirbeln, den Beckenknochen, der Skapula und seltener an Röhrenknochen sind bisweilen diese Neubildungen lokalisiert. Wie alle chloromatösen Neubildungen haben besonders die des Periostes die Eigentümlichkeit, längs der Lymphspalten, der Gefäße und der Nerven weiter vorzudringen. Bald haben sie eine mehr knotenförmige, kugelige oder mehr halbkugelige Gestalt, bald sind sie mehr flächenhaft entwickelt. Ihr malignes Wachstum zeigt sich besonders auch dort, wo Knochenlücken vorhanden sind. So wachsen sie durch die Intervertebrallöcher entweder in den Rückenmarkskanal hinein, oder aus dem Rückenmarkskanal nach außen heraus, von der Schädelbasis aus in die Orbita, das Keilbein, die Siebbeinhöhle, die Nase oder die Kieferhöhlen. Von der Schädelhöhle aus können sie in die Orbita oder in das innere Ohr hineinwachsen. Auch direkte Arrosion des darunter liegenden Knochens von seiten der periostalen Infiltrate kommt vor.

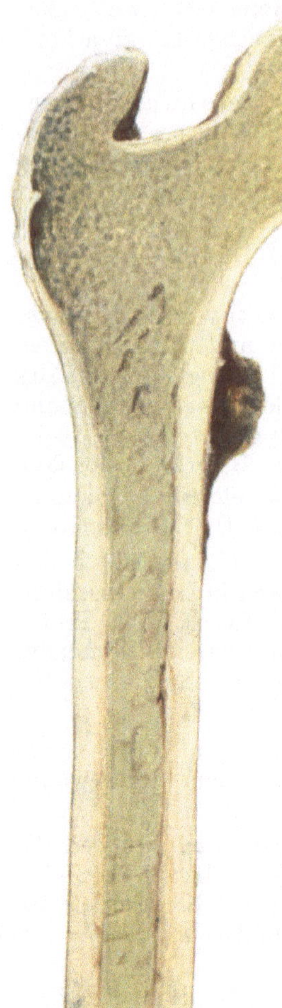

Abb. 39. Knochenmark eines Falles von myeloischer Chloroleukämie

Die Beteiligung der übrigen Organe ist eine verschiedene. Im Knochenmark findet man entweder zirkumskripte Herde oder es ist diffus befallen und, wie nebenstehende Abbildung zeigt, ganz grün. Vielfach findet man auch eine Mischung von rotem, grauem, bis pyoidem und grünem Mark. Seltener ist das Knochenmark frei und gewöhnliches Fettmark. Die Lymphknoten sind gewöhnlich geschwollen und grün verfärbt, zeigen aber bisweilen auch eine grüne Verfärbung, ohne vergrößert zu sein. In manchen Fällen ist diese chloromatöse Erkrankung der Lymphknoten eine universelle, in anderen eine mehr regionär ausgeprägte. Auch die lymphatischen Apparate der verschiedenen Schleimhäute können mehr oder weniger befallen sein, besonders die der Mund-, Nasen- und Rachenhöhle. Schließlich kann man Chloromknoten in fast allen Organen finden, am Herzen, an den Pleuren, in den Lungen, in der Leber, im Pankreas, in den Nieren. Es gibt ferner Infiltrate der Haut, in der Dura mater, in der Prostata, dem Ovarium, in den Hoden und Nebenhoden, in der Harnblase, in der Urethralschleimhaut, im Ligamentum latum, im Uterus. Auf die Chlorome der Mamma ist schon oben hingewiesen worden. Es sei endlich auch erwähnt, daß auch die Thymus befallen sein kann. Die Milz ist gewöhnlich vergrößert, oft aber nur in sehr geringem Grade. Grünfärbung derselben ist außerordentlich selten.

Die histologische Untersuchung hat nun in erster Linie ergeben, daß in allen bisher genau untersuchten Fällen eine Systemerkrankung des gesamten hämatopoetischen Apparates vorgelegen hat, wenn auch die Veränderungen an manchen Stellen außerordentlich geringfügige sind und nur bei sehr eingehender Untersuchung von sachverständiger Seite erkannt werden können. Es hat sich gezeigt, daß man entsprechend den Ergebnissen der Blutuntersuchung lymphatische und myeloische Chlorome unterscheiden muß. Bei den myeloischen Chloromen findet man ganz wie bei den eigentlichen Leukämien eine Atrophie der Follikel in Lymphknoten und Milz und entsprechend eine Hyperplasie der Pulpa bzw. des interfollikulären Gewebes der Lymphknoten. Dieselbe beruht auf der Wucherung myeloischer Elemente, die bald Myelozyten, bald Myeloblasten zugleich, bald nur Myeloblasten sind. In den lymphatischen Fällen dagegen besteht eine Follikelhyperplasie und eine Atrophie der Pulpa.

Die mikroskopische Untersuchung zeigt ferner auch dort, wo es makroskopisch nicht in die Augen fällt, daß die Chlorome eine ausgesprochene Neigung zum bösartigen Wachstum haben. Besonders die Infiltration der Kapsel der Lymphknoten und der umgebenden Fett- und Muskelmassen ist deutlich zu erkennen, ebenso wie das Hineinwachsen in die Gefäßlumina. Nach Lehndorff weist aber ihr Wachstum insofern wesentliche Unterschiede gegenüber dem der echten malignen Geschwülste auf, daß sie niemals die befallenen Gewebe chemisch auflösen, sondern höchstens durch ihre Expansion zum Schwund bringen.

Über die Natur des grünen Farbstoffes sind verschiedene Ansichten geäußert worden, ohne daß eine völlige Aufklärung über die chemische Zusammensetzung und Herkunft desselben erzielt worden wäre. Die grüne Farbe ist sehr wenig haltbar und pflegt wenige Stunden nach dem Tode zu verblassen. Auch läßt sie sich mit den gewöhnlichen Methoden nur schwer konservieren. Durch Behandlung mit Ammoniak, Natron- oder Kalilauge und Wasserstoffsuperoxydläßt sich die verschwundene Grünfärbung wieder herstellen, durch letzteres noch nach Jahren.

Virchow und v. Recklinghausen hielten die grüne Färbung für eine Parenchymfarbe, während einige Autoren festgestellt haben wollen, daß sie an feinste, im Protoplasma liegende kleine Körnchen gebunden sei. Einige Forscher halten sie für einen Fettfarbstoff, ein Lipochrom, andere für einen Abkömmling des Blutfarbstoffes (Hämiverdin). Kossel und Giese erzielten an den pulverisierten Organen eines Chloromfalles mit Schwefelammon tiefe Grünfärbung und glauben deshalb, daß es sich um grünes Ferrosulfid handelt. Nach B. Brahn gibt aber auch normales Knochenmark und Gewebe aus der Umgebung der Wirbelsäule die gleiche Färbung. Nach seiner Ansicht geben alle in der gleichen Weise vorbehandelten normalen Organe dieselbe Reaktion.

Bisweilen ist die Grünfärbung nicht in allen Tumoren desselben Falles nachweisbar, auch sind Fälle beschrieben worden, in denen die Grünfärbung überhaupt fehlte, obwohl die Lokalisation der Wucherungen und ihr malignes Wachstum ganz den typischen gefärbten Fällen entsprach. Da nun anderseits Erkrankungen vorkommen, die pathologisch-anatomisch und histologisch völlig akuten Leukämien gleichen und nur durch die Grünfärbung eine Sonderstellung einnehmen, ist man zur Überzeugung gekommen, in der Grünfärbung nur ein äußerliches Attribut zu sehen, das gelegentlich auch in sonst charakteristischen Fällen fehlen kann. Man hat deshalb auch von „ungefärbten Chloromen“ gesprochen. So sah M. B. Schmidt bei einer Lymphozytenleukämie auf dem distalen Ende der zweiten bis vierten Rippe beiderseits das Periost außen und innen ein weiches markiges graues Polster bilden, das ganz aus Lymphozyten bestand. Diese Auflagerungen kommunizierten mit dem Marke durch Kanäle, welche die Knochenrinde durchsetzten und auch nur Lymphozyten enthielten. Bei einer wahrscheinlich chronischen Lymphozytenleukämie eines 19 Monate alten Kindes fand er eine leukämische Hyperplasie des Periosts an den Vorderenden aller knöchernen Rippen. In einem anderen Fall seiner Beobachtung, ein zweijähriges Kind betreffend, bestand eine den pseudoleukämischen Neubildungen nahestehende Sarkomatose des Skeletts und der Lymphdrüsen, bei welcher vorzugsweise, ganz wie beim Chlorom, die platten Schädelknochen Sitz ganz flacher Tumoren waren, die subperiostal saßen. Aber auch Rippen, Skapulae, Becken- und lange Röhrenknochen waren Sitz identischer Geschwülste. Ähnliche Beobachtungen stammen von Marchand, Diettrich, Gussenbauer, Chiari, O. Israel, Lazarus, Claus, Eisenlohr, Glinski, und endlich nenne ich den bekannten Fall v. Jackchs, eine myeloide Leukämie mit multiplen Periostaffektionen.

Wie alle Leukosen sind auch bisweilen Chlorome sekundär tuberkulös infiziert.

Diagnose. Die klinische Diagnose des Chloroms ist unmöglich in denjenigen Fällen, welche ganz wie eine akute Leukämie verlaufen und ohne sicht- und fühlbare Tumoren am Skelettsystem einhergehen. Sie ist auch unmöglich, wenn die

Chloromknoten im Innern des Körpers, im Schädel, im Thorax, in der Bauchhöhle, im Wirbelkanal entwickelt sind.

Leicht ist die Diagnose in den typischen Fällen mit periostalen Tumoren, besonders wenn sie am Schädel entwickelt sind. Ohne Blutuntersuchung ist die Diagnose kaum mit Sicherheit zu stellen. Dieselbe leistet besonders dort große und wichtigste Dienste, wo Lymphknoten- und Milzschwellung fehlen, da ja gelegentlich auch andere Tumoren ähnliche Veränderungen hervorrufen können. Besonders soll man nach den Publikationen von Huber, Trevethik und Reid auch bei Mammatumoren immer an die Möglichkeit eines Chloroms denken.

Die Entscheidung, ob myeloisches oder lymphatisches Chlorom vorliegt, wird mit Hilfe der modernen Färbungsmethoden meistens keine Schwierigkeiten machen.

Die Diagnose Chlorom kann man streng genommen nur in denjenigen seltenen Fällen während des Lebens stellen, wo die grüne Färbung oberflächlich

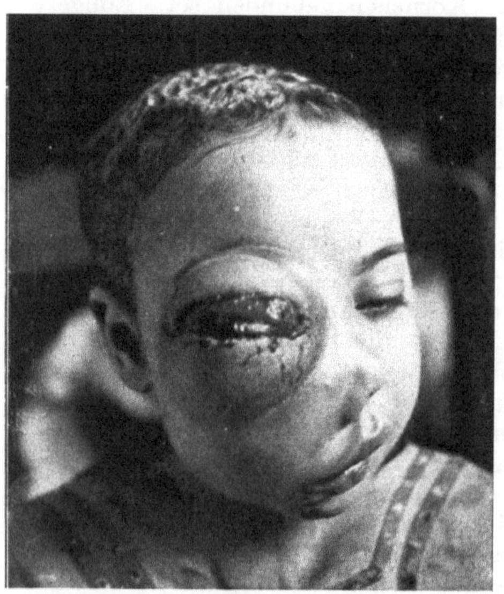

Abb. 40.

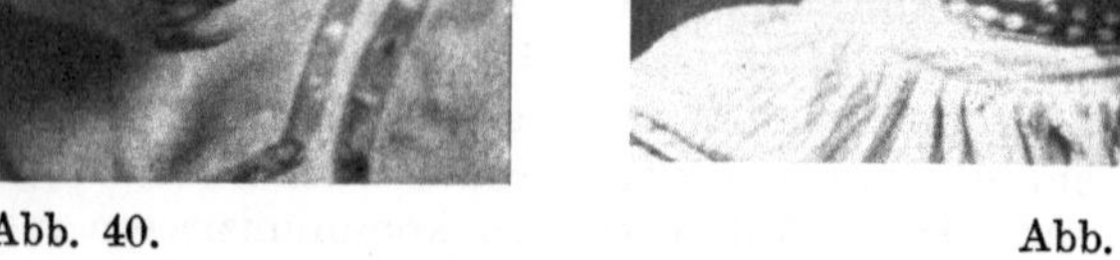

Abb. 41.

sitzender Tumoren erkennbar ist. In allen anderen Fällen kann sich bei der Sektion herausstellen, daß die Neubildungen gar nicht grün sind. Immerhin sind diese sogenannten ungefärbten Chlorome doch so selten, daß meist die Diagnose Chlorom stimmen wird. Will man aber sicher gehen, so kann man meist nur in solchen Fällen zunächst von periostaler Form der Leukämie sprechen und wird es dahingestellt sein lassen, ob die gefärbte oder ungefärbte Abart des Leidens vorliegt. Unter Umständen kann die Probeexzision eines Lymphknotens zur Sicherung der Chloromdiagnose beitragen. Grünfärbung beweist das Vorliegen eines Chloroms. Fehlen der Grünfärbung spricht aber nicht unbedingt gegen Chlorom, da ja, wie erwähnt, die Grünfärbung nicht in allen befallenen Organen vorhanden zu sein braucht.

Prognose. Die Prognose der Chlorome ist natürlich wie die aller leukämischen Erkrankungen, besonders auch durch den meist akuten Verlauf, eine absolut infauste. Sie ist aber dadurch ganz besonders schlecht, daß infolge der malignen Wachstumstendenz sehr quälende und unmittelbar das Leben bedrohende Komplikationen zu entstehen pflegen. Die Lähmungserscheinungen durch Kompression des Zentralnervensystems oder peripherer Nerven, die schwere Schädigung der höheren Sinnesorgane, endlich die Neigung der Schleimhautchlorome zum Zerfall und zur sekundären Sepsis stempeln gerade diese Varietät der Leukämie zu einer besonders bösartigen Krankheit.

Therapie. Die Therapie ist wie bei allen akuten Leukämien gegenüber dem Chlorom ganz machtlos. Nur Buschke hat in einem autoptisch nicht sichergestellten Fall unter Arsen Rückgang der Tumoren gesehen. Höchstens sind bei den langsamer verlaufenden Fällen eventuell symptomatische Erfolge zu erwarten. Es lohnte sich wohl, neben Arsenbehandlung die Methoden der modernen Strahlentherapie besonders gegenüber den ausgesprochen tumorartig auftretenden Chloromen zu versuchen, zumal bereits einige, wenn auch vorübergehende Erfolge erzielt sind. Ich sah in einem eigenen Fall von myeloblastischem Schädelchlorom einen sehr weitgehenden Rückgang eines starken Exophthalmus, so daß das Kind spontan das Auge öffnen und schließen konnte, was vorher wegen der enormen Spannung der Lider unmöglich war (s. Abb. 40 u. 41).

Literatur.

Alexander: Über lymphomatöse Ohrerkrankungen. Zeitschr. f. Heilk. Bd. 27. — Aran: Note sur une forme particulière et encore peu connue de cancer de la dure mère et des os du crane (Cancer vert, chloroma). Arch. gén. de méd. 1854. — Aran-Lebert: Cancer encephaloide vert dans la crâne, la dure mère, le rein, la pontale, l'épididyme gauche. Traité de l'anat., pathol.-gén. et spéc. Paris 1857. — Askanazy: Einiges zum Verständnis der Chlorome. Beitr. z. pathol. Anat. u. z. allg. Pathol. Bd. 63. — Axenfeld: Geschwülste des Auges. Lubarsch-Ostertag, Ergebnisse. 1896. — Ayres-Alt: A case of chloroma with additional microscopic exmination and photographs. Americ. Journ. of ophthalmol. 1897. — Balfour: Case of peculiar disease of the skull and dura mater. Edinburgh med. Journ. 1835. — v. Bauer: Demonstration eines Falles von Chlorom. Münch. med. Wochenschr. Nr. 39. 1907. — Bauer und Dürck: Münch. med. Wochenschr. Nr. 33. 1907. — Beatty: Demonstration eines Falles von Chlorom. Brit. Journ. of childr. dis. Mai-Juni 1906. — Behring und Wicherkiewicz: Ein Fall von metastasierendem Chlorosarkom. Berl. klin. Wochenschrift 1882. — Beitzke: Diskussion zum Vortrag Saltykow. Zentralbl. f. allg. Pathol. u. pathol. Anat. 1909. — Benjamin und Sluka: Das Chlorom. Jahrb. f. Kinderheilk. Bd. 65. — Boéchat: Über akute Myeloblastenleukämie mit teilweise chloromatösem Charakter. Frankfurt. Zeitschr. f. Pathol. Bd. 13. — Brahn: Über den Chloromfarbstoff. Virchows Arch. f. pathol. Anat. u. Physiol. Bd. 237. — Bramwell: A case of chloroma. Clin. stud. Edinburgh. Okt. 1904. — Buchanan: Case of Chloroma. Lancet. 1907. — Burgess: Chloroma. Journ. of med. research. Nov. 1912. — Burns: Observations on the surgical anatomy of the head and neck. Baltimore 1921. — Buschke: Über einen Fall von symmetrischen sarkomatösen (?) Tumoren der Schläfenregion und der Wangen (Chlorom?). Berl. klin. Wochenschr. 1905. — Butler: A case of chloroma. Brit. med. Journ. 20. April 1907. — Butterfield: Beitrag zur Morphologie der Chloromzellen. Fol. haematol., Orig. H. 3. 1909. — Circineone et Calderaro: Cloroma bilaterale dell' orbite. La clin. oculistica. Nov. 1903. — Chiari: Zur Kenntnis des Chloroms. Zeitschr. f. Heilk. 1883. — Craeg: A case of chronic lymphatic leukemia accompanied by lymphosarcoma or myeloma of the sternum and ribs. Med. news. 1902. — v. Decastello: Ein Fall von myeloischem Chlorom. Wien. klin. Wochenschr. Nr. 9. 1911. — Dittrich: Leistungen der pathologisch-anatomischen Lehranstalt zu Prag. Prag. Vierteljahrsschr. f. prakt. Heilk. 1846. — Dock: Chloroma and its relations to leukemia. Americ. Journ. of the med. sciences. 1893. — Dock and Warthin: A new case of chloroma with leukemia, with a study of cases reported since 1893. Med. news. 26. Dez. 1904. — Dreßler: Ein Fall von sogenanntem Chlorom. Virchows Arch. f. pathol. Anat. u. Physiol. Bd. 35. — Drozda: Fall von akuter Leukämie mit eigenartigem, an Chlorom erinnernden Obduktionsbefund. Wien. klin. Wochenschr. 1902. — Dunlop: A case of chloroma with pathol. report and some notes descriptives of the disease. Brit. med. Journ. 1902. — Durand-Fardel: Tumeurs des méninges. Bull. et mém. de la soc. anat. de Paris. 1836. — Eichhorst: Über eigentümliche Knochenmarksbefunde bei Chloroleukämie. Dtsch. Arch. f. klin. Med. Bd. 135. — Emden und Rothschild: Über das Chlorom und seine Beziehungen zur Myeloblastenleukämie. Dtsch. Arch. f. klin. Med. Bd. 115. — Esser: Myeloblastenchlorom. Dtsch. med. Wochenschr. Nr. 16. 1912. — Fabian: Über lymphatische und myeloische Chloroleukämie. Beitr. z. pathol. Anat. u. z. allg. Pathol. Bd. 63. — Feer: Zwei Chloromfälle im ersten Kindesalter. Korrespbl. f. Schweiz. Ärzte. Nr. 20. 1912. — Finsterer: Ein Fall von Chlorosarkom des Oberkiefers. Bruns Beitr. z. klin. Chirurg. Bd. 81. — Fletcher und Boeles: Chlorom des Schädels. St. Bartholomew's hosp. rep. Vol. 43. — Flohr: Ein

Beitrag zur Kenntnis der Chloromerkrankung. Inaug.-Diss. Bonn 1912. — Foot and Jones: Myelogenous chloroma. Americ. journ. of dis. of childr. Vol. 25. — Gade: Bidrag til kundskaben om klorom. Norsk med. Ark. 10. Sept. 1884. — De Graag: Lymphatische Leukämie und Chlorom. Geneesk. Bladen. 1904. — Graupner: Chlorom. Berl. otol. Ges., 5. Nov. 1909; Dtsch. med. Wochenschr. Nr. 14. 1909. — Gulland and Goodall: The pathology of lymphatic leukemia and chloroma. Journ. of pathol. a. bacteriol. Juni 1906. — Gümbel: Über das Chlorom und seine Beziehungen zur Leukämie. Virchows Arch. f. pathol. Anat. u. Physiol. Bd. 171. — Hall, Hebb and Bernstein: Chloroma. Proc. of the roy. soc. of med. Vol. 2. 1909. — Harris and Moore: Chloroma. Lancet. 1902. — Herbst: Leukämie mit Schädeltumoren bei einem einjährigen Kinde. Monatsschr. f. Kinderheilk. 1910. — Herz: Über die den Leukämien verwandten Krankheitsprozesse. Fol. haematol., Orig. 1912. — Heß: Wassermannsche Reaktion und Chlorom. Reichsmedizinalanz. S. 673. 1911. — Heyden: Das Chlorom. Inaug.-Diss. Wiesbaden: Bergmann 1904. — Hichins: A case of acute lymphatic leukemia with numerous subcutaneous lymphocytic nodules. — Chloroma. Glasgow med. Journ. Juli 1903. — Hillier: Recurrent tumor of the orbit, followed by similiar growths on the other side of the head, on the dura mater and under the costal pleura. Transact. of the pathol. soc. of London. 1855. — H. Hirschfeld: Zur Kenntnis des myeloblastischen aleukämischen Schädelchloroms. Zeitschr. f. Krebsforsch. Bd. 16, H. 1. — Hitschmann: Chlorom mit ausgebreiteten grünen Hautinfiltraten. Wien. Ges. d. Ärzte. 18. Dez. 1903. — Höppli: Beitrag zur Kasuistik der leukämischen Chloromyelose. Med. Klinik 1922. Nr. 18. — Höring: Ein Beitrag zur Kenntnis des Chloroms. Inaug.-Diss. Tübingen 1891; Arb. a. d. pathol. Inst. Tübingen. Bd. 1. — Huber: Studien über das sog. Chlorom. Arch. f. Heilk. 1878. — Hunt: A case of chloroma. Brit. med. Journ. 1907. — Jacobaeus: Beiträge zur Kenntnis der myeloiden Chloroleukämien. Dtsch Arch. f. klin. Med. Bd. 96. — Johannsen und Moritz: Ein Fall von Chloroleukämie. Fol. haematol., Orig. Bd. 6. — King: A case of chloroma. London and Edinburgh Monthly Journ. of med. science. 1853. — Klein und Steinhaus: Über das Chlorom. Zentralbl. f. allg. Pathol. u. pathol. Anat. Nr. 2. 1904. — Koebbel: Über einen Fall von Chlorom. Inaug.-Diss. Leipzig 1919. — Körner: Ein Fall von Chlorom beider Schläfenbeine. Zeitschr. f. Ohrenheilk. 1896. — Kossel und Giese: Über den Chloromfarbstoff. Zeitschr. f. physikal. Chemie. Bd. 114. — Krauß: Studien zur Bence-Jonesschen Albuminurie. Dtsch. Arch. f. klin. Med. Bd. 137. — Krokiewicz: Ein Fall von Chloroma multiplex. Gaz. lekarska. Nr. 51—52. 1904; Wien klin.-therap. Wochenschr. Nr. 49. 1904. — Lang: De quelques cas récents de chloroma ou cancer vert. Arch. gén. de méd. 1893. — Lang: Monographie du chloroma. Arch. gén. de méd. 1898. — Lauber: Ein Fall von akuter Lymphomatose mit einem Tumor der Orbita. Mitt. d. Ges. f. inn. Med. u. Kinderheilk., Wien. 1903. — Leber: Über einen seltenen Fall von Leukämie mit großen leukämischen Tumoren in allen vier Augenlidern und doppelseitigem Exophthalmus. Graefes Arch. f. Ophthalmol. Bd. 24. — Lehmann: Über die Chlorome. Petersburg. med. Wochenschr. S. 411. 1906. — Lehndorff: Zur Kenntnis des Chloroms. Jahrb. f. Kinderheilk. Bd. 72. — Lehndorff: Chlorom. Ergebn. d. inn. Med. u. Kinderheilk. Bd. 6. 1910. — Lehndorff: Bronchitis chloromatosa. Zeitschr. f. Kinderheilk. Bd. 5. — Lehndorff: Chlorome. Handbuch von Kraus-Brugsch. Bd. 8. — Leighton: Note on the demonstration of eosinophilic granulation in the cells of chloromata. Journ. of pathol. a. bacteriol. 1907. — Leschen and Cleland: A case of congenital leukemia. Australasian med. Kongr. Melbourne 1908. Ref. nach Fol. haemato.l, Orig. Bd. 14, H. 3. — Lubarsch: Zur Kenntnis der Chlorome des Schläfenbeins. Zeitschr. f. Ohrenheilk. Bd. 32. — Lubarsch: Die pigmentierten Sarkome, Chlorome und Myelome. Ergebn. d. allg. Pathol. u. pathol. Anat. 1897. — Mager: Über die sog. akute Chloromyeloblastenleukämie. Wien. klin. Wochenschr. S. 550. 1912. — Meixner: Zur Kenntnis des myeloiden Chloroms. Wien. klin. Wochenschr. Nr. 20. 1907. — Meller: Die lymphomatösen Geschwulstbildungen in der Orbita und im Auge. Graefes Arch. f. Ophthalmol. Bd. 62. — Mieremet: Ein klinisch unter dem Bilde eines malignen Tumors verlaufender Fall von myeloischem Chlorom. Virchows Arch. f. pathol. Anat. u. Physiol. Bd. 215. — Osterwald: Ein neuer Fall von Leukämie und doppelseitigem Exophthalmus. Virchows Arch. f. pathol. Anat. u. Physiol. Bd. 27. — Paltauf: Die lymphatischen Erkrankungen und Neubildungen der Haut. Mrâceks Handb. d. Hautkrankh. — Pappenheim: Die Stellung der Chlorome und Myelome unter den Primärerkrankungen des hämatopoetischen Apparates. Fol. haematol., Orig. H. 8. 1909. — Pappenheim: Bemerkungen zur zytologischen Natur der in vorstehendem Artikel abgebildeten Chloromzellen von Butterfield. Fol. haematol., Orig. H. 3. 1909. — Paulicek und Witscher: Zur Kenntnis des myeloischen Chloroms. Dtsch. med. Wochenschrift Nr. 4. 1911. — Paviot et Galois: Étude sur la vraie nature du cancer vert. Gaz. hebdom. 1897. — Pawiot et Fayolle: Un nouveau cas de prétendu cancer vert. Prov. méd. 20. März 1897. — Pfeiffer: Über das Chlorom des Schädels, ein typisches Krankheitsbild. Münch. med. Wochenschr. Nr. 39. 1906. — v. Pirquet: Demonstration eines Chloroms. Zeitschr. f. Kinderheilk. 6. 1913. Ref. S. 52. — Poensgen: Mitteilung eines seltenen Falles von Xanthelasma multiplex. Virchows Arch. f. pathol. Anat. u. Physiol. Bd. 91. — Pope and Reynolds: A case of Chloroma. Lancet. 18. Mai 1907. — Port und Schütz: Zur Kenntnis des Chloroms. Dtsch. Arch. f. klin. Med. Bd. 91. — Pribram: Über Chlorom und Chloroleukämie. Verein dtsch. Ärzte in Prag, 9. Juli 1909. Münch. med. Wochenschr. S. 2086. 1909. — v. Recklinghausen: Über Chlorome. Tageblatt d. 58. Vers. dtsch. Naturforsch. u. Ärzte. Straßburg 1885. — Reid: Über ein doppelseitiges myeloides Chlorom der Mamma. Bruns Beitr. z. klin. Chirurg. Bd. 95, H. 1. — Risel: Zur Kenntnis der Chlorome. Dtsch. Arch. f. klin. Med. Bd. 73. — Roccaville: Cloroma leucemico. Patologia. Nr. 4. 1911. — Roman: Zur Kenntnis der myeloischen Chloroleukämie. Beitr. z. pathol. Anat. u. z. allg. Pathol. Bd. 54. — Rosenblatt und Riesel: Über Chlorome und Leukämie. Dtsch. Arch. f. klin. Med. Bd. 72. — Rosenblum: Über einen seltenen Fall von gemischtzelliger Leukämie mit Bildung von großen Geschwülsten. Fol. haematol., Orig. Bd. 12. — Rücker: Zur Kenntnis des Hämatoporphyrins und seiner Derivate. Inaug.-Diss. Straßburg 1901. — Saganuma: Das Chlorom und seine Histiogenese. Klin. Monatsbl. f. Augenheilk. 1910. — Saltykow: Beitrag zur Kenntnis des myeloischen Chloroms. Verhandl. d. dtsch. pathol. Ges. 1909. — Sattler: A case of chloroma. Arch. of ophthalmol. p. 452. 1912. — Sauer: Zur Kenntnis des Chloroms. Virchows Arch. f. pathol. Anat. u. Physiol. Bd. 215. — Schlagenhaufer: Pathologisch-anatomische Kasuistik. Fall I: Ein Fall von Chloroleukämie mit grünem Uterus. Arch. f. Gynäkol. Bd. 95. — Schmidt: Über einen Fall von Chlorom. Inaug.-Diss. Göttingen 1895. — Schmorl: Demonstration eines Chloroms. Münch. med. Wochenschr. 1902. — Senator: Sechsjähriges Mädchen mit Chlorom, Mikuliczscher Krankheit und lymphadenoider Leukämie. Berl. med. Ges., 17. Juli 1907. — Simon: Myeloische Chloroleukämie unter dem Bild eines malignen Mammatumors. Berl. klin. Wochenschr. Nr. 19. 1912. — Simonds: Demonstration von post mortem-Präparaten eines Falles von Chlorom. Münch. med. Wochenschr. Nr. 48, S. 2703. 1913. — Steinhaus: Deux cas de chlorome. Arch. de méd. exp. Jan. 1909. — Sternberg: Zur Kenntnis des Chloroms. Beitr. z. pathol. Anat. u. z. allg. Pathol. Bd. 37. — Stevens: Chloroma. Glasgow med. Journ. 1903. — Stiénon: Un cas de chlorome. Arch. des malad. du coeur, des vaisseaux et du sang. Sept. 1909. — Suganama: Chlorom. Klin. Monatsbl. f. Augenheilk. 1910. — Sutherland: A case of chloroma. Scottish med. a. surg. Journ. 1902. — Treadgold: Some further remarks on leukemic and chloromatons affections. Quart. Journ. of med. 3. Sept. 1909. — Treadgold: Chloroma and acute lymphatic leukemia with au account of four cases and a discussion on the pathology of the disease. Quart. Journ. of med. 1. April 1908. — Treadwell: A case of fibroplastic tumour of the skull, associated with leucocythaemic changes in the blood and several glandular organes. Boston med. a. surg. Journ. Nr. 9. 1869. — Trevethik: A case of chloroma with clinical history and account of post mortem changes. Lancet. 18. Juli 1903. — Trevithik: Concerning the nature of the green pigmentation of the tissues in Chloroma. Lancet. 22. August 1903. — Türk: Akute myeloide Leukämie mit Grünfärbung des Knochenmarks. Wien. klin. Wochenschr. S. 353. 1903. — Ugolini: Über einen Fall von Chlorom. Atti d. soc. ital. di patol. IV. Vers. Pavia. — Waldstein: Ein Fall von progressiver Anämie und darauffolgender Leukozythämie mit Knochenerkrankung und einem sogenannten Chlorom. Virchows Arch. f. pathol. Anat. u. Physiol. Bd. 91. — Walls and Goldsmith: Chloroma with report of a case of myeloid variety. Americ. Journ. of the med. sciences. Nr. 8. 1914. — Warthin: The neoplasme theory of leukemia. Transact. of the assoc. of the Americ. physic. 1904. — Weinberger: Über lymphoides und myeloides Chlorom, sowie dessen Beziehung zur lymphadenoiden und myeloiden Leukämie. Zeitschr. f. Heilk. 1907. — Wetter: Zur Kenntnis des Chloroms. Frankfurt. Zeitschr. f. Pathol. 1909. — Williams and Hanes: Leukemic tumors of the breast mistaken for lymphosarcoma. Americ. Journ. of the med. sciences. April 1912. — Winocouroff: Zur Kasuistik der multiplen bösartigen Geschwülste im Kindesalter. Ist das Chlorom eine von den blutbildenden Organen ausgehende maligne Neubildung? Arch. f. Kinderheilk. Bd. 52. — Wynter: A case of chloroma. Proc. of the roy. soc. of med. Nov. 1909. — Zeman: Zur Pathogenese der Chloroleukämie. Tschechisch. Ref. Fol. haematol. Bd. 22. S. 301. — Zypkin: Über akute myeloide Leukämie. Ein Fall von grüner Färbung des Knochenmarks. Berl. klin. Wochenschr. Nr. 44 u. 45. 1910.

D. Über leukämoide Erkrankungen.

Es gibt eine Reihe von Erkrankungen, die sich sowohl bezüglich der Veränderungen des Blutes wie der Blutbildungsorgane den Leukämien und insbesondere den atypischen Formen derselben sehr nähern und daher auch von vielen Autoren, wenigstens zum Teil, für Leukämien erklärt worden sind, die wir aber lieber mit der Mehrzahl der Autoren als leukämoide Prozesse zusammenfassen wollen. Auf Grund der Veränderungen, die wir bei diesen Affektionen im Blut und in den Blutbildungsorganen antreffen, können wir ebenso wie bei den Leukämien auch diese leukämoiden Erkrankungen in eine myeloische und eine lymphadenoische Gruppe teilen. Es kann jetzt als ziemlich sichergestellt gelten, daß wir es in diesen Fällen mit funktionellen Reizzuständen der hämatopoetischen Organe zu tun haben, welche vermöge der intensiven und ungewöhnlichen Reaktion Leukämien vortäuschen. Im Gegensatz zu den wahren Leukämien können wir bei allen diesen Prozessen eine Ursache für die aufzufindenden Veränderungen nachweisen, während uns die Ätiologie der echten leukämischen Prozesse unbekannt ist. Ferner unterscheiden sich die hier zu besprechenden Affektionen mit einer einzigen Ausnahme von den wahren Leukämien durch ihre Heilbarkeit. Die Kranken können natürlich auch an den Folgeerscheinungen des Leidens zugrunde gehen, prinzipiell aber ist an der Heilbarkeit dieser Zustände mit einer einzigen Ausnahme als wichtigstes und prinzipiellstes Unterscheidungsmerkmal von der Leukämie festzuhalten.

a) Infektionen und Intoxikationen mit leukämoidem Blutbild.

Wenn wir uns zunächst den Reizzuständen des myeloischen Gewebes zuwenden, so ist in erster Linie daran zu erinnern, daß die gewöhnliche entzündliche Leukozytose, die bei so vielen Infektionskrankheiten vorkommt, durch das gelegentliche Vorkommen von höheren Prozentsätzen von Myelozyten und vereinzelter kernhaltiger roter Zellen gewisse, wenn auch nur entfernte Annäherungen an das Blutbild der myeloiden Leukämie aufweisen kann. Selbstverständlich gehen diese Veränderungen zurück, wenn die Krankheit heilt. Bemerkenswert ist es aber, daß auch ganz außergewöhnlich hohe Leukozytosen vorkommen, die leukämischen Blutbefunden sehr nahestehen. Wir zitieren hier noch einmal schon an anderer Stelle erwähnte Fälle: Rubinstein hat bei einem Sarkom 90 000—112 000 Leukozyten gezählt. Hirschfeld und Kothe sahen bei einem mit schwerer postoperativer Blutung komplizierten Fall gangränöser Appendizitis die Leukozytenzahl bis auf 190 000 steigen, die Erythrozytenzahl bis auf 1 000 000 sinken. Gleichzeitig konnten 7,3% neutrophile Myelozyten und 24,6% polymorphkernige granulafreie Leukozyten gezählt werden, wie sie bei Leukämien häufiger schon beobachtet worden sind. Milz und Lymphdrüsen waren in diesem Falle hochgradig myeloid metaplasiert. Derartig ungewöhnlich starke Reizzustände des Myeloidgewebes mit massenhafter Ausschwemmung von unreifen Jugendformen sind jedenfalls eine große Seltenheit. Wir erinnern ferner an die bereits im Kapitel über die Ätiologie der akuten Leukämie besprochenen Fälle von Morawitz, Teeter, Jungmann und Grosser, Marchand, Cabot, Steven, Freund, Lüdke, Roth, Türk, Paltauf u. a., die teils den Blutbefund der akuten gemischtzelligen, teils der lymphatischen und Myeloblastenleukämie hatten und in Heilung übergingen.

Daß auch Intoxikationen gelegentlich zu einem leukämieähnlichen Blutbefund führen können, wurde bereits im Kapitel über die Pathogenese der Leukämie erwähnt. Im wesentlichen sind es die Blutfarbstoffgifte, Pyrodin, Toluylendiamin, Nitrobenzol, Pyrogallussäure und ähnliche Substanzen, die neben einer schweren Anämie auch eine beträchtliche Leukozytose hervorrufen können. Vielfach findet man in solchen Fällen auch beträchtliche Mengen von Myelozyten und auch Myeloblasten sind gesehen worden. Da gleichzeitig auch gewöhnlich Normoblasten und Megaloblasten in oft erheblichen Mengen auftreten, gleicht das Blutbild bis zu einem gewissen Grade dem der myeloiden Leukämie. Doch ist die Differentialdiagnose nicht schwierig, da die Alteration des Blutfarbstoffes spektroskopisch leicht nachweisbar ist und besonders auch die Verfärbung des Blutserums schon makroskopisch leicht erkennbar ist. Aber auch mikroskopisch wird man meist durch den Nachweis der sehr charakteristischen hämoglobinämischen Innenkörper die Natur des Leidens feststellen, um so mehr, als ja die Anamnese bei solchen Fällen gewöhnlich deutliche Hinweise auf die Ätiologie gibt. Besonders sei noch erwähnt, daß unter der Einwirkung blutzerstörender Gifte die myeloide Umwandlung in Milz-, Leber- und Lymphknoten gewöhnlich eine sehr hochgradige ist. Hat man doch auf Grund dieser Tatsachen durch Kombination von Blutgiften und bakterieller Infektion wiederholt vergeblich versucht, experimentell bei Tieren Leukämien zu erzeugen.

Es sei an dieser Stelle auch noch darauf hingewiesen, daß von Hoffmann bei ausgedehnten Quecksilberdermatitiden leukämieähnliche Blutbilder beschrieben worden sind, eine Beobachtung, die auch ich auf Grund eines Falles bestätigen kann. Bei dieser Quecksilberdermatitis macht besonders die große Zahl der eosinophilen Zellen das Blut sehr leukämieähnlich. Auch bei der Trichinose, die bekanntlich mit sehr hohen Zahlen der Eosinophilen einhergeht, können daneben auch Myelozyten auftreten und den Verdacht einer Leukämie erwecken.

Daß auch metastatische Tumoren des Skelettsystems leukämoide Blutbilder hervorrufen können, wurde bereits ausführlich in dem betreffenden Kapitel besprochen.

In ganz seltenen Fällen scheint auch ein maligner Tumor ohne Knochenmarksmetastasen ein ähnliches Blutbild hervorrufen zu können, wie ein von Dieballa und Entz (Fol. haematol. Bd. 15) mitgeteilter Fall beweist, sowie eine Beobachtung von Schenk (Dtsch. med. Wochenschr. 1923. Nr. 50), der bei einem Magenkarzinom mit zahlreichen Metastasen (aber nicht im Knochenmark!) 140 000 Leukozyten mit 20% Myelozyten und 1% Mastzellen feststellte und deshalb eine myeloische Leukämie diagnostizierte, bis die Obduktion den wahren Sachverhalt aufdeckte.

b) Die angeborene Wassersucht (sog. fötale Leukämie).

Die Existenz einer fötalen Leukämie war früher vielfach anerkannt. Doch haben eine Reihe neuerer Untersuchungen gezeigt, daß zwar in diesen Fällen sowohl der makroskopische wie der mikroskopische Befund in hohem Maße an Leukämie erinnert, daß aber doch höchstwahrscheinlich hier eine Krankheit ganz anderer Natur vorliegt, und daß nur vermöge der besonderen eigenartigen Reaktionsform des fötalen hämatopoetischen Apparates ein Bild zustande kommt, welches wir beim Erwachsenen ohne weiteres auf einen leukämischen Prozeß zurückführen müßten.

Da alle diese im 8. bis 10. Monat frühgeborenen Föten bzw. zur rechten Zeit totgeborenen oder bald nach der Geburt verstorbenen Neugeborenen einen hohen Grad von Wassersucht aufwiesen, bezeichnet man jetzt dieses Leiden als angeborene allgemeine Wassersucht oder fötalen Hydrops. Es gibt auch Fälle mit ähnlichem äußeren Habitus, in denen aber Krankheiten des Herzens, des Peritoneums, Bildungsfehler der Nieren usw. eine leichte Erklärung für den Hydrops abgeben. Anderseits aber gibt es zahlreiche Beobachtungen, in denen die bekannten Ursachen universeller Ödeme nicht vorhanden sind, und in welchen neben dem allgemeinen Hydrops makroskopische und mikroskopische Anomalien, insbesondere der Milz und der Leber vorhanden sind, die an Leukämie denken lassen und zum Teil auch die Autoren veranlaßten, ihre Fälle als fötale Leukämien zu publizieren. Hierher gehören die Fälle von Ballantyne, Cohn, Himmelheber, Gärtner, Jakesch-Klebs, Lahs, Mattersdorf, Nachtigäller, Opitz, Sänger, Silfart, Sitzenfrey, Swart, Brockhuizen, Schridde, Walter Fischer, Ludwig, Jatho, Rautmann.

In fast allen diesen Fällen bestand eine Nephritis der Mutter mit Ödemen, auch ein Ödem der Plazenta, niemals dagegen sind bei der Mutter Blutveränderungen irgendwelcher Art festgestellt worden. Lues kommt als ätiologisches Moment nicht in Betracht. Die Föten bzw. Neugeborenen bieten äußerlich ein sehr charakteristisches und eigentümliches Aussehen dar. Die Haut ist ödematös, von sulziger Beschaffenheit und bläulichrot verfärbt, der Hals meist unförmig, vom Kopf kaum abgesetzt. Der Bauch ist hochgradig aufgetrieben, die Extremitäten machen infolge der starken ödematösen Beschaffenheit der Haut einen stark geschwollenen und verunstalteten Eindruck. Gewöhnlich sieht man durch mehrere Furchen getrennte starke Wulstungen und Säcke darauf, besonders sind Hand- und Fußrücken oft zu dicken Kissen angeschwollen.

Die Sektion ergibt eine stark vergrößerte Milz und Leber, meist keine Lymphdrüsenschwellungen, das Knochenmark ist rot bis weiß, es besteht Aszites, Hydrothorax und Hydroperikard und auch die Nabelschnur ist stark hydropisch. Die mikroskopische Untersuchung der Milz, der Leber und der Nieren ergibt nun ein Bild, das die älteren Autoren ohne weiteres veranlaßte, eine fötale Leukämie anzunehmen. Die Leber ist ganz durchsetzt von Blutbildungsherden, die das Leberparenchym fast erdrücken. Man findet zahlreiche Erythroblasten und Myeloblasten, in geringeren Mengen granulierte Leukozyten. Reichlich ist, wenigstens in manchen Fällen, Hämosiderin vorhanden. In der Milz sind Follikel nicht sichtbar oder sehr klein und myeloisches Gewebe, sogar mit Knochenmarksriesenzellen, beherrscht das Bild. In den Lymphdrüsen, soweit sie untersucht sind, schienen myeloide Herde nur in geringem Maße entwickelt zu sein. Myeloide Herde von derselben Struktur befinden sich in den Nieren, außerdem wurde in einigen Fällen ein eigenartiges Pigment in denselben nachgewiesen, das keine Eisenreaktion gab. Im Blute beherrschen kolossale Mengen von Erythroblasten das Bild. Über die Leukozyten wechseln die Angaben, während einige Autoren so viel Leukozyten finden, daß sie an der Diagnose Leukämie nicht zweifeln, stellen andere Autoren die anämischen Veränderungen in den Vordergrund. Schridde sieht in dem beschriebenen Verhalten der Blutbildungsorgane die Reaktion auf eine Anämie und macht besonders auf den Hämosideringehalt der Leber und der Nieren aufmerksam. Andere Autoren bestreiten wieder das Vorhandensein einer Anämie und so sehen Fischer und Rautmann in dem eigenartigen Verhalten des hämatopoetischen Apparates die Reaktion auf ein besonderes toxisches Produkt. Rautmann ist geneigt, das Wesen des Prozesses in einer pathologisch gesteigerten Erythroblastose zu sehen.

Am besten bezeichnet man wohl die beschriebenen Veränderungen des Blutes und des hämatopoetischen Apparates als leukanämischer Natur. Denn es ist nach den vorliegenden Literaturangaben nicht daran zu zweifeln, daß wir in diesen Fällen eine gewaltig gesteigerte Erythroblastose und Leukoblastose entweder gleichzeitig finden, oder daß in diesem oder jenem Falle bald das eine, bald das andere Gewebe stärker gewuchert ist.

Die Annahme älterer Autoren (Klebs), daß die kindliche Leukämie Ursache des Hydrops sei, bedarf wohl jetzt keiner ausdrücklichen Widerlegung mehr. Die Ursache dieser eigentümlichen Erkrankung muß vielmehr in der Mutter liegen, kann aber nicht in der Nephritis gesucht werden, da erstens in verschiedenen sicheren Fällen die Mütter anscheinend ganz gesund, jedenfalls nierengesund waren, und weil zweitens nicht recht einzusehen wäre, warum bei der Häufigkeit der Schwangerschaftsnephritis die Fälle von angeborener Wassersucht so selten sind. Offenbar wird bei manchen graviden Frauen ein toxisches Produkt gebildet, welches entweder keine Erkrankung der Mutter, oder aber eine Nephritis bei derselben hervorruft, dagegen imstande ist, beim

Fötus den oben geschilderten eigentümlichen Symptomenkomplex, die Kombination eines universellen Hydrops mit einer eigentümlichen Erkrankung des hämatopoetischen Apparates, hervorzubringen. Übrigens ist es vorgekommen, daß Mütter wiederholt solche Föten geboren haben oder habituell abortierten.

Wenn schon die Beurteilung von Blutveränderungen im kindlichen Alter eine recht schwierige und von der bei Erwachsenen abweichende sein muß, da der kindliche Blutbildungsapparat viel intensiver auf Schädlichkeiten aller Art reagiert, und somit leicht schwere Anämien und Leukämien vorgetäuscht werden können, so ist bei der Beurteilung fötaler Blutveränderungen eine noch viel größere Vorsicht am Platze. Die Ehrlichsche Lehre vom Rückschlag ins embryonale Leben bei der schweren anämischen und, wie andere Autoren zeigten, leukämischen Blutbildung hat ja gezeigt, daß zu einer gewissen Zeit des embryonalen Lebens Blut und Blutbildungsorgane Strukturen aufweisen, die vermöge des Überwiegens jugendlicher und unreifer Formen in hohem Maße denjenigen Reaktionen gleichen, die wir im erwachsenen Organismus bei schweren Anämien und Leukämien finden.

Der Blut- und Organbefund bei der angeborenen allgemeinen Wassersucht ist also keine wahre Leukämie, sondern nur eine eigenartige, durch die besonderen Verhältnisse des embryonalen Lebens bedingte leukämieähnliche oder leukanämoide Reaktion. Mit einem Wort, wir haben es hier mit einem Zustand zu tun, den man als „Pseudoleukämie" zu bezeichnen versucht sein könnte, wenn diese Benennung nicht schon auf einem anderen Gebiete der Bluterkrankungen soviel Verwirrung angerichtet hätte. Als ein Prototyp leukämoider Reaktion auf eine bestimmte, wenn auch noch nicht genauer bekannte Noxe ist jedenfalls das Verhalten des Blutes und der Blutbildungsorgane beim fötalen Hydrops größter Beachtung und weiterer Studien wert.

Literatur über angeborene Wassersucht.

Ballantyne: Manual of antenatal pathology. Edinburgh 1902. — Ballantyne: The diseases and deformities of the foetus. Edinburgh 1895. — Brockhuizen: Hydrops foetus universalis. Inaug.-Diss. Groningen 1908. — Chiari: Ein Beitrag zur Kenntnis der sog. fötalen Erythroblastose. Jahrb. f. Kinderheilk. N. F. Bd. 80, H. 6. — Cohn: Zeitschr. f. Geburtsh. u. Gynäkol. Bd. 16. — Didier et Chaume: A propos d'un cas de leucémie congénitale. Soc. d'obstétr. et gyn. 8. Mai 1922. — Erdmann: Beiträge zur Kenntnis der kongenitalen Syphilis. Dtsch. Arch. f. klin. Med. Bd. 74. — Fischer: Die angeborene allgemeine Wassersucht. Dtsch. med. Wochenschr. Nr. 9. 1912; Berl. klin. Wochenschr. Nr. 51. 1912. — Gärtner: Beitrag zur Kasuistik des Hydrops universalis. Inaug.-Diss. Leipzig 1905. — Herzstein: Über Aszites der Frucht. Inaug.-Diss. Berlin 1891. — Himmelheber: Ödem der Plazenta und kongenitaler Hydrops. Monatsschr. f. Geburtsh. u. Gynäkol. Bd. 32. — Jatho: Über universelles Ödem des Neugeborenen. Inaug.-Diss. Marburg 1902. — Klebs: Über Hydrops der Neugeborenen. Prag. med. Wochenschr. S. 1489. 1878. — Lahs: Die leukämische Erkrankung des Fötus unter dem Bilde des allgemeinen Hydrops. Inaug.-Diss. Kiel 1898. — Leschen and Cleland: A case of congenital leukemia. Australas. med. Kongr. Melbourne. 1908. — Lieven: Zur Pathologie des Hydrops foetus universalis. Zentralbl. f. Gynäkol. H. 22. 1911. — Loth: Zur Lehre von der Schriddeschen allgemein angeborenen Wassersucht. Dtsch. med. Wochenschr. Nr. 35. 1912. — Mattersdorf: Inaug.-Diss. Breslau 1891. — Nachtigäller: Inaug.-Diss. Berlin 1896. — Nyhoff: Zur Pathologie des Hydrops universalis foetus et placentae. Zentralbl. f. Gynäkol. H. 22. 1911. — Opitz: Zentralbl. f. Gynäkol. 1891. — Pfreimbter: Über sog. angeborene Wassersucht. Münch. med. Wochenschr. Nr. 17. 1913. — Rautmann: Über Blutbildung bei fötaler allgemeiner Wassersucht. Beitr. z. pathol. Anat. u. z. allg. Pathol. Bd. 54. — Sänger: Über Leukämie bei Schwangeren und angeborene Leukämie. Arch. f. Gynäkol. Bd. 33. — Schmidt und Mönch: Monatsschr. f. Geburtsh. u. Gynäkol. Bd. 47. — Schridde: Über extravaskuläre Blutbildung bei angeborener Lymphozythämie und kongenitaler Syphilis. Verhandl. d. dtsch. pathol. Ges. 1905; Dtsch. med. Wochenschr. S. 432. 1911. — Silfart: Ödem der Plazenta und fötale Leukämie. Monatsschr. f. Geburtsh. u. Gynäkol. Bd. 8. — Sitzenfrey: Ödem der Plazenta und kongenitale akute Nephritis.

Zentralbl. f. Gynäkol. 1910. — Stuhl: Lues congenita im Bilde lymphatischer Leukämie bei einem Neugeborenen. Dtsch. med. Wochenschr. Nr. 16. 1906. — Swart: Vier Fälle von pathologischer Blutbildung bei Kindern. Virchows Arch. f. pathol. Anat. u. Physiol. Bd. 182.

Um eine ungewöhnlich starke myeloische Reaktion handelt es sich bei demjenigen Krankheitsbild, das zuerst von von Jaksch beschrieben worden ist und als Anaemia pseudoleucaemica infantum bezeichnet wird.

c) Anaemia pseudoleucaemica infantum (Anaemia gravis cum leucocytosi, Anaemia pseudoperniciosa infantum, Anaemia splenica infantum, Jakschsche Kinderanämie).

Die vielen Synonyma, die im Laufe der Jahre für die Anaemia pseudoleucaemica infantum vorgeschlagen worden sind, zeigen, daß man diese Erkrankungsform in keineswegs einheitlicher Weise aufgefaßt hat. Nach der Ansicht der meisten Autoren neigt man jetzt dazu, nicht ein eigenes ätiologisch einheitliches Krankheitsbild, sondern einen Symptomenkomplex anzunehmen, der durch verschiedene ätiologische Momente hervorgerufen wird.

Zuerst hat Jaksch und nach ihm Hayem und Luzet darauf hingewiesen, daß man bei Säuglingen am Ende des ersten und im Anfang des zweiten Lebensjahres eine Erkrankung beobachten kann, die sich durch eine schwere Anämie und einen großen Milztumor auszeichnet und im Blute sehr eigenartige Veränderungen zeigt, die teils der perniziösen Anämie, teils der Leukämie anzugehören schienen. Das Leiden kommt vorwiegend bei künstlich ernährten Kindern vor, befällt beide Geschlechter im gleichen Verhältnis und ist bei der ärmeren Bevölkerung häufiger. Allgemeine ungünstige hygienische Lebensbedingungen spielen daher offenbar für die Entstehung und Ausbildung der Erkrankung eine wichtige Rolle. Schon Jaksch hat darauf aufmerksam gemacht, daß die meisten dieser Säuglinge an schwerer Rachitis leiden. Man hat ferner den gleichen Symptomenkomplex auf der Basis einer hereditären Lues sich entwickeln sehen und man hat endlich schwere Ernährungsstörungen und auch die Tuberkulose sowie andere Infekte verantwortlich gemacht. Manche Autoren, z. B. Hayem, Luzet und Lehndorff, haben die Anschauung ausgesprochen, daß die kindliche myelogene Leukämie in Form der Anaemia pseudoleucaemica infantum auftritt. Wiederholt ist das Leiden bei Geschwistern beobachtet worden, insbesondere auffällig häufig bei Zwillingen, was für das Vorkommen einer angeborenen Disposition spricht.

Das Leiden pflegt sich bei Kindern des genannten Lebensalters, **sehr selten bei Brustkindern**, allmählich zu entwickeln. Die Kinder werden blaß und mager und zeigen häufig Verdauungsstörungen. Sehr bald fällt den Müttern eine Zunahme des Leibesumfanges auf. In sehr vielen Fällen ist eine schwere Form der Rachitis vorhanden, die entweder schon vor den beschriebenen Erscheinungen in deutlicher Weise vorhanden war oder sich gleichzeitig mit ihnen entwickelt hat. Da auch bei der Rachitis ein gewisser Grad von Anämie und ein Milztumor vorhanden sein können, denkt man erst gewöhnlich dann an eine besondere Komplikation, wenn die Anämie und der Milztumor besonders hochgradig werden. Der Milztumor kann ziemlich beträchtliche Grade erreichen, überschreitet aber nur in Ausnahmefällen nach unten hin den Nabel und nach rechts hin die Mittellinie. Drüsenschwellungen mäßigen Grades kommen vor, erreichen aber niemals etwa den Grad wie bei der lymphatischen Leukämie. Auch eine deutliche Schwellung der Leber ist so gut wie immer vorhanden. Am Herzen kann man eine Dilatation und anämische Geräusche feststellen. An den Lungen pflegen erst terminal krankhafte Veränderungen aufzutreten. Die Mundhöhle ist frei von Veränderungen, wenn nicht besondere Komplikationen vorliegen. Störungen von seiten des Magendarmkanals sind häufig. Unregelmäßiges, aber nicht sehr hohes Fieber wird gelegentlich beobachtet, gewöhnlich hält sich aber die Temperatur in den normalen Grenzen. Das Allgemeinbefinden ist natürlich stark beeinträchtigt; die Kinder sind unruhig, schreien viel und schlafen schlecht, der Appetit ist gering oder fehlt ganz, die geistige Entwicklung, soweit sie schon vorhanden war, pflegt zurückzugehen. In vorgeschrittenen Fällen tritt völlige Apathie und Somnolenz ein. Die Allgemeinerscheinungen sind desto schwerer, je stärker die Anämie ausgebildet ist. Erscheinungen von hämorrhagischer Diathese können sich entwickeln. Von seiten des Urins pflegen Veränderungen zu fehlen.

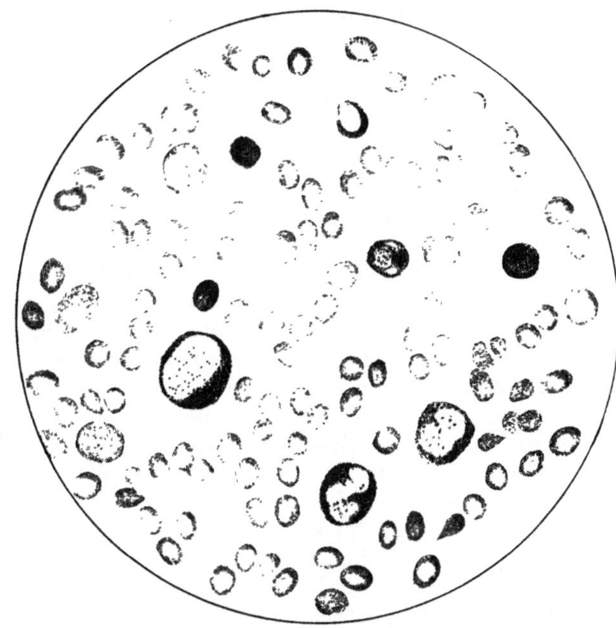

Abb. 42. Blut von einer Anaemia pseudoleucaemica infantum. (Färbung: May-Grünwald.)

Über das Vorkommen von Urobilin liegen noch keine systematischen Untersuchungen vor. Sehr selten sind Hautveränderungen.

Blutbefunde: In voll ausgebildeten typischen Fällen von Anaemia pseudoleucaemica infantum sind die Blutveränderungen außerordentlich charakteristische.

Die Zahl der roten Blutkörperchen ist erheblich herabgesetzt. Bei mittelschweren Erkrankungen zählt man etwa zwei bis drei Millionen, in schweren und schwersten Fällen aber sind Zahlen bis zu 1 000 000 und weniger gefunden worden. Der Hämoglobingehalt ist in den meisten Fällen etwa entsprechend der Reduktion der Erythrozyten herabgesetzt, so daß der Färbeindex gleich 1 oder kleiner ist. Aber auch eine leichte Erhöhung des Färbeindex wird beobachtet.

Bei der mikroskopischen Untersuchung konstatiert man eine ausgeprägte Anisozytose und Poikilozytose. Die Megalozyten sind in Fällen mit erhöhtem Färbeindex abnorm hämoglobinreich. In solchen Fällen nähert sich das rote Blutbild sehr dem der perniziösen Anämie. Man findet ferner Polychromasie, basophile Punktierung und gelegentlich auch Cabotsche Ringe in den roten

Blutkörperchen. Was aber dem Blut bei der Anaemia pseudoleucaemica infantum seinen besonderen Stempel aufdrückt, ist die auffällig große Zahl von kernhaltigen roten Elementen, Normoblasten sowohl wie Megaloblasten. Sehr oft sieht man Kernsprossungen und Zeichen von Kernzerfall. Die Zahl der kernhaltigen Roten kann eine außerordentlich große werden. Furrer fand in einem Falle 3240 gekernte rote Blutkörperchen im Kubikmillimeter, Lehndorff sogar über 20 000 Erythroblasten. In dem Falle von Furrer kamen auf 610 Leukozyten 8 einkernige polychromatische Megaloblasten, 67 einkernige polychromatische Normoblasten, 7 zweikernige und 1 mehrkerniger Normoblast. Sehr bemerkenswert ist, daß nach den Feststellungen von Cohen, Geißler-Japha, Kaplik, Riviere und von Aschenheim und Benjamin zahlreiche Erythroblasten auch in denjenigen seltenen Fällen vorkommen, in denen Zahl der Roten und Hämoglobingehalt nicht verringert sind. Die Menge der kernhaltigen Roten geht überhaupt dem Grade der Anämie keineswegs parallel.

Die weißen Blutkörperchen sind vermehrt, und zwar pflegt ihre Zahl in den meisten Fällen etwa 20 000—30 000 zu betragen. Doch hat man auch gelegentlich 100 000 Leukozyten und mehr gezählt; es ist indessen keineswegs sichergestellt, ob hier nicht möglicherweise echte Leukämien vorgelegen haben. Die Lymphozyten pflegen prozentualiter etwa im gleichen Prozentverhältnis vorhanden zu sein wie bei gesunden Kindern dieses Lebensalters oder in größeren Mengen. Ihre absolute Zahl ist also gegen die Norm vermehrt. In Zukunft wird darauf zu achten sein, ob nicht ein Teil dieser Elemente Myeloblasten sind. Da die Differenzierung nur mit den modernen Färbemethoden möglich ist, sind die Angaben der Literatur nach dieser Richtung hin nicht recht zu verwerten. Die Zahl der großen Mononukleären wird meist als erhöht angegeben (22% und mehr). Ein regelmäßiger Befund sind neutrophile Myelozyten, die in Mengen von 10% und mehr vorkommen können. Benjamin und Sluka zählten sogar in einem Falle 42%. Eosinophile Zellen und Mastzellen pflegen zu fehlen. Die Angaben über das Verhalten der Blutplättchen schwanken.

Von diesem typischen Blutbefund kommen aber alle Übergänge zu weniger charakteristischen Blutbildern vor. So können bisweilen die Leukozytenzahlen nur unwesentlich erhöht sein und die Myelozyten nur im Bruchteil von Prozenten vorkommen, während das rote Blutbild alle oben geschilderten Eigentümlichkeiten aufweist. In anderen Fällen ist wohl das charakteristische weiße Blutbild vorhanden, aber man vermißt den Reichtum an kernhaltigen roten Zellen. Ich habe auch Fälle gesehen, in denen das Blutbild ganz dem einer gewöhnlichen perniziösen Anämie des Erwachsenen entsprochen hat.

Verlauf. In vielen Fällen ist der Verlauf des Leidens ein tödlicher. Nach Wochen oder Monaten (Furrer 5 Jahre !) erfolgt unter Zunahme aller Krankheitserscheinungen meist durch komplizierende Affektionen, wie besonders Pneumonien herbeigeführt, seltener lediglich durch zunehmende Schwäche bedingt, der Tod. Aber auch ein günstiger Verlauf mit Ausgang in Heilung ist glücklicherweise keine Seltenheit.

Pathologische Anatomie. Bei der Sektion dieser Kinder findet man neben den rachitischen Veränderungen, falls eine Rachitis bestand, einen Milztumor, eine Vergrößerung der Leber, bisweilen eine mäßige Schwellung der Lymphknoten und rotes Knochenmark. Man konstatiert ferner die Symptome einer schweren Anämie, insbesondere häufig eine Fettmetamorphose der Herzmuskulatur.

Die mikroskopischen Veränderungen haben zum großen Teil die weitgehendste Ähnlichkeit mit denen der myeloiden Leukämie. Nur vermißt man die Vermehrung der eosinophilen und der Mastzellen. Sowohl in der Milz wie in den Lymphknoten, aber auch in der Leber findet man myeloide Umwandlungen. Im Knochenmark prävalieren nach Lehndorff unter den farblosen

Elementen die ungranulierten Formen. Doch werden auch oft reichlich Myelozyten gefunden. Stets ist die Menge der Erythroblasten stark vermehrt. Die Ähnlichkeit mit der pathologischen Histologie der myeloiden Leukämie wird aber dadurch noch größer, daß auch in ganz anderen Organen, die sonst mit der Blutbildung nichts zu tun haben, wie z. B. in den Nieren und dem Nierenhilusbindegewebe, große myeloide Neubildungen gefunden werden. In der Leber trifft man gelegentlich Hämosiderose.

Pathogenese. Es wurde bereits erwähnt, daß einige Autoren in der Anaemia pseudoleucaemica infantum eine selbständige genuine Bluterkrankung des Säuglingsalters sehen (Hayem, Luzet), andere Autoren (Lehndorff) sie für die kindliche Form der myeloiden Leukämie, speziell der des Säuglings halten. Auf der einen Seite kann man allerdings nicht leugnen, daß die histologischen Ähnlichkeiten sehr weitgehende sind. Zwar fehlt die Vermehrung der eosinophilen und der Mastzellen, doch wird dieselbe gelegentlich auch bei atypischen myeloiden Leukämien des Erwachsenen vermißt. Nur pflegt die Intensität der myeloiden Umwandlung, speziell die Größe der befallenen Organe eine geringere zu sein. Was speziell das Blut anbelangt, so ist bei der eigentlichen myeloiden Leukämie die massenhafte Überschwemmung desselben mit Leukozyten ausgesprochener, auch findet man mehr unreife und atypische Leukozyten, bei der Anaemia pseudoleucaemica infantum dagegen seltener. Alle diese Gesichtspunkte sind aber von sekundärer Bedeutung. Das wichtigste Argument gegen die leukämische Natur der Anaemia pseudoleucaemica ist die oft festgestellte Tatsache ihrer Heilbarkeit und die Erkenntnis, daß es sich nicht um ein selbständiges Krankheitsbild, sondern um eine eigenartige Reaktion des kindlichen Organismus gegen bekannte Schädlichkeiten handelt.

Da man festgestellt hat, daß sowohl bei Rachitis (Aschenheim und Benjamin) wie bei hereditärer Lues und vielleicht auch bei Tuberkulose und chronischen Ernährungsstörungen die Blut- und Organveränderungen der Anaemia pseudoleucaemica vorkommen und verschwinden, wenn man die entsprechenden therapeutischen Maßnahmen trifft, also antirachitisch oder antiluetisch behandelt, so steht jetzt die Mehrzahl der Autoren auf dem Standpunkt, in der Anaemia pseudoleucaemica infantum nur einen Symptomenkomplex zu sehen, eine eigenartige Reaktion des kindlichen Organismus auf anämisierende Schädlichkeiten verschiedener Natur. Es bleibt abzuwarten, ob der Nachweis gelingen wird, daß zu diesen bekannten ätiologischen Momenten noch ein bisher unbekannter Hilfsfaktor hinzutreten muß, um das im ganzen doch sehr typische Krankheitsbild hervorzurufen, da doch nur ein sehr kleiner Teil aller Säuglinge mit schwerer Rachitis und Lues eine klassische Anaemia pseudoleucaemica bekommt, und zahlreiche Übergänge zu gewöhnlichen Formen von Rachitis und Lues usw. vorkommen. Von Czerny und seinen Schülern Kleinschmidt und Glanzmann ist besonders auf die alimentäre Ätiologie der Säuglingsanämien überhaupt und speziell der Anaemia pseudoleucaemica hingewiesen worden. Zwischen ausgeprägten voll entwickelten Formen der letzteren und einfachen Anämien des Kindesalters kommen alle Übergänge vor. Es ist der Fettgehalt der Milch, den disponierte Säuglinge nicht vertragen und der zu einem vermehrten Hämoglobinabbau und somit zur Anämie führt. Findet man doch bei der Sektion solcher Fälle Hämosiderose. Auch beweist der von Glanzmann geführte Nachweis vermehrter Urobilinmengen im Stuhl erhöhten Blutzerfall. Schneller Übergang zu gemischter Kost ist das beste Heilmittel für diese Fälle.

Differentialdiagnose. Die Differentialdiagnose ist in ausgebildeten Fällen leicht, nur von der myeloiden Leukämie ist der Jakschsche Symptomenkomplex oft schwer zu trennen. Es wird Fälle mit besonders stark erhöhter Leukozytenzahl und besonders erheblichen Organschwellungen geben, in welchen eine Differentialdiagnose nicht möglich ist. In Zukunft wird besonders auch auf das Verhalten der Lymphozyten zu achten sein. Da bei der echten myeloiden Leukämie ein allmählicher Schwund des gesamten Lymphadenoidgewebes eintritt, werden die Lymphozyten fast ganz verschwinden müssen. Erfahrungen hierüber liegen aber noch nicht vor. Die Feststellung einer vorhandenen Rachitis als Grundlage der Krankheit wird nicht schwer sein. Wegen der häufigen ätiologischen Rolle der Lues wird in jedem Falle eine Wassermannsche Reaktion gemacht werden müssen. Von anderen Splenomegalien kommen wohl der hämolytische Ikterus, die Gauchersche Splenomegalie und Geschwülste der Milz im Säuglingsalter nicht in Frage. Eine große Ähnlichkeit im ganzen klinischen Symptomenkomplex hat aber mit der Anaemia pseudoleucaemica die in Südeuropa und Asien häufige kindliche Leishmaniosis oder Kala-Azar. Dieselbe geht zwar meist mit einer Leukopenie einher, doch kann das auch die Jakschsche Anämie tun. Für die Differentialdiagnose ist das Ergebnis der Milzpunktion ausschlaggebend, die bei Kala-Azar das Vorhandensein der typischen Parasiten ergibt, die im Blute gewöhnlich fehlen.

Therapie. In denjenigen Fällen von Anaemia pseudoleucaemica, in welchen sich mit Sicherheit ein ätiologisches Moment eruieren läßt, also in erster Linie in den rachitischen und syphilitischen Fällen, sind der Therapie die Wege vorgezeichnet. Eine zweckmäßige Allgemeinbehandlung, besonders die Regelung der Diät, die Sorge für günstige hygienische Bedingungen, spielen natürlich immer die Hauptrolle. Insbesondere muß man nach Czerny schnell zu gemischter Kost übergehen, eine diätetische Maßnahme, die in vielen Fällen allein zur Heilung führte. Doch sah ich in einem sehr schweren Fall dieser Art auch durch Übergang von künstlicher Ernährung zur Ammenbrust ohne sonstige Mittel Heilung eintreten. In denjenigen Fällen, in denen sich keine sicheren ätiologischen Momente feststellen lassen, ist das Hauptmittel Arsen. Zum Arsen wird man aber auch bei den rachitischen, rein alimentären und syphilitischen Fällen greifen, wenn die diätetischen, spezifischen antirachitischen oder antisyphilitischen Maßnahmen allein nicht zum Ziele führen. Man kann auch die Arsenbehandlung mit vorsichtiger Eisenmedikation verbinden.

Bei hartnäckigen Milztumoren wird man gelegentlich auch zur Anwendung von Röntgen-, Radium- oder Mesothoriumstrahlen greifen. Über die Indikationen und die Aussichten der Splenektomie läßt sich zur Zeit noch wenig Bestimmtes sagen. Dieselbe ist zuerst von Caporali und Orsi im Jahre 1904, später von H. Wolff und Graff ausgeführt worden und hat zur Heilung geführt. Ob tatsächlich, wie man hieraus schließen könnte, in der Milz der primäre Krankheitsherd sitzt, mit dessen Elimination das Leiden zur Heilung kommt, oder ob es nur die Reizwirkung der Splenektomie auf das Knochenmark war, die in den genannten Fällen zur Heilung beitrug, läßt sich zur Zeit noch nicht entscheiden.

Jedenfalls ist es mit allen diesen Methoden gelungen, Fälle von Anaemia pseudoleucaemica zur Heilung zu bringen, so daß die Prognose dieses Leidens keineswegs als durchaus ungünstig hinzustellen ist.

Literatur über Anaemia pseudoleucaemica infantum.

Alt und Weiß: Anaemia pseudoleucaemica infantum. Zentralbl. f. med. Wiss. S. 433. 1892. — Aschenheim und Benjamin: Über Beziehungen der Rachitis zu den hämatopoetischen Organen. Dtsch. Arch. f. klin. Med. Bd. 97. — Audeoud: Note sur l'anémie pseudoleucémique du premier age. Rev. méd. de la Suisse romande. Tome 14, p. 507. 1894. — Baginsky: Fünf Fälle pseudoleukämischer Erkrankung. Arch. f. Kinderheilk. Bd. 13. 1891. — Batty H. Show: Relationship of splenic anaemia of infancy to other forms of blood diseases occuring in infancy. Lancet. 1904. — Becker: Anaemia pseudoleucaemica infantum. Ein Beitrag zur Lehre von den Lymphomen. Dtsch. med. Wochenschr. 1901. — Benjamin: Anaemia splenica infantum. Münch. Ges. f. Kinderheilk. 5. März 1909. Münch. med. Wochenschr. Nr. 13. 1909. — Benjamin: Die Erkrankungen des Blutes. Pfaundlers

Handbuch der Kinderheilkunde. 3. Aufl. — Buinon et Simon: Sur un cas d'anémie infantile pseudoleucémique. Soc. de péd. 19. Jan. 1909. — Ciaccio: Etiologie et pathogénie de l'anémie splenique infantile. Arch. de méd. des infants. Tome 8. 1905. — Collatino Cantieri: Über die Cholesterinbehandlung eines Falles von Anaemia splenica des Kindesalters. Wien. klin. Wochenschr. Nr. 48. 1913. — A. Courcoux et L. Ribadeau-Dumas: L'anémie infantile pseudoleucémique. Cpt. rend. des séances de la soc. de biol. 1904. — Cozzolino: Blutbefund in einem Fall von Anaemia pseudoleucaemica infantum. Ital. Kongr. f. Päd. Florenz 1902. Ref. Jahrb. f. Kinderheilk. Bd. 15, S. 105. 1902. — Cristina e Cannata: Ricerca anatomo-patologica in un caso di anemia splenica infantile. Clin. med. ital. Nr. 8. 1910. — Delearde et Pelissier: Un cas d'anémie infantile pseudoleucémique. Echo méd. du Nord. 16. März 1913. — Drummond: On splenic diseases in infants. Med. Times and Gaz. 1880. — Engel: Blutbefund bei einem Kind mit pseudoperniziöser Anämie. Virchows Arch. f. pathol. Anat. u. Physiol. Bd. 135. — Eppinger: Die hepato-lienalen Erkrankungen. Berlin 1920. — Felsenthal: Anaemia pseudoleucaemica infantum. Häm. Mitt. Arch. f. Kinderheilk. Bd. 13. 1893. — Fisch: Über Anaemia pseudoleucaemica infantum. Prag. med. Wochenschr. 1894. Ref. Zeitschr. f. Kinderheilk. Bd. 43. — Fischl: Über die Anämie im frühen Kindesalter. Jahrb. f. Kinderheilk. Bd. 49. 1899. — H. Flesch und A. Schloßberger: Zur Frage der Anaemia pseudoleucaemica infantum. Arch. f. Kinderheilk. Bd. 43, H. 5 u. 6. — Furrer: Beitrag zur Kenntnis der Anaemia pseudoleucaemica infantum (Jacksch-Hayem). Inaug.-Diss. Zürich 1907. — Gabbi: Focalai endemici della varieta febrile dell' anaemia splenica infettiva dei bambini. Policlinico Soc. med. Vol. 1. 1909. — De Gaetani Ginuta: Leucanaemia splenica febbrile dell' infanzia. Gazz. d. osp. e d. clin. Nr. 15. 1910. — Geißler und Japha: Beitrag zu den Anämien junger Kinder. Jahrb. f. Kinderheilk. Bd. 53. 1901. — Geißler und Japha: Anämie mit lymphatischem Blutbild. Jahrb. f. Kinderheilk. Bd. 52. 1900. — Glanzmann: Quantitative Urobilinogenbestimmungen im Stuhle bei Anämien der Kinder. Jahrb. f. Kinderheilk. Bd. 84. — Glockner: Zur Kasuistik der Anaemia splenica. Anaemia pseudoleucaemia infantum. Inaug.-Diss. München 1895. — Goldreich: Fall von Anaemia pseudoleucaemica infantum. Wien. med. Wochenschr. Nr. 6. 1905. — Graetz: Unter dem Bilde der Anaemia splenica verlaufende extramedulläre Bildung von Blutzellen bei einem dreijährigen Kinde. Zentralbl. f. allg. Pathol. u. pathol. Anat. Bd. 20. — Graff: Über Milzexstirpation bei Pseudoleucaemia infantum. Verhandl. d. dtsch. Ges. f. Chirurg. 1908. — Guida: Anaemia splenica als selbständige Krankheit. Rit. med. Bd. 17, H. 24—26. 1901. — Gundobin: Über die Morphologie und Pathologie des Blutes bei Kindern. Jahrb. f. Kinderheilk. Bd. 35. 1893. — Hagel: Ein Fall von Anaemia pseudoleucaemica infantum. Inaug.-Diss. Freiburg 1901. — Hamill: Anaemia pseudoleucaemica infantum. Arch. of pediatr. 1901. — Hartwig: Über den Einfluß einer chronischen Infektionskrankheit auf den Verlauf der Anaemia splenica infantum. Therap. Monatsh. 1910. — De la Hausse: Zur Kasuistik der Anaemia pseudoleucaemica infantum (Anaemia splenica). Inaug.-Diss. München 1890. — Hayem: Note sur l'anémie des nourissons. Gaz. heb. de méd. Nr. 45. 1889; Gaz. des hôp. civ. et milit. Nr. 30. 1889. — Hock und Schlesinger: Blutuntersuchung bei Kindern. Zentralbl. f. klin. Med. Nr. 46. 1891. — Hock und Schlesinger: Hämatologische Studien. Leipzig 1892. — Hougardy: Un cas d'anémie pseudo-leucémique. Ann. ce la soc. méd.-chirurg. de Liège. 1. Sept. 1910. — J. G. Hunt: Infantile pseudoleukemic anaemia. Journ. of the Americ. med. assoc. 1906. — Hunter: Infantile splenic anaemia with notes of ten cases. Lancet. p. 230. 1909. — Jaksch: Medizinische Wandervorträge. Berlin. H. 21. 1890. — Jaksch: Über Diagnose und Therapie der Erkrankungen des Blutes. Prag. med. Wochenschr. 1890 u. 1891. — Jaksch: Über Leukämie und Leukozytose im Kindesalter. Wien. klin. Wochenschr. Nr. 22 u. 23. 1889. — Jaksch-Luzet: Anaemia pseudoleucaemica infantum. Arch. f. Kinderheilk. Bd. 13. — Japha: Anämien am Ende des Säuglingsalters mit Einschluß der Anaemia pseudoleucaemica infantum. Handb. f. Kinderheilk. von Pfaundler u. Schloßmann. 1903. — Jemma: Über Anaemia splenica infantum. La clin. med. ital. Nr. 4. 1901; Münch. med. Wochenschr. Nr. 48. 1901. — Kaplik: Anaemia pseudoleucaemica infantum. Arch. of pediatr. New York. Vol. 13. 1893. — Kersberger: Beitrag zur Kenntnis der Anaemia pseudoleucaemica infantum von Jaksch. Münch. med. Wochenschr. S. 158. 1902. — Kleinschmidt: Über alimentäre Anämie. Jahrb. f. Kinderheilk.. Bd. 83. — Kositschek: Ein Fall von Anaemia pseudoleucaemica mit Ausschwemmung von Zellen in Karyokinese im strömenden Blut. Klin. Wochenschr. 1922. Nr. 11. S. 556. — Lehndorff: Über Anaemia pseudoleucaemica infantum. Jahrb. f. Kinderheilk. Bd. 60. — Leube: Rapid verlaufene schwere Anämie mit gleichzeitiger leukämischer Veränderung des Blutbildes. Münch. med. Wochenschr. S. 1120. 1900. — Loos: Anaemia pseudoleucaemica infantum in: Über das Vorkommen kernhaltiger roter Blutkörperchen bei Anämien der Kinder. Wien. klin. Wochenschr. 1891. — Loos: Über die Veränderungen der morphologischen Bestandteile des Blutes bei verschiedenen Krankheiten der Kinder. Arch. f. Kinderheilk. Bd. 39. — Luzew: Etudes sur les anémies de la première enfance et sur l'anémie infantile pseudoleucémique. Thèse de Paris. 1890; ferner Rev. mens. 1891. — Luzew: L'anémie infantile pseudoleucémique. Arch. gén. de méd. Tome 1. 1891. — Vict. Mayer: Über Leukämie. Inaug.-Diss. Tübingen 1889 (Fall XIV ist wohl sicher Anaemia pseudoleucaemica infantum). — Modigliano: Zwei Fälle von Anaemia splenica infantum (Anaemia pseudoleucaemica infantum oder Morbus splenicus [Henoch]). La Pediatria. Nr. 4. 1898. Ref. Arch. f. Kinderheilk. Bd. 26. 1899. — Monti und Berggrün: Anaemia pseudoleucaemica infantum in: Die chronischen Anämien im Kindesalter. Leipzig 1892. — J. G. Morrhead: A case of anaemia splenica infantum. Dublin Journ. of med. science. 1906. — Morse: Anaemia pseudoleucaemica. Boston med. a. surg. Journ. 1894. — D'Orlandoi: Beitrag zur Anwendung der Organotherapie bei der Anaemia splenica infantilis. IV. ital. Pädiatr.-Kongr. Florenz 1902. Ref. Jahrb. f. Kinderheilk. Bd. 55. 1902. — Ostrowski: Anaemia splenica infantum. Russki Wratsch. Nr. 7. 1910. — Petrone: La radiothérapie dans les splénomégalies infantiles. Acad. roy. med.-chirurg. de Naples. Jan. 1912. — Petrone: Über die Ätiologie der infantilen Splenanämie mit besonderer Berücksichtigung der Syphilis und der Tuberkulose. La Pediatria. 1912. — Pinkus: Anaemia pseudoleucaemica infantum. Nothnagels spez. Pathol. u. Therap. Bd. 8, 1. Teil, H. 3. — Raudnitz: Zur Debatte über die Anaemia pseudoleucaemica. Prag. med. Wochenschr. S. 43. 1904. — Reichmann: Über eine unter dem Bilde der Anaemia pseudoleucaemica infantum verlaufende Leukämie. Münch. med. Wochenschr. 1923. Nr. 8. — Riviere: The anaemias of infancy. Lancet. 1903. — Roger: Anaemia pseudoleucaemica infantum. Rev. mens. 1892. — Schabad: Anaemia splenica. Zur Frage des Zusammenhanges zwischen Anaemia splenica adultorum. Wratsch. Gaz. Nr. 22—24. 1909. — Schwarz: Anaemia pseudoleucaemica infantum. Zeitschr. f. Heilk. Bd. 22. 1901. — Scott and Telling: A case of infantile splenic anaemia. Lancet. 1905. — Seiffert: Über Anaemia pseudoleucaemica infantum. Beitr. z. pathol. Anat. u. z. allg. Pathol. Bd. 72. — Senator: Zur Kenntnis der Leukämie und Pseudoleukämie im Kindesalter. Berl. klin. Wochenschr. Nr. 35. 1882. — Siegert: Über die Anämien im frühen Kindesalter. Jahrb. f. Kinderheilk. Bd. 49. 1899. — Somma: Über die Anaemia splenica der Kinder. Arch. di pathol. inf. 1884. Ref. Jahrb. f. Kinderheilk. Bd. 23. 1885. — Steffen: Perniziöse Anämie bei 16 monatigem Kinde. Jahrb. f. Kinderheilk. Bd. 28. 1888. — Stengel: Anaemia pseudoleucaemica infantum. 20th. Centuary med. Bd. 7. 1896. — Sternberg: Anaemia pseudoleucaemica infantum: Primärerkrankungen des lymphatischen und hämatopoetischen Apparats. Ergebn. d. allg. Pathol. u. pathol. Anat. von Lubarsch-Ostertag. — Töplitz: Über Anaemia splenica der Kinder. Jahrb. f. Kinderheilk. Bd. 33. 1892. — Vickerg: Ein Fall von tödlicher Anämie bei einem Kinde mit Milztumor. Med. news. 1897; Arch. f. Kinderheilk. Bd. 26. 1899. — Weil und Clerc: Die chronische Milzvergrößerung mit Anämie und Myelämie (infantile Form). Rev. mens. des malad. de l'enfants. 1903. Ref. Münch. med. Wochenschr. S. 619. 1903; ferner Sem. méd. 1902. — Wentworth: Association of Anaemia with chronic enlargement of the spleen. Boston med. a. surg. Journ. Nr. 14. 1901. — Zamboni: Radiotherapie bei Anaemia splenica infantum. Policlinico. Nr. 7. 1908. — Zelenski: Über Anämie mit Milzvergrößerung im Säuglingsalter. Medycyna. Nr. 8 u. 9. 1904.

d) Der Status lymphaticus.

Eine gewiße Ähnlichkeit besteht zwischen dem Status lymphaticus und der Lymphadenose. Beim Status lymphaticus finden wir eine echte Hyperplasie mehr oder weniger aller lymphatischen Apparate, und selbst im Knochenmark eine Zunahme echter Lymphozyten. Wir finden histologisch eine Hyperplasie der lymphatischen Gewebe, die von den ausgesprochenen echt leukämischen Lymphadenosen nur dadurch unterschieden ist, daß man eine sehr deutliche Vergrößerung der Keimzentren überall nachweisen kann, daß aber im übrigen die Struktur deutlich erhalten ist. Bei den echten Lymphadenosen dagegen finden wir meistens eine völlig regellose Wucherung in dem lymphatischen Apparat, so daß man Keimzentren meist nicht sieht und eine Unterscheidung zwischen Mark und Rinde der Lymphdrüsen nicht möglich ist. Allerdings konnte ich einige Male bei echten leukämischen und aleukämischen Lymphadenosen gelegentlich der Untersuchung exstirpierter kleinster, eben erst neu aufgetretener Lymphknoten gleichfalls deutliche Keimzentrumshyperplasie nachweisen.

Eine weitere Analogie zur echten Lymphadenose ist darin zu sehen, daß man in diesen Fällen nach Ceelen häufig auch lymphatische Herde in der Herzmuskulatur findet.

Aber trotz gewisser Ähnlichkeiten makroskopischer und mikroskopischer Natur ist der Status lymphaticus doch dadurch von der Lymphadenose verschieden, daß er keine Krankheit im eigentlichen Sinne, sondern eine Konstitutionsanomalie mit innersekretorischen Störungen ist, auch niemals zu einer Kachexie führt. In manchen Fällen ist zwar eine relative Lymphozytose beobachtet worden, in vielen anderen aber nicht.

An anderer Stelle wurde schon erwähnt, daß Paltauf und Neusser die Vermutung ausgesprochen haben, daß der Status lymphaticus zur lymphatischen Leukämie disponiere, daß nach Pribram die akute Leukämie eine Reaktion des Status lymphaticus auf eine septische Infektion sei und daß auch Herz zu einer ähnlichen Theorie neigt.

II. Die Leukoblastome.

Die leukämischen und aleukämischen Leukosen sind, wie wir gesehen haben, Systemerkrankungen, die auf einer diffusen Wucherung des leukopoetischen Apparates beruhen. Die bereits besprochenen Sarkoleukosen sind histologisch und histogenetisch mit ihnen vollständig identisch und nur dadurch ausgezeichnet, daß an dieser oder jener Stelle aus unbekannten Gründen ein mehr oder weniger stark ausgesprochenes malignes aggressives Wachstum einsetzt. Sowohl durch die diffuse, das gesamte hämatopoetische Gewebe gleichzeitig oder nacheinander ergreifende Wachstumstendenz, sowie durch das Fehlen hämatogener Metastasen unterscheiden sie sich von den echten malignen Tumoren.

Ganz anders verhalten sich dagegen die Leukoblastome, zu denen wir das Lymphosarkom und die multiplen Myelome rechnen. Bei diesen Erkrankungen findet keine diffuse Wucherung des Leukoblastenapparates statt, sondern die maligne Wucherung beginnt an einer oder mehreren Stellen im lymphatischen oder myeloischen Gewebe und die proliferierenden Zellen verdrängen und erdrücken ganz wie echte Geschwulstzellen die benachbarten Parenchymzellen. Bei den Lymphosarkomen werden dann die neugebildeten Geschwulstelemente auf dem Lymphwege weiterverbreitet und können auch gelegentlich auf dem Blutwege Metastasen machen. In vorgeschrittenen Fällen läßt sich aber diese Art der Histogenese nicht mehr feststellen und man hat deshalb früher die Lymphosarkomatose einfach als eine gewöhnliche Leukose mit lokal besonders stark ausgeprägter maligner Wachstumstendenz aufgefaßt.

Wie bereits hervorgehoben, haben viele Autoren die oben besprochenen Sarkoleukosen einfach mit den Lymphosarkomen identifiziert. Erst neuere Untersuchungen von Ribbert, sowie von Ghon und Roman, sowie die Blutbefunde Naegelis haben gezeigt, daß man von diesen Formen die wahren Lymphosarkome trennen muß. Es kommen aber gelegentlich Zwischenformen vor, bei welchen neben echt lymphosarkomatöser Wucherung an anderen Stellen des hämatopoetischen Apparates auch eine diffuse Hyperplasie nach Art der Lymphadenosen besteht.

Eine dem Lymphosarkom sehr nahestehende Erkrankung des myeloischen Systems sind die sogenannten multiplen Myelome, zirkumskripte geschwulstartige Wucherungen im Knochenmark mit oft so starker Wachstumstendenz, daß die Kompakta vorgewölbt oder sogar durchbrochen wird. Doch treten diese Bildungen von vornherein multipel auf und entstehen nicht metastatisch nacheinander; gelegentlich hat man auch diffuse Myelombildungen im Knochenmark beobachtet und schließlich auch in einigen seltenen Fällen in anderen Abschnitten des hämatopoetischen Systems histologisch gleichartige Wucherungen angetroffen.

a) Die multiplen Myelome.

Als multiple Myelome bezeichnet man multipel im Skelettsystem verbreitete, vom Knochenmark ausgehende, zirkumskripte, geschwulstartige Neubildungen, mit oft aggressivem Wachstum. Man unterscheidet auf Grund ihrer Pathogenese primäre und sekundäre Myelome. Die letztgenannten, die den Namen Myelome eigentlich zu Unrecht tragen, sind zufällig auf das Skelettsystem beschränkte oder gleichzeitig mit Tochterknoten in anderen Organen kombinierte Metastasen irgend eines Primärtumors. Daß dieser Primärtumor sehr klein sein und infolge seiner versteckten Lage und mangelnder klinischer Symptome sich der Entdeckung entziehen kann, ja daß diese sekundären metastatischen Myelome nach der scheinbar erfolgreichen Radikaloperation eines Primärtumors als Spätmetastasen sich entwickeln können, macht dieses Krankheitsbild besonders interessant und bereitet der klinischen Diagnose Schwierigkeiten.

Die Symptome der primären und sekundären multiplen Myelome sind im wesentlichen mit Ausnahme des Blutbefundes die gleichen. Die letzteren sind häufiger und kommen wohl in jedem größeren klinischen Material hier und da zur Beobachtung, so daß jeder erfahrene Kliniker eine ganze Reihe von Fällen zu sehen Gelegenheit bekommt, während die primären multiplen Myelome eine sehr seltene Krankheit sind. Nur Wallgren hat allein die ungewöhnlich große Zahl von 14 Fällen beobachten können. Der Blutbefund ist in den meisten Fällen von sekundären Myelomen außerordentlich charakteristisch. Trotzdem ist gewöhnlich, wenigstens bei nicht diagnostiziertem Primärtumor, die Differentialdiagnose recht schwierig.

Wegen der fast völligen Übereinstimmung aller klinischen Symptome bei beiden Arten von Myelomen bezeichnet man vielfach das Krankheitsbild als Kahlersche Krankheit, weil dieser Autor der erste war, welcher das Charakteristische des ganzen Symptomenkomplexes und die Möglichkeit der Diagnose in vivo hervorgehoben hat (1889). Das ausgeprägte klassische Krankheitsbild ist gekennzeichnet durch das Vorhandensein multipler über das ganze Skelettsystem verbreiteter, vom Knochenmark ausgehender Tumoren, die zu Verbiegungen und Frakturen führen, ferner durch heftige Schmerzen in den Knochen, Anämie und Kachexie, sowie häufig durch das Auftreten des Bence-Jonesschen Eiweißkörpers im Urin.

Die primären multiplen Myelome zerfallen in zwei große Gruppen, je nachdem der Ausgangspunkt der Neubildung die eigentlichen Parenchymzellen des Knochenmarkes oder aber Bestandteile des Stromas sind. Die von Parenchym ausgehenden multiplen Myelome sind homologe Neubildungen, Leukozytome, die sich von anderen hyperplastischen Prozessen des Knochenmarks nur durch ihre eigenartige Neigung, in zirkumskripter herdförmiger Verteilung aufzutreten, und ihr sehr starkes oft direkt malignes oder an Malignität grenzendes Wachstum unterscheiden. Die vom Stroma ausgehenden multiplen Myelome sind dagegen echte heterologe Neubildungen. Während die ersteren den echten Geschwülsten vielleicht nur nahestehen, sind die letztgenannten zweifellos echte Geschwülste.

Wieviele von den zahlreichen schlechthin als Myelome beschriebenen Fällen der älteren Literatur zu der einen oder anderen Gruppe gehören, ist mit Sicherheit jetzt gar nicht mehr zu entscheiden. Es sind sowohl Sarkome, wie Endotheliome und Chondrosarkome, als primär im Knochenmark entstandene und multipel verbreitete Tumoren mit und ohne Metastasen beschrieben worden. Fünf von Wieland als Lymphosarkome aufgefaßte multiple Knochenmarkstumoren gehören wohl zu den echten Geschwülsten. Es sind teils aus Rund-, teils aus Spindelzellen bestehende, auch Riesenzellen enthaltende Geschwülste, deren Zellen nach der ausdrücklichen Angabe von Wieland von denen des umgebenden Knochenmarks durchaus different waren. Man faßt dieselben wohl am besten als echte Sarkome auf. Auch eine Beobachtung von Grawitz, sowie die Fälle von Buch, Hammer, Sudhoff, Arnold, Harbitz, Norris, Spiegelberg, Schleip sind wohl echte Sarkome gewesen. Es sei indessen nochmals betont, daß alle diese Fälle nicht mit modernen Färbungsmethoden untersucht worden sind und somit eine sichere Entscheidung darüber, ob nicht in manchen derselben die Geschwulstzellen doch echte oder atypische Knochenmarkselemente waren, nicht mehr zu fällen ist.

Zweifellos heterologe Neubildungen sind dagegen die Fälle von multiplem Endotheliom von Kahler, von Marckwald, zwei Fälle von Spiegelberg, von Poncet, Berger und Thévenot, sowie ein Fall von multiplen Chondro-

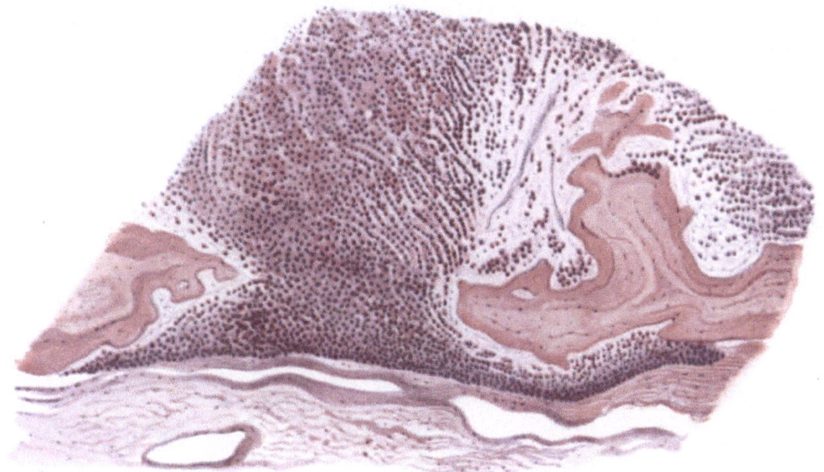

Abb. 43. Schnitt aus einer Rippe von einem Falle multipler Sarkomatose des Knochenmarks (H. Hirschfeld).

sarkomen, den Seegelken beschrieben hat, sowie ein von mir beschriebener Fall von echter multipler Sarkomatose des Knochenmarks. (Siehe nebenstehende Abbildungen.)

Häufiger sind jedenfalls nach den bereits recht zahlreichen und auf Grund moderner Fixierungs- und Färbemethoden genau untersuchten Beobachtungen der letzten Jahre die echten multiplen Myelome, homologe Neubildungen des Knochenmarks, welche aus den Parenchymzellen dieses Organs, insbesondere den farblosen Elementen hervorgehen, also Leukoblastome sind. Der erste sichere Fall dieser Krankheit ist von v. Rustitzky im Jahre 1873 beschrieben worden, die älteren Fälle von Bence-Jones (1848) und von Dowse (1872) sind zweifelhaft. Bereits v. Rustitzky hat das Wesen der Erkrankung richtig erkannt und die multiplen Myelome als umschriebene Hyperplasien des Knochenmarks aufgefaßt. In der Folgezeit hat sich der Streit um die Auffassung dieser Neubildungen im wesentlichen darum gedreht, ob man in ihnen echte Tumoren oder leukämische bzw. pseudoleukämische Produkte sehen soll.

Alle neueren Autoren und die meisten älteren stimmen jedenfalls darin überein, daß die Myelome Leukoblastome sind, somit also mindestens den leukämischen bzw. aleukämischen Prozessen histologisch nahestehen. Die

Eigentümlichkeit ihrer Lokalisation und die meist zirkumskripte Form ihrer Produkte ist genügend mit dem Namen „multiple Myelome“ charakterisiert.

Die feinere Histologie der multiplen Myelome ist durch zahlreiche gut bearbeitete kasuistische Mitteilungen der neueren Zeit bereits recht genau erforscht. Es hat sich herausgestellt, daß man folgende Formen nach Art der sie zusammensetzenden Zellen unterscheiden kann:

1. Myelome, welche aus Zellen vom Habitus der Lymphozyten bestehen (Myelolymphozytome).

2. Myelome, welche aus neutrophilen Myelozyten bestehen (Myelozytome).

3. Myelome, welche aus Myeloblasten bestehen (Myeloblastome).

4. Myelome, welche ganz oder vorwiegend aus Plasmazellen bestehen (Myeloplasmozytome).

5. Myelome, an deren Zusammensetzung alle Elemente des Knochenmarkes gleichmäßig teilnehmen (gemischtzellige Myelome, Erythromyeloblastome).

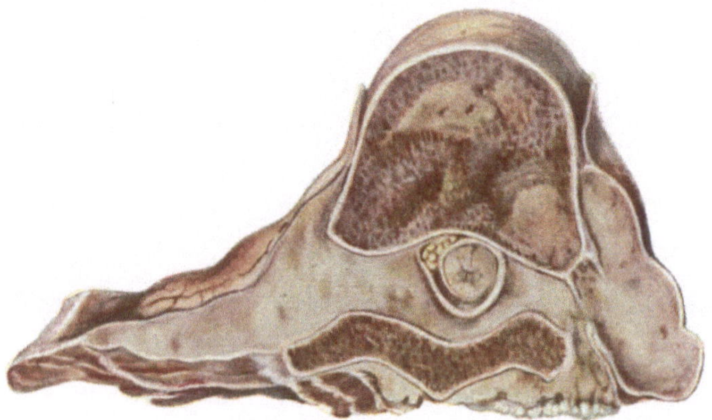

Abb. 44. In den Wirbelkanal hineingewucherte, das Rückenmark komprimierende Geschwulstmasse des Falles von multipler Sarkomatose des Knochenmarkes. (H. Hirschfeld.)

6. Myelome, die nur aus Erythroblasten bestehen — nur ein angezweifelter Fall von Ribbert bekannt — (Erythroblastome).

Es muß übrigens noch als sehr zweifelhaft bezeichnet werden, ob es wirklich echte Myelolymphozytome gibt, oder wenigstens ob alle als solche beschriebenen Fälle wirklich so zu deuten sind. Mit Hilfe der Oxydasereaktion, welche ein gutes Mittel zur Unterscheidung von Myeloblasten und Lymphoblasten wenigstens für manche Fälle zu sein scheint, sind multiple Myelome noch nicht untersucht worden und auch auf sonstige morphologische Feinheiten, mit Hilfe deren man jetzt Myeloblasten und Lymphozyten unterscheidet, ist früher nicht geachtet worden.

Ob daher die zahlreichen Fälle der älteren Literatur, in welchen die die Myelome zusammensetzenden Zellen als Lymphozyten angesehen worden sind, wirklich alle echte Lymphozytome und nicht etwa Myeloblastome waren, läßt sich gar nicht entscheiden.

Die multiplen Myelome erscheinen als weißlich-gelbliche bis braunrote, zirkumskripte, rundlich oder unregelmäßig begrenzte Herde, die vorzüglich im Mark der platten Knochen des Schädels, des Beckens, der Rippen (s. Abb. 45) und des Brustbeins lokalisiert sind. Auch sind sie häufig in den Wirbeln, seltener in den langen Röhrenknochen, noch seltener in den kurzen Knochen der Extremitäten lokalisiert. Bisweilen sind sie Sitz kleinster Blutungen. Gewöhnlich ist das Knochenmark in ihrer Nachbarschaft rot. Die Zahl der Herde und ihre Verbreitung im Skelettsystem wechselt außerordentlich. Auch pflegen fast immer einige Knochen ganz frei zu sein.

Wenn nun die multiplen Myelome in der beschriebenen Weise auf das eigentliche Knochenmark beschränkt blieben, so würden sie voraussichtlich in den meisten Fällen keine sehr erheblichen klinischen Symptome machen. Ihre Neigung zu aggressivem Wachstum aber, die sich in den meisten Fällen zeigt,

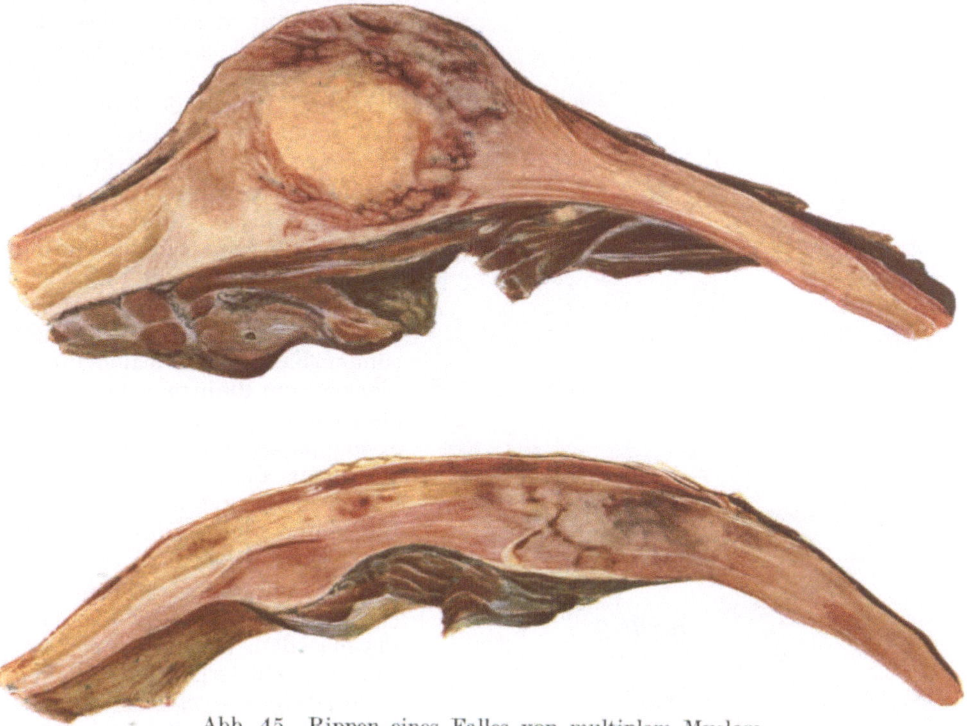

Abb. 45. Rippen eines Falles von multiplem Myelom.

bewirkt, daß sie in die kompakte Knochensubstanz hineinwachsen, dieselbe stark verdünnen und hervorwölben und ganz durchbrechen können. Daher findet man häufig bei Sektionen Frakturen, besonders an den Rippen, die beim Eröffnen des Brustkorbes leicht frakturieren können, wenn sie es nicht schon während des Lebens getan haben.

Wie hochgradig in manchen Fällen die Zerstörung der eigentlichen Knochensubstanz vorgeschritten ist, sieht man besonders an mazerierten Präparaten. Häufig sind die Knochen, besonders die platten, wie die des Schädels (Abb. 46), des Beckens und der Schulterblätter wie durchlöchert. An anderen Stellen ist es nicht bis zur Perforation gekommen und die Knochen sehen wie angefressen aus. Von manchen dünneren Knochen, wie z. B. den Schulterblättern, bleibt manchmal nur ein stark durchlöchertes weitmaschiges Balkenwerk übrig. Diese Verhältnisse zeigen besonders deutlich die Fälle von Jellinek.

Sehr oft ist die Kortikalis papierdünn und eindrückbar, vielfach sind solche Knochen biegsam.

Die Zerstörung der Knochensubstanz findet bei den Myelomen teils durch die Tumorzellen selbst statt, teils erfolgt die Einschmelzung durch die Tätigkeit von Osteoklasten. Nach Ribbert kommt es bei schnell wachsenden Tumoren bisweilen nicht zur Auflösung des Knochens, sondern die von dem Tumor umschlossene Knochensubstanz wird nekrotisch und man findet im Geschwulstgewebe kleine Sequester. Meist bleiben aber die Tumoren von Periost bedeckt.

Im Gegensatz zu denjenigen multiplen Myelomen, die als relativ gutartige Neubildungen aufzufassen sind und nur die Knochenschale vorwölben und benachbarte Teile verdrängen, gibt es eine zweite, wie es scheint, etwas seltenere Gruppe, welche ausgesprochen aggressiven Charakter zeigt. Diese geschwulstartige Natur dokumentiert sich dadurch, daß sie die Tendenz zum Hineinwachsen in die umgebenden Weichteile haben und daß sie das Periost direkt durchbrechen. Auch wachsen die Zellen der Myelome gelegentlich in die Venen hinein (Versé, Wallgren).

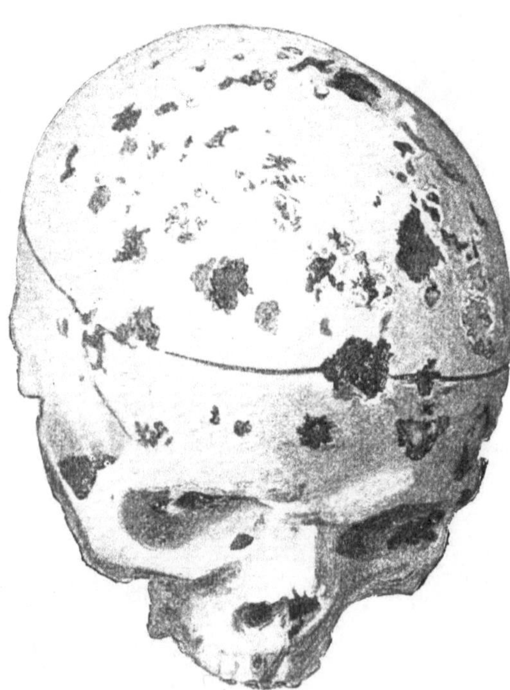

Abb. 46. Skelettierter Schädel eines Falles von multiplem Myelom. (Nach Jellinek).

Über die feinere Histologie der multiplen Myelome ist das Wichtigste bereits oben gesagt. Sie bestehen entweder aus Zellen mit rundem Kern und schmalem Protoplasmasaum, die in manchen Fällen als Lymphozyten, in anderen als Myeloblasten angesprochen wurden, oder aus neutrophil granulierten Myelozyten, aus allen Elementen des Knochenmarks (Schridde, Roman, Froboese, Versé), nur aus Erythroblasten (Ribbert) [?] oder endlich aus Plasmazellen. Bemerkenswert ist, daß man wiederholt die Angabe findet, daß die Myelomzellen nicht kreisrund, sondern mehr polygonal begrenzt sind. Das rührt offenbar davon her, daß die Zellen infolge ihrer starken Proliferation und der Raumbeengung durch die kompakte Knochensubstanz nicht Platz haben, um ihre natürliche kreisrunde Form anzunehmen.

Während meistens die multiplen Myelome zirkumskripte Tumoren darstellen, gibt es auch Fälle, in welchen eine mehr diffuse Infiltration des Knochenmarks, wenigstens an einzelnen Stellen überwiegt (Abrikossoff, Dowse, Weber, Winkler, Kalischer, Jochmann und Schumm, Runeberg, Nothnagel, Versé). Diese Fälle bilden zweifellos einen Übergang zu rein medullär lokalisierten diffusen Lymphadenosen bzw. Myeloblastosen, die klinisch allerdings ganz anders verlaufen.

Aber noch in anderer Beziehung erwiesen sich die multiplen Myelome als den Leukämien nahestehende Leukoblastosen. Sie treten von vornherein multipel auf und entstehen nicht metastatisch aus einem Primärtumor. Während ferner in den meisten Fällen die Lokalisation dieser Neubildungen durchaus auf das Knochenmark beschränkt ist, gibt es doch einige Fälle, in welchen ganz in Analogie mit den leukämischen oder aleukämischen Systemerkrankungen auch andere Organe Sitz ganz gleicher histologischer Neubildungen waren (Hoffmann, Sternberg, Lubarsch, Grawitz, Hammer, Herrick und Hektoen), oder wenigstens angegeben wird, daß Milz- und Lymphknotenschwellung bestanden. Auch zwei Beobachtungen Romans sprechen dafür, daß gelegentlich die multiplen Myelome nicht nur als Erkrankungen des Skelettsystems, sondern als Affektionen des gesamten hämatopoetischen Apparates auftreten können. Während in dem einen Falle nur zahlreiche Lymphknoten befallen waren, wurden in dem anderen auch Tumoren von gleichem Bau in der Gegend des Pankreas und in der Leber nachgewiesen. Allerdings diskutiert Roman die Möglichkeit, ob es sich nicht um echte Metastasen handelt.

Schließlich gibt es auch eine Kombination von Leukämie und multiplen Myelomen, wie sie von Gluzinski und Reichenstein beobachtet wurde, und wahrscheinlich auch in einem Falle von Sternberg anzunehmen ist.

Es muß aber zugegeben werden, daß in den meisten Fällen die multiplen Myelome infolge ihres zirkumskripten von der Umgebung scharf abgetrennten Wachstums durch ihre Neigung, das benachbarte Knochenmark und die kompakte Knochensubstanz zum Schwund zu bringen und ihre wiederholt beobachtete ausgesprochene Malignität und ihr direkt infiltratives Wachstum den malignen Tumoren außerordentlich nahestehen. So haben auch mehrere Autoren, Versé und Wallgren, neuerdings Durchbruch der Myelomzellen in die Blutgefäße und ihr Vorkommen auch in den Gefäßen innerer Organe beschrieben. Ebenso hat man wiederholt echte Metastasen gesehen.

Lediglich pathologisch-anatomisches Interesse haben die gelegentlich nachweisbare Amyloidentwicklung in manchen Organen, sowie die mehrfach gefundenen Kalkmetastasen. Durch die Einschmelzung der Knochensubstanz unter der Einwirkung der Neubildungen wird Kalk frei, der sich, statt ausgeschieden zu werden, aus unbekannten Gründen bisweilen im Bindegewebe manche Organe niederschlagen kann. Solche Kalkmetastasen sind in Nieren, Lunge, Herz und Uterusschleimhaut gefunden worden. Sie haben insofern auch klinisches Interesse, als sie auf der Röntgenplatte sichtbar werden können.

Ätiologie. Über die Ätiologie der multiplen Myelome ist nichts Sicheres bekannt. Wegen der histologischen Verwandtschaft zu den leukämischen und aleukämischen Prozessen könnte man geneigt sein, eine gleiche ätiologische Ursache wie für diese Krankheitsgruppe anzunehmen und die verschiedene Erscheinungsform durch eine besondere Art der Lokalisation des unbekannten Virus zu erklären. Es steht aber keineswegs fest, daß diese beiden histologisch so verwandten Krankheiten auch ätiologisch verwandt sein müssen.

In der Anamnese mancher Fälle spielt ein Trauma eine Rolle. Mit großer Wahrscheinlichkeit wird man indessen annehmen müssen, daß die Krankheit schon latent bestanden und durch das Trauma infolge der vorhandenen Knochenbrüchigkeit und Empfindlichkeit das Leiden erst manifest geworden, bestenfalls aber in seinem Fortschreiten beschleunigt worden ist.

Symptomatologie. Sicherlich kann das Leiden lange latent verlaufen. Die ersten Symptome pflegen Schmerzen zu sein, die bald in den Extremitäten, bald in der Brust, bald im Rücken oder in der Beckengegend vorhanden sind und sowohl von dem Patienten selbst, wie von ihren Ärzten gewöhnlich als rheumatische Schmerzen gedeutet werden. Dieselben sind sowohl spontan vorhanden, als auch treten sie besonders heftig nach körperlichen Anstrengungen auf. Was besonders stutzig machen muß, ist die große Hartnäckigkeit dieser Schmerzen, die sich meist nur durch starke narkotische Mittel bekämpfen lassen und bis an das Lebensende bestehen bleiben. Es entwickelt sich ferner sehr bald eine starke Druck- und Klopfempfindlichkeit der Knochen, wie sie in dieser Weise, namentlich in der multiplen Verbreitung, kaum bei anderen Krankheiten zu finden ist. Denn bei schweren Anämien und Leukämien pflegen nur das Brustbein und allenfalls noch die Tibien eine deutliche Druck- und Klopfempfindlichkeit aufzuweisen.

Sehr bald stellt sich eine zunehmende Schwäche und gewöhnlich eine Blässe ein, die auf einer wirklichen Anämie beruht und es bildet sich eine ausgesprochene Kachexie aus.

In einer Reihe von Fällen kommen nun mit der Zeit überaus charakteristische Symptome zum Vorschein, nämlich deutliche Deformitäten der Knochen.

Ein Unikum ist es, wenn der Patient selbst, wie in dem von v. Rustitzky beschriebenen Falle, die Entwicklung einer Geschwulst bemerkt. Bei dem genannten Patienten entstand an der rechten Schläfe eine bohnengroße, stark wachsende Geschwulst, welche später sogar den Augapfel schädigte.

Es entwickeln sich gewöhnlich eigenartige Verbiegungen der Knochen, besonders hochgradige Kyphosen der Wirbelsäule, wobei dann die Patienten allmählich kleiner werden, Einsenkungen des Brustkastens, so daß das Kinn die Brust, die Rippenbögen die Darmbeinkämme berühren. Schließlich fühlt man auch, namentlich an kleineren Knochen mit dünner Kompakta, herauswachsende Tumoren, und endlich hat man beim Palpieren wie Perkutieren bereits Spontanfrakturen von Rippen gesetzt. Natürlich sind diese unfreiwillig vom Arzt veranlaßten Verletzungen selten, häufiger Spontanfrakturen infolge eines Fehltritts, des Hebens einer zu schweren Last oder infolge plötzlichen und etwas vehementen Lagewechsels im Bett (Rippen, Klavikula).

Dieses Stadium der Knochenverbiegungen und Spontanfrakturen bringt die Kranken in einen äußerst elenden, mitleiderregenden Zustand. Sie liegen hilflos, von Schmerzen geplagt, im Bett und bekommen Dekubitus und hypostatische Pneumonien. Es ist ein Glück für sie, wenn sie auf diese Weise schnell zugrunde gehen. Aber die Deformitäten der Knochen haben noch andere unangenehme Folgezustände. Durch die Raumbeengung des Thorax entstehen hartnäckige Katarrhe, Dyspnoe, Herzbeschwerden. Ein großes Heer von unangenehmen Symptomen bedingt die Mitbeteiligung des Nervensystems. Die verbogenen oder frakturierten Knochen schädigen mechanisch die an ihnen verlaufenden Nerven. Entsprechende Prozesse an den Wirbelkörpern schädigen und komprimieren das Rückenmark (Abb. 44), an den platten Schädelknochen das Gehirn und die austretenden Nervenstämme. Es ist daher verständlich, wenn diese Kranken über Ameisenkriechen, Taubheitsgefühl, erhöhte Schmerzempfindlichkeit klagen, wenn die Muskelkraft nachläßt, die Reflexe verschwinden, komplette Lähmungen und ataktische Erscheinungen auftreten, wenn das typische Bild der Kompressionsmyelitis entsteht, mit Paraplegie, Stuhl- und Urininkontinenz.

Auffällig wenig ist leider über den Blutbefund in der Literatur niedergelegt. Bisweilen scheinen nennenswerte Blutalterationen zu fehlen, die Anämie erreicht aber auch vielfach höhere Grade (bis zu 15%, Sahli). Kernhaltige rote Blutkörperchen sollen selten sein und nennenswerte Anomalien von seiten der Leukozyten sind in der älteren Literatur nicht beschrieben. In fast allen Fällen, die in den letzten Jahren mitgeteilt worden sind, bestehen aber bemerkenswerte Veränderungen von seiten der farblosen Elemente. Man hat Myelozyten gefunden (Sternberg bis zu 21,8%), in anderen Fällen fiel die große relative Zahl der Lymphozyten auf. Endlich bestand im Falle Gluzinsky und Reichenstein eine Plasmazellenleukämie, in einem Fall Ellermanns Myeloblastenleukämie mit myeloischer Metaplasie von Leber, Lymphknoten und Niere. Vereinzelte Plasmazellen haben mehrere Autoren gesehen. Umstehende Tabelle nach Wallgren gibt eine Übersicht über die bisher erhobenen Blutbefunde.

Tabellarische Zusammenstellung der bisher bei multiplem Myelom erhobenen Blutbefunde. (Nach Wallgren.)

Verfasser	Hämoglobin %	Rote Blutkörperchen	Weiße Blutzellen	Neutrophile Leukozyten %	Eosinophile Leukozyten %	Basophile Leukozyten %	Lymphozyten %	Große Mononukleäre %	Anmerkungen
Austin	40	2650000	10800	51	9	0	20,5		Myelozyten 15%, Kernhaltige rote Blutkörperchen
Beck und Mc. Clearly	—	2220000	8800	73,3	0,3	0	14,3	4,3	
Bomhard	60	4100000	9700	69	3	3	24	1	
Christian-Thomae	60	4256000	7200	52	4	0	10	34	Myelozyten; kernhaltige rote
Conti	—	1900000	3400	42	4	2	15	22	
Ellinger	45	1580000	8850	—	—	—	—	—	Myelozyten 6%
Gluzinski und Reichenstein	24—15	1620000 680000	7600 39400	— —	— —	— —	— —	— —	Kernhaltige rote 72% Mononukleäre (Plasmazellen); Normo - Myeloblasten
Haberfeld und Lordy	70	2784000	10000	67	7,5	0,5	22	3,3	
von der Heyde	55	2440000	6600	—	—	—	—	—	Vereinzelte Myelozyten
Jellinek	30—15	4100000	—	—	—	—	—	—	
Kahn	18	1580000	4800	60	—	1	36	3	
King	20	1284000	19000	23,5	3	2	50	21.5	Normoblasten; einzelne Megaloblasten
Mac Callum	80	—	9000	59	—	—	41		
Mailsen	44	2400000	6300	62	7,3	—	21	4,5	Myelozyten 2,8%; zahlreiche Normo-, einzelne Megaloblasten
Mieremet	35—45	2860000 1072000	7600 10500	45		—	51	3	Myelozyten 1%
Scarlini	—	5650000	7000	60	3	—	36	1	Inkonstante Myelozyten
Schütz	45	2650000	11200	67	0,3	—	31	4	
Sexsmith und Kleir	85	3140000	8000	56	3,5	—	22,5	18	
Sturum	40	1920000	11000	—	—	—	—	—	40% große, einkernige Zellen
Vance	72	520000	5000	75		—	26	1	
Webör	23	2980000	11000	70,3	1	—	25,6	3	
Weinberg und Schwarz	76—54	3848000	6267	47—98	0,25—5	0,3—5	1,5—43,5	0,3—8,5	Myelozyten 0—1,5%; Spärliche Myeloblasten; Türksche Reizungszellen; Plasmazellen, Riederformen
Wright	60	4700000	5000	—	—	—	—	—	Nur 1 Myeloblast
Wallgren III	70	3400000	3850	72		—	28		Keine path. Formen
„ IV	70—90	5000000 3600000	6600 12500	70,4	2,4	0,5	17,6	8	Myelozyten 3,8% Schwer deutbare einkernige Zellen (Plasmazellen?)
„ V	80—90	5060000	11000	70	1,2	0,4	26	2,3	
„ VII	80—90	4900000	7600	53,5	3,5	0,8	34,2	8	Keine path. Formen
„ IX	80—90	2240000	4300	61	1,5	0,5	28,5	8,5	
„ XI	90—70	2560000	7200—18000	—	—	—	—	—	Keine path. Formen
„ XII	90	4600000	3200	62	2,5	1	29,5	4,5	0,5% Myelozyten
„ XIII	80	5000000	4100	41,7	1	0,3	54,7	2,3	Keine path. Formen
„ XIV	60	3110000	6500	61	1,25	0,25	34	3,5	Keine path. Formen
„ X	100	—	7200	50	1,5	0,5	45	3	

Ich selbst sah in einem Falle sehr zahlreiche Normoblasten und eine starke relative Lymphozytose.

Auf Grund des spärlichen bisher vorliegenden Materials läßt sich zur Zeit noch kein bestimmtes Bild von den Blutveränderungen der multiplen Myelome geben, und es erscheint sogar wahrscheinlich, daß es eine direkt charakteristische Blutveränderung gar nicht gibt, sondern daß dieselbe je nach der Lokalisation und der Verbreitung der multiplen Myelome und ihrer feineren zellulären Struktur differieren.

Von besonderem Interesse ist das häufige Auftreten des Bence-Jonesschen Eiweißkörpers im Urin, der übrigens auch bei sekundären multiplen Myelomen gefunden wird. Bekanntlich hat diese Substanz die Eigentümlichkeit, bei einer Temperatur zwischen 40 und 60^0 zu koagulieren und bei weiterer Erwärmung sich wieder zu lösen. Die täglich ausgeschiedene Menge kann nach Magnus-Levy bis zu 70 g betragen. Indessen tritt die Bence-Jonessche Albuminurie keineswegs in allen Fällen von multiplem Myelom auf und wird anderseits auch bisweilen bei echten Leukämien, manchmal auch bei ganz anderen Krankheiten gefunden. Nach Decastello wird dieser Eiweißkörper nur bei einer toxischen Nierenschädigung ausgeschieden und er hat nachweisen können, daß in der Mehrzahl der Fälle von Albumosurie in der Literatur anatomische Nierenveränderungen vorhanden waren. Die täglich ausgeschiedenen Mengen bei multiplen Myelomen schwanken übrigens sehr und zeitweise kann der Urin ganz frei davon sein.

Über die Herkunft und die Bedingungen der Absonderung der Bence-Jonesschen Eiweißkörper läßt sich zur Zeit leider noch nichts Abschließendes sagen.

Wallgren hat 128 autoptisch sichergestellte Fälle von multiplem Myelom im Hinblick auf den Urinbefund in folgender Tabelle zusammengestellt:

Urin eiweißhaltig			Urin eiweiß-frei	Angaben über eine Urinuntersuchung fehlten
Der Bence-Jonessche Eiweißkörper war vorhanden	Der Bence-Jonessche Eiweißkörper fehlte	Eine Untersuchung auf den Bence-Jonesschen Eiweißkörper wurde ausgeführt		
42	7	24	17	28

Über die Beziehungen zwischen Bence-Jonesschem Eiweißkörper und nephritischen Symptomen unterrichtet folgende Tabelle Wallgrens:

	Nephritische Urinveränderungen oder eine Nierenschädigung sind vorhanden	Nephritische Urinveränderungen oder eine Nierenschädigung fehlte
Der Urin enthält den Bence-Jonesschen Eiweißkörper	52	0
Der Bence-Jonessche Eiweißkörper fehlt	9	7

Interessant ist der Befund von Zülzer, daß man bei Tieren nach Pyrodinvergiftung eine echte Bence-Jonessche Albumosurie feststellen kann. Bei einem seiner Versuchstiere konnte er dieselbe 5 Tage lang beobachten, dann erst wurde sie durch die auftretende Albuminurie verdeckt. Pyrodin wirkt als Blutgift jedenfalls in irgend einer Weise auf das Knochenmark ein. Eine direkte Brücke aber von diesen experimentellen Befunden zu der Bence-Jonesschen Albuminurie bei multiplen Myelomen läßt sich vorderhand nicht konstruieren.

In vielen Fällen von multiplen Myelomen wird ein unregelmäßiges, bisweilen auch ein remittierendes Fieber erwähnt. In anderen aber fehlte es während der ganzen Dauer der Krankheit. Milz- und Drüsenschwellungen fehlen in den allermeisten Fällen und sind nur ausnahmsweise beobachtet worden. Stets kommt es im Laufe des Leidens zu einer schweren Kachexie.

Indessen findet man keineswegs in allen Fällen dieses eben geschilderte klassische Krankheitsbild. Sehr häufig werden multiple Myelome als zufälliger unerwarteter anatomischer Befund erst bei der Sektion entdeckt. Vielfach sind die Kranken zwar kachektisch und elend, klagen über vage, rheumatoide Schmerzen, doch besteht kein Symptom, das zu Lebzeiten der Kranken an multiple Myelome denken läßt. Zufällige nebenher bestehende Affektionen, wie Arteriosklerose, Emphysem, Myokarditis und ähnliche Zustände werden in solchen Fällen oft als die eigentliche Grundkrankheit betrachtet, während in Wahrheit die eigentliche Ursache der Kachexie und des letalen Verlaufes die latenten multiplen Myelome sind.

Die Krankheit scheint beim männlichen doppelt so stark wie beim weiblichen Geschlecht verbreitet zu sein. Das Alter der Patienten schwankte in den mitgeteilten Fällen zwischen 22 und 80 Jahren, am häufigsten zwischen 40 und 60 Jahren. Im Kindesalter ist nur ein Fall von Roman bekannt. Die Krankheitsdauer beträgt etwa $^1/_2$ bis $1^1/_2$ Jahre, doch beobachtete Marchand einen akuten Verlauf innerhalb 6 Wochen, Süßmann einen solchen von 9 Wochen, aber auch mehrjährige Dauer ist beschrieben worden (Wright $4^1/_2$ Jahre).

Die hier geschilderten Symptome beziehen sich sowohl auf die eigentlichen multiplen Myelome, die aus Knochenmarkzellen bestehen, wie die aus dem Stroma hervorgehenden echten primären Geschwulstbildungen, wie Sarkome, Endotheliome usw.

Diagnose. Die Diagnose der multiplen Myelome ist in typischen Fällen im allgemeinen leicht, namentlich dann, wenn erst Knochenverkrümmungen und Frakturen eingetreten sind. In früheren Stadien weisen die starken Knochenschmerzen und die große Druckempfindlichkeit derselben auf den richtigen Weg. Auch fühlbare Knochenauftreibungen multipler Natur lassen immer an multiple Myelome denken. Fällt dann noch die Untersuchung des Urins auf den Bence-Jonesschen Eiweißkörper positiv aus, so ist die Diagnose gesichert. Der negative Ausfall dieser Reaktion spricht durchaus nicht gegen multiples Myelom, während anderseits der positive Ausfall auch bei Leukämien beobachtet ist.

Aus dem Blutbefund kann man leider keine bindenden Schlüsse ziehen.

Neuerdings ist aber die Diagnose der multiplen Myelome selbst im Frühstadium und bei unbestimmten Symptomen, selbst differentialdiagnostisch gegenüber Osteomalazie, schwerer Rachitis und Ostitis fibrosa, eine leichte geworden, wenn man nur an die Möglichkeit eines solchen Leidens denkt, da Röntgenaufnahmen des Skeletts in solchen Fällen ein außerordentlich charakteristisches und eindeutiges Bild geben. Zuerst haben Jochmann und Schumm einen Myelomfall mit Röntgenstrahlen untersucht. Nach ihrer Ansicht kann man, besonders zur Differentialdiagnose zwischen Myelom und Osteomalazie, den Röntgenbefund verwerten. Eine derartige, durch die andrängenden Geschwulstmassen bedingte Auszackung der inneren Kortikaliswand der Röhrenknochen mit ihren Buchten und Lakunen und den dazwischen stehengebliebenen zackigen Vorsprüngen, ferner eine derartige Verdünnung der Rindenschicht und so weitgehender Spongiosaschwund dürfte kaum je bei Osteomalazie gefunden werden. Auch Scheele und Herxheimer sahen in einem von ihnen untersuchten Falle deutlich auf Röntgenbildern die Rarefikation der festen Knochensubstanz und die kugeligen Geschwulstmassen. In dem Falle Jellineks wurden gleichfalls Röntgenstrahlen angewandt; am Schädel sah man viele zerstreut liegende rundliche linsen- bis kirschgroße Aufhellungsherde, desgleichen an den Rippen und den Schlüsselbeinen, sowie in den Extremitätenknochen. In dem Falle von Wright waren mehrere Knoten an den Rippen konstatiert worden, während das Röntgenbild an 8 Rippen Veränderungen aufdeckte.

Selbstverständlich ist eine sichere Entscheidung darüber, ob es sich um echte multiple Myelome, um andere primäre Geschwülste (Sarkome, Chondrome usw.) oder um sekundäre Metastasen eines nicht nachweisbaren Primärtumors handelt, auch mit Hilfe der Röntgenstrahlen nicht möglich.

Mit unseren heutigen Hilfsmitteln wird man also immer nur die Diagnose „multiple, im Skelettsystem verbreiterte Tumoren" stellen können, niemals mit Sicherheit aber eine histologische Diagnose, auf die es übrigens für Prognose und Therapie nicht ankommt. Vielleicht wird uns hier in Zukunft

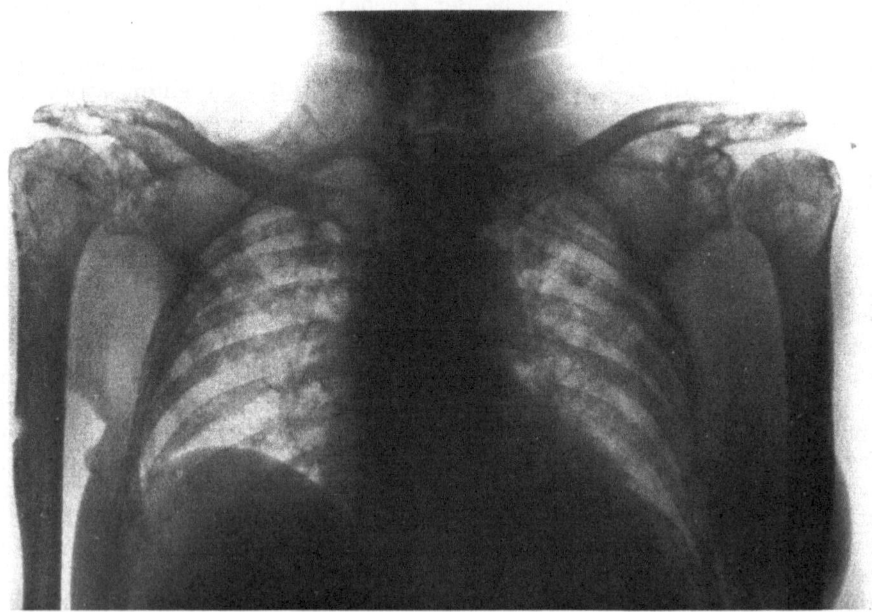

Abb. 47. Metastatische Karzinose des Skeletts (Primärtumor-Mammakarzinom). Röntgenbild der oberen Rumpfhälfte.

die Punktion des Knochenmarks und der Tumoren weiter bringen. Metastatische multiple Knochenmarktumoren sind nur dann differentialdiagnostisch leicht zu trennen, wenn der Primärtumor nachweisbar ist.

Prognose. Die Prognose der multiplen Myelome ist eine absolut infauste. Die Krankheit führt immer zum Tode, und ob der Verlauf ein schneller oder langsamer sein wird, kann man nie wissen, zumal jederzeit Komplikationen von seiten lebenswichtiger Organe eintreten können, die ein schnelles Ende herbeiführen. Im allgemeinen scheint es allerdings, daß die sekundären Myelome, wofür ich auch aus eigener Erfahrung Beispiele beibringen kann, langsamer verlaufen.

Therapie. Die Therapie der multiplen Myelome ist in erster Linie eine symptomatische. Es handelt sich darum, die quälenden Schmerzen der Kranken zu beseitigen und die durch die mannigfachen Komplikationen bedingten Störungen nach Möglichkeit günstig zu beeinflussen. Es werden daher Antineuralgica und Narkotica unentbehrlich sein.

Wegen der großen Gefahr der Spontanfrakturen, die selbst bei brüskem Umdrehen im Bette und bei ärztlichen Untersuchungen vorkommen können, muß man mit den Kranken außerordentlich schonend umgehen. Sie müssen sozusagen wie zerbrechliches Glas angefaßt werden. Sind Frakturen eingetreten, und haben sich Verkrümmungen von Knochen eingestellt, so braucht man

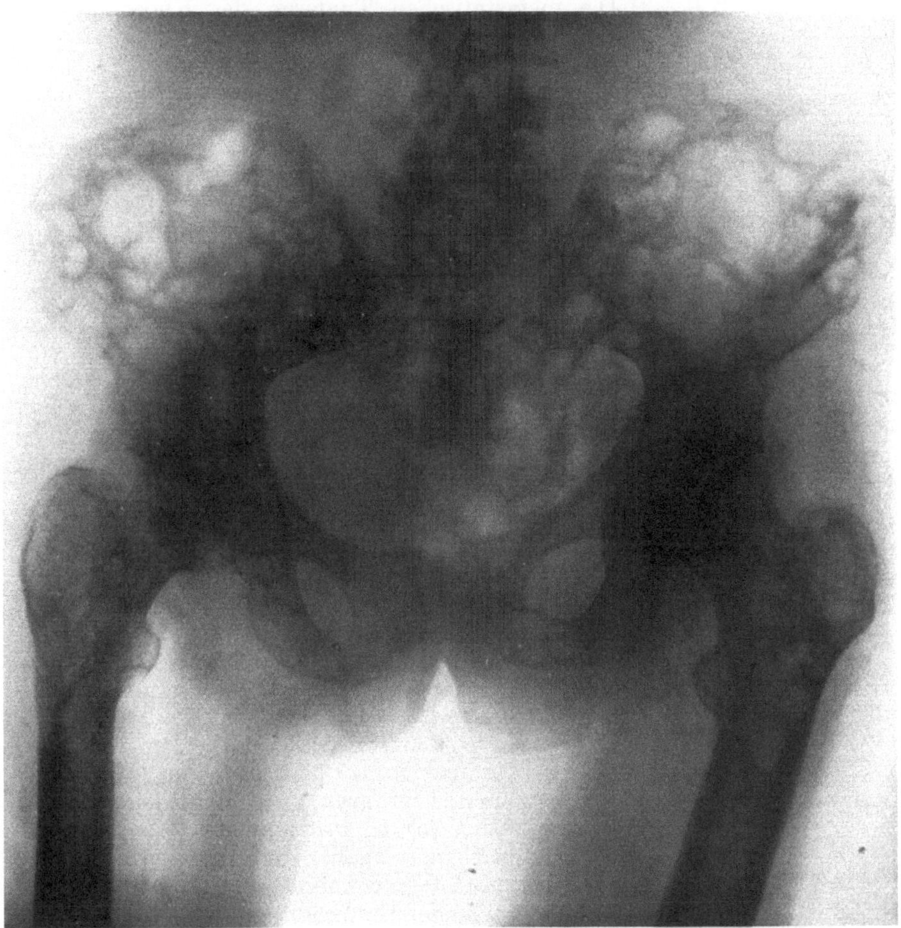

Abb. 48. Metastatische Karzinose des Skeletts, Röntgenbild der Beckenwand der Oberschenkel.

eventuell chirurgische bzw. orthopädische Hilfe. Störungen von seiten der inneren Organe, wie besonders Herz- und Atmungsstörungen, wird man durch entsprechende Mittel, meist natürlich durch Narkotika bekämpfen müssen. Das gleiche gilt für nervöse Störungen, für die natürlich zum Teil auch, wie z. B. die Kompressionsmyelitis, orthopädische Maßnahmen in Frage kommen können. Massage und medikomechanische Übungen sind natürlich strengstens kontraindiziert.

Von einer Röntgentherapie ist bei der Multiplizität der Tumoren kein Erfolg zu erwarten. Dagegen lohnte sich wohl in Zukunft ein Versuch mit Thorium X-Injektionen und Benzoldarreichung, Substanzen von besonders großer leuko-

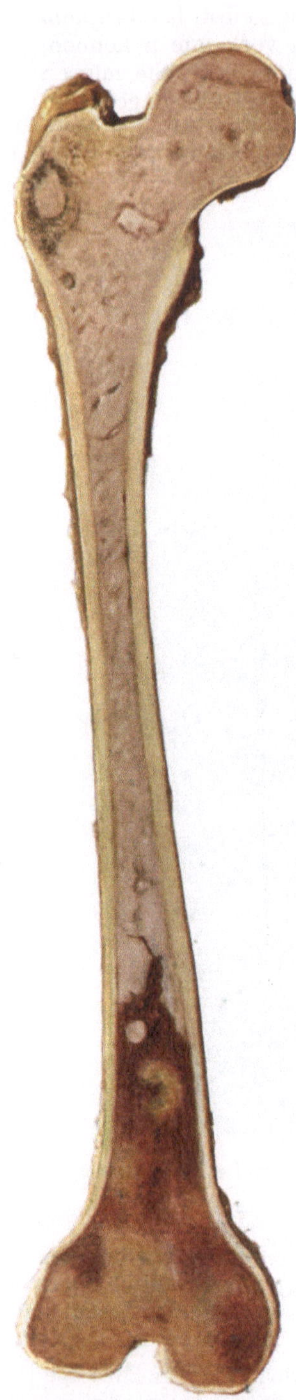

Abb. 49. Metastatische Karzinose im Femur (Primärtumor: Prostatakarzinom).

zytozider Kraft. Es ist nicht ausgeschlossen, daß man vielleicht auf diese Weise Remissionen und Stillstände erzielen könnte. Auch ein Versuch mit Arsen ist natürlich in derartigen Fällen nicht von der Hand zu weisen, ohne daß man damit gerade sehr viel erreichen zu können hoffen darf.

Die metastatischen Tumoren des Knochenmarks. Die metastatischen Tumoren des Knochenmarks, auch sekundäre multiple Myelome genannt, sind im Gegensatz zu den primären multiplen Myelomen ziemlich häufig. Zwar können gelegentlich alle malignen Tumoren Metastasen im Knochenmark herbeiführen, doch sind es bemerkenswerterweise die Geschwülste ganz bestimmter Organe, die eine ganz besondere Neigung zur Metastasierung im Skelettsystem bzw. im Knochenmark zeigen, nämlich die Karzinome der Mamma, der Prostata, des Magens und der Schilddrüse. Daß die meisten metastatischen Tumoren des Knochenmarks Karzinome sind, mag vielleicht daran liegen, daß Karzinome überhaupt die häufigsten Geschwülste sind. Man findet aber Knochenmarksmetastasen auch bei allen Formen der Sarkome und hat sogar bei Hypernephromen und einmal auch bei einem Netzhautgliom (Roman) generalisierte Markmetastasen gefunden.

Außer dem Knochenmark findet man gewöhnlich auch in anderen Organen Metastasen, ja in den meisten Fällen liegen generalisierte Karzinosen oder Sarkomatosen vor, die kaum ein Organ freigelassen haben.

Der Primärtumor ist invielen dieser Fälle außerordentlich klein, ja er kann, wie das besonders häufig bei Karzinomen der Prostata und der Schilddrüse vorkommt, so klein sein, daß er sich dem klinischen Nachweis entzieht, ja bisweilen erst durch die mikroskopische Untersuchung aufgefunden wird. In anderen Fällen ist der Primärtumor zwar nicht ungewöhnlich klein, sitzt aber in irgend einem inneren, der direkten Untersuchung nicht zugänglichen Organ und entgeht so der Entdeckung während des Lebens.

Besonders verdient hervorgehoben zu werden, daß auch nach der operativen Entfernung eines Tumors das Rezidiv nicht an der Operationsstelle, sondern in Form über das ganze Skelettsystem verbreiteter Metastasen auftreten kann. In einigen Fällen der Literatur sind die Metastasen im Skelett ungewöhnlich lange nach der Exstirpation des Primärtumors aufgetreten und haben dann noch jahrelang bestanden. Das Intervall zwischen Operation und erstem Bemerktwerden der Knochenmarksmetastasen kann 7, 8 und 9 Jahre betragen. Ich selbst beobachtete über ein Jahr lang eine Frau, der im Jahre 1905 die rechte Mamma wegen Karzinom amputiert worden war, die dann im Jahre 1912 mit deutlichen Knochenmetastasen erkrankte und erst Ende 1913 nach schwerem Siechtum starb.

Die Tumoren bleiben entweder klein und überschreiten nicht die Grenzen der Markhöhle, oder aber sie zeigen ein starkes Wachstum, breiten sich nach allen Richtungen hin aus, verdünnen und durchbrechen eventuell die Kompakta. Dadurch entstehen Knochenauftreibungen, Frakturen (s. Abb. 50) und Deformitäten, die besonders dann schwere funktionelle Störungen machen müssen, wenn sie die Wirbelsäule betreffen, da dann Kompressionen des Rückenmarks einzutreten pflegen.

Das Knochenmark in der Umgebung der Geschwulstherde ist nur selten reaktionslos, häufiger rot, in einer dritten Reihe von Fällen aber kommt es zu einer Umwandlung der Markhöhle in Knochensubstanz, zur sogenannten osteoplastischen Karzinose.

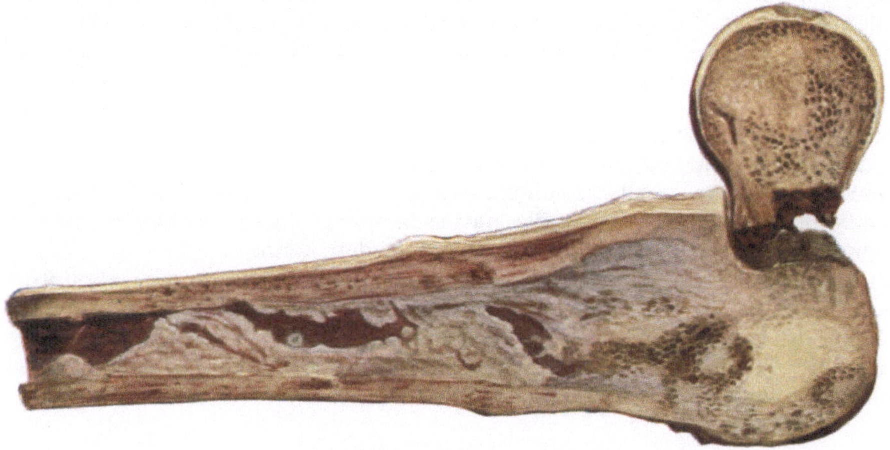

Abb. 50. Metastatische Knochenmarkkarzinose mit Spontanfraktur (Primärtumor: Mammakarzinom).

Symptomatologie. Wenn die metastatischen Tumoren klein bleiben und die kompakte Knochensubstanz nicht angreifen, dann beschränken sich die Symptome gewöhnlich, abgesehen von der schweren Kachexie, auf die später zu beschreibenden Blutveränderungen, die aber auch nur in einem Teil der Fälle zustande kommen. Handelt es sich aber um Tumoren von aggressiverer Wachstumstendenz und wird an einigen oder vielen Stellen die Kompakta angegriffen, so kommt es zu dem im vorigen Kapitel bei den multiplen Myelomen geschilderten Kahlerschen Symptomenkomplex. Die wichtigsten Symptome sind dann Knochenschmerzen, Spontanfrakturen und Deformitäten, Anämie und Kachexie und bisweilen auch das Auftreten des Bence-Jonesschen Eiweißkörpers im Urin. Es erübrigt sich daher an dieser Stelle eine nochmalige Schilderung der oben ausführlicher besprochenen Symptome. Bemerkt sei, daß das Auftreten des Bence-Jonesschen Eiweißkörpers bei metastatischen Knochentumoren viel seltener beobachtet wird wie bei den echten, primären, multiplen Myelomen.

Was das Blut anbetrifft, so findet man in manchen Fällen keine nennenswerten Veränderungen, in anderen aber wieder sehr typische. Es kommt allmählich zu einer ungewöhnlich schweren Anämie, so daß die Zahl der Blutkörperchen bis zu 1 000 000 und der Hämoglobingehalt bis auf 20 oder 10 % sinkt, es treten auffällig viel Normo- und Megaloblasten im strömenden

Kreislauf auf und unter den Leukozyten machen sich beträchtliche Prozentzahlen von Myelozyten bemerkbar. Die Gesamtzahl der Leukozyten ist in vielen Fällen erhöht, in manchen Fällen sogar auf über 100 000. Gelegentlich hat man auch das Vorkommen granulationsloser polymorphkerniger Elemente, von Myeloblasten und Türkschen Reizungsformen beobachtet. Ziemlich häufig wird ein Milztumor gefunden, der sich im Zustand myeloider Umwandlung (Frese) befinden kann. In solchen Fällen kommen differentialdiagnostisch atypische Leukämien in Frage. Ob die eben genannten schweren Blutveränderungen auftreten oder nicht, hängt offenbar davon ab, ob das Knochenmark stark gereizt wird oder nicht. Ob hierbei rein mechanische Momente nur eine Rolle spielen oder ob auch toxische Sekrete der Tumoren dabei von Bedeutung sind, muß dahingestellt bleiben.

Diagnose. Die Diagnose von metastatischen Knochenmarkstumoren ist leicht, wenn bei nachweisbarem Primärtumor der Kahlersche Symptomenkomplex besteht. Wenn bei einem Geschwulstkranken sich allmählich eine ungewöhnlich schwere Anämie entwickelt, soll man stets daran denken, daß vielleicht eine Knochenmarksmetastasierung vorliegt. Unter den gleichen Umständen soll man bei operierten Patienten an Spätmetastasen denken. In Fällen, wo der Primärtumor sich dem Nachweis entzieht, wird es nicht möglich sein, die Differentialdiagnose zwischen primären und sekundären multiplen Myelomen zu stellen. In allen zweifelhaften Fällen ist die Röntgenphotographie von außerordentlichem Nutzen, die natürlich auch nicht zwischen primären und sekundären multiplen Myelomen unterscheiden kann.

Therapie. Die Behandlung kann natürlich vorwiegend nur eine symptomatische sein, bei der Narkotika die Hauptrolle spielen werden. Behandlung mit Röntgenstrahlen und anderen radioaktiven Substanzen kann gelegentlich versucht werden. Wegen der Gefahr der Spontanfrakturen bedürfen solche Kranken besonderer Pflege und Schonung.

Literatur über multiple Myelome.

Abderhalden und Rostoski: Beitrag zur Kenntnis des Bence-Jonesschen Eiweißkörpers. Zeitschr. f. physiol. Chem. 1905. — Abrikossoff: Über einen Fall von multiplem Myelom mit diffuser Verbreitung im Knochenmark. Virchows Arch. f. pathol. Anat. u. Physiol. Bd. 137. H. 2. — Alloco: Sulla malattia di Kahler. Arch. ital. di med. int. Vol. 3. Fasc. 1 e 2. — Anders - Boston: Bence-Jones Albumosuria with report of 3 cases. Lancet. 10. Jan. 1903. — Arnold: Drei Fälle von primärem Sarkom des Schädels. Virchows Arch. f pathol. Anat. u. Physiol. Bd. 57. — Aschoff: Ein Fall von Myelom. Ärztl. Verein zu Marburg, 20. Dez. 1905. Münch. med. Wochenschr. Nr. 7. 1906. — Askanazy: Diagnostische Bedeutung der Bence-Jonesschen Albumosurie. Dtsch. med. Wochenschr. Nr. 31. 1899. — Austin: Med. Rec. 1911. S. 761. — Auerbach: Multiples Myelom mit Bence-Jonesschem Eiweißkörper. Ref. Klin. Wochenschr. 1920. S. 1235. — Barbacci: Sul mieloblastoma (Mieloma multiplo della ossa a tipo mieloblastico). 6. Vers. der Soc. ital. di patol. Modena 1909. — Barr: A case of myelopathic albumosuria. Liverpool med.-chirurg. Journ. 1901. — Baumgarten: Myelogene Pseudoleukämie mit Ausgang in allgemeine Osteosklerose. Arb. a. d. pathol. Inst. Tübingen. Braunschweig 1894 u. 1899. — Beck and Mc Cleary: Multiple myeloma with bone-marrow plasmacells in the blood. Journ. of the Americ. med. assoc. 1919. — Bence-Jones: On a new substance occuring in the urine of a patient with mollities ossium. Phil. trans. of the roy. soc. of London. Vol. 1, p. 55. 1848. — Benda: Fall von multiplem Myelom. Ver. f. inn. Med. 2. Dez. 1908. — Bender: Über ein periostales Rundzellensarkom und ein Myelom mit Kalkmetastasen. Dtsch. Zeitschr. f. Chirurg. Bd. 63. 1905. — Berblinger: Multiple Myelome mit verschiedener Ausbreitung. Frankfurt. Zeitschr. f. Pathol. Bd. 6. — Bertoye: Contribution à l'étude de la maladie de Bence-Jones. Rev. de méd. 10. April u. 10. Mai 1904. — Besselhagen: Myelom. Berl. Chirurg. Verein. Mai 1908. — Bevacqua: Über multiple Knochenperitheliome mit Lymphosarkom der Lymphdrüsen (Kahlersche Krankheit?). Virchows Arch. f. pathol. Anat. u. Physiol. Bd. 200, H. 1. — Blair: A case of albumosuria. Brit. med. Journ. Vol. 2. 1901. — Bloch: Über eine bisher nicht beschriebene, mit eigentümlichen Elastinveränderungen einhergehende Dermatose bei Bence-Jonesscher

Albuminurie. Arch. f. Dermatol. u. Syphilis, Orig. Bd. 99, H. 1—2. — J. Bloch: Beitrag zur Klinik und Diagnose des multiplen Myeloms. Inaug.-Diss. Berlin 1919 und Fol. haematol. Bd. 26. — Boggs and Guthrie: Bence-Jones Proteinuria. A report of 4 cases. Americ. Journ. of the med. sciences. 1912. — Bomhard: Zeitschr. f. klin. Med. Bd. 80. — Boston: Bence-Jones Albumosuria with peculiar nervous phaenomena. Americ. Journ. of the med. sciences. 1903. — Bozzolo: Sulla malattia di Kahler. Clin. med. ital. 1898. — Bradshaw: A case of Albumosurie in which the albumose was spontaneously precipitated. Med. chirurg. trans. 1898. — Brown: A case of myelopathic albuminuria. Brit. med. Journ. 14. Sept. 1907. — Bruce and Lund: Notes on a case of myelopathic albumosuria. 16. April 1904. — Buch: Ein Fall von multipler primärer Sarkomatose des Knochenmarks und eine eigentümliche Affektion der vier großen Gelenke. Inaug.-Diss. Halle 1873. — Buchstab und Schaposchnikow: Über multiple Myelome des Rumpfskeletts. Russ. Arch. f. Pathol. Bd. 7. 1899. — Campbell-Horsfall: Gunshot Injury to the leg followed by albumosuria. Lancet. 25. April 1903. — Cathcart and Henderson: Bence-Jones proteinuria. Journ. of pathol. a. bacteriol. 1912. — Charles and Sanguinetti: Multiple myeloma. Brit. med. Journ. 26. Jan. 1907. — Christian: Multiple myeloma. A histological comparison of six cases. Journ. of exp. med. Vol. 9. 1907. — Citron: Zur Symptomatologie der Myelome. Med. Klinik 1921. Nr. 27. — James Cohn: Über Bence-Jonessche Albumosurie. Inaug.-Diss. Gießen 1911. — Conti: Contributo alla conoscenza della malatia di Kahler. La Clin. med. ital. Nr. 7. 1911. — Corriat: The occurence of the Bence-Jones albumose in a pleuritic effusion. Americ. Journ. of the med. sciences. 1903. — Dalrymple: On the microscopical character of mollities ossium. Dublin Journ. of med. science. 1846. — v. Decastello: Beitrag zur Kenntnis der Bence-Jonesschen Albuminurie. Zeitschr. f. klin. Med. Bd. 68. — v. Decastello: Weitere Beobachtungen über Bence-Jonessche Albuminurie bei Leukämie. Wien. Arch. f. klin. Med. Bd. 1. — Dechaume: Recherches cliniques sur un cas d'albumosurie de Bence-Jones. Thèse de Lyon. 1903/1904. — Devic et Bériel: Un cas de tumeurs multiples des os sans albumosurie. Rev. de chirurg. 1906. — Dialti: Sol mieloblastoma (Mieloma multiplo delle osse a tipo mieloblastico). Arch. per la scienze med. H. 1 e 2. 1910. — Dick: A case of multiple Myeloma. Transact. of the Chicago pathol. soc. Vol. 6, Nr. 6, p. 168. 1904. — v. Domarus: Über die Beziehungen der Leukämien zu den malignen Neoplasmen. Fol. haemaol., Orig. Bd. 13. — v. Domarus: Ein Beitrag zur Frage der medullären Pseudoleukämie. Münch. med. Wochenschr. Nr. 23. 1909. — Donetti: Sulla malattia di Kahler. Riv. crit. di clin. med. Florence. 16. Nov. 1901. — Dowse: Transact. of the pathol. soc. of London. Vol. 23. 1872. — Dubost: Contribution à l'étude des tumeurs primitives et multiples des os. Thèse de Paris. 1896/97. — Ellermann: Myelom mit Myelosis der Organe und leukämischer Blutveränderung. Zentralblatt f. allg. Pathol. u. pathol. Anat. Bd. 34. — Ellinger: Über das Vorkommen des Bence-Jonesschen Körpers im Harn bei Tumoren des Knochenmarks und seine diagnostische Bedeutung. Inaug.-Diss. Königsberg 1898; Dtsch. Arch. f. klin. Med. Bd. 62. 1899. — Ewald: Ein chirurgisch interessanter Fall von Myelom. Wien. klin. Wochenschr. 1897. — Fischer: Multiple Myelome. Ärztl. Ver. Frankfurt, 9. Okt. 1911. Berl. klin. Wochenschr. Nr. 50. 1911. — Fitz: The significance of albumosuria in medica tractice. Suggested by a fatal case of albumosuria myxoedema. Americ. Journ. of the med. sciences. 1898. — Flora: Sulla malattia di Kahler. Priv. clin. di clin. med. Florenz 1900. — Froboese: Ein neuer Fall von multiplem Myelom (Erythroblastom) mit Kalkmetastasen usw. Virchows Arch. f. pathol. Anat. u. Physiol. Bd. 222. — Funkenstein: Ein Fall von multiplem Myelom. Inaug.-Diss. Straßburg 1900. — Glans: Multiples Myelom. Virchows Arch. f. pathol. Anat. u. Physiol. Bd. 223. — Gluzinski und Reichenstein: Myeloma und Leucaemia lymphatica plasmacellularis. Wien. klin. Wochenschr. Nr. 12. 1906. — Grawitz: Maligne Osteomyelitis und karzinomatöse Erkrankungen usw. Virchows Arch. f. pathol. Anat. u. Physiol. Bd. 76. 1879. — Grosch: Multiple Myelome des Schädeldachs. Inaug.-Diss. München. April 1905. — Groves: Multiple Myelomata, with numerous spontaneous fractures and albumosuria. Ann. of surg. 1913. — Grutterink-de Graaff: Über die Darstellung einer kristallinischen Harnalbumose. Zeitschr. f. physikal. Chem. Bd. 34 u. 46. — Haberfeld und Lordy: Arch. brasil de méd. Bd. 7. — Hamburger: Two examples of Bence-Jones Albumosuria associated with multiple myeloma. Bull. of Johns Hopkins hosp. Febr. 1901. — Hammer: Primäre sarkomatöse Ostitis mit Rückfallfieber. Virchows Arch. f. pathol. Anat. u. Physiol. Bd. 137. — Harbitz: Über multiple primäre Geschwülste des Knochensystems (Myelosarkome). Norsk Magaz. f. laegevidenskaben. 1903. — Hart: Über das sogenannte multiple Myelom. Frankfurt. Zeitschr. f. Pathol. Bd. 3, H. 4. — Heldt: Beitrag zur traumatischen Entstehung von Tumoren im Anschluß an einen Falle von multiplen Myelomen. Inaug.-Diss. München 1902. — Henderson: Note on a case of Bence-Jones albumosuria. Lancet. Nr. 8. 1913. — Herrick and Hektoen: Myeloma. Report of a case. Med. News. p. 239. 1894. — Herz: Zur Kenntnis des Myeloms. Wien. med. Wochenschr. Nr. 23 u. 24. 1908. — Herz: Über die den Leukämien verwandten

Krankheitsprozesse (Leukosarkomatose, Chlorome, Myelome). Fol. haematol., Orig. Bd. 13. — v. d. Heyde: Ein Beitrag zur Kenntnis des multiplen Myeloms. Inaug.-Diss. München 1908. — H. Hirschfeld: Über die multiplen Myelome. Fol. haematol., Orig. Bd. 9; Kraus-Brugsch Handb. Bd. 8. — Hoffmann: Über das Myelom mit besonderer Berücksichtigung des malignen Plasmoms, zugleich ein Beitrag zur Plasmazellenfrage. Beitr. z. pathol. Anat. u. z. allg. Pathol. Bd. 35. 1904. — Hueter: Ungewöhnliche Lokalisation der Amyloidsubstanz in einem Falle von multiplem Myelom. Beitr. z. pathol. Anat. u. z. allg. Pathol. Bd. 49. — Huppert: Über einen Fall von Albumosurie. Prag. med. Wochenschr. 1889. — Jellinek: Zur klinischen Diagnose und pathologischen Anatomie des multiplen Myeloms. Virchows Arch. f. pathol. Anat. u. Physiol. Bd. 177. 1904. — Jochmann und Schumm: Zur Kenntnis des Myeloms und der sogenannten Kahlerschen Krankheit. Zeitschr. f. klin. Med. Bd. 46, H. 5 u. 6. — Jores: Über einen Fall von Myelom. Sitzungsber. d. niederrhein. Ges. f. Natur- u. Heilk. in Bonn. 1906. — Kahler: Zur Symptomatologie des multiplen Myeloms. Wien. med. Presse. 1889. — Kahn: Med. Rec. 1914. S. 843. — Kalischer: Ein Fall von Ausscheidung des Bence-Jonesschen Eiweißkörpers durch den Urin (Albumosurie) bei Rippenmyelomen. Dtsch. med. Wochenschr. S. 4. 1901. — Kimmerle und Fränkel: Über Bence-Jonessche Albumosurie bei primären und sekundären multiplen Myelomen. Münch. med. Wochenschr. Nr. 4. S. 211. 1914. — Kimmerle und Schumm: Bence-Jonessche Albumosurie bei Magenkarzinom. Münch. med. Wochenschr. Nr. 16. S. 96. 1914. — King: Multiple Myeloma. Journ. of the Americ. med. assoc. 15. April 1911. — Kischensky: Myelosarkomatosis (Aleucaemia myelogenica maligna). Festschr. f. Nikiforoff. Moskau 1911. — Klebs: Pathologie. Bd. 2, S. 676. 1889. — P. Klemperer: Über das lymphoblastische und plasmazelluläre Myelom. Beitr. z. pathol. Anat. u. z. allg. Pathol. Bd. 67. — Krjukoff: Le plasmocytome histiogène. Fol. haematol., Orig. Bd. 12. — Krjukoff: Über die myeloblastischen Plasmomyelome. Med. obosrenje. Nr. 19. 1913. — Kudrewetzky: Zur Lehre von der durch Wirbelsäulentumoren bedingten Kompressionserkrankung des Rückenmarks. Zeitschr. f. Heilk. Bd. 13. 1892. — Lindemann: Zur Kenntnis des Bence-Jonesschen Eiweißkörpers. Dtsch. Arch. f. klin. Med. Bd. 81, H. 1 u. 2. 1904. — Litten: Über einen in medulläre Leukämie übergehenden Fall von perniziöser Anämie. Berl. klin. Wochenschr. Nr. 19. 1877. — Lubarsch: Zur Myelomfrage. Virchows Arch. f. pathol. Anat. u. Physiol. Bd. 84. — Lunghetti: Sopra alcune particolarita istologiche relevata nello studio di un caso dei mieloma multiple delle ossa. Clin. med. ital. 1912. — Mac Callum: A case of multiple Myeloma. Proc. of the New York pathol. soc. (U. S. A.) Nr. 3. 1915. — Mac Intyre: Case of mollities and fragilitas ossium. Med. chirurg. trans. 1850. — Madsen: Med. Rev. Bd. 35. — Magnus-Levy: Über den Bence-Jonesschen Eiweißkörper. Zeitschr. f. physikal. Chem. Bd 30. — Marchand: Fall von allgemeiner Markhyperplasie mit Schwund der Knochensubstanz. Berl. klin. Wochenschr. 1886. — Marckwald: Ein Fall von multiplem intravaskulärem Endotheliom in den gesamten Knochen des Skeletts. Virchows Arch. f. pathol. Anat. u. Physiol. Bd. 145. — Martelli: Contributo allo studio dei sarcomi multipli primitivi del midollo osseo. Boll. d. scienze med. 1912. — Massini: Untersuchungen bei einem Fall von Bence-Jonesscher Krankheit. Dtsch. Arch. f. klin. Med. Bd. 104. — Menne: Zur Kenntnis der Myelomzellen. Virchows Arch. f. pathol. Anat. u. Physiol. Bd. 183. — Meyer: Über einen Fall von sog. multiplem Myelom. Inaug.-Diss. Jena 1913. — Mieremet: Über „Systemerkrankung“ und Tumorbildung der blutbereitenden Organe. Virchows Arch. f. pathol. Anat. u. Physiol. Bd. 219. — Moffatt: Myelopathic albumosuria. Lancet. Jan. 1905. — Naunyn: Dtsch. med. Wochenschr. 1898, Vereinsber. S. 217. — Neckarsulmer: Über Plasmome des Skeletts. Inaug.-Diss. Berlin 1913. — Nonne: Fall von multiplem Myelom. Biol. Abt. d. ärztl. Vereins zu Hamburg, 10. April 1906. Münch. med. Wochenschr. S. 1439. 1906. — Norris: Multiple systematic sarcoma of myelogenous origin. Proc. of the New York pathol. soc. (U. S. A.) 1906. — Nothnagel: Lymphadenia ossium. Festschr. f. Virchow. Bd. 2, S. 115. Berlin. 1891. — Degli Occhi: Sul morbo di Kahler. Milano 1907. — Paltauf: Lubarsch-Ostertag. Bd. 3. — Pappenheim: Die Stellung der Chlorome und Myelome unter den Primärerkrankungen des hämatopoetischen Apparats. Fol. haematol., Orig. Bd. 7. — Pende: Sarcomatose primitive de la moelle osseuse. La med. ital. 10. Okt. 1909. — Permin: Über Myelom. Virchows Arch. f. pathol. Anat. u. Physiol. Bd. 139, H. 3. — Pertik: Über multiple Myelome. Pester med.-chirurg. Presse. 1888. — Quackenboss and Verhoeff: Multiple Myeloma with involvements of the Orbit. Journ. of med. research. Sept. 1906. — Ranvier: Note sur un cas de tumeur lymphatique des os. Journ. de l'anat. et de physiol. 1867. — Raschkes: Ein Fall von seniler Osteomalazie mit Albumosurie. Prag. med. Wochenschr. 1894. — Reach: Ein Beitrag zur Kenntnis der Bence-Jonesschen Albuminurie. Dtsch. Arch. f. klin. Med. Bd. 22, H. 3 u. 4. — v. Recklinghausen: Die fibröse oder deformierende Ostitis, die Osteomalazie und die osteoplastische Karzinose in ihren gegenseitigen Beziehungen. Festschr. f. Virchow. Berlin 1891. — Ribink: Een Geval von Albumosurie. Inaug.-Diss. Amsterdam 1892. — Ritter: Über multiple Myelome. Virchows Arch. f. pathol. Anat. u. Physiol. Bd. 229. — Roman: Zur Kenntnis der primären Tumoren des

Knochenmarks. Beitr. z. pathol. Anat. u. z. allg. Pathol. Bd. 52. — Rosenbloom: Spontaneously precipitated Bence-Jones protein in Urine. Arch. of internal med. 1912. — Rosin: Über einen eigenartigen Eiweißkörper im Harn und seine diagnostische Bedeutung. Berl. klin. Wochenschr. 1897. — Rubinstein: Über die lymphadenoide Metaplasie des Knochenmarks. Zeitschr. f. klin. Med. Bd. 61, H. 5 u. 6. — Runeberg: Ein Fall von medullärer Pseudoleukämie. Dtsch. Arch. f. klin. Med. 1883. — v. Rustitzky: Multiples Myelom. Dtsch. Zeitschr. f. Chirurg. Bd. 3. 1873. — Saltykow: Beitrag zur Kenntnis des Myeloms. Virchows Arch. f. pathol. Anat. u. Physiol. Bd. 173, H. 3. — Scarlini: Sopra un caso di cosidetto „Mieloma multiplo". Lo Sperimentale. H. 4. 1908. — Scheele und Herxheimer: Über einen bemerkenswerten Fall von multiplem Myelom (sog. Kahlersche Krankheit). Zeitschr. f. klin. Med. Bd. 54, H. 1 u. 2. — M. B. Schmidt: Multiples Myelom. Schweiz. Korrespbl. Nr. 15. 1908. — Schmidtmann: Zur Kenntnis der multiplen Myelome. Virchows Arch. f. pathol. Anat. u. Physiol. Bd. 234. — Schmorl: Fall von Plasmozytenmyelom. Ges. f. Natur- u. Heilk. zu Dresden, 12. Okt. 1912. — Schütz: Ein Fall von multplem Myelom mit Bence-Jonesscher Albuminurie und Metastase in der rechten Tonsille. Dtsch. Arch. f. klin. Med. Bd. 113, H. 5 u. 6. — Seegelken: Über multiples Myelom mit Stoffwechseluntersuchungen bei demselben. Dtsch. Arch. f. klin. Med. Bd. 58. 1897. — Senator: Über lymphadenoide und aplastische Veränderung des Knochenmarks. Zeitschr. f. klin. Med. Bd. 54, H. 1 u. 2. — Senator: Asthenische Lähmung, Bulbärparalyse, Albumosurie. Berl. klin. Wochenschr. Nr. 8. 1899. — Sexsmith und Klein: Med. Rec. 1915. S. 600. — Shennan: Multiple Myeloma. Edinburgh med. Journ. April 1913. — Simmonds: Multiples Myelom. Biol. Abt. d. ärztl. Vereins in Hamburg, 19. April 1906. Münch. med. Wochenschr. S. 1459. 1906. — Slawyk: Multiple primäre myelogene Tumoren der Knochen bei einem acht Monate alten Säugling. Jahrb. f. Kinderheilk. Bd. 84. — Spiegelberg: Beiträge zur Kenntnis der multipel auftretenden Knochensarkome. Inaug.-Diss. Freiburg i. Br. 1894. — Sternberg: Beitrag zur Myelomfrage. Verhandl. d. dtsch. pathol. Ges. 1903. — M. Sternberg: Kapitel „Neubildungen" in Vegetationsstörungen und Systemerkrankungen der Knochen. Nothnagels spez. Pathol. u. Therap. Bd. 7. — Stokvis-Kühne: Über Hemialbumose im Harn. Zeitschr. f. Biol. 1883. — Stort: Anatomische Diagnose: Osteosarkomata. Inaug.-Diss. Berlin 1877. — Stumm: Multiple Myeloma. Surg., gynaecol. a. obstetr. Vol. 15, Nr. 6. — Sudhoff: Über das primäre multiple Karzinom des Knochensystems. Inaug.-Diss. Erlangen 1875. — Süßmann: Über einen Fall von multipler Myelombildung, verbunden mit hochgradiger Albumosurie. Inaug.-Diss. Leipzig 1897. — Douglas Symmers und Morgan Vance: Multiple primäre intravaskuläre Hämangio-Endotheliome der Knochen unter dem Bilde multipler Myelome, eine bisher nicht beschriebene Veränderung. Americ. Journ. of the med. sciences. Juli 1916. — Thacher: Case of multiple myelomata. Med. Rec. 30. Jan. 1915. — Thévenot: Des endothéliomes des os. Rev. de chirurg. Nr. 6. 1900. — Tschistovitsch und Kolessnikow: Multiples diffuses Myelom (Myelomatosis ossium) mit reichlichen Kalkmetastasen in die Lungen und andere Organe. Virchows Arch. f. pathol. Anat. u. Physiol. Bd. 197, H. 1. — Umber und Hueter: Fall von multiplem Myelom mit Amyloidose. Demonstration im Hamburg. ärztl. Verein. Biol. Abt. Münch. med. Wochenschr. S. 811. 1907. — Vance: Journ. of the Americ. med. assoc. Bd. 152. — v. Vérebely: Über das Myelom. Bruns Beitr. z. klin. Chirurg. Bd. 48. — Versé: Über Plasmozytome und myelomartige Erkrankungen des Knochenmarks. Verhandl. d. dtsch. pathol. Ges. 1912. — Vickery: A case of Albumosuria of the pernicious Anaemia type. Philadelphia med. Journ. 1902. — Voit und Salvendi: Zur Kenntnis der Bence-Jonesschen Albuminurie. Münch. med. Wochenschr. Nr. 29. 1904. — Warstat: Über das multiple Plasmozytom der Knochen, zugleich ein Beitrag zur Myelomfrage. Beitr. z. pathol. Anat. u. z. allg. Pathol. Bd. 55. — Parkes-Weber: A case of multiple myeloma with Bence-Jones Proteid in the urine. Med. chirurg. transact. 1903. — Parkes-Weber und Ledingham: A note on the histology of a case of myelomatosis (multiple myeloma) with Bence-Jones protein in the urine (Myelopathic albumosuria). Proc. of the roy. soc. of med. April 1909. — Walgren: Über die Natur der Myelomzellen. Virchows Arch. f. pathol. Anat. u. Physiol. Bd. 232. — Wallgren: Untersuchungen über die Myelomkrankheit. Upsala 1920. Monographie. — Walthard: Zirkumskriptes myelogenes Plasmozystom der Wirbelsäule. Schweiz. med. Wochenschr. 1924. Nr. 12. — Weinberg und Schwarz: Virchows Arch. f. pathol. Anat. u. Physiol. Bd. 227. Beiheft. — Weiß: Über einen Fall von Myelom des Darmbeins mit Metastasenbildung. Inaug.-Diss. München 1905. — Wieland: Fünf Fälle: Primär multiple Sarkome der Knochen. Inaug.-Diss. Basel 1893. Studien über das primär multipel auftretende Lymphosarkom der Knochen. Virchows Arch. f. pathol. Anat. u. Physiol. Bd. 166. — Williams: Some observations on the Bence-Jones protein. Biochem. Journ. Vol. 5. 1910. — Williams, Evans and Glynn: A case of multiple myeloma with some observations on the nature of the Bence-Jones protein found in the urine. Lancet. 12. Nov. 1910. — Winkler: Das Myelom in anatomischer und klinischer Beziehung. Virchows Arch. f. pathol. Anat. u. Physiol. Bd. 161. 1898. — Wright: A case of multiple myeloma. Journ. of the Boston soc. of med. sciences. Vol. 5. 1900. — Zahn: Beiträge zur Geschwulstlehre: 1. Über das multiple Myelom, seine Stellung im onkologischen System und seine Beziehungen zur Anaemia lymphatica. Dtsch. Zeitschr. f. Chirurg. Bd. 22. 1885. — Zinninger: Multiple Myelome. Americ. med. assoc. April 1904. — Zülzer: Über experimentelle Bence-Jonessche Albumosurie. Berl. klin. Wochenschr. Nr. 40. 1900.

Literatur über metastatische Knochenmarkstumoren.

Aßmann: Die klinische Diagnose der multiplen Knochengeschwülste. Med. Klinik. 1924. Nr. 415. — Bamberger und Paltauf: Ein Fall von osteoplastischem Prostatakarzinom. Wien. klin. Wochenschr. 1890. — A. Bidder: Ein Beitrag zur Geschwulstlehre. 2. Ein diffuses periostales Sarkom des Schädelbeins, der oberen Halswirbel und der Retropharyngealgegend, Spondylitis cervicalis vortäuschend. Dtsch. Zeitschr. f. Chirurg. Bd. 5. S. 133. — J. Boichox: Des fractures spontanées dans le cancer des os. Thèse de Paris 1875. — L. Bouveret: Note sur une tumeur osseuse generalisée à laquelle conviendrait le dénomination de tumeur osteoblaste. Journ. de l'anat. et physiol. de l'homme et des animaux. Tome 14. p. 355. — L. Braun: Über osteplastisches Karzinom der Prostata, zugleich ein Beitrag zur Genese der perniziösen Anämie. Wien. med. Wochenschr. 1896. S. 481. — J. Coats: A case of multiple Sarcoma of Bone. Glasgow. med. journ. Vol. 36, p. 420. 1891. — Cone: A case of carcinoma metastasis in bone from a primary tumor of prostate. Bull. of Johns Hopkins Hosp. 1898. — Cormisso: Über osteoplastische Karzinome. Wien. klin. Wochenschr. 1902. — Le Dentu: Sarcome des os multiple d'emblée. Manifestations viscérales. L'Union méd. Tome 1, p. 165. 1877. — Dieballa und Entz: Leukämieähnliches Blutbild im Anschluß an eine bösartige Geschwulst. Fol. haematol. Bd. 15. — P. Dittrich jun.: Multiples Sarkom des Periostes mit zahlreichen Metastasen. Sarkomatöse Infiltration der Nieren. Prag. med. Wochenschr. 1886, S. 421. — P. Ehrlich: Beobachtungen über einen Fall von perniziöser progressiver Anämie mit Sarkombildung. Beitr. zur Lehre von der akuten Herzinsuffizienz. Char.-Ann. Bd. 5, S. 198. — A. v. Eiselsberg: Über Knochenmetastasen des Schilddrüsenkrebses. Arch. f. klin. Chir. Bd. 46, S. 430. 1893. — Eisenberg: Über physiologische Funktion einer im Sternum zur Entwicklung gekommenen krebsigen Schilddrüsenmetastase. Arch. f. klin. Chirurg. Bd. 48, S. 489. 1894. — J. Epstein: Blutbefunde bei metastatischer Karzinose des Knochenmarkes. Zeitschr. f. klin. Med. Bd. 30, S. 121. 1896. — Erbslöh: Fünf Fälle von osteoplastischem Karzinom. Virchows Arch. f. pathol. Anat. u. Physiol. Bd. 163. — F. Fede: Di un caso di anemia perniciosa progressiva con speciale anzi nouova patogenesi in rapporto della singolare del fegato, della milza, e della midolla di tutte li ossa. Movimento med. chir. Vol. 7, Nr. 17 u. 18. 1875. Ref. Zentralbl. f. med. Wiss. 1875. S. 780. — Ch. Firket: Carcinose généralisée des os à la suite d'un noyau carcinomateux non ulcéré du sein. Progr. méd. 1882. p. 160; Würzburger med. Zeitschr. 1861. — Fischer-Defry: Vier Fälle von osteoplastischem Prostatakarzinom. Zeitschr. f. Krebsforsch. Bd. 3. — Frese: Über schwere Anämie bei metastatischer Knochenkarzinose und über eine myeloide Umwandlung der Milz. Dtsch. Arch. f. klin. Med. Bd. 68. — Geißler: Beitrag zur Frage der primären Knochenkarzinome. Arch. f. klin. Chirurg. Bd. 45, S. 704. 1893. — F. Göppert: Ein Beitrag zur Lehre von der Lymphosarkomatose. Mit besonderer Berücksichtigung der üblichen Einteilungen. Virchows Arch. f. pathol. Anat. u. Physiol. Suppl.-Bd. 144, S. 1. 1896. — Götsch: Über den Einfluß von Karzinommetastasen auf das Knochengewebe. Beitr. z. pathol. Anat. u. z. allg. Pathol. Bd. 39. — Harrington and Kennedy: Bone marrow metastases and anemia. Lancet. 8. Febr. 1913. — Harrington and Teacher: Glasgow med. journ. April 1910. — Hartung: Wirbelmetastasen nach Hypernephrom. Ref. Berl. klin. Wochenschr. 1914. Nr. 5. — Helferich: Metastatische Sarkome der Klavikula und der Wirbelsäule von einer malignen Nierenstruma ausgehend. Verhandl. d. dtsch. Ges. f. Chirurg. 1887. S. 29. — H. Hinterstoißer: Beiträge zur Lehre vom Schilddrüsenkrebs. Beitr. z. Chirurg. (Festschr. zu Ehren Billroths). Stuttgart 1892. — H. Hirschfeld: Über Blutbefunde bei Knochenmarktumoren. Fortschr. d. Med. 1901. Nr. 29. — K. v. Hofmann: Vier Fälle von Strumametastasen im Knochen. Wien. klin. Wochenschr. 1897. Nr. 46. — O. Israel: Berl. klin. Ges. 19. Febr. 1890; Dtsch. med. Wochenschr. 1890. S. 179. — Julien: Contribution à l'étude du cancèr prostatique. Thèse de Paris 1895. — Kast: Hyper- und metaplastische Hämatopoese bei universeller Karzinose. Dtsch. Arch. f. klin. Med. Bd. 46. — Kurpjuweit: Zur Diagnose von Knochenmarkmetastasen bei malignen Tumoren aus dem Blutbefund. Dtsch. Arch. f. klin. Med. Bd. 44. — W. A. Lane: Multiple Sarcoma of Bone. Path. soc. of London. 15. Dez. 1885; Brit. med. journ. Vol. 2, p. 1165. 1885. — G. Lazarus: Multiple Sarkome mit perniziöser Anämie und gleichzeitiger Leukämie. Diss. Berlin 1890. — E. F. Leuzinger: Die Knochenmetastasen bei Krebs. Diss. Zürich 1886. — Limacher: Über Blutgefäßendotheliome der Struma mit einem Anhang über Knochenmetastasen bei Struma maligna. Virchows Arch. f. pathol. Anat. u. Physiol. Suppl.-Bd. 151, S. 113. 1898. — Marchand: Fall von allgemeiner, über das ganze Skelett verbreiteter Sarkomatosis. Berl. klin. Wochenschr. 1886. S. 487. — Markwald: Ein Fall von multiplem intravaskulären Endotheliom in den gesamten Knochen des Skelettes (Myelom, Angiosarkom). Virchows Arch. f. pathol. Anat. u. Physiol. Bd. 141, S. 128. 1895. — Mosler und Gast: Über einen Fall von progressiver perniziöser Anämie infolge multipler Osteosarkome. Dtsch. med. Wochenschr. 1885. S. 447. — Moxon: Osteo-Celloid Cancer of the Skeleton. Transact. of the path. soc. of London. Vol. 22, p. 206. 1871. — B. Müller: Ein Beitrag zur Knochenkarzinose. Virchows Arch. f. pathol. Anat. u. Physiol. Bd. 249. — M. Müller: Beiträge zur Metastasenbildung maligner Tumoren. Diss. Bern 1892. — D. Nasse: Über einen Fall von multiplem primären Sarkom des Periostes. Virchows Arch. f. pathol. Anat. u. Physiol. Bd. 94, S. 461. 1883. — G. Nauwerk: Über einen Fall von zentralem hyperplastischen Kapillaranginom (Teleangiectasis multiplex hyperplastica) des Oberschenkels. Virchows Arch. f. pathol. Anat. u. Physiol. Bd. 111, S. 211. 1888. — Neumann: Ein Fall metastasierender Kropfgeschwulst. Arch. f. klin. Chirurg. Bd. 23, S. 864. 1879. — Oerum: Ein Fall von Bence-Jonesscher Albumosurie. Ugeskrift f. laeger. 1904. Nr. 24. — Offergeld: Die Beteiligung des hämatopoetischen Systems an der Metastasierung beim Uteruskarzinom. Zeitschr. f. Geburtsh. u. Gynäkol. Bd. 63. — Quedenfeld: Über einen Fall von Osteoidchondrom mit multiplen Metastasen. Diss. Königsberg 1891. — Rampold: Weitverbreitete Knochenerweichung durch Krebs; Krebs in fast sämtlichen Knochen des Rumpfes ohne Auftreibung oder Formveränderung desselben. Med. Ann. Heidelberg. Bd. 9, S. 458. 1843. — v. Recklinghausen: Die fibröse Ostitis usw. Festschr. f. Virchow. 1891. — Regendawe: Über Strumametastasen im Knochensystem. Inaug.-Diss. Berlin 1913. — G. Reinbach: Über das Verhalten der Leukozyten bei malignen Tumoren. Arch. f. klin. Chirurg. Bd. 46, S. 486. 1893. — Rindfleisch und Harris: Eine melanotische Geschwulst des Knochenmarkes. Virchows Arch. f. pathol. Anat. u. Physiol. Bd. 103, S. 344. 1886. — Ritchie and Steward: General secondary Carcinoma of the Bones. Osteomalacia carcinomatosa. Edinburgh med. journ. 1896. S. 209. — Robert: Cancer ostéoide generalisée. Soc. anat. de Paris. Tome 136. 1879; Presse méd. 1880. p. 253. — Roman: Ein Beitrag zu den metastatischen Tumoren des Knochensystems. Beitr. z. pathol. Anat. u. z. allg. Pathol. Bd. 53. — Rotky: Über einen Fall von Knochenkarzinom unter den Erscheinungen der perniziösen Anämie. Prag. med. Wochenschr. 1906. Nr. 3. — v. Rożnowski: Zur Diagnostik der metastatischen Knochenmarkstumoren aus dem Blutbefund. Inaug.-Diss. Berlin 1914. — F. Sasse: Ostitis carcinomatosa der Prostata. Arch. f. klin. Chirurg. Bd. 48, S. 593. 1894. — Schleip: Blutbefunde bei Knochenmarkstumoren. Zeitschr. f. klin. Med. Bd. 59. — Snow: The Bone marrow of Cancer Patients. A Reply to Dr. Francis Villy's First Paper. Journ. of pathol. a. bacteriol. Vol. 5. 1898. — Sternberg: Ein Fall von Sklerosierung des ganzen Skeletts bei malignem Ovarialtumor. Jahresber. d. Wien. Krankenanstalten. 5. Jg. 1896. Wien u. Leipzig 1898. Abt. II, S. 47. — Sternberg: Mehrfache halbseitige Hirnnervenlähmung durch Krebs der Schädelbasis. Zeitschr. f. klin. Med. Bd. 19, S. 579. 1891. — Sternberg: Vegetationsstörungen und Systemerkrankungen der Knochen. Nothnagel. Bd. 7, 2. — F. Villy: The Bone Marrow of Cancer Patients. Journ. of pathol. a. bacteriol. Vol. 5, p. 69 u. 229. 1898. — R. Volkmann: Verletzungen und Krankheiten der Bewegungsorgane. In v. Pitha und Billroth: Handb. d. allg. u. spez. Chirurg. II, 2, S. 470. Stuttgart 1882. — A. Wagner: Über einen Fall von multiplem Osteoidchondrom (maligner Kallusgeschwulst) und ein Osteoidchondrom der Tibia mit knorpeligen Venenthromben. Diss. Marburg 1886. — Warrington and Kennedy: Bone marrow metastases and anaemia in gastric cancer. Lancet. 8. Febr. 1913. — Warrington and Kennedy: Chlorolymphom. Virchows Arch. f. pathol. Anat. u. Physiol. Bd. 91, S. 12. 1883. — Zade: Ein primäres Magenkarzinom mit Skelettmetastasen. Beitr. z. pathol. Anat. u. z. allg. Pathol. Bd. 37. — Zechuisen: Een geval van albumosurie. Nederlandsch tijdschr. v. geneesk. Bd. 1, S. 829. 1893.

b) Lymphosarkom und Lymphosarkomatose.

Da, wie wir bereits an anderer Stelle ausgeführt haben, die Bezeichnung „Lymphosarkom“ vielfach synonym mit „Pseudoleukämie“, „Hodgkinsche Krankheit“, „Adenie“, „malignes Lymphom“ usw. gebraucht worden ist, herrschte bis in die neueste Zeit hinein eine recht große Unklarheit über dasjenige Krankheitsbild, welches wir jetzt Lymphosarkom bzw. Lymphosarkomatose nennen. Eine eingehende kritische Zusammenstellung und Besprechung über die historische Entwicklung des Begriffs hat Paltauf gegeben und in einer größeren Arbeit die Definitionen und Einteilungen von Virchow, Billroth, Wunderlich, Winiwarter, Langhans, Cohnheim, Birch-Hirschfeld, Perls, Orth, Rindfleisch, Dreschfeld, Kundrat, Thoma,

Kaufmann u. a. eingehend erörtert. Hier sei zur Orientierung nur folgender Überblick gegeben:

Die Bezeichnung „Lymphosarkom" ist von Virchow in die Nomenklatur eingeführt worden und schon er hat scharf wirkliche „Sarkome in den Lymphdrüsen" von den „Lymphosarkomen" getrennt und letztere in ihrem Wesen und ihrer anatomischen Erscheinungsform als bloße Hypertrophien und Hyperplasien von Lymphdrüsen definiert.

Meistens pflegen nach Virchow zunächst die Achsel- oder Halsdrüsen befallen zu werden. Allmählich werden auch andere Lymphdrüsengruppen in den Krankheitsprozeß einbezogen und es können sich schließlich multiple, recht beträchtliche Lymphdrüsentumoren an den verschiedensten Stellen des Körpers entwickeln. Nach einem anfänglich rein hyperplastischen Stadium werden die Tumoren maligne. Sie schreiten nicht nur von Drüsenregion zu Drüsenregion fort, sondern können auch Metastasen in die entfernten Organe, wie z. B. in die Lungen oder in die Nieren machen.

In der Folgezeit ist dann der Begriff Lymphosarkom von vielen Autoren nicht in ursprünglich Virchowschem Sinne verwandt worden und es ist eine recht beträchtliche Verwirrung eingetreten. Billroth verwarf den Ausdruck Lymphosarkom, da er nicht mit Unrecht, wie die Folgezeit tatsächlich gelehrt hat, meinte, daß diese Bezeichnung Verwirrung stiften und zu Verwechslungen mit dem wahren Sarkom Veranlassung geben könne. Er nannte solche multiplen Affektionen des lymphatischen Apparates hyperplastischer Natur, die sich durch ihr kolossal rasches Wachstum und ihre Größe auszeichnen, maligne Lymphome (1871). Höchstwahrscheinlich hat auch er unter diesem Begriff Affektionen zusammengefaßt, die wir heute trennen und von denen nur ein Teil zu den Lymphosarkomen in unserem Sinne gehört. Nachdem dann Cohnheim den Begriff der Pseudoleukämie eingeführt hatte, wurde die Verwirrung noch größer. Langhans identifizierte die Begriffe Pseudoleukämie und malignes Lymphosarkom.

Winiwarter teilte die Lymphdrüsengeschwülste in zwei große Gruppen ein, in hyperplastische Formen, Lymphome, und heteroplastische Formen, Lymphosarkome. Zu den hyperplastischen Formen rechnet er unter anderem die leukämischen Lymphdrüsentumoren und das maligne Lymphom Billroths.

Orth unterschied einfache hyperplastische Lymphome von den malignen Lymphomen, welch letztere nicht nur immer zahlreichere Lymphdrüsen ergreifen, sondern bei denen die Neubildung schließlich auch die Drüsengrenzen überschreitet und bei denen es auch zu Metastasen in inneren Organen kommt. Ein Teil dieser malignen Lymphome im Sinne von Orth ist leukämischer Natur, und Orth bezeichnet diese Neubildungen als maligne leukämische Lymphome. Es gibt aber auch Neubildungen von genau der gleichen histologischen Beschaffenheit, die ohne Blutleukämie verlaufen. Diese nennt Orth „maligne aleukämische Lymphadenome". Dieses Krankheitsbild ist nach ihm identisch mit derjenigen Affektion, welche andere Autoren Lymphosarkom, Pseudoleukämie, Adenie oder Hodgkinsche Krankheit genannt haben. Auch er trennt scharf die Sarkome der Lymphdrüsen von den Lymphosarkomen.

Derjenige Autor, der den Begriff des Lymphosarkoms in modernem Sinne aufgestellt hat, die relative Selbständigkeit dieses Krankheitsbildes erkannte und es von dem bunten Krankheitsgemisch trennte und differenzierte, das bis dahin unter dem Namen „Pseudoleukämie" usw. existierte, war Kundrat. Nach seiner Definition und Beschreibung sind die Lymphosarkome Hyperplasien des lymphatischen Apparates, die sich durch ihr anatomisch ausgeprägt bösartiges Wachstum von anderen histologisch identischen Hyperplasien desselben unterscheiden. Das Lymphosarkom nimmt seinen Ausgang von einer Gruppe von Drüsen oder Schleimhautfollikeln, durchbricht sehr bald die Kapsel und verbreitet sich auf dem Wege der Lymphbahnen weiter im Körper. Es kommen auch Metastasen auf dem Wege der Blutbahn vor, aber selten. Die Lymphosarkome stehen nach Kundrat den sogenannten pseudoleukämischen Lymphomen durchaus nahe, sind mit ihnen eng verwandt und dokumentieren das besonders dadurch, daß sie sich aus letzteren entwickeln können.

Die Sonderstellung, welche dem Lymphosarkom zukommt und die zuerst Kundrat durch seine Beobachtungen und Untersuchungen festgestellt hatte, ist dann durch Paltauf, dem wir eine eingehende Arbeit über diesen Gegenstand verdanken, gleichfalls näher studiert und in vollem Umfange anerkannt worden. Eine zusammenfassende Darstellung in diesem Sinne hat das Kapitel „Lymphosarkom" bereits von Pinkus in Ehrlichs Anämie und durch Sternberg in seiner Pathologie der Primärerkrankungen des lymphatisch-hämatopoetischen Apparates erfahren.

Sehr eingehend hat dann Türk die Stellung des Lymphosarkoms im System der Lymphomatosen erörtert. Es unterscheidet sich nach seinen Darlegungen nur durch sein ausgesprochen malignes Wachstum von den übrigen Lymphomatosen, mit denen es sonst histologisch identisch ist. Kann doch im Verlauf einer gutartigen Lymphomatose mit oder ohne leukämischen Blutbefund plötzlich an irgend einer Stelle die Wucherung den aggressiven Charakter des Lymphosarkoms annehmen. Doch macht er bereits darauf aufmerksam, daß sich die aleukämischen Formen durch ihren Blutbefund von den gutartigen Lymphomatosen biologisch in auffälliger Weise unterscheiden, da sie meist mit Lymphopenie oder gelegentlich auch mit neutrophiler Leukozytose einhergehen.

Einen neuen Gesichtspunkt hat dann aber Ribbert in die ganze Lymphosarkomfrage hineingebracht, indem er nachwies, daß sowohl bei der ersten Entstehung wie bei der Verbreitung dieser Erkrankung auch auf dem Lymphwege die bis dahin normalen Lymphknoten nicht diffus erkranken, sondern daß sich verschleppte Zellen aus sich selbst heraus vermehren und das normale Lymphozytenparenchym verdrängen. Auf Grund dieser Feststellungen und des abweichenden Blutbefundes sieht daher Naegeli im Lymphosarkom eine von den Lymphadenosen zu trennende biologische Abart einer Lymphknotenerkrankung, wobei er aber doch die nahen Beziehungen zwischen beiden Erkrankungsformen und die Existenz von Zwischenformen zugibt.

Eine wertvolle Bestätigung haben die Anschauungen von Ribbert und Naegeli neuerdings durch Ghon und Roman erfahren. Die Ausführungen dieser Autoren verdienen besonders deshalb besondere Beachtung, weil sie nächst Kundrat das bei weitem größte Material untersucht haben. Auch Ghon und Roman fanden in ihren Fällen, daß die Neubildung, die zweifellos vom Parenchym der Lymphknoten ausgeht, die übrigen nicht in die Geschwulstbildung einbegriffenen Elemente verdrängt und zur Atrophie bringt. Ebenso verhalten sich die Metastasen in anderen lymphatischen Apparaten und in sonstigen Organen. Durch diese Art des Wachstums unterscheiden sich die Lymphosarkome prinzipiell von den Lymphadenosen, die auf einer diffusen Wucherung des Lymphadenoidgewebes beruhen. Ghon und Roman sehen deshalb in den Lymphosarkomen echte maligne Geschwülste des lymphatischen Apparates.

Durch diese äußerst wichtigen Feststellungen von Ribbert sowie von Ghon und Roman hat die Lehre vom Lymphosarkom jetzt eine ganz andere Gestalt gewonnen. Weder die Arbeiten Kundrats noch die Darstellungen des Kapitels „Lymphosarkom" in den Lehrbüchern der pathologischen Anatomie enthalten diese prinzipiell wichtigen Daten über die Histogenese dieser Geschwulstform. Dadurch ist es erst möglich, den Unterschied zwischen Lymphadenosen und Lymphosarkomen scharf zu präzsieren. Nach dieser neuen Lehre sind Lymphosarkome nicht einfach Lymphadenosen mit zufällig besonders stark ausgesprochener Wachstumstendenz und anatomischer Malignität an einer oder mehreren Stellen des Organismus, sondern echte Geschwülste ganz anderer Histogenese und Verbreitungsart.

Trotzdem sind sie mit den Lymphadenosen nahe verwandt, denn sie sind gleichfalls Lymphoblastome, aus echten Lymphozyten bestehende Tumoren. Der Unterschied ist nur der, daß sie nicht wie die Lymphadenosen diffuse Hyperplasien lymphatischer Apparate sind, sondern zirkumskripte Neubildungen im Lymphadenoidgewebe. Die benachbarten Lymphozyten gehen nicht in ihnen auf, vermehren sich nicht mit ihnen, sondern werden von ihnen verdrängt und erdrückt.

Allerdings ist es sehr wahrscheinlich, daß es Mischformen gibt, die zum Teil in einer schon von Kundrat angedeuteten Weise entstehen mögen, nämlich dadurch, daß bei bereits vorhandener Lymphadenose an dieser oder jener Stelle plötzlich echte Lymphosarkombildung einsetzt.

Es sei nochmals betont, daß die meisten Lymphosarkome ihre biologische Verschiedenheit von den Lymphadenosen dadurch dokumentieren, daß sie nicht mit Lymphozytose, sondern mit Lymphopenie einhergehen. Nur die Zwischen- und Übergangsformen können mit relativer Lymphozytose oder Lymphämie verlaufen.

Pathologische Anatomie und Histologie. Die Lymphosarkome sind nach Ribbert als echte Geschwülste der Parenchymzellen der lymphatischen Apparate aufzufassen. Die Zellen, aus welchen sie bestehen, sind echte Lymphozyten, hervorgegangen aus den gleichnamigen Zellen der normalen lymphatischen Apparate, gelegentlich aber von diesen durch eine gewisse atypische Ausbildung verschieden. Die Neubildung beginnt in einer oder wenigen Zellen, die dann aber aus sich selbst herauswachsen und die benachbarten Lymphozyten zum Schwund bringen. Man kann daher schon makroskopisch vielfach die Lymphosarkombildung an einem Lymphknoten erkennen, wie das Ribbert zuerst gezeigt und Ghon und Roman bestätigen konnten, während Kundrat und alle späteren Autoren noch eine von vornherein diffuse Proliferation des Lymphadenoidgewebes angenommen haben.

Die Weiterverbreitung im Organismus geht im allgemeinen auf dem Wege der Lymphbahnen weiter, von einer Lymphknotenregion zur anderen fortschreitend. Meist aber haben die Lymphosarkome eine große Neigung, in einer oder in wenigen Regionen lokalisiert zu bleiben. In seltenen Fällen erfolgt ein Einbruch in die Venen und eine Propagation auf dem Blutwege in entferntere Organe. Im Gegensatz hierzu entsteht nach der jetzt herrschenden Anschauung die gewöhnliche leukämische oder aleukämische Lymphadenose, wenn man von seltenen Ausnahmen absieht, von vornherein multipel und diffus an den verschiedensten Stellen des lymphatischen Apparats. Im Gegensatz zur gewöhnlichen gutartigen Form der Lymphadenose durchbrechen die Lymphosarkome sehr schnell die Kapsel und wuchern schrankenlos mit großer Aggressivität in die Nachbarschaft hinein. Daher verlöten die Drüsen einer Region sehr schnell und Infiltration oder Verdrängung der benachbarten Organe erfolgt rapide und in großem Umfang. Auch die gewöhnlichen Lymphadenosen sind, wie wir gesehen haben, nicht absolut gutartig und Infiltrationen der Kapsel und des periglandulären Fettgewebes sind ziemlich häufig feststellbar. Niemals aber erfolgt bei ihnen eine so gewaltige rücksichtslose Attackierung der umliegenden Organe.

Die Lymphosarkome haben meist eine weichere, seltener eine harte Konsistenz. So hart, wie Lymphogranulome werden sie wohl nie. Die Konsistenz hängt von der Ausbildung des Stützgewebes ab. Ihre Farbe auf dem Querschnitt gleicht im allgemeinen der grauen bis grauweißen oder grauroten der Lymphknoten und ist vom Blutgehalt abhängig. Ihre Größe wird oft beträchtlich und kann z. B. in äußeren Lymphknotenregionen, wo sich ihrem Wachstum keine hemmenden Nachbarorgane widersetzen, die eines Mannskopfes erreichen.

Das Lymphosarkom kann in allen Lymphknotenregionen und allen sonstigen lymphatischen Apparaten des Körpers, z. B. auch in der Milz und im Thymus beginnen. Wie es scheint, ist nächst den äußeren Lymphdrüsenregionen am häufigsten der lymphatische Apparat in irgend einem Abschnitt des Digestionstraktus die Eingangspforte der Lymphosarkome. Sie kommen an den Tonsillen, an den Follikeln der Zunge, an den Rachenmandeln, ferner und oft in besonderer Mächtigkeit entwickelt, in der Magen- und Darmschleimhaut vor. Hier können sie zu starker Verdickung der Darmwand durch ausgedehnte Infiltration derselben führen, die bemerkenswerterweise oft nicht zu einer Verengerung, sondern zu einer Erweiterung des Darmrohres führen. Doch sind auch Stenosen beobachtet worden. Sehr häufig sind auch starke Wucherungen und Wulstungen der Schleimhaut sowie polypöse Exkreszenzen, wie die Abbildung auf Seite 527 zeigt. Auch auf den serösen Häuten können sich Knoten und Platten bilden. Nicht immer sind die Mesenterialdrüsen miterkrankt.

Infolge ihrer enorm gesteigerten Wachstumstendenz schädigen die Lymphosarkome die benachbarten Organe in schwerster Weise. So können Lymphosarkome der Rachenmandeln in die Schädelhöhle wachsen, solche der retroperitonealen Drüsen dringen durch die Zwischenwirbellöcher in den Wirbelkanal hinein und komprimieren hier das Rückenmark bzw. das Gehirn. Mediastinale, von den hier gelegenen Lymphknoten oder der Thymus ausgehende Lymphosarkome umwachsen die Lungen und können, wie die nebenstehende Abbildung zeigt, das Herz sozusagen einmauern. Auch können sie den Ösophagus und die großen Blutgefäße der Brusthöhle umwachsen. Die Lymphosarkome haben keine sehr ausgesprochene Neigung zu regressiven Metamorphosen, von denen höchstens mikroskopisch Spuren in Form von Kernzerfall und vereinzelten Nekrosen wahrnehmbar sind. Nur die Lymphosarkome der Schleimhäute zeigen fast immer eine ausgesprochene Tendenz zum geschwürigen Zerfall mit allen seinen Folgeerscheinungen. Man beobachtet aber auch gar nicht selten an ulzerierten Lymphosarkomen Vernarbungsprozesse.

Häufig sind Thrombosen durch Kompression der Venen von seiten geschwollener Lymphknoten und Hineinwachsen von Tumormassen in die Venenwandungen und eventuell in das Venenlumen hinein.

Während die Metastasen, welche das Lymphosarkom in entfernter liegenden Organen macht, gewöhnlich zirkumskripter herdförmiger Natur sind und keine sehr beträchtliche Größe erreichen, infolgedessen wohl gewöhnlich auch symptomlos verlaufen, gibt es auch Fälle, in welchen eine diffuse lymphozytäre Infiltration ganzer Organe stattfindet, die dann im ganzen beträchtlich vergrößert erscheinen und makroskopisch gewöhnlich so gut wie nichts von ihrer normalen Struktur erkennen lassen. Fabian hat jüngst diese diffus infiltrierende Form des Lymphosarkoms, die übrigens auch bei der Leukämie und Aleukämie vorkommt, an der Hand der Literatur und einer eigenen Beobachtung eingehend besprochen. Am häufigsten sind von dieser starken Infiltration Nieren, Herz, Mammae, Hoden, Ovarien, Uterus, Tuben, Tränendrüsen, Mund-, Ohr- und Bauchspeicheldrüsen, sowie die Knochen befallen. Makroskopisch glaubt man echte Sarkome vor sich zu haben. Das Parenchym der befallenen Organe ist manchmal verdrängt, aber nicht geschädigt, während sich in anderen Fällen infolge Druckatrophie ein hochgradiger Parenchymschwund eingestellt hat. Beistehende Abbildung 51 aus der Beobachtung Fabians zeigt das Bild einer derartigen lymphosarkomatös infiltrierten Niere.

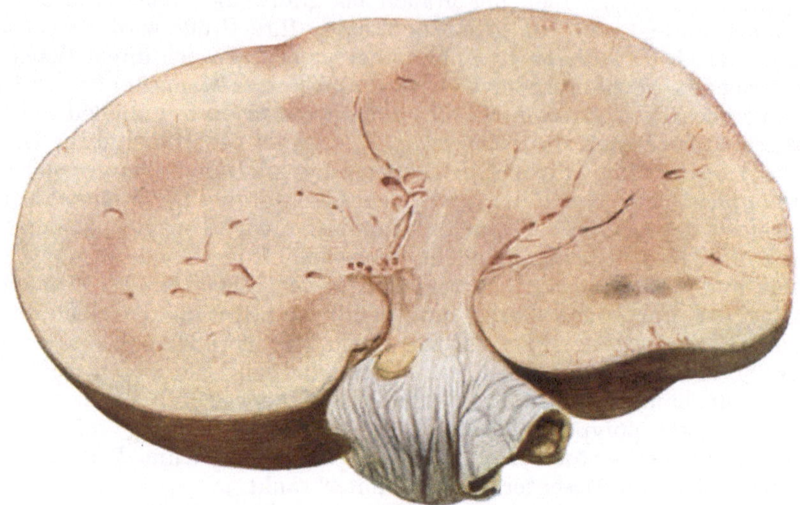

Abb. 51. **Diffuse Infiltration der Niere bei Lymphosarkom** (nach Fabian).

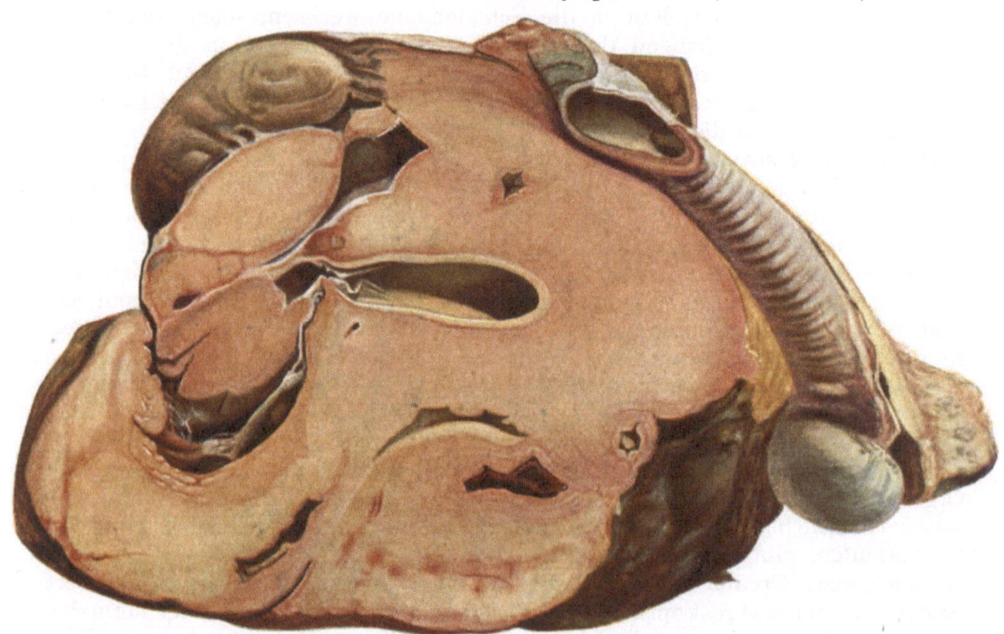

Abb. 52. Lymphosarkom des Mediastinums. Verdrängung der Trachea, Umwachsung der großen Gefäße und des Herzens.

Die leukämischen und aleukämischen Lymphadenosen können zwar auch in einer einzigen Drüsenregion beginnen und sich von hier aus allmählich im Körper verbreiten. Doch treten sie gewöhnlich von vornherein mehr oder weniger ubiquitär als Systemerkrankung auf. Immerhin enthält die Literatur einige seltene Fälle anscheinend lokal begrenzt gebliebener Lymphadenosen, die sozusagen eine Mittelstellung einnehmen zwischen den isolierten benignen Lymphomen einer einzigen oder weniger Drüsen einer Region und der generalisierten Lymphadenose. Im Gegensatz hierzu haben die Lymphosarkome in der Mehrzahl der Fälle die Neigung, in einer oder wenigen benachbarten Regionen lokalisiert zu bleiben. Insbesondere pflegt die Leber und die Milz, die bei der gewöhnlichen Lymphadenose immer miterkrankt sind, sowie das Knochenmark intakt zu bleiben oder sind nur der Sitz weniger meist ausgesprochen zirkumskripter und scharf begrenzter Metastasen. Eine Ausnahme machen die eben besprochenen seltenen, einige Organe diffus infiltrierenden Formen, die somit einen Übergang, eine Zwischenstufe zu den generalisierten Lymphadenosen bilden.

In manchen Fällen aber kann auch die Lymphosarkomatose in Form einer Systemerkrankung auftreten und von vornherein oder auch nacheinander in mehr oder weniger hohem Grade den hämatopoetischen Apparat in diffuser Weise befallen, ohne daß deshalb zirkumskripte, auf dem Blutwege verbreitete Metastasen zu fehlen brauchen. Es sind das diejenigen Fälle, die mit einem leukämischen oder subleukämischen Blutbefunde einhergehen können. Es ist indessen zweifelhaft, ob man diese Fälle wirklich auch zu den Lymphosarkomen rechnen darf. Zur Entscheidung dieser Frage bedarf es auch weiterer sehr eingehender Untersuchungen solcher Fälle mit modernen Methoden.

Die feinere Histologie des Lymphosarkoms ist mit modernen Methoden noch wenig studiert worden und die Angaben der älteren Literatur sind vielfach deshalb mit besonderer Vorsicht zu beurteilen, weil sicher viele Fälle als Lymphosarkome angesehen worden sind, die wir jetzt anders rubrizieren würden.

Nach Kundrat weicht das Lymphosarkomgewebe durch unregelmäßige Anordnung des Gerüstes, bald schwächere, bald wieder mehr fibröse Ausbildung desselben, sowie Reichtum und Größe der Parenchymzellen erheblich vom Typus des normalen lymphatischen Gewebes ab. Nach Orth gleichen die Elemente des Lymphosarkoms häufig den Lymphoblasten, und auch Ribbert hebt ausdrücklich die Ähnlichkeit der Lymphosarkomzellen mit den Lymphoblasten der Keimzentren hervor, während gewöhnliche Lymphozyten seltener sind. Häufig findet man Mitosen. Das Retikulum ist meist spärlich, seltener in stärkerem Grade entwickelt und in vorgeschrittenen Fällen ist die Lymphknotenstruktur vollständig verwischt. In beginnenden Fällen dagegen findet man, wie Ribbert zuerst gezeigt hat, makroskopisch wie mikroskopisch deutliche Unterschiede zwischen der an einer Stelle des Lymphknotens beginnenden Lymphosarkombildung und dem benachbarten normalen Lymphdrüsengewebe, welches allmählich von den aus sich selbst herauswachsenden Geschwulstmassen zur Atrophie gebracht wird. Auch Ghon und Roman haben diese eigenartige Histogenese des Lymphosarkoms an einem großen Material bestätigen können, auf die bisher in der Literatur sich nirgends Hinweise finden. Die letztgenannten Autoren haben auch die feinere Histologie der Lymphosarkome eingehend studiert und machen auf die Polymorphie und Atypie in der zelligen Zusammensetzung dieser Geschwülste aufmerksam. Außer gewöhnlichen größeren und kleineren Lymphozytenformen und direkten Zwerglymphozyten findet man auch häufig Riesenzellen, die bisweilen den Megakaryozyten des Knochenmarks gleichen, oft aber in ihrem Typus sich mehr den atypischen Lymphozyten nähern. Ferner kommen gelegentlich Phagozyten, sowie Plasma- und Plasmamastzellen vor. Außerdem findet man oft zahlreiche kleinste Protoplasmaabschnürungen, sowie in manchen Zellen karyorhektische Vorgänge.

Auch das Retikulum ist häufig atypisch, von unregelmäßiger Struktur und bald fein-, bald grobfaserig.

Einige Autoren, so Kanter und Goldmann, haben über das zahlreiche Vorkommen von eosinophilen Zellen im Lymphosarkom berichtet. Sicherlich gehören eosinophile Elemente nicht zu den gewöhnlichen Bestandteilen der Lymphosarkome. So werden sie von Ghon und Roman in ihren zahlreichen genau beobachteten und untersuchten Fällen niemals erwähnt. Natürlich können gelegentlich einmal einige Exemplare vorhanden sein, aber reichlicheres Vorkommen von eosinophilen Elementen in Geschwülsten der Lymphknoten spricht im allgemeinen gegen Lymphosarkom und für Granulom.

Ätiologie. Über die Ätiologie des Lymphosarkoms wissen wir nichts. Auch darüber läßt sich nichts Sicheres sagen, ob die Ätiologie die gleiche oder eine ähnliche ist, wie bei den wahren Leukämien. Paltauf weist darauf hin, daß für den infektiösen Ursprung des Lymphosarkoms die von einer Region ausgehende, allmählich die benachbarten Drüsen und endlich entfernter liegende Regionen befallende Verlaufsart spricht, die an die Tuberkulose erinnert. Doch verbreiten sich echte maligne Geschwülste in ganz ähnlicher Weise. Ferner scheint es jetzt erwiesen zu sein, daß die Zellen selbst auf den Lymphbahnen weiterverschleppt werden und nicht etwa ein Virus, das erst die Neubildung hervorruft. In einigen Fällen von Lymphosarkom bestand gleichzeitig eine Tuberkulose; Ricker sowie Fischer vermuteten deshalb einen ätiologischen Zusammenhang und glaubten, daß tuberkulöse Lymphdrüsenschwellungen gelegentlich einen malignen Charakter annehmen können. Mit Recht hat aber Dietrich die ätiologische Rolle der Tuberkulose für diese Fälle bestritten. Tuberkelbazillen sind in den Lymphdrüsen so häufige Gäste und werden bei den verschiedenartigsten Lymphdrüsenkrankheiten leukämischer und nichtleukämischer Natur so oft beobachtet, daß man nur an ein zufälliges Zusammentreffen denken kann.

Das Lymphosarkom ist, wenigstens nach meinen Erfahrungen in Berlin, eine überaus seltene Krankheit. In Wien scheint sie viel häufiger zu sein. Sah doch Kundrat im Laufe von 10 Jahren 50 Fälle und Ghon und Roman konnten im Verlaufe von 8 Jahren in Wien und Prag zusammen 31 Fälle untersuchen. Nach Nothnagel wurden im Wiener allgemeinen Krankenhaus während der Jahre 1882 bis 1893 im ganzen 61 Fälle von Lymphosarkom seziert. Man darf allerdings nicht vergessen, daß im Material Kundrats wie Nothnagels wohl sicher eine ganze Reihe von Fehldiagnosen vorgekommen sein werden, da zu der damaligen Zeit die Differentialdiagnose der verschiedenen Erkrankungen des lymphatischen Apparates noch nicht so weit vorgeschritten war wie jetzt und das Lymphogranulom zum Beispiel noch ganz unbekannt war.

Was das Befallensein der einzelnen Organe anlangt, so trafen nach Kundrat von 20 Fällen von Lymphosarkom 7 auf den Hals, 4 auf den Magen, 1 auf das Duodenum, 4 auf das Ileum, 3 auf das Zökum und 1 auf das Rektum. Im Material von Ghon und Roman waren der Ausgangpunkt des Lymphosarkoms in 5 Fällen die zervikalen Lymphknoten, in 4 Fällen die Mundrachenhöhle, in 4 Fällen der Magen, in je 3 Fällen das Ileum und das Jejunum, in je 2 Fällen das Duodenum und das vordere Mediastinum und in je einem Falle das Rektum, das Kolon, das Mesokolon und die Milz.

Symptomatologie. Die Symptomatologie der Lymphosarkome muß, wie die vorangegangene anatomische Schilderung lehrt, infolge der so verschiedenartigen Lokalisation des Prozesses eine außerordentlich mannigfaltige sein, da es kein Organ gibt, das nicht gelegentlich befallen werden kann. Je nach der Stärke der vorhandenen Infiltrationen und der Art ihrer Weiterverbreitung müssen die Funktionen der erkrankten Organe in mehr oder weniger hohem Maße gestört werden.

Ein eigenartiges Krankheitsbild rufen diejenigen Lymphosarkome hervor, welche ihren Ausgangspunkt von den follikulären Apparaten der Schleimhäute der oberen Luft- und Verdauungswege nehmen. Besonders eingehend sind derartige Fälle von Chiari, von Eisenmenger, von Koschier beschrieben worden. Der Ausgangspunkt dieser Neubildungen kann eine der Gaumentonsillen, die Rachentonsillen, die Zungenfollikel, die Pharynxschleimhaut oder die Nasenschleimhaut sein. Gewöhnlich pflegen sehr bald die übrigen lymphatischen Apparate der Mund- und der Rachenhöhle und der oberen Luftwege in den Krankheitsprozeß einbezogen zu werden, indem die lymphozytäre Infiltration direkt oder auf dem Wege der Lymphbahnen weiter fortschreitet. Die Gaumentonsillen können derartig anschwellen, daß sie in hohem Maße das Schlucken beeinträchtigen, zumal auch sehr bald die Zungenfollikel und die Gaumenbögen bis zur Uvula in den Krankheitsprozeß hineinbezogen werden. Am Pharynx können wulstartige langgestreckte Tumoren entstehen; die Lymphosarkome der Rachentonsillen beeinträchtigen die Sprache und die Nasenatmung und die Verstopfung eines Nasenloches kann als erstes wenig beachtetes Krankheitssymptom auftreten. Diese Lymphosarkome, besonders die des Rachens und der Gaumenmandeln, affizieren, wenn sie weiter wachsen, sehr bald das Gehörorgan. Hier können sie, teils durch direkten Druck und Zerstörung der schallperzipierenden und schalleitenden Vorrichtungen, teils dadurch, daß sie eitrige Mittelohrentzündungen hervorrufen, zu einer starken Beeinträchtigung des Gehörs führen. Wenn sie weiter wachsen, gelangen sie durch die Fissura orbitalis inferior in die Augenhöhle und haben z. B. in einem Falle von Chiari zu einseitiger Erblindung geführt. Sie können aber noch weiter bis in die Schädelhöhle hineinwuchern und schwere zerebrale Symptome hervorrufen. Es ist ferner beobachtet worden, daß sie andere Gehirnnerven außer dem Optikus affizieren und es sind Lähmungen des Fazialis und der motorischen Zungennerven beschrieben worden.

Auch auf der Schleimhaut des Kehlkopfs sowie der Trachea sind wiederholt lymphosarkomatöse Tumoren festgestellt worden. In solchen Fällen kann es sehr leicht zu einer hochgradigen Behinderung der Atmung bis zu schwerstem Glottisödem kommen und die Tracheotomie wird notwendig. In vielen Fällen werden auch die benachbarten Halsdrüsen mitaffiziert und auch entferntere Drüsenregionen werden bisweilen miterkrankt gefunden. Abgesehen von diesen primär in den oberen Luft- und Verdauungswegen entstehenden Lymphosarkomen können diese Abschnitte auch sekundär, wenn der Ausgangsherd in anderen Regionen liegt, mitbefallen werden. Die besondere Bösartigkeit der Lymphosarkome in dieser Region wird von den meisten Autoren hervorgehoben. Mit Nachdruck hat schon Kundrat auf diese primäre Lokalisation des Lymphosarkoms hingewiesen und nicht weniger als 7 von den 50 Fällen, die er seiner bekannten klassischen Arbeit zugrunde legte, haben primär in der Mundrachenhöhle begonnen. In hohem Maße haben die Lymphosarkome dieser Region die Neigung, geschwürig zu zerfallen, ja sie können vernarben, an einer Stelle ausheilen, schreiten aber trotzdem unaufhaltsam in das gesunde Gewebe weiter.

Diese Neigung zum geschwürigen Zerfall tritt manchmal schon auffällig frühzeitig hervor, zu einer Zeit, wo von Tumorbildung bei der physikalischen Untersuchung noch nichts zu bemerken ist. Infolgedessen werden in dieser Weise beginnende Fälle oft lange Zeit hindurch verkannt und für Syphilis, für Diphtherie, für Tuberkulose, für Vincentsche Angina oder für geschwürige Prozesse anderer Natur gehalten. Man soll daher bei hartnäckigen geschwürigen

Prozessen in der Mund- und Rachenhöhle besonders dort, wo sich aufgeworfene infiltrierte Ränder finden, immer an die Möglichkeit eines Lymphosarkoms denken und nicht zu lange mit der Vornahme einer Probeexzision behufs mikroskopischer Untersuchung warten.

Recht häufig sind Lymphosarkome des Mediastinums, die teils von der Thymus, teils von den hinteren oder vorderen mediastinalen Drüsen ausgehen. Namentlich bei Kindern sind sie oft beobachtet worden. Sie können als primärer Herd wie als Teilerscheinung einer generalisierten Lymphosarkomatose auftreten. In beiden Fällen aber beherrschen sie das klinische Symptomenbild, da sie infolge ihrer Beziehungen zu den lebenswichtigsten Organen zu schweren funktionellen Störungen der Herztätigkeit, der Atmung und des Schluckmechanismus führen können. Sie komprimieren das Herz und die großen Gefäße und können es völlig umwachsen, so daß es, wie in dem Seite 522 abgebildeten Falle, geradezu eingemauert erscheint. Diese Lymphosarkome wachsen in das Perikard, in die Herzmuskulatur selbst, in die Lungen. Sie mauern den Ösophagus ein und können sogar in den Wirbelkanal hineinwachsen und erzeugten z. B. in einem von Bregmann und Steinhaus mitgeteilten Falle die Symptome der Klumpkeschen Lähmung. Eine eingehendere Schilderung der Symptome, welche durch die Beeinträchtigung der Herz- und Lungentätigkeit hervorgerufen wird, braucht hier wohl nicht gegeben zu werden. Die beobachteten Erscheinungen sind ja bei allen Formen der Mediastinaltumoren die gleichen, welche anatomische Struktur sie auch haben mögen. Hervorgehoben sei nur, daß Stauungserscheinungen der oberen Körperhälfte besonders häufig beobachtet werden und daß die engen Beziehungen zu den lebenswichtigsten Organen gewöhnlich sehr schnell den Tod herbeiführen werden.

Auch im Magendarmkanal können Lymphosarkome primär lokalisiert sein. Sie nehmen ihren Ausgangspunkt von den lymphatischen Apparaten der Schleimhäute, infiltrieren aber sehr bald alle Schichten der Darm- oder Magenwand und verwandeln diese Organe in starre Röhren mit oft sehr dicken Wandungen und großem Lumen, während Stenosen viel seltener sind. In anderen Fällen kommt es nicht zu weiten zusammenhängenden, sondern zu zahlreichen kleineren isolierten Infiltraten, besonders wohl dann, wenn die Neubildungen auf die Follikel und Plaques beschränkt bleiben. Man sieht dann auf den befallenen Abschnitten der Magen- oder Darmschleimhaut zahlreiche größere und kleinere Tumoren, oft von polypöser Form. Die Neigung der Lymphosarkome des Intestinaltraktus zu Ulzerationen ist groß. Sekundär breiten sich die Lymphosarkome vom Magen oder Darm her in oft flächenhaften Infiltraten durch das Mesenterium auf die mesenterialen Lymphknoten aus.

Die Lymphosarkome der mesenterialen und retroperitonealen Drüsen, von denen erstere wohl immer sekundär zu primären Lymphosarkomen des Intestinaltraktus hinzugetreten sind, machen vorwiegend Drucksymptome und Stauungserscheinungen. Sie führen mit oder ohne Aszites zur Auftreibung des Leibes und können bisweilen von außen durchpalpiert werden. Infolge ihrer nahen Lage zum Intestinaltraktus können sie Störungen der Magen- und Darmtätigkeit veranlassen und selbst zum Ileus führen.

Mayr hat aus der Literatur im ganzen 81 Fälle von Lymphosarkom des Magens bzw. Darmes zusammengestellt; soweit es sich eruieren ließ, betrafen davon 42 Fälle den Dünndarm, 18 den Magen, 11 den Dickdarm, 5 die Ileozökalgegend, 3 den Mastdarm.

Während die Erkennung eines Lymphosarkoms im Intestinaltraktus bei der Obduktion infolge der höchst charakteristischen und eigenartigen Erscheinungsform kaum jemals Schwierigkeiten machen wird, ist eine richtige Diagnose während des Lebens nur in Ausnahmefällen zu stellen.

Außerordentlich selten sind Lymphosarkome des Magens, die primär in diesem Organ entstanden und auf dasselbe beschränkt geblieben sind. Ihre Symptome gleichen im allgemeinen denen des Magenkarzinoms. Ruppert beschreibt einen solchen Fall bei einer 58jährigen Frau, die mit starken Schmerzen in der Magengegend, ständigem Erbrechen und einem kindskopfgroßen Tumor im Bauche zur Beobachtung kam. Man dachte an ein Karzinom und operierte. Der ganze Magen war in einen Tumor verwandelt und mehrere benachbarte Drüsen waren stark geschwollen. Da Tumor und Drüsen leicht beweglich waren, schritt man zur totalen Magenresektion und entfernte gleichzeitig die geschwollenen Drüsen. Die von Schlagenhaufer ausgeführte Untersuchung ergab, daß die ganze Magenwand infiltriert war. Die mikroskopische Diagnose lautete Lymphosarkom. Besonders bemerkenswert ist dieser Fall deshalb, weil die Frau noch $14^1/_2$ Jahre nach der Operation rezidivfrei war.

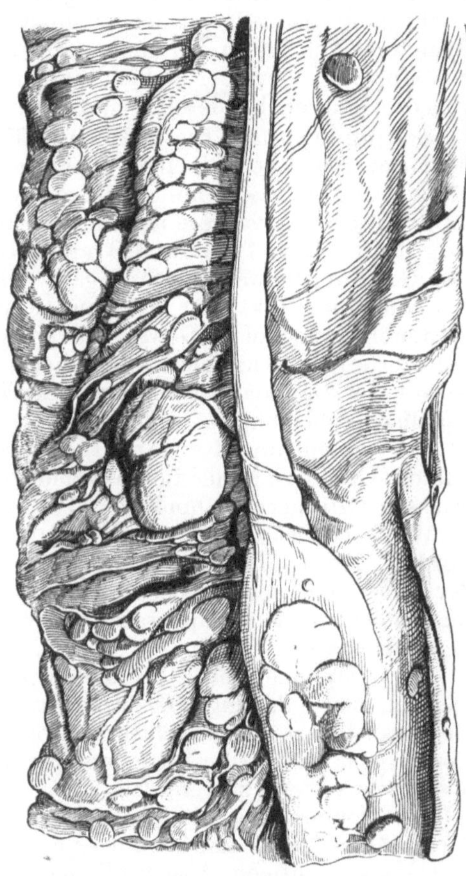

Abb. 53. Lymphosarkomatöse Wucherungen des Jejunums.

Sternberg beschreibt den Befund eines solchen Magens bei einer 89 jährigen Frau folgendermaßen: Der Magen, sehr beträchtlich erweitert, die hintere Wand und ein Teil der vorderen Wand stark verdickt und starr. Im eröffneten Magen erscheinen an der hinteren Wand die Falten zu mächtigen starren Wülsten verbreitert, zwischen und auf welchen auch flache derbe Buckel in das Lumen hervorragen. Auch scharf umschriebene flache Infiltrate fand er in einem anderen Fall.

Daß aus ulzerierenden Lymphosarkomen der Magenschleimhaut gelegentlich tödliche Blutungen erfolgen können, zeigt eine Beobachtung von Freudweiler.

Im Darm pflegen die Peyerschen Plaques als flache erhabene Herde beträchtlich über die Oberfläche hervorzuragen. In einem selbstbeobachteten Fall, der durch eine ganz besonders starke Tumorbildung der Magen- und Darmschleimhaut ausgezeichnet war, waren zahlreiche gestielte, wie Polypen aussehende Tumoren vorhanden, die aber durch ihren mikroskopischen Bau ohne weiteres als Lymphosarkome sich dokumentierten (Abb. 53).

Dickdarmlymphosarkome sind seltener wie die des Dünndarms. Die Symptome sind neben allgemeiner Kachexie Durchfälle, zeitweiser Blutabgang mit dem Stuhl, eventuell Darmverschluß. Sehr charakteristisch sind die beschriebenen pathologisch-anatomischen Veränderungen. So war in einem Falle von Glinski der ganze Dickdarm vom Anus bis zur Bauhinschen Klappe bedeutend verdickt und gleichmäßig erweitert, so daß er ein steifes offenstehendes, zylindrisches Rohr darstellte. Infolge der Infiltration erreichten die Schleimhautfalten eine erhebliche Dicke. Zahlreiche zum Teil polypenförmige Tumoren ragten in das Darmlumen vor. Ulzerationen waren hier und da sichtbar. Die Schwellungen der Peyerschen Haufen und der Solitärfollikel erinnerten an einen beginnenden Typhus. Die mesenterialen Drüsen sind gewöhnlich mitbefallen. Die Infiltrate durchwachsen Submukosa und Muskularis und können bis zur Serosa durchbrechen. Ein großes Lymphosarkom der Appendix als Teilerscheinung einer allgemeinen Lymphosarkomatose beschreibt v. Brunn. Auch Symptome von seiten des Genitalapparates können auftreten. In einem Falle von Göppert, der aber leukämisch verlief, wurde, obwohl es sich um ein Kind von drei Jahren handelte, Priapismus beobachtet.

Schlagenhaufer beschrieb einen Fall von Lymphosarkom des Uterus und der Adnexe bei einer 40jährigen Frau mit starken Uterusblutungen. Muskelwand und Schleimhaut waren von weißlich braunem Geschwulstgewebe infiltriert und die vordere und hintere Muttermundslippe waren ganz monströs vergrößert. Auch Tuben und Ovarien sowie die Parametrien waren mitaffiziert. Das Geschwulstgewebe bestand ganz aus gleichförmigen lymphozytären Zellen. Als Ausgangspunkt der Geschwulstbildung nahm Schlagenhaufer präexistierendes adenoides Gewebe in der Portio vaginalis an. Neben der Affektion des Uterus in diesem Falle bestand auch noch eine diffuse Infiltration des großen Netzes, der Dünndarmserosa und des Wurmfortsatzes, sowie knotige Infiltrate der Magenschleimhaut.

Eine Beteiligung des Zentralnervensystems kommt dadurch zustande, daß die Lymphosarkome in die Schädelhöhle oder in den Rückgratkanal hineinwachsen (Hirnnervenlähmungen, Paraplegien usw.).

Wiederholt ist auch Mitbeteiligung der Haut bei Lymphosarkom beschrieben worden. Romberg sah bei einem mediastinalen Lymphosarkom in der Haut der Brust und des Bauches zahlreiche walnußgroße Knoten. Kutzner beschreibt bei einem Lymphosarkom der Mesenterial- und Retroperitonealdrüsen Hautmetastasen.

Die Symptome, welche die Lymphosarkome der äußeren Drüsenregionen machen, sind abhängig von ihrem Sitz und der Intensität des Wachstums der Geschwülste. Sowohl durch ihre Größe wie durch die Art ihres infiltrierenden Vordringens pflegen sie besonders häufig Störungen von seiten des Gefäß- und des Nervensystems zu veranlassen, speziell am Halse auch zu Atmungsstörungen infolge Kompression der oberen Luftwege zu führen. Durch Kompression der abführenden Venen kommt es an den Extremitäten zu starken Stauungen und wassersüchtigen Anschwellungen. Starke Lymphosarkome der Leistengegend können besonders zu starker Krampfaderbildung führen. Kompression der Nerven löst motorische und sensible Reizerscheinungen aus, führt zu vasomotorischen Störungen, zu Parästhesien und bisweilen auch zu krampfhaften Muskelzuckungen. Bei wachsender Kompression kommt es zu Schmerzen heftigster Natur oder zur gänzlichen Aufhebung der Sensibilität, zu Paresen und zu kompletten Lähmungen mit Muskelatrophie und den Zeichen der elektrischen Entartungsreaktion. Auch trophische Störungen können sich einstellen. Die Lymphosarkome können auch in die Muskulatur hineinwachsen. Ich selbst beobachtete das allmähliche Wachstum einer Kubitaldrüse bis zu Faustgröße und ihr Hineinwachsen in den Bizeps, der dadurch in seiner Funktion fast ganz gelähmt wurde.

Ein sehr vielgestaltiges Heer von Erscheinungen kann durch die entfernteren Metastasen ausgelöst werden. Die überaus umfangreichen Infiltrationen, die wiederholt in den Nieren beobachtet worden sind, so daß diese Organe das Mehrfache ihrer gewöhnlichen Größe erreichten, können natürlich erhebliche

Schädigungen der Nierenfunktion herbeiführen. Lymphosarkome der Leber führen eventuell zum Ikterus, Herde im Pankreas zu Störungen des Zuckerstoffwechsels.

Da, wie wir gesehen haben, die Lymphosarkome meist in einer Körperregion, die gewöhnlich der Ausgangspunkt ist, besonders üppig wuchern, wird das Krankheitsbild meist von denjenigen Störungen beherrscht, welche durch die Erkrankung des betreffenden Organes bedingt sind. Meist hängt das Eintreten des Todes von Komplikationen ab, die zu der wesentlichsten Lokalisation des Lymphosarkoms in Beziehung stehen. Die Allgemeinsymptome treten in solchen Fällen vielfach zurück, besonders dort, wo der Tod früher eintritt, ehe sich dieselben entwickeln konnten. In anderen Fällen aber nehmen die Allgemeinsymptome einen wichtigen Platz im Krankheitsbild ein.

Auch ohne daß irgendwelche lebenswichtigen Organe aus lokalen Ursachen in ihrer Funktion beeinträchtigt sind, äußert sich die Bösartigkeit der Lymphosarkome darin, daß sie, nachdem sie eine gewisse Größe erreicht haben, zur Kachexie führen. Allgemeine Mattigkeit und Schwäche tritt ein, es macht sich eine deutliche Blässe bemerkbar, oft entwickelt sich bald eine schwere Anämie. Mattigkeit und Schwäche nehmen immer größere Dimensionen an, die Nahrungsaufnahme wird schlecht, die Patienten magern ab, leiden an mannigfachen schmerzhaften Sensationen, besonders an Kopfschmerzen, und ihr Schlaf wird schlecht.

Bisweilen tritt dann unregelmäßiges Fieber ein; auch kann sich die Diazoreaktion im Harne zeigen. Fraglich muß es erscheinen, ob ein typisch rekurrierendes Fieber auch bei echten Lymphosarkomen beobachtet werden kann. Die meisten Fälle von Lymphosarkom der Literatur mit solchem Fieberverlauf sind wohl Lymphogranulome gewesen. Diese Frage bedarf noch weiterer Nachforschung, nachdem wir jetzt die Methoden der Differentialdiagnose zwischen diesen Erkrankungen besser als früher beherrschen.

Blutveränderungen. Das Verhalten des Blutes beim Lymphosarkom ist erst an einer relativ geringen Zahl anatomisch einwandfreier Fälle untersucht worden. Eine Anämie besteht wohl immer und kann gelegentlich auch hohe Grade erreichen. Was die farblosen Elemente anbetrifft, so soll nach Türk und Naegeli eine Lymphopenie höheren oder geringeren Grades charakteristisch sein. Auch neutrophile Leukozytose ist wiederholt beobachtet worden. Dieses Verhalten der Leukozyten spricht dafür, daß das Lymphosarkom sich biologisch ganz anders verhält als die Lymphadenose, da es ganz andere Knochenmarksreaktionen auslöst. Man muß die Leukozytose beim Lymphosarkom auf chemotaktische Reize zurückführen, denn nur generalisierte Lymphosarkome könnten rein mechanisch die Lymphozytenbildung in den Lymphknoten unterdrücken. Man beobachtet aber auch bei lokalen, sowie nur wenig verbreiteten Lymphosarkomen Leukozytose und Lymphopenie. Myelozytose und sehr schwere Anämie, besonders mit größeren Mengen kernhaltiger roter Blutkörperchen, ist wohl immer ein Symptom von Lymphosarkommetastasen im Knochenmark.

Lymphämie oder relative Lymphozytose kommt in den seltenen Fällen zur Beobachtung, die als Übergangs- und Zwischenformen zwischen Lymphosarkom und Lymphadenose aufgefaßt werden.

Diagnose. Bei der Differentialdiagnose des Lymphosarkoms kommen in erster Linie Tumoren anderer Art in Betracht, wie echte Karzinome, Sarkome und andere, in zweiter Linie die übrigen Systemerkrankungen des lymphatischen Apparates, leukämische und aleukämische Lymphadenose, die Lymphogranulome, die tuberkulösen und syphilitischen Lymphomatosen. Die diagnostische Abgrenzung ist oft eine außerordentlich schwierige. In vielen Fällen allerdings wird man aus der Art der Geschwulstbildung, ihrer Lokalisation, ihrem makroskopischen Aussehen, ihrem Verhalten zur Nachbarschaft, zur richtigen Diagnose kommen können. Tumorbildungen, deren Ausgehen von den lymphatischen Apparaten der Mund- und Rachenhöhle direkt sichtbar ist, schnell wachsende Drüsenpakete irgend einer Region, die bald eine Abgrenzung der einzelnen Drüsen nicht mehr gestatten, schnell wachsende, durch die üblichen physikalischen Methoden oder durch Röntgenstrahlen nachweisbare Tumoren im Innern des Thorax oder der Bauchhöhle, die starke Verdrängungserscheinungen machen und durch komplette Verlegung von Nerven- und Gefäßbahnen auffällige Funktionsstörungen hervorrufen, werden in den meisten Fällen Lymphosarkome sein.

Im allgemeinen werden Lymphosarkome der inneren Organe, besonders solche des Magens und Darms, mit unseren heutigen Hilfsmitteln kaum zu diagnostizieren sein und man wird sich im allgemeinen mit der Diagnose eines malignen Tumors begnügen müssen.

Wichtig ist die Frühdiagnose bei Lymphosarkomen an äußeren Regionen wegen des rechtzeitigen therapeutischen Eingreifens. Aber gerade hier, wo der Prozeß sich noch in den ersten Anfangsstadien befindet, lassen die obengenannten Kriterien im Stich. In diesen Fällen kommt in erster Linie die histologische Untersuchung einer Probeexzision in Betracht. Durch diese wird man Granulome, sowie maligne Tumoren anderer Natur, ebenso Tuberkulose und, eventuell unter Zuhilfenahme der Wassermannschen Reaktion, gummöse Lymphome ausschließen können. Schwieriger dagegen ist es, die aleukämische Lymphadenose vom Lymphosarkom zu unterscheiden. In vorgeschrittenen Fällen ist die Histologie beider Lymphknotenerkrankungen genau die gleiche und nur selten wird durch eine gewisse Atypie der Zellen die Diagnose Lymphosarkom wahrscheinlicher werden. Nur in ganz beginnenden Fällen wird man durch den Nachweis einer isolierten Wucherung einer kleinen Zellgruppe mit Atrophie des benachbarten Lymphadenoidgewebes die Diagnose Lymphosarkom mit Sicherheit stellen können.

Eine sehr wichtige Rolle spielt die Blutuntersuchung. Der Nachweis einer Lymphopenie schließt ohne weiteres eine gewöhnliche Lymphadenose aus, Lymphopenie kommt allerdings auch bei sonstigen das Lymphknotenparenchym zerstörenden Affektionen ebenso vor. Neutrophile Leukozytosen kommen außer bei Lymphosarkom auch bei Lymphogranulomatose vor.

Dagegen spricht eine relative Lymphozytose nicht unbedingt gegen Lymphosarkom, da ja eine jener erwähnten Mischformen vorliegen kann, wo entweder bei bereits ausgedehnter Lymphadenose an irgend einer Stelle eine Lymphosarkomentwicklung eingesetzt hat, oder einer jener seltenen Fälle in Frage kommt, wo eine als Lymphosarkom beginnende Erkrankung später zu einer diffusen Systemaffektion geführt hat. In solchen Fällen ist selbst auf dem Sektionstisch eine Diagnose oft unmöglich. Jedenfalls spricht der Nachweis des Freibleibens von Milz und Knochenmark oder der Nachweis einer nur herdweisen Erkrankung dieser Organe bei allen Fällen mit ausgedehnten Lymphknotenerkrankungen für Lymphosarkom.

Verlauf und Dauer. Infolge ihrer Bösartigkeit verlaufen im allgemeinen die Lymphosarkome ziemlich schnell und es kommen auch ganz akute Formen vor. Eine ganze Reihe von Fällen in der Literatur betreffen Kinder und jugendliche Personen, solche mittleren Alters werden am häufigsten befallen. Unter den Fällen von Ghon und Roman betrafen 2 das erste, 1 Fall das zweite, 7 Fälle das dritte, 4 Fälle das vierte, 9 Fälle das fünfte und 4 Fälle das sechste Dezennium. Der jüngste Patient war 7 Jahre alt, der älteste 58 Jahre. 17 Fälle waren Männer und 10 Frauen. Nach Kundrat erkrankten doppelt soviel Männer als Frauen.

Prognose. Im allgemeinen gilt das Lymphosarkom mit Recht für eine sehr bösartige Krankheit und besonders Kundrat betont das rücksichtslose und unaufhaltsame Fortschreiten dieser Neubildung, durch welche sie Karzinome und Sarkome an Malignität übertrifft. Zweifellos gilt für die große Mehrzahl aller zur Beobachtung kommender Fälle als Regel der unrettbar zum Tode führende Verlauf. Aber es gibt sicherlich Ausnahmen. In manchen Fällen von Lymphosarkom der Schleimhäute, in der Mundrachenhöhle wie im Darm, beobachtet man nach geschwürigem Zerfall eine echte Vernarbung, wenn auch in der Nachbarschaft die Infiltration weiterschreitet. Auch interkurrente Infektionskrankheiten, besonders Erysipel, können einen zeitweiligen Rückgang erheblichen Grades zustande bringen. Auch ganz spontaner Rückgang ist beobachtet worden.

Sehr merkwürdig ist die wiederholt nach Probeexzisionen mit tieferen chirurgischen Eingriffen beobachtete Remission des tumorösen Prozesses. Ruff beschrieb ein Lymphosarkom der linken Tonsille, das unmittelbar nach der Resektion derselben rezidivierte, um dann wieder spontan zu verschwinden. $2^1/_4$ Jahre später entstand ein Lymphosarkom der rechten Tonsille, das gleichfalls nach der Resektion wieder wuchs, um dann sich zurückzubilden. Sedziak sah nach Entfernung eines Lymphosarkoms der rechten Tonsille eine Vergrößerung der linken auftreten, die später wieder verschwand. Wie launenhaft und unerklärlich manchmal der Verlauf eines Lymphosarkoms sein kann, lehrt besonders eine Beobachtung von Eisenmenger. Dieser Autor sah ein sehr großes Lymphosarkom des Rachens verschwinden, nachdem wegen drohender Erstickung und Unmöglichkeit der Nahrungszufuhr eine Tracheotomie und eine Ösophagotomie ausgeführt worden war. Ein Jahr später entstand ein Rezidiv am rechten weichen Gaumen; eine Probeexzision ergab die Diagnose Lymphosarkom und an der Exzisionsstelle entwickelte sich eine Ulzeration, die allmählich in Vernarbung überging. Gleichzeitig bildeten sich andere, inzwischen aufgeschossene Tumoren des Rachens und Kehlkopfeinganges zurück. Nach einiger Zeit entstanden neue lymphosarkomatöse Wucherungen, die der Nekrose und Rückbildung verfielen. Danach erst trat endlich ein zum Tode führendes Rezidiv auf. Eisenmenger zitiert mehrere ähnliche Beobachtungen aus der Literatur.

Man muß also geradezu zwei verschiedene Verlaufstypen des Lymphosarkoms unterscheiden, eine gutartige und eine bösartige. In ihrer histologischen Struktur verhalten sich diese beiden Formen, soweit bekannt, durchaus gleichartig, es muß sich also um biologische Unterschiede feinerer Art handeln, deren Mechanismus uns zur Zeit noch unklar ist.

Leider ist die gutartige Form viel seltener, da man aber von vornherein einer solchen Geschwulst nicht ansehen kann, wie sie sich weiter verhalten wird, soll man sich bei der Behandlung des Lymphosarkoms vor einem zu weitgehenden Pessimismus hüten.

Therapie. In allen beginnenden oder regionär beschränkt bleibenden Lymphosarkomen soll die Therapie zunächst nach Möglichkeit eine chirurgische sein. Tatsächlich ist es wiederholt gelungen, Lymphosarkome radikal operativ zu entfernen, ohne daß Rezidive aufgetreten sind. So hat besonders Kraft einen Fall von Mesenterialdrüsen- und einen Fall von Blinddarmlymphosarkom beschrieben, in dem durch Resektion der erkrankten Abschnitte Heilung erzielt worden ist.

In den meisten Fällen werden operative Eingriffe wegen Verwachsung mit benachbarten lebenswichtigen Organen, oder wegen Generalisierung nicht ausführbar sein. In solchen Fällen kommen zwei Methoden, am besten kombiniert, in Frage. Die Arsenbehandlung und die Röntgentherapie. Die Arsenbehandlung gutartiger und bösartiger Lymphdrüsengeschwülste übt man seit Billroth aus. Man gab das Arsen meist innerlich und hat danach Rückgang der Drüsengeschwülste bis zu einem gewissen Grade erzielen können. Ob man mit neueren Arsenpräparaten und mit subkutaner oder intravenöser Applikation weiterkommen wird, muß abgewartet werden.

Schließlich wäre noch die Röntgentherapie zu nennen, bei der man, besonders bei lokalen Tumoren, bisweilen recht gute, wenn auch nur vorübergehende Erfolge erzielt hat. Aber es gibt nicht nur radiosensible, sondern auch radioinsensible Lymphosarkome. Auch mit Radium und Mesothorium, Thorium X und Benzol wird man sicher symptomatische Besserungen erzielen können.

Literatur über Lymphosarkom.

Arnheim und Hasenknopf: Mediastinaltumoren bei einem Kinde. Berl. klin. Wochenschr. 1904. — Bayer: Dtsch. Zeitschr. f. Chirurg. Bd. 111. — Beebe and Ewing: A study of the biology of tumour cells. Brit. med. Journ. 1. Dez. 1906. — Bevacqua: Über multiple Knochenperitheliome mit Lymphosarkom der Lymphdrüsen (Kahlersche Krankheit). Virchows Arch. f. pathol. Anat. u. Physiol. Bd. 200. — Bevan: Lymphosarcoma of the rectum. Ann. of surg. Sept. 1902. — Beyer: Beziehungen zwischen Pseudoleukämie und Lymphosarkom. Inaug.-Diss. Rostock 1904. — Bienwald: Beitrag zur Kenntnis der Thymusgeschwülste. Inaug.-Diss. Greifswald 1889. — Bing: Ein Fall von Lymphosarkom im Kindesalter. Arch. f. Heilk. 1906. — Blanc: Lymphadénome de l'amygdale (Lymphosarkome). Thèse de méd. Montpellier. Nr. 7, 1904. — Bock: Über Lymphosarkomatose des Rachens. Inaug.-Diss. Würzburg 1912. — Bollag: Über Mediastinaltumoren im Kindesalter. Inaug.-Diss. Brugg 1887. — Boote: Fortschr. a. d. Geb. d. Röntgenstr. Bd. 27. — Borst: Einteilung der Sarkome. Beitr. z. pathol. Anat. u. z. allg. Pathol. Bd. 39. — Brandts: Über die Wechselbeziehungen von Lymphosarkomatose und Tuberkulose usw. Münch. med. Wochenschr. Nr. 14. 1908. — Brandts: Über Lymphosarkomatose des Magendarmkanals. Ann. d. städt. allg. Krankenhäuser zu München. 1908. — Bregmann und Steinhaus: Lymphosarkom des Mittelfells mit Übergang in den Rückgratskanal. Virchows Arch. f. pathol. Anat. u. Physiol. Bd. 172. — v. Brunn: Ein Lymphosarkom des Wurmfortsatzes. Bruns Beitr. z. klin. Chirurg. Bd. 104. — Bunting and Yates: Leukaemia, lymphosarkom and Hodgkins disease. New York med. journ. a. med. record. 9. 12. 1916. — Butterfield: Lymphocytoma with prominent lesions in the intestinal apparatus and in the salivary glands. (Pseudoleukaemia seu Lymphosarcomatosis intestinalis antorum.) The physician a. surg. Febr. 1907. — Caillian: Lymphocytom atypique. Soc. anat. de Paris. 24. 7. 1920. — MacCallum: On the pathological anatomy of lymphosarcoma and its status with relation to Hodgkins disease. Johns Bull. of Hopkins hosp. Sept. 1907. — Casselberry: Infective lymphoid growths of the laryngopharynx. A previously indifferentiated type of lymphoid hyperplasia. Journ. of the Americ. med. assoc. 13. Febr. 1915. — Cervesato: Ref. Jahrb. f. Kinderheilk. Bd. 43. — Chiari: Über Lymphosarkome des Rachens (Literatur!). Wien. klin. Wochenschr. Nr. 3. 1895. — Clopatt: Über einen Fall von Mediastinaltumor (Lymphosarkom) erfolgreich mit Röntgenstrahlen behandelt. Dtsch. med. Wochenschr. Nr. 29. 1905. — Coenen: Über ein Lymphosarkom der Thymus bei einem 6jährigen Knaben. Arch. f. klin. Chirurg. Bd. 73. — A. Cohn: Ein bemerkenswerter Fall von Lymphosarkomatosis im Kindesalter. Inaug.-Diss. Würzburg 1906. — M. Cohn: Die Bedeutung der Röntgenstrahlen für die Behandlung der lymphatischen Sarkome. Berl. klin. Wochenschr. Nr. 1. 1906. — Concetti: Ein Fall von malignem Lymphosarkom des Mesenteriums und des Dünndarms bei einem 5jährigen Knaben. Arch. f. Kinderheilk. Bd. 40. — Cyrus: Beitrag zur Lehre des Lymphosarkoms. Inaug.-Diss. Greifswald 1888. — Dalton: Lymphosarcome de l'estomac et des ganglions abdominaux. La Presse méd. Nr. 103. 1906. — Davidsohn und Ziesché: Über das Sarkom des Magens. Mitt. a. d. Grenzgeb. d. Med. u. Chirurg. Bd. 20. — Degen: Ein Beitrag zur Lehre vom Lymphosarkom. Inaug.-Diss. Greifswald 1886. — Denuce et Rabère: Lymphosarcom de l'intestin. Journ. de méd. de Bordeaux. Nr. 21. 1907. — Desjardines and Ford: Hodgkins disease and lymphosarkoma. Journ. of the Americ. med. assoc. 15. 9. 1923. — Dieballa: Über einen mit Lymphozytose einhergehenden Fall von Sarcoma multiplex cutis. — A. Dietrich: Über die Beziehungen der malignen Lymphome zur Tuberkulose. Bruns Beitr. z. klin. Chirurg. Bd. 16. — Dinkel: Die Differentialdiagnose zwischen Pseudoleukämie und Lymphosarkomatose. Arb. a. d. pathol. Inst. Tübingen. Bd. 8. — v. Domarus: Über die Beziehungen der Leukämien zu den malignen Neoplasmen. Fol. haematol., Orig. Bd. 13. — Dominici: Révision du lymphosarcome. Cpt. rend. des séances de la soc. de biol.

25. Juli 1908. — Dominici et Ribadeau - Dumas: Révision du Lymphosarcome. Cpt. rend. des séances de la soc. de biol. Tome 64 et 65. p. 37 et 380. — Dösseker: Zur Kenntnis der Hautlymphosarkomatose. Arch. f. Dermatol. u. Syphilis. Bd. 126. — Dreschfeld: Ein Beitrag zur Lehre von den Lymphosarkomen. Dtsch. med. Wochenschr. S. 1175. 1891. — Ducleon: Contributions à l'étude de lymphosarcome et de la tuberculose hypertrophiante méconnue des ganglions lymphatiques. Thèse de Bordeaux. 1897. — Ebert: Über einen Fall von Lymphosarkom usw. Inaug.-Diss. Heidelberg 1918. — Eisenmenger: Zur Kenntnis der Pseudoleukämie. Wien. klin. Wochenschr. Nr. 28. 1895. — Eisenmenger: Über Lymphosarkomatose des Pharynx und des weichen Gaumens. Wien. klin. Wochenschr. 1893. — Elischer und Engel: Beiträge zur Behandlung mediastinaler Tumoren mit Röntgenstrahlen. Dtsch. med. Wochenschr. Nr. 40. 1906. — Exner: Die klinische Stellung der Lymphosarkome in der Geschwulstreihe. Dtsch. Zeitschr. f. Chirurg. Bd. 153. — Fabian: Über die diffus infiltrierende Form der Leukämie und des Lymphosarkoms (zugleich ein Beitrag zur Kenntnis des mediastinalen Lymphosarkoms). Beitr. z. pathol. Anat. u. z. allg. Pathol. Bd. 53. — Fabian: Über den Blutbefund bei Lymphogranulomatosis nebst Bemerkungen über die Blutveränderungen bei der Lymphosarkomatosis und der Lymphdrüsentuberkulose. Wien. klin. Wochenschr. Nr. 43. 1910. — Fabian: Über die Behandlung des Lymphosarkoms. Münch. med. Wochenschr. Nr. 34. 1913. — Fahr: Demonstration von Präparaten einer röntgenbestrahlten Lebermetastase bei Lymphosarkom. Ärztl. Verein Hamburg, 4. März 1918. Berl. klin. Wochenschr. Nr. 28. 1919. — Fahr: Generalisierte Lymphosarkomatose. Ärztl. Verein zu Hamburg, 20. Jan. 1914. Berl. klin. Wochenschr. Nr. 8. 1914. — Fazio: Linfosarcoma multiplex a 76 anni. Rif. med. Nr. 3. 1907. — Fischer: Beiträge zur Pathologie der Thymus. Langenbecks Arch. 1896. — Fischer: Über malignes Lymphom. Arch. f. klin. Chirurg. Bd. 55. — Flexner: Multiple Sarcomata, with a report of two cases. Johns Hopkins hosp. Rep. 1893. — Flexner: Multiple Lymphosarcomata with a report of two cases. Johns Hopkins hosp. Rep. Vol. 3. 1893. — Fortmann: Inaug.-Diss. Greifswald 1902. — E. Fraenkel: Über die Beziehungen der Leukämie zu geschwulstbildenden Prozessen des hämatopoetischen Apparates. Virchows Arch. f. pathol. Anat. u. Physiol. Bd. 216. — Freudweiler: Beitrag zur Kenntnis der Lymphosarkomatose. Dtsch. Arch. f. klin. Med. Bd. 64. — Friedjung: Demonstration eines anatomischen Präparates eines Lymphosarkoms des Ileums von einem zehnjährigen Knaben. Arch. f. Kinderheilk. Bd. 38. — Gaertner: Dtsch. Zeitschr. f. Chirurg. Bd. 120. — Gamgee: Edinburgh med. Journ. 1873. — Gareis: Inaug.-Diss. Erlangen 1897. — Gherlini: Leucemie e sarcomatosi. Gazz. d. osp. e d. clin. Nr. 70. 1905. — Gibbons: The relation of Hodgkins disease to lymphosarcoma. Americ. Journ. of the med. sciences. 1906. — Gifford: Case of leukosarcoma of iris, treated by radium. Arch. of ophthalmol. Mai 1918. — Ghon und Roman: Über das Lymphosarkom. Frankf. Zeitschr. f. Pathol. Bd. 19, H. 1 u. 2. — Gläser: Mit rekurrierendem Fieber verlaufende multiple Sarkomatose. Allg. med. Zentral-Zeit. S. 601. 1897. — Glinski: Zur Kenntnis der Dickdarmlymphosarkome. Virchows Arch. f. pathol. Anat. u. Physiol. Bd. 167. — Göppert: Virchows Arch. f. pathol. Anat. u. Physiol. Bd. 144. — Golawski: Zur Kasuistik der Lymphosarkome. Inaug.-Diss. Dorpat 1879. — Greig: The clinical aspects of lymphosarcoma in children. Brit. Journ. of childr. dis. 1907. — Grob: Über einen Fall von Mediastinaltumor usw. Fortschr. a. d. Geb. d. Röntgenstr. Bd. 13. — Grohé: Virchows Arch. f. pathol. Anat. u. Physiol. Bd. 150. — Grützner: Ein Fall von Mediastinaltumor durch ein Lymphosarkom bedingt. Inaug.-Diss. Berlin 1869. — Haas: Über einen seltenen Fall von Lymphosarcoma jejuni. Wien. med. Presse. 1886. — v. Hacker: Lymphosarcoma ventriculi. Chirurg. Beitr. a. d. Erzherzogin-Sofienspital in Wien. 1892. — Hammack: Ref. Zentralbl. f. allg. Pathol. u. pathol. Anat. Bd. 24, S. 837. — Haudek: Veränderungen der Speiseröhre bei Lymphosarkom. Ref. klin. Wochenschr. 1922. S. 1438. — Heidenhain: Tod eines 14jährigen Knaben durch Lymphosarcoma thymi. Berl. klin. Wochenschr. 1896. — Henoch: Ein Fall von malignem Lymphosarkom. Charité-Ann. 1881. — Henoch: Ein Fall von allgemeiner Lymphosarkombildung. Charité-Ann. Bd. 8. — Hepert: Lymphosarcoma of the rectum. Chicago surg. soc. Ann. of. surg Sept. 1902. — Herrmann: Inaug.-Diss. München 1898. — Herz: Über die den Leukämien verwandten Krankheitsprozesse. Fol. haematol., Orig. Bd. 13. — Heß: Über Blutbefunde bei Lymphdrüsenerkrankungen. Wien. klin. Wochenschr. Nr. 44. 1907. — Hesse: Ein Beitrag zur Kenntnis der Lymphomatosen (Lymphosarkomatosen). Bruns Beitr. z. klin. Chirurg. Bd. 79. — Hlava: Demonstration eines Präparates von Lymphosarkom der Flexura hepatica. Wien. med. Wochenschr. 1902. — Hohenemser: Chronisches Rückfallfieber bei multipler Sarkombildung. Jahrb. d. Hamburg. Staatskrankenanstalten. Bd. 4. — Holmgren und Norberg: Ref. Fol. haematol. Bd. 19. S. 60. — Huber: Dtsch. Arch. f. klin. Med. Bd. 17. — Hübner: Inaug.-Diss. Greifswald 1895. — Huguenin: Über das in nicht lymphadenoide Organe metastasierende Lymphosarkom. Rev. suisse de méd. Tome 1, 1. — Hunter: A case of sarcomatosis of lymphatic glands. Lancet. p. 82. 11. Juli 1908. — v. Hüttenbrenner: Zwei Fälle von harten Lymphomen bei Kindern. Jahrb. f. Kinderheilk. N. F. 4. —

Jaquet: Ein Fall von metastasierenden Amyloidtumoren (Lymphosarkom). Virchows Arch. f. pathol. Anat. u. Physiol. Bd. 185. — v. Jacksch und Ghon: Lymphosarkomatose oder generalisierte Aleukämie. Münch. med. Wochenschr. Nr. 49, S. 2705. 1912. — Jung: Inaug.-Diss. Greifswald 1901. — Kanter: Über das Vorkommen von eosinophilen Zellen im malignen Lymphom und bei einigen anderen Lymphdrüsenerkrankungen. Zentralbl. f. allg. Pathol. u. pathol. Anat. 1894. — Kaposi: Ein Fall von Lymphosarkom mit ausgedehnten, spontan sich rückbildenden Hautmetastasen. Bruns Beitr. z. klin. Chirurg. Bd. 30. — Kast: Über Rückfallfieber bei multipler Sarkombildung. Jahrb. d. Hamburg. Krankenanstalten. Bd. 1. — Kelly: Lymphosarkoma of the small intestine. Journ. of the Americ. med. assoc. Vol. 82. — Kelly and Burnam: Treatment of lymphosarcoma with radium. New York med. Rec. 5. Febr. 1916. p. 284. — Koschier: Ein Fall von Lymphosarkom des Rachens und des Kehlkopfs. Wien. klin. Wochenschr. Nr. 38. 1893. — Kraft: Beitrag zur Operabilität des Lymphosarkoms. Wien. klin. Wochenschr. Nr. 18. 1906. — Kreibich: Über Hautveränderungen bei Pseudoleukämie und Leukosarkomatose. — Kreke: Lymphosarkomatose des Dünndarmes. Beitr. z. klin. Chirurg. Bd. 122. — Kuhn: Inaug.-Diss. Zürich 1904. — Kundrat: Über Lymphosarkomatosis. Wien. klin. Wochenschr. 1893. — Kurpjuweit: Zur Diagnose von Knochenmarkmetastasen aus dem Blutbefund. Dtsch. Arch. f. klin. Med. Bd. 77. (Fall II.) — Kutzner: Zur Kasuistik und Histogenese der Lymphosarkome. Inaug.-Diss. Greifswald 1889. — Langel: Inaug.-Diss. München 1902. — Langhans: Das maligne Lymphosarkom (Pseudoleukämie). Virchows Arch. f. pathol. Anat. u. Physiol. Bd. 54. — Larkin: Proc. of the New York pathol. soc. (U. S. A.) 1911. — Lediard: Lymphosarcoma of tonsil, recurrence in cervical glands. Lancet. 1889. — Lereboullet et Marcorelles: Un cas de lymphosarcome ganglionaire. Soc. de Paris. Jan. 1910. — Carl Lewin: Die Stellung des Lymphosarkoms zu den hyperplastischen und blastomatösen Neubildungen. Fol. haematol., Orig. Bd. 8. — Ligneris: Über Lymphosarkomatose des Pankreas. Berl. klin. Wochenschr. 1916. Nr. 23. — Longcope: A study of cases of Hodgkins disease and lymphosarcoma. Proc. of the New York pathol. soc. (U. S. A.) 1908. — Lücke: Lymphosarkom der Achseldrüse, embolische Geschwülste der Lungen; allgemeine Leukämie; Tod. Virchows Arch. f. pathol. Anat. u. Physiol. Bd. 35. — Lücke: Kapitel Lymphosarkom in „Bericht über die chirurgische Universitätsklinik in Bern“ Dtsch. Zeitschr. f. Chirurg. Bd. 2. — Maaß: Demonstration eines Lymphosarkoms des Magens. Dtsch. med. Wochenschr. 1895. Vereinsbeil. — Mackenzie: Cases of typical and atypical lymphosarcoma. Journ. of cancer research. Jan. 1918. — Mamlock: Inaug.-Diss. Breslau 1899. — Martelli: Le emosarcosi. Rif. med. 1914. — Martins: On some undescribed lesions in lymphosarcomatosis. Journ. of med. research. Vol. 6. 1901. — Georg Mayr: Über die Kundratsche Lymphosarkomatosis des Magendarmtraktus. Inaug.-Diss. München 1909. — Meyer-Delins: Inaug.-Diss. Freiburg 1901. — Michels: Contribution à l'étude du lymphosarcome. Thèse de Genève. 1913. — Miller: Case of lymphosarcoma. New York med. Journ. 23. März 1918. — Milosla wich: Primäre Lymphosarkome des Wurmfortsatzes. Virchows Arch. f. pathol. Anat u. Physiol. Bd. 227. — Moorehead: A case of lymphosarcoma with remarks on the relation of that progress to Hodgkins disease. Med. Press. p. 511. 1905. — Moorhead: A case of lymphosarcoma. Med. Press. 15. Nov. 1905. — Mosny et Montier: Sur un cas de sarcomatose diffuse aiguë des viscères abdominaux et des méninges. Arch. de méd. exp. T. 25. — Mühlhausen: Über Behandlung der Lymphosarkome. Inaug.-Diss. Bonn 1873. — A. Müller: Ein Beitrag zur Ätiologie des Lymphosarkoms. Inaug.-Diss. Zürich 1884. — F. Müller: Über die Stellung des harten Lymphosarkoms im System der Lymphomatosen. Arb. a. d. pathol. Inst. Tübingen. Bd. 8. — v. Müllern und Großmann: Beiträge zur Kenntnis der Primärerkrankungen der hämatopoetischen Organe. Beitr. z. pathol. Anat. u. z. allg. Pathol. Bd. 52. — Nicol: Beiträge zur Kenntnis der Erkrankungen des hämatopoetischen Apparates. Zugleich ein Beitrag zur Frage der Mediastinaltumoren. Beitr. z. pathol. Anat. u. z. allg. Pathol. Bd. 56. — Nothnagel: Ref. Wien. med. Wochenschr. S. 2178. 1904. — Oliver: The relation of Hodgkins disease to lymphosarcoma and endothelioma. Journ. of med. research. 1913. — Palma: Ein Fall von Sarkomatosis nach primärem Thymussarkom, verlaufend unter dem Bilde einer lymphatischen Leukämie. Dtsch. med. Wochenschr. Nr. 35. 1892. — Paltauf: Lymphosarkom usw. Lubarsch-Ostertag. Bd. 1. — Pappert: Inaug.-Diss. Bonn 1910. — Petrow: Zur Frage der Morphologie des Lymphosarkoms. Zentralbl. f. allg. Pathol. u. pathol. Anat. S. 15. 1914. — Petrow: Zur Kasuistik des Lymphosarkoms und Myoms des Dünndarms. Jahresber. üb. d. Fortschr. d. Chirurg. 1898. — Pförringer: Ein Fall von Leukämie mit tumorartigen, zu Spontanfrakturen führenden Markwucherungen. Fortschr. a. d. Geb. d. Röntgenstr. Bd. 20. — Pilcz: Zentralbl. f. allg. Pathol. u. pathol. Anat. Bd. 14. — Preti: Observations sur un cas dit de pseudoleucémie. Congr. de la soc. de méd. int. Rome. Okt. 1912. — Pulci: Policlinico. 1910. — Puritz: Über Sarkome mit sogenanntem chronischen Rückfallfieber. Virchows Arch. f. pathol. Anat. u. Physiol. Bd. 126. — Pusateri: Fall von primärem Lymphosarkom der linken Gaumentonsille und seine Therapie mittels X-Strahlen. Lo sperimentale. Vol. 59. — Rechtenbacher: Lymphosarkomatose. Jahrb. d. Wien. Krankenanstalten. 1894. — Reckzeh: Über Lymphämie und Lymphomatose. Charité-Ann. Bd. 29. — Redfern and Hunter: A case of pseudoleukemia (lymphosarcoma) in a young child. Lancet. 10. Sept. 1904. — Reiche: Zur Diagnose und Therapie des Lymphosarcoma intestini. Med. Klinik. Nr. 26. 1919. — Renvers: Über Lymphosarkomatose usw. Berl. klin. Wochenschr. Nr. 32. 1888. — Reudelhuber: Ein Fall von diffus infiltrierendem multiplem Lymphosarkom mit Kalkseifenbildung in der Leber. Inaug.-Diss. Heidelberg 1919. — Reuterskiöld: Über primäres Lymphosarkom des Dünndarms. Upsala läkareförenings forhandlinger. — Ribbert: Über Lymphom der Lungen. Virchows Arch. f. pathol. Anat. u. Physiol. Bd. 102. — Ricker: Über die Beziehungen zwischen Lymphosarkom und Tuberkulose. Arch. f. klin. Chirurg. Bd. 50. — Riegel: Zur Pathologie und Diagnose der Mediastinaltumoren. Virchows Arch. f. pathol. Anat. u. Physiol. Bd. 49. — Roman: Ein Fall von klinisch typischer lymphatischer Leukämie mit starker diffuser flacher Infiltration der Pleura und des Perikards und mit lymphosarkomähnlicher Infiltration der Muskulatur. Wien. klin. Wochenschr. S. 1087. 1914. — Romberg: Zur Kenntnis der Arsenikwirkung auf das Lymphosarkom. Dtsch. med. Wochenschr. S. 119. 1892. — Röpke: Arch. f. klin. Chirurg. Bd. 66. — Rosenberg: Lymphadenoma thymicum malignum. Inaug.-Diss. Göttingen 1884. — Roth: Über einen Fall von malignem Lymphosarkom. Inaug.-Diss. Berlin 1880. — Ruff: Rückbildung des Lymphosarkoms auf nicht operativem Wege. Wien. klin. Wochenschr. 1906. (Literatur über Rückbildung von Lymphosarkomen!). — Ruppert: Ein primäres endogastrisches Lymphosarkom. Wien. klin. Wochenschr. Nr. 50. 1912. — De Ruyter: Kongenitales Lymphosarkom der Leber. Arb. a. d. chirurg. Universitätsklinik Berlin. Ref. Dtsch. med. Wochenschr. S. 297. 1890. — Sadler: Fortschr. d. Med. 1892. Suppl. — Salomon: Über Lymphomatosen mit lokaler Aggressivität unter Beschreibung eines mit Hodentumor einhergehenden Falles. Dtsch. med. Wochenschr. Nr. 10. 1908. — Saltykow: Verhandl. d. dtsch. pathol. Ges. Bd. 14. — Scheel: Jahresbericht über die Sektionen am Kommunehospital in Kopenhagen. Nord. med. Arkiv. 1906. — Schlagenhaufer: Pathologisch-anatomische Kasuistik. 2. Ein Fall von Lymphosarkom des Uterus und der Adnexe. Arch. f. Gynäkol. Bd. 95. — Schlagenhaufer: Zwei Fälle von Lymphosarkom der bronchialen Lymphdrüsen mit sekundärer Lymphosarkomatose des Ösophagus. Virchows Arch. f. pathol. Anat. u. Physiol. Bd. 164. — Schlesinger: Lymphosarkom der Zunge, ein Beitrag zur Dauerheilung der Lymphosarkome. Dtsch. Zeitschr. f. Chirurg. Bd. 109. — Schmidt: Ein Beitrag zur Lymphosarkomatosis des Dünndarms. Wien. klin. Wochenschr. Nr. 21. 1898. — Schoen: Lymphosarkomatose mit Beteiligung der Brüste bei einem Gynäkomast. Frankf. Zeitschr. f. Pathol. Bd. 25. — Schopf: Resektion des Magens wegen Lymphosarkomatosis. Zentralbl. f. Chirurg. 1899. — Schöppler: Lymphosarkom. Dtsch. militärärztl. Ztschr. Juni 1917. — Schor: Hautaffektion als erstes Symptom von Mediastinaltumoren. Wien. klin. Wochenschr. 1917. Nr. 27. — v. Schubert: Über Kundratsche Lymphosarkomatose. Inaug.-Diss. München 1913. — Schwarz: Über einen mit Röntgenstrahlen behandelten Fall von Mediastinaltumor nebst Bemerkungen über den Rückbildungsmechanismus bestrahlter Geschwülste. Wien. klin. Wochenschr. Nr. 47. 1907. — Senator: Jahrb. f. Kinderheilk. 1902. — Shoemaker: Pseudoleukemia gastrointestinalis. New York med. soc. 1910. — Simmonds: Münch. med. Wochenschr. S. 1153. 1908. — Spijarny: Zur Frage der bösartigen Lymphome. Dtsch. med. Wochenschr. S. 841. 1902. — Stahr: Naturforsch.-Vers. Köln. 1908. — Steinhaus und Bregmann: Lymphosarkom des Mittelfells mit Übergang in den Rückgratskanal. Virchows Arch. f. pathol. Anat. u. Physiol. Bd. 172. — C. Sternberg: Verhandl. d. dtsch. pathol. Ges. Bd. 11. — C. Sternberg: Kapitel Lymphosarkom in: Primärerkrankungen des hämatopoetischen Apparates usw. — Steudener: Sarcoma globocellulare der Thymus. Virchows Arch. f. pathol. Anat. u. Physiol. 1874. — Steven: Hodgkin disease or lymphosarcoma? Glasgow med. Journ. 1904. — Sticker und Löwenstein: Über Lymphosarkomatose, Lymphomatose und Tuberkulose. Zentralbl. f. Bakteriol. usw. Bd. 55. — Stockart: Ein Fall von Lymphosarkom der Thymus bei einem 36jährigen Mann. Inaug.-Diss. Heidelberg. März 1905. — Stoerk: Zur Pathologie des gastrointestinalen adenoiden Gewebes. Wien. klin. Wochenschrift S. 91. 1904. — Störk: Demonstration eines Präparates von Lymphosarcoma jejuni. Wien. med. Wochenschr. S. 387. 1895. — Störk: Lymphosarkome des Pharynx und Larynx. Wien. med. Wochenschr. Nr. 40. 1894. — Strauß: Sarkomatose und lymphatische Leukämie. Charité-Ann. Bd. 23. — Stursberg: Dtsch. Zeitschr. f. Nervenheilk. Bd. 33. — Summers: Relationship of toxic lymphoid hyperplasia to lymphosarcoma and allied diseases. Arch. of internal med. Febr. 1918. — Tholen: Die Behandlung der malignen Lymphosarkome mit Arsenik. Inaug.-Diss. Berlin 1874. — Tommassetti: Un caso di sarcoleucemia pleurica. Riv. venet. di scienze med. Nr. 2. 1914. — Török: Lymphosarkom des Magens. Dtsch. med. Wochenschr. S. 755. 1892. — Török: Lymphosarkom der Magenwand — Resectio ventriculi. Zentralbl. f. Chirurg. 1892. — Trembur: Lymphosarkomatose und positive Wassermannsche Reaktion. Dtsch. Arch. f. klin. Med. Bd. 101. —

Türk: Ein Beitrag zur Frage: Lymphoide Leukämie mit Lymphosarkomatose. Wien. klin. Wochenschr. Nr. 49. 1903. — Türk: Ein System der Lymphomatosen. Wien. klin. Wochenschr. Nr. 35. 1903 u. 1899. Nr. 40. — Vencogi: Drei ungewöhnliche Fälle von Lymphosarkomatose des Magendarmkanals. Inaug.-Diss. Zürich 1911/12. — Verebely: Demonstration eines Präparates von Lymphosarkom des Cökums. Wien. med. Wochenschr. S. 820. 1902. — Vincent: A case of lymphosarcoma. Brit. Journ. of childr. dis. Nov. 1910. — Völkers: Über Sarkom mit rekurrierendem Fieberverlauf. Berl. klin. Wochenschr. Nr. 36. 1889. — Vonwyl: Drei ungewöhnliche Fälle von Lymphogranulomatose des Magendarmkanals. Inaug.-Diss. Zürich 1911/12. — Vonwyl: Inaug.-Diss. Zürich 1911. — Warfield and Kristjenesan: An unusual case of so-called pseudoleukemia (Lymphosarkoma). Americ. journ. of the med. sciences. August 1916. — Weber: Inaug.-Diss. Erlangen 1901. — Werdt: Beiderseitige diffuse Sarkomatose der Nieren bei Mediastinaltumor. Frankfurt. Zeitschr. f. Pathol. Bd. 2, H. 4. 1909. — Wiegandt: Zur Kasuistik der malignen Lymphome. Petersburg. med. Wochenschr. S. 77. 1878. — Winiwarter: Neue Beobachtungen und Erfahrungen über die Arsenikmedikation bei Lymphdrüsengeschwülsten. Österr. med. Jahrb. 1877. — Winiwarter: Über das maligne Lymphom und Lymphosarkom. Arch. f. klin. Chirurg. Bd. 18. — Wintermann: Beiträge zu den bösartigen Thymusgeschwülsten. Inaug.-Diss. Greifswald 1896. — Wunderlich: Pseudoleukämie, Hodgkinsche Krankheit oder multiple Lymphadenome ohne Leukämie. Arch. f. Heilk. Bd. 7. — Wunderlich: Progressive multiple Drüsenhypertrophie. Arch. f. phys. Heilk. 1858. — Zantesin und Key: In Hennig, Krankheiten der Thymus. Tübingen 1893. — Zawadski: Ein Fall von Lymphosarkom. des Darmes usw. Kronika lekarsk. Nr. 9. 1895. — Zimmer: Beitrag zur Lymphosarkomatose des Magendarmkanales. Med. Klinik 1923. Nr. 20.

c) Generalisierte echte Geschwulstbildungen der Lymphknoten.

Echte Geschwülste der Lymphdrüsen sind recht seltene Tumoren. Soweit sie isoliert auftreten, haben sie vorwiegend chirurgisches Interesse. Fibrome, Myxome, Lymphangiome und am häufigsten wohl Sarkome sind beschrieben worden. Letztere sind nicht mit den sogenannten Lymphosarkomen zu verwechseln, denn sie gehen vom interstitiellen Gewebe aus. Sie bestehen aus Spindelzellen, denen nur gelegentlich Rundzellen und Riesenzellen in meist geringen Mengen zugesellt sind. Sie gehen nicht von einer ganzen Lymphdrüsengruppe, sondern von einer einzelnen Lymphdrüse aus, haben ein ganz besonders schnelles und aggressives Wachstum, keine Neigung zur Generalisierung in anderen Lymphknotenregionen und pflegen schließlich zu ulzerieren.

In frühen Stadien erkennt man den Ausgangspunkt der Geschwulstentwicklung meistens genau und kann in der Nachbarschaft desselben noch normales Lymphdrüsengewebe feststellen. Sehr bald wird die Kapsel durchbrochen und die Geschwulst wächst in die Nachbarschaft hinein. Die Haut wird schließlich an den Tumor fixiert und kann durchbrochen werden. In späteren Stadien entstehen Metastasen, die bezüglich ihrer Lokalisation vollständige Unregelmäßigkeit und Willkür zeigen. Die benachbarten Drüsen brauchen keineswegs mit affiziert zu sein.

Eine Eigentümlichkeit der echten Sarkome der Lymphdrüsen im Gegensatz zu anderen Schwellungen dieser Organe ist ihre Neigung zu regressiven Metamorphosen, zur Ulzeration und zur Jauchung. Der Verlauf ist ein sehr schneller.

Die Therapie soll im Anfang eine chirurgische sein, doch sind operable Fälle selten, da meist schon weitgehende Verwachsungen mit der Nachbarschaft eingetreten sind. Selbst in glücklich operierten Fällen sind Rezidive sehr häufig. Man wird sich deshalb meistens auf interne Therapie beschränken müssen. Es gibt jedenfalls Drüsensarkome, die sehr gut auf Arsen wie auf Röntgenstrahlen reagieren.

Auch die lymphatischen Apparate der Schleimhäute können Ausgangspunkt solcher Sarkome sein, die wohl am häufigsten an der Tonsille vorkommen.

Die Existenz echter generalisierter, d. h. von vornherein multipel auftretender Tumoren der Lymphknoten galt bis vor kurzem noch keineswegs als sichergestellt.

Als multiple Sarkomatose der Lymphdrüsen ist vielleicht ein von Troje nur kurz erwähnter Fall aufzufassen. Er demonstrierte in der Berliner med. Gesellschaft am 24. Februar 1892 die anatomischen Präparate eines als Pseudoleukämie diagnostizierten Falles, der diffuse bronzeartige Verfärbung der Haut und ein partielles derbes lymphatisches Ödem neben mächtigen Lymphdrüsentumoren aufgewiesen hatte. Er erwies sich bei der Sektion als eine mit metastatischen Knoten im subkutanen Gewebe und der Muskulatur der rechten Schultergegend und der Lungenspitzen einhergehende großzellige Spindelzellengeschwulst sämtlicher Lymphdrüsen des Körpers. Offenbar sind derartige generalisierte primäre Sarkomatosen der Lymphknoten außerordentlich selten, denn erst jetzt ist wieder von Baumgarten ein ganz ähnlicher während des Lebens von Naegeli beobachteter Fall beschrieben worden, der beweist, daß es tatsächlich generalisierte primäre echte Sarkome der Lymphknoten gibt.

Der 58jährige Patient litt seit August 1913 an Drüsenschwellungen, die zuerst in der rechten Achselhöhle aufgetreten waren und allmählich die anderen Lymphknotenregionen befallen hatten. Auch in der Haut der rechten Brustgegend saß ein kirschgroßer Knoten. Milz und Leber waren erheblich vergrößert und eine Dämpfung über dem Manubrium sterni wies darauf hin, daß auch mediastinale Lymphknoten vorhanden waren. Die Blutuntersuchung ergab keine Anämie, die Zahl der Leukozyten betrug 7850 und nur $13^1/_4$% von ihnen waren Lymphozyten. Unter Arsenbehandlung trat eine vorübergehende Verkleinerung der Drüsen ein, die später aber wieder beträchtlich an Größe zunahmen. Später gesellte sich noch Aszites hinzu, es traten Ergüsse in beiden Pleurahöhlen auf und in der Haut der Brust entwickelten sich noch mehrere Knoten. Der Tod erfolgte unter zunehmender Zyanose und Dyspnoe. Die Sektion ergab eine generalisierte Erkrankung der meisten Lymphknoten und eine Vergrößerung der Milz um mehr als das Doppelte. Auf der Schnittfläche waren deutliche Follikel sichtbar. Die mikroskopische Untersuchung ergab, daß ein primäres generalisiertes Spindelzellensarkom der Lymphknoten vorlag.

Außerdem sind multiple Endotheliome der Lymphknoten beschrieben worden. Wie über die Endotheliome überhaupt, so sind auch über die der Lymphknoten die Akten noch längst nicht geschlossen. Besonders Ribbert steht dem ganzen Endotheliombegriff noch sehr skeptisch gegenüber und hält speziell das Krankheitsbild des Lymphdrüsenendothelioms für keineswegs sichergestellt. Die Zahl der bisher unter dieser Bezeichnung beschriebenen Fälle ist noch keine sehr große, es ist deshalb zur Zeit noch nicht möglich, ein abgeschlossenes Bild von der klinischen Symptomatologie und pathologischen Anatomie dieses Leidens zu geben. Viele in der älteren Literatur als primäre Lymphdrüsenkrebse publizierten Fälle scheinen wohl in Wahrheit Endotheliome gewesen zu sein.

Wegen der Spärlichkeit der bisher vorliegenden Literatur und mangels eigener Erfahrungen über diese seltene Affektion begnüge ich mich damit, einige der am besten beschriebenen Fälle der Literatur hier auszugsweise zu zitieren:

Die Beobachtung Gallinas betraf einen 50jährigen Mann, der mit Magenbeschwerden erkrankte und mehrere subkutane Knötchen über der linken Klavikula bekam. Eine Probeexzision ergab die Diagnose Endotheliom. Erst bei der nach dem mehrere Wochen später erfolgten Tode vorgenommenen Sektion ergab sich, daß eine große Zahl von Lymphdrüsen ebenso erkrankt war. Außer den linksseitigen Supraklavikulardrüsen waren auch die mesenterialen und retroperitonealen Drüsen befallen. Aber auch in den Nebennieren und in einigen Muskeln fanden sich Neubildungen offenbar metastatischer Natur von der gleichen histologischen Zusammensetzung. Die endothelialen Wucherungen in den erkrankten Drüsen hatten zum großen Teil das normale Drüsengewebe verdrängt und füllten auch die Lymphgefäße an. Stellenweise ließ sich der Übergang einer normalen Endothelbekleidung der Lymphräume in Tumorzellen direkt verfolgen. Die ganze Struktur erinnerte an ein alveolares Karzinom, nur daß eben statt der Karzinomzellen Endothelien vorhanden waren. Gegen das Zentrum hin waren die gewucherten Zellen in eine hyaline Masse verwandelt. Hier und da sah man auch Riesenzellen. Infolge der starken Ausdehnung der Sinus durch die gewucherten Endothelien und die eingetretene regressive Metamorphose waren stellenweise große zystische Höhlen vorhanden.

Ein von Da Gradi und de Amicis mitgeteilter Fall von Endotheliom der Lymphdrüsen ist durch sein außerordentlich bösartiges Wachstum ausgezeichnet. Die Krankheit begann mit Verdauungsbeschwerden, Schwellung der Achseldrüsen bis zu Nußgröße auf der linken Seite und Ödem des linken Arms. Bald danach entstand auch Ödem des rechten Arms. Dann traten Drüsen am Halse auf, Lymphstauung am oberen Teil des Thorax und des Pharynx. In der linken Pleurahöhle war eine chylöse Flüssigkeit. Der Kranke starb unter Zunahme der Ödeme und starker Dyspnoe. Er hatte 4 300 000 Erythrozyten, 80% Hämoglobin und 18 000 Leukozyten, von denen 60% Neutrophile, 23% (!) Eosinophile, 1% Mastzellen, 4% Lymphozyten und 12% große Mononukleäre waren. Die Obduktion ergab neben zahlreichen geschwollenen Lymphdrüsen des Halses und Mediastinums eine diffuse Durchsetzung des Magens und Duodenums durch die Neubildung und auch die Nebennieren waren von erbsengroßen Knoten durchsetzt. Histologisch fand sich ein Endotheliom der Lymphdrüsen.

Vallardis Patient war ein 61jähriger Mann, der mit einer Zyanose des linken Arms nebst Anschwellung und heftigen Schmerzen erkrankte. Dann entstand Zyanose in der oberen Thoraxgegend. Bald gesellten sich starke Dyspnoe und Schluckbeschwerden hinzu. Drüsenschwellungen waren nicht festzustellen. Es konnte durch Perkussion ein Mediastinaltumor nachgewiesen werden. Bei der Obduktion fand sich tatsächlich ein großer, mit Knoten besetzter Tumor des Mediastinums, in welchem mehrere vergrößerte anthrakotische Bronchialdrüsen nachweisbar waren. Auch die nächstliegenden Lymphdrüsen waren mitaffiziert und in verschiedenen Organen fanden sich Metastasen. Verf. glaubt, daß die Geschwulst ein von der Adventitia der großen Mediastinalgefäße ausgegangenes Endotheliom ist.

Dieser Fall Vallardis stellte also eine nur in einer Körperregion lokalisierte Form des Lymphknotenendothelioms vor, im Gegensatz zu den vorher zitierten Fällen generalisierter Endotheliome. Diese Geschwulstform verhält sich also ebenso wie die leukämischen und infektiösen Erkrankungen des lymphatischen Apparates, sie kommt sowohl generalisiert wie auf eine Region beschränkt vor.

Literatur.

v. Baumgarten: Primäres generalisiertes Spindelzellensarkom der Lymphdrüsen. Berl. klin. Wochenschr. Nr. 47. 1915. — Chambard: Nouvelle contribution à l'histoire du carcinome primitif des ganglions lymphatiques. Progr. méd. p. 405. 1889. — Da Gradi und de Amicis: Ein Fall von primärem Endotheliom der Lymphdrüsen. Virchows Arch. f. pathol. Anat. u. Physiol. Bd. 207. — Parlavecchio: Un caso di lymfoadenia aleucemica. Atti soc. ital. di chirurg. Rom. 1906. — Ravenna: Les endothéliomes primitifs des voies lymphatiques. Arch. de méd. exp. Mai 1905. — v. Recklinghausen: Über primären Lymphdrüsenkrebs. Wien. klin. Wochenschr. Nr. 14. 1897. — Sgnambati: Due endoteliomi delle vie linfatiche. Atti soc. ital. chirurg. Rom. 1908. — Troje: Leukämie und Pseudoleukämie. Berl. med. Ges. 24. 2. 1892. — Tusini: Sopra alcuno varieta do endotheliome. Dal istit. chirurg. di Pisa. 1899. — Vallardi: Beitrag zur Forschung über Endotheliome der Lymphwege. Virchows Arch. f. pathol. Anat. u. Physiol. Bd. 211. — v. Willmann: Ein Beitrag zur Kasuistik der primären Lymphdrüsenkarzinome. Inaug.-Diss. München 1904.

Metastatische Lymphomatosen. In seltenen Fällen können auch zahlreiche Lymphdrüsenregionen infolge Metastasierung eines bösartigen Primärtumors erkranken und so eine generalisierte Lymphomatose vortäuschen, besonders wenn der Primärtumor sich aus irgend einem Grunde der Diagnose entzieht. Bemerkenswerterweise sind es gerade Prostatakarzinome, welche auffällig oft die Neigung haben, Metastasen in den Lymphdrüsen zu setzen. Dabei kann die Geschwulstentwicklung in der Vorsteherdrüse selbst eine so geringfügige sein, daß sie zunächst gar keine Symptome macht. Erst wegen der Lymphdrüsenschwellungen kommen die Patienten zum Arzt. Symptome von seiten der Prostata treten erst später oder gar nicht auf.

Einen sehr charakteristischen Fall dieser Art hat Lundsgaard beschrieben.

Bei einem 70jährigen Manne waren in den letzten Jahren Drüsenschwellungen am Halse aufgetreten. Dieselben erreichten namentlich an der linken Seite des Halses recht beträchtliche Größe. Von seiten der farblosen Blutkörperchen bestanden keine Abweichungen. Eine Probeexzision ergab als Resultat, daß hier Metastasen eines Adenokarzinoms in den Lymphdrüsen vorlagen. Von der großen Ausbreitung der Lymphdrüsenaffektion gab aber erst die Sektion ein richtiges Bild, denn außer den Drüsen am Halse waren auch die des Mediastinums, der Aorta, die retroperitonealen und die iliakalen Lymphdrüsen erkrankt. Die Prostata war zwar etwas vergrößert, ließ aber durchaus nicht an Karzinom denken. Erst die mikroskopische Untersuchung ergab, daß im linken Lappen ein Karzinom vorhanden war.

Ein ganz ähnlicher Fall ist von Baumgarten beschrieben worden.

Die Zahl derartiger Fälle in der Literatur ist noch zu gering, um bereits ein abschließendes Bild von der klinischen Symptomatologie dieser auf einer metastatischen Affektion beruhenden Lymphomatose zu geben. Doch dürfte sich dasselbe wenig von dem anderer generalisierter Lymphdrüsenerkrankungen unterscheiden. Auch der Blutbefund wird höchstens gegenüber den leukämischen und aleukämischen Affektionen die Differentialdiagnose ermöglichen. Wie alle malignen Tumoren wird der Grad der Anämie wechseln, eine neutrophile Leukozytose wird bald vorhanden sein, bald fehlen. Eine Unterscheidung von granulomatösen und tuberkulösen, eventuell auch syphilitischen Lymphomatosen wird sich auf Grund des Blutbefundes niemals ermöglichen lassen.

Auch hier wird die Probeexzision allein zur richtigen Diagnose führen. Dort natürlich, wo ein Primärtumor deutlich nachzuweisen ist, wird die Diagnose keinen Schwierigkeiten begegnen, doch wird sich auch in solchen Fällen eine Probeexzision stets empfehlen, da natürlich ein Mensch mit einer Lymphomatose anderer Ätiologie außerdem noch an einem Primärtumor erkranken kann.

Auch multiple metastatische Sarkome der Lymphknoten kommen vor.

Literatur.

v. Baumgarten: Latentes Prostatakarzinom mit großartigen generalisierten Lymphdrüsenmetastasen. Arb. a. d. pathol. Inst. Tübingen. Bd. 6. 1908. — Brandts: Ein Fall von primärem Rundzellensarkom der Halslymphdrüsen mit eigentümlichen Metastasen. Inaug.-Diss. Freiburg 1892. — Lundsgaard: Metastasierendes Prostatakarzinom, Lymphomatosis simulierend. Virchows Arch. f. pathol. Anat. u. Physiol. Bd. 213.

III. Die Granulome.

a) Das Lymphogranulom.

(Synomyma: malignes Granulom, Granuloma textus lymphatici, Sternbergsche Krankheit, eigenartige Tuberkulose des lymphatischen Apparates, Hodgkinsche Krankheit, Hodgkinsches Granulom, Pseudoleukämie.)

Die Abgrenzung der Lymphogranulomatose aus dem großen Heer der so wesensverschiedenen Systemerkrankungen des lymphatischen Apparates ist neueren Datums. Es kann gar keinem Zweifel unterliegen, daß unter den zahlreichen Fällen, die früher unter dem Titel „Pseudoleukämie", „Lymphosarkom", „Hodgkinsche Krankheit" usw. mit meist recht ungenauer Schilderung der histologischen Struktur publiziert worden sind, sich viele befinden, die in Wahrheit zu dem hier zu beschreibenden Krankheitsbild gehören. Es ist aber außerordentlich schwierig, ja vielfach unmöglich, die reiche ältere Kasuistik auf diesem Gebiete nach modernen Grundsätzen zu klassifizieren und mit Sicherheit zu identifizieren. Wir sind daher bei einer Schilderung der pathologischen Anatomie, der feineren Histologie und der Symptomatologie im wesentlichen auf die Literatur der neueren Zeit angewiesen, dürfen also rückhaltlos erst das nach 1898 publizierte, auf den grundlegenden Arbeiten Paltaufs und Sternbergs basierende Material verwerten und die ältere Literatur nur mit größter Vorsicht und Kritik heranziehen, obwohl auch in ihr viele wertvolle Tatsachen niedergelegt sind.

Es ist das Verdienst von Paltauf und Sternberg, die anatomische Sonderstellung dieser Erkrankung des lymphatischen Apparates erkannt zu haben. Die ersten Mitteilungen darüber brachte Paltauf in seinem bekannten Artikel „Lymphosarkom (Lymphosarkomatose, Pseudoleukämie, Myelom, Chlorom)“ in den Ergebnissen der allgemeinen Pathologie im Jahre 1897. Nach seiner Beschreibung sind die Lymphdrüsen dieser Fälle von generalisierter Lymphomatose hart und zeigen häufig gelbliche und weiße Anteile. Knoten von ähnlicher Beschaffenheit finden sich in der Milz und bisweilen auch in der Lunge und in der Leber. Die histologische Struktur dieser Neubildungen ist dann besonders von Sternberg an den Fällen Paltaufs sehr eingehend studiert und sowohl in seiner im Jahre 1898 in der Zeitschrift für Heilkunde erschienenen Arbeit über diese Erkrankung wie in seiner „Pathologie der Primärerkrankungen des lymphatischen und hämatopoetischen Apparates“ im Jahre 1905 detailliert beschrieben worden. Man findet in den erkrankten Teilen keineswegs eine einfache Hyperplasie der Parenchymzellen, sondern eine Gewebsneubildung von ganz eigenartiger Struktur. Sternberg beschreibt die Beschaffenheit der Drüsen nicht nur wie Paltauf als hart, sondern macht auch darauf aufmerksam, daß sie vereinzelt ziemlich weich sein können. Auf dem Durchschnitt sind sie teils markig, graurötlich oder mehr weiß, feuchtglänzend, fischfleischähnlich und enthalten zahlreiche kleinere und größere, ganz unregelmäßig begrenzte, trockene, gelbliche, wie verkäst aussehende Einschlüsse. Die Milz ist mehr oder weniger stark vergrößert und mäßig derb. Die Kapsel kann kleinere und größere knorpelartige Einlagerungen aufweisen. Auf dem Durchschnitt sieht sie eigentümlich braunrot, marmoriert und gefleckt aus, indem sie von erbsen- bis haselnußgroßen und oft noch größeren Knoten durchsetzt ist, die konfluieren können und ziemlich derb sind. Diese Knoten sind grauweiß, zum Teil ganz käsig, zum Teil enthalten sie im Zentrum einen unregelmäßig begrenzten käsigen Herd. Auch Infarkte kann die Milz enthalten. Knoten von gleicher Beschaffenheit wie die Milz können auch Leber und Nieren, sowie das Knochenmark aufweisen. Selten nur sind die Schleimhäute mitbeteiligt, niemals dagegen die Haut in den bis dahin bekannten Fällen. Leber, Milz und Nieren können amyloide Degenerationen aufweisen. Am charakteristischsten aber ist die mikroskopische Beschaffenheit dieser Neubildungen, besonders in den Lymphdrüsen, deren Struktur mehr oder weniger ganz verwischt ist. Man findet ein lockeres oder derbes fibröses, stellenweise zellreicheres Gewebe mit Spindelzellen, vereinzelten Lymphozyten und Leukozyten, mit größeren protoplasmareichen Zellen, die einen großen dunkelgefärbten runden, ovalen oder gelappten Kern haben, oder auch mehrere (bis zu 5 und 6) Kerne enthalten. Man findet ferner in verschiedener Zahl und Ausdehnung nekrobiotische oder verkäste Herde, von welchen erstere eine Beziehung zu thrombosierten Gefäßen erkennen lassen. Außerdem findet man typische Langhanssche Riesenzellen und bisweilen typische Miliartuberkelknötchen. In der größeren Zahl der beobachteten Fälle wurden auch Tuberkelbazillen, wenn auch bisweilen nur in geringer Zahl, gefunden. Im wesentlichen die gleiche Struktur zeigen die Knoten in den anderen Organen. Sternberg bezeichnet zusammenfassend die Struktur dieser Neubildungen als die eines eigenartigen Granulationsgewebes und sieht in dem pathologisch-histologischen Befund den Ausdruck eines in dem lymphatischen Apparate sich abspielenden Entzündungsprozesses. Paltauf wie Sternberg sehen wegen des Auftretens Langhansscher Riesenzellen, typischer Tuberkelknötchen und Tuberkelbazillen in der ganzen Erkrankung eine eigenartige Tuberkulose des lymphatischen Apparates. Paltauf sagt: „Ich stehe nicht an, in dieser histologischen Zusammensetzung, gestützt auf die Beobachtung einer größeren Anzahl von Fällen, eine charakteristische Eigentümlichkeit einer tuberkulösen Erkrankungsform des lymphatischen Apparates zu finden...., die als eine eigentümlich verlaufende Form der Tuberkulose des lymphatischen Gewebes zu bezeichnen ist." Etwas vorsichtiger drückt sich Sternberg aus. „Der gleichzeitige Befund typischer tuberkulöser Veränderungen in den in der beschriebenen Weise veränderten Organen, sowie der Nachweis von Tuberkelbazillen sowohl in den typisch tuberkulösen, als in den in der angegebenen Weise veränderten Partien des lymphatischen Apparates, die an und für sich gewiß nicht dem Bilde der Tuberkulose entsprechen, veranlaßten uns zu der Annahme, daß dieser eigentümliche chronische entzündliche Prozeß wahrscheinlich durch das tuberkulöse Virus hervorgerufen wird. Wenn auch in einer Anzahl von einschlägigen Fällen der Nachweis von Tuberkelbazillen nicht erbracht werden konnte, so berechtigte die volle Übereinstimmung in dem anatomischen histologischen Befunde, diese Fälle den übrigen gleichzusetzen und in gleicher Weise zu erklären."

Sternberg ist sich der Schwierigkeiten und Rätsel, welche sich wegen der eigenartigen Struktur der Neubildung aufdrängen müssen, wohl bewußt. Er läßt es unentschieden, ob es eine gesteigerte Widerstandsfähigkeit des Organismus ist, welche die Veranlassung zur Entstehung gerade eines solchen Granulationsgewebes gibt, oder ob umgekehrt ein gewisser Schwächezustand des Organismus diese abweichende Reaktionsform hervorbringt, oder ob endlich das verschiedenartige anatomische Bild auf eine andersartige Virulenz des Tuberkelbazillus zurückzuführen ist.

Seit den grundlegenden Untersuchungen von Paltauf und Sternberg ist die Lymphogranulomatose als eine histologisch wohl definierte selbständige Erkrankungsform des lymphatisch-hämatopoetischen Apparates von all den zahlreichen Autoren, welche Beiträge zur Kenntnis dieses Krankheitsbildes geliefert haben, anerkannt worden. Ein Teil der Autoren hat sich auch der Auffassung angeschlossen, daß es sich hier um eine eigenartige Tuberkulose handle, andere dagegen haben die tuberkulöse Ätiologie entschieden bestritten.

Vorkommen und Verbreitung. Die Lymphogranulomatose ist die häufigste Form der generalisierten Erkrankungen des lymphatischen Apparates. Sie kommt zwar in allen Lebensaltern vor, auch bei Säuglingen, bei Kindern und bei Greisen, ist aber in mittleren Lebensaltern, etwa von der zweiten Hälfte des zweiten Dezenniums ab, besonders im dritten und vierten Dezennium, am häufigsten. Männer sind häufiger befallen als Frauen.

Fabian findet unter 185 Fällen 126 Männer, 34 Frauen und 45 Kinder, Ziegler unter 220 Fällen 147 Männer, 71 Frauen. Hereditäre Verhältnisse spielen keine Rolle, was besonders hinsichtlich der Tuberkulose bemerkt sein mag. Von 54 Fällen Zieglers lag in 45 keine tuberkulöse hereditäre Belastung vor. Hervorgehoben sei, daß einige Male Zwillinge oder Geschwister erkrankten. Im Osten Deutschlands und besonders in Rußland, speziell Russisch-Polen, scheint die Krankheit häufiger zu sein, ebenso in England.

In den bei weitem meisten Fällen verläuft die Lymphogranulomatose chronisch. Bei ausgeprägten Symptomen und mehr oder weniger generalisierten Formen kann man bestenfalls auf eine 2—3jährige Krankheitsdauer rechnen. Doch sind auch viel langsamer verlaufende Fälle bekannt geworden, Reed ($7^1/_2$ Jahre), Ness und Teacher (12 Jahre), Weishaupt (13 Jahre), Maresch (18 Jahre) und endlich Stockmann (20 Jahre). Fälle vom mediastinalen und retroperitonealen Typus verlaufen wegen der hochgradigen Beeinträchtigung lebenswichtiger Organe schneller.

Fälle mit relativ kurzer Dauer haben z. B. beschrieben: Clarke (5—6 Monate), Ferrari und Cominotti (5 Monate), Weber und Andrewes ($4^1/_2$ Monate), Wilkinson (noch nicht 4 Monate), Halpern ($3^1/_2$ Monate), Gibbons (3 Monate),

Hertz ($2^1/_2$ Monate), Warrington (ca. 2 Monate). Aber auch ganz akuter Verlauf ist mehrfach beobachtet worden, so von Hirschfeld und Isaac (6 Wochen), Peiser (4 Wochen), Beitzke (4 Wochen), O. Moritz ($4^1/_2$ Wochen), Vogt (6 Wochen), Klejn (7 Wochen).

Pathologische Anatomie. Die Drüsenschwellungen bei der Lymphogranulomatose unterscheiden sich in ihrer Verbreitung im Organismus und in ihren äußeren Formen nicht wesentlich von den leukämischen und aleukämischen Lymphomatosen. Sie sind bald im ganzen Körper in gleichmäßiger Weise generalisiert, bald sind diese oder jene Regionen vorzugsweise oder ausschließlich Sitz der Neubildungen. Man findet aber, was besonders gegenüber den leukämischen Lymphomatosen hervorgehoben sein mag, auch in scheinbar generalisierten Fällen recht oft einzelne Lymphknoten oder sogar Lymphknotenregionen noch völlig intakt. In älteren Fällen sind die einzelnen Drüsen oft miteinander verbacken. Die Konsistenz der Lymphogranulome ist in älteren Fällen eine harte und nur im Anfangsstadium weich. Durch diese Konsistenz unterscheiden sich die Lymphogranulome ganz wesentlich von den gewöhnlich während des ganzen Krankheitsverlaufes weichen leukämischen und aleukämischen Drüsentumoren. Noch charakteristischer ist in den meisten Fällen das Aussehen der Schnittfläche. Die Farbe derselben ist grauweiß bis gelblich und meistens findet man hier und da verstreut kleinere und größere Herde, die sich bei genauerer Untersuchung als Nekrosen erweisen. Verkäsungen oder Erweichungen findet man in unkomplizierten Fällen nicht. Gewöhnlich kann man mit dem Messer nicht so reichliche Mengen Saft abstreifen, wie bei andersartigen Neubildungen der Lymphdrüsen und oft hört und fühlt man dabei wie auch beim Durchschneiden ein Knirschen.

Von sehr charakteristischer Beschaffenheit sind die granulomatösen Veränderungen der übrigen Organe. Am häufigsten mitbefallen ist die Milz und die Leber. Seltener findet man in Lungen, Nieren und im Knochenmark Herde, noch seltener in anderen Organen. Doch gibt es in der Literatur Fälle, wo man die Thymus, die Mamma, die Schilddrüse, den Pankreas, die Nebennieren, das Herz, die Ovarien, die Hoden und Nebenhoden, die Pleuren, das Perikard, das Peritoneum, die Dura mater, das Nervensystem, die Muskulatur, die Luftröhre, den Ösophagus, die Schleimhaut des Rachens und des Kehlkopfeinganges, den Samenstrang, die Ureteren, die Haut und die Tonsillen erkrankt gefunden hat. Die Herde des Lymphogranuloms in anderen Organen sind Knoten von meist unregelmäßiger Begrenzung, von weißer bis grauweißer oder gelbweißer Farbe und harter Beschaffenheit. Besonders eigentümlich sieht die Milz aus, die man sehr bezeichnend Porphyrmilz genannt hat (Abb. 54 u. 55). Auch sprach man von bauernwurstartigem Aussehen derselben, die Engländer sprechen von „Hardbake-Spleen". Die weißen bis weißgelben Knoten erreichen bald ganz beträchtliche Größe und springen auf der Schnittfläche hervor, bald sind sie so klein, daß sie an Miliartuberkulose erinnern. Es gibt aber auch Fälle, in denen, wie ich aus eigener Erfahrung weiß, trotz universeller Ausbreitung des Krankheitsprozesses, die Milz sich auch mikroskopisch unverändert erweist. Die Lymphogranulomknoten in anderen Organen haben eine ähnliche Beschaffenheit, sind aber kaum jemals so stark entwickelt. Ein Lymphogranulomknoten des Knochenmarks hat in einem Falle von Beitzke nach Einwirkung eines geringen Traumas zur Fraktur geführt. In einigen Fällen ist ein tumorartiges malignes Durchbrechen der Kapsel und ein Hineinwuchern in die benachbarten Organe und ein Einbrechen in die Venenlumina beschrieben worden. Man hat in diesen Fällen von einem Übergang von Granulom in Sarkom gesprochen. Die Granulomherde sind immer zirkumskripter Natur, doch beschreibt Peiser auch eine diffuse Infiltration einer Niere.

Sehr bemerkenswert ist, daß von Paltauf auch in einem Falle von isolierter Lymphogranulomatose der Drüsen der rechten Halsseite eine ausgedehnte Amyloidentartung fast aller Organe festgestellt wurde. Es bestand Sagomilz, Amyloidose der Leber, in geringerem Grade der Nieren, in hohem Maße der Nebennieren und der Gefäße, der Darmschleimhaut und der Submukosa. Daß eine derartig isolierte Lymphogranulomatose, die durchaus keine Neigung hatte, sich zu generalisieren, eine so schwere amyloide Degeneration im ganzen Organismus hervorrufen konnte, ist höchst eigentümlich und weist wohl darauf hin, daß hier die Neubildungen reichlich toxische Produkte sezerniert haben müssen. Bei den gewöhnlichen generalisierten Formen ist Amyloidose kein seltener Befund.

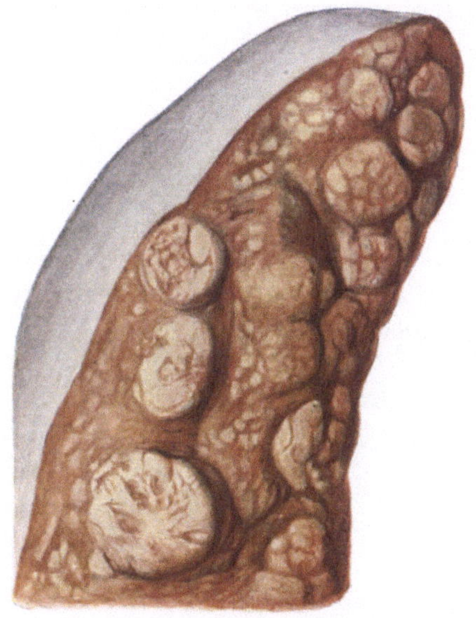

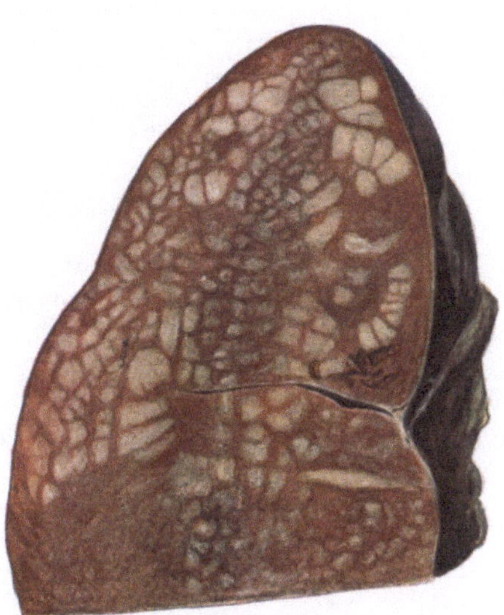

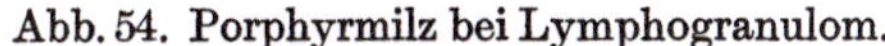

Abb. 54. Porphyrmilz bei Lymphogranulom.

Abb. 55. Malignes Granulom der Milz.

Pathologische Histologie. Da die Krankheit, von einigen seltenen akuten Fällen abgesehen, sich meist über Jahre hinzieht, wird man von vornherein je nach dem Stadium der Krankheit verschiedene Bilder erwarten dürfen. Die ersten Veränderungen sind noch sehr wenig studiert und nur gelegentlich von Probeexzisionen festgestellt worden, besser gekannt dagegen sind die späteren und terminalen Bilder.

Das Lymphogranulom ist eine entzündliche Erkrankung, an welcher sich die Parenchymzellen der Lymphdrüsen, die Lymphozyten, aktiv nicht beteiligen. Vielmehr ist der Sitz der Erkrankung das Stroma, nach einigen Autoren auch zum Teil die Endothelien der Lymphsinus; die Lymphozyten werden nur passiv durch das wuchernde und neugebildete Stromagewebe alteriert.

Indessen geben einige Autoren, Clarke, Longcope, Kidd und Turnbull, an, daß die Affektion mit einer Neubildung von Lymphozyten beginnt, der sich bald eine solche der endothelialen Elemente anschließt. Diese Angaben bedürfen aber wohl noch sehr der Nachprüfung. In einigermaßen ausgeprägten Fällen findet man eine Wucherung des Stromas, die sich im Auftreten zahlreicher Fibroblasten äußert, ferner eine Infiltration mit einigen polymorphkernigen, neutrophilen und oft sehr zahlreichen eosinophilen Leukozyten (Abb. 61), und endlich

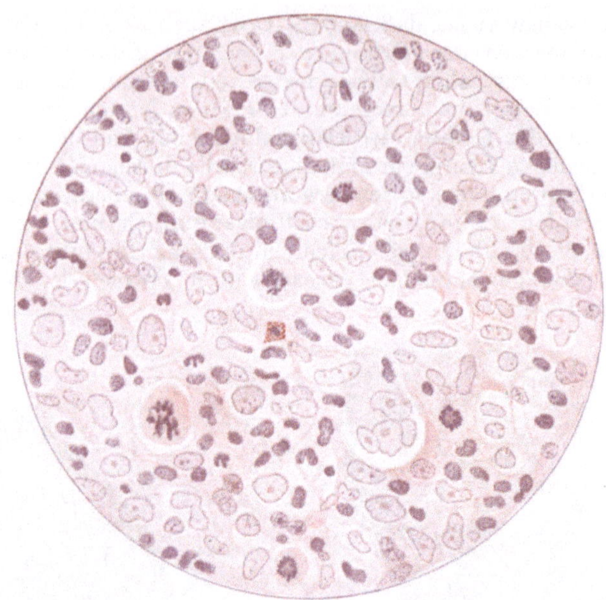

Abb. 56. Lymphogranulom (Eosin-Hämatoxylin).

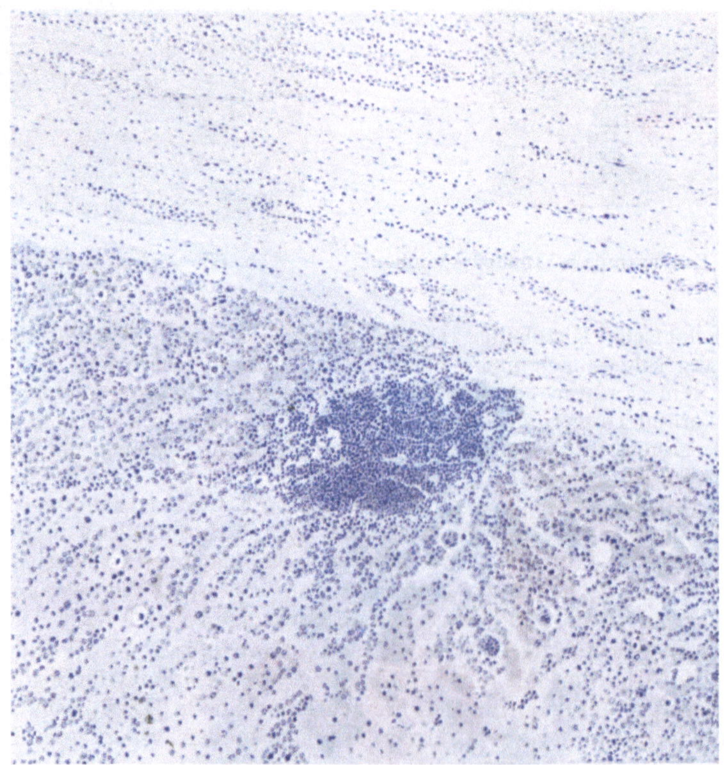

Abb. 57. Lymphogranulom. Oben nur fibröses Gewebe, in der Mitte Reste von Lymphadenoidgewebe (Giemsa).

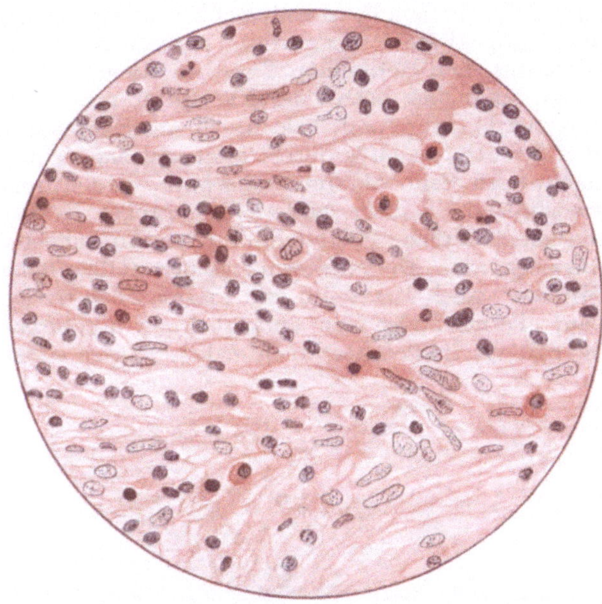

Abb. 58. Lymphogranulom mit reichlichem fibrösen Gewebe. (Eosin-Hämatoxylin.)

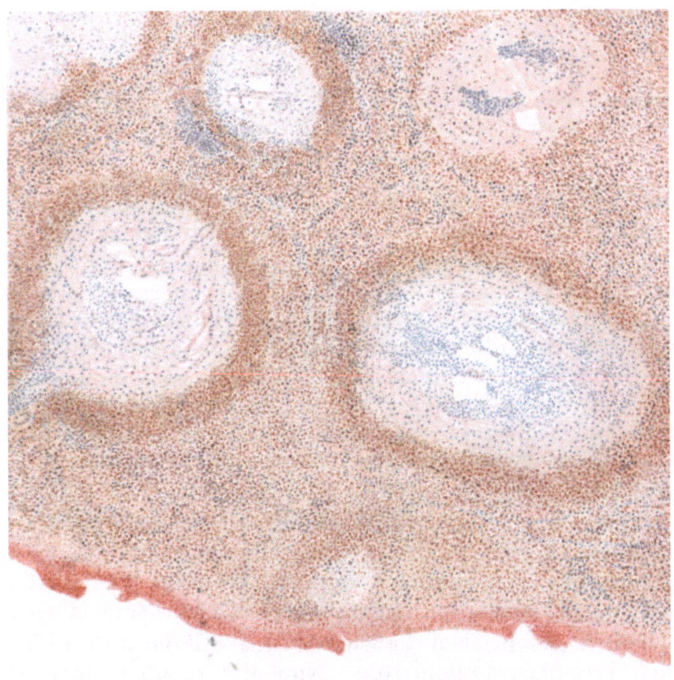

Abb. 59. Milz bei Lymphogranulom. Ringförmige hyperämische Zonen in der Umgebung der schwer veränderten Follikel.

das Auftreten eigentümlicher großer epithelioider sogenannter Sternbergscher Zellen (Abb. 56) mit meist rundem Kern und reichlichem Protoplasma, deren Abstammung noch nicht aufgeklärt ist. Einige Autoren lassen sie aus den Endothelien hervorgehen, andere aus dem Retikulum. Zwischen diesen stark gewucherten Elementen sieht man anfänglich noch zahlreich, später nur noch hier und da Reste von Lymphozyten, bald vereinzelt, bald in kleineren Haufen zusammenliegen. Gleichzeitig ist das Gewebe ödematös durchtränkt und man kann auch vielfach Fibrin (Benda) nachweisen. Sehr bald treten dann auch, aus den großen Sternbergschen Zellen hervorgehend, in mehr oder weniger großer Menge Riesenzellen auf, die durch die abenteuerliche Gestalt ihrer Kerne in hohem Grade an die des Knochenmarkes erinnern. In den Sternbergschen Zellen findet man häufig sehr zahlreiche Mitosen. Auch Mastzellen und Plasmazellen treten oft in wechselnden Mengen auf. Ferner findet man, anfänglich nur in mikroskopisch sichtbaren Herden, in späteren Stadien aber auch makroskopisch sichtbar, Nekrose-

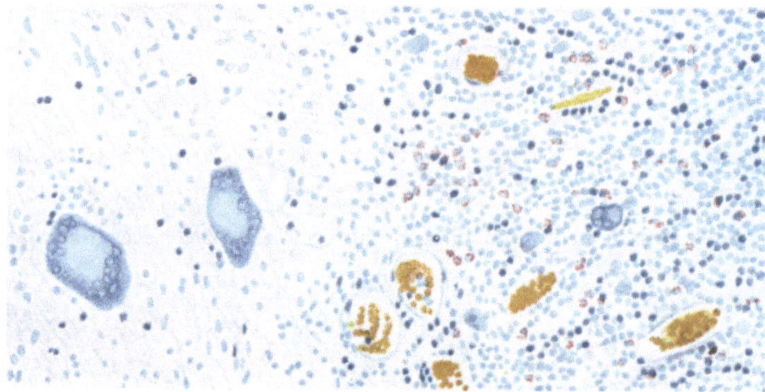

Abb. 60. Kombination von Lymphogranulom und Tuberkulose. Rechts lymphogranulomatöses, links tuberkulöses Gewebe mit 2 Langhansschen Riesenzellen.

herde von unregelmäßiger Begrenzung. Je älter der Prozeß, desto umfangreicher und zahlreicher pflegen die nekrotischen Partien zu sein.

Für das weitere Schicksal der Lymphogranulome ist dann das Verhalten der Fibroblasten maßgebend. Diese Elemente wuchern immer stärker und bilden schließlich in immer größerem Umfange große Züge fibrillären Bindegewebes. In älteren Granulomknoten pflegen die bindegewebigen Partien und die Nekroseherde das Bild zu beherrschen und die eosinophilen Zellen, sowie die großen Sternbergschen Elemente und die Riesenzellen werden immer spärlicher, um zum Teil schließlich ganz zu verschwinden. Das Endstadium des Prozesses ist also bindegewebige Induration und Nekrotisierung.

Hervorgehoben sei, daß in der Milz der Prozeß in den Follikeln beginnt. Von ihnen nehmen die granulomatösen Neubildungen ihren Ursprung und wachsen allmählich zu den großen weißen Herden aus. Die kleinen ersten lymphogranulomatösen Wucherungen der Follikel sind vielfach, wie nebenstehende Abbildung 59 zeigt, von einer hyperämischen Zone umgeben.

Was wir soeben beschrieben haben, ist das unkomplizierte histologische Bild der reinen Lymphogranulomatose. Nun gibt es aber einen recht hohen Prozentsatz von Fällen, in welchen daneben auch noch echt tuberkulöse histologische Strukturen gefunden werden und der Nachweis von Tuberkelbazillen färberisch oder im Tierversuch gelingt. In diesen Fällen ist die Tuberkulose entweder nur auf den lymphatischen Apparat oder einzelne Teile desselben beschränkt oder aber es besteht gleichzeitig eine Tuberkulose anderer Organe.

Die tuberkulösen Veränderungen in den Neubildungen bestehen aus echten Tuberkelknötchen mit Langhansschen Riesenzellen, oder man findet nur Langhanssche Riesenzellen. Tuberkelbazillen sind bald vorhanden, bald nicht färberisch nachweisbar gewesen. Wie einige Autoren angeben, machen die tuberkulösen Veränderungen im allgemeinen nicht den Eindruck einer zufälligen sekundären Infektion, sondern tuberkulöse und granulomatöse Strukturen sind so eng miteinander verknüpft, daß das Ganze den Eindruck eines einheitlichen Prozesses machen soll. Die nebenstehende Abbildung 60 zeigt, wie allmählich der Übergang vom rein granulomatösen zum tuberkulösen Gewebe erfolgt. Sicher ist aber die Zahl der Fälle ohne irgend eine Spur histologischer Tuberkulose größer als die der Fälle mit Tuberkulose.

Ziegler hat versucht, drei verschiedene histologische Typen der Lymphogranulomatose aufzustellen. Der eine Typus soll charakterisiert sein durch Infiltration mit eosinophilen Zellen und spärlichen neutrophilen Elementen, eine Wucherung des Retikulärgewebes mit Fibroblastenbildung und der Endothelien und schließlichem Ausgang in bindegewebige Induration. Ein zweiter Typus gleicht dem ebengenannten, nur fehlt die leukozytäre Infiltration. Für fraglich hält er es, ob es noch einen dritten Typus gibt, bei dem eine rein lymphatische Hyperplasie besteht, zu der sich eine sekundäre Bindegewebshyperplasie hinzugesellt. Bei der Aufstellung verschiedener Typen des Granuloms muß man sehr vorsichtig sein, um nicht verschiedene Altersstufen der Gewebsbildung für verschiedene Typen zu halten. Die Zahl der histologisch genau geschilderten Fälle ist noch nicht so groß, um hier endgültige Schemata bereits aufstellen zu können. Immerhin scheint es mir auf Grund der Literatur und eigener Erfahrung möglich, die Existenz verschiedener histologischer Typen darlegen zu können. Dieselben unterscheiden sich alle voneinander durch das Überwiegen einer bestimmten Zellart und dem Zurücktreten oder Fehlen einer oder mehrerer anderer.

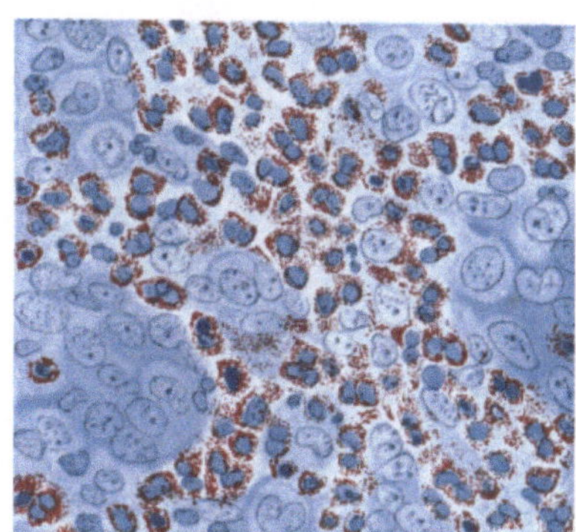

Abb. 61. Lymphogranulom, hochgradige eosinophile Infiltration (Giemsa).

Der erste und häufigste Typus, den man als den klassischen oder Sternbergschen Typus bezeichnen könnte, entspricht dem von diesem Autor geschilderten Bilde. Man findet eine Wucherung von Fibroblasten, die stellenweise bereits zur Bildung fertiger Bindegewebszüge fortgeschritten ist, eine stellenweise mehr oder weniger starke Infiltration mit eosinophilen Zellen und spärlicheren neutrophilen Elementen, sowie vereinzelten Plasmazellen und noch spärlicheren Mastzellen, ferner zahlreiche große Sternbergsche Zellen und endlich Riesenzellen. Je nach dem Alter des Materials wird die Menge und der Umfang der Nekrosen sowie die Mächtigkeit der fertigen Bindegewebszüge wechseln.

Wenn auch die Zahl der infiltrierenden eosinophilen Zellen im selben Fall in verschiedenen Regionen erheblich wechselt, so gibt es doch zweifellos Fälle mit besonderer Reichlichkeit der eosinophilen Elemente, wie z. B. der nebenstehend abgebildete, und andererseits solche, wo sie von vornherein außerordentlich spärlich zu sein scheinen.

Sicherlich gibt es Fälle, wie der von Beitzke und ein anderer von mir beschriebener, in welchem die Riesenzellen in allen untersuchten Abschnitten des lymphatischen Apparates derartig überwiegen, daß ein ganz eigenartiges Bild entsteht, das zuerst an einen echten malignen Tumor, speziell an ein Riesenzellensarkom erinnert. Ausschlaggebend für die lymphogranulomatöse Struktur ist aber der Nachweis aller charakteristischen Elemente letztgenannter Neubildung, wenn auch in sehr geringer Menge.

Schließlich gibt es Fälle, die durch ein außerordentlich starkes Überwiegen der Plasmazellen ausgezeichnet sind. Das war in meiner gleichzeitig durch das Vorhandensein zahlreicher Riesenzellen ausgezeichneten Beobachtung so (Abb. 62). Aber auch Granulome, die nur aus Plasmazellen (Marschalkoschen) bestehen,

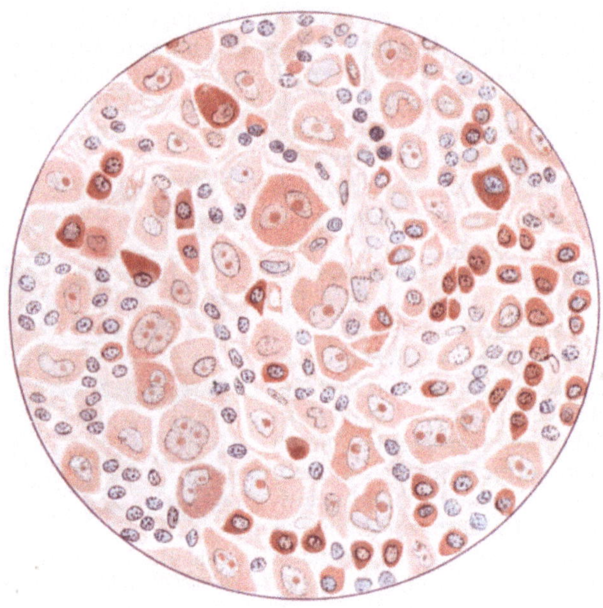

Abb. 62. Lymphogranulom mit viel Riesenzellen und Plasmazellen. (Färbung: Pyronin-Methylgrün.)

die aus dem Stroma hervorgehen und die Lymphozyten verdrängen, sind beschrieben worden, so von Maresch, von Vogt, von Frank. Ob man diese Fälle so ohne weiteres der Gruppe der Lymphogranulome einordnen darf, von der sie eigentlich histologisch sehr verschieden sind, obwohl sie die gleiche Histogenese aus dem Stroma haben, wird abzuwarten sein.

Ähnlich wie bei den Leukämien findet man in vielen Organen kleinere und größere Lymphogranulomherde, z. B. wie nebenstehende Abbildung 63 zeigt, in der Leber.

Symptomatologie. Im Vordergrund des ganzen Krankheitsbildes steht natürlich die Lymphdrüsenschwellung und alle anderen Symptome des Leidens hängen teils direkt, teils indirekt von derselben ab. Direkt insofern, als der jeweilige Sitz und die Größe der einzelnen Geschwülste lokale Störungen mannigfachster Natur machen muß, wie schmerzhafte Sensationen, Gefühlsstörungen und trophische Störungen bei Druck auf die Nerven, Zirkulationsstörungen, insbesondere lokale Stauungsvorgänge durch Druck auf die Blutgefäße, Störungen der Herztätigkeit, wenn in der Nähe dieses Organes sich die Geschwülste entwickeln, Störungen im ganzen Digestionsapparat bei mediastinalen oder retroperitonealen Lokalisationen, Störungen von seiten der Niere, wenn diese Sitz von Knoten sind, Behinderungen der Atmung bei bronchialen oder mediastinalen Tumoren, oder bei Knoten an der Pleura, Erscheinungen von seiten des Zentralnervensystems, wenn sich Knoten auf der Dura entwickeln oder in den Wirbelkanal bzw. in die Schädelhöhle von außen hineinwachsen, Störungen von seiten der Haut usw. Indirekt durch die Drüsenschwellungen, speziell durch die in ihnen gebildeten Toxine bewirkt, sind die Allgemeinerscheinungen bei der Lymphogranulomatose, die Blutveränderungen, das Fieber und die Kachexie.

Das Leiden beginnt meist in einer Lymphdrüsenregion und schreitet von dieser allmählich weiter. Doch braucht die Propagation nicht streng regionär

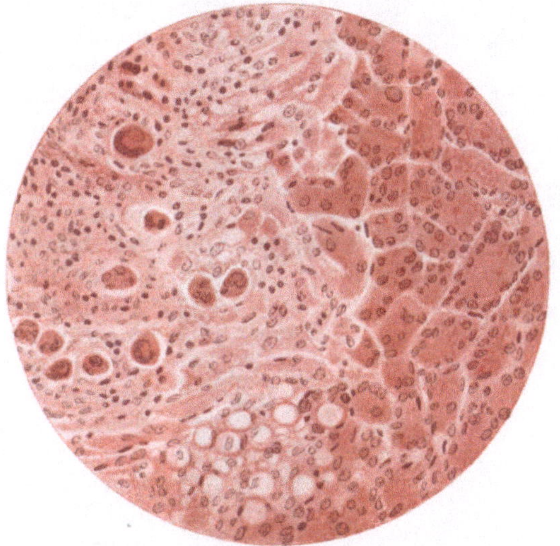

Abb. 63. Lymphogranulomherd in der Leber.

von einer auf die benachbarte zu erfolgen, sondern es können auch ganz entfernte Regionen zunächst erkranken. Man sieht auch manchmal Fälle, in denen gleich von Anfang an die Lymphknotenbildung recht breit verbreitet ist.

Wenn wir uns nun eingehender den direkten Symptomen der Drüsenschwellungen zuwenden, so ist zu bemerken, daß sie häufig infolge ihrer enormen Größe, namentlich wenn sie in der Gegend des Halses sitzen, einmal entstellend wirken, und zweitens unbequem werden (Abb. 64). Bei beträchtlicher Umfangszunahme des Halses können die Patienten keinen Kragen umlegen, bei starker Entwicklung in den Oberschlüsselbeingruben machen sie das Tragen gewöhnlicher Kleidung unbequem, unter den Achselhöhlen können sie so groß werden, daß sie die Beweglichkeit der Arme stören, in der Leistengegend sind sie beim Gehen hinderlich. Dazu kommt, daß sie zwar gewöhnlich spontan und auf Druck nicht schmerzen, daß sie aber bisweilen, wie ich es mehrfach beobachtete, besonders in den Fieberattacken auch sehr heftige Schmerzen verursachen und stark druckempfindlich sein können. Anfänglich sind die Drüsen meist leicht abzutasten, während sie später oft miteinander verwachsen. Ihre Größe kann im Verlauf der Krankheit ohne ersichtlichen Grund wechseln. Sie sind im Anfangsstadium weich, später aber zeichnen sie sich durch ihre Härte aus.

Es wurde schon erwähnt, daß sie durch Druck auf die Venen zu Thrombosen und starken Ödemen, durch Druck auf Nervenstämme zu Parästhesien, Schmerzen, Gefühlslähmungen, Paresen und Paralysen ganzer Nervengebiete, besonders an den Extremitäten führen können. Durch Kompression des Nervus vagus können sie Pulsbeschleunigung hervorrufen (Bäumler, Widal et Lesne, Lehndorff, Zuppinger, Fabian), Schroetter sah Stimmbandlähmung. Komprimieren sie, wenn sie in den Wirbelkanal hineinwachsen, das Rückenmark, so können sie alle Symptome der Querschnittsunterbrechung hervorrufen.

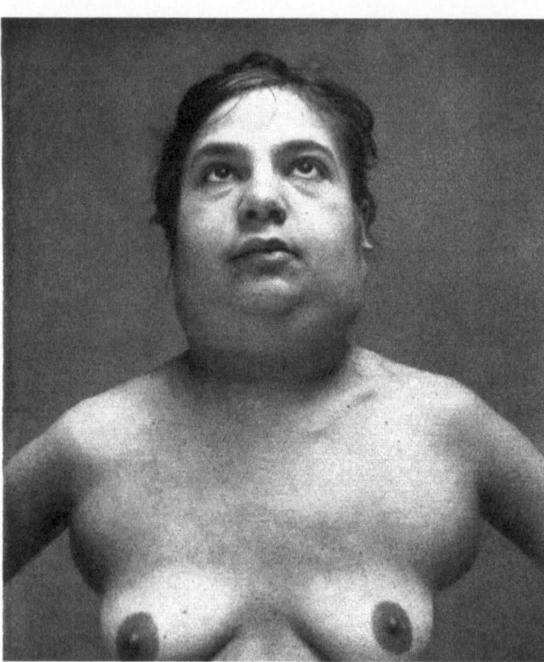

Abb. 64. Patientin mit Lymphogranulomatose.

Spinalkompression durch Spondylitis lymphogranulomatosa der Wirbelsäule beschreibt Goldberg. Hecker und Fischer beschreiben epilepsieartige Anfälle infolge von Lymphogranulomherden im Gehirn.

Am Halse können sie durch Verdrängung der Trachea schwere dyspnoische Erscheinungen hervorrufen. Intrathorakal entwickelt können sie durch Druck auf die großen Venen zu allgemeiner Zyanose und Dyspnoe, nach Ansicht einiger Autoren auch durch Verschluß abführender Gefäßbahnen zu pleuritischen Ergüssen führen. Ich sah in einem solchen Falle eine offenbar durch Kompression der rechten Vena subclavia und des Plexus brachialis bedingte starke ödematöse Schwellung und Lähmung des ganzen rechten Armes. Weber und Ledingham beschreiben eine pulmonale Osteoarthropathie.

Pleuritische Ergüsse können ihren Grund auch in der Entwicklung von Knoten auf der Pleura oder in Lungentumoren haben. Sie können chylös sein (Kompression des Ductus thoracicus — v. Decastello). Aszites, bisweilen auch von chylöser Natur, wird gleichfalls als Kompressionssymptom erklärt werden können oder auf die Entwicklung von Knoten im Netz zurückzuführen sein. Gelegentlich festgestellte Druckschmerzhaftigkeit der Knochen (Sternalschmerz — Jaksch) ist vielleicht auf Granulomherde im Knochenmark zurückzuführen.

Die Milz ist oft Sitz zahlreicher Granulomknoten und kann infolgedessen in manchen Fällen recht beträchtliche Größen erreichen und durch ihren Druck unbequem werden. Sie ist bisweilen Sitz starker Schmerzen, offenbar bedingt durch eine infolge schnellen Wachstums erfolgende Zerrung des peritonealen

Überzuges. Daß auch Ikterus und mannigfachste Störungen der Darmtätigkeit durch direkten Druck vergrößerter Drüsen im Bauche bzw. durch Herde in der Leber hervorgerufen werden kann, bedarf keiner weiteren Begründung. Ulzerierende granulomatöse Affektionen der lymphatischen Schleimhautapparate des Darms führen zu schweren Enteritiden. Bloch sah eine ulzeröse Stomatitis und pemphigusartige Affektion der Mundschleimhaut, Königstein pemphigusartige mit Eiter gefüllte Blaseneruptionen am harten Gaumen und subepithelialen Blutungen an der Epiglottis, Großmann und Schlemmer ein flaches Schleimhautgeschwür im Hypopharynx-Larynxeingang und terminale Ulzerationen an der Gingiva.

Eine lymphogranulomatöse Affektion des Magens beschreiben die letztgenannten als Teilerscheinung allgemeiner Lymphogranulomatose. Der eröffnete Magen zeigte an einer Stelle der großen Kurvatur, insbesondere seinem pylorischen Anteil, unregelmäßig begrenzte, teils seichte, teils tiefgreifende bis in die Muskularis reichende Geschwüre. Dieselbe hatten wallartig aufgeworfene, unregelmäßig geformte derbe Ränder, mißfarbigen Geschwürsgrund und die Muskularis lag in demselben bloß. Die histologische Untersuchung zeigte typisch lymphogranulomatöse Struktur. Der Befund wurde erst bei der Sektion erhoben, während in einem Falle Schlagenhaufers bei Lebzeiten Blut im Stuhl vorhanden war und Bauchdeckenspannung, Gurren und Plätschern im Darm sowie Leibschmerzen bestanden hatten. Hier waren aber Infiltrate und Ulzerationen im Darm, besonders im Dickdarm vorhanden gewesen.

Die Allgemeinsymptome bei der Lymphogranulomatose sind toxischer Natur. Die Krankheit geht oft mit Fieber einher, führt zu einer ausgesprochenen Kachexie mit allgemeiner Abmagerung des ganzen Körpers, mehr oder weniger schweren Veränderungen des Blutes, bisweilen zu Nierenveränderungen und ziemlich häufig beschleunigt eine Amyloidose das Ende, wo nicht andere Komplikationen hinzutreten.

Die zunehmende Abmagerung geht natürlich mit einem allmählichen Schwund der körperlichen und geistigen Kräfte einher, sie ist vergesellschaftet mit Appetitlosigkeit, eventuell mit Übelkeit und anderen Magen- und Darmstörungen. Allgemeinsymptome von seiten des Nervensystems, wie Kopfschmerzen, Schwindel, Neuralgien usw. kommen auch ohne Lokalisation des Krankheitsprozesses im Nervensystem überaus häufig vor.

Der Urin zeigt in vielen Fällen Veränderungen. Wiederholt war die Diazoreaktion positiv. Albuminurie kann Folge einer Nierenreizung oder einer Amyloidose dieses Organs sein, bisweilen vielleicht auch ihren Grund in Granulomherden der Nieren haben.

Das Fieber (siehe Kurve auf der folgenden Seite) zeigt in sehr vielen Fällen einen überaus typischen Verlauf. Es kann ein periodisches, intermittierendes Fieber sein. Tagelang andauernde Fiebertemperaturen wechseln mit Perioden normaler Temperatur monatelang ab. Während dieser Fieberperiode beobachtet man häufig Zunahme der Drüsen- und Milzschwellungen und bisweilen große spontane Druckschmerzhaftigkeit derselben, im übrigen eine Störung des Allgemeinbefindens, wie wir sie bei jeder Art von Fieber antreffen. Schüttelfröste findet man mehrfach erwähnt. Eine ganze Reihe älterer Fälle aus der Literatur, besonders die von Pel, Ebstein, v. Renvers und vielen anderen, kann man auf Grund dieses eigenartigen Fiebertypus noch jetzt trotz fehlender oder mangelhafter histologischer Untersuchung als Lymphogranulomatosen ansprechen. Doch darf nicht vergessen werden, daß ganz ähnliche Fiebertypen auch bei malignen Tumoren, wie Karzinomen und Sarkomen, von einigen Autoren beschrieben worden sind (Hampeln, Kast, Anker, Puritz, Kobler). In anderen Fällen

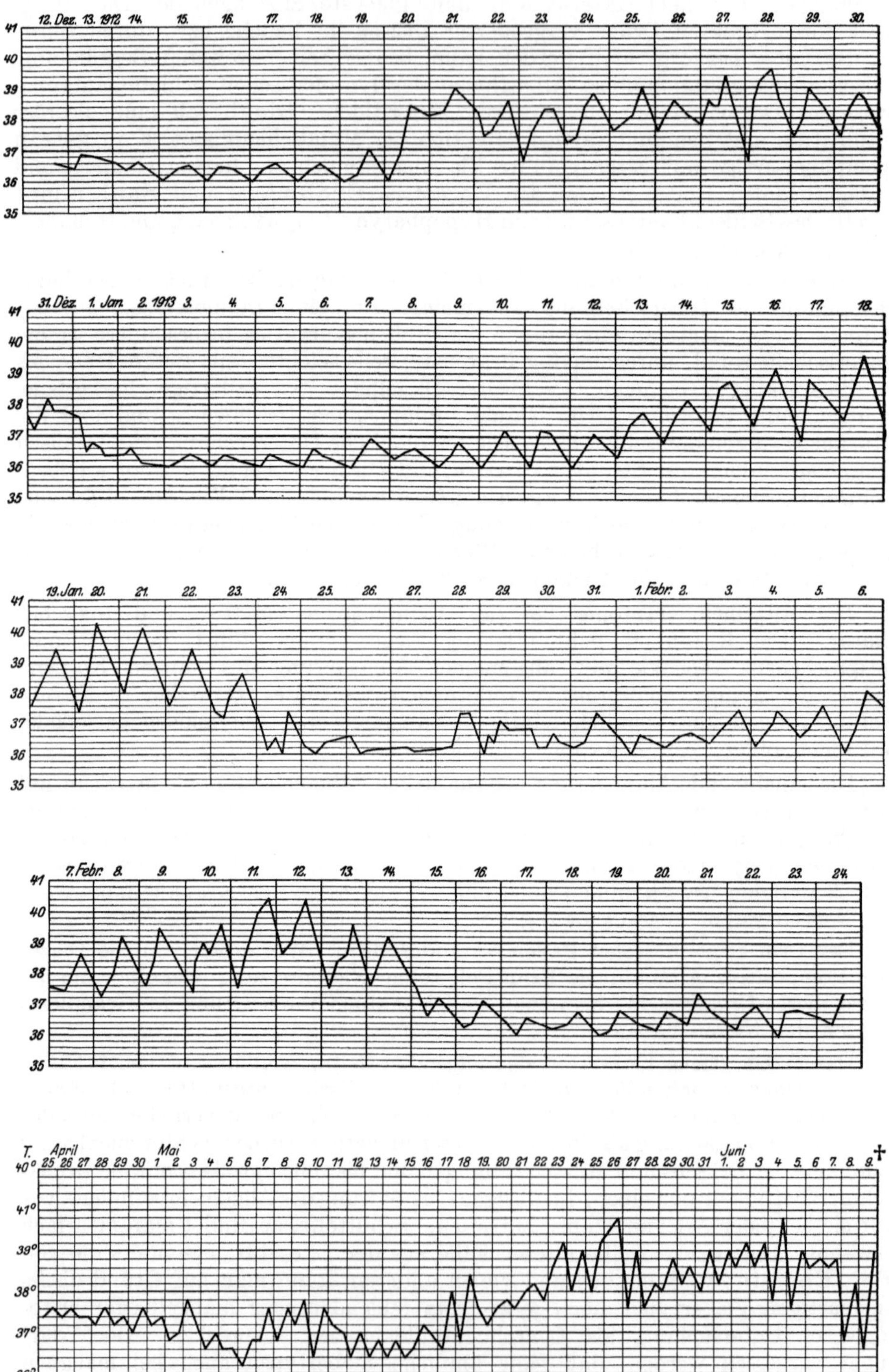

Abb. 65. Intermittierendes Fieber bei Lymphogranulom.

wiederum ist das Fieber eine Kontinua oder ein ganz unregelmäßiges und schließlich gibt es auch eine große Zahl von Lymphogranulomatosen typischer Art, die niemals fiebern.

Blutbefunde. Es gibt leider keinen einheitlichen und eindeutigen Blutbefund für die Lymphogranulomatose, so daß es nicht möglich ist, auf Grund einer hämatologischen Untersuchung allein die Diagnose zu stellen. Im Verein mit den anderen Symptomen aber ist das Ergebnis der Blutuntersuchung doch oft ausschlaggebend für die Diagnose, wenigstens bis zu einem gewissen Grade.

Da ganz beginnende Fälle selten zur Beobachtung kommen, besitzen wir nicht genauere Daten über das Verhalten des Blutes im Anfangsstadium der Krankheit. Man kann nur vermuten, daß man in den frühesten Perioden, wo nur eine oder wenige Drüsenregionen in geringem Maße befallen sind, normale oder annähernd normale Verhältnisse finden wird.

In allen einigermaßen vorgeschrittenen Fällen bestehen aber Blutveränderungen.

Ein gewisser Grad von Anämie wird wohl niemals vermißt, in vorgeschritteneren Fällen wird die Anämie aber eine stärkere sein, wenn sie auch nur selten ganz schwere Grade erreicht. In allen bisher bekannt gewordenen Fällen zeigte dieselbe die Charaktere der einfachen hypochromen Anämie, d. h. der Hämoglobingehalt entsprach dem Grade der Herabsetzung der Erythrozytenzahl oder war geringer, als man nach dem Zählungsresultat erwarten sollte; der Färbeindex war also gleich 1 oder kleiner als 1, das einzelne rote Blutkörperchen zeigte einen normalen oder gegen die Norm herabgesetzten Farbstoffgehalt. Man findet außerdem in wechselnder Ausbildung die übrigen bekannten Veränderungen der einfachen Anämie: Anisozytose, Poikilozytose, gelegentlich wohl mal eine basophil punktierte rote Zelle oder einen Normoblasten. Dagegen sind hyperchrome Erythrozyten und Megaloblasten bisher noch niemals gesehen worden. Die Anämie kann in manchen Fällen, besonders in akuten, wie ich auf Grund eigener Erfahrungen bestätigen kann, recht erhebliche Grade erreichen und auch eine sogenannte aplastische Anämie ohne irgendwelche Regenerationszeichen im Blute, mit Fettmark in den langen Röhrenknochen und atrophischem normoblasten- und granulozytenarmem Mark in den kurzen Knochen ist einmal von mir beobachtet worden.

Sehr wechselnd ist das Verhalten der weißen Blutkörperchen. Eine ganz normale Leukozytenformel wird wohl, von ganz beginnenden Fällen abgesehen, kaum jemals gefunden, ich selbst habe sie jedenfalls in meinen Fällen niemals feststellen können. Es scheint stets eine relative Neutrophilie mit entsprechender Lymphopenie nachweisbar zu sein. Während dieselbe nun in einigen Fällen mit normalen oder sogar subnormalen Gesamtleukozytenwerten einhergeht, gibt es andere Fälle, wo eine sehr ausgesprochene, oft beträchtliche Werte erreichende Vermehrung der Gesamtleukozytenzahl bis zu 30 000 und 60 000 mit Linksverschiebung festzustellen ist. Schur zählte sogar in einer Beobachtung einmal die ganz exzessiv hohe Zahl von 240 000, Caillian 160 000. Es sei ausdrücklich hervorgehoben, daß die Leukozytenzahl keineswegs immer von der Temperatur abhängig ist und daß man in hoch fieberhaften Fällen manchmal weit geringere Werte antrifft, als in fieberfreien. Wiederholt hat man auch bei Lymphogranulomen neben neutrophiler Leukozytose eine Eosinophilie des Blutes (9,2—13,2% Longcope, 0,9—17,6% Zappert, bis 28% Ziegler, 42% Strisower, 70% Lincoln, 33% Glanzmann) festgestellt und hat sie in Verbindung gebracht mit der oft vorhandenen Eosinophilie der Neubildungen selbst. Doch konnte Lincoln feststellen, daß in seinem Falle die Zahl der Eosinophilen in den erkrankten Drüsen durchaus nicht besonders groß war. Ich habe mehrfach in meinen

Fällen eine Eosinophilie des Blutes gefunden, konnte aber z. B. in dem auf S. 547 abgebildeten Falle, der durch eine ganz besonders hochgradige Eosinophilie der Neubildungen ausgezeichnet war, im Blute völliges Fehlen der Eosinophilen feststellen. Überhaupt scheint eine Aneosinophilie gar nicht so selten zu sein.

Auch Leukopenien sind, besonders bei Fällen von retroperitonealem Typus, beschrieben worden.

Pathologische Leukozytenformen, wie Myelozyten, Myeloblasten und Plasmazellen sind nur gelegentlich in vereinzelten Exemplaren nachweisbar. Der submyelämische Blutbefund im Falle Glanzmanns (183 000 Leukozyten mit 2,6% Myelozyten und 33,6% Eosinophilen) ist als Reizungsmyelozytose infolge von Granulomknoten im Knochenmark aufzufassen.

Daß bei einer Erkrankung, deren wesentlichstes Endresultat eine Verödung des gesamten lymphadenoiden Gewebes des Organismus ist, eine starke Verminderung der Lymphozyten im Blute die Regel ist, kann nicht wundernehmen. Um so merkwürdiger ist es, daß in einigen Fällen der Literatur auch eine relative Lymphozytose beobachtet worden ist, die allerdings meistens nur geringe Grade aufwies. Auch pathologische Lymphozytenformen wurden beschrieben. Dieselbe ist nur so zu erklären, daß es sich um Fälle handelte, die sich im ersten noch wenig studierten, angeblich durch reine lymphadenoide Hyperplasie ausgezeichneten Stadium befunden haben. Dauernd kann jedenfalls bei Lymphogranulomatose eine relative Lymphozytose nicht bestehen. Die Monozyten sind oft vermehrt. Ob die einzelnen Stadien der Lymphogranulomatose durch einen verschiedenartigen Blutbefund ausgezeichnet sind, wie es neuerdings besonders Steiger behauptet hat, läßt sich zur Zeit auf Grund des vorliegenden Materials noch nicht mit Bestimmtheit sagen. Nach dieser Richtung hin sind noch weit mehr Untersuchungen notwendig, als bisher vorliegen. Eine genaue Zusammenstellung der verschiedenen Arten von Blutbefund bei der Lymphogranulomatose hat im Jahre 1910 auf Grund des damals vorliegenden Materials Fabian gegeben. In 110 Fällen bestand eine neutrophile Leukozytose, die 17 mal 30 000 überschritt. 28 mal wurde eine Leukopenie konstatiert und 38 mal eine Eosinophilie. In 31 Fällen war der Blutbefund gar nicht oder kaum verändert. Danach ist also eine neutrophile Leukozytose die häufigste Blutveränderung, in einem Viertel der Fälle bestand Eosinophilie.

Von seiten der Blutplättchen wird man keine konstanten Veränderungen erwarten können, doch trifft man nach meinen Erfahrungen meist eine Vermehrung derselben an, was auch Bunting hervorhebt.

Sehr selten scheint bei der Lymphogranulomatose eine hämorrhagische Diathese zu sein.

Haut. Ebenso wie bei den leukämischen und aleukämischen Erkrankungen, insbesondere denen, welche mit Wucherungen der lymphatischen Apparate einhergehen, sind auch bei der Lymphogranulomatose Hautveränderungen recht häufig. Genau so wie bei den ebengenannten Krankheiten kann man die beobachteten Veränderungen in zwei große Gruppen teilen, in unspezifische und spezifische Erkrankungen. Die unspezifischen Erkrankungen, d. h. solche, wie man sie bei Allgemeinerkrankungen der verschiedensten Art oder auch als selbständige Krankheitsformen findet, sind offenbar toxischer Natur und von mehr oder weniger vorübergehender Art. Die spezifischen Veränderungen der Haut bei der Lymphogranulomatose dagegen verdanken einer Lokalisation des unbekannten Erregers in der Haut ihre Existenz.

Außerordentlich häufig ist von den Affektionen der ersten Gruppe der Pruritus zu nennen, der sogar als Frühsymptom auftreten kann und oft recht hartnäckig ist, so daß er den Kranken mehr belästigt als die eigentlichen Drüsenschwellungen. Ebenso wie er als Frühsymptom auftritt, kann er sich auch noch später zeigen. Im Gefolge des Juckens kommt es natürlich zu sekundären, durch Kratzen bedingten entzündlichen Affektionen der Haut und auch die oft beschriebenen bräunlichen Pigmentierungen lassen sich am ungezwungensten als Folgen von Kratzeffekten auffassen. Die Vermutung einiger Autoren, als Ursache dieser sich häufig der Bronzefärbung nähernden Pigmentation eine Schädigung des Plexus solaris durch retroperitoneale Lymphome anzunehmen, erscheint ein wenig gezwungen. Ferner sind pruriginöse Exantheme beschrieben worden. Seltener sind diffuse ekzemähnliche Erythrodermien und bullöse Effloreszenzen.

Es sei ferner erwähnt, daß starke Schweiße sehr häufig sind und daß Haarausfall, ferner abnorme Trockenheit der Haut, sowie Atrophie und Hyperkeratose beschrieben worden sind, während Hautblutungen nur überaus selten erwähnt werden. Endlich findet man häufiger als Folge von Stauung durch Kompression abführender Gefäßbahnen durch Drüsentumoren Ödeme.

Die spezifischen Veränderungen der Haut bei der Lymphogranulomatose bestehen in echten Granulomknoten. Solche Fälle sind von Brunsgaard, von Notthafft, Grosz, Arndt und Neumann, Nobl, Hirschfeld, Ziegler, Großmann und Schlemmer u. a. beschrieben worden.

Brunsgaard sah im Verlaufe seines Falles an verschiedenen Körperstellen zahlreiche, etwa erbsengroße, fest infiltrierte, rötlichbraune, kutane und subkutane Knochen entweder in Gruppen angeordnet oder mehr zerstreut stehend auftreten. In einem von Grosz beschriebenen Fall von Lymphogranulom waren auf der Haut des Thorax zahlreiche Geschwülste von Linsen- bis Walnußgröße in die Haut eingesprengt und wölbten sich halbkugelig vor. Sie waren von brauner bis braunroter Farbe, derb, druckempfindlich, einzelne waren an der Kuppe ulzeriert. Die mikroskopische Untersuchung zeigte, daß die Neubildung im Korium ihren Sitz hatte, nach oben hin bis an die untere Epithelgrenze, nach unten eine Strecke weit in das Unterhautfettgewebe hineinreichte. Sie bestand aus kleinen runden, protoplasmaarmen Zellen, offenbar Lymphozyten und größeren Zellen mit ovalem, chromatinreichen Kern und mit Ausläufern versehenem Protoplasmaleib, jungen Bindegewebszellen. Eingesprengt in dieses Gewebe fand man Zellen von erheblicher Größe unregelmäßig verteilt, mit intensiv färbbarem Protoplasmaleib und einem ein zartes lockeres Chromatingerüst und mehrere große Nukleolen zeigenden Kern oder mehreren polymorphen, unregelmäßig gelappten Kernen. Außerdem waren Plasmazellen und Mastzellen vorhanden. Sehr eingehend sind von Arndt die Hautveränderungen in einem Fall von Lymphogranulomatose beschrieben worden. Es bestanden drei verschiedene Erscheinungsformen derselben: durch Rötung, Schuppung und oberflächliche Verdickung charakterisierte, das Niveau der Nachbarschaft nicht überschreitende Herde, umfangreiche tiefkutane und subkutane, nur durch das Gefühl nachweisbare flächenhafte Infiltrate und endlich rundliche, halbkugelig vorspringende Knoten mit teils geschwürig zerfallender Oberfläche. Die mikroskopische Untersuchung ergab ein durchaus der Lymphogranulomatose entsprechendes Bild. E. Hoffmann beschreibt in einem typischen Fall granulomatöse Hautinfiltrate in Form schwellungsfähiger Knoten und daneben ein pemphigusartiges Ex- und Enanthem, dessen toxische Natur durch Zunahme während der durch Röntgenbehandlung bewirkten schnellen Resorption der Drüsentumoren erwiesen wird. Diese Pemphigusblasen heilten schließlich ab. In dem von Großmann und Schlemmer mitgeteilten Fall von allgemeiner Lymphogranulomatose bestanden ungewöhnlich stark ausgedehnte Affektionen der Haut in Form von Infiltraten, die, anfänglich von geröteter und gespannter Haut überzogen, sich allmählich livide bis schwarzblau verfärbten, erweichten und schließlich ulzerierten. An einem dieser Geschwüre wurde bemerkenswerterweise eine Ausheilung beobachtet. Hirschfeld sah in einem Fall von Lymphogranulom auf der Haut des Thorax zahlreiche erbsen- bis walnußgroße braunrote Knoten aufschießen, die zum Teil allmählich ulzerierten und schließlich eine handtellergroße Ulzeration bildeten. Durch diese Neigung zum geschwürigen Zerfall unterscheiden sich die Lymphogranulomknoten von den nur sehr selten ulzerierten leukämischen Hautinfiltraten. Auch scheinen sie nicht, wie diese, eine besondere Vorliebe für das Gesicht zu haben. Durchbruch tiefer gelegener Lymphogranulome durch die Haut und Ulzeration derselben ist wiederholt gesehen worden, so von mir in einem Falle von den Achseldrüsen ausgehend.

Ziegler hält Mykosis fungoides und die Hautveränderungen bei malignem Granulom für sehr ähnlich und deshalb die Krankheitsprozesse für nahe verwandte oder identische. Interessant ist, daß auch bei der Tuberkulose, der Syphilis und der Lepra Verlaufsformen bekannt sind, die durch eine besondere Lokalisation in der Haut ausgezeichnet sind. Nach ihm scheint in der Mykosis fungoides eine besondere Lokalisation des Granuloms in der Haut vorzuliegen, die sich zu gewöhnlichen Verlaufsformen im lymphatischen Apparat ähnlich verhält, wie der Lupus zur Lymphdrüsentuberkulose. Auch hier haben wir ein prämykosides oder Initialstadium mit juckenden, ekzematösen, lichenoiden usw. Formen, auch Prurigoknötchen und skarlatinoforme Exantheme. Dann kommt ein Tumorstadium und schließlich ein ulzeratives Stadium. Es bilden sich Lymphdrüsenschwellungen und Knoten in den inneren Organen. Arndt erkennt die großen Ähnlichkeiten im histologischen Bilde der lymphogranulomatösen Hautveränderungen und der bei Mykosis fungoides beschriebenen an und hält es für möglich, daß viele Fälle von Mykosis fungoides der Literatur in Wahrheit Lymphogranulomatose waren. In gewissen Stadien der Mykosis fungoides, besonders dem der ekzematoiden und der flachen Infiltrate herrschen tatsächlich viel Übereinstimmungen, dagegen fehlen in den eigentlichen Knoten und geschwulstartigen Bildungen die sogenannten Sternbergschen Zellen oder sind nur sehr spärlich vorhanden, während sie bei der echten Lymphogranulomatosis cutis besonders zahlreich sind. Er bestreitet, daß in Fällen sicherer Mykosis fungoides irgendwie charakteristische Veränderungen der inneren Organe vorhanden sind. Auch Paltauf zieht die Möglichkeit einer Verwandtschaft beider Erkrankungen gar nicht in Betracht. Sichergestellte isolierte Lymphogranulomatosen der Haut gibt es nicht, doch hält Kreibich den sog. Lupus pernio dafür.

Verschiedene Verlaufstypen. Die Lymphogranulomatose tritt wohl niemals von vornherein als eine generalisierte, alle Drüsenregionen ungefähr in gleichem Maße befallende Krankheit auf, sondern der Beginn der Affektion ist stets ein ausgesprochen lokalisierter; es schwellen zuerst die Drüsen nur einer Region, etwa am Kieferwinkel, in der Oberschlüsselbeingrube, in der Leistengegend usw., und dann werden allmählich in verschieden schnellem Tempo die übrigen Drüsen des Körpers und auch andere Organe befallen, doch ist zu bemerken, daß die Generalisierung nur selten eine komplette ist. Fast immer bleiben einige Drüsenregionen verschont. Aber auch mehr oder weniger streng lokalisierte Lymphogranulomatosen kommen vor. So können äußere Drüsen, wenn auch offenbar nur in sehr seltenen Fällen, wie etwa die Drüsen am Halse, oder die Drüsen einer Leistengegend, bis zum Tode ausschließlich der Sitz des Leidens sein, wie z. B. in einem von Paltauf mitgeteilten Fall. Klinisch besonderes Interesse heischend und oft erhebliche Schwierigkeiten für die Diagnose bietend, sind die Lokalisationen in bestimmten inneren Drüsenregionen. K. Ziegler hat zuerst in seiner Monographie auf Grund der Literatur und eigener Beobachtungen hier verschiedene Typen gesondert. Er unterscheidet die Form des Mediastinaltumors, die larvierte oder typhoide Form, die splenomegalische Form, die ostitisch-periostitische Form, den Mikuliczschen Typus, den intestinalen Typus und die unter dem Bilde der Mykosis fungoides verlaufende Form. Auf Grund neuerer Befunde kann man ferner, wie schon erwähnt, einen in einer einzigen inneren oder äußeren Drüsenregion lokalisierten Typus aufstellen.

Selbstverständlich kommen zwischen diesen Typen unter sich, wie zwischen ihnen und der generalisierten Form die mannigfachsten Übergänge und Zwischenformen vor, und so beobachtete ich die Kombination eines splenomegalischen mit dem mediastinalen Typus. Es muß ferner hervorgehoben werden, daß diese lokalisierten Typen nur außerordentlich selten im wahrsten Sinne des Wortes streng lokalisiert sind, gewöhnlich sind auch andere Regionen befallen, nur in geringerem Maße, oder das Befallensein weiterer Abschnitte des lymphatischen Apparates ist während des Lebens der Diagnose nicht zugänglich.

Ziemlich häufig ist die mediastinale Form der Lymphogranulomatose. In den meisten Fällen sind die benachbarten supraklavikularen und zervikalen Lymphdrüsen einseitig oder doppelseitig gleichzeitig erkrankt. Die Mediastinaltumoren granulomatöser Struktur gehen von den mediastinalen Drüsen oder von der Thymus aus, die ja trotz mancher struktureller Eigentümlichkeiten zum lymphatischen Apparat gehört. Der größte Teil der in der Literatur beschriebenen Mediastinaltumoren wird zu den Sarkomen gerechnet, es ist aber sehr zweifelhaft, ob die histologische Diagnose richtig war und ob nicht viele dieser Fälle in Wahrheit echte Granulome waren.

Diese mediastinale Lokalisierung lymphogranulomatöser Prozesse ist wohl neben der typhoid verlaufenden retroperitonealen Form prognostisch besonders ungünstig, weil auf die benachbarten lebenswichtigen Organe, besonders das Herz, sowie auch die Lungen, ein Druck ausgeübt wird und sich sehr bald schwere Funktionsstörungen bemerkbar machen müssen. Die klinische Symptomatologie unterscheidet sich in keiner Weise von der, wie wir sie von Mediastinaltumoren anderer anatomischer Grundlage kennen. Störungen von seiten des Herzens und der Lunge mannigfachster Natur, Reiz- wie Lähmungserscheinungen in der Nähe verlaufender Nervenstämme, durch Druck auf die abführenden Venen bedingte Stauungserscheinungen, wie Ödeme eines oder beider Arme, werden je nach der Lokalisation und den Verbreitungswegen zur Beobachtung kommen. Man trifft daher in diesen Fällen oft die bekannte Zyanose der oberen Körperhälfte, starke Ödeme einer Brustseite, Pulsverschiedenheiten durch Druck auf arterielle Bahnen, Dyspnoe, Tachykardien (Vagusläsion oder unmittelbare Kompression des Herzens oder der Bronchien bzw. der Trachea), Rekurrenslähmungen, Lähmungen im Gebiete des Plexus brachialis, Sympathikussymptome, Transsudate der Pleuren, Osteoarthropathie hypertrophiante. Steinhaus beschreibt sogar eine starke Hervorwölbung des Thorax links vom Sternum, bedingt durch lymphogranulomatöse Erkrankung der Thymus. Zu dieser Gruppe rechnet Ziegler die Fälle von Stockart, Palma, Clopatt, Lorrain, Jacquet, Schottelius, Brigidi und Piccoli, Coenen, Weber und Ledingham, Fischer, Gibbons, Murchison, Steinhaus. Doch ist es fraglich, ob hier wirklich überall echte Granulome vorlagen. Der Fall von Coenen scheint sicher leukämischer Natur gewesen zu sein. Ziegler selbst hat drei derartige Fälle beobachtet, ich verfüge über eine Beobachtung dieser Art mit anatomischer Diagnose auf Grund einer Probeexzision.

Die Milz ist in den meisten Fällen von Lymphogranulomatose am Krankheitsprozeß beteiligt, erreicht aber nur relativ selten eine sehr beträchtliche

Größe. Von einem eigentlichen splenomegalischen Typus kann man aber nur dort reden, wo der Milztumor dadurch im Vordergrund des Krankheitsbildes steht, daß die Affektion der Lymphdrüsen eine geringfügige ist und nur bei besonders darauf gerichteter Untersuchung entdeckt wird, oder wo äußere Lymphdrüsen gar nicht affiziert sind, sondern nur innere, was dann gewöhnlich erst bei der Sektion gefunden wird, wenn nicht vorher zufällig eine Röntgendurchleuchtung etwa des Thorax eine deutliche Vergrößerung der Bronchialdrüsen ergibt. Schließlich wäre auch eine ausschließliche Lokalisation des Krankheitsprozesses in der Milz denkbar.

Worauf die vorzugsweise oder ausschließliche Anteilnahme der Milz am Krankheitsprozeß beruht, läßt sich mit Sicherheit nicht entscheiden. Man kann zunächst daran denken, daß sich die Erreger zuerst oder lediglich in der Milz festsetzen und dann erst den übrigen Organismus angreifen. Dann stände der Milztumor deshalb im Vordergrund des Krankheitsbildes, weil hier die Erreger am längsten Zeit gehabt haben, ihre Wirkung auszuüben. Es kann aber auch die Krankheit zuerst an anderen Stellen begonnen haben, und in der Milz haben die Erreger einen besonders günstigen Nährboden für ihre krankheitserregenden Eigenschaften gefunden.

Solche Fälle vom splenomegalischen Typus hat Ziegler gesammelt und rechnet außer einer eigenen Beobachtung Fälle von Kümmel, Symmers, Salomon, Warrington, Bunting, Nowack und Rehn hierher. Ferner gehören in diese Gruppe Beobachtungen von Parkes Weber, von Steiniger, Wade, von Mellon und mir selbst. Der Fall Webers verlief unter dem klinischen Bilde eines Banti und die richtige Diagnose wurde erst bei der Sektion gestellt. Sehr lehrreich sind zwei von mir beobachtete Fälle. In dem einen derselben konnte ich die Diagnose nur dadurch stellen, daß ich hörte, daß der Patient vorher ein großes Paket geschwollener Drüsen in der linken Oberschlüsselbeingrube hatte, das nach intensiver Röntgenbehandlung völlig verschwunden war. Zur Zeit meiner Beobachtung hatte der Kranke lediglich einen Milztumor, der den linken Rippenbogen um etwa 2 Finger überragte, aber während der alle paar Wochen auftretenden Attacken des typisch intermittierenden Fiebers jedesmal erheblich größer wurde. Mein zweiter Patient hatte einen sehr großen Milztumor und in der Gegend des linken Sternocleidomastoideus mehrere nur erbsengroße Drüsen. Hier ergab eine Probeexzision die richtige Diagnose. Während der regelmäßig wiederkehrenden Fieberattacken schwoll nicht nur die Milz jedesmal beträchtlich, sondern war auch Sitz recht erheblicher spontaner, wie auch Druckschmerzhaftigkeit, ebenso wie die erwähnten kleinen Drüsen. In einem dritten Falle meiner Beobachtung — ohne histologische Untersuchung — bestand neben mehreren kleinen geschwollenen Drüsen der Oberschlüsselbeingrube, der Kubital- und Inguinalgegend ein deutlicher, während der intermittierenden Fieberattacken jedesmal schwellender Miltzumor. In meiner vierten Beobachtung bestand neben dem Milztumor noch ein Mediastinaltumor. Auch die Fälle von Luce, Isaac, Mosse und E. A. Oppenheim kann man zu dem splenomegalischen Typus rechnen. Für die Praxis ergibt sich hieraus, daß man in allen Fällen von unklaren Milztumoren auch an den splenomegalischen Typus der Lymphogranulomatose denken soll.

Einen ganz eigenartigen klinischen Symptomenkomplex weisen diejenigen Fälle auf, in welchen vorwiegend die retroperitonealen Lymphknoten und eventuell die lymphatischen Apparate des Darms und die Mesenterialdrüsen affiziert sind.

Es scheint, nach den Mitteilungen von Wassermann, Symmers, Ebstein, Naegeli, Völker, Tschistowitsch. Pel, Pozzi, Brauneck, Desmos und Barié, Westphal und 5 sehr genau beobachteten Fälle von Ziegler, daß bei ausschließlicher oder vorwiegender Lokalisation des Krankheitsprozesses in den retroperitonealen Drüsen eine der Diagnose große Schwierigkeiten machende typhoide Verlaufsform vorkommt. Die Kranken leiden an einer zunehmenden Kachexie, unbestimmten Symptomen von seiten des Magendarmkanals, Fieber, haben auffällig oft im Urin Diazoreaktion, werden sehr anämisch, haben häufig eine Leukopenie und sind oft benommen. Meistens fühlt man einen Milztumor, selten nur, wie in einer eigenen Beobachtung, fühlt man auch zahlreiche geschwollene Lymphknoten durch die Bauchdecken hindurch, was dann sofort auf die richtige Diagnose führen sollte. Die Diagnose ist ferner dann leicht, wenn die äußeren Lymphdrüsen am Krankheitsprozeß beteiligt sind. In den meisten Fällen dieser Art, wo äußere Lymphdrüsenschwellungen fehlen und innere nicht palpabel sind, wird erst die Sektion die Diagnose aufklären. Bemerkenswert ist noch, daß in einigen Fällen durch Druck geschwollener Drüsen Ikterus beobachtet ist.

Einen überaus typischen und lehrreichen Fall dieser Art hat neuerdings Rosenthal beschrieben:

Ein 38jähriger Schiffer erkrankte unter typhösen Erscheinungen. Nach sechswöchentlichem Verlauf begann eine scheinbare Rekonvaleszenz. Indessen folgten jetzt mit fieberfreien Perioden von 6—8tägiger Dauer alternierend periodische Fieberanfälle, die 2 bis 4 Wochen dauerten. In jedem derselben konnte man ein Stadium incrementi, eine Continua und einen Temperaturabfall beobachten. Im ganzen kam es zu fünf derartigen Rezidiven. Die Diazoreaktion war positiv, die Leukozytenzahl subnormal. Roseolaartige Flecke und der Nachweis von Paratyphus B-Bazillen im Stuhl schien mit Sicherheit einen Typhus annehmen zu lassen. Doch die Sektion ergab eine Lymphogranulomatose der Milz und der retroperitonealen Drüsen. Der Darm war völlig frei von geschwürigen Veränderungen.

Bei vorwiegender und starker Beteiligung des Magendarmkanals bzw. seiner lymphatischen Apparate und der Mesenterialdrüsen stehen stärkere Erscheinungen von seiten dieser Organe im Vordergrund, wie Diarrhöen, Schmerzen, Darminvagination (Hoffmann, Schepeler, Wells und Mavers, Stoerk). Man findet bei der Sektion solcher Fälle oft überaus zahlreiche Vergrößerungen der follikulären Apparate des Darms und bisweilen auch Geschwürsbildungen.

Es gibt auch einen hepatischen Typus als Unterform dieser Lokalisationsart. So war in dem Falle von Puritz wesentlich die Leber affiziert und bildete einen Tumor von 7800 g Gewicht, der bis ins kleine Becken herabreichte und zum Teil fast faustgroße Granulomknoten enthielt.

Einen Fall von lokalisiertem Lymphogranulom der Ileozökalklappe haben Catsaras und Georgantas mitgeteilt.

In einem Fall von Oskar Meyer hatte sich die Affektion fast ausschließlich am Leberhilus gebildet, hatte auf den Pankreaskopf übergegriffen und infolge einer Kompression des Ductus choledochus und der Pfortader zu einem allgemeinen Ikterus und zu Aszites geführt.

Der Patient, ein 50jähriger Mann, litt seit vier Monaten an nächtlichem Fieber und Appetitlosigkeit und wurde, da man einen Tumor im Leibe fühlte, wegen Verdachts auf Magenkarzinom ins Krankenhaus geschickt. Hier fühlte man eine Geschwulst an der Leberpforte und stellte eine Vergrößerung der ganzen Leber fest. Unter Aszites und ständig zunehmendem Ikterus trat der Tod ein. Erst die Sektion klärte das Krankheitsbild auf. Im Ligamentum hepato-duodenale fand man Tumormassen, die auf dem Durchschnitt grauweiß waren und zum Teil in den Pankreaskopf hineingewachsen waren. Diese Tumoren erwiesen sich bei der histologischen Untersuchung als aus typischem Granulomgewebe bestehend. Die Leber war zum großen Teil durchsetzt von granulomatös veränderten Gewebspartien, im rechten Leberlappen fanden sich zwei größere Herde von Kleinapfel- bzw. Kirschgröße.

Die Diagnose derartiger Fälle, wo äußere Lymphdrüsenschwellungen und ein fühlbarer Milztumor gänzlich fehlen, wird natürlich außerordentlich schwierig, ja unmöglich sein.

Sehr zweifelhaft ist es, ob es eine ostitisch-periostitische Form der Lymphogranulomatose gibt, wie K. Ziegler, allerdings mit großer Reserve, behauptet.

Als Beispiele für diese Lokalisation der Neubildung führt er die Fälle von Hammer und Nothnagel an, von denen der erste als sarkomatöse Ostitis, der zweite als Lymphadenia ossium seinerzeit beschrieben worden sind. Er führt ferner einen von Bevacqua als multiple Knochenperitheliome mit Lymphosarkom der Lymphdrüsen publizierten Fall an und teilt zwei eigene Beobachtungen mit, von denen nur in einem eine histologische Untersuchung ausgeführt worden ist. Allen diesen Fällen ist allerdings ein klinisches Symptom gemeinsam, das bei der Lymphogranulomatose häufig ist, nämlich das intermittierende oder unregelmäßig remittierende Fieber. Diese Tatsache, sowie das Mitbefallensein vieler Drüsen und der Milz hat wohl Ziegler hauptsächlich veranlaßt, diese Fälle als besondere und seltene Manifestationen der Lymphogranulomatose aufzufassen. Aus den mitgeteilten histologischen Befunden läßt sich aber die Diagnose Lymphogranulom nicht mit Sicherheit stellen. Hammer beschreibt die histologische Beschaffenheit der Geschwülste seines Falles folgendermaßen: Das Wirbelmark bestand aus feinen, glattrandigen Knochenbälkchen, dazwischen war ein feinfibrilläres Bindegewebe mit Lymphozyten vorhanden; keine Riesenzellen, keine Fettzellen, im Rippenmark vereinzelt spindelige Faserzüge, reichlichere und breitere Züge im Schädelknochen. Dura- und Pleuratumoren enthielten im fibrillären Zwischengewebe etwas größere, zum Teil epithelähnliche Rundzellen. Bei Nothnagel bestand das neugebildete Tumorgewebe aus Rundzellen, die in reichlicher Grundsubstanz lagen und größtenteils aus lymphoiden Zellen bestanden, neben denen vereinzelte große, Fett oder hyaline Kugeln enthaltende Zellen und epitheloide Zellen mit ovalem, blasser gefärbtem Kern vorhanden waren. Die Lymphdrüsen werden als hyperplastisch angesehen. Bei Bevacqua bestanden die Tumoren aus peritheliomartig um die Gefäße angeordneten kleinen Zellen, neben denen einzelne Riesenzellen vorhanden waren. In der Peripherie der Neubildungen war zum Teil hyalinentartetes Bindegewebe entwickelt. In den Lymphdrüsen sah man ein zartes oder streifiges Bindegewebsstroma mit neugebildeten Gefäßen und eingestreuten kleinen und großen Zellen, zum Teil auch Riesenzellen und Plasmazellen ähnlichen Elementen. In der einen eigenen Beobachtung Zieglers ergab die histologische Untersuchung einer Probeexzision ein aus Rundzellen zusammengesetztes Gewebe mit retikulärem Bau und starker Beteiligung des Bindegewebes an der Wucherung, zahlreiche Kernteilungsfiguren. Die Diagnose des pathologischen Instituts lautete Sarkom. Ziegler ist ferner geneigt, die Fälle von P. Grawitz, von Rustitzky, Buch, Kahler, Herrik und Hektoen, Ellinger, Gluzinski und Reichenstein, von M. B. Schmidt und Falkenheim, die bisher zu den multiplen Myelomen gerechnet wurden, gleichfalls als Lymphogranulome anzusehen.

Man muß es wohl als höchst zweifelhaft ansehen, ob diese nach unseren jetzigen Anschauungen nicht genau genug beschriebenen Fälle tatsächlich als vorwiegend ostal und periostal lokalisierte Lymphogranulome aufzufassen sind, und es muß weiteren Untersuchungen vorbehalten bleiben, diese Frage zu entscheiden. Die Differentialdiagnose zwischen wenig typischen Lymphogranulomen und echten Sarkomen, sowie multiplen Myelomen ist eine recht schwierige und dürfte oft nur unter Anwendung aller Finessen der modernen Färbetechnik zu entscheiden sein. Intermittierendes und remittierendes Fieber kann nicht als absolut pathognomonisch für Lymphogranulomatose gelten, wie an anderer Stelle genauer ausgeführt ist. Das Mitbefallensein von Drüsen kommt sicher auch bei echten multiplen Myelomen vor.

Auffällig ist besonders, daß in diesen Fällen keine eosinophilen Zellen beschrieben werden, nur im Falle Nothnagels wird angegeben, daß das infiltrierende Gewebe reichlich von Charcotschen Kristallen durchsetzt war, die möglicherweise durch Zerfall eosinophiler Elemente gebildet worden sein könnten. Gerade in granulomatösen Tumoren des Knochenmarks, das an sich schon an eosinophilen Zellen reich ist, sollte man eine besonders große Menge dieser Elemente erwarten. Das ist auch schon Ziegler aufgefallen, der ausdrücklich betont, daß in den von ihm gesammelten Fällen Ansammlungen eosinophiler Zellen im Knochenmark selten zu sein scheinen. Daß bei der Lymphogranulomatose auch das Knochenmark Sitz typischer Lymphogranulombildung sein kann, ist bekannt, doch erreichen diese Neubildungen gerade in typischen Fällen selten erheblichere Ausdehnungen.

Bis vor kurzem zweifelte ich, ob es eine Form der Lymphogranulomatose gibt, die unter dem Bilde der Mikuliczschen Erkrankung, der symmetrischen Schwellung der Tränen- und Speicheldrüsen verläuft. Ziegler ist geneigt, auch eine solche Form anzunehmen und rechnet hierher die Fälle von Snegiroff, Hirsch, Fleischer, Haeckel, v. Brunn und Jacobäus, in denen die Affektion der genannten Drüsen jedenfalls im Vordergrunde des klinischen Krankheitsbildes stand, ohne daß sie in diesen Organen, wenigstens in der Mehrzahl der Fälle, ausschließlich lokalisiert gewesen wäre. Zur Zeit beobachte ich auf der Krausschen Klinik in Berlin einen hierher gehörigen Fall allgemeiner Lymphogranulomatose, bei dem die Lymphknoten vor den Ohren unter dem Kinn, am Halse eine ganz gewaltige Größe haben und sicher beide Parotiden, wahrscheinlich auch die submentalen Speicheldrüsen in die Neubildung mit einbegriffen, die Tränendrüsen aber frei sind. Fälle, in welchen ausschließlich die Speichel- und Tränendrüsen Sitz einer lymphogranulomatösen Neubildung sind, kenne ich nicht.

Ein neuerdings von Plathe und Lewandowski mit geteilter Fall, in welchem gleichzeitig eine Schwellung sämtlicher Lymphdrüsen und der Milz, leichte Temperatursteigerungen und eine an Erythema nodosum erinnernde Hautaffektion bestand, etwa ein halbes Jahr dauerte und dann in Heilung überging, wird von den Verfassern auf eine Infektion durch einen unbekannten Erreger zurückgeführt.

Höchstwahrscheinlich sind lokale äußere Lymphogranulome nur einer einzigen Lymphdrüsenregion ziemlich häufig und manche in der älteren Literatur als Lymphosarkome beschriebenen Beobachtungen mögen hierher gehören. Aus der neueren Literatur ist nur ein oben schon erwähner Fall von Paltauf sichergestellt. Es werden bei einem 17jährigen Manne zahlreiche an der rechten Halsseite bestehende Lymphdrüsentumoren beschrieben, die makroskopisch und mikroskopisch alle charakteristischen Symptome des Lymphogranuloms zeigten. Alle übrigen Drüsen des Körpers waren frei.

Ätiologie. Wie schon der Name besagt, weist das Lymphogranulom eine Struktur auf, wie wir sie ähnlich vom Granulationsgewebe her kennen. Daher ist auch die große Mehrzahl aller Autoren darüber einig, in dieser Neubildung ein infektiöses Granulom zu sehen und einen lebenden Erreger für die Ursache desselben zu halten. Als Eingangspforte desselben sind wohl die den zuerst befallenen Drüsen benachbarten Schleimhäute anzusehen.

Es sind aber eine Reihe von Stimmen laut geworden, welche einen geschwulstartigen Prozeß in der Lymphogranulomatose sehen wollen, ich nenne Gibbons, Mac Callum, Tsunoda, früher Dietrich, in gewissem Sinne auch O. Chiari und Yamasaki. Hierzu veranlaßte die genannten Autoren zum Teil wohl die oft gewaltige Größe, welche diese Neubildungen erreichen können und wie wir sie in ähnlichem Grade bei anderen sicher infektiösen Granulomen wohl nicht kennen, zum Teil die Beobachtung, daß die Lymphogranulome in die Venenlumina hineinbrechen können und daß sie gar nicht selten aggressiv in die benachbarten Gewebe hineinwachsen.

Es ist nicht zu leugnen, daß in vielen Fällen die Lymphogranulome, sei es durch ihre erhebliche Größe, sei es durch ihr ausgesprochen aggressives Wachstum und das Hineinbrechen in die Venenlumina, sich sehr den malignen Geschwülsten nähern. Trotzdem aber muß man sie auf Grund ihrer feineren histologischen Struktur scharf von ihnen trennen. Mit Recht hebt O. Meyer hervor, daß die stetige enge Vermischung von lymphozytären Zellen, Fibroblasten, Leukozyten und Riesenzellen, die Nekrosen, das oft sehr stark hervortretende fibrös-hyaline Gewebe sich nicht recht mit der Annahme einer wahren Geschwulstnatur des Prozesses vereinigen. Bei einer echten Geschwulst können die Formen der Zellen wohl wechselnd sein, aber ein gewisser gleichartiger Typus in der Hauptmasse der Zellen müsse vorherrschen. In der Tat kann einem erfahrenen Beobachter, der viel Granulome gesehen hat, die in letzter Linie entzündliche Natur dieser Neubildung nicht zweifelhaft sein. Am meisten erinnern noch an Geschwülste diejenigen Formen, in welchen die Riesenzellen überwiegen. Aber auch hier findet man stets durch das wenigstens stellenweise reichlichere Vorhandensein von Plasmazellen, eosinophilen Zellen und Fibroblasten den entzündlichen Charakter des Gewebes deutlich ausgeprägt. Das aggressive Wachstum mancher Form von Granulom und der Einbruch in die Gefäße genügt nicht, eine Geschwulstnatur des Prozesses anzunehmen, finden wir doch bei der gewöhnlichen Tuberkulose ein ganz ähnliches Verhalten. Immerhin ist anzuerkennen, daß die ganze Erscheinungsform der Lymphogranulomatose sehr an maligne Tumoren erinnert. Ausschlaggebend gegen den Geschwulstcharakter des Leidens ist aber der Hinweis von Ribbert, daß die Lymphogranulome nicht aus sich selbst herauswachsen, sondern daß sich die Elemente des benachbarten Gewebes, soweit sie dem Stroma angehören, in Lymphogranulomzellen umwandeln. Die Auffassung der Lymphogranulome als echte Tumoren dürfte also wohl endgültig als widerlegt angesehen werden.

Um so mehr ist die bakterielle Ätiologie der Erkrankung diskutiert worden, ohne daß allerdings bis heute eine Einigung erzielt worden wäre. Man hat im Laufe der Jahre eine große Zahl von Erregern beschrieben.

Zunächst ist die Möglichkeit zuzugeben, daß wir in dem eigenartigen Gewebe dieser Neubildung eine besondere Reaktionsform des Organismus auf die verschiedenartigsten Mikroben sehen könnten. Ebenso wie wir wissen, daß Mandelentzündungen, Rhinitiden, Bronchitiden, Enteritiden, Phlegmonen, Abszesse usw., ja selbst Karzinome nach neueren Erfahrungen durch verschiedenartige Krankheitserreger erzeugt werden können, ebenso könnte auch das maligne Granulom eine durchaus verschiedenartige Ätiologie haben. Für diese Anschauung ist besonders Benda eingetreten, der es für möglich hält, daß das maligne Granulom sowohl durch Tuberkelbazillen wie andere Mikroben hervorgerufen werden kann. Insbesondere ist er geneigt, nicht den Bazillen selbst, sondern den modifizierten oder abgeschwächten Toxinen derselben eine ursächliche Rolle zuzuerkennen.

Tatsächlich sind eine ganze Reihe von Mikroorganismen von den verschiedenen Autoren als Erreger beschrieben worden, in den meisten Fällen aber ist es fraglich, ob es sich nicht um zufällige Befunde gehandelt hat, um sekundäre oder gar um postmortale Einwanderungen von Mikroorganismen. So fanden Gabbi und Barbacci, Ferdelli Staphylokokken, Labbé und Jacobson, Mafucci und Pizzini sowie Warnecke Streptokokken, Longcope Proteus vulgaris, Delbet Pneumokokken, Benda in einem Fall einen eigenartigen säurefesten Bazillus. Es ist übrigens nach der gegebenen Beschreibung zweifelhaft, ob alle diese Fälle echte Granulome waren.

So hat man auch der Syphilis, wenigstens für einige Fälle, eine ätiologische Rolle zuerteilen wollen. Es gibt eine ganze Reihe von Beobachtungen dieser

Krankheit in der Literatur, welche eine Syphilis in der Anamnese haben oder einen positiven Wassermann gaben. Doch haben sich die diesbezüglichen positiven Befunde an mehreren Fällen von Caan und in vielen anderen Fällen nicht bestätigt. Auch Kraus gibt an, daß viele Lymphogranulome eine schwach positive Wassermannsche Reaktion geben. Ich selbst habe in 8 Fällen keinen positiven Wassermann feststellen können. Man muß natürlich bedenken, daß bei der Häufigkeit der Syphilis auch manche Kranke mit Lymphogranulom früher daran gelitten haben können, ohne daß es deshalb erlaubt wäre, einen ursächlichen Zusammenhang zwischen beiden Affektionen zu konstruieren. Jedenfalls fehlt in der großen Mehrzahl der Fälle von Lymphogranulom jeder Hinweis auf eine voraufgegangene Syphilis. Harrison will bei einem histologisch als Granulom festgestellten Fall mit vorausgegangener Lues durch Salvarsan Heilung erzielt haben.

Proescher und White wollen in einigen Fällen von Lymphogranulomatose Spirochäten nachgewiesen haben, andere Autoren aber konnten in ihren Beobachtungen diesen Befund nicht bestätigen. Ich selbst habe viermal Gelegenheit gehabt, im Saft frisch exstirpierter Drüsen solcher Kranken nach Spirochäten zu fahnden, ohne aber jemals weder mit der Dunkelfeldbeleuchtung, noch mit der Giemsafärbung von Trockenpräparaten, noch in einem Falle mit der Levaditischen Methode irgend etwas an Spirochäten Erinnerndes auffinden zu können.

Schließlich sei noch erwähnt, daß Byrom Bramwell bei einem Granulom mit Hilfe einer kombinierten Ammoniaksilber- und Goldfärbung in den Zellen protozoenartige Gebilde gesehen haben will. Auch dieser Befund ist bisher nicht bestätigt worden.

De Negri und Mieremet konnten in zwei Fällen von Lymphogranulom stäbchenförmige Bazillen züchten und im Schnitt nachweisen. Bunting und Yates, ferner Rosenow, Billings und Steele haben einen eigenen Erreger des Lymphogranuloms beschrieben, den sie Bacillus Hodgkinii nennen und den sie als einen pleomorphen diphtheroiden, grampositiven und antiforminfesten, aber nicht säurefesten Bazillus beschreiben, den sie sowohl im Schnitt aus Granulomgewebe nachgewiesen, wie auch aus solchem gezüchtet haben. Auch wollen sie mit demselben bei Affen lymphogranulomähnliche Veränderungen hervorgerufen haben. Verploegh, Kehrer und Hoogenhuyze konnten in fünf Fällen von Lymphogranulom auf Löfflerserum stäbchenförmige gekörnte Bazillen züchten, die auf Agar viel schlechter wuchsen. Die Kulturen waren weiß und stark schleimig. Die Bazillen sind grampositiv, antiforminfest, aber nicht säurefest und gehören zum Typus der Korynebakterien. Agglutination und Komplementablenkung mit dem Serum der Patienten gelang nicht. Infektionsversuche an Meerschweinchen fielen negativ aus. Kuczynski und Hauck haben in den Sternbergschen Riesenzellen, die sie deshalb als Viruszellen bezeichnen, nach Fixation lebenswarm gewonnenen Materials, das in Sublimatgemischen oder Alkohol fixiert, in Paraffin eingebettet und mit Giemsalösungen gefärbt wurde, scharf umrissene körnig-fädige Gebilde von sehr wechselnder Größe nachweisen können. In solchen Zellen gehen die Kerne allmählich zugrunde, während die Infektion fortschreitet. Andere Zellen scheinen die Parasiten vernichten zu können. Einige Male erschienen die Parasiten als langfädige, sich kreuzende, durch die Zelle und über den Kern hinwegziehende Gebilde, die den Eindruck eines Myzels machen. Sie glauben, daß hier eine neuartige Pilzinfektion vorliegt, die zwischen der Tuberkulose und der klassischen Aktinomykose etwa die Mitte hält.

Am meisten ist die ätiologische Rolle des Tuberkelbazillus für die Lymphogranulomatose diskutiert worden. Die einen sehen in dem Tuberkelbazillus bzw. einer biologischen Abart desselben oder einer Form mit abgeschwächtem Virus den Erreger des Lymphogranuloms, andere wiederum behaupten, daß das Much-Fränkelsche granuläre Virus von dem morphologisch und tinktoriell sich ebenso verhaltenden tuberkulösen Virus durchaus verschieden und der wahre Erreger des Granuloms sei, eine dritte Gruppe von Autoren endlich vertritt die Anschauung, daß der Typus bovinus des Tuberkelbazillus der Erreger des Lymphogranuloms sei.

Die Häufigkeit des Vorkommens echter Tuberkulose bei Lymphogranulom, auf die zuerst Sternberg hinwies, veranlaßte zahlreiche Forscher, ätiologische Beziehungen zwischen Tuberkulose und Lymphogranulom anzunehmen.

Bei der Häufigkeit der Tuberkulose des lymphatischen Apparates, die als Nebenbefund bei Sektionen ziemlich oft angetroffen wird, muß man aber mit ätiologischen Schlüssen auf Grund derartiger Fälle, die Tuberkulose und Granulomatose nebeneinander zeigen, selbstverständlich außerordentlich vorsichtig sein. Das gilt auch für diejenigen Fälle, in welchen zwar keine Tuberkulose des lymphatischen Apparates selbst, wohl aber eine solche anderer Organe angetroffen wurde, eventuell mit terminaler universeller Aussaat. Nur diejenigen Fälle, in welchen echte tuberkulöse Gewebsbildung fehlt, sind zu Studien über die Ätiologie des Lymphogranuloms zu verwenden. Überlegungen dieser Art sind außerordentlich wichtig, denn die neuere Forschung hat zwei Wege eingeschlagen, um die Ätiologie des Leidens aufzuklären, erstens den Tierversuch und zweitens die direkte Untersuchung des Granulommaterials auf Mikroorganismen.

Sticker und Löwenstein behaupteten zuerst, daß die Lymphogranulomatose durch bovine Tuberkelbazillen hervorgerufen wird. Dieser Ansicht hat sich auch Steiger angeschlossen, weil er mit menschlichem Granulommaterial bei Kaninchen eine knotenförmige Tuberkulose hervorrufen konnte und weil er bei einem menschlichen Lymphogranulomfall nur mit bovinem Tuberkulin, nicht mit menschlichem Tuberkulin eine Reaktion hervorrufen konnte. Gegen diese Angaben macht Baumgarten aber geltend, daß es auch menschliche Tuberkelbazillen gibt, die für Kaninchen sehr virulent sind, ohne rinderpathogen zu sein.

Paltauf und besonders Sternberg hatten seinerzeit die Lymphogranulomatose als eine eigenartige Tuberkulose des lymphatischen Apparates angesehen, weil Sternberg in sehr vielen seiner Fälle eine Kombination mit histologischer Tuberkulose gefunden hatte. Auch in zahlreichen später beobachteten Fällen wurden neben sicher granulomatösen Veränderungen auch echt tuberkulöse Gewebsstrukturen gefunden, und hier und da fand sich auch sonst im Organismus Tuberkulose. Es sind ferner Fälle bekannt geworden, in denen zwar sonstige tuberkulöse Veränderungen fehlen, aber doch Langhanssche Riesenzellen vorhanden waren. Ferner fanden sich bisweilen im Schnitt (Arndt), oder im Antiforminsediment (Chiari) Tuberkelbazillen, ohne histologische tuberkulöse Veränderungen. Und endlich gibt es einige Fälle (O. Meyer, H. Hirschfeld), in denen weder histologische Tuberkulose noch Tuberkelbazillen auffindbar waren und wo doch mit Geschwulstmaterial geimpfte Meerschweinchen tuberkulös wurden. Die Zahl der Beobachtungen von Lymphogranulomatose, in welchen gleichzeitig irgend ein Anzeichen der Anwesenheit von Tuberkelbazillen gefunden worden ist, ist jedenfalls eine so häufige, daß man an dieser Tatsache nicht achtlos vorübergehen kann und es ist fraglich, ob man von einer zufälligen Kombination von Tuberkulose und Granulomatose sprechen darf. Deshalb hält auch noch eine ziemlich große Zahl von Autoren an der tuberkulösen Ätiologie des malignen Granuloms fest. Andere Autoren, wie Benda, erkennen die tuberkulöse Ätiologie wenigstens für einige Fälle an, andere dagegen wollen von der ätiologischen Rolle des Tuberkelbazillus nichts wissen. Ich nenne besonders Ziegler, Naegeli, Ceelen und Rabinowitsch, Lubarsch, Kuczynski, sowie Paltauf, welch letzterer die Annahme einer tuberkulösen Ätiologie fallen gelassen hat, seitdem sich die Mitteilung von Fällen gemehrt hat, in denen tuberkulöse Veränderungen fehlten. Auch Sternberg selbst hält nicht mehr an der alleinigen ätiologischen Rolle des Tuberkelbazillus fest und drückte sich später (7. Tagung der deutschen pathologischen Gesellschaft) folgendermaßen aus: „Aus mehreren Anhaltspunkten glaubte ich schließen zu dürfen, daß Tuberkulose die Ursache dieses Entzündungsprozesses wäre. Wenn auch die seither publizierten Fälle diese Auffassung meist bestätigten, so räume ich doch gerne ein, daß die damals von uns gewählte Bezeichnung „eigenartige Tuberkulose des lymphatischen Apparates" vielleicht zu weit geht. Immerhin glaube ich, daß ein Zusammenhang zwischen dem diesen Fällen zugrunde liegenden Entzündungsprozeß und der Tuberkulose nicht von der Hand zu weisen ist!"

Viele Autoren haben sich dahin ausgesprochen, daß die histologische Eigenart des Lymphogranuloms von dem klassischen histologischen Bilde der Tuberkulose doch so stark abweiche, daß man unmöglich den gewöhnlichen Erreger der Tuberkulose für das ätiologische Agens der Erkrankung halten kann. Einige meinen, daß man eine Abschwächung seiner Virulenz annehmen müsse, eine sehr unwahrscheinliche Hypothese, gegen die sich namentlich Naegeli gewandt hat, da man doch unmöglich von einer abgeschwächten Virulenz sprechen kann, wenn ein Mikroorganismus Neubildungen von einer so enormen Größe und universellen Verbreitung und ein Krankheitsbild mit so deletärem Verlauf hervorruft. Viel wahrscheinlicher ist die von manchen Forschern, besonders von O. Meyer aufgestellte Theorie, daß es sich um eine biologische Abart des Tuberkelbazillus, um eine besondere Rasse mit anderen zytoplastischen Eigenschaften handeln müsse. Auch haben einige Autoren nach Analogie der Parasyphilis oder Metasyphilis in der Bezeichnung Para- oder Metatuberkulose eine erklärende Formel für das Rätsel der Lymphogranulomatose finden wollen.

Lichtenstein hat sowohl mit Granulommaterial wie mit gewöhnlichen Tuberkelbazillen beim Meerschweinchen eine Kombination tuberkulöser und granulomatöser Veränderungen hervorgerufen, also Strukturen, wie wir sie in vielen Granulomfällen finden.

Neuerdings ist für die tuberkulöse Ätiologie der Lymphogranulomatose kein geringerer als Baumgarten eingetreten. Insbesondere hält er die Lichtensteinschen Angaben für zutreffend. Er stützt sich dabei auf die Versuche seines Schülers Sasaki, der den Verlauf der Meerschweinchentuberkulose nach Verimpfung mit minimalen Bazillenmengen des Typus humanus studiert hat. Die Tiere erkrankten an einer sehr protrahiert verlaufenden Tuberkulose, deren Produkte makro- und mikroskopisch eine große an Identität grenzende Ähnlichkeit mit denjenigen Lymphogranulomfällen aufwiesen, in welchen die Granulomstruktur mit der typischen Tuberkelstruktur verbunden ist. In beiden Gewebsarten konnten Tuberkelbazillen nachgewiesen werden. Eine Bestätigung der Befunde Lichtensteins und Baumgartens hat Weinberg gebracht, der auf Grund seiner Übertragungsversuche zu dem Resultat gekommen ist, daß das Lymphogranulom nichts anderes ist als eine eigenartige Tuberkulose. Der Erreger ist nach ihm der Tuberkelbazillus species humana, der in bestimmter Art verändert sein muß, um statt der Tuberkulose ein Lymphogranulom hervorzurufen. Weinberg akzeptiert für die Lymphogranulomatose die von Baumgarten vorgeschlagene Bezeichnung: Lymphogranuloma tuberculosum. Dagegen kommen Ceelen und Lydia Rabinowitsch auf Grund der eingehenden

Untersuchung von 12 Fällen zu dem Resultat, daß der Tuberkelbazillus nicht die Ursache der Lymphogranulomatose ist.

Auch Schaeffer ist es gelungen, durch Übertragung von Lymphogranulomgewebe eines Menschen bei einem Meerschweinchen Veränderungen hervorzurufen, die mit dem menschlichen lymphogranulomatösen Gewebe die größte Ähnlichkeit hatten. Weder das Impfmaterial noch die beim Meerschweinchen entstandenen Neubildungen zeigten irgendwelche tuberkulösen Veränderungen. Auch waren in dem Ausgangsmaterial weder Muchsche Granula noch säurefeste Stäbchen nachweisbar. Doch gelang der Nachweis von säurefesten Stäbchen in den Granulomherden der Lunge des Meerschweinchens.

Es kann auf Grund der Literatur keinem Zweifel unterliegen und auf Grund eigener Erfahrungen bin ich zu derselben Anschauung gekommen, daß es viele Fälle von Granulom gibt, in denen man weder histologische Tuberkulose nachweisen kann, noch Tuberkelbazillen findet, noch im Tierversuch Meerschweinchen oder andere Tiere wie Ratten, Mäuse, Kaninchen, Affen oder Hühner tuberkulös machen kann. Daher haben schon bald nach dem Erscheinen der Sternbergschen grundlegenden Arbeit sehr viele Autoren, Reed, Clarke, Butlin und Andrews, Longcope, Simmons, Yamasaki, Wernecke, Aschoff, Tsunoda, Oppenheim, Josselin de Jong, Körmöczy, Ellermann, Karssner, Fabian, v. Müllern und Großmann, K. Ziegler, Schmincke und Kirchner, Parkes Weber und andere die ätiologische Rolle der Tuberkulose bestritten, in ihr nur eine zufällige Kombination gesehen und behauptet, daß der Erreger des Lymphogranuloms bisher noch nicht gefunden worden sei. Auch Ceelen und L. Rabinowitsch vertreten neuerdings diesen Standpunkt auf Grund ihrer Beobachtungen und Versuche. Es sei übrigens erwähnt, daß in unkomplizierten Fällen der Pirquet sowohl wie die subkutane Tuberkulinprobe negativ sind.

In ein neues Stadium ist die Frage nach der Ätiologie der Lymphogranulomatose durch die bemerkenswerten Untersuchungen von Fraenkel und Much gekommen. Sie haben, von der Vermutung ausgehend, daß die Erkrankung doch in irgend einem Zusammenhange mit dem Tuberkulosevirus stände, Lymphogranulommaterial in Antiformin aufgelöst, und in dem Sediment nach Muchschen Granulis gesucht. Auf diese Weise gelang es ihnen in fast allen ihrer Fälle, wenn auch meist nur in sehr geringen Mengen, das Muchsche granuläre Virus nachzuweisen. Impfversuche mit dem Sediment solcher Fälle beim Meerschweinchen haben bisher noch nicht zu eindeutigen Resultaten geführt. Sie neigen zu der Anschauung, in diesem granulären Virus die Erreger des Lymphogranuloms zu sehen und erörtern die Möglichkeit, ob die von ihnen gefundenen antiforminfesten Granula mit dem gewöhnlichen Tuberkulosevirus identisch sind und somit der Tuberkelbazillus unter gewissen Umständen die Fähigkeit hätte, Veränderungen im Sinne des Lymphogranuloms hervorzurufen, ob dieser Erreger des Lymphogranuloms eine besondere Abart des Tuberkulosevirus sei, oder aber ob er mit dem eigentlichen Tuberkelbazillus gar nichts zu tun hätte und ihm nur morphologisch und tinktoriell sehr ähmlich wäre. Am meisten neigen sie zu der Anschauung, daß die Erreger des Lymphogranuloms eine besondere Art des Tuberkulosevirus darstellen, ohne sich aber mit Bestimmtheit auf diese Ansicht festlegen zu wollen.

Über die Natur dieses von Fränkel und Much nachgewiesenen granulären Virus sind die Ansichten geteilt. Einige Autoren sehen in ihm die granuläre Form des echten Tuberkelbazillus, andere, z. B. neuerdings Herxheimer, lassen es dahingestellt, ob es sich um einen eigenen Typus handelt oder um den gewöhnlichen Tuberkelbazillus mit abgeschwächter Virulenz.

Die Befunde von Much und Fränkel haben bald eine ganze Reihe von Bestätigungen gefunden, indessen haben doch eine ganze Reihe von Autoren, die in einigen Fällen diese Mikroorganismen finden konnten, sie in anderen vermißt. Auch ich selbst habe zum Teil positive, zum Teil negative Resultate erhalten. Also auch die Befunde von Much und Fränkel haben keine endgültige Entscheidung der Frage nach den Erregern des Lymphogranuloms gebracht.

Ebenso wie es Fälle mit und ohne histologische Tuberkulose gibt, ebenso wie Tierversuche bald den Nachweis einer Tuberkulose bringen konnten, bald nicht, wo histologische Tuberkulose fehlte, in ganz genau der gleichen Weise gibt es Fälle, in denen das Muchsche granuläre Virus nachzuweisen ist, und solche, wo der Nachweis desselben mißlungen ist.

Überschaut man die zahlreichen Publikationen, welche sich mit der Ätiologie dieser rätselhaften Krankheit befassen, so muß man zugeben, daß die Zahl der Widersprüche eine große ist und daß man Mühe hat, aus dem Wirrwarr der geäußerten Anschauungen herauszufinden. Die Ratlosigkeit ist noch größer, wenn man bedenkt, daß in manchen Fällen mit positivem Befund des Muchschen granulären Virus Tierversuche trotzdem negativ ausgefallen sind und daß sie anderseits, wie z. B. in einem von mir selbst beobachteten Falle, positiv ausfielen, ohne daß das Muchsche Virus aufzufinden gewesen wäre. Alle Bemühungen und Versuche aus der großen Zahl widersprechender Tatsachen bestimmte Schlüsse zu ziehen und Erklärungen zu bringen, müssen gekünstelt und konstruiert erscheinen. Trotzdem scheint mir folgende Hypothese nicht von der Hand zu weisen zu sein und eine Diskussion zu verdienen, die ich schon an anderer Stelle ausgesprochen habe: „Die überaus große Häufigkeit, mit der Tuberkelbazillen bei der Lymphogranulomatose vorkommen, läßt den Gedanken an eine bloß zufällige Kombination nicht recht aufkommen. Vielmehr muß irgendein innerer Zusammenhang, eine Beziehung irgendwelcher Art zwischen Tuberkulose und Lymphogranulomatose bestehen. Ich vermute daher, daß vielleicht diese häufige Kombination so zu erklären ist, daß es einen eigenen, bisher noch unbekannten Erreger des Lymphogranuloms gibt, der sich aber mit Vorliebe in solchen Drüsen festsetzt, in welchen latente Tuberkelbazillen vorhanden sind, die entweder latent geblieben sind oder aber zu einer meist geringfügigen — seltener ausgedehnteren — histologischen Tuberkulose geführt haben. Endlich muß aber auch daran gedacht werden, daß vielleicht umgekehrt die entwickelte Lymphogranulomatose einen guten Nährboden für die Ansiedlung von Tuberkelbazillen abgibt. Hierfür spricht, daß in den meisten Fällen, wie einige Autoren ausdrücklich angeben, die Tuberkeleruptionen einen ganz frischen Eindruck machten."

Wie häufig übrigens Tuberkelbazillen in anatomisch normal erscheinenden Lymphknoten sind, geht besonders aus einer Arbeit von Pizzini hervor.

Diagnose. Die Diagnose des Lymphogranuloms bietet in manchen Fällen keine Schwierigkeit. In allen denjenigen Fällen multipler Lymphknotenschwellungen, bei denen sich durch die Blutuntersuchung eine lymphatische und myeloische Leukämie ausschließen läßt, wird man sich dann für die Diagnose Lymphogranulomatose entscheiden, wenn die Drüsen hart sind, keine Neigung zur Erweichung und zum Durchbruch nach außen zeigen und wo die Blutuntersuchung eine neutrophile Leukozytose bzw. eine relative Vermehrung der neutrophilen Zellen ergibt. Eine gleichzeitig vorhandene Eosinophilie, sowie das oben beschriebene intermittierende Fieber wird die letzten Zweifel beseitigen. Bei multiplen, echt tuberkulösen Lymphomatosen soll zwar gelegentlich auch eine allerdings meist geringere neutrophile Leukozytose vorkommen, doch wird in diesen Fällen gewöhnlich die nachweisbare Neigung zur Verkäsung bald auf den richtigen Weg leiten. Nur die überaus seltenen, nicht verkäsenden tuberkulösen Lymphomatosen können, falls sie mit Neutrophilie einhergehen, diagnostische Schwierigkeiten machen. Intermittierendes Fieber aber und Eosinophilie entscheidet für Lymphogranulomatose. Die Diazoreaktion kann auch bei echt tuberkulösen Lymphomatosen positiv sein.

Schwieriger schon ist die Differentialdiagnose, wenigstens gegenüber der aleukämischen Lymphadenose in beginnenden Fällen, wenn die Lymphknoten noch weich sind. Da gelegentlich in solchen Fällen eine relative Lymphozytose gefunden worden ist, . ist es rein klinisch gar nicht möglich, beim Vorliegen dieser Blutveränderung eine Entscheidung zu treffen, da andere charakteristische Symptome, wie intermittierendes Fieber und positive Diazoreaktion in dieser ersten Periode des Leidens fehlen.

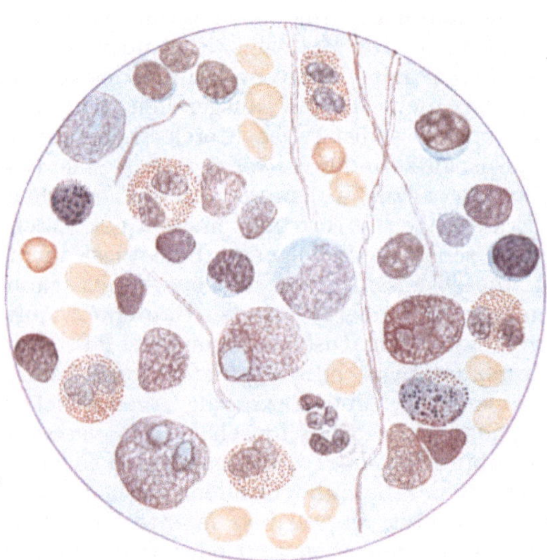

Abb. 66. Lymphknotenpunktat bei Lymphogranulom.

Auch ein normaler Blutbefund kann gegenüber der aleukämischen Lymphadenose differentialdiagnostisch nicht in Frage kommen, da auch dieses Leiden bisweilen längere Zeit ohne Blutveränderung verlaufen kann. Findet man dagegen in diesem Stadium eine Lymphopenie oder eine neutrophile Leukozytose, mit oder ohne Eosinophilie, so kann man bei weicher Beschaffenheit der Drüsen nur an einen lymphogranulomatösen Prozeß denken. Gegenüber der Lymphosarkomatose ist der Blutbefund nicht differentialdiagnostisch zu verwerten, wenn nur eine neutrophile Leukozytose vorliegt, da auch bei dieser Affektion wiederholt ein solcher Blutbefund festgestellt worden ist. Wohl aber dürfte eine Eosinophilie bei Lymphosarkomen nicht vorkommen, wenn nicht zufällig eine komplizierende, gleichfalls zur Eosinophilie führende Affektion vorliegt, wie Bronchialasthma, tierische Parasiten usw.

Gegenüber der Lymphosarkomatose ist differentialdiagnostisch das Verhalten der Drüsentumoren zur Nachbarschaft nicht maßgebend, da in seltenen Fällen auch Lymphogranulome anatomisch maligne wuchern können.

In allen Fällen aber, in denen sich auf Grund des Blutbefundes, des Verhaltens der Temperatur, eines positiven Ausfalles der Diazoreaktion und anderer Kriterien die Diagnose nicht stellen läßt, haben wir in der histologischen Untersuchung einer exstirpierten Drüse ein diagnostisches Hilfsmittel, das wohl niemals im Stich lassen wird. Man kann übrigens unter Umständen bei messerscheuen Patienten zunächst versuchen, diesem kleinen chirurgischen Eingriff zu entgehen, indem man eine Drüsenpunktion macht. Es gelingt bisweilen, einige Tropfen Drüsensaft zu aspirieren, die man auf Abstrichpräparaten untersuchen kann. Der Nachweis zahlreicher eosinophiler Zellen spricht unbedingt für Lymphogranulomatose. Obenstehende Abbildung 66 zeigt das Aussehen eines solchen Drüsenpunktates. Natürlich st nur der positive Ausfall beweisend.

Bei sehr harten fibrösen und nekrotischen Drüsen ist es oft unmöglich Saft herauszubekommen.

Viel schwieriger ist die Diagnose, wenn lediglich innere Drüsen vorhanden sind oder nur die Milz beteiligt ist. Der Nachweis eines höckerigen Milztumors im Verein mit typischem Fieber kann hier die Diagnose bisweilen klären.

In solchen Fällen muß man bei vorhandener Eosinophilie aber auch an Milzechinokokkus denken, bei dem nicht immer eine Fluktuation zu fühlen zu sein braucht.

Außerordentlich schwierig sind Erkrankungen mit isoliertem Befallensein der retroperitonealen Lymphknoten zu erkennen, die keineswegs immer durchzufühlen sind. Solche Fälle werden sehr häufig bis zum Tode der richtigen Diagnose entgehen und nur dann diagnostiziert werden können, wenn auch andere Drüsenregionen, sei es auch nur in geringem Maße, befallen sind. Der intermittierende Fiebertypus oder eine Eosinophilie werden dort, wo sie vorhanden sind, den Verdacht auf Lymphogranulomatose erwecken.

Fast ebenso schwierig ist die Diagnose bei der mediastinalen Form. Doch wird in solchen Fällen wenigstens die Existenz von Tumoren im Thorax perkutorisch oder röntgenologisch festzustellen sein und kann bei vorhandener Eosinophilie zu einer richtigen Diagnose führen.

Therapie. Die Lymphogranulomatose ist eine unheilbare Krankheit, und der von Naegeli als geheilt beschriebene Fall ist bisher der einzige in der Literatur geblieben; die Therapie muß sich deshalb vorläufig darauf beschränken, lästige Symptome nach Möglichkeit zu beseitigen und vorübergehende Remissionen hervorrufen oder zu befördern. Bei den akut verlaufenden Fällen ist bisher mit keiner Methode ein Erfolg erzielt worden. Bei einer Systemerkrankung werden chirurgische Eingriffe sich von vornherein verbieten, denn ein großer Teil der erkrankten Drüsen wird dem Messer gar nicht zugänglich sein. Es fragt sich in erster Linie, wie überhaupt chirurgische Eingriffe von solchen Kranken vertragen werden, ob etwa die Neigung zu Sekundärinfektionen eine große ist, ob die Heilungstendenz von Wunden schlecht ist, oder ob etwa chirurgische Eingriffe, wie es von einigen Seiten behauptet worden ist, eine Propagation der Neubildung begünstigen.

Diese Fragen glaube ich auf Grund einer eigenen ziemlich reichen Erfahrung beantworten zu können, da ich wiederholt Gelegenheit hatte, bei solchen Kranken behufs histologischer und experimenteller Studien von chirurgischer Seite nicht nur kleine Probeexzisionen machen, sondern sehr große Drüsenpakete entfernen zu lassen. Die Wunden heilten ausnahmslos per primam, niemals sah ich eine Sekundärinfektion, niemals beobachtete ich im Anschluß an solche Eingriffe, die ich sogar einmal bei einem solchen Kranken in beiden Achselhöhlen nach kurzen Zwischenräumen hintereinander ausführen ließ, eine beschleunigte Propagation des Prozesses. An sich halte ich daher chirurgische Eingriffe bei Lymphogranulomatose für nicht kontraindiziert. Diese Feststellung ist deshalb wichtig, weil wir jetzt wissen, daß es lokalisiert bleibende Lymphogranulome gibt. Ich sehe daher nicht ein, warum man nicht in solchen Fällen, wo man nur an einer einzigen Region des Körpers Tumoren dieser Art findet, einen chirurgischen Eingriff versuchen soll, da man durch einen solchen einem Kranken das Leben retten kann, wenn man zufällig ein derartiges streng lokalisiertes Lymphogranulom vor sich hat. Man kann natürlich nicht wissen, ob die ersten Anfänge einer Propagation nicht bereits begonnen haben, da aber der chirurgische Eingriff als solcher, falls er technisch möglich ist, keine Unzuträglichkeiten nach sich zu ziehen braucht, scheint mir in solchen, allerdings nur sehr seltenen Fällen, ein Versuch mit der chirurgischen Therapie durchaus indiziert und erlaubt zu sein. Aber noch für einige andere Fälle kommt chirurgisches Eingreifen in Betracht, nämlich dort, wo äußere Tumoren durch ihren Sitz und ihre Größe dem Träger Unbequemlichkeiten machen oder Funktionsstörungen irgendwelcher Art, wie Kompression von Nerven und Gefäßen verursachen.

Zur operativen Behandlung günstig gelegener lokalisierter Lymphogranulome rät auch Kühnau. Er beschreibt einen autoptisch gesicherten Fall von Lymphogranulomatose der Milz und einen zweiten Fall von lymphogranulomatösem Tumor in der Bauchhöhle in der Gegend des Colon descendens, der für ein Karzinom gehalten und exstirpiert wurde. Er präsentierte sich als ein riesiges ganz lokalisiertes Drüsenpaket, dessen mikroskopische Untersuchung Lymphogranulomatose ergab. Nach der Operation erholte sich der schwer anämische und kachektische Mann rasch, bekam allerdings nach einem Jahr ein Rezidiv, dem er schließlich erlag. Kühnau empfiehlt bei besonders günstig liegenden Fällen, wo ein lokalisierter Tumor anscheinend vollkommen exstirpierbar ist, Exstirpation. Andere Autoren sind gegen chirurgisches Eingreifen, so Melchior, der die Berechtigung operativer Behandlung auch umschriebener maligner Granulome nach den bisherigen Erfahrungen ablehnt.

Die Röntgentherapie hat in vielen Fällen symptomatische Erfolge zu verzeichnen. Ich selbst erinnere mich mehrerer Fälle, in denen es gelang, durch Bestrahlung kindskopfgroße Drüsenpakete zum völligen dauernden Verschwinden zu bringen. Noch in mehreren anderen, zum Teil sogar recht generalisierten Fällen sah ich weitgehende Remissionen unter Röntgenbehandlung. In anderen Fällen wiederum haben sich Röntgenstrahlen als gänzlich wirkungslos erwiesen. Ein derartiges scheinbar paradoxes Verhalten gegenüber den Röntgenstrahlen kennen wir ja auch von den Leukämien und den malignen Tumoren.

Jedenfalls wird man in allen Fällen einen Versuch mit der Röntgenbehandlung möglichst lange fortsetzen. Vermutlich sind es diejenigen Fälle, welche sich durch reichliche Bindegewebsentwicklung und starke Nekrosenbildung auszeichnen, welche naturgemäß nicht mehr auf Röntgenstrahlen reagieren, während man bei den jüngeren, zellreichen Formen gewisse Erfolge erwarten kann.

Über Bestrahlung der Lymphogranulome mit Radium und Mesothorium liegen erst wenig, zum Teil aber auch günstige Erfahrungen vor. Vermutlich wird man hier dasselbe verschiedene Verhalten wie bei den Röntgenstrahlen feststellen.

Auch intravenöse Injektionen von Thorium X bewirken, wie ich aus eigener Erfahrung weiß, vorübergehende, aber deutliche Rückgänge der Lymphogranulome. Doch sind mir auch hier bereits gänzlich refraktäre Fälle begegnet.

In der medikamentösen Therapie spielt das Arsen, besonders in subkutaner Applikation, die größte Rolle. Am wirksamsten und zuverlässigsten hat sich mir, wie übrigens auch bei Anämien und Leukämien, das Natrium arsenicosum erwiesen, das nach der bekannten Vorschrift von Ziemssen in einer Lösung von 0,1 zu 10, die gut neutralisiert werden muß, gegeben wird. Man fängt mit zwei Teilstrichen dieser Lösung an, gibt sie täglich oder einen Tag um den andern und steigt nach jeder dritten Applikation um einen Teilstrich. Hat man einen Kubikzentimeter erreicht, so gibt man denselben 2—4 Wochen fort, um dann in derselben Weise wieder langsam herunterzugehen. Die Dauer der Applikation und die Menge der verabreichten Lösung richtet sich natürlich ganz nach der Individualität des Falles. Man kann ganz wie bei perniziösen

Anämien, auch bis zu einer Einzeldosis von 2 ccm steigen. So beträchtliche Rückgänge wie bei der Röntgenbehandlung wird man aber nicht konstatieren. Übrigens ist es zweckmäßig, die Röntgenbehandlung mit der Arsendarreichung zu kombinieren. Die übrigen Arsenpräparate, wie Kakodyl und Atoxyl, haben bezüglich des Grades ihrer Wirkung keinen Vorzug, doch gibt es auch hier relative Unterschiede. Naegeli hat in einigen Fällen von Arsazetin ganz besonders günstige Wirkungen gesehen. Er gibt innerlich 0,05 g 3—4mal täglich. Die von Naegeli berichtete Heilung eines Falles erfolgte lediglich durch diese Methode.

Andere Autoren haben in ihren Fällen das nicht bestätigen können, doch wird man auch von diesem Mittel in geeigneten Fällen immer wieder Gebrauch machen müssen. Natürlich ist noch ein großes Heer anderer Substanzen, besonders Chinin und Jod angewandt worden, ohne daß nennenswerte Erfolge erzielt worden wären. Auch eine spezifische antisyphilitische Behandlung wird dort, wo ein echtes Granulom vorliegt, selbst bei Lues in der Anamnese und positivem Wassermann niemals die Krankheit beseitigen können, sollte aber stets versucht werden, wenn eine Lues voraufgegangen ist. Erwähnt sei, daß Harrison in einem Falle trotz negativem Wassermann unter Anwendung von Salvarsan und Liq. Fowleri Heilung erzielt haben will.

Von der Benzoldarreichung, ganz in derselben Weise wie bei Leukämien, will Schur in einem Falle günstige Beeinflussung gesehen haben. Auffallend gute Resultate sah ich von einem von Carl Lewin empfohlenen Jod-Ceriumpräparat, dem Introcid, das intravenös verabfolgt wird. In mehreren gegen Röntgenstrahlen refraktären Fällen sahen wir, als die Bestrahlungen mit den Injektionen kombiniert wurden, auffallend schnellen Rückgang sehr großer Drüsenpakete. (C. Lewin: Über die Verwendung einer Cerium-Jodverbindung [Introcid] in der Therapie der Geschwulstbildungen. Med. Klinik 1924. Nr. 38.)

Literatur über Lymphogranulom.

Albrecht: Diskussionsbemerkung. 15. Tagung d. dtsch. pathol. Ges. — Allen: Hodgkin disease. Canad. pract. a. Rev. Juni 1903. — Mc Alpin and Glahn: A case of Hodgkins disease treated with Röntgen rays for six years. Arch. of internal med. Vol. 30. — Andrewes: Lymphadenoma in its relation to tuberculosis. Transact. of the pathol. soc. of London. Vol. 53. — Anker: Über das Vorkommen intermittierenden Fiebers bei chronischen Krankheiten. Inaug.-Diss. Straßburg 1890. — Arndt: Beitrag zur Kenntnis der Lymphogranulomatose der Haut. Virchows Arch. f. pathol. Anat. u. Physiol. Bd. 209. — Arning und Hensel: Pseudoleucaemia cutis. Iconographia dermat. Fasc. 4. — Arrillaga: La lymphogranulomatosis. Spanisch. Fol. haematol. Bd. 22. S. 308. — Arzt: Acta dermatol.-venerol. Vol. 1. 3—4. — Arzt: Lymphogranulomatose mit sekundärem Übergreifen auf die Haut. Ref. Wien. klin. Wochenschr. 1922. S. 167. — Aschoff: Verhandl. d. dtsch. pathol. Ges., 7. Tagung. Berlin. S. 129. 1904. — Askanazy: Tuberkulöse Lymphome unter dem Bilde febriler Pseudoleukämie verlaufend. Beitr. z. pathol. Anat. u. z. allg. Pathol. 1888. — Bacher: Über Lymphogranulomatose mit Hauterscheinungen. Arch. f. Dermatol. u. Syphilis. Bd. 137. — Barbrock: Über Pseudoleukämie mit intermittierendem Fieberverlauf. Inaug.-Diss. Kiel 1890. — Barrenscheen: Zur Kasuistik der Lymphogranulomatose. Wien. klin. Wochenschr. Nr. 8. 1912. — Bartels: Über Granuloma malignum. St. Petersburg. med. Wochenschr. Nr. 8. 1914. — Baumgarten: Über das Verhältnis der Lymphogranulomatose zur Tuberkulose. Münch. med. Wochenschr. Nr. 28. 1914. — Becher: Arch. f. Dermatol. u. Syphilis, Orig. Bd. 135. — Beifeld: The present status of Hodgkins disease. Americ. Journ. of med. sciences. 1918. — Beitzke: Demonstration von Präparaten eines multiplen megakaryozytischen Granuloms. Verhandl. d. dtsch. pathol. Ges. 1909. — Benda: Zur Histologie der pseudoleukämischen Geschwülste. Verhandl. d. dtsch. pathol. Ges., 7. Tagung. — Beumelburg: Zur Ätiologie der Hodgkinschen Krankheit. Beitr. z. Klin. d. Tuberkul. Bd. 23. — Bewle and Scott: A case of lymphadenoma associated with recurrent fever. Dublin Journ. of med. science. Vol. 115. 1903. — Bierich: Über Lymphogranulomatose. Münch. med. Wochenschr. 1920. Nr. 5. — Billings and Rosenow: The etiology and vaccine treatment of Hodgkins disease. Journ.

of the Americ. med. assoc. 1913. — Bing: Ein Fall von Lymphosarkom im Kindesalter. Arch. f. Kinderheilk. Bd. 44. — Blackford: Maladie de Hodgkin et sarcome des ganglions cervicaux. Surg., gynaecol. a. obstetr. Jan. 1912. — Bloch: Erythema toxicum bullosum und Hodgkinsche Krankheit (Sternbergsche entzündliche Form der Pseudoleukämie). Arch. f. Dermatol. u. Syphilis, Orig. Bd. 87. — Blumberg: Über die Lymphogranulomatosis. Mitt. a. d. Grenzgeb. d. Med. u. Chirurg. H. 3. 1912. — Boardman: Hodgkins disease and its treatment. California State Journ. of med. März 1918. — Borsutzky: Über Lymphogranulomatosis mit besonderer Berücksichtigung der im Kindesalter beobachteten Fälle. Inaug.-Diss. München 1919. — Bowen: Intense browning with cutaneous tumour in a case of malignant lymphoma (Hodgkins disease). Journ. of cutan. dis. 1913. — Bramwell: Hodgkins disease. Clin. studies. Vol. 7. 1909. Fol. haematol., Orig. S. 127. 1911. — Braun: Gehäuftes familiäres Auftreten von Pseudoleukämie und Sarkom bei erblicher Belastung mit Tuberkulose. Münch. med. Wochenschr. 1912. S. 2913. — Brauneck: Über einen Fall multipler Lymphombildung (Hodgkinsche Krankheit). Dtsch. Arch. f. klin. Med. Bd. 44 — Brentano und Tangl: Beitrag zur Ätiologie der Pseudoleukämie. Dtsch. med. Wochenschr. S. 588. 1891. — Brigidi und Piccoli: Über die Adenia simplex und deren Beziehungen zur Thymushyperplasie. Beitr. z. pathol. Anat. u. z. allg. Pathol. Bd. 16. 1894. — Brooks: An atypical case of Hodgkins disease. Transact. of New York pathol. soc. April 1914. — Brooks: A case of Hodgkins disease terminating with Leucocytosis. Med. Rec. 1898. — Brunsgard: Über Hauteruptionen bei der myeloiden Leukämie und der malignen Granulomatose. Arch. f. Dermatol. u. Syphilis, Orig. 1911. — Bulubasch: Sarkom der inneren Lymphdrüsen mit Febris recurrens. Med. obosrenie. Bd. 40/41. 1894 — Bunting: Bloodplatelets and megalocaryocytes in Hodgkins disease. Bull. of Johns Hopkins hosp. April 1911. — Bunting: Hodgkins disease. Bull. of Johns Hopkins hosp. 1914. — Bunting: The Bloodpicture in Hodgkins disease. Bull. of the Johns Hopkins hosp. Okt. 1911 u. 1914. — Bunting and Yates: Leukemia, lymphosarcoma and Hodgkins disease. New York med. Journ. 9. Dez. 1916. — Bunting and Yates: An etiologic study of Hodgkins disease. Second note. Journ. of the Americ. med. assoc. 1914. — Butlin: Discussion on lymphadenoma in its relation to tuberculosis. Transact. of the pathol. soc. of London. p. 297. 1902. — Caan: Über Komplementablenkung bei Hodgkinscher Krankheit. Münch. med. Wochenschr. S. 1002. 1910. — Caillian: Etude sur le lymphadenom malin. Gaz. des hôp. civ. et milit. 24. August 1911. — Catsaras und Georgantas: Über einen Fall von lokalisiertem Hodgkinschen Granulom der Ileozökalklappe. Virchows Arch. f. pathol. Anat. u. Physiol. Bd. 216. — Cauer: Beitrag zur Lymphogranulomatose. Inaug.-Diss. Berlin 1918. — W. Ceelen und L. Rabinowitsch: Über Lymphogranulomatose und ihre Beziehung zur Tuberkulose. Zeitschr. f. Tuberkul. Bd. 27, H. 1 u. 4. — Chaoul und Lange: Über Lymphogranulomatose und ihre Behandlung mit Röntgenstrahlen. Münch. med. Wochenschr. 1923. Nr. 23. — Chiari: Über einen Fall ausgedehnter Lymphdrüsentuberkulose. Ein Beitrag zur Lehre von den Beziehungen der Lymphdrüsentuberkulose zur Hodgkinschen Krankheit. Wien. klin. Wochenschr. Nr. 15. 1911. — Chiari: Über einen Fall von Hodgkinscher Krankheit unter dem Bilde eines Lymphosarkoms. Zentralbl. f. allg. Pathol. u. pathol. Anat. Bd. 22, Nr. 1. — Chiari: Diskussionsbemerkung. Verhandl. d. dtsch. pathol. Ges., 15. Tagung. — Chosreew und Kutschwenko: Lymphogranuloma malignum. Woprossi Nautschoj Medizini. Nr. 9—11. 1913. Ref. nach Fol. haematol., Orig. — Clarke: Discussion on lymphadenoma. Brit. med. Journ. Vol. 2, p. 701. 1901. — Clarke: A case of acute lymphadenoma. Journ. of pathol. a. bacteriol. Vol. 13. 1909. — Claus: Über das maligne Lymphom (sog. Pseudoleukämie) mit besonderer Berücksichtigung auf die Komplikation der Tuberkulose. Inaug.-Diss. Marburg 1888. — Colrat: Considération clinique et étiol. sur l'adénie éosinophilique purigène (lymphogranulomatose). Journ. de méd. de Lyon. 1922. Nr. 62. — Conradi: Zur Pathogenese und Ätiologie der Lymphogranulomatose im Kindesalter. Ref. Fol. haematol. Bd. 18. S. 72. — Cornois: Beiträge zur Kenntnis der tuberkulösen und lymphomatösen Veränderungen der Lymphknoten. Arb. a. d. pathol. Inst. Göttingen. 1893. — Courmont, Tixier et Bonnet: De la lymphadénie tuberculeuse ganglionaire et viscérale. Journ. de physiol. et de pathol. gén. p. 826. 1899. — Jean Crocq fils: Etudes sur l'adénie ou pseudoleucémie (maladie de Hodgkin). Bruxelles 1891. — Crowder: Generalisierte tuberkulöse Lymphadenitis unter dem klinisch-anatomischen Bild der Pseudoleukämie. New-York med. Journ. p. 443. 1900. — Cunningham: Hodgkins disease: a study of a series of twenty-five cases. Americ. Journ. of the med. sciences. Dez. 1915. — Czerny: Ein Fall von malignem Lymphom bei einem $3^1/_2$jährigen Kinde. Prag. med. Wochenschr. Nr. 7. 1891. — Datta: Notes on a case of general lymphadenoma (Hodgkins disease). Indian med. Gaz. Okt. 1904. — Dawis: Un cas de maladie de Hodgkin compliqué de grossesse. Bull. of lying in hosp. of New York. März 1911. — v. Decastello: Lymphogranuloma colli et mediastini mit chylösem Pleuraerguß. Sitzungsber. d. Vereins f. inn. Med. in Wien. Nr. 4. 1913. — Degen: Inaug.-Diss. Greifswald 1886. — Delbet: Des hypertrophies ganglionaires généralisées d'origine infectieuse du lymphadénome malin. Semaine méd. 1895. — Dietrich: Über die Beziehungen der malignen Lymphome zur Tuberkulose. Bruns Beitr. z. klin. Chirurg. Bd. 16. — Dietrich: Über granulomartiges Sarkom der Lymphdrüsen. Dtsch. med. Wochenschr. Nr. 27. 1908. — Dietrich: Über postleukämische Lymphogranulomatose. Fol. haematol., Orig. Bd. 13. — Dinkel: Zur Differentialdiagnose zwischen Pseudoleukämie und Lymphogranulomatose. Arb. a. d. pathol. Inst. Tübingen. Bd. 7, H. 3. 1911. — Dreschfeld: Clinical lectures on acute Hodgkins disease. Brit. med. Journ. 1891. — Durand, Nicolot et Favre: Lymphogranulomatose inguinale subaiguë d'origine génitale probable, peut être vénérienne. Prov. méd. 8. Febr. 1913. — Düring: Zur Pathologie und Klinik der Lymphogranulome. Dtsch. Arch. f. klin. Med. Bd. 127. — Dürck: Lymphogranulomatose und Unfall. Dtsch. med. Wochenschr. 1923. Nr. 24/25. — Duval and Howard: Chronic aleukemic enlargement of the lymphatic glands. The Arch. of intern. med. Jan. 1910. Rolleston. Some aspects of lymphadenoma (Hodgkins disease). Practitioner. April 1911. — Eberstadt: Über einen Fall von isoliertem malignem Granulom des Dünndarms und der mesenterialen Lymphdrüsen. Frankfurt. Zeitschr. f. Pathol. Bd. 15. — Ebstein: Das chronische Rückfallfieber. Berl. klin. Wochenschr. Nr. 31. 1887. — Ellermann: Et Tifalde af malignt Granulom. Ugeskrift f. Laeger. 1910. Ref. Zentralbl. f. allg. Pathol. u. pathol. Anat. S. 1032. 1910. — Elschnig: Conjunctivitis acuta hyperplastica (plasmacellularis) mit den Erscheinungen der Lymphogranulomatose. Med. Klinik. Nr. 16. 1914. — Eve: Hodgkins disease from the surgical point of view. Practitioner. April 1911. — Fabian: Über den Blutbefund der Lymphogranulomatosis. Wien. klin. Wochenschr. Nr. 43. 1910. — Fabian: Zur Kenntnis des malignen Granuloms. Arch. f. klin. Chirurg. Bd. 91. — Fabian: Die Lymphogranulomatosis (Paltauf-Sternberg). Sammelreferat. Zentralbl. f. allg. Pathol. u. pathol. Anat. Bd. 22, Nr. 4. — Fabian: Zur Kenntnis des malignen Granuloms. Arch. f. klin. Chirurg. Bd. 91. — Mc Fadyean: Five cases of Hodgkins disease in the lower animals. Journ. of comp. pathol. a. therap. 4. Dez. 1903. — Falkenheim: Pseudoleukämie und Tuberkulose. Zeitschr. f. klin. Med. Bd. 55. — **Favre et Santy: Variations de la formule histologique et de l'éosinophilie tissulaire un cours de l'évolution du granuloma malin. Cpt. red. de séances de la soc. de biol. Tome 77.** — Feldmann: Lymphosarcomatosis dura universalis gigantocellularis. Verein d. Spitalärzte in Budapest, 10. Nov. 1905. — Ferrari und Cominotti: Zur Kenntnis der eigenartigen unter dem Bilde der Pseudoleukämie verlaufenden Tuberkulose (Tuberculosis pseudoleucaemica). Wien. klin. Rundschau 1900. — Fischer: Über malignes Lymphom. Arch. f. klin. Chirurg. Bd. 55, S. 467. — B. Fischer: Chronisch rekurrierendes Fieber unter dem histologischen Bilde einer malignen generalisierten Granulomatose. Münch. med. Wochenschr. Nr. 4, S. 220. 1911. — Fleischmann: Zur Differentialdiagnose der Hodgkinschen Krankheit. Charité-Ann. 36. Jahrg. — **Fischer und Hecker: Zur Kenntnis der Lymphogranulomatose. Dtsch. med. Wochenschr. 1922. Nr. 15. — Foa: Über das Lymphogranulom. Haematol. 1920. H. 1.** — H. Fox: Studien über diphtheroide Keime. III. Bakterien aus vergrößerten Drüsen, besonders Hodgkinscher Krankheit. Arch. of internal med. Sept. 1915. — Fraenkel: Demonstration Much-Fraenkelscher antiforminfester granulierter Stäbchen eines Falles von Lymphomatosis granulomatosa. Münch. med. Wochenschr. Nr. 23. p. 1266. 1911. — Fraenkel und Much: Über die Hodgkinsche Krankheit (Lymphomatosis granulomatosa), insbesondere deren Ätiologie. Zeitschr. f. Hyg. u. Infektionskrankh. Bd. 67 u. 99. — Frank: Über ein Granuloma plasmacellulare. Verhandl. d. dtsch. pathol. Ges. 1913. — Frankenberger: Malignes Granulom des Mediastinums in die Trachea penetrierend. Monatsschr. f. Ohrenheilk. Bd. 48. — Friese: Zur Frage über das Granuloma malignum Sternberg. Russky Wratsch. 1912. — Gabbi und Barbacci: Ricerche sull étiologia della pseudoleucemia. Lo sperimentale. 1892. — Gabrieljang: Über die typische und atypische primäre Lymphdrüsentuberkulose. Inaug.-Diss. Berlin 1911. — Gaucher et Weissenbach: **Un cas de lymphogranulomatose avec réaction de Wassermann positive. Ref. Kongreßzentralbl. 1914. S. 451.** — Gaudiani: Dei rapporti tra pseudoleucemia e alcune forme di tubercolosi dolare glinn. Rif. med. Nr. 27. 1910. — Gibbons: The relation of Hodgkins disease to lymphosarcoma. Americ. Journ. of the med. sciences. 1906. — Gilardini: Contributo alla connoscence del morbo di Hodgkin. Osped. magg. II. 1914. Ref. nach Fol. haematol., Orig. — Glanzmann: Über Lymphogranulomatose, Lymphosarkomatose und ihre Beziehung zur Leukämie. Dtsch. Arch. f. klin. Med. Bd. 118. Nr. 1. — Gläser: Mit rekurrierendem Fieber verlaufende multiple Sarkomatose. Allg. med. Zentralzeit. 1897. — Goldberg: **Lymphogranulomatose der Brustwirbelsäule mit Spinalkompression. Bresl. chirurg. Ges. 10. Juli 1922. Klin. Wochenschrift 1922. Nr. 38, S. 1923.** — Goldmann: Beitrag zur Lehre vom malignen Lymphom. Zentralbl. f. allg. Pathol. u. pathol. Anat. Nr. 3. 1892. — Goldschmidt: Über einen Fall von Pseudoleukämie mit intermittierendem Fieber und gleichzeitiger Glykosurie. Münch. med. Wochenschr. 1901. — Grafe: **Zur Kenntnis der malignen Lymphdrüsenerkrankungen. Klin. Wochenschr. 1922. Nr. 2.** — Graetz: Zur Kenntnis von

Sternbergs sog. „eigenartiger Tuberkulose des lymphatischen Apparates". Beitr. z. Klin. d. Tub. Bd. 15. 1910. — de Groot: Lymphogranulomatosis intestini. Frankfurt. Zeitschr. f. Pathol. Bd. 26. — Großmann und Schlemmer: Lymphogranulomatose der Haut des Pharynx und des Magens. Wien. Arch. f. inn. Med. Bd. 4. — Grosz: Über eine bisher nicht beschriebene Hauterkrankung (Lymphogranulomatosis cutis). Beitr. z. pathol. Anat. u. z. allg. Pathol. Bd. 39. — Gruber: Lymphogranulomatose und Bestrahlungswirkung. Dtsch. milit. Ztschr. 1916. S. 411. — Gruner and Mullaly. Cryptogenetic Granulomatosis of the stomach. Americ. Journ. of the med. sciences. Nov. 1912. — Guillemet: De l'adénie, sa nature infectieuse. Thèse de Lyon. 1890. — Haerle: Zur Frage der Beziehungen zwischen generalisierter Lymphdrüsentuberkulose und Hodgkinscher Krankheit. Frankfurt. Zeitschr. f. Pathol. Bd. 11. — Hall: Maladie de Hodgkin et fièvre intermittent. Practitioner. 1911. — Hall: Hodgkins disease and intermittent pyrexia. Practitioner. April 1911. — Halpern: Lymphomatosis aleucaemica. Med. kron. lekarska. 1912. — Hampeln: Intermittierendes Fieber im Verlauf von Magenkarzinom. Zeitschr. f. klin. Med. Bd. 14. — Hansen: Ein Fall von chronischem Rückfallfieber. Berl. klin. Wochenschr. 1889. — Harrison: A case of Hodgkin disease treated with salvarsan; recovery. Journ. of the roy. army and corps. 1914. Ref. nach Fol. haematol., Orig. — Hart: Granulom der Lymphdrüsen. Enzyklop. Jahrb. 1911. — Hauck: Beitrag zur Kenntnis der Lymphogranulomatosis. Inaug.-Diss. Würzburg 1919 u. Zentralbl. f. allg. Pathol. Bd. 29. — Haudek: Veränderung des Ösophagus bei Lymphosarkom und Lymphogranulom des Mediastinums. — Hecht: Über Lymphogranulome. Arch. f. Dermatol. u. Syphilis, Orig. Bd. 98. — v. Hecker und Fischer: Zur Kenntnis der Lymphogranulomatose. Münch. med. Wochenschr. 1922. Nr. 15 u. 16. — Hedinger: Zur Lehre des Lymphoms. Schweiz. Rundschau f. Med. Bd. 13, Nr. 11. — Hegner: Retinitis exsudativa bei Lymphogranulom. Monatsbl. f. Augenheilk. Bd. 57. — Heinen: Zur Klinik der akuten Lymphogranulomatose. Klin. Wochenschr. 1923. Nr. 35. — Heinz: Beitrag zur Lehre von der Lymphogranulomatosis. Frankfurt. Zeitschr. f. Pathol. Bd. 10. — Henke: Zur Lymphogranulomfrage. Berl. klin. Wochenschr. 1920. Nr. 47. — Hertz: A propos de la granulomatose maligne. Arch. de méd. exp. 1912. — Hertz und Wretowski: Ein Fall von generalisierter Lymphdrüsenschwellung lymphatisch-endothelial-bindegewebiger Natur. Gleichzeitig Beitrag zur Lehre von der Granulomatosis maligna. Dtsch. Arch. f. klin. Med. Bd. 111. — Herxheimer: Über die Lymphogranulomatose besonders vom ätiologischen Standpunkt aus. Beitr. z. Klin. d. Infektionskrankh. Bd. 2. — Heuck: Über Lymphogranulomatosis cutis nodularis bei ausgebreiteter Lupuserkrankung. Arch. f. Dermatol. u. Syphilis, Orig. Bd. 113. — Hippel: Zur Kenntnis des malignen Granuloms des lymphatischen Apparates. Münch. med. Wochenschr. 1910. — H. Hirschfeld: Malignes Granulom und aplastische Anämie. Charité-Ann. Bd. 36. — H. Hirschfeld: Über den gegenwärtigen Stand der Frage nach der Ätiologie der Lymphogranulomatose. Fol. haematol., Orig. 1913. — H. Hirschfeld: Demonstration eines Falles eigenartiger Lymphogranulomatose. Verhandl. d. dtsch. pathol. Ges., 15. Tagung. — H. Hirschfeld: Über Lymphogranulomatose der Haut. Zeitschr. f. Krebsforsch. 1916. — H. Hirschfeld und Isaac: Über Hodgkinsche Krankheit mit akutem Verlauf. Med. Klinik. Nr. 52. 1907. — Hisinger: Einige Worte über Leukämie, Aleukämie und Lymphogranulomatosis. (Finnisch.) Zit. nach Fol. haematol., Orig. Bd. 15, S. 314. — Hitschmann und Stroß: Zur Kenntnis der Tuberkulose des lymphatischen Apparates. Dtsch. med. Wochenschr. Nr. 21. 1903. — Hittmair, Luze und Hönlinger: Über Lymphgranulomatose. Wien. klin. Wochenschr. 1924. Nr. 7—8. — Hodgkin: On some morbid appearances of the absorbent glands and spleen. Med.-chirurg. Transact. Vol. 17, p. 68. 1832. — Hodgson: Hodgkins disease in a pig. Journ. of comp. pathol. a. therap. Dez. 1903. — E. Hoffmann: Lymphogranulomatose (Hodgkinsche Krankheit) mit pemphigusartigem Ex- und Enanthem neben granulomatösen Hautknoten. Dtsch. med. Wochenschr. Nr. 38. 1915. — Högler: Osteoarthropathie bei Lymphogranulom. Ref. Wien. klin. Wochenschr. 1918. S. 769. — Hohenemser: Chronisches Rückfallfieber bei multipler Sarkombildung. Jahrb. d. Hamburg. Staatskrankenanst. Bd. 4. — Hunter and M'Nicol: Note on two cases of glandular en largement. Hodgkins disease and endothelioma. Glasgow med. Journ. Juli 1912. — Isaac: Über larvierte Lymphogranulomatose. Med. Klinik. Nr. 15. 1919. — Isaac: Zur Klinik des Lymphogranuloms. Münch. med. Wochenschr. S. 699. 1919. — Iwanow: Über die sog. Hodgkinsche Krankheit. Allg. Wien. med. Zeit. Nr. 18. 1907. — v. Jaksch: Über Lymphogranulomatose. Prag. med. Wochenschr. Nr. 38. 1913; Dtsch. Arch. f. klin. Med. Bd. 111. — Josselin de Jung: Ein Beitrag zur Kenntnis der Pseudoleukämie. Geneesk. Bladen. Nr. 1—2. 1909. — Kanter: Über das Vorkommen von eosinophilen Zellen im malignen Lymphom und bei einigen anderen Lymphdrüsenerkrankungen. Zentralbl. f. allg. Pathol. u. pathol. Anat. Bd. 7. — Kanzow: Beitrag zur Klinik der Strahlentherapie des Lymphogranuloms. Med. Klinik 1924. Nr. 15. — Karssner: A study of cases of Hodgkins disease and certain allied conditions. Arch. of internal med. August 1910. — Kast: Über Rückfallfieber bei multipler Sarkombildung. Jahrb. d. Hamburg. Staatskrankenanst. 1889. — Kaufmann:

Über Hodgkinsche Erkrankung usw. Beitr. z. Klin. d. Tuberkul. Bd. 23. — Kaznelson: Nischenbildung und Pylorusstenose infolge Lymphogranulomatose des Magens. Wien. Arch. f. inn. Med. Bd. 7. — Kidd and Turnbull: A contribution to the histogenesis of Hodgkins diasease. Arch. of the pathol. Inst. of the London hosp. 1908. — Kieninger: Histologische Untersuchungen über die Beziehungen der Lymphogranulomatose zur Tuberkulose. Inaug.-Diss. Tübingen 1917. — Kirch: Zur Ätiologie der generalisierten Lymphome. Wien. klin. Wochenschr. 1917. Nr. 31. — Kirchner: Über Sternbergs eigenartige, unter dem Bilde der Pseudoleukämie verlaufende Tuberkulose des lymphatischen Apparates. Inaug.-Diss. Würzburg 1908. — Kithier: Über das maligne Granulom. Ref. Fol. haematol. Bd. 21. S. 127. — Stanislaus Klein: Lymphogranulomatosis. Gaz. lekarska. Nr. 13—17. 1912. — Kniaskoff: Ein Fall von endotheliomähnlichem Lymphom. Frankfurt. Zeitschr. f. Pathol. Bd. 12. — Kobler: Über typisches Fieber bei malignen Neubildungen des Unterleibes. Wien. klin. Wochenschr. Nr. 23 u. 24. 1892. — Körmöczy: Über Granuloma malignum kryptogeneticum. Verein d. Spezialärzte zu Budapest, 10. Juli 1909. Ref. aus Fol. haematol. Bd. 10, S. 139. — Koslowski: Ein Fall von Pseudoleukämie. Russ. med. Rundschau. Nr. 3. 1905. — F. Kraus: Korrelative Vegetationsstörungen und Tuberkulose. Zeitschr. f. Tuberkul. Bd. 19. — F. Kraus: Lymphogranulomatose. Berl. klin. Wochenschr. 1918. Nr. 30. — E. J. Kraus: Lymphogranulomatose. Verein dtsch. Ärzte in Prag, 26. Febr. 1919. Berl. klin. Wochenschr. Nr. 20. 1919. — Kreibich: Über Lupus pernio, Lymphogranuloma pernio. Arch. f. Dermatol. u. Syphilis, Orig. Bd. 102. — Kren: Ein Beitrag zur Lymphogranulomatosis cutis. Arch. f. Dermatol. u. Syphilis, Orig. Bd. 119. — Kühna: Zur Pathogenese und Symptomatologie der Lymphogranulomatose. Bresl. chirurg. Ges. Berl. klin. Wochenschr. 1921. Nr. 8. S. 183. — Kühnau: Lymphogranulomatose. Ref. Berl. klin. Wochenschr. 1922. S. 18. — Kümmel: Zit. nach K. Ziegler: Die Hodgkinsche Krankheit. S. 106 u. 107. — Kusonoki: Zur Ätiologie der Lymphomatosis granulomatosa. Virchows Arch. f. pathol. Anat. u. Physiol. Bd. 215. — Kusonoki und Frank: Über ein plasmazelluläres Granulom unter dem klinischen Bilde von Lymphomen der Halslymphdrüsen. Virchows Arch. f. pathol. Anat. u. Physiol. Bd. 212, H. 3. — Kuczynski und Hauck: Zur Pathogenese des Lymphogranuloms. Zeitschr. f. klin. Med. Bd. 99. — Labbé et Jacobson: Note sur un cas d'adénie. Rev. de méd. 1898. — Lacronique: Maladie de Hodgkin Lymphogranulomatose. Lyon 1912. — La Roy: Die hypertrophische Tuberkulose unter der Form der Pseudoleukämie. Arch. internat. de chirurg. T. 3, Nr. 6. — Larsen: Ein Fall von chronischer Febris recurrens. Norsk. Magaz. f. laegevidenskaben. 1906. — Lawson and Thomas: A case of Hodgkins disease treated with benzene. Journ. of the Americ. med. assoc. 1913. — Lehndorff: Zur Kenntnis der Granulomatosis textus lymphatici. Lehrb. f. Kinderheilk. Bd. 67. 1908. — Lichtenstein: Pseudoleukämie och Tuberkulose. Hygiea. Bd. 62, Nr. 5. 1910. — Lichtenstein: Pseudoleukämie und Tuberkulose. Beitrag zur Kenntnis der eigenartigen Tuberkulose des lymphatischen Apparates (Sternberg). Virchows Arch. f. pathol. Anat. u. Physiol. Bd. 202, H. 2. — Lichtenstein: Untersuchungen über die Ätiologie der Lymphogranulomatose. Frankf. Zeitschr. f. Pathol. Ergänzungsheft. — Lincoln: Hodgkins. disease with eosinophilia. Report of a case with autopsy. Boston med. Journ. 7. Mai 1908. — Lindner: Beiträge zur Kenntnis der Lymphogranulomatose. Inaug.-Diss. Berlin 1914. — Löffelmann: Über Befunde bei Morbus Hodgkin mittels der Antiforminmethode. Beitr. z. Klin. d. Tuberkul. Bd. 24. — Longcope: Hodgkins disease in Oslers und McGraes System of Medicine. 1909. — Longcope: A study of the distribution of the eosinophilic cells in a fatal case of Hodgkins disease. Bull. of the Ayer clin. laborat. 1906. — Longcope: Notes on experimental inoculations of monkeys with glands for cases of Hodgkins disease. Bull. of the Ayer clin. laborat. Pennsylvania hosp. Nr. 4. 1907. — Lubarsch: Lymphogranulomatose. Berl. klin. Wochenschr. 1918. Nr. 30. — Lubarsch: Zur Kenntnis der akuten Lymphogranulomatose. Zentralbl. f. allg. Pathol. u. pathol. Anat. Bd. 33. Festschr. für M. G. Schmidt. — Luce: Über einen klinisch eigenartigen Fall von Hodgkinscher Krankheit (vom Typus Sternberg) mit Fraenkel-Muchschem Bazillenbefund. Med. Klinik. Nr. 22. 1911. — Lyon: Case of mediastinal Hodgkins granuloma with perforation of chest wall. Americ. Journ. of the med. sciences. Okt. 1919. — Mc Callum: On the pathol. anatomy of lymphosarcoma and its status with relation to Hodgkins disease. Bull. of Johns Hopkins hosp. 1907. — Mafucci: Contributione alla Dottrina infettiva dei Tumori. Ref. nach Baumgartens Jahresber. S. 90. 1888. — Majocchi e Picchini: Osservatione cliniche e ricerche micropathologiche intorno alla patogenesi della malattia di Hodgkin. Zit. nach Baumgartens Jahresber. S. 112. 1886. — Maresch: Über ein plasmazelluläres Lymphogranulom. Verhandl. d. dtsch. pathol. Ges., 13. Tagung. — Matthes: Über Granulom. Ref. Berl. klin. Wochenschr. 1920. Nr. 32. — Mayer: Histologische Veränderungen des Lymphogranuloms unter der Wirkung der Röntgenstrahlen. Frankfurt. Zeitschr. f. Pathol. Bd. 22. — J. K. Mayer: Zur Kasuistik der Lymphomatosis granulomatosa. Ein seltener Fall von Wirbelsäulengranulomatose. Inaug.-Diss. München 1913. — R. Mellon:

Kultur- und Impfergebnisse bei Hodgkinscher Krankheit. Americ. Journ. of the med. sciences. August 1915. — Mellon: A case of primary splenic Hodgkins disease. Americ. Journ. of the med. sciences. Mai 1916. — Menko: Zur Kasuistik der akuten Pseudoleukämie. Dtsch. med. Wochenschr. 1898. — Merk: Das Wesen eines Falles von Hodgkinscher Krankheit. Virchows Arch. f. pathol. Anat. u. Physiol. Bd. 230. — Max Meyer: Lymphogranulomatose und Amyloidose. Berl. klin. Wochenschr. 1920. Nr. 35. — O. Meyer: Beiträge zur Klinik, Pathogenese und pathologischen Anatomie des malignen Granuloms. Frankfurt. Zeitschr. f. Pathol. Bd. 8, H. 3. — O. Meyer und K. Meyer: Zur Ätiologie des malignen Granuloms. Berl. klin. Wochenschr. S. 1463. 1912. — Meyeringh: Über einen Fall von Lymphogranulomatose mit Durchbruch durch die Haut. Dtsch. Zeitschr. f. Chirurg. Bd. 176. — Michalitschke: Lymphogranulom und Ikterus. Wien. med. Wochenschr. Nr. 14. 1918. — Morawitz: Das Lymphogranulom und andere leukämische Krankheiten. Münch. med. Wochenschr. 1922. Nr. 35. — Moritz: Malignes Granulom und Pseudoleukämie. Russky Wratsch. Nr. 28. 1909. — Motzfeldt: On malign lymphogranulomatose. Norsk. Magaz. f. laegevidenskaben. Nr. 11. 1913. — Much: Neuere Forschungen über die Hodgkinsche Erkrankung und ihre Beziehung zur Tuberkulose. Münch. med. Wochenschr. S. 1516. 1912. — F. Müller: Über die Stellung der harten Lymphosarkome im System der Lymphosarkomatosen. Arb. a. d. pathol. Inst. Tübingen. Bd. 8. — F. Müller: Über den gegenwärtigen Stand unserer Kenntnisse des malignen Granuloms mit besonderer Berücksichtigung der Ätiologie. Fol. haematol. 1913. — v. Müllern und Großmann: Zieglers Beitr. Bd. 52. — Musser: Notes on the fever of Hodgkins disease. Recurrent fever. Ebsteins disease. Transact. of the assoc. of Americ. phys. 1901. — Naegeli: Über die Behandlung (Heilung?) pseudoleukämischer Drüsenaffektionen mit Arsazetin. Therap. Monatsh. 1910. — Näslund: Upsala läkareförenings forhandl. Neue Folge. 23. — De Negri und Mieremet: Zur Ätiologie des malignen Granuloms. Zentralbl. f. Bakteriol. Bd. 68. — Ness and Teacher: Glasgow med. journ. 1909. — Netousek: Hämolytische Anämie, Leukopenie und Purpura bei Lymphogranulomatose. Ref. Fol. haematol. Bd. 21. S. 128. — Neumann: Lymphogranulomatosis cutis. Dtsch. med. Wochenschr. S. 2033. 1899. — Nicolas et Farse: Lymphogranulomatose subaiguë-ulcerée venérience adénogène. Ref. Fol. haematol. Bd. 21. S. 250. — Nobl: Lymphogranulomatosis cutis. Wien. klin. Wochenschr. Nr. 4. 1911; Arch. f. Dermatol. u. Syphilis, Orig. Bd. 110. — Nort: Lymphogranuloma papulosum disseminatum. Arch. f. Dermatol. u. Syphilis, Orig. Bd. 90. — v. Notthafft: Ein Fall von Pseudoleukämie. Beitr. z. pathol. Anat. u. z. allg. Pathol. Bd. 25. — Nowak: Beitrag zur Pseudoleukämiefrage. Berl. klin. Wochenschr. S. 704. 1905. — Nowotny: Lymphogranulomatose des Magens und Darms. Tschechisch. Ref. Fol. haematol. Bd. 22. S. 308. — Olitsky: Results of complement-fixation studies with the corynebacterium Hodgkini. Journ. of the Americ. med. assoc. 3. April 1915. — Oppenheim: Anaemia splenica und infektiöses Granulom. Beitrag zur Kenntnis der eigenartigen Tuberkulose des lymphatischen Apparates (Sternberg). Virchows Arch. f. pathol. Anat. u. Physiol. Bd. 104, H. 3. — Paltauf: Lokales Lymphogranulom mit Amyloidose. Verhandl. d. dtsch. pathol. Ges., 15. Tagung. — Paltauf: Lymphogranulomatosis cutis in: Die lymphatischen Erkrankungen und Neubildungen der Haut. Mrazeks Handb. d. Hautkrankh. Bd. 4, 2. Hälfte, S. 681. — Paltauf: Lymphosarkom. Lubarsch-Ostertag. Bd. 3. — Partsch: Beitrag zur Lymphogranulosis intestinalis. Virchows Arch. f. pathol. Anat. u. Physiol. Bd. 230. — Peiser: Zur Kasuistik der akuten Lymphogranulomatose. Med. Klinik. Nr. 42. 1913. — Pel: Zur Symptomatologie der sogenannten Pseudoleukämie. Berl. klin. Wochenschr. Nr. 1. 1885. — Pel: Pseudoleukämie oder chronisches Rückfallfieber. Berl. klin. Wochenschr. Nr. 35. 1887. — Pepper: Report of a case of Hodgkins disease with general Eosinophilia. Bull. of the Ayer clin. laborat. of the Pennsylvania hosp. Nr. 4. 1907. — Pizzini: Tuberkelbazillen in den Lymphdrüsen Nichttuberkulöser. Zeitschr. f. klin. Med. Bd. 21. — Proescher und White: Über das Vorkommen von Spirochäten bei pseudoleukämischer Lymphdrüsenhyperplasie. Journ. of the Americ. med. assoc. Vol. 42. 1907; Münch. med. Wochenschr. Nr. 38. 1907. — Prym: Tuberkulose und malignes Granulom der axillaren Lymphdrüsen. Frankf. Zeitschr. f. Pathol. Bd. 118. — Puritz: Über Sarkom mit sogenanntem chronischem Rückfallfieber. Virchows Arch. f. pathol. Anat. u. Physiol. 1891. — Ranke: Das Lymphogranulom und seine Beziehungen zur Tuberkulose. Münch. med. Wochenschr. Nr. 19. 1919. — Reed: On the pathological changes in Hodgkins disease. Johns Hopkins hosp. Rp. 1912. — Renvers: Über Lymphosarkomatose mit rekurrierendem Fieberverlauf. Dtsch. med. Wochenschr. 1888. — Respal: Forme adénosplénique de la lymphadénie tuberculeuse. Prov. méd. Nr. 4. 1906. — Rolleston: Some aspects of lymphadenoma. The Practitioner. April 1911. — Roques: Contributions à l'étude de la lymphadénie ganglionaire aleucémique d'origine tuberculeuse. Rev. de méd. Okt. 1911. — Rosenfeld: Zur Lehre von der Hodgkinschen Krankheit. Berl. klin. Wochenschr. Nr. 49. 1911. — Rosenthal: Über die larvierte Form der Hodgkinschen Krankheit (Lymphogranulomatosis splenomesaraira). Ein Beitrag zur Differentialdiagnose des Typhus abdominalis. Berl. klin. Wochenschr. Nr. 51. 1913. — Roux et Lannoix: Sur un cas d'adénie infectieuse due au staphylocoque pyog. aur. Rev. de méd. 1890. — Ruffin: Hodgkins disease. Americ. Journ. of the med. sciences. 1906. — Ruhemann: Ein Fall von maligner entzündlicher Drüsenhyperplasie mit fast ausschließlicher Beteiligung der Hals- und Brustregion. Med. Klinik. 1906. — Russel: Drei bemerkenswerte Fälle von Lymphogranulomatose. Beitr. z. pathol. Anat. u. z. allg. Pathol. Bd. 58. — Sabrazès: Tuberculose hypertrophique méconnue des ganglions lymphatiques. Lymphadénie d'origine tuberculeuse. Bull. de la soc. anat. et physiol. de Bordeaux. 8. Febr. 1892. — Sailer: The relation of the Tubercle Bacillus to Pseudoleukemia (Sternberg disease). Philadelphia med. Journ. Nr. 9. 1912. — Sainbury: Hodgkins disease; Pyrexia, sudden death with copious sanguincous effusion into the lung. Lancet. Vol. 1. 1891. — Salomon: Histologisches über Pseudoleukämie, Lymphosarkome und Syphilome. Inaug.-Diss. Würzburg 1905. — Satta: Über Lymphogranulomatosis abdominalis. Haematol. 1921. H. 3. — Schael: Maligne Granulomatose. Ugeskrift f. Laeger. Nr. 23. 1910. — Schäffer: Übertragung von Lymphogranulomatosis (Hodgkinsche Krankheit) auf Meerschweinchen. Berl. klin. Wochenschrift Nr. 26. 1914. — Schäffer, Kay: Über Febris glandularis. Hospitalstidende. Nr. 41. 1908. — Scheer: Ein Fall von Pseudoleukämie mit rekurrierendem Fieber. Weekblad. 1899. — Schiffner: Zur Kasuistik des Lymphogranuloms. Med. Klinik 1921. Nr. 39. — Schlagenhaufer: Ein Fall von Granulomatosis des Magendarmkanals vom Typus Paltauf-Sternberg. Verhandl. d. Ges. dtsch. Naturforsch. u. Ärzte. Sept. 1913. — Schlagenhaufer: Beitrag zur pathologischen Anatomie der Granulomatosis des Magendarmkanals. Virchows Arch. f. pathol. Anat. u. Physiol. Bd. 227. — Schlesinger: Tuberkulöses Lymphogranulom. Ref. Klin. Wochenschr. 1922. S. 1130. — Schmoeger: Die typhoide Form der Lymphogranulomatose. Ref. Klin. Wochenschr. 1922. S. 706. — Schottelius: Ein malignes Granulom der mediastinalen Drüsen. Virchows Arch. f. pathol. Anat. u. Physiol. Bd. 185. 1909. — v. Schrötter: Wien. klin. Wochenschr. 1905. S. 1110. — Schur: Zur Symptomatologie der unter dem Bilde der Pseudoleukämie verlaufenden Lymphdrüsentuberkulose. Wien. klin. Wochenschr. Nr. 5. 1903. — Schur: Demonstration eines Falles von Lymphogranulom. Ges. d. Ärzte in Wien, 2. Mai 1913. — Schur: Die Benzoltherapie der Lymphogranulomatose. Ges. d. Ärzte in Wien, 2. Mai 1913. — Schüßler: Über die Beziehungen der Lymphogranulomatose zur Tuberkulose. Münch. med. Wochenschr. Nr. 17, S. 921. 1913. — Schütt: Beitrag zur Lehre vom Lymphogranulom. Virchows Arch. f. pathol. Anat. u. Physiol. Bd. 230. — Schwenkenbecher und Fischer: Malignes Granulom mit Riesenzellen. Münch. med. Wochenschr. S. 220. 1911. — Shaw: A contribution to the fever in Lymphadenoma etc. Edinburgh med. Journ. 1901. — Siedner: Inaug.-Diss. Berlin 1914. — Simmons and Bennet: Hodgkins disease, treatment with roentgen- and radiums rays. Boston med. Journ. 13. Dez. 1917. — Simon: Hodgkins Krankheit als Tumor der Dura spinalis verlaufend. Dtsch. Zeitschr. f. Nervenheilk. Bd. 59. — Simons: On Hodgkins disease. Journ. of med. research. p. 378. 1903. — Sinding Larsen: Ein Fall von chronischer Febris recurrens. Norsk Magaz. f. laegevid. 1906. — Stahr: Über Teilnahme der Milz bei Lymphogranulomatose. Ref. Klin. Wochenschr. 1922. S. 101. — Stahr und Synwoldt: Über Lymphogranulomatose an den großen Gallengängen. Med. Klinik. 1922. Nr. 13. — Steele: Corynebacterium Hodgkinii in lymphatic leukemia and Hodgkins disease. Boston. med. a. surg. Journ. 1914. — Steiniger: Ein Fall von granulärem Sarkom mit den klinischen Erscheinungen der Bantischen Krankheit. Inaug.-Diss. Jena 1911. — Steiger: Klinik und Pathologie der Lymphogranulomatosis. Zeitschr. f. klin. Med. Bd. 79, H. 5 u. 6. — Steiger: Blutbefunde bei der Lymphogranulomatosis. Berl. klin. Wochenschr. Nr. 46. 1913. — Steinhaus: Über eine eigenartige Form von Tuberkulose des lymphatischen Apparates. Wien. klin. Wochenschr. S. 348. 1903. — Sternberg: Über eine eigenartige, unter dem Bilde der Pseudoleukämie verlaufende Tuberkulose des lymphatischen Apparates. Zeitschr. f. Heilk. Bd. 19. 1898. — Sternberg und Fraenkel: Über die sog. Pseudoleukämie. Verhandl. d. dtsch. pathol. Ges. 1912. — Sticker und Löwenstein: Über Lymphosarkomatose, Lymphomatose und Tuberkulose. Zentralbl. f. Bakteriol. H. 4. 1910. — Strisower: Beitrag zur Kasuistik hochgradiger Bluteosinophilie bei einer Karzinomatose und einem Lymphogranulom. Wien. klin. Wochenschr. Nr. 1. 1913. — Symmers: Certain unusual lesions of the lymphatic apparatus including a description of primary Hodgkins disease of the spleen etc. Arch. of internal med. Vol. 4. 1909. — Taylor: The chronic relapsing pyrexia of Hodgkins disease. Guys hosp. rep. Vol. 61. 1906. — Terplan: Lymphogranulomatose des Intestinaltraktus. Ref. Wien. klin. Wochenschr. 1921. Nr. 39. — Terplan und Wallesch: Intestinale Lymphogranulomatose. Med. Klinik 1923. Nr. 43. — Tögel: Spondylitis lymphogranulomatosa. Ref. Wien. klin. Wochenschr. 1922. S. 450. — Tschistowitsch: Pseudoleukämie mit periodischem Fieber. Russky Wratsch. Nr. 41. 1906. Dtsch. med. Wochenschr. Nr. 13. 1907. — Tsunoda: Über einen Fall von aleukämischem malignen Lymphom mit besonderen Leberveränderungen. Virchows Arch. f. pathol. Anat. u. Physiol. Bd. 104, H. 2. — Urdes: Beitrag zur Kenntnis der Lymphogranulomatose. Virchows Arch. f. pathol. Anat. u. Physiol. Bd. 244. — Vanysek: Klinische Diagnose des Lymphogranuloms.

Tschechisch. Ref. Fol. haematol. Bd. 22, S. 308. — Vaquez et Ribière: Lymphadénome atypique avec polynucleose. Bull. et mém. de la soc. méd. des hôp. de Paris. 1900. — Verdelli: Contributo allo studio della etiologia della leucemia e pseudoleucemia. Gaz. med. di Turino. Nr. 31. 1892. — Verploegh, Kehrer und Hoogenhuyze: Bakteriologische Befunde bei Lymphogranulomatosis. Münch. med. Wochenschr. Nr. 21. 1914. — Vogt: Granulomatosis plasmacellularis colli. Frankfurt. Zeitschr. f. Pathol. Bd. 10. — Völckers: Über Sarkome mit rekurrierendem Fieberverlauf. Berl. klin. Wochenschr. S. 796. 1889. — Wade: Primary Hodgkins disease of the spleen (Dorothy Reed type). Journ. of the Americ. med. assoc. 1913. — Waetzold: Pseudoleukämie oder chronische Miliartuberkulose. Zeitschr. f. klin. Med. Nr. 45. 1890. — Wanner: Un cas de lymphogranulome. Rev. méd. de la Suisse romande. T. 33. — Warnecke: Über die Hodgkinsche Krankheit. Mitt. a. d. Grenzgeb. d. Med. u. Chirurg. Bd. 14. — Weber: A case of late Hodgkins disease (Lymphoma granulomatosum). Americ. Journ. of the med. sciences. Okt. 1911. — Weber: Acute cases of Hodgkins disease (Lymphadenoma). Barthol. hosp. reports. Vol. 43. — Wechselmann: Erythrodermia exfol. univ. pseudoleucaemica. Arch. f. Dermatol. u. Syphilis. Bd. 87. — Weil et Clerc: De la lymphadénie lymphatique aleucémique. Bull. et mém. de la soc. méd. des hôp. de Paris. p. 854. 1902. — Weil et Lesieur: Lymphadénie tub. chez l'enfant. Arch. de méd. des enfants. 1907. — Weinberg: Lymphogranuloma tuberculosum. Zeitschr. f. klin. Med. Bd. 85. H. 1 u. 2. — Weiskopf: Das Hodgkinsche Granulom in Baden. Inaug.-Diss. Freiburg 1912. — Weiß: Zur Klinik und Differentialdiagnose der Hodgkinschen Krankheit. Med. Klinik 1923. Nr. 12. — Weiß und Fränkel: Über vernarbende Lymphogranulomatose. Münch. med. Wochenschr. 1921. Nr. 10. — Weißhaupt: Über das Verhalten von Pseudoleukämie und Tuberkulose. Inaug.-Diss. Tübingen 1891. — Welch: A tumor of the neck howing unusual histological features. New York pathol. soc. Vol. 10. 1910. — Westphal: Beitrag zur Kenntnis der Pseudoleukämie. Dtsch. Arch. f. klin. Med. Bd. 51. — White and Bycott: A case of Hodgkins disease with perculiar blood changes. Journ. of pathol. a. bacteriol. Vol. 14. — Widal et Lesne: Adénie avec éosinophilie. Bull. et mém. de la soc. méd. des hôp. de Paris. p. 606. 1899. — Wirz: Zur Kenntnis der Lymphogranulomatosis cutis. Arch. f. Dermatol. u. Syphilis. Bd. 132. — Witthauer: Intermittierendes Fieber als Symptom eines Mediastinaltumors. Münch. med. Wochenschr. 1901. — Wulffins: Über die sog. Hodgkinsche Krankheit. Med. obosrenje. Nr. 8. 1913. — Wunderlich: Pseudoleukämie, Hodgkinsche Krankheit oder multiple Lymphadenome ohne Leukämie. Arch. f. Kinderheilk. Bd. 7. — Yamasaki: Zur Kenntnis der Hodgkinschen Krankheit und ihres Überganges in Sarkom. Zeitschr. f. Kinderheilk. 1904. — Yates: A clinical consideration of Hodgkins disease. Bull. of Johns Hopkins hosp. 1914. — Yates and Bunting: Hodgkins disease. Journ. of the Americ. med. assoc. 10. März 1917. — Yoosuf: Hodgkins disease. New York med. Journ. 7. Nov. 1914. — K. Ziegler: Die Hodgkinsche Krankheit. Jena 1911. — K. Ziegler: Granulierende Pseudoleukämien des lymphatischen Apparates. Spez. Pathol. u. Therap. inn. Krankh. von Kraus u. Brugsch. Bd. 8. — K. Ziegler: Über die Hodgkinsche Krankheit. Das maligne Granulom. Berl. klin. Wochenschr. Nr. 43. 1911. — Zuppinger: Über die eigenartige, unter dem Bilde der Pseudoleukämie verlaufende Tuberkulose im Kindesalter. Jahrb. f. Kinderheilk. Bd. 159. 1904.

b) Infektiöse Lymphomatosen bekannter Ätiologie.

Während die Ätiologie der Lymphogranulomatose noch keineswegs geklärt ist, gibt es eine große Zahl von generalisierten akuten wie chronischen Lymphdrüsenschwellungen, die ihre Entstehung bekannten und häufigen Infektionserregern verdanken. In den meisten Fällen kommt es bei Infektionen mit diesen Mikroorganismen nur zu Lymphknotenschwellungen in einer einzigen Region, viel seltener aber auch zu mehr oder weniger generalisierten Lymphomatosen. Diese Erkrankungsformen bieten nicht selten erhebliche diagnostische Schwierigkeiten. Die akuten Lymphadenitiden, die sich im Anschluß an lokale Infektionen entwickeln, und meist in Abszedierung auszugehen pflegen, sind bekannt. Wir finden sie in der Gegend des Halses und am Unterkiefer nach entzündlichen Prozessen des lymphatischen Rachenringes oder der Zähne, in der Axillargegend bei entzündlichen Affektionen der oberen Extremitäten, in der Leistengegend bei Entzündungen an den Beinen und bei Genitalaffektionen. Entzündliche Schwellungen der mesenterialen Lymphknoten und der Drüsenpakete im kleinen Becken und der retroperitonealen Lymphknoten treten bei infektiösen Prozessen besonders der weiblichen Genitalorgane und des Darmkanals auf. Namentlich beim Typhus können gelegentlich die Schwellungen der Mesenterialknoten so erhebliche Dimensionen erreichen, daß an leukämische oder lymphogranulomatöse Erkrankungen vor genauerer Untersuchung gedacht werden kann.

Bekannt ist, daß entzündliche Hautaffektionen zu Lymphknotenschwellungen führen können, die allerdings meistens regionär entsprechend dem Sitz der Grundkrankheit beschränkt sind. Bei weit verbreiteten entzündlichen Affektionen der Haut, z. B. bei Skabies und starken generalisierten Ekzemen können aber auch fast alle äußeren Lymphknoten beträchtlich geschwollen sein. Ich erinnere mich eines solchen Falles von jahrelang dauerndem chronischem Ekzem, in dem fast sämtliche fühlbaren Lymphknoten bis auf Walnußgröße geschwollen waren, so daß der Fall jahrelang von vielen Untersuchern als Pseudoleukämie aufgefaßt wurde, bis die gelegentlich der späteren Sektion ausgeführte histologische Untersuchung einfache chronisch entzündliche Veränderungen ergab und somit den rein sekundären entzündlichen Charakter der Affektion aufklärte. Geringere generalisierte Lymphknotenschwellungen pflegen besonders auch bei Skarlatina aufzutreten. Auch das seinem wahren Wesen nach noch keineswegs aufgeklärte Pfeiffersche Drüsenfieber muß hier erwähnt werden. Ferner sollen gelegentlich bei Röteln sehr weit verbreitete Lymphknotenschwellungen vorkommen.

Differentialdiagnostische Schwierigkeiten machen wohl nur die im Anschluß an chronische Hautaffektionen auftretenden generalisierten Lymphknotenschwellungen. Hier wird, falls die Blutuntersuchung nicht eine etwaige leukämische Natur des Leidens aufdeckt, nur eine Probeexzision Klarheit schaffen. Eine eigenartige Form des chronischen Gelenkrheumatismus mit allgemeiner Lymphdrüsenschwellung ist von Still beschrieben worden, und W. Strauß hat vor kurzem eine ähnliche Beobachtung bei einem 8jährigen Kinde publiziert. Wenn die Vermutung dieses Autors, daß es sich in Beobachtungen dieser Art um den Rheumatismus tuberculosus von Poncet handelt, richtig ist, würde das Auftreten einer allgemein verbreiteten Lymphknotenschwellung nicht schwierig zu erklären sein.

Am häufigsten von allen generalisierten Lymphomatosen sicher infektiöser Ätiologie sind aber die tuberkulösen und syphilitischen Lymphomatosen.

Tuberkulöse Lymphomatosen.

Die Reaktionen der Lymphknoten auf eine tuberkulöse Infektion sind sehr verschiedenartig. Nach Baumgarten kann man vier verschiedene Formen unterscheiden: 1. das körnige oder granuläre Lymphom, auch Schippelsches Lymphom genannt, welches sich dadurch auszeichnet, daß an seiner Schnittfläche Körnchen hervortreten, welche mit den Tuberkeln identisch sind. Es tritt fast immer lokalisiert auf. 2. Das käsige Lymphom, das meistens auch lokalisiert, bisweilen aber auch generalisiert vorkommt und als skrofulöse Form der Lymphdrüsentuberkulose bekannt ist. 3. Das indurierende tuberkulöse Lymphom, charakterisiert durch die Neigung zur fibrösen Metamorphose mit Zurücktreten der Verkäsung. 4. Die pseudoleukämieähnliche Form der Lymphdrüsentuberkulose, die auch makroskopisch auf der Schnittfläche nicht wie Tuberkulose aussieht, da sie nicht mit typischer käsiger Nekrose einhergeht, sondern mit einer mehr hyalinen Nekrose, welche die Schnittfläche mehr grauweiß erscheinen läßt und nicht zur Erweichung neigt. Nach Bartel muß man noch eine rein hyperplastische Form annehmen, welche die erste Reaktion auf die Invasion des Tuberkelbazillus ist, aber nur eine kurze Dauer hat. Generalisiert treten, soweit bisher bekannt geworden, nur die käsige, skrofulöse Form und die pseudoleukämieartige Abart auf. Nicht immer, aber oft, besteht auch Tuberkulose in anderen Organen.

Die skrofulösen Lymphomatosen. Die skrofulösen Drüsenschwellungen sind in den meisten Fällen nur in einer Region lokalisiert. Am häufigsten ist die Halsdrüsentuberkulose, die wie alle skrofulösen Affektionen am häufigsten im Kindesalter, gelegentlich aber auch bei Erwachsenen vorkommt, im Kriege besonders häufig angetroffen wurde. Auf eine eingehende Schilderung der Symptomatologie, pathologischen Anatomie, Diagnose und Therapie soll an dieser Stelle verzichtet werden, da sie an einer anderen Stelle dieses Werkes eingehende Besprechung findet. Andere Lokalisationsformen sind die für die Pathologie des Säuglings- und Kindesalters sehr wichtige Bronchialdrüsentuber-

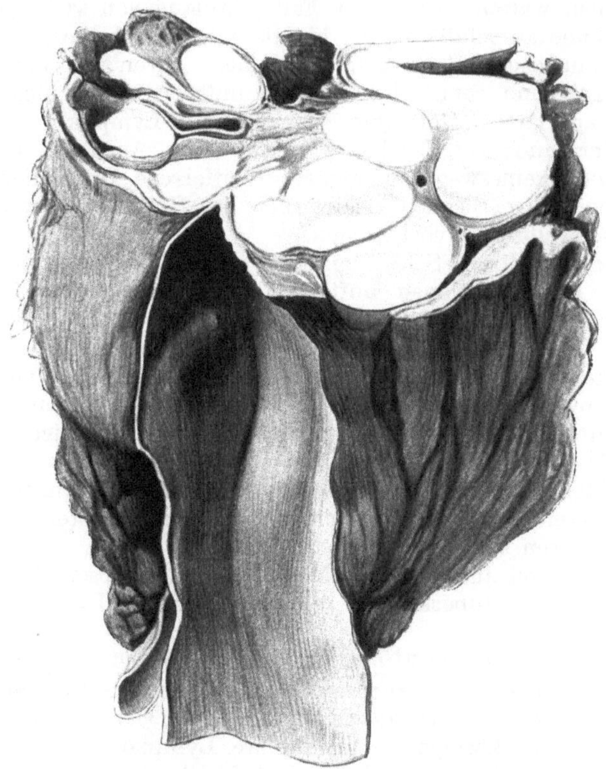

Abb. 67. Großknotige Lymphknotentuberkulose des Mediastinums mit Umwachsung der Vena cava und Intimatuberkulose derselben.

kulose, die Mediastinaldrüsentuberkulose (siehe Abb. 67) und die Mesenterial drüsentuberkulose (Abb. 68), die sogenannte Tabes mesaraica, von der nebenstehende Abbildung ein typisches Bild gibt. Skrofulöse Drüsen anderer Körperregionen sind seltener, noch seltener generalisierte skrofulöse Lymphomatosen (Hüttig, Medwedewa).

Die Differentialdiagnose der verbreiteten skrofulösen Drüsenschwellungen gegenüber anderen Lymphomatosen ist in vorgeschrittenen Fällen und bei Lokalisation in äußeren Lymphknoten meist leicht, da die Neigung dieser Affektionen zur Verwachsung mit der Haut, zur Erweichung und zur schließlichen Perforation nach außen sich alsbald bemerkbar zu machen pflegt. Sie ist aber im ersten Anfangsstadium und in generalisierten Fällen ohne Erweichung, Verwachsung und Perforation oft schwierig und ohne Probeexzision oft unmöglich, da der Blutbefund und sonstige Kriterien gewöhnlich im Stich lassen. Die modernen diagnostischen Methoden zur Feststellung der Tuberkulose, die subkutanen Tuberkulininjektionen, der Pirquet, die Ophthalmoreaktion beweisen nur, daß im Organismus eine Tuberkulose vorhanden ist. Trotzdem können die bestehenden Drüsenschwellungen ganz anderer Ätiologie sein. Zunehmende Kachexie, Fieber, Diazoreaktion im Urin, kommen auch bei anderen Lymphomatosen vor, so besonders bei der Lymphogranulomatose. Der Blutbefund ist auch nicht beweisend, da weder eine vorhandene leichtere oder schwere Anämie, noch eine neutrophile Leukozytose, noch eine Lymphopenie bestimmte Rückschlüsse gestatten. Eine Eosinophilie nennenswerten Grades spricht gegen Tuberkulose und für Lymphogranulom, eine relative Lymphozytose für eine leukämische Natur des Leidens. Da aber Lymphogranulome auch ohne Eosinophilie und aleukämische Lymphadenosen auch

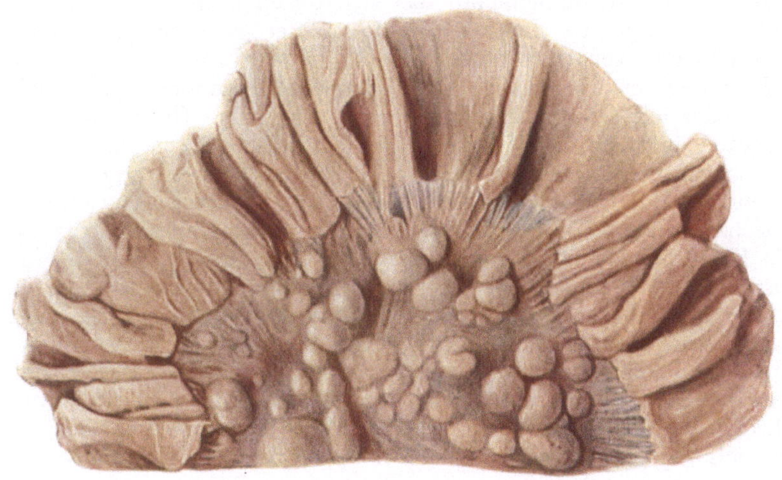

Abb. 68. Mesenterialdrüsentuberkulose.

ohne relative Lymphozytose vorkommen können, ist der Blutbefund nur schwer diagnostisch zu verwerten. Zweifellos ist eine Probeexzision in solchen Fällen von großer Bedeutung. Wo dieselbe aus irgendwelchen Gründen nicht ausführbar ist, sollte man eine Lymphdrüsenpunktion versuchen, bei der man gelegentlich im Punktat Tuberkelbazillen nachweisen können wird. Ein negatives Ergebnis nach dieser Richtung hin beweist natürlich nichts gegen Tuberkulose.

Besonders schwierig ist die Diagnose der Bronchialdrüsen- und Mesenterialdrüsentuberkulose, auf die hier nicht näher eingegangen werden kann.

Als Paradigma eines Falles von generalisierter Lymphdrüsentuberkulose skrofulöser Natur sei eine Beobachtung von Hüttig hier zitiert:

Eine 41jährige Taglöhnersfrau war seit 6 Wochen unter zunehmender Mattigkeit und zeitweisen Gliederschmerzen erkrankt, die hauptsächlich im rechten Bein auftraten. Dasselbe war schon längere Zeit etwas geschwollen, wurde dann aber plötzlich so stark, daß Patientin nicht mehr gehen konnte. Vor vier Jahren sollen Drüsenschwellungen am Halse, einige Monate später solche in der Leistengegend aufgetreten sein. Die Untersuchung ergab bei der blaß aussehenden mageren Frau eine Schwellung der Axillardrüsen, der Zervikal- und Submaxillardrüsen beiderseits, Infraklavikular- und Inguinaldrüsen links zu derben, teilweise mit der Unterlage fest verwachsenen Paketen angeschwollen, von Haselnuß- bis Apfelgröße. Außerdem bestand eine starke Schwellung des ganzen rechten Beins. Die Blutuntersuchung ergab außer Anämie (3 560 000 Rote) 15 000 Leukozyten.

Im Laufe der Beobachtung schwankte die Temperatur um 38° herum. Es entwickelte sich ein Milztumor und die Schwellung des rechten Beines nahm zu. Später trat auch noch eine derbe Infiltration der rechten Leistengegend ein, sowie eine Vergrößerung der Leber. Der Hämoglobingehalt sank bis auf 30%. Unter Kollapserscheinungen erfolgte der Exitus nach 22tägigem Aufenthalt im Krankenhaus. Die Obduktion ergab eine ausgedehnte verkäsende Lymphdrüsentuberkulose, die vielleicht von einem indurierten Herd der rechten Lungenspitze ausgegangen war. Die eigentliche Todesursache und zugleich der Grund für die starke Schwellung des rechten Beines war eine Paratyphlitis und retroperitoneale Phlegmone des subserösen Gewebes der hinteren Darmwand rechts, mit Perityphlitis, sowie Verstopfung und Eiterung in den rechten Oberschenkelvenen.

In diesem Falle hatte also eine Komplikation den Tod herbeigeführt. Die Diagnose während des Lebens hatte „lymphatische Pseudoleukämie" gelautet.

Die sog. tuberkulöse Pseudoleukämie ist wohl nichts anderes als eine anatomische Varietät der skrofulösen Lymphomatose. Die tuberkulöse Lymphomatose in diesem Sinne ist ein relativ seltenes, jedenfalls bisher nur wenige Male beschriebenes Krankheitsbild, das sich durch seinen klinischen Verlauf und den makroskopischen Leichenbefund von der gewöhnlichen Tuberkulose des lymphatischen Apparates unterscheidet.

Die Krankheit entwickelt sich allmählich ohne besonders charakteristische Symptome oder mit Drüsenschwellungen, die durch ihre Größe und ihren Sitz den Patienten auffallen. Bald entsteht Fieber (bis 40,1° ist beschrieben), es tritt Abmagerung, Entkräftung, Blässe, Appetitlosigkeit ein und die Kranken werden bettlägerig. Das Fieber bleibt bestehen, die Drüsenschwellungen verbreiten sich in andere Regionen, unter zunehmender Kachexie tritt der Tod ein. Die Krankheitsdauer betrug im Falle Delafields $4^1/_2$ Monate, im Falle Askanazys ca. 6 Wochen. Die Sektion ergab bei Askanazy eine auf den lymphatischen Apparat beschränkte Tuberkulose; bei Delafield enthielten auch Lunge und Milz einige Tuberkel. Die vergrößerten Drüsen zeigen ein graugelbes, auf Nekrosen hinweisendes Kolorit. Mikroskopisch findet man eine schmale, aus Lymphdrüsengewebe bestehende Rindenschicht, dann folgt eine nekrotische, den ganzen übrigen Querschnitt einnehmende Zone, die sich aus einzelnen abgestorbenen, knötchenförmigen Bildungen zusammensetzt. An der Grenze zwischen erhaltenem und nekrotischem Gewebe findet man Langhanssche Riesenzellen und zahlreiche Tuberkelbazillen. Im Gegensatz zu gewöhnlichen tuberkulösen Drüsen zeigen also diese kein käsig-bröckeliges Aussehen, keine Tendenz zur Erweichung, sondern eine feste, derbe Beschaffenheit. Delafield fand in seinem Falle auch erweichte Drüsen.

Ein dritter, sehr genau studierter Fall dieser Art ist von Weißhaupt aus dem Baumgartenschen Institut publiziert worden.

Ein 21jähriger Knecht litt seit 13 Jahren an Drüsenschwellung. Eine derselben war vor 7 Wochen aufgebrochen. Er hatte beträchtliche Zervikal- und Supraklavikulardrüsen, die während der Beobachtung immer größer wurden. Milz und Leber waren deutlich vergrößert. Von seiten der Lungen bestanden Erscheinungen, die auf Influenza zurückgeführt wurden. Die Zahl der roten Blutkörperchen betrug 2 954 000, das Verhältnis der Weißen zu den Roten war wie 1 : 680. Patient starb unter zunehmenden Atembeschwerden. Die klinische Diagnose lautete: maligne Lymphome, Influenza und deren Nachkrankheiten. Die Sektion ergab, daß nicht nur die Zervikal- und Supraklavikular-, sondern auch die Inguinal-, Kubital- und Achseldrüsen erheblich vergrößert waren. Auch retroperitoneale und bronchiale Drüsenschwellungen wurden konstatiert. Die mikroskopische Untersuchung zeigte, daß es sich um eine seltene Form von Lymphdrüsentuberkulose handelte, bei der eigentliche käsige Umwandlung fehlte. Vielmehr bestand nur eine Koagulationsnekrose. Es waren ferner in den Drüsen epitheloide und Riesenzellen, sowie Tuberkelbazillen nachweisbar. Auch konnten tuberkulöse Darmgeschwüre nachgewiesen werden. In den Lungen fanden sich zahlreiche Infiltrationen, die aber keine Anzeichen von Tuberkulose erkennen ließen. Kleine Herde in den Nieren und der Leber zeigten die gleichen nekrotischen Veränderungen wie die Lymphdrüsen, ohne daß Tuberkelbazillen nachgewiesen werden konnten.

Durch die Mitbeteiligung der parenchymatösen Organe unterscheidet sich also der Fall von denen Askanazys und Delafields. Auch eine Beobachtung von Chotinuky (unter Naegelis Leitung) gehört wohl hierher; ebenso ein Fall von Hitschmann und Stroß.

Das Bemerkenswerte aller dieser Fälle von tuberkulöser Lymphomatose oder tuberkulöser Pseudoleukämie ist, daß in den Krankheitsprodukten die Verkäsung fehlt und daß bei der bloßen makroskopischen Betrachtung selbst am Sektionstische die richtige Diagnose nicht gestellt werden konnte, so daß also nicht nur der Kliniker, sondern auch der Obduzent zunächst über die wahre Natur des Leidens sich täuschte. Soweit man aus der kurzen Beschreibung ersehen kann, gehört auch ein Fall Trojes hierher. Er demonstrierte das Präparat eines auf Tuberkulose beruhenden Milztumors, der im Verein mit allgemeiner Drüsenschwellung eine Pseudoleukämie vorgetäuscht hatte und auch noch bei der Sektion an dieser Diagnose festhalten ließ.

Es gibt noch eine ganze Reihe anderer Beobachtungen in der Literatur, die vielleicht hierher gehören, in denen aber möglicherweise die Befunde auch so zu deuten sind, daß sich erst sekundär zu einer aleukämischen Lymphadenose oder einem Granulom eine Tuberkulose, zum Teil in Form terminaler miliarer Aussaat hinzugesellt hat. Hierher gehören wohl die Fälle von Cordua, Czerny, Liebmann, v. Winiwarter, Wätzold, Brentano und Tangl, Sabrazès, Fischer, Lewis, Daplay, Finzi, Feldmann und Körmöczi, Spijavny, Claus.

Die Prognose der lokalisierten Formen der Lymphknotentuberkulose, gleichviel um welche Abart es sich handelt, ist gewöhnlich günstig, die der generalisierten ungünstig, da der letale Verlauf nicht aufzuhalten ist. Therapeutisch kommen neben allgemein roborierenden Maßnahmen, wie Darreichung von Eisen, Arsen und Lebertran, Röntgenstrahlen, eventuell auch Höhensonnenbehandlung in Betracht. Lokale tuberkulöse Drüsen können dabei völlig ausheilen. Auch äußere Applikation von Jod in verschiedenen Salben bzw. Lin menten sowie die Kapessersche Schmierseifenbehandlung führt oft zum Ziel. Über die Erfolge der Tuberkulinbehandlung, des Friedmannschen Mittels und des neuerdings empfohlenen Krysolgans läßt sich noch kein abschließendes Urteil fällen. Bei lokalen tuberkulösen Drüsen ist oft chirurgisches Eingreifen erforderlich.

Literatur über Tuberkulose der Lymphknoten.

Askanazy: Über tumorartiges Auftreten der Tuberkulose. Zeitschr. f. klin. Med. Bd. 32. — Askanazy: Tuberkulöse Lymphome unter dem Bilde febriler Pseudoleukämie verlaufend. Beitr. z. pathol. Anat. u. z. allg. Pathol. Bd. 3. — Baisch: Die Behandlung chirurgischer Tuberkulose, besonders tuberkulöser Lymphome mit Röntgenstrahlen. Münch. med. Wochenschr. S. 2188. 1911. — v. Baumgarten: Über hämatogene Lymphdrüsentuberkulose. Berl. klin. Wochenschr. Nr. 41. 1906. — Bäumler: Multiple Lymphdrüsentuberkulose. Münch. med. Wochenschr. S. 40. 1904. — Becker: Skrofulose und Lymphozytose. Med. Klinik. Nr. 37. 1907. — Berger et Besançon: Tuberculose ganglionaire pseudolymphadénique. Bull. de l'acad. de méd. 1899. — Biucliu: Ganglionäre Tuberkulose mit pseudoleukämischer Form. Presse med. romana. 15. August 1903. — Blos: Über tuberkulöse Lymphome und ihr Verhältnis zur Lungentuberkulose. Zeitschr. f. d. Grenzgeb. Bd. 4. 1899. — Brentano und Tangl: Beitrag zur Ätiologie der Pseudoleukämie. Nr. 17. 1891. — Butlin: Discussion on lymphadenoma in its relation to tuberculosis. Transact. of the pathol. soc. of London. 1902. — Cignozzi: Il morbo di Hodgkin e la tuberculosia forma neoplastica della ghiandole linfatiche. La Rif. med. 1906. — Chiari: Über einen Fall ausgedehnter Lymphdrüsentuberkulose. Wien. klin. Wochenschr. S. 523. 1911. — Chotimsky: Ein Fall von tuberkulöser Pseudoleukämie. Inaug.-Diss. Zürich 1907. — Claus: Über das maligne Lymphom mit besonderer Berücksichtigung der Komplikation mit Tuberkulose. Inaug.-Diss. Marburg 1888. — Cordua: Beiträge zur Kenntnis der tuberkulösen und lymphomatösen Veränderungen der Lymphknoten. Arb. a. d. pathol. Inst. Göttingen. 1893. — Czerny: Ein Fall von malignem Lymphom bei einem $3^1/_2$jährigen Kinde. Prag. med. Wochenschr. S. 77. 1891. — Delafield: A case of acute and fatale tuberculosis of the lymphatic glands. Med. Rec. 1887. — Dietrich: Über die Beziehungen des malignen Lymphoms zur Tuberkulose. Bruns Beitr. z. klin. Chirurg. Bd. 16. — Duclion: Contribution à l'étude de la lymphosarcomatose et de la tuberculose hypertrophiante méconnue des ganglions lymphatiques. Thèse de Bordeaux. 1897. — Duplay: Lymphadenoma et adénopathie tuberculeuse. France méd. 1892. — Falkenheim: Pseudoleukämie und Tuberkulose. Zeitschr. f. klin. Med. Bd. 55. — Falta, Kriser und Zehner: Über Behandlung von Lymphdrüsentumoren mit Thorium X. Med. Klinik. 1912. — Feldmann und Körmóczi: Beiträge zur Lehre von der Pseudoleukämie. Magyar Orvosi Archivum. S. 465. 1899. — Finzi: Sulla pseudoleucemia. Rif. med. Nr. 166. 1898. — Fischer: Über malignes Lymphom. Arch. f. klin. Chirurg. Bd. 55. 1897. — Gamferini: Untersuchungen über das Blut bei Skrofulose. Riv. crit. di clin. med. II, 13. Febr. 1918. — Gärner: Über einen Fall von generalisierter Lymphdrüsentuberkulose. Inaug.-Diss. Göttingen 1918. — Gilbert et Weil: De la tuberculisation secondaire des ganglions neoplastiques. Arch. de méd. exp. T. 12. 1900. — Goodhart: A case of progressive caseous disease of the lymphatic glands after disease of the knee-joint. Guys hosp. rep. Vol. 18. 1873. — Grüber e Massobrio: Linfomatosi tubercolare decorrente con quadro di pseudoleucemia. Zit. Ergebn. d. allg. Pathol. u. pathol. Anat. Bd. 12. 1908. — Haustein: Über hämatogene Lymphdrüsentuberkulose. Arb. a. d. pathol. Inst. Tübingen. Bd. 7. — Herxheimer: Beitr. z. Klin. d. Infektionskrankh. u. z. Immunitätsforsch. Würzburg 1913. — Hilton Fagge: Pathol. trans. Vol. 25, p. 235. 1874. Zit. bei Delafield. — Hitschmann und Stroß: Zur Kenntnis der Tuberkulose des lymphatischen Apparates. Dtsch. med. Wochenschr. Nr. 21. 1903. — Hüttig: Pseudoleukämie und lymphatische Tuberkulose. Inaug.-Diss. Erlangen 1902. — Jacobaeus: Ein Fall von Lymphdrüsentuberkulose unter dem Bilde der Pseudoleukämie verlaufend und ihre Behandlung mit Röntgenstrahlen. Zeitschr. f. klin. Med. Bd. 63. — Kaiser: Über primäre Tuberkulose der Lymphdrüsen. Arb. a. d. Geb. d. pathol. Anat. u. Bakteriol. Jahrg. 1909. — Kephallinos: Über das Vorkommen der Ehrlichschen Diazoreaktion bei Kinderkrankheiten. Wien. med. Wochenschrift. Nr. 13. 1905. — Kneier: Beitrag zur Röntgenbestrahlung tuberkulöser Halslymphdrüsen. Berl. klin. Wochenschr. 1920. Nr. 21. — Labor: Das tuberkulöse Halslymphom im Kriege. Wien. klin. Wochenschr. 1917. Nr. 27. — De Lange und Duker: Tuberkulöse Pseudoleukämie. Nederlandsch Tijdschr. v. Geneesk. Bd. 2. — Langer: Die Diagnose der kindlichen Bronchialdrüsentuberkulose. Dtsch. med. Wochenschr. 1922. Nr. 40. — La Roy: Étude anatomo-pathologique de la tuberculose à masque pseudoleucémique. Arch. internat. de chirurg. 1907. — Lew: Über primäre Lymphdrüsentuberkulose bei Erwachsenen. Inaug.-Diss. München 1907. — Lewis: Med. Rec. 28. August 1897. — Liebmann: Hodgkins disease or scrofula. Boston med. a. surg. Journ. 15. Juni 1882. — Lommatzsch: Über einen unter dem klinischen Bilde der Hodgkinschen Krankheit verlaufenden Fall allgemeiner Lymphdrüsentuberkulose. Inaug.-Diss. Leipzig 1919. — Mayer: Lymphadénite tuberculeuse chronique symmétrique du col. Soc. anat. pathol. de Bruxelles. 13. Febr. 1910. — Medwedewa: Beiträge zur Kenntnis und Diagnose innerer Lymphdrüsentuberkulose. Inaug.-Diss. Zürich 1906. — Miller: A case of general tuberculous lymphadenitis etc. Med. news. 1894. — Most: Über die Entstehung, Verhütung und Behandlung der Halsdrüsentuberkulose. Berl. klin. Wochenschrift. Nr. 3. 1909. — v. Noorden: Zur Lymphdrüsentuberkulose. Münch. med. Wochenschrift. S. 115. 1900. — Nowack: Über einen Fall von primärer Lymphdrüsentuberkulose bei einer 61jährigen Frau. Münch. med. Wochenschr. 1890. — Petier: La micropolyadénie dans la tuberculose infantile. Arch. de méd. des enfants. 1905. — Philipowicz: Beitrag zur Röntgentherapie der Lymphdrüsentuberkulose. Wien. klin. Wochenschr. S. 2106. 1913. — Rennet: Über die durch Tuberkulose bedingten pseudoleukämischen Erkrankungen und ihre Behandlung mit Neutuberkulin. Dtsch. med. Wochenschr. S. 407. 1905. — Rowzoni: La Stichreaction tubercolinare applicata alla diagnosi differenziale delle linfoglandule cervicale. La Tubercolosi. H. 10. 1909. — La Roy: Étude anatomo-pathologique et clinique de la tuberculose à masque pseudoleucémique. Arch. internat. de chirurg. T. 3. 1907. — Rubino: Über Pseudoleukämie und Tuberkulose. Il Policlinico. Juli 1909. — Rubino: Über den mikroskopischen Blutbefund bei Tuberkulose etc. Ann. dell' Istit. Maragliano. 1910. — Sabrazès: Soc. d'anat. et physiol. de Bordeaux. 8. Febr. 1892. — Sabrazès: Macropolyadénopathie tuberculeuse pseudolymphomateuse. Ann. méd.-chirurg. du centre. 1. Juli 1903. — Sbisa: Tuberculosi del apparato linfatico a forma pseudoleucemica e pseudoleucemia. Il Morgagni. 1907. — Pye Smith: Zit. nach Delafield. — Spijarny: Zur Frage der bösartigen Lymphome. Dtsch. med. Wochenschr. Nr. 47. 1902. — Strauß: Röntgenbehandlung der Drüsentuberkulose. Med. Klinik. Nr. 45. 1919. — Troje: Über Leukämie und Pseudoleukämie. Berl. med. Ges., Sitzg. vom 24. Febr. 1892. — Tytgat et de Pam: Pseudosarcome et Pseudoleucémie de nature tuberculeuse. Ann. et bull. de la soc. de méd. de Gand. 1907. — Vigouroux et Collet: Tuberculose hypertrophiante des ganglions abdominaux et de la rate. Bull. et mém. de la soc. anat. de Paris. 3. März 1905. — Waetzoldt: Pseudoleukämie oder chronische Miliartuberkulose. Zentralbl. f. klin. Med. Nr. 45. 1890. — Walz: Indurierende Lymphdrüsentuberkulose des Mediastinums. Verhandl. d. dtsch. pathol. Ges. 1912. — Weishaupt: Über das Verhältnis von Pseudoleukämie und Tuberkulose. Arb. a. d. pathol. Inst. Tübingen. Bd. 1. 1892. — Wilms: Halsdrüsentuberkulose. Münch. med. Wochenschr. 1917. Feldbeilage Nr. 1. — Winiwarter: Über das maligne Lymphom und Lymphosarkom. Arch. f. klin. Chirurg. Bd. 18.

Die syphilitischen Lymphomatosen.

Im Sekundärstadium der Syphilis kommen nicht nur lokale Lymphknotenschwellungen, sondern gelegentlich auch generalisierte vor, die aber meist nur geringe Grade erreichen und wegen der begleitenden charakteristischen Symptome des Grundleidens kaum jemals Veranlassung zu diagnostischen Schwierigkeiten geben dürften.

Dagegen können gelegentlich die sehr seltenen im Tertiärstadium der Lues beobachteten oft recht umfangreichen gummösen Lymphknotenschwellungen zu Täuschungen Veranlassung geben. Solche gummösen Lymphome, die gewöhnlich auch nur in einer oder wenigen Regionen vorhanden sind, wurden schon in älterer Zeit von Potier, Sallneuve, Sarrhos, Cahen, Homolles, Potin, Goselin, Rollet, Verneuil, Campona, Gonnet, Romage, Lanois und Lemoine, Esmarch, Lustgarten, Mouriac, Löwenbach, Busch, v. Zeißl, Guttmann, Montgomery, Ehrmann, Finger, Ferotti, Kreibich, Fasal beschrieben. Vorwiegend pflegen die Inguinaldrüsen, in zweiter Linie die Halsdrüsen befallen zu werden. Seltener sind die Erkrankungen innerer Drüsen, z. B. der mesenterialen und retroperitonealen, wie sie Hausmann beschrieben hat. Die Tumoren erreichen meist Walnußgröße, sind bisweilen druckempfindlich und sollen namentlich nachts spontan schmerzen. Wenn sie längere Zeit bestehen, können Verwachsungen mit der Umgebung eintreten. Vielfach tritt nach kürzerem oder längerem Bestande Ulzeration ein. Dort, wo noch andere tertiäre und syphilitische Erscheinungen bestehen, ist die Diagnose leicht. Wichtig ist natürlich der Ausfall der Wassermannschen Reaktion für die Diagnose, doch können auch dort, wo dieselbe positiv ist, trotz vorhandener Lues die Lymphknotenschwellungen anderer Ätiologie sein.

Beweisend ist der Ausfall der antisyphilitischen Therapie, während alle anderen Behandlungsmethoden, auch die mit Röntgenstrahlen, ohne Wirkung sind. Chirurgisches Eingreifen kommt nur bei Abszedierung in Frage.

Fraglich ist es und bisher wohl noch nicht untersucht, ob sich in solchen Drüsen noch Spirochäten nachweisen lassen, die bisher bekanntlich in gummösen Affektionen vermißt worden sind.

Es gibt auch im Tertiärstadium der Lues generalisierte Lymphknotenschwellungen nicht gummöser, sondern mehr chronisch entzündlicher Natur, die auf eine antisyphilitische Kur völlig verschwinden. Ich habe drei derartige Fälle gesehen, doch war in denselben eine mikroskopische Untersuchung nicht möglich. Auf chronisch entzündliche Veränderungen schließe ich auf Grund der derben Beschaffenheit der Tumoren und ihres sehr schnellen Verschwinden.

Literatur:

Bartel und Stein: Über Lymphdrüsenbefunde bei kongenitaler und postfötaler Lues. Wien. klin. Wochenschr. Nr. 20. 1908. — Hausmann: Die luetischen Erkrankungen der Bauchorgane., Samml. v. Abh. üb. Verdauungs- u. Stoffwechselkrankh. Nr. 5. 1913. — Löwenbach: Beitrag zur Histologie der gummösen Lymphome. Arch. f. Dermatol. u. Syphilis, Orig. Bd. 48. — Muskalew: Zur Frage des Einflusses der Syphilis auf die Entstehung der Pseudoleukämie. Russ. Journ. f. Haut- u. vener. Krankh. 1902. — Oppenheimer: Gummen der Halslymphdrüsen, Milz und Leber. Ref. Klin. Wochenschr. 1922. S. 1236. — Salomon: Histologisches über Pseudoleukämie, Lymphosarkome und Syphilome. Inaug.-Diss. München 1905. — Selenew: Allgemeine krankhafte Vergrößerung der Lymphdrüsen bei Syphilis. Russ. Journ. f. Haut- u. vener. Krankh. Jan. 1901. — Smirjagni: Über einen Fall von Pseudoleukämie auf syphilitischer Basis. Russ. Journ. f. Haut- u. vener. Krankh.

1905. — Smirjagni: Ein zweiter Fall von Pseudoleukämie auf syphilitischer Basis. Charkower dermatol. Ges. — K. Ziegler: Das syphilitische Granulom. Spez. Pathol. u. Therap. inn. Krankh., von Kraus u. Brugsch. Bd. 8.

c) Der Mikuliczsche Symptomenkomplex.

Die Mikuliczsche Krankheit, eine symmetrische Schwellung der Tränen- und Speicheldrüsen, die den davon befallenen Individuen ein sehr eigenartiges und charakteristisches Aussehen verleiht, ist keine selbständige Affektion, sondern nur ein Symptomenkomplex, der sich auf der Basis ätiologisch und histologisch durchaus verschiedenartiger Prozesse entwickelt, bei beiden Geschlechtern gleich häufig vorkommt und auch bei Kindern schon beobachtet worden ist.

Am seltensten und ätiologisch am wenigsten geklärt sind diejenigen Fälle, in denen es sich nach den bisher vorliegenden, noch ziemlich spärlichen und unvollkommenen Untersuchungen, um rein entzündliche Affektionen der genannten Organe handelt. In diesen Fällen bleibt das Leiden, wie es scheint, stets lokal.

Daß es Fälle gibt, die sich lediglich auf tuberkulöser oder syphilitischer Basis entwickeln, ist durch Beobachtungen von Mohr und Nagel jetzt sichergestellt.

Eine andere Gruppe der Mikuliczschen Erkrankung hat enge Beziehungen zu den verschiedenen in den vorangehenden Zeilen besprochenen Erkrankungen des hämatopoetischen Apparates. Es gibt eine ganze Reihe von Fällen, in denen eine Lymphogranulomatose, eine Lymphadenose oder eine Myelose das eigentliche Grundleiden darstellt. Myeloische Infiltrate der Tränen- und Speicheldrüsen sind bisher allerdings nur mikroskopisch nachgewiesen worden, während makroskopisch auffallende Schwellungen dieser Art noch nicht beobachtet worden sind. Am häufigsten scheint eine aleukämische Lymphadenose sich in den Speichel- und Tränendrüsen lokalisieren zu können. Während nun in vielen Beobachtungen gleichzeitig auch die Lymphdrüsen und bisweilen auch die Milz mitergriffen waren und wiederholt auch generalisierte Systemerkrankungen gleichzeitig bestanden, scheint besonders häufig das Leiden lediglich oder wenigstens zuerst in den Tränen- und Speicheldrüsen lokalisiert zu sein. Nur in relativ wenigen Fällen der Literatur ist auch ein charakteristischer Blutbefund vorhanden gewesen, wenn die streng lokale Form der Krankheit vorlag. Die Bedingungen, unter welchen diese Form des Leidens auftritt, sind noch nicht mit Sicherheit festgestellt, doch liegt es nahe, die Schleimhaut der oberen Verdauungs- und Luftwege unter diesen Umständen als Eingangspforte des Virus anzunehmen.

Nach Mohr und Nagel tritt der Mikuliczsche Symptomenkomplex am häufigsten als Teilerscheinung eines Status lymphaticus auf und auffällig häufig in Kombination mit Fettsucht, die in solchen Fällen als eine endogene aufzufassen ist. So ist es auch verständlich, daß das Leiden einige Male bei mehreren Mitgliedern einer Familie beobachtet worden ist.

Die Entstellung des Gesichts, welche der Mikuliczsche Symptomenkomplex hervorbringt, ist eine recht bedeutende, wofür die zahlreichen Abbildungen in der Literatur Zeugnis ablegen. Das Leiden kann einseitig in einer Tränen- oder Speicheldrüse beginnen und später erst die andere Seite befallen, oder es tritt von vornherein symmetrisch auf. Auch kann es auf die Tränendrüsen allein oder lediglich auf die Speicheldrüsen beschränkt bleiben.

Die Affektion der Tränendrüsen äußert sich in einer starken Schwellung der oberen Augenlider, die lateral beginnt. Dadurch wird die Lidspalte stark verengert, und zwar mehr auf der lateralen Seite. Vielfach ist die Konjunktiva im Zustand der Entzündung. Es kann zu starkem Nasen- und Tränenfluß, anderseits aber auch zu einem völligen Versiegen der Tränensekretion kommen. Ist doch beobachtet worden, daß die Infiltrate das Drüsengewebe fast ganz zerstört haben.

Durch die Schwellung der Parotiden, die die Größe eines Gänseeis erreichen können, wird das Gesicht stark verunstaltet. Durch die Schwellung der Sublingual- und Submentaldrüsen wird die Mundhöhle sehr verengt und hierdurch, wie durch etwaige entzündliche Affektionen der Mundschleimhaut das Kauen, Schlingen und Sprechen in hohem Maße beeinträchtigt. Je nach der Ausdehnung des Prozesses besteht Speichelfluß oder abnorme Trockenheit der Mundschleimhaut. Die geschwollenen Drüsen sind gewöhnlich von harter Konsistenz und bisweilen druckschmerzhaft.

Die Therapie richtet sich nach dem Grundleiden. Von Arsen, von Jod und von der Strahlentherapie hat man zum Teil gute Erfolge und gelegentlich bei rein lokalen Prozessen sogar angebliche Heilungen gesehen. Auch operative Eingriffe sind, wenigstens an den Tränendrüsen, wiederholt ausgeführt worden und haben zu guten Erfolgen geführt.

Literatur.

Abadie: Tumeurs rares symétriques des paupières. Arch. d'ophtalmol. T. 1. — Baas: Ein Fall von symmetrischen Geschwülsten der Tränendrüsen, der Lider usw. Zeitschr. f. Augenheilk. 1903. — Baumstark: Doppelseitige Speicheldrüsenschwellung. Münch. med. Wochenschr. 1917. Nr. 26. — Becker und Arnold: Doppelseitiges, symmetrisch gelegenes Lymphadenom der Orbita. Arch. f. vergl. Ophthalmol. Bd. 18. — Berthon: Contribution à l'étude du syndrome de Mikulicz. Thèse de Paris. 1911. — v. Brunn: Die symmetrische Schwellung der Tränen- und Mundspeicheldrüsen und ihre Beziehungen zur Pseudoleukämie. Bruns Beitr. z. klin. Chirurg. Bd. 45. — Buschke: Über symmetrische Schwellung der Schläfen und Wangen, hervorgerufen durch lymphozytäre Infiltrate in Muskulatur, Periost und Schleimhaut. Arch. f. Dermatol. u. Syphilis, Orig. Bd. 84. — Ceconi: La mal. di Mikulicz etc. Ref. med. 1913. — Cheinisse: La maladie de Mikulicz. Semaine méd. 1905. — Chinton et Aubineau: Succès de la radiothérapie dans un cas de Mikulicz. Arch. d'électr. méd. Tom. 20. — Claus: Luetische Erkrankung der Parotis. Berl. klin. Wochenschr. Nr. 31. 1907. — Cohn: Tuberkulose als ätiologischer Faktor bei einem Fall von Mikuliczscher Krankheit. Inaug.-Diss. Berlin 1919. — Debierre: Un cas de tuméfaction symétrique des glandes lacrymales et parotidiennes. Rev. gén. d'ophtalmol. T. 12. — Delens: Observations de tumeurs lymphadéniques des deux orbites. Arch. d'ophtalmol. 1886. — Dien: Doppelseitige symmetrische Parotishypertrophie. Jahresber. d. chirurg. Abt. d. Spitals in Basel. 1896. — Dunn: Leukaemia with rare lymphoid growths of orbits and parotid glands. Ref. Zentralbl. f. Augenheilk. Bd. 18. — Dutoit: Ein Fall von pseudoleukämischen Formen der Augenlider. Arch. f. Augenheilk. Bd. 48. — Van Duyse: Contribution à l'étude des tumeurs symmétriques lymphomateuses pseudoleucémiques des glandes lacrymales et salivaires. Arch. d'ophtalmol. 1905. — Erler: Zur Kenntnis der hereditär-luetischen Zungen-, Speicheldrüsen- und Halslymphdrüsenvergrößerung. Inaug.-Diss. Jena 1892. — Fittig: Mit Röntgenstrahlen erfolgreich behandelter Fall von symmetrischer Erkrankung der Parotis (Mikuliczsche Krankheit). Allg. med. Zentral-Zeit. S. 606. 1904. — Fleischer: Über die Beziehungen der Mikuliczschen Krankheit zur Tuberkulose und Pseudoleukämie. Klin. Monatsbl. f. Augenheilk. März 1910. — Frenkel: Sur le syndrome de Mikulicz à l'état physiologique. Prov. méd. 1908. — Freudenthal: Über eine anfallsweise auftretende Schwellung der Parotis und ihr Fortbleiben während der Schwangerschaft. Homonymes Leiden bei dem Ehemann. Berl. klin. Wochenschr. S. 880. 1899. — Freund: Mit Röntgenstrahlen behandelter Fall von Mikuliczscher Krankheit. Dtsch. med. Wochenschr. S. 1560. 1907. — Fromowicz: Das Problem der Mikuliczschen Krankheit und deren Behandlung. Zentralbl. f. d. Grenzgeb. d. Med. u. Chirurg. Bd. 16. — Frost: Chronic enlargement of both lacrymal glands. Transact. of the ophthalmol. soc. of the kingdom. 1886—87. — Fuchs: Gleichzeitige Erkrankung der Tränendrüsen und der Parotiden. Beitr. z. Augenheilk. 1891. — Gaisböck: Mikuliczscher Symptomenkomplex. Mitt. a. d. Grenzgeb. d. Med. u. Chirurg. Bd. 31. — Goebel: Über symmetrische Parotisschwellung. Berl. klin. Wochenschr. Nr. 36. 1909. — Goldzieher: Ein Fall von hämorrhagischer Adenie mit symmetrischen Symptomen der Bindehaut. Arch. f. vergl. Ophthalmol. Bd. 62, H. 1. — Gollasch: Beiderseitige leukämische Infiltration der Tränendrüsen. Jahrb. f. Kinderheilk. 1874. — Gutmann: Mikuliczsche Krankheit und ihre Beziehung zur Lues. Berl.

klin. Wochenschr. Nr. 36. 1907. — Haeckel: Beitrag zur Kenntnis der symmetrischen Erkrankung der Tränen- und Mundspeicheldrüsen. Arch. f. klin. Chirurg. Bd. 69. — Hamel: Ein Fall von Mikuliczscher Krankheit. Dtsch. med. Wochenschr. Nr. 37. 1909. — Haas und Joseph: Forme fruste de mal de Mikulicz. Klin. Monatsbl. f. Augenheilk. Bd. 2, p. 320. 1908. — v. Hase: Der Mikuliczsche Symptomenkomplex. Inaug.-Diss. Leipzig 1912. — Heinemann: Die chronische Entzündung der Speicheldrüsen. Arch. f. Laryngol. u. Rhinol. Bd. 28, H. 1. — Hirsch: Ein weiterer Beitrag zur Lehre von der symmetrischen Erkrankung der Tränen- und Mundspeicheldrüsen. Mitt. a. d. Grenzgeb. d. Med. u. Chirurg. Bd. 3. — Hochheim: Ein Beitrag zur Kenntnis der symmetrischen Lid- und Orbitaltumoren. Arch. f. vergl. Ophthalmol. Bd. 51. — Howard: Mikulicz's disease and allied conditions. Internat. clin. Philadelphia. Vol. 1. 1909. — Igersheimer und Pöllot: Über die Beziehungen der Mikuliczschen Krankheit zur Tuberkulose und über den Infektionsweg bei der tuberkulösen Erkrankung der Tränendrüsen. Arch. f. vergl. Ophthalmol. Bd. 14. 1910. — Jacobaeus: Über Mikuliczschen Symptomenkomplex. Mitt. a. d. Augenklinik d. Carol. med.-chirurg. Inst. zu Stockholm. H. 10. 1909. — De Jong: Un cas fruste du syndrome de Mikulicz chez un infantile. Bull. et mém. de la soc. méd. des hôp. de Paris. Jan. 1908. — Kaltenhoff: Hyperplasie lymphatique des glandes lacrymales et salivaires. Ann. d'oculist. 1889. — Koschel: Die Syphilis der Speicheldrüse. Inaug.-Diss. Berlin 1898. — Külbs: Über Mikuliczsche Krankheit. Mitt. a. d. Grenzgeb. d. Med. u. Chirurg. Bd. 18. — Kümmell: Weitere Beiträge zur Lehre von der symmetrischen Erkrankung der Tränen- und Mundspeicheldrüsen. Mitt. a. d. Grenzgeb. d. Med. u. Chirurg. 1897. — Langsch: Lymphatische Leukämie unter dem Bilde symmetrischer Parotisschwellungen. Münch. med. Wochenschr. 1922. Nr. 1. — De Lapersonne: Tuberculose probable de la glande lacrymale. Arch. d'ophtalmol. T. 12. — Leber: Über einen seltenen Fall von Leukämie mit großen leukämischen Tumoren an allen vier Augenlidern und mit doppelseitigem Exophthalmus. Arch. f. vergl. Ophthalmol. 1878. — Levrat: Maladie de Mikulicz. Toulouse méd. Nr. 8. 1908. — Lüdin: Über die Mikuliczsche Krankheit und ihre Behandlung mit Röntgenstrahlen. Strahlentherapie. Bd. 7. — Marcuse: Chronische symmetrische Hypertrophie der Speichel- und Tränendrüsen. Berl. med. Ges. 1907. — Meller: Die lymphomatösen Geschwulstbildungen in der Orbita in dem Auge. Arch. f. vergl. Ophthalmol. Bd. 62. — Meller: Über die Beziehungen der Mikuliczschen Erkrankung zu den Lymphozytosen und chronisch entzündlichen Prozessen. Klin. Monatsbl. f. Augenheilk. 1905. — Meller: Weitere Mitteilungen über lymphomatöse Geschwulstbildungen in der Tränendrüse und Orbita, mit besonderer Berücksichtigung des Lymphosarkoms. Klin. Monatsbl. f. Augenheilk. 1907. — Middeldorpf und Moses: Ein Fall von Mikuliczscher Krankheit. Dtsch. med. Wochenschr. Nr. 34. 1909. — v. Mikulicz: Über eine eigenartige symmetrische Erkrankung der Tränen- und Mundspeicheldrüsen. Bruns Beitr. z. klin. Chirurg. 1892. — Minelli: Beitrag zum Studium der Lymphomatose der Speichel- und Tränendrüsen. Virchows Arch. f. pathol. Anat. u. Physiol. Bd. 185. — Mohr: Über die innere Sekretion der Speicheldrüsen und ihre Beziehung zu den Genitalorganen. Zeitschr. f. Geburtsh. u. Gynäkol. Bd. 74. — Nagel: Die klinische Bedeutung doppelseitiger chronischer Speichel- und Tränendrüsenschwellungen. (Mikuliczscher Symptomenkomplex.) Zeitschr. f. klin. Med. Bd. 83, H. 5 u. 6. — Napp: Über die Beziehungen der Mikuliczschen Erkrankung zur Tuberkulose. Zeitschr. f. Augenheilk. 1907. — Neumann: Über Syphilis der Parotis und Glandula sublingualis. Arch. f. Dermatol. u. Syphilis, Orig. Bd. 29. — Osterwald: Ein neuer Fall von Leukämie mit doppelseitigem Exophthalmus durch Orbitaltumoren. Arch. f. vergl. Ophthalmol. Bd. 27. — Pfeiffer: Über die Röntgentherapie der symmetrischen Tränendrüsen- und Speicheldrüsenerkrankung. Bruns Beitr. z. klin. Chirurg. Bd. 50. — Plate und Lewandowsky: Über einen Fall von symmetrischer Schwellung der Speichel- und Tränendrüsen, nebst Beteiligung der Haut und des lymphatischen Apparates. Mitt. a. d. Grenzgeb. d. Med. u. Chir. 1913. — Ranzi: Über einen mit Röntgenstrahlen behand. Fall von Mikuliczscher Krankheit. Mitt. a. d. Grenzg. d. Med. u. Chir. Bd. 16. — Reiche: Mikuliczsche Krankheit. Ref. Münch. med. Woch. Nr. 12, S. 337. 1919 u. Med. Kl. Nr. 20. 1919. — Saussol: Les diverses formes cliniques de la maladie de Mikulicz. Thèse de Paris. 1910. — Schmid: Fol. haematol. Bd. 25. — Schoemaker: A case of bilateral enlargement of lacrymal glands. Ann. of ophtalmol. 1904. — Sejournet: Sur l'hypertrophie chronique et simultanée des glandes lacrymales et salivaires (Maladie de Mikulicz). Rev. de chirurg. Nr. 7. 1913. — Snegireff: Über doppelseitige gleichzeitige Erkrankung der Tränen- und Mundspeicheldrüsen mit Heilung durch Röntgenstrahlen. Fortschr. a. d. Geb. d. Röntgenstr. Bd. 10, H. 5. — Souques et Chéné: Formes atypiques de la maladies de Mikulicz. Bull. et mém. de la soc. méd. des hôp. de Paris. 26. Febr. 1909. — Spiguirew: De l'affection bilatérale simultanée des glandes salivaires et maxillaires. Westnik ophtalmol. 1903 u. 1906. — Sporleder: Über einen Fall von symmetrischen Lymphomen der Orbita. Inaug.-Diss. Leipzig 1897. — Steinhaus: Über entzündliche Tumoren der Mundspeicheldrüsen. Zeitschr. f. Heilk. Bd. 26. — Take: Contr. à l'étiologie de la mal de Mikulicz. Ann. d'oculist. Tom. 75.

— Taschenberg: Münch. med. Wochenschr. 1922. Nr. 11. — Thaysen: Über die entzündlichen Tumoren der Speicheldrüsen. Virchows Arch. f. pathol. Anat. u. Physiol. Bd. 202. — Tietze: Ein Beitrag zur Lehre von der symmetrischen Erkrankung der Tränen- und Mundspeicheldrüsen. Bruns Beitr. z. klin. Chirurg. 1896. — Tollens: Ein Fall von Mikuliczscher Krankheit. Med. Ges. Kiel, 5. Dez. 1908. Münch. med. Wochenschr. Nr. 2. 1909. — Vehse: Ein Fall von syphilitischer Speichel-Drüsenentzündung. Inaug.-Diss. Leipzig 1906. — Wagner: Ref. Wien. klin. Wochenschr. 1920. Nr. 31. — Wallenfang: Beitrag zur Lehre von der symmetrischen Erkrankung der Tränen- und Mundspeicheldrüse. Virchows Arch. f. pathol. Anat. u. Physiol. Bd. 176. — Wecker et Masselon: Tumeurs symétriques des glandes lacrymales palpébrales et des parotides. Arch. d'ophtalmol. 1892. — Wiessbarth: Forme fruste von Mikuliczscher Krankheit. Ref. klin. Wochenschr. 1922. S. 1339. — Ziegler: Symmetrical Lymphomata of the Lacrymal and Salivary glands. (Mikulicz's disease.) New York med. Journ. 11. Dez. 1909. — Zirm: Ein Fall von gleichzeitiger chronischer Tränendrüsen- und Parotidenschwellung. Ges. d. Ärzte in Wien, 18. Dez. 1891.

Namenverzeichnis.

Sachverzeichnis.